SV

Viktor von Weizsäcker
Gesammelte Schriften

Herausgegeben von
Peter Achilles
Dieter Janz
Martin Schrenk
Carl Friedrich von Weizsäcker

Viktor von Weizsäcker

3

Wahrnehmen und Bewegen
Die Tätigkeit des Nervensystems

Bearbeitet von
Dieter Janz
Wilhelm Rimpau

unter Mitwirkung von
Peter Achilles
Baziel van Engelen
Mechthilde Kütemeyer
Walter Schindler

Suhrkamp Verlag

Foto: Viktor von Weizsäcker, 1926

Erste Auflage 1990

Druck: Wagner GmbH, Nördlingen
Printed in Germany

CIP-Titelaufnahme der Deutschen Bibliothek
Weizsäcker, Viktor von:
Gesammelte Schriften / Viktor von Weizsäcker.
Hrsg. von Peter Achilles ... –
Frankfurt am Main : Suhrkamp.
NE: Weizsäcker, Viktor von: [Sammlung]
3. Wahrnehmen und Bewegen : die Tätigkeit des Nervensystems /
bearb. von Dieter Janz ; Wilhelm Rimpau.
Unter Mitw. von Peter Achilles ... –
1. Aufl. – 1990
NE: Janz, Dieter [Bearb.]
ISBN 3-518-57774-3 kart.
ISBN 3-518-57776-X Gewebe

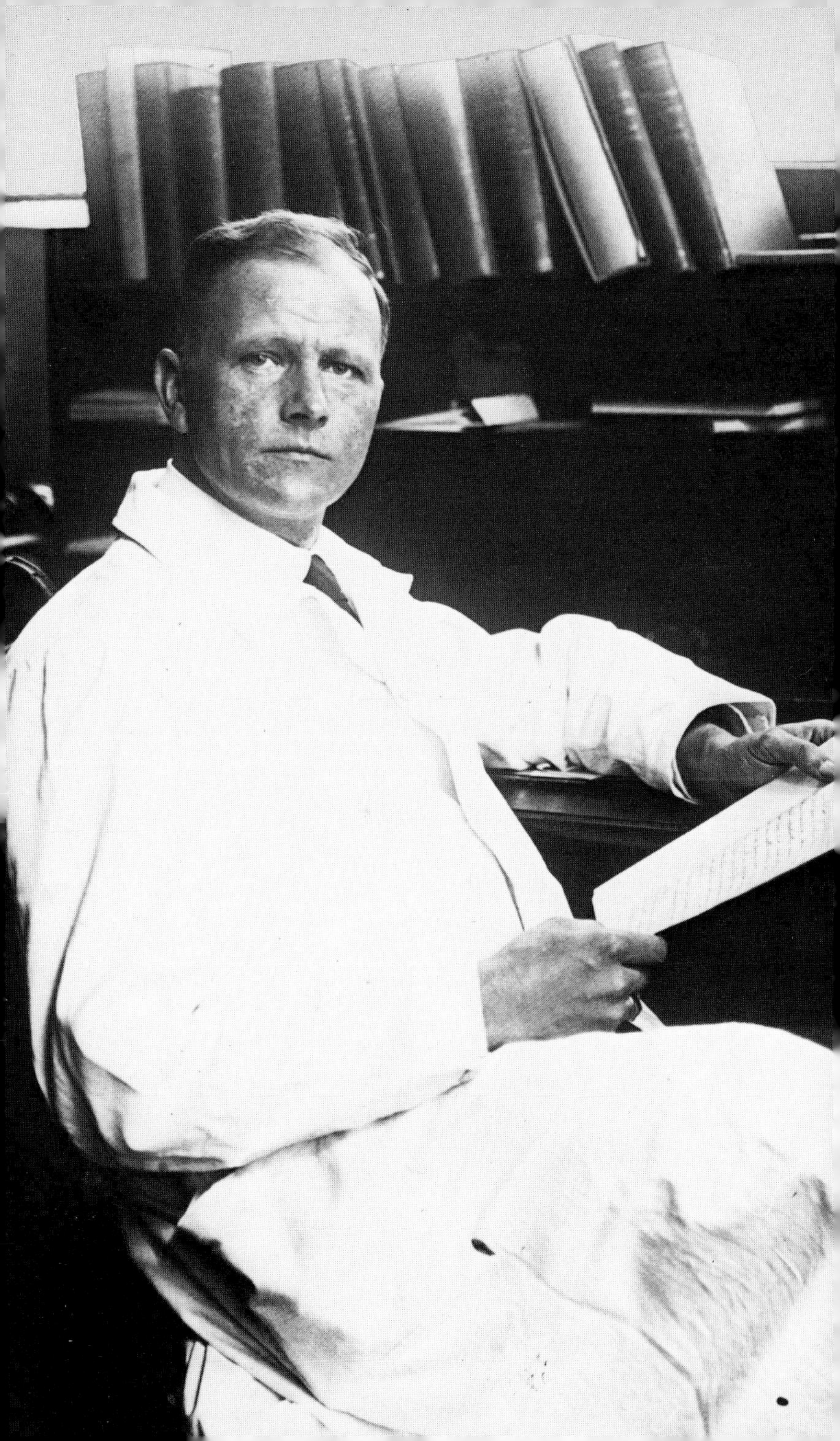

Inhalt

Vorlesungen

Arbeiten, Übersichten, Vorträge

Würdigung

Rezensionen

Anhang

Klinische Vorstellungen

Vorwort

Es gibt im klinischen Unterricht viele Dinge, welche nicht im Lehrbuch stehen, weil sie nur am einzelnen Kranken zu sehen sind und weil sie dem Lehrenden nur in der Gegenwart seiner Hörer zufließen. Es handelt sich um Persönliches, und mehr um eine bestimmte Haltung als um Wissensstoff. So ist das Bedürfnis einiger meiner Hörer entstanden, auch diese Seite des Unterrichts einmal im Stenogramm festzuhalten, und ich habe der Bitte um Veröffentlichung nun nachgegeben, jedoch ohne jeden Anspruch auf mehr als eben auf jene Unmittelbarkeit des Eindrucks. Daher ist am Stenogramm, mindestens im dialogischen Teil der Vorlesung, so gut wie nichts verändert worden. Und was ich hoffe, ist nur dies: Freude und Interesse am Beruf des Arztes und am Studium der Medizin zu erwecken, zumal in einem Zeitpunkt, da manche fürchten, daß es uns demnächst an Ärzten fehlen möchte.

Freilich ist nun diese Anspruchslosigkeit nicht frei von Hintergedanken. Wer nachdenkt, muß in manche Sorgen über unsere ärztliche Ausbildung und den einheitlichen Geist der modernen Medizin geraten. Zwar wird im Augenblick die Frage, ob die Klinik der Universitäten, also die sogenannte Schulmedizin, noch die unbestrittene Führung habe, weniger besprochen. Ich glaube trotzdem, daß die klinische Medizin im Kampf um ihre Form steht.

Ein erster Grund dafür ist, daß nach dem Herkommen der Schulfall der Klinik der *schwere* Fall ist; die große Herzinsuffizienz, der Diabetes, die Lungenphthise. Aber der große Fall erläutert nicht den kleinen Fall der Praxis. In der Sprechstunde erscheint nicht der Schwerkranke der Klinik, sondern der »ambulante« Fall, der mit einer Beschwerde nicht recht arbeiten und nicht unbeeinträchtigt leben kann.

Ein anderes Moment ist: Das Leben in der Klinik vollzieht sich zwischen den Wänden. Der Patient des Nichtklinikers bewegt sich im offenen, aber zu ordnenden Raum der Familie, des Lagers, der Truppe, der Arbeit, der Organisation, der Betriebe. Die Klinik erfaßt nicht die *soziale* Krankheit, und sie ist beschränkt in der Bewirkung sozialer Gesundung.

Im Krankensaal der Klinik gibt es ferner kein ordentliches *Ge-*

spräch mit dem Kranken; die Kurve regiert die Stunde. Im Gespräch steckt aber das Subjekt, die Seele der Sache. Wenn das methodisch erfaßt wird, sprechen wir von Psychologie, aber diese ist nur ein besonders gründlicher Zugang zum beseelten Wesen. Die Anwendung der Psychologie bleibt auch seelenlos, wenn sie in kein Gespräch eingeschlossen ist, und es gibt auch eine Psychiatrie ohne Seele, eine Innere Medizin ohne Inneres. Dies ist ein weiterer Punkt, der die Schulklinik oft im Lichte eines beschränkten Arzttumes erscheinen läßt.

Endlich vollzieht sich schon seit Jahrzehnten eine geistesgeschichtliche Schwerpunktverlagerung vom physikalisch-chemischen Rationalismus zu einem animistisch-anthropologischen Prinzip. Eigentlich haben wir jetzt zwei Schwerpunkte. Der ältere ist weithin mehr Technik als Wissenschaft geworden, der neuere – ursprünglich der älteste der Medizin – gilt wissenschaftlich als suspekt und hat mit seinem Gegenspieler dauernd um die Einheit zu ringen. Weder in der Klinik noch außer ihr ist ein ausgewogenes Gleichgewicht zwischen beiden entstanden. Darin liegt nun eine Anfeuerung zur Verbindung zweier Gesichtspunkte, und dies ist auch ein Hintergedanke meiner Vorlesungen. Freier, als der klinische Unterricht es schon zulassen würde, habe ich das Ziel eines anthropologischen Internismus in meinen »Studien zur Pathogenese« (1935) anzudeuten versucht.

Naturheilkunde und Homöopathie (in der zweiten habe ich keine eigene Erfahrung) wissen heute selbst, daß sie die Erbschaft der Schulmedizin nicht übernehmen konnten. Ihnen fehlt oft dasselbe, was auch der Klinik mangelt: die Einführung des Subjekts und die Verschmelzung mit dem sozialen Raum. Auch sind sie, namentlich die Homöopathie, wie mir scheint, oft zu sehr vom Begriffe des »Heilens« durch Mittel und Maßnahme geblendet gewesen, wo es sich doch vielmehr um Helfen und um Bilden handelt. Aber wo die Erfolgsmöglichkeit des Mittels überschätzt wird und der Enthusiasmus nicht von Kritik gezügelt wird, da stellt sich dann leicht die Oberflächlichkeit ein.

Nun gibt es aber einen Punkt, der helfen kann, die große Schwierigkeit der Aufgabe zu überwinden. Das ist das unverlorene sittliche und geistige Prinzip der *Erfahrung*. Mögen die mit der Renaissance und der Reformation entstandenen Formen der Neuzeit in vielen Fällen sich auflösen, um anderen den Weg freizugeben – die treue Beobachtung der Natur, die Hingabe an die Forderung der

Wahrheit und das Hineingehen ins Handgemenge der Wirklichkeit bleiben drei zuverlässige Leitsterne für den forschenden Arzt. Daraus folgt nun, daß man der Kasuistik, das heißt der Beobachtung eines einzelnen Kranken, seiner Gegenwart und Erscheinung, und dann der Forderung: Wahres, nicht nur Mögliches oder Erwünschtes zu erarbeiten – daß man diesen Elementen der Erfahrung in unserer heutigen Lage ein ganz ungewöhnliches Gewicht wird beilegen müssen. Gegenüber allem systematischen, grundsätzlichen, statistischen und bloß kollektiven Denken ist dieser allein persönlich mögliche Ansatz nach meiner Überzeugung aussichtsreicher und zuverlässiger, als vielfach angenommen wird. Auch dies ist ein Grund, warum in den folgenden klinischen Vorstellungen auf die Lehrbuchform verzichtet wurde. Es handelt sich nicht um eine Ergänzung, sondern um einen eigenen Weg, dem Wesen der Sache näherzukommen. Das zu zeigen, wäre mein Wunsch bei der Herausgabe dieser kleinen Sammlung.

Breslau, im Mai 1941.

Inhalt

I.

W: Spazieren Sie mal ein bißchen. Seit wann haben Sie den schlechten Gang?
K: Seit dem 15. Dezember.
W: Also 6 Wochen. Womit hat es angefangen?
K: Mit Schmerzen in der linken Ferse.
W: Der Gang wurde auch noch schlecht?
K: Ja. Ich war beim Doktor, der hat gesagt, ich soll ein Sitzbad nehmen, und seither habe ich die Schmerzen.
W: Es ist ganz wichtig, wenn die Krankheit vom Arzt kommt. Welches Bein ist das schmerzhafte?
K: Das linke; rechts habe ich nie Schmerzen gehabt.
W: Wir sehen: im Liegen ist der linke Fuß etwas weiter heruntergesunken. Die Muskeln, besonders die Wadenmuskeln, sind links ganz deutlich weicher anzufühlen. Auch besteht ein geringer Maßunterschied, der freilich verschiedene Gründe haben kann. Z.B. nimmt bei Varizen der Umfang zu, und die Varizen brauchen äußerlich nicht sichtbar zu sein. Aber hier ist das kranke Bein um 1½ cm dünner. Man kann das auch ohne Bandmaß ziemlich gut schätzen, wenn man das Glied mit den Händen umspannt. Der Achillessehnenreflex ist ganz gut auslösbar; aber er ist links doch schwächer als rechts.
Die Kranke gibt am ganzen linken Unterschenkel auch eine Herabsetzung der Berührungs- und der Schmerzempfindung an. Aber die Sensibilitätsstörung überwiegt auf der Außenseite des linken Unterschenkels. Hebt man das gestreckte linke Bein an, so äußert die Kranke starke Schmerzen.
W: Wo sind die Schmerzen?
K: Hinten herunter. Seit dem Sitzbad sind sie im ganzen Bein und bis ins Herz herauf.
W: Haben Sie sich erkältet?
K: Ja, auf dem Schiff.
W: Wo fahren Sie denn?
K: Auf dem Rhein.
W: Sind Sie da oft durchnäßt?
K: Nein, das nicht; die Seeluft!
W: Haben Sie schon einmal diese Erkrankung gehabt?
K: Ja, vor 13 Jahren.

W: Die meisten Erscheinungen sind bei der Kranken durchaus charakteristisch für eine Ischias, ja, wir dürfen sagen: für eine Neuritis ischiadica. Denn sie hat nicht nur die neuralgischen Schmerzen, sondern auch die objektiven Zeichen, die eine organisch bedingte Funktionsstörung beweisen: Atrophie, Hypotonie, Reflex- und Sensibilitätsstörung. Auch die Wiederholung der Krankheit, der Einfluß der Witterung paßt zu dieser Diagnose. Finden Sie aber, daß alles dazu paßt? Fragt man so, dann fällt auf, daß auch an der Innenseite des Unterschenkels eine Hypästhesie besteht, obwohl diese Gegend gar nicht von einem Ast des Ischiadicus, sondern vom Nervus saphenus versorgt wird, der aus dem N. femoralis stammt. Aber in dessen Bereich finden wir sonst keine Störung. Ebenso haben die Schmerzen sich über das Ischiadicusgebiet hinaus und bis zum Herzen ausgebreitet.
Das ist doch verdächtig. Auch fällt uns wieder ein, daß die Kranke über die Ursache des Leidens ein wenig unklar und widerspruchsvoll sprach. Die Erkältung, die Seeluft nicht nur, auch die ärztliche Verordnung sollen schuld sein. Sah man sie öfter, dann fand man sie ein wenig lästig: bald war sie übertrieben klagsam, bald sonderbar wechselvoll in der Art der Angaben. Der Gang sieht oft ganz übertrieben aus.
Noch mehr: Es hat auch Streit zwischen ihr und der Krankenschwester um eine Kleinigkeit gegeben. Sie war sehr erbost und hatte am folgenden Tag einen schweren Rückfall der Gehstörung. Damals konnte sie auch plötzlich nicht urinieren. Allerdings war eine leichte Cystitis vorangegangen, doch war dies schon abgeheilt. Wenn man sie die Hände in Wasser tauchen ließ, konnte sie jedesmal gleich urinieren. Sieht das nicht hysterisch aus? Sollte doch keine Ischias vorliegen?
M. H.! Wir unterliegen jetzt einer großen Schwäche, wenn wir uns nicht ebenso fest auf die neurologische Untersuchung wie auf unser psychologisches Urteil verlassen. *Beide* haben ebenbürtiges Recht. Die Ischias gehört zu den Krankheiten, die vorzüglich zu der »funktionellen Überlagerung« neigen. Darunter ist Folgendes zu verstehen: Sie sahen, daß die sensible Störung vom Cutaneus surae auf den Saphenus gleichsam überzufließen schien. Auch die Schmerzen strahlen weit über die Grenzen aus. Das gleiche sieht man bei vielen Lähmungen, so z. B., daß bei Radialislähmung auch der Medianus schwächer wird. Das beruht aber nicht auf Anastomosen, sondern das ist die Neigung der Symptome zu sozusagen

gleichartiger Ausbreitung im Organ – im Sinnesfeld oder in der Muskelgruppe der Nachbarschaft. Wir sehen solches in der ganzen Medizin. Welche Bedeutung, welche Entstehung aber hat dies? Dies liegt nicht in der Krankheit, sondern im Kranksein; nicht im örtlichen Prozeß, sondern in dem allgemein wichtigen Geschäft der Natur, krank zu sein, man darf sagen: *Krankheitsarbeit zu verrichten.*

Viele Menschen werden davon ganz hingenommen, und je mehr sich die Entzündung der Nerven zurückzieht, um so selbständiger kann das Geschäft des Krankseins werden. Natürlich ist das ein falscher Weg, den Sie aber kennen müssen. Es ist nicht immer nötig, die besonderen Erlebnisse, Konflikte und Wünsche zu kennen, die den Kranken in den falschen Weg gelockt haben. Wichtig aber ist, daß der Kranke spürt, daß der Arzt den Fehlgang spürte. Dieser darf nämlich jetzt nicht mehr die Neuritis behandeln, sondern er muß die falsche Krankheitsarbeit behandeln. Denn es ist unter der Hand aus einer ersten Krankheit die zweite Krankheit geworden: das Kranksein ist Selbstzweck geworden, und die nervösen Funktionen benehmen sich wie eifrige Helfer dabei.

Wie aber kam es zu jener »gleichartigen Ausbreitung«? Das ist nicht immer gleich zu verstehen. Denken wir daran: die Kranke bekam die Ischias und hatte Schmerzen. Um sie zu vermeiden, mußte sie zur Entspannung des Ischiadicus ganz bestimmte Haltungen einnehmen, also eine neue ungewohnte Innervation einführen, die dann zur *Gewohnheit* wird. Sobald diese Schonhaltung verlassen wird, entsteht wieder Schmerz; also wird diese Haltung fixiert. Und nun geschieht das meist Übersehene: auch dann, wenn die »neue Gewohnheit« nur noch Selbstzweck des Krankseins ist – auch dann schmerzt es, wenn diese Haltung angetastet wird und man die Kranken zum Aufgeben derselben zwingen will. Genauer gesagt: die Lösung der in der Ischias entstandenen Gewohnheitsspannungen der Muskulatur als solche macht ebenfalls Schmerzen. Das sehen wir auch bei allen hysterischen Kontrakturen. Das Ganze ist dann der Grund, warum die Ischias nicht in normaler Zeit, d. h. nach längstens einigen Monaten, ausheilt.

Lehrreich ist jetzt, was geschieht, wenn der Arzt in der Behandlung den Schritt von der ersten zur zweiten Krankheit nicht mitmacht, sondern die zweite ebenso wie die erste und im gleichen Geiste wie die erste behandelt.

Ich halte dafür, daß bei echter frischer Ischias Bettruhe notwendig ist, auch wenn der Patient sich sträubt. Man sollte sie mindestens auf 14 Tage ausdehnen, dazu Schwitzmaßnahmen, Salicylpräparate und Wärmekrüge geben. Tritt kein genügender Erfolg ein, dann machen viele Ärzte den Fehler, daß sie mit Tabletten weiterbehandeln. Aber es gilt jetzt nicht mehr die *Ursache,* sondern die *Funktionen* zu behandeln. Zu diesem Zweck sind vorsichtige Dehnung, passive Entspannungsgymnastik und später aktive Gymnastik nötig. Bäder und Massage sind auch gut, ebenso Fango- oder Sandpackungen. Aber sie zwingen den Kranken nicht zur Mitarbeit. Daher muß man rechtzeitig mit ihm körperlich arbeiten. Merkt man, daß der Kranke verstockt wird und jeden Tag wiederholt: »es ist dasselbe«, dann ist es am besten, man fängt ordentlich mit ihm zu laufen und zu springen an. Dahinter muß aber eine ärztliche Haltung und oft ein Eingehen auf die menschlichen oder sozialen Schwierigkeiten des Kranken stehen. Nur so ist die Krankheitsarbeit vom Kranken zu erkennen und dann zu leisten. Von den Injektionen in den Nerven sind wir ganz abgekommen. Nicht nur, weil wir öfter sahen, daß die Injektionsnadel abbrach und operativ entfernt werden mußte, oder sahen, daß eine Coxitis für eine Ischias gehalten worden war und durch die Injektion in den Nerv noch dazu eine schwere Neuritis entstand, sondern der Hauptgrund ist die ungenügende Heranziehung der Funktion und damit der Tätigkeit des Kranken zur Mitwirkung; denn es gibt keine Behandlung ohne den Kranken.

II.

W: So, Herr K., setzen Sie sich auf den Stuhl und dann sagen Sie uns, wie es so gekommen ist.

K: Ja (streicht sich über die rechte Stirnseite), es war so Ende Dezember, so um Weihnachten herum, da bin ich mit dem Rad ins Geschäft gefahren. Es hatte Schnee. Ich habe beim Fahren die Augen abwechselnd zugemacht, mal das linke und mal das rechte, wegen des Schneetreibens, damit ich beide Augen auf einmal nicht so sehr anstrengen mußte.

W: Wollten Sie damit die Augen schonen?

K: Ja, sozusagen.

W: Haben Sie sich das angewöhnt, früher schon, bei der Fliegerei?

K: Ja, vielleicht, aber es ist doch immer so, daß man bei scharfer

Gehirnkonzentration mal das eine, dann das andere Auge wieder zukneift, dann geht es besser.
W: Sie meinen, daß man einäugig konzentrierter ist. Finden Sie nicht, daß man mit zwei Augen besser sehen kann?
K: Schon.
W: Wie erklären Sie sich das alles?
K: Ich nehme an, es regt den Scharfsinn besser an. Ist das linke Auge ermüdet, dann wird das rechte Auge aufgemacht und das linke zu, man kann dann viel besser denken.
W: Das habe ich nicht gewußt, aber ich werde es ausprobieren. Aber erzählen Sie uns weiter.
K: Also ich fuhr dann ins Geschäft, es war so um ½8 Uhr, war noch ganz dunkel. Die Augen tränten, auch die Nase hat was abgegeben. (Muß dabei lachen.) Beim Arbeiten konnte ich die Konturen nicht scharf erfassen. Ich dachte, ich hätte mich erkältet, es war ja Mitte Dezember und hatte Schnee, bin jedoch körperlich nicht leicht empfindlich.
W: Wie ging die Geschichte weiter?
K: Ich hatte mir nichts dabei gedacht. Zwischen 10 und ½11 Uhr konnte ich plötzlich nichts mehr sehen, habe die Augen zu viel anstrengen müssen, habe Kopfschmerzen bekommen.
W: Haben Sie die Kopfschmerzen immer noch?
K: Ja, nach der Behandlung sind die Kopfschmerzen wieder schlimmer geworden.
W: Sie sagen doch nicht etwa, daß das Kopfweh von der Behandlung kommt?
K: Ja, es hat immerhin etwas gedrückt (lacht).
W: Jetzt wären wir am 6. oder 7. Januar, da war es mit den Augen immer noch nicht besser?
K: Der Augenarzt sagte, ich hätte rechts Papillitis und links Blutung. Es mag sein, daß ich zu lange gewartet habe. Ich bin nun zum Arzt gegangen, der sagte, ich solle ins Bett. Wollte zuerst natürlich nicht, habe mich dann doch entschlossen, habe es versucht mit Kuren, durch heiße Bäder und habe Lindenblütentee getrunken, hat gar nichts genützt, habe gefroren beinahe. Dann habe ich nochmals ein ganz heißes Bad genommen und Lindenblütentee getrunken und habe dann so geschwitzt, daß ich die ganze Nacht von abends bis morgens durchgeschwitzt habe.
W: Wie fühlen Sie sich denn sonst, wenn man von den Augen absieht?

K: Da habe ich noch was zu erwähnen. Wir haben Maschinen zu konstruieren. Die Firma fertigt verschiedene Maschinen, Zündholzmaschinen usw. In unserer Abteilung werden die Zündholzmaschinen hergestellt. (Erzählt sehr viel von dieser Maschinenherstellung, die ziemlich stark anstrenge, kommt vom Hundertsten ins Tausendste.)
W: Wollten Sie nicht darüber sprechen, worauf Sie Ihre Beschwerden zurückführen? Waren Sie überanstrengt?
K: Ich fühlte, daß auch etwas Überanstrengung dabei war.
W: Waren Sie bei der Arbeit nicht ganz so produktiv wie sonst?
K: Nicht so ganz hochprozentig.
W: Wie ist es bei Ihnen stimmungsmäßig? Sind sie nervös und gereizt?
K: Ja, schon.
W: Machen Sie eher mal einen Krach gegen früher?
K: Schon etwas mehr als früher, aber ich vertrage viel, bis es mal so weit kommt.
W: Ist es auch so, daß Sie lockerer mit dem Lachen sind, daß es auch leichter sitzt, nicht nur die Tränen?
K: Das finde ich nicht.
W: Ich glaube, wir haben alles besprochen. Wollten Sie noch etwas sagen?
K: Es ist vielleicht anders im Sommer, es ist vielleicht nur im Winter so, wenn es nicht möglich ist, daß man heraus kann, um körperlich tätig zu sein. Ich weiß schon, was mir fehlt, aber ich will abwarten, was Sie dazu sagen.
W: Auf Wiedersehen, Herr K. Ich danke Ihnen schön.

Es wäre nicht leicht, den Eindruck, den der Kranke macht, zu beschreiben, wenn man ihn nicht auch vor sich sieht. Noch mehr als seine Worte wirkt sein Benehmen und sein Gesicht beunruhigend, trotz oder wegen der leichten Art, wie er spricht – als ob es sich um eine Bagatelle handle. Sein Lachen ist halb läppisch, halb verlegen, und er scheint ein wenig geziert und schauspielernd. Den Eindruck der ruhigen Überlegenheit scheint er mehr machen zu *wollen*, als daß er ihn macht; denn er schweift endlos vom Thema ab und benutzt vor allem jede Gelegenheit, die der Gesprächspartner ihm dazu gibt; er fängt gleichsam jeden ihm zugeworfenen Ball schlagfertig auf. So könnte, sagt man sich, auch ein beginnender Paralytiker sich geben. Aber bei genauer Betrachtung der Einzel-

heiten fällt noch anderes auf. Seine Redseligkeit ist nicht ohne Witz, ja Schärfe; was er sagt, ist nicht ein Brei, sondern zuweilen originell und überraschend.
Und hier liegt die Schwierigkeit der Klinik. Wir kannten den Kranken nicht vor seiner Krankheit und wissen nicht, was davon schon immer in seiner Persönlichkeit lag. Vielleicht vieles; und doch ist ein unüberbrückbarer Gegensatz zwischen dem unsachlichen Gerede und seiner hervorragend guten Gesichtsbildung, seinen (wie wir wissen) vorzüglich hochwertigen Leistungen als Flieger und technischer Konstrukteur. So zerfahren, oberflächlich und widerspruchsvoll redet ein Mann wie er nicht daher, wenn es um das kostbarste Organ für ihn, das Auge, geht. Ein Zwiespalt ist da, es ist, als ob auf den tüchtigen Mann ein unsicherer und läppischer Geselle aufgepfropft wäre.
Sie hörten, daß eine Stauungspapille gefunden wird; sie ist rechts erheblicher als links. Deutlich ist der linke Facialis etwas schlaffer innerviert, was besonders beim Sprechen hervortritt. Sonst ergibt die neurologische Untersuchung zunächst gar nichts – ein dürftiger Befund, der am meisten auf einen raumbeengenden Prozeß in der rechten Stirnhirngegend hinweist. Denn, und dies ist der Grund dieser Vorstellung, das seelische Verhalten, das Sie hier kennen lernten, ist in hohem Maße bezeichnend für die Stirnhirnaffektionen. Weil die früher besonders betonte »Witzelsucht« hier weniger hervorsticht, so bietet das, was wir sehen, viel mehr und umfassenderes, nämlich den Boden der *Persönlichkeitsveränderung*, auf dem auch die Witzelsucht leicht erwachsen könnte.
Die Lufteinfüllung in die Hirnventrikel hat unsere Vermutung bestätigt. Diese diagnostische Methode ist uns in der Hand des Erfahrenen nützlich. Es zeigt sich, daß der vordere Pol des rechten Vorderhorns sich schlechter mit Luft füllt. Wir vermuten also, daß der Tumor cerebri sich vom oberen Gebiete des Stirnhirns nach unten entwickelt. Es gibt nur *eine* Aussicht für den Kranken: die sofortige Operation. Beachtenswert ist, daß die erste Bewegung, die der Kranke vor Ihnen machte, als er sich gesetzt hatte, eine Handbewegung nach der Gegend der vermuteten Geschwulst war.

III.

W: Wir möchten uns mal ein bißchen mit Ihnen unterhalten. Wie alt sind Sie denn?

K: 38 – Jahre.

W: Sie haben so Mühe mit dem Sprechen. Sind Sie aufgeregt?

K: Ja.

W: Ist es Ihnen unangenehm, vor den vielen Leuten zu sitzen?

K: Ja.

W: Wir möchten uns nur ein wenig über Ihre Krankheit unterhalten. Ist die Sprache schon lange so gestört?

K: Seit 6 Wochen.

W: Haben Sie das schon vorher gemerkt?

K: Ein bissel.

W: Seit wann?

K: Seit 1½ Jahren.

W: Worauf führen Sie das zurück?

K: Weiß ich auch nicht.

W: Ist Ihnen denn etwas passiert?

K: Nein. Bin immer aufgeregt.

W: Haben Sie aufregenden Dienst?

K: Ja, Nachtdienst. Kann nicht schlafen. Ich liege oft 8 Stunden im Bett und kann nur 4 Stunden schlafen.

W: Sie können also nicht einschlafen? Haben Sie denn einen Grund zur Aufregung?

K: Nein, ich habe keinen Grund.

W: Sind Sie auch ängstlich?

K: Nein, eigentlich nicht.

W: Also nur eigentlich. Wo sitzt denn die Angst, im Herz oder im Magen?

K: Ich habe viel Kopfschmerzen.

W: Ich möchte gerne wissen, wo die Angst sitzt, auf der Brust?

K: Ich kann nicht gut schlafen.

W: Ist die Angst mehr im Kopf oder am Herzen, oder ist es Angst wegen einer Gefahr?

K: Auf der Brust.

W: Und sonst im Körper, spüren Sie da auch was?

K: Die linke Seite ist immer kalt, ich habe immer kalte Füße.

W: Wie ist es mit den Armen?

K: Der linke Arm und die linke Hand sind gefroren.

W: Und wie ist es denn im Bauch, wie ist die Verdauung?
K: Nicht so gut, einmal Verstopfung, dann wieder Durchfall.
W: Wie ist's denn mit dem Magen?
K: Ich habe so Blähungen und kann nicht alles vertragen.
W: Haben Sie auch erbrochen?
K: Nur saures Aufstoßen; wenn die Winde gehen, und beim Aufstoßen ist es leichter.
W: Und wie ist es am Herzen?
K: Ich habe beim Laufen Herzklopfen.
W: Wie ist denn der Kopf?
K: Bin schwindlig.
W: Und die Augen?
K: Schmerzen am rechten Auge.
W: Wie sind die Ohren?
K: Am rechten Ohr auch so – so – Stechen.
W: Und der Mund? Haben Sie Appetit, können Sie essen?
K: Essen kann ich.
W: Haben Sie nicht abgenommen an Körpergewicht?
K: Doch, ich habe mich gewogen.
W: Wie ist das, wenn Sie immer so machen: ch ch ch?
K: Ich krieg keine Luft.
W: Haben Sie einen Schreck gehabt?
K: Nein, ich hab die Grippe gehabt.
W: Die Grippe, meinen Sie, habe Sie so zurückgeworfen. Haben Sie oft die Grippe?
K: Habe ich schon acht- oder zehnmal gehabt.
W: Also jedes Jahr einmal.
K: Ja. Einmal habe ich sie im Krankenhaus bekommen.
W: Sogar im Krankenhaus haben Sie die Grippe bekommen? War auch mal Halsentzündung dabei?
K: Mandelentzündung.
W: Und dann habe ich gehört, daß Sie auch Hodenentzündung gehabt haben?
K: Ja, 1926.
W: War das ein Tripper?
K: Nein, durch Weitsprung.
W: Haben Sie noch andere Krankheiten gehabt?
K: Ja, eine Nierenoperation. Erst war es eine Halsentzündung, dann Nierenentzündung und wurde operiert.
W: Hatten Sie noch andere Krankheiten?

K: Blutvergiftung und Rippenfellentzündung.
W: Und Sie glauben, daß die vielen Krankheiten an dem Zustande schuld sind. – Ich danke Ihnen; bitte gehen Sie jetzt wieder hinauf.

M. H.! Dieser Mensch ist uns, so ist man fast zu sagen versucht, im Augenblick mehr als Typus denn als ein Kranker erschienen. Er ist klein und schwächlich, blond, hat ein rotes Gesicht und eine frühzeitige Glatze; er wirkt unbedingt sehr ängstlich und unsicher, wenn er auch sehr ungern eine Angst eingesteht. Man kann ihn nach keinem Körperteil fragen, ohne daß er auch eine Beschwerde daran zu melden hat. Aber an keinem Organ hat die Untersuchung eine organische Veränderung ergeben. So bietet er das Bild einer klassischen *Neurasthenie*. Aber etwas Zweites kommt hinzu. Er hat eine ungewöhnliche Neigung zu *Infektionen*, von denen viele leichter, einige aber auch ernster Art waren. Und er scheint diese Erkrankungen für seine allgemeine Schwächung anzuklagen. Aber auch damit ist das Bild noch nicht abgeschlossen. Wir haben überdies als Drittes erfahren, daß er zahlreiche kleine *Unfälle* gehabt hat. Meist entstanden sie so, daß er ausrutschte, hängen blieb und hinfiel und beim Hinfallen sich verletzte.
Dieser Mensch ist also wirklich ein Pechvogel, dem alles schief und quer geht, dem immer etwas dazwischen kommt. Bald bleibt er an der Türklinke hängen, bald bekommt er eine Halsentzündung, bald eine Schlaflosigkeit. Sollten diese drei Erscheinungskreise nicht einen gemeinsamen Mittelpunkt haben?
Im Augenblick steht freilich die Sprechstörung im Vordergrund; über sie wollen wir eine Einschaltung machen. Genauere Beobachtung zeigt, daß der Patient beim Sprechen Inspirationsbewegungen macht, anstatt die Luft durch die Stimmritze nach außen zu entlassen. Dabei entsteht das pfeifende Geräusch. Es liegt also eine Verkehrung der Innervation vor: die zweckmäßigste, wenn es sich darum handelt, den natürlichen Ablauf zu hintertreiben. Sie sehen hier eine der häufigsten Ausdrucksformen psychischer Hemmung: zwei miteinander unvereinbare Bewegungen (hier: Inspiration und Sprechen) werden gleichzeitig gemacht und heben sich daher gegenseitig auf. Wir wissen, daß in jedem solchen Falle auch zwei einander entgegenstehende seelische Strebungen vorliegen, die sich aufheben. Hemmung ist also widerspruchsvolle Vereinigung zweier Gegenkräfte. Daraus kann dann Schmerz, Angst oder – ein Infekt hervorgehen. Alle drei Erscheinungen hat der Kranke.

M.H.! Es ist ein zu bequemer Weg, die Anhäufung dieser fatalen Widerwärtigkeiten durch eine »Konstitution« zu erklären und den mit dem Stempel Neurastheniker, Astheniker, Immunschwächling, Tollpatsch Versehenen sozusagen im Friedhof der allgemeinen Minderwertigkeit zu begraben. Beispielsweise hat unser Kranker wie viele seiner Art im Kriege keineswegs versagt, in Beruf und Familie trotz seiner Erschwerungen seinen Mann gestanden. Ich kannte viele Neurastheniker, die nie so gesund und glücklich waren wie an der Front.

Hüten wir uns also vor schnellen Urteilen über den Wert, versuchen wir lieber zu verstehen. Dies ist nun freilich ein weiterer und vielverzweigter, mühevoller Weg. Ich kann Ihnen heute nur ein Stückchen zeigen.

Wir sahen, unser Kranker hat vor allen Dingen vegetative Funktionsstörungen. Offenbar ist er Luftschlucker und bekommt so jenen »gastrokardialen Symptomen-Komplex«; er gehört zu den Obstipierten mit Kopfweh; zu den Vasomotorikern mit Schwindel und Kältesensationen; er zeigt Verwandtschaft mit den hysterischen »Stotterern«, die eigentlich an Atem-Arhythmie leiden; er erinnert an die Angstneurosen, welche so sehr zu motorischen Fehlleistungen neigen, obwohl sie oft recht zuverlässig am Wagensteuer und einwandfrei im Sport sind. Soll man nun jedes dieser und noch dazu die übrigen Symptome zu behandeln versuchen? Es gibt bei der Neurasthenie nur *ein* Ziel: die Harmonie der Person und ihrer Eingliederung herzustellen. Ich rate, dem Kranken Arbeitsruhe, Atemgymnastik, Bäder, leichte Sportgymnastik, eine Kost nach seinem Geschmack und, wenn Handhaben sich bieten, eine Aussprache seiner Sorgen zu gewähren. Sonst *nichts*. Wer nicht Zeit, Güte und Geduld hat, kann dem Kranken kaum helfen; nur dann hat man die Möglichkeit, ihn zur rechten Stunde auch einmal mit Schärfe oder Ironie auf den eigenen Willen und die Selbstzucht zu verweisen; *begänne* man die Behandlung mit der Forderung, sich zusammenzunehmen, dann würde nie eine Behandlung daraus.

Abzuraten ist im allgemeinen von Hormonen, Vitaminen und den Mitteln der Pharmakologie, welche *einzelne* Funktionen beeinflussen. Eine Ausnahme machen nur die Schlafmittel, die aber auch nur für die erste Zeit der Behandlung angebracht sind.

Sie werden bemerken, daß ich damit für die Neurasthenie gerade das ablehne, was in der Medizin unserer Zeit, mit Einschluß der

Homöopathie, in besonderer Blüte steht: das Ausgehen von der gestörten Funktion und von dem Erlebnis der Beschwerde und die feinste Anpassung der wirksamen Mittel an diese. Der Grund für diese Entscheidung ist nicht etwa der, daß ich die Neurasthenie für eine psychogene Krankheit halte; eher noch der, daß wir ihr physiologisches Wesen noch zu wenig kennen, daß ein wirksames Eingreifen in die Funktionen einer Irrfahrt gleichkäme. Es besteht mancher Grund zu der Hoffnung, daß eine Aufspaltung der Neurasthenie in Gruppen nach endokrinen Gesichtspunkten einmal möglich sein wird und daß das Zwischenhirn dabei eine Rolle spielen wird. Noch eine Tatsache kennen wir, die vielleicht einmal zum besseren Verständnis der Krankheit führen wird; es unterliegt keinem Zweifel, daß die Neurasthenie als Folge hochgradiger *Überanstrengung*, also sekundär entstehen kann. Hier handelt es sich also um ein Verhältnis oder vielmehr Mißverhältnis zwischen Anforderung und Vermögen. Es *gibt* bei uns überanstrengte Menschen; es sind Studenten oder andere Lernende vor dem Examen, es sind Arbeiter, die Überstunden machen und dazu eine viel zu lange Reise zwischen Heim und Arbeitsstätte haben, es sind Beamte oder Politiker mit übermäßiger Verantwortung und Ausdehnung der Pflichten; es gibt überall einmal die Zwangslage zwischen Notwendigkeit und erschöpftem Kräftevorrat. Bei solchen Menschen kann sich das volle Bild der Neurasthenie entwickeln, und die geistigen und körperlichen Überanstrengungen sind dabei von *gleicher* Bedeutung. Das ist natürlich sehr aufschlußreich für das Wesen der Störung; es bedeutet eine Abgrenzung gegen die psychogenen Neurosen. Es warnt uns übrigens auch, beim geistig Überanstrengten Körperarbeit, beim körperlich Überanstrengten geistige Ablenkung zu verordnen: beide brauchen *beide* Arten der Ruhe.

Nun noch ein Wort über das Mosaik aus funktionellen Beschwerden und Infektionen bei unserem Kranken. Wie gesagt – es wäre zu bequem, auf allgemeine Konstitutionsschwäche zu schließen. Der Zusammenhang ist, wie wir jetzt wissen, ein ganz anderer. Aus der Neurosenlehre ergab sich, daß eine Neurose oft eine Flucht in die Krankheit ist; die ist dann Ersatz für eine nicht gekonnte Leistung. Dann aber hat sich ergeben, daß es auch einen Ersatz einer Krankheit durch eine andere gibt: der Kranke kann sich z. B. aus der Neurose in den Infekt »flüchten«. Es geht dann so, daß der Kranke in dem Augenblick, in dem seine Neurose (unter therapeu-

tischem Einfluß) zusammenbricht, eine Angina oder eine Grippe bekommt. Diese Tatsache fällt uns ein, wenn wir an das »Mosaik« unseres Kranken denken (1935; Bilz 1940).
Ich will Ihnen dafür ein Beispiel erzählen, das wir soeben in der Klinik erlebt haben. Ein Mädchen, das ich aus bestimmten Gründen nicht vorstellen wollte, hatte eine Gangstörung, bei der sie mit dem Fußgelenk nach außen knickte. Das ist eine Muskelhaltung, die auch bei Metencephalitis ganz ähnlich vorkommt. Wir waren aber nicht sehr lange im Zweifel; sie hat sich sehr bald als hysterisch herausgestellt, aber es hat ziemlich lange gedauert, bis wir der Symptomenbildung auf die Spur kamen; es ist eine verhältnismäßig banale Geschichte. Das Mädchen war streng katholisch erzogen und war an die moralischen Grundsätze der Eltern vital gebunden. Sie erzählte niemand etwas, als sie zum erstenmal menstruierte. Später fing sie an zu masturbieren, hat sich Vorwürfe gemacht, kam aber nicht mehr davon los. Sie kam dann an leichtfertige Mädchen, fing an, mit Männern zu kokettieren, experimentierte und probierte in erotischen und sexuellen Berührungen. Sie war noch verhältnismäßig jung und versuchte, ihre Spannungen abzureagieren durch den Besuch von Filmen, die für Jugendliche verboten waren, und durch entsprechende Bücher. Die ganze Zeit hat sie keine rechte Führung gehabt. Sie ist körperlich unsicher geworden, ist immerfort ausgerutscht und gefallen (wie unser erster Kranker). Einmal war auch der Fuß tatsächlich verstaucht. Es war also eine Bettruhe notwendig; da wurde sie besucht und betreut und gepflegt, das hat ihr ganz gut gefallen. Das ganze Elend war einmal beseitigt. Die übermäßige seelische Spannung war weg, es war wieder so wie damals, als sie noch Kind war und keine solchen Nöte hatte. Und doch ist dies gerade der Augenblick der hysterischen Symptombildung gewesen. Wieder genesen war gleichbedeutend wie: den verworrenen Zuständen aufs neue gegenübergestellt sein. Also blieb sie krank. Vielleicht war sie sich im fernsten Dämmer der Ursache dunkel bewußt; aber der Widerstand gegen volle Klarheit bestand im Unbewußten. Nach dem Aussprechen, und nachdem das Hineinheben in ihr Bewußtsein gelungen war, war das Symptom weg. Sie sagte sich: »Jetzt weiß ich, um was es sich handelt.« Sie hatte sich vorgenommen, ein anständiges Leben zu führen. An dem Tage, an dem sie geheilt entlassen werden sollte, hatte sie eine heftige Angina. Diesmal ging sie also einen andern Weg.

Kaum bricht die Hysterie zusammen, erfolgt auch eine Senkung der antibakteriellen Widerstände gegen die ubiquitären, stets bereiten Erreger. Entlassung aus der Klinik bedeutet ja: Verlust der Geborgenheit in der zur geliebten Autorität gewordenen Ärztin, bedeutete: Wiederbegegnung mit den Versuchungen, Unentschiedenheiten. Und damit entstand, so dürfen wir erraten, eine starke Welle von – Angst, und in ihr die Bereitschaft zum Infekt. Die Angina verschafft ihr noch einmal das, was ihr damals die Verstauchung des Fußes geleistet hatte: Schutz vor dem unvermeidlichen Konflikt. Als auch sie überstanden und eine erneute ordnende Aussprache geschehen war, konnte die Kranke mit einiger Zuversicht wieder ins Leben eintreten.
Solche Verläufe, Sie dürfen es glauben, sind etwas sehr Alltägliches. Es ist daher nicht so fernliegend, auch bei unserem ersten Kranken die psychophysische Verflechtung, das »Mosaik«, für eine biologische Einheit zu nehmen. Was uns die so durchsichtigen Zusammenhänge des jungen Mädchens lehren: Ersatz einer Krankheit durch eine andere bei fortwirkender Krankheitstendenz, das ist unter entsprechenden Umformungen auch im ersten Falle zu vermuten. Ich meine, wir sollten versuchen, alle Krankheit in solcher Weise zu begreifen.

IV.

M. H.! Es ist für Ihre Generation nichts Ungewohntes, daß in der Biologie und Medizin das (wohl nicht in bestem Deutsch gebildete) Wort *Ganzheit* gebraucht wird. Man will damit sagen, daß wir die Lebenserscheinungen nicht aus Teilen zusammensetzen und erklären können; auch daß wir aus dem Lebensganzen nicht Teile herausschneiden und isoliert verstehen können, ohne das Wesentlich-Lebendige damit aufzuheben. Hinter solchen Allgemeinheiten mag sich irgend etwas Richtiges verbergen; was aber sollen wir damit anfangen?
In der Medizin haben wir es doch wohl zuerst immer mit Stücken zu tun; der Kranke hat eine Beschwerde, ein Symptom, und denkt nicht daran, diese als ein Ganzes aufzufassen oder sich immer als ganzer Mensch betroffen zu fühlen. Gerade dagegen würde er protestieren. Heute lernen Sie einen Kranken kennen, an dem wir einiges über diese Fragen erfahren können.

W: Erzählen Sie bitte Ihre Geschichte. Sie sind also 37 Jahre alt und sind Müller und Landwirt. – Was ist denn passiert?
K: Ich bin vom Auto überfahren worden. Es hatte Glatteis.
W: Wie lange ist das nun her?
K: Das war vor vier Monaten.
W: Was haben Sie dann zu klagen gehabt?
K: Ich habe Schmerzen im Kreuzbein, in den Hüftgelenken und in den Schultergelenken bekommen.
W: Waren Sie bewußtlos?
K: Ja, ab und zu war ich auch bewußtlos.
W: Gleich nicht?
K: Nein.
W: War etwas gebrochen?
K: Nein.
W: Wie lange haben Sie damals gelegen?
K: Ich habe sechs Wochen im Bett gelegen und habe auch seither nichts mehr geschafft.
W: Marschieren können Sie aber?
k: Ja, aber nicht viel, vielleicht nur einen Kilometer.
W: Wie sind die Arme?
K: Vorher waren sie ganz gut, aber jetzt kann ich nichts mehr lupfen.
W: Haben Sie auch Schmerzen?
K: In der Schulter, wenn sie bewegt wird.

Sie sehen, m. H.: Die Rückenmuskulatur ist ungleich modelliert. Der Unterschied ist in der Schulterpartie sehr deutlich. Sie sehen, daß sich die Spina scapulae links sehr stark abhebt, nur rechts wird sie überdeckt von Muskeln. Auch durch Palpation kann man genau feststellen, daß eine Atrophie des linken M. supraspinatus und infraspinatus besteht.

W: Was müssen Sie denn heben?
K: Die Säcke.
W: Haben Sie die immer auf der linken Schulter getragen?
K: Ja, bis vor dem Unfall.
W: Warum immer auf der linken Schulter?
K: Weil ich links kräftiger bin.
W: Tragen Sie jetzt auf der rechten Schulter?
K: Ich kann überhaupt nichts tragen seit dem Unfall.

W: Sind Sie auch nervös?
K: Ja, ein bißchen halt.
W: Der Schlaf ist gut?
K: Nicht so sehr gut.
W: Machen Sie sich Sorgen?
K: Vorher habe ich mir eigentlich keine Sorgen gemacht.
W: Und jetzt machen Sie sich im Kopf Gedanken? Oder Sorgen? Weswegen?
K: Es sind halt schon vier Monate her, und es wird nicht besser.

W: Fassen wir also zusammen:
Die neurologische Untersuchung ergab in der Hauptsache eine Atrophie des M. supraspinatus und des M. infraspinatus, also der zwei von N. suprascapularis innervierten Muskeln. Andere Ausfälle der Muskulatur oder der Sensibilität sind nicht deutlich zu erweisen. Stellt man diesem Befunde die Klagen und Leistungsausfälle des Kranken gegenüber, so scheinen sich hier anatomischer Defekt und biologische Störung nicht zu decken. Jene zwei Muskeln nämlich bewirken nach der Lehre der Schule die Rotation des Oberarmes. Unser Kranker aber erklärt, keine Säcke mehr heben und auf der Schulter tragen zu können. Warum? Wir merken: Wir haben keine klare Einsicht, inwieweit die Rotatoren zu dieser Leistung beitragen. Es ist richtig, daß, prüft man die Außenrotation des linken Armes für sich, auch diese recht schwach ist. Aber auch die Innendrehung, Armhebung sind nicht gut. Studiert man die mechanischen Verhältnisse der Bewegungen, so zeigt sich, daß je nach den Gliedstellungen und den Lasten und Widerständen die Wirkung der einzelnen Muskeln in sehr mannigfaltiger Weise beisteuert zum Gesamterfolge. Aus der alten Anatomie allerdings hatten die Muskeln sehr eindeutige Namen mitbekommen: Flexor, Extensor usw. Seit aber der französische Arzt Duchenne de Boulogne (1855) anfing, mit dem elektrischen Strom die Wirkung am Lebenden zu studieren, seitdem Braune und Fischer (1889, 1891, 1895) und Fischer (1900-1904) die Sätze der allgemeinen Mechanik auf die Bewegungslehre anwandten, hat sich diese Vereinfachung aufgelöst. Wir erkennen jetzt, daß die Muskelfunktion immer nur für eine bestimmte Gliedstellung, Bewegungsrichtung und Umweltbedingung eindeutig anzugeben ist. Dies hat besonders H. v. Baeyer (1921) klargemacht. Mit einem Worte: Leistung und Umwelt können niemals getrennt voneinander angegeben werden.

Will man *dies* als Ganzheit bezeichnen, so hat es hier einen greifbaren Sinn, der aber abweicht von dem im Eingang erwähnten.
Wir brauchen uns also nicht gleich zu wundern, daß der Kranke nicht sagt: »Ich kann den Arm nicht auswärts drehen«, sondern er könne nicht heben, tragen. Aber daß er nicht weiter als einen Kilometer gehen kann, daß er nervös ist und nicht schläft, hat doch keinen Platz hier – auch nicht in der verbesserten Bewegungsphysiologie.
Wir haben diese Überlagerung einer Neuritis hier schon mehrmals besprochen. Bei dem heutigen Kranken sollen wir ein Gutachten abgeben, wieviel die durch den Unfall entstandene Beschränkung der Arbeitsfähigkeit betrage. Eine orthopädische Klinik hatte jede Unfallfolge abgelehnt. Dem kann ich mich nicht ohne weiteres anschließen. Freilich ist nicht mehr nachweisbar, ob eine große Gewalt auf den N. suprascapularis gewirkt hat und so eine Quetschung oder eine traumatische Neuritis entstanden ist. Es ist das aber sehr wahrscheinlich, nachdem nun einmal der vorher Gesunde einen schweren Unfall mit einer Menge verschiedener Quetschungen erlitten hat. Ich möchte diesen Schaden des Suprascapularis anerkennen. Anders allerdings steht es mit der Erschöpfbarkeit bei aller Arbeit, der allgemeinen Nervosität. Eine Gehirnerschütterung, die solche Folgen hätte haben können, hat nicht stattgefunden. Die fast gänzliche Arbeitsunfähigkeit ist vom Unfall nicht einleuchtend abzuleiten. Oder sollen wir nach dem Prinzip der »Ganzheit« zugestehen, daß, wo ein Teil gestört ist, auch das Ganze gestört wäre? Solange wir nicht angeben, was mit »Störung« gemeint sei, würde aus dieser Folgerung unausdenkbare Verwirrung entstehen.
Wenn wir aber den Zustand nicht näher als Unfallfolge erklären können, so können wir ihn trotzdem als Glied einer Ereigniskette verstehen. Der Unfall besitzt zwar als *Ursache* eine Kausalität; aber als *Ereignis* hebt mit ihm ein geschichtliches Werden an. Und ich möchte Ihnen den Rat geben, die kausalen Unfallfolgen und die geschichtlichen Ereignisfolgen bei allen derartigen Fällen streng auseinanderzuhalten. Ein Mann, der verletzt wird, liegt nicht nur im Bett und wird behandelt. Auch daß er gleichzeitig etwas *nicht* tut, ist bedeutsam. Seine Geschäfte liegen brach, er muß fremde Hilfe einstellen, die Kunden werden unruhig und es beginnt ein allgemeiner Rückgang der privaten Verhältnisse. Die Kontinuität seines Wirtschaftslebens ist abgeschnitten, am Horizont erscheint

eine Sorge um die Existenz. Ich empfehle, um die kausalen und die geschichtlichen Folgen begrifflich zu trennen, eine Unterscheidung: wir wollen die einen als *Unfallfolgen*, die anderen als »*Unterbrechungsfolgen*« bezeichnen.
Das geltende Recht der Unfallversicherung (Berufsgenossenschaft) entschädigt nur die Unfallfolgen – nicht die sekundären Unterbrechungsfolgen. Wer während des Krankenlagers seine Kunden, seine Stelle verliert, hat dafür keine Entschädigung zu erwarten. In diese Lücke bestrebt sich zwar das Arbeitsamt und jedes andere Organ der Arbeits-Beschaffung und -Vermittlung einzuspringen. Aber der Arzt sieht oft zuerst, daß es an Zusammenarbeit zwischen Unfallversicherung und Arbeitsbeschaffung mangelt. Die ältere Ärzte-Generation hat geglaubt, daß es über das Ärztliche hinausginge, wenn der Arzt sich in die Wiedereingliederung des Unfallkranken in den Arbeitsprozeß einmischte. Wir kümmern uns jetzt nicht mehr um dieses Bedenken und treten, so wir können, an die Arbeitgeber und Arbeitsämter persönlich heran, bis wir sehen, daß für jene Lücke, für die Unterbrechungsfolgen nach Unfall (und Krankheit), ein lebendiges Organ der Sozialpolitik geschaffen ist.
Was aber die Ganzheit betrifft, so lehrt unser Fall:
Ganzheit ist niemals gegeben, sondern immer nur Erwartung, Forderung, Ideal. Es hätte keinen Sinn gehabt zu sagen, unser Kranker habe nach seinem Unfall als Ganzheit reagiert, als ob sie ihm wie eine Eigenschaft zukäme. Dagegen erwies es sich als sinnvoll, in der Behandlung nicht nur an den N. suprascapularis zu denken, sondern auch an die Umwelt, die Existenz und die Ergänzung der klinischen Behandlung durch eine soziale Therapie! Sagen wir also lieber: Der lebende Organismus besitzt nie eine Ganzheit, aber Leben heißt immer: ergänzen.

V.

W: Erzählen Sie, wie es Ihnen geht.
K: Ein bißchen Herzklopfen habe ich noch.
W: Wann sind Sie denn zum Arbeitsdienst gekommen?
K: Anfang April.
W: Das sind jetzt 4 Wochen. War es anstrengend im Arbeitsdienst?

K: Die ersten Wochen waren gerade nicht so anstrengend.
W: Wann hat es denn angefangen?
K: Anfang dieses Jahres hat es angefangen.
W: Also schon ehe Sie in den Arbeitsdienst kamen. Wie war denn der Anfang?
K: Ich habe plötzlich Herzklopfen bekommen und dann auch Angstgefühle.
W: War das Herzklopfen zuerst da?
K: Manchmal auch die Angst.
W: Wo sitzt denn die Angst?
K: Ich weiß nicht.
W: Haben Sie auch Atemnot?
K: Ja, das ist manchmal auch da.
W: Kann man gegen das Herzklopfen und die Angst nichts tun?
K: Eigentlich nicht.
W: Darum also mußten Sie aussetzen und schließlich sich krank melden. (Es ist nicht so gewesen, daß er völlig versagt hätte; aber eine große unangenehme Belästigung war es doch.)
W: Kam das Herzklopfen auch im Schlaf, so daß Sie deswegen aufwachten?
K: Ja, einmal, aber sonst habe ich immer gut geschlafen.
W: Das Herzklopfen ist nicht abhängig von Anstrengungen?
K: Eigentlich nicht. –
W: Hatten Sie sonst noch Beschwerden?
K: Schwindelgefühl und Kopfschmerzen. Es geht mir aber besser.
W: Sie gehen gerne wieder zum Arbeitsdienst?
K: Ja.
W: Kennen Sie aus früheren Jahren etwas Ähnliches, oder haben Sie das jetzt zum ersten Male?
K: Zum ersten Male.
W: Haben Sie andere Krankheiten gehabt?
K: Lungenentzündung und Halsentzündung.
W: Rauchen Sie auch?
K: Ja, ziemlich, vielleicht ist das die Ursache.
W: Und Alkohol?
K: Alkohol trinke ich ganz wenig.
W: Und wo das Herzklopfen herkommen könnte, das wissen Sie wohl nicht so genau?
K: Ich glaube, von dem starken Rauchen.

M. H.! Wir haben zuletzt seltene, bemerkenswerte Fälle gesehen; heute zeige ich Ihnen etwas Banales aus der Alltagssprechstunde. Aber damit wird etwas nicht leichter, sondern schwerer. Es ist keine Kunst, die großen Krankheiten aus den Lehrbüchern zu erkennen. Aber das »Kleinzeug« des Alltags, das praktisch eine sehr große Bedeutung hat, ist schwierig.

Der Kranke gibt Ihnen fast nur Herzbeschwerden an. Sie entstehen nicht unmittelbar mit der Körperarbeit, und doch mußte er sich krank melden. Er ist 21 Jahre, kräftig, intelligent, aufrichtig und besten Willens. Liegt eine Überanstrengung seines Herzens vor? Am Röntgenschirm ist das Herz weder größer noch kleiner als normal. Das Elektrokardiogramm ist, auch nach Belastung, normal. Und doch konnte er nicht arbeiten. Ist das die Folge des Rauchens, einer Giftwirkung? Läßt sich eine organische Störung durch die negativen Ergebnisse der Klinik sicher ausschließen? Was heißt hier sicher? Könnten nicht die früheren Infektionskrankheiten einen Schaden hinterlassen haben? Dürfen wir eine Herzneurose annehmen, nur weil wir keinen objektiven Organbefund haben? Dürfen wir eine Neurose annehmen, obwohl jemand so wenig nervös auf uns wirkt wie dieser Mann? – Das sind die Fragen, die Sie in der Sprechstunde bestürmen werden und die nun auch nach der internistischen Untersuchung der Klinik *nicht* gelöst waren. Aber eine kleine vertrauensvolle Unterhaltung hat uns doch zum Ziele geführt.

Der Junge hat ein Mädchen, das er später heiraten will. Vorerst scheint er aber noch mehr an der Mutter und deren Führung zu hängen, zumal vor drei Jahren der Vater starb. Das alles ist nichts Besonderes. Aber es drängte ihn, ein sonderbares Geständnis zu machen. Beim überraschenden Tod des Vaters wurde ihm zuerst nur gesagt, es sei »jemand in der Familie« gestorben. Er stürzt nach Hause und erfährt: der Vater ist es. Da entfuhr ihm die Äußerung: »Ach, dann ist ja alles gut!« – – Warum ist dann alles gut? Hier stimmt etwas nicht, und wenn man so etwas denkt, wird man es nicht sagen. – – Er mußte das beichten. Diese Erinnerung ist noch wach in ihm, aber sie kommt auch im Schlafe zu ihm zurück. Ihm träumte nämlich auch, daß die Mutter einen Sarg im Arm trug und damit johlend auf der Straße herumlief. Der Sarg war der des Vaters. Hier, im Traume, benimmt sich die Mutter nicht besser als er, der Träumer; sie scheinen da gemeinsame Front zu haben. – Der Traum ist noch entsetzlicher als jener Ausruf. Die Hauptsache aber kommt jetzt: er wurde in *der* Nacht geträumt, nach der das *Herzklopfen zum ersten Male* auftrat.

Damit, m. H., schließt sich für uns doch der Ring einer Erkenntnis. Diese erste Entstehung des Herzklopfens belehrt uns über den Sinn dieser Beschwerde; sie ist der Ausdruck schwerer seelischer Kämpfe, die aber nicht voll im Bewußtsein ausgetragen waren. Denn es sind die schmerzlichsten, die man sich denken kann, und sie gehören zugleich zu den ältesten, die die Menschheit kennt, die zwischen Vater und Sohn. In dieser Region der Seele haben sich die Erschütterungen abgespielt, deren Schwingung sich auf das empfindende Organ dann übertrug. – Die fatale Äußerung beim Tode des Vaters war kein Zufall, wir nennen sie daher eine Fehlleistung. Der Traum von der Mutter enthüllt das Grauen, das so zweideutige, zerrissene Gefühle erweckt. Die Herzneurose, die wir danach feststellen müssen, ist nur ein Denkstein dieser angsterregenden Vorgänge; er besagt: noch ist nicht alles überwunden. Das übermäßige Rauchen ist nicht die Ursache des Leidens, sondern selbst nur eine Folge psychisch verhaltener Spannung und Flucht. Der Schwindel, der Kopfschmerz, die Einschränkung der Arbeitsfähigkeit sind Folgen jener Ausbreitungstendenz der Neurose auf immer größere Funktionsgebiete; wir sehen diese Tendenz bei jeder Neurose, die zur Heilung drängt, und man darf sie einer anwachsenden Streikbewegung vergleichen.

Es geht unserem Arbeitsmann jetzt gut. Er ist wieder arbeitsfähig. Wir haben seine Vernunft mit der unbewußten Leidenschaft in Berührung gebracht; dazu genügten hier einige lösende Aussprachen. Der Arzt mußte hier behutsam vorgehen, mit vorsichtig ordnender Hand die Zusammenhänge des körperlichen und des seelischen Bereichs ihm sichtbar machen und damit den Zauber der Neurose brechen. Der unbelehrte Wille allein hat das nicht vermocht. Ein so Veranlagter wird auch später vielleicht Verwicklungen solcher Art erfahren müssen; aber wir hoffen, daß er nach dieser Behandlung die Wegrichtung leichter findet und auch geschützter gegen die Ungeschicklichkeit von Ärzten ist, die ihm mit Elektrizität und Tabletten helfen wollen.

VI.

W: Bitte, was sind Sie von Beruf?
K: Von Beruf bin ich Schneider.
W: Und nun erzählen Sie.
K: Ich kann arbeiten, so lange ich will; wenn ich morgens um 7 Uhr anfange, kann ich schaffen bis abends 7 Uhr; fange ich abends um 7 Uhr an, kann ich schaffen bis morgens 7 Uhr, da kriege ich keinen Schlaf. Wenn ich mich aber dann mal ruhig hinsetze, z. B. wenn ich um 10 Uhr frühstücke, dann fallen mir die Augen mitten drin auf einmal zu, oder wenn ich nachmittags um 4 Uhr vespere, passiert mir das auch. Auch auf dem Rade ist es mir schon passiert, daß ich geschlafen habe.
W: Das ist aber gefährlich!
K: Ja, das glaub' ich schon. Wenn ich erschreck', wach' ich auf, vielleicht durch ein Geräusch. Kürzlich ist mir eine Bulldog (Zugmaschine für Lastwagen) entgegengefahren, da bin ich dann erschrocken und aufgewacht. Da hab' ich gemerkt, daß ich geschlafen hab'.
W: Dauert das Schlafen minutenlang?
K: Ich glaube minutenlang.
W: Auch bei der Unterhaltung?
K: Beim Kartenspielen bin ich auch schon eingeschlafen. Auch im Kino und beim Lesen oder Schreiben.
W: Nur bei der Arbeit nicht?
K: Wenn ich vielleicht mal in ruhiger Haltung etwas mache.
W: Sind Sie eigentlich müde?
K: Müde bin ich überhaupt nie.
W: Und in der Nacht, können Sie da schlafen?
K: In der Nacht schlafe ich auch, aber unruhig.
W: Merken Sie nicht, daß Sie einschlafen?
K: Sitze ich einen Moment still, dann schlafe ich scheinbar gleich ein. Das ist jeden Tag ein paarmal.
W: Also ein Müdigkeitsschlaf ist es nicht. Haben Sie noch etwas?
K: Ja. Wenn z. B. jemand eine Dummheit macht und es wird dann gelacht, dann habe ich so einen kleinen Schreck; wenn die andern lachen, dann fahre ich so zusammen.
W: Sind Sie dann schlottrig auf den Beinen geworden, daß Sie hinfallen?

K: Das gerade nicht.

W: Und doch kommt es bei dieser Krankheit auch zuweilen dahin, daß der Kranke beim Lachen zusammensinkt und hinfällt. Wir bezeichnen das als »Lachschlag«. –

M. H.! Es ist Ihnen bekannt, daß bei manchen Epilepsien vorübergehende Bewußtseinsverluste auftreten, ohne daß die Kranken hinstürzen. Aber unser gegenwärtiger Pat. hat echte *Schlaf*zustände und weiß das. Er ist dann erweckbar. Er wundert sich nur, daß das ein Schlaf ohne Müdigkeit ist; daß er ihn bei Tätigkeiten überfällt, und also dann, wenn man ihn am wenigsten erwartet. Auch der Gesunde kann in der Übermüdung auf dem Marsch, auf dem Pferde, am Steuer vom Schlaf überfallen werden. Hier aber ist dieser Überfall wie ein Anfall. Ist unser Kranker auf Epilepsie verdächtig? Man kann es bestimmt verneinen. Denn diese Form des Schlafanfalles und das Auftreten von Lachschlag bei demselben Kranken läßt mit voller Sicherheit die Diagnose einer *Narkolepsie* zu. Diese merkwürdige Störung tritt zuweilen bei Menschen auf, die früher eine Encephalitis epidemica durchgemacht haben. Doch ist diese Entstehung nicht die einzige, und genug Fälle bleiben in ihrer Entstehung unklar. Das Leiden zieht sich über Jahre hin, kann sich aber dann weitgehend bessern. Es ist nicht sehr gut beeinflußbar: am meisten hat sich eine Behandlung mit Ephetonin bewährt. Psychotherapeutische Erfolge von Bedeutung habe ich nur in einem atypischen Falle gesehen. Es handelt sich jedenfalls nicht um die Art von abnormem Schlaf, die wir kürzlich bei zwei hysterischen Frauen hier sahen, die ganz einfach tagelang schliefen, wenn sie sich in bestimmten, ihnen sehr unangenehmen menschlichen Lagen befanden.

Mancher unter Ihnen mag bei aufrichtiger Selbsterforschung sich erinnern, daß er einmal »sich verschlafen« hat, wenn gerade eine peinliche Begegnung oder ein fataler Termin bevorstand. Selbst im Granatfeuer habe ich solches Einschlafen erlebt – gerade in dem Augenblick, in dem die Einschläge in die nächste Nähe kamen.

Vielmehr erinnert unser Kranker an den Schlaf der Encephalitis lethargica (v. Economo 1929). Und von diesem wissen wir: er entsteht bei Erkrankung einer ganz bestimmten Gegend des Zwischenhirnes. Wie sollen wir uns aber den Lachschlag (der bei unserem Kranken schwächer als bei manchen ähnlichen Fällen ausgeprägt ist) vorstellen? Die Regio thalamica, die den diencephalen »Schlafzentren« benachbart ist, hat starke Beziehungen zu den Gemütsbewegungen, dem Lachen und Weinen – aber auch zu gewissen sog. Tonuszentren. Es sind diesmal also nicht psychologische Sinnbeziehungen, sondern anatomische Nachbarschaftsbeziehungen, die uns die sonderbare Verkoppelung von Schlafanfall und Lachschlag verständlich machen; beide zusammen ergeben das Bild der Narkolepsie. Wer sie einmal gesehen hat, kann sie jederzeit leicht von der Epilepsie trennen. –

W: Hier kommt zu uns ein 17jähriger junger Mann, den wir schon länger kennen. Früher kam er zu uns wegen eines Sprachfehlers. Die Sprachstörung wurde damals doch gebessert?
K: Ja.
W: Was sind Sie von Beruf?
K: Goldschmied.
W: Sind Sie im Beruf noch gestört?
K: Im Beruf bin ich nicht gestört.
W: Bei welcher Gelegenheit kommt denn das Stottern noch?
K: Wenn ich mich aufgeregt habe.
W: Zu Hause?
K: Ja, auch zu Hause.
W: Wie ist es denn im Sportverein bei den Kameraden?
K: Da ist es gut.
W: Es ist also bei verschiedenen Gelegenheiten verschieden stark. Meistens sind es wohl Respektspersonen, vor denen Sie stottern?
K: Es geht jetzt besser. Nur wenn ich – – stark – – aufgeregt – – bin, dann wird – – es – – wieder – – schlimmer.
W: (Es ist besonders interessant, daß er es gerade jetzt wieder produziert; er ist also in diesem Augenblick rückfällig geworden.) Ist was passiert, daß Sie wieder rückfällig geworden sind?
K: Zu Hause – – –
W: Ist der Vater so streng?
K: Er ist eben nicht so, wie er sein sollte.
W: Sie meinen, daß Sie deswegen schlechter geworden sind?
K: Das ist nur, wenn das Kinn wackelt.
W: Was ist denn das?
K: Wenn ich den Krampf kriege.
W: Ein Krampf kommt im Sprechen?
K: Ja, im Sprechen.
W: Das ist was anderes wie das Stottern?

K: Ja.
W: (Das muß man also voneinander trennen. Er hatte Stottern, und dann hat er noch dieses Kinnwackeln bekommen, bei dem sich auch der Facialis beteiligt.) Sind Sie dabei auch bewußtlos?
K: Ja. Wenn ich merke, daß die Anfälle kommen und ich lege mich ins Bett, dann – –
W: Dann sind Sie weg?
K: Ja, direkt weg.
W: Sind Sie schon hingestürzt?
K: Nein. Ich habe es einmal ganz stark gehabt. Ich wollte gerade fort, da ist es immer stärker geworden, das Kinnwackeln. Von Stund' zu Stund' hat es sich gesteigert, ist immer stärker geworden, dann dösig im Kopf, und schlecht ist mir dann auch geworden, habe brechen müssen, und dann war ich nicht mehr bei mir.
W: Haben Sie auch Krämpfe gehabt, mit den Armen und Beinen gezuckt? Haben das die andern gesagt?
K: Der Vater hat mir gesagt, daß ich mit den Händen ein bißchen gezuckt habe.
W: Ist das Wasser dabei fortgegangen, haben Sie sich gebissen?
K: Nein. Nur das Wackeln.
W: Haben Sie diese Anfälle öfters?
K: Ja. Es ist so langsam gekommen seit vorigem Jahr. –

Das ist ein Kranker, dessen Aussehen an eine Epilepsie vielleicht denken läßt. Epileptiker sind oft blasse Menschen, weisen an der Haut manchmal eine bleierne Färbung auf und haben etwas Gedrücktes. Aber was er beschrieben hat, ist viel komplizierter. Denn die Sache begann mit Stottern. Der Kranke wurde zuerst auch als Stotterer behandelt, und zwar mit Erfolg. Doch wird man stutzig über das Ausmaß der Erscheinungen, die sich erst später entwikkelten: ein Übergreifen auf Kinnlade, Facialis und Arme, schließlich Bewußtseinsstörungen.

Es sind eigentümliche, progrediente, stundenlange Anfälle, und es ist gar kein Zweifel, daß dieser Kranke nicht nur ein Stotterer ist.

Allerdings ist es sehr bezeichnend auch für die echten Stotterer und die an funktioneller Sprechhemmung Leidenden, daß sie oft nur in Gegenwart der Person stottern, die eine gefürchtete Autorität für sie darstellt. Unser Kranker hat soeben sogar vor Ihnen erst in dem Augenblick etwas gestottert, in dem der Vater vor seine Seele trat – sonst nicht.

Soweit ist hier nichts Ungewöhnliches; aber auf dem Hintergrund seines nervös labilen Wesens entstand Ernsteres: Anfälle von Muskelklonus befallen ihn, die schließlich in das Bild des epileptischen Anfalles übergehen. FRIEDREICH (1881) und besonders UNVERRICHT (1891, 1895) haben diese Bilder zuerst beschrieben und von der genuinen Epilepsie abgegrenzt. Man bezeichnet sie als Myoklonus-Epilepsie, und obwohl eine Erblichkeit zuweilen feststellbar ist (LUNDBORG 1903), darf sie doch mit der genuinen Epilepsie nicht gleichgesetzt werden. Es finden sich vielmehr Zelldegenerationen in den Kernen des Kleinhirns und der Stammganglien. CURTIUS (1935) fordert, in befallenen Familien die Verwandtenehe zu widerraten. In ausgesprochen erblichen Fällen findet man auch eine Häufung anderer Nervenleiden in der betreffenden Sippe.
M. H. Sie haben hier Fälle kennen gelernt, die mit Epilepsie verwechselt werden können. Solche Verwechslungen sind aus zwei Gründen möglich. Erstens zeigen die genuinen Epileptiker viele Symptome, die auch bei anderen Krankheiten auftreten: so die Absenzen, die Ohnmachten, die sog. Äquivalente. Zweitens kommt der kleine oder große epileptische Anfall bei zahllosen Krankheiten vor, die nichts mit »erblicher Fallsucht« zu schaffen haben. Es ist gerade heute von größter Bedeutung, einen möglichst großen Einblick in die Fülle der Anfall- und Krampfkrankheiten zu besitzen, die *nicht* zum Kreise der sterilisationspflichtigen »erblichen Fallsucht« des Gesetzes gehören, und ich werde außer der Narkolepsie und der Myoklonusepilepsie noch eine große Reihe solcher weniger bekannter Leiden zu zeigen haben.

VII.

W: Wie alt bist du denn?
K: Acht Jahre.
W: Gehst du gern in die Schule?
K: Ja.
W: Fehlt dir was?
K: – –
W: Was hast du denn?
K: Anfälle.
W: Was für Anfälle sind das denn?
K: So Zittern.

W: Woher weißt du denn, daß du zitterst? Merkst du das selber?
K: Nein.
W: Du bekommst es erzählt?
K: Ja.
W: Hast du das jeden Tag?
K: Ja.
W: Wie oft?
K: – –
W: Wir haben zwanzig bis dreißig solche Anfälle an einem Tage gezählt. Kommt es des Nachts auch?
K: Nein.
W: Kannst du gut schlafen?
K: Ja.
W: Der Wievielte bist du denn in der Schule? Der Letzte?
K: Nein, der Erste.
W: Was hast du am Knie?
K: Bin hingefallen.
W: Im Anfall?
K: Nein.
W: Wie lange hast du denn schon die Anfälle?
K: Seit zwei Jahren.
W: Da wir jetzt keinen Anfall zu Gesicht bekamen, können wir eine Hyperventilation probieren. Ich habe schon darüber gesprochen, daß verschiedene Anfallsformen durch eine mehrere Minuten fortgesetzte Tiefatmung ausgelöst werden können: die der Tetanie, der Epilepsie und der Hysterie. Wir erfahren dabei also, zu welchen Anfällen der Kranke neigt. Wir legen das Kind aufs Bett und lassen es tief und rasch atmen, also so, wie es etwa der sog. Kussmaulschen »großen Atmung« entspricht. – – – Nach etwa 30 Atemzügen schon tritt, wie Sie sehen, tatsächlich eine Blässe des Gesichtes, ein Verdrehen der halbgeöffneten Augen nach oben, ein kurzes, ganz leichtes rhythmisches Bewegen der halbgebeugten Arme auf; schon nach etwa 20 Sekunden ist das Ganze vorüber. – Was war denn eben?
K: Ein Anfall. – –
W: Woran merkst du denn, daß es einer war?
K: – –

W: Das kann er nicht sagen, er weiß nichts vom Verlauf, weil sein Bewußtsein unterbrochen ist. In der Tat ist das, was Sie soeben sahen, identisch mit allen anderen Anfällen. Die Hyperventilation, deren wesentlichste Wirkung wohl eine Ausschwemmung von Kohlensäure und ein leichtes Sinken der Azidität des Blutes ist, hat aber hier keine der vorhin genannten drei Anfallsarten bewirkt. Denn man kann eine kurze Ohnmacht mit leichten motorischen Reizerscheinungen noch nicht als epileptischen Anfall bezeichnen. Wenn das Kind beim Anfall sitzt oder steht, fällt es doch niemals hin; die Tonuskatastrophe der Epilepsie fehlt hier.

Immerhin erregt der Vorfall die Besorgnis, er sei eine Vorform genuiner Epilepsie oder ein sogenanntes Äquivalent. Denn wir wissen, daß gerade auch bei genuiner Epilepsie neben den großen solche kleine Anfälle vorkommen oder daß sie den großen einige Jahre lang vorausgehen. Hier fällt freilich die außerordentliche Häufigkeit der Anfälle dieses Kindes auf, und gerade dieser Punkt ist es – eine Paradoxie –, der uns *beruhigen* kann. Es handelt sich nämlich hier wieder um ein besonderes, von der genuinen Epilepsie scharf abzusonderndes Leiden; um die *Pyknolepsie*. Sie hat ihren Namen eben von der Häufigkeit der Anfälle, deren 60 und mehr am Tage auftreten können. Sie ist eine ausgesprochene Kinderkrankheit, die im 5. und 6. Jahre auftritt und in den meisten Fällen mit der Pubertät oder Nachpubertät verschwindet. Sie hat mithin eine gute Prognose. Mit der Hysterie haben diese Anfälle so wenig zu schaffen wie mit der genuinen Epilepsie, und wir müssen überhaupt gestehen, daß wir von der Pathogenese wenig wissen. Uns fehlt auch bis jetzt ein völlig sicheres Unterscheidungsmerkmal der Pyknolepsie gegen eine mit Absenzen oder petit mal einsetzende genuine Epilepsie. Denn bei dieser können Jahre vergehen, bis der erste große Anfall eintritt. Verschweigen wir also nicht, daß in Einzelfällen die Differentialdiagnose schwer ist und längere Zeit offen bleiben muß.

Es gibt noch einen wichtigen Punkt. Viele pyknoleptische Kinder sind durch Ortsveränderung, Landaufenthalt, Unterbrechung des Schulunterrichts, suggestive und erzieherische *Psychotherapie* sehr günstig zu beeinflussen. Wir können in den meisten Fällen in der Klinik wenigstens die Zahl der Anfälle auf ein erträgliches Maß, auf wenige am Tage, herabsetzen. Luminal dagegen ist meist, wenn auch nicht immer, unwirksam. Trotzdem handelt es sich bestimmt nicht um eine Kinderhysterie. Übrigens sehen wir auch bei beginnender Epilepsie öfters eine starke Beeinflußbarkeit durch Psychotherapie. Die epileptischen Störungen sind im Anfangsstadium des Kindesalters noch gleichsam plastisch und zeigen noch offener psychogene Bestandteile als später.

Ich erwähne zum Schluß noch eine recht seltene Form kindlicher Anfälle: Die meist erst 2- bis 3jährigen Kinder werfen plötzlich, sich aufrichtend, den Kopf und die ausgestreckten Arme rückwärts; dann, in einem zweiten Tempo, fallen sie, Kopf, Rumpf und Arme nach vorn werfend, in sich zusammen. Die Ähnlichkeit mit einer mohammedanischen Gebetsverbeugung hat Anlaß zu der Benennung »Salaamkrämpfe« gegeben. Diese Krankheit geht leider mit rascher Verblödung einher. Sie hat die übelste Prognose, und diese Kinder gehen zugrunde.

Ich habe Ihnen die letzten Male Kranke gezeigt, die durchweg unter dem Verdachte epileptischer Anfälle zu uns kamen. Zuerst eine Frau, bei der mit 38 Jahren epileptische Anfälle aufgetreten waren. Das war eine sog. Spätepilepsie, eine Kranke, bei der gar keine Anhaltspunkte für das Vorkommen ähnlicher Krankheiten in der Familie vorhanden sind. Dann haben wir einen jungen Menschen gesehen, der uns diagnostische Schwierigkeiten aufgab. Er wurde zuerst als Stotterer behandelt. Er hat jetzt Klonismen des Unterkiefers, die in epileptische Anfälle übergehen. Es handelte sich um die sog. Myoklonie und Myoklonus-Epilepsie, die von FRIEDREICH und UNVERRICHT beschrieben ist. Wir sahen ferner Fälle von Narkolepsie und Pyknolepsie, zwei Anfallskrankheiten, die nichts mit genuiner Epilepsie zu tun haben.

Endlich sehen Sie hier einen jungen Mann, der überhaupt einen tadellos gesunden Eindruck macht, sowohl körperlich wie seelisch und geistig, und der ebenfalls als epilepsieverdächtig zu uns kam. Er hat in der Tat Anfälle, die im Schlafe kommen und mit einem Schrei beginnen, dann schlägt er um sich. Er weiß nur durch seine Frau vom Anfall. Er hat Trinken, Rauchen und Sport aufgegeben. Zuweilen überfällt ihn stürmisches Herzklopfen oder ein Zustand, in dem die Gedanken plötzlich weg sind. Erst eine längere Beobachtung deckte hier ein *Herzleiden* auf. Es zeigte sich, daß der 27jährige Mann Anfälle von Arrhythmia perpetua hat, die überraschend kommen und gehen. Wir zweifeln jetzt nicht mehr, daß diese plötzlich einsetzenden Kreislaufstörungen es sind, auf die das Gehirn (wie bei dem berühmten KUSSMAUL-TENNERschen Versuch) mit einem epileptischen Anfall reagiert.

Wir wissen Ähnliches vom akuten Herzblock, von paroxysmalen Tachykardien und Kollapsen des Kreislaufs. Daraus ergibt sich dann eine interessante Brücke zu der Meinung derer, die auch bei primärer Epilepsie annehmen, daß eine örtliche Kontraktion der Gehirngefäße dem Anfall vorausgehe und ihn auslöse.
Sie sehen, meine Herren, man muß bei jedem Epilepsieverdacht äußerst sorgsam beobachten und nach allen Richtungen fragen, untersuchen. Ist doch die mit der Diagnose »erblicher Fallsucht« verknüpfte Verantwortung ungeheuer gewachsen. Ich erkenne niemals auf erbliche Fallsucht, wenn ein Mensch Züge und Erscheinungen zeigt, die zwar bei genuiner Epilepsie auch vorkommen, dabei aber der große klassische Anfall nicht einwandfrei beobachtet ist. Aber auch umgekehrt; auch dieser große Anfall allein beweist nichts. – Denn neben jenen Anfallskrankheiten, die ich Ihnen zeigte, müssen wir jetzt noch des epileptischen Anfalls gedenken, der rein Symptom organischer, innerer und Nervenkrankheiten ist. Da kann man kaum erschöpfend sein. Ich erinnere an die akute Nephritis und die in der Schwangerschaft auftretenden Nierenschädigungen; an die Arteriosklerose, Alters- oder Spätepilepsie sowie die traumatische Epilepsie. Bei Hirntumoren können Anfälle jahrelang das einzige Symptom sein. Syphilis, Paralyse und Alkoholismus sind anzureihen. Experimentelle und klinische Untersuchungen haben wichtige Beziehungen zwischen Nebenniere, Schilddrüse und ganz besonders Hypophyse gezeigt, und die hypophysäre Epilepsie ist hier besonders wichtig. Auf die Verwechslung mit Tetanie und Hysterie kommen wir zurück. Die Wirkung von Giften und Toxinen kann nur gestreift werden. Nur eine sei genannt: Die Kampfergruppe und das Cardiazol, das wir zuweilen zur Provokation eines Anfalles verwenden; einige Epileptiker bekommen dann schon bei geringen Mengen einen Anfall.
Aus alledem werden Sie ermessen, daß Verhältnisse des Stoffwechsels und örtliche Veränderungen des Gehirns zusammenwirken, wenn ein Anfall entsteht. Dazu kommen dann Erbanlagen und auslösende Kräfte in der Tiefe der Seele. Der epileptische Anfall ist wirklich ein gutes Beispiel dafür, daß Lebensvorgänge nicht wie lange Ketten sind, deren Glieder aus Ursache und Wirkung bestehen; sondern von vielen Seiten kommen mannigfache und nicht immer gleichartige Kräfte zusammen, die endlich doch zu dem einen, einförmigen Resultat des Anfalls führen. Viele Beiträge, aber

ein Ergebnis. Viel eher als einer Kausalkette ist dem die Konvergenz einer Ahnentafel zu einem Individuum vergleichbar; aber letzten Endes ist das Lebende überhaupt nur mit sich selbst zu vergleichen.

VIII.

W: Warum sind Sie zu uns in die Klinik gekommen?
K: Meine Behörde hat eine Untersuchung angeordnet.
W: Sie haben ein bißchen Schwierigkeiten?
K: Man legt mir ständig etwas in den Weg. Meine Karriere ist gefährdet, und auch politisch bekomme ich Steine in den Weg gelegt. Ich bin behindert im Vorwärtskommen, dann gibt es immer wieder mal einen kleinen Anstoß.
W: Warum sagen Sie »immer wieder mal einen Anstoß«? Ist das öfter vorgekommen?
K: Im Privatleben nicht.
W: Sie haben dienstlich sehr viel Schwierigkeiten? Sie hatten doch zuerst die Militärbeamtenlaufbahn eingeschlagen?
K: Ja, ich wollte auch wieder zurück.
W: Sprechen Sie manchmal etwas undeutlich?
K: Nein. Ich brauche mich nicht lange hinzusetzen und nachzudenken, ich kann alles vom Fleck weg schreiben.
W: Sie sind also ein Schnellarbeiter. Das ist ja großartig. Und doch haben die Leute Unzufriedenheit geäußert?
K: Weil die Leute eben mein Vorwärtskommen behindern wollen.
W: Nun wollen wir mal die Augen ansehen. Die linke Pupille ist etwas weiter; eine deutliche Entrundung ist nicht zu sehen. Wir verdecken beide Augen und belichten jetzt die linke Pupille allein und beobachten sie von der Seite her; da ist nicht die Spur einer Verengerung zu sehen. Es besteht also links Lichtstarre. Das rechte Auge reagiert normal. – Sehen Sie mal dort auf die dritte Reihe und jetzt auf meinen Finger. Dabei werden beide Pupillen enger. Es besteht also links eine »reflektorische Pupillenstarre«, so nennen wir die Lichtstarre, wenn bei einer Naheinstellung eine Verengerung doch noch eintritt. – (Zum Kranken:) Das macht aber nichts, Sie können beruhigt sein. –
Ich zeige jetzt einen weiteren Befund: Die Achillesreflexe sind

nicht auszulösen, auch die Patellarreflexe nicht, auch nicht mit allen Kunstgriffen. Es liegt eine völlige Areflexie an beiden Beinen vor. – Das Wasserlassen geht gut?
K: Ja.
W: Sie sind ja Soldat gewesen; hat der Arzt im Lazarett die Reflexe angesehen?
K: Das weiß ich nicht.

W: Sonst ist bei der neurologischen Untersuchung nichts Besonderes aufgefallen. Die Koordination, die Sensibilität, die Sinnesorgane sind normal.
M. H.! Wenn Sie jemand untersuchen und eine reflektorische Pupillenstarre und eine Areflexie an den Beinen finden, so müssen Sie sich sagen, daß die wesentlichsten Züge aus dem Bilde der Tabes vorliegen. Dieser Kranke hat allerdings keine subjektiven Beschwerden; aber wir müssen sagen, daß er psychisch doch etwas weiteres Auffälliges hat. Er spricht schnell und undeutlich. Er kommt sofort ungefragt in die Beschreibung seiner Konflikte. Ungefragt und ohne Scheu vor dem Auditorium, plaudert er seine dienstlichen Schwierigkeiten aus, beschuldigt er seine Vorgesetzten schwerer Ungerechtigkeit. Man kommt, hört man ihm zu, bald in die Stimmung: Audiatur et altera pars. – Die Akten sagen noch mehr: Seit 15 Jahren häufen sich Beschwerden über sein Verhalten, Versetzungen, selbst Strafverfügungen. Es ist ja immer auffallend, wenn jemand in bescheidener Stellung sich von allen Seiten verfolgt und geschädigt fühlt. Zur Wahnbildung wäre dann vielleicht kein weiter Weg.
Nimmt man den Reflexbefund und das psychische Bild zusammen, dann wäre der nächstliegende Gedanke: Sollte eine Taboparalyse vorliegen? Tatsächlich ist der Verdacht einer luetischen Nervenkrankheit bereits in den Akten aufgetaucht.
Ich möchte hier eine allgemeine Bemerkung einschalten: Ich entsinne mich kaum einer Fehldiagnose aus meiner Praxis, in der ich mir nach der Entdeckung des Irrtums nicht sagen mußte: Eine genauere Untersuchung, eine scharfsinnigere Überlegung hätte wenigstens Zweifel entstehen lassen. So könnte es auch in unserem Falle leicht gehen. Und bedenken Sie die furchtbaren Folgen der Diagnose: Tabes mit Verdacht auf Paralyse! Denn wir werden der Behörde ein Urteil über diesen offenbar schwierigen, aber unbescholtenen Beamten abgeben müssen.

Verweilt man gerade bei diesem Punkte, so zeigt die genaue Anamnese, daß dieser Mensch immer schwierig und zu Reibereien geneigt war. Das geht ihm seit seiner Jugend so; und nicht nur dies paßt nicht zur Paralyse; die Paralytiker sind doch häufiger oberflächlich sich anbiedernde als zähe oder verbissen kämpfende Leute. Die Sprache ist nicht eigentlich die schwerfällig verwaschene der Paralytiker, sondern eine in der Überhetzung stolpernde. Zweifellose Anzeichen geistigen Abbaues fehlen überhaupt. – Was dann die tabischen Symptome anlangt, so ist doch auffallend, daß außer Fehlen der Sehnenreflexe und der Pupille kein einziges weiteres Symptom jener Krankheit vorliegt; keine Ataxie, keine Sensibilitätsstörung, keine Schmerzen. Der Patient hat nicht *sich*, sondern er *wurde* von dritter Seite krank gemeldet. – Sie fragen jetzt mit Recht nach der serologischen Untersuchung. Sie fiel in Blut und Liquor in allen Teilen völlig normal aus. Keine Wa. R., keine Zeichen entzündlicher Liquorveränderung. Eine Tabes wird dadurch zwar nicht ausgeschlossen; aber eine Paralyse kommt danach eigentlich nicht mehr in Frage.

Sie wissen, m. H., daß bis zur Entdeckung WASSERMANNS (1906) die Lehre von FOURNIER (1869) und ERB (1892) von der syphilogenen Natur der Tabes umstritten blieb. Manche blieben dabei, daß es auch nichtsyphilogene Tabesfälle gebe. In diesem Hörsaal konnte ich dann Zeuge des berechtigten Stolzes des alten ERB sein, als zuerst die WASSERMANNsche Reaktion und später die Entdekkung der Spirochaeta pallida im Rückenmark von Tabikern die Bestätigung brachte. Seitdem sind seine Gegner verstummt. Vor einigen Jahren aber hat es doch ein Nachspiel gegeben. Ein englischer Augenarzt, ADIE, hat im Jahre 1932 Fälle von der Art unseres heutigen gesammelt, in denen dieser Befund lebenslang besteht, keinen Fortschritt zeigt, keine Syphilis vorliegt, wohl aber eine heredofamiliäre Anhäufung von Areflexien gefunden wird. Wir wissen jetzt, daß es sich um eine vererbbare Anomalie handelt und daß auch mehr oder weniger psychopathische Züge bei solchen Personen vorkommen können. Es handelt sich also um eine leichte degenerative Anlage.

Wir zweifeln jetzt nicht mehr, daß der heute sich Ihnen vorstellende Mann – er ist kein Kranker – ein »ADIE*sches Syndrom*« hat. Die Diagnose kann Ihnen doch recht schwierig erscheinen. Aber zum Glück ergab die verfeinerte Untersuchung noch ein spezifisches Merkmal, das von der Tabes abweicht. Läßt man die lichtstarre Pupille durch eine starke Konvergenz der Bulbi und Naheinstellung sich verengern, so bleibt diese Verengerung auch bei schwacher Beleuchtung ganz ungewöhnlich lange bestehen. Die linke Pupille ist jetzt relativ miotisch und enger als die rechte. Nach längerem Aufenthalt (Minuten oder mehr) im Dunkeln wird dann die Pupille wieder weit. Blickt er jetzt wieder ins Licht, so reagiert nur die rechte Pupille; jetzt ist die linke Pupille die weitere! Diese Trägheit der Pupillenbewegung hat ihr den Namen der *myotonischen Reaktion* eingetragen. Wer also so sorgsam untersucht, wie hier gezeigt wurde, und die Myotonie einer Pupille findet, wird immer an das verhältnismäßig harmlose ADIEsche Syndrom denken.

Sie sehen, ich war berechtigt, dem Manne zu sagen, daß sein Augenbefund für ihn nichts auf sich habe.

IX.

W: Wie alt bist du?
P: 13 Jahre.
W: In welche Klasse gehst du in der Schule?
P: In die siebte.
W: Wie geht es dir jetzt, bist zu zufrieden, gefällt es dir bei uns?
P: Ja
W: Er ist nämlich zu uns gekommen, weil er Schwierigkeiten hatte, das Wasser zu halten und zwar im Schlaf; da kann er nichts dafür, das ist nicht absichtlich, nicht wahr?
P: Nein.
W: Bei Tag kann er das Wasser immer gut halten, er hat das immer nur im Schlaf bekommen. Kann das in der Nacht auch mehrmals passieren?
P: Wenn ich viel Wasser getrunken habe.
W: Wachst du auf, wenn das passiert?
P: Nein.
W: Ist das jetzt schon ein bißchen besser geworden?
P: Ja, in den letzten Tagen.
W: Hast du das früher auch schon mal gehabt?
P: Ja, ich war schon in der Luisenheilanstalt, zuhause war es dann eine Weile gut, dann ist es wieder gekommen.
W: Danke, mein Junge, du kannst jetzt gehen.

Dieser 13jährige Junge, der wohl etwas klein und blaß, sonst aber normal ist, hat keine gewöhnlichen Erfahrungen in seiner noch kurzen Lebensgeschichte gemacht. Als er 6 Jahre alt war, ist seine Mutter gestorben. Dann heiratete sein Vater zum zweiten Male, aber dieser Vater wurde ein schwerer Säufer. Es gab dann die gewöhnlichen schrecklichen Szenen; wenn er heimkam, war Streit, er prügelte die Frau, er kam herunter; er mußte interniert werden. Wegen schwerem Alkoholismus wurde er nach dem Gesetze sterilisiert; die Ehe wurde geschieden.

Aber die Stiefmutter war selbst unfähig und nicht gewillt, ihre Aufgabe zu lösen. Die Stiefkinder wurden nicht versorgt. Selbst mußten sie die Wäsche waschen, nichts empfingen sie von dem, was ein Kind braucht. Der Reihe nach mußten sie von der Fürsorgebehörde entfernt und getrennt bei verschiedenen Pflegeeltern untergebracht werden. Unser kleiner Patient kam zu vortrefflichen Menschen, bei denen er die Liebe empfing, die er erwidern konnte. Aber, so fragt man sich, kam die Hilfe noch rechtzeitig?

Sie fragen, warum ich diese Dinge erzähle, und wollen zuerst wissen, was dem Jungen fehle. Die meisten aber wissen schon, daß es Bettnässer gibt, denn dieses Leiden ist recht verbreitet; jeder empfindet das Peinliche und zugleich Unverständliche dabei. Zum Glück wissen heute viele Eltern und Erzieher, daß das keine gewöhnliche Unart ist, die man mit einer gewöhnlichen Ohrfeige beseitigen kann. Und doch wissen auch viel zu viele noch nicht, daß ein solcher »erzieherischer« Versuch (und andere seiner Art) nie nützt und so gut wie immer schadet. Sicher sind Sie durch das über die elende Umgebung des Knaben Gehörte schon gestimmt, ihm Teilnahme und nicht Strafe zuzuwenden. Aber handelt es sich denn hier überhaupt um Krankheit? Wenn wir zu fühlen meinen, daß die bösen seelischen Eindrücke schuld sein könnten, dann wäre es also doch mehr eine seelische Not als eine Krankheit? Dann wieder stimmt uns nachdenklich, daß die fatale Störung schon vor dem Verlust der Mutter bestand und nach der Aufnahme bei den guten Pflegeeltern nicht verschwand. Sollte es sich doch nur um eine vererbte Minderwertigkeit handeln? Wir stehen, wie es scheint, einer recht verworrenen Sachlage gegenüber.

Da gibt es nun einen guten Führer: Die Erfahrung in der Behandlung, und die lehrt: Diese krankhafte Störung ist *heilbar*, also ist sie keine vererbte und angeborene Minderwertigkeit.

Wenn wir diese Kranken (es sind fast immer Knaben oder junge

Männer) in der Klinik behandeln, dann benutzen wir die ersten Tage zur Stiftung einer Angewöhnung und eines Vertrauens zum Arzt. Gleichzeitig lassen wir uns vorsichtig mehr und mehr erzählen. So ist es dann beinahe die Regel, daß derartig schwere Mißstände in der Kinderstube zum Vorschein kommen: früher Tod der Mutter, Ehezerwürfnisse, unharmonische Einstellung namentlich zu älteren Geschwistern, Vernachlässigung und falsches Strafen sind die häufigsten Tatbestände. Sie erzeugten im Kinde ein Gefühl der Ohnmacht und ein Gemisch von Furcht und Haß. Auch das Einnässen bedeutet wohl so viel wie Angst und einen vergeblichen Versuch der Rache, wobei dieser Zusammenhang dem Kinde nicht bewußt zu sein braucht. Bei empfindlichen Kindern genügen geringe Grade der Disharmonie ihrer Umwelt. –

Dann geht man an die Beseitigung des Symptoms. Ich sagte schon, daß wir alle zunächst unwillkürlich darauf reagieren, als ob es eine Art Ungezogenheit wäre. Das kommt daher, daß wir uns wohl instinktiv erinnern, daß wir alle die Betttrockenheit einmal haben lernen müssen. Nach dem 1. Halbjahr (früher wäre es falsch) beginnen die Mütter, die Kinder unter lockenden Geräuschen »abzuhalten« und so die neue Assoziation zwischen Töpfchen und Entleerung zu stiften. Das ist doch auch eine Erziehung gewesen. Unsere Kranken bedürfen einer Nach-Erziehung durch neue hilfreiche Suggestionen. Man erklärt ihnen, daß es sich um eine bessere Gewöhnung der Blase (nicht des Willens) handle. Man gibt abends wenig zu trinken. Man weckt einmal um Mitternacht und läßt urinieren.

Dabei stößt man meist auf eine bedeutsame Erscheinung: Der Schlaf dieser Kinder ist ganz abnorm tief; sie sind kaum durch Rütteln zu wecken. So versteht man: der Ruf der vollen Blase dringt nicht ins Bewußtsein. Dann kann es nützlich sein, bei Tage Aufwachübungen zu machen. Man sagt: »Du schläfst jetzt ein bißchen. Wenn ich leise deinen Namen rufe, bist du sofort wach. Wenn du das gelernt hast, wirst du ganz von selbst auch merken, wenn deine Blase ruft.« Die Übung gelingt meist leicht; dann ruft man auch im Nachtschlafe leise den Namen: das Kind erwacht. Schon jetzt kann das Einnässen verschwinden. Nach Tagen, die kleine Streitigkeiten oder Verstimmungen brachten, tritt es nochmals auf. Aber nach 2-3 Wochen kann man daran gehen, auch die Zukunft zu sichern. Es wird die Einstellung zur häuslichen Situation, zu den Autoritäten besprochen. Eine mehrfache Wiedervorstellung nach der Entlassung macht den Erfolg dann zum Dauererfolg. Wir sind zufrieden mit den Erfolgen; auch schwer zu behandelnde Fälle sind aussichtsreich. Darunter verstehen wir die, bei denen das Kind seit der Geburt niemals oder immer nur vorübergehend trocken war, solche, die auch bei Tage die Hosen einnässen, und solche, die bereits die Pubertät überschritten haben und über 17 Jahre sind. Derartige Verschleppung ist unverantwortlich. Oft genug ist es auch nur der Übertritt aus dem Elternhaus in die Lehre, zu fremden Menschen, der die Zuziehung des Arztes auslöst; man hat die Sache hängen lassen, aber der Meister schickt den Jungen als unbrauchbar fort. Dann wird der Ernst der Lage offenbar, aber man hätte viel früher eingreifen müssen.

Wir haben in dieser Enuresis nocturna ein dankbares Kapitel der oft pessimistisch beurteilten Nervenpraxis kennengelernt. Es ist nicht das einzige, wenn man sich nicht mit der Behandlung aussichtsloser organischer Symptome aufhält, sondern seine Kraft solchen menschlich so wichtigen Fällen der Fehlentwicklung zuwendet. Manche wichtige Einzelheiten aus der Klinik und Therapie der Enuresis nocturna mußte ich heute zurückstellen. Aber einen Rat setze ich an den Schluß: Es gibt auch Einnässen bei organischen Prozessen und Mißbildungen des untersten Rückenmarkabschnittes. Selbstverständlich bleibt also: Jeder Fall muß sorgfältig neurologisch untersucht werden; die Lumbosakralgegend soll geröntgt werden.

X.

W: Wie alt sind Sie jetzt?
K: 58 Jahre.
W: Sind Sie eigentlich *krank*?
K: Im Kopf.
W: *Fühlen* Sie sich krank?
K: Mein Kopf ist so ganz schwer.
W: Man bekommt keine ganz runde Antwort. Was haben Sie denn für eine Krankheit?
K: Schwindel und Kopfweh.
W: Woher kommt denn die Krankheit?
K: Ja, ich weiß nicht, seit dem Kriege habe ich es.
W: Sie glauben, daß es vom Weltkriege kommt?

K: Ja, ich glaub' es sicher.
W: Das ist aber lange her. Sie glauben sicher oder zweifeln Sie?
K: – – –
W: Sie sind Bauer gewesen und sind es noch?
K: Ja.
W: Haben Sie im Kriege etwas mitgemacht, was die Ursache sein könnte?
K: Ja, ich weiß nicht.
W: Was haben Sie denn mitgemacht?
K: 1½ Jahr war ich bei der Infanterie in Rumänien.
W: Haben Sie alles mitgemacht?
K: Ja.
W: Waren Sie auch im Lazarett?
K: 8 Tage in Verdun.
W: Waren Sie verletzt?
K: Nein.
W: Andere Krankheiten haben Sie nicht gehabt?
K: Nein.
W: Haben Sie sonst noch was zu klagen?
K: Körperlich bin ich ganz schwach.
W: Arbeiten Sie überhaupt nichts mehr?
K: Nein.
W: Seit wann sind Sie denn krank?
K: Seit 1919. Ich war bei allen Ärzten gewesen. Da hat es immer geheißen: es wird wieder besser, aber es ist immer schlimmer geworden.
W: Sind Sie verheiratet?
K: Ja.
W: Wann haben Sie denn geheiratet?
K: 1919.
W: Kinder?
K: Ja, 7; das jüngste ist 3 Jahre alt.
W: Seit 1919 haben Sie nicht mehr gearbeitet?
K: Erst noch ein bißchen, dann nicht mehr.
W: Von was haben Sie denn gelebt mit Ihren 7 Kindern?
K: Ich habe erst eine kleine Rente bekommen und seit 1926 eine Rente von 100 Prozent.
W: Sie haben jetzt schon Kinder, die mithelfen?
K: Der Älteste.
W: Sonst noch jemand?

K: Nein; meine Frau.
W: Schafft sie in der Landwirtschaft oder geht sie verdienen?
K: In der Landwirtschaft.
W: Da hatten Sie aber ein schweres Durchkommen?
K: Ja.
W: Haben Sie noch andere Beschwerden außer dem Kopfweh und dem Schwindel?
K: Mein Magen ist auch nicht ganz in der Reihe.
W: Nervös waren Sie wohl auch schon vor dem Kriege? Der Stärkste waren Sie wohl von jeher nicht?
K: Nein.
W: Haben Sie aktiv gedient?
K: Nein, weil der Rücken krumm war.
W: Wann wurden Sie denn eingezogen?
K: 1915.
W: Liegen Sie den Tag über im Bett?
K: Auf dem Kanapee.
W: Was schaffen Sie denn?
K: Halt so Kleinigkeiten, mal der Frau in der Küche helfen.
W: Haben Sie Kühe?
K: Ja.
W: Können Sie die melken?
K: Nein, das kann ich nicht.
W: Auch nicht füttern?
K: Doch.

W: Meine Herren! Was Sie da gehört haben, ist sozial noch viel interessanter als medizinisch. Hoffentlich ist das nichts Häufiges. Was wir besprechen wollen, ist sehr charakteristisch. Ein Mensch, der seit 20 Jahren praktisch nicht arbeitet, trotzdem heiratet, sieben Kinder zeugt, erhält 100 Prozent Rente, obwohl ihm im Kriege nichts passiert ist. Er war dreimal 3 Monate bei der Truppe, hat dann versagt, war übrigens schon vorher in körperlicher Beziehung ein nicht ganz vollwertiger Soldat. Er war dann nur noch bei Etappenformationen, bei der Wirtschaftskompanie als Landwirt hinter der Front. – Der Krieg war vorbei. Wir wissen nicht, was passiert ist. Er arbeitet nicht, kommt nicht hinein ins Familienleben, obwohl er eine Familie gründet. Er kommt nicht mehr hinein in den Beruf als Bauer, obwohl er Land besitzt. Er fängt an, Rentenanträge zu stellen. Das Aktenbündel wird sehr dick. Tatsächlich haben sich Ärzte gefunden, die sich für einen Anspruch, und andere, die sich gegen einen Anspruch erklärt haben. Das war sein Unglück.

Meine Herren, die Zeit ist längst vorüber, in der ein Arzt sich nur mit dem befassen mußte, was die »Spezielle Pathologie und Therapie« auf dem Boden der Anatomie und Physiologie als Krankheit bezeichnet. Eine solche Krankheit hat dieser Bauer nicht gehabt, und er hat sie auch jetzt nicht. Er mißt 1,72 m und wiegt 113 Pfund. Er ist mager, blaß, die Gewebe sind schlaff, der Brustkorb klein und flach, die Wirbelsäule verkrümmt. Müde, deprimiert und alt sind Ausdruck und Bewegungen. Das ist alles. Nichts von der Art des sog. Renten-Neurotikers oder -kämpfers. Wie aber kommt er zu der hohen Kriegsrente? Geist und Körper, Wille und Verstand waren nie stark. Nach der Erschütterung des Krieges hat er keinen gesunden Aufbau von Arbeit und Familie mehr zustande gebracht, aber er wollte doch leben.

So klammert er sich an den Ausweg der Kriegsbeschädigten. Verständlich, aber sachlich und rechtlich nicht zu begründen; und so wurden seine Anträge zunächst auch abgelehnt. Aber 1926 fand sich in einer Klinik ein unwissender und unerfahrener Arzt, der zwei erstaunliche Fehler machte: Er stellte die Diagnose auf einen Tumor des Nerv. acusticus im Gehirn und erklärte seine Verursachung durch den Kriegsdienst für wahrscheinlich. Seit diesem, leider nie nachgeprüften, Gutachten bezieht er die hohe Rente. Seit 13 Jahren also ist er guten Glaubens, ein Kriegsleiden zu haben und mit Recht eine Kriegsrente zu beziehen.

Wie soll dieser arme Bauer, der in einem armen Dörfchen lebt, verstehen, wenn die ärztlichen Gutachter das zuerst leugnen und dann bejahen? Was soll er denken, wenn ihm bald gesagt wird, er habe eine Gehirnschwulst vom Kriege und dann wieder, daß er sie nicht habe, daß solches auch nicht vom Kriege kommen könne und daß er nichts als eine »konstitutionelle« Anlageschwäche habe. Nichts davon wird er verstehen und glauben, wenn überdies das alles sich gegen seine Interessen – ach nein, gegen sein Existenzminimum sich auswirkt? Und doch war es nicht gut für ihn in seinen besseren Tagen, daß er sich moralisch ausmalen durfte, er sei ein Kriegsopfer und rentenberechtigt. Das hat seinen Willen zur Anstrengung gemindert, und es ist ein Unrecht an ihm, daß der Arzt diesen falschen Weg ermöglicht hat. Er hat diesem Menschen damit nur scheinbar genutzt und überdies aus Unwissenheit gegen

die medizinische Erkenntnis und gegen die rechtliche Ordnung dieser Dinge verstoßen.
Genug; denn Sie verstehen, was ich mit dieser Krankenvorstellung sagen will. Die Verflechtung von ärztlichem Tun und praktischer Wohlfahrts- und Versorgungspflege ist ein Grundgesetz unserer Berufsauffassung. Die Mahnung des Hippokrates, unheilbare Kranke nicht zu behandeln, gilt nicht mehr, wenn uns »behandeln« so viel heißt wie die Volkswohlfahrt, Volksgemeinschaft pflegen. Nämlich der »Unheilbare« ist in diesem Falle einfach der Schwache, und auch er soll und muß unterstützt werden, um am Dienste, an der Arbeit nach dem Maße seiner Fähigkeit teilnehmen zu können. Falsch wäre nur – und das war wohl die Meinung des Hippokrates – Unveränderliches kurieren zu wollen. Der fatale Irrtum unseres Vorgutachters besteht also nicht nur darin, daß er eine falsche Diagnose machte und eine falsche Ätiologie behauptete, sondern daß er das Problem der richtigen Einordnung seines Falles in den sozialen Zusammenhang überhaupt nicht sah. So konnte er auch nicht begreifen, daß er diesen Mann in eine völlig falsche Bahn leitete und dabei noch meinte, er habe ihm zu seinem Rechte verholfen. So ist dieser Fall ein Fall von »sozialer Krankheit« geworden. Aber wir müssen sagen, daß unser Beispiel lehrt, der Erreger dieser Krankheit sei eigentlich in der falschen medizinisch-ärztlichen Einstellung des Arztes zu finden, die Symptome sucht und dabei den Menschen in seiner Art und seinem Schicksal übersieht.
Zum Schluß: Bedenken Sie, wieviel von all diesem vermieden worden wäre, wenn wenigstens jener Arzt die neurologische Fachkenntnis und die wissenschaftliche Grundlage besessen hätte, um zu erkennen, daß kein Tumor und auch keine Kriegsfolge vorlag. Ziehen Sie selbst die Folgerung, was dieser Fall beweist: Die Forderung der volksgesundheitlichen Medizin schwächt die der schulwissenschaftlichen nicht ab, sondern erhöht sie und ihre Verantwortlichkeit! Hat man dies einmal begriffen, dann fallen für den Kranken die unnötigen Spezialuntersuchungen, die nur aus der Unsicherheit kommen, von selbst weg. Aber die nötigen muß man desto gründlicher vornehmen.

XI.

W: Wie äußert sich denn Ihre Schreibstörung?
K: Im Zittern, und dann bekomme ich einen Schreibkrampf.
W: Bekommen Sie durch Aufregung das Zittern?
K: Manchmal auch ohne Aufregung.
W: Wo zittern Sie denn?
K: Mit dem Arm.
W: Nur mit dem rechten?
K: Manchmal auch mit dem linken. Aber der rechte Arm hält am meisten aus beim Schreiben. Manchmal geht es auch ganz gut.
W: Von was hängt es denn ab, ob es gut oder schlecht geht?
K: Das weiß ich nicht.
W: Sie haben den Unterschied noch nicht festgestellt?
K: Wenn ich eine Prüfung ablegen müßte, zum Beispiel.
W: Was nennen Sie denn eine Prüfung; haben Sie ein Examen zu machen?
K: Nein.
W: Was haben Sie denn gelernt?
K: Kontorist.
W: Wo haben Sie gearbeitet?
K: In Kaiserslautern, vorher war ich arbeitslos und zuerst bei I.G. Farben.
W: Sind Sie verheiratet?
K: Ja.
W: Haben Sie was Neues vor?
K: Ich möchte mich um einen leichteren Posten umsehen, wo ich nicht mehr so viel schreiben muß.
W: War es denn so schwer? Was hatten Sie denn zu tun?
K: Ich war Vermögensverwalter. Dadurch hat es sich auch verschlimmert.
W: Was war denn so anstrengend an dieser Tätigkeit?
K: Ich mußte viel rechnen.
W: Das war zu viel? Dadurch hat sich das verschlimmert?
K: Ja.
W: Haben Sie Rückstände gehabt?
K: Ja, auch. Es sollte vor allem schnell gearbeitet werden.
W: Was haben Sie jetzt vor?
K: Ich will die Stelle aufgeben. Ich bin jetzt zur Erholung und will

mir dann einen leichteren Posten suchen, wo ich nicht selbständig arbeiten muß, sondern unter Aufsicht.
W: Ist es mit der Schreibmaschine besser?
K: Ja, schon; wenn aber jemand zuschaut, dann klemmen sich die Buchstaben.
W: Wir wollen aber doch sehen, wie Sie schreiben. Bitte, schreiben Sie. »Die Heidelberger Neckarbrücke ist nach Goethes Ansicht die schönste der Welt.« – –
Wir sehen mehrere Dinge dabei. Der Kranke spannt fast alle Muskeln der Hand und des Armes krampfhaft an; Finger und Handgelenk geraten in Extension; es sieht aus wie eine große Kraftanstrengung. Der fließende Rhythmus fehlt und es ist, als müßte jeder Buchstabe für sich gemalt werden. Der ganze Vorgang ist gewaltig, um das 3-5fache verlangsamt. Betrachtet man das Papier von der Rückseite, so sieht man, als Folge ganz übermäßigen Schreibdruckes, das Geschriebene als Relief sich abheben. –

M. H.! Ich weiß nicht, welchen Eindruck Ihnen der Kranke gemacht hat. Mir kommt er für seine 33 Jahre nicht sehr bestimmt, nicht reif genug vor. Seine Sprache ist nicht ganz artikuliert; als Kaufmann müßte er sicherer sein, klarer auftreten. Offenbar hat er nicht die zu seinem Berufe nötige Begabung. Er selbst hat Ihnen einen Schlüssel zum Verständnis der Störung gegeben. Die Art, das Tempo und die Selbständigkeit seiner Aufgabe überstieg seine Fähigkeit, und er selbst fühlt die Notwendigkeit, daß er sich künftig beschränke. Er hat diese Einsicht *jetzt* selbst; aber er ist erst durch die Mitwirkung des Arztes zu ihr gelangt. Wir verstehen; es ist nicht so leicht, aus freien Stücken zur Selbstbescheidung zu gelangen. Man möchte doch nicht nachgeben und keine unangenehme Selbsterkenntnis vollziehen.
Wie aber kommt er in dieser Lage zum Schreibkrampf? Da lehrt die Erfahrung, es sei nichts Ungewöhnliches, daß Menschen in einer schwierigen Situation mit dem am meisten gebrauchten Organe versagen. Genauer: daß das am stärksten in den Mittelpunkt gestellte Organ, in dem eigentlich die ganze Leistung sich schließlich für den Kontoristen zusammendrängt, das versagende wird. Denn wichtig ist zum Verständnis und für die Behandlung, daß es sich nicht um eine Ermüdung der Muskeln selbst handelt. Darum hilft ihre Schonung oder Ruhigstellung dem Kranken gar nichts. Sondern der Krampf entsteht *an Stelle* einer natürlichen Schreib-

handlung, er ist eine entstellte Schreibhandlung. Viel zu viele Muskeln bis zum Schultergürtel herauf werden zugleich gespannt, anstatt abwechselnd zu spielen. Diese Entstellung ist vergleichbar der, welche wir bei einem heftigen Schmerz oder bei einer störrischen Widersetzlichkeit sehen würden. Sie drückt etwas aus, was im Innern dieses Menschen sich, freilich unabsichtlich und seinem bewußten Ich verborgen, abspielt. Der Schreibkrampf hat einen Sinn; er bedeutet einen Konflikt, der ungelöst ist. Diese allgemeinste Formulierung ist nun weit genug, um auch auf andere Kranke mit Schreibkrampf zu passen. Denn unter ihnen sind nicht nur schwachbegabte, sondern auch hochbegabte Persönlichkeiten, und der seelische Hintergrund ist auch hier oft: Eine weiche, nachgiebige Seite steht im Kampf mit einer aktiven Willensspannung. Immer können Sie sicher sein: Wer einen Schreibkrampf bekommt, kämpft um ein Opfer, das seine Schwäche oder sein falscher Stolz ihm verbieten wollen.
Es ist nicht immer möglich und unseres Amtes, den Geheimnissen dieser Art im Kranken nachzuspüren. Aber was davon sich darbietet, soll man ergreifen; unser Kaufmann ist ein Beispiel dafür. Er ist kein Kranker mehr, wenn er seiner Aufgabe gewachsen ist. Auch durch richtige Beschränkung der Aufgabe kann ihm geholfen werden. Das ist aber meistens nicht so leicht möglich. Mancher Kranke *muß* schreiben können, weil er in seinem Beruf bleiben muß. Ich fand als die weitaus beste Methode eine Heilgymnastik mit Entspannungsübungen und Massage, die vor allem den Arm, aber auch den ganzen Körper durcharbeitet. Das ist eine große, neue therapeutische Kunst, zu der sich die Frau ganz besonders eignet und die einen ganzen Beruf, einen ganzen Menschen fordert. Sie werden als Ärzte das nicht nebenbei leisten können. Man hat ferner vorgeschlagen, das Schreiben sozusagen noch einmal von vorne lernen zu lassen. Der Kranke muß auf einer großen Holztafel mit Kreide die einfachsten Striche und Bögen in großem Maßstabe, mit dem ganzen Arm schreibend, üben und dann in wochenlangem Fortschreiten zur kleineren und normalen Größe zurückkehren. Auch dieser Weg erstrebt Entspannung; er ist mit der Heilgymnastik zu verbinden. Auch ist kein Gegensatz zwischen diesen Bewegungsmethoden und der Psychotherapie des Schreibkrampfes. Man kann eine verkrampfte Einstellung eines Menschen ebensowohl über seine Motorik wie über seine seelischen Abläufe auflösen. Es liegt am jeweils besonderen Falle,

welche der Methoden vorzuziehen ist und wie sie ineinandergreifen.
Hier, m. H., haben Sie einmal ein schönes Beispiel der »Leib-Seele-Einheit« vor sich. Der Kranke ist Herr über jeden einzelnen Muskel, kein organischer Defekt liegt vor, und doch gehört ihm seine Hand nicht – beim Schreiben. Sie ist abtrünnig, sobald sie *das* soll. Es genügt eben nicht, daß die Nervenbahnen von der Rinde bis zum Fingermuskel unversehrt sind. Sondern es ist nötig, daß Haupt und Glieder dasselbe wollen. Ist es so schwer zu verstehen? Ich glaube, ja. Sonst hätten wir nicht den tiefen Gegensatz zwischen mechanistischer und biologischer Medizin. Mir scheint, der Mechanismus benimmt sich jetzt ein wenig wie die Hand im Schreibkrampf. Die biologische Medizin merkt zwar, er will nicht gehorchen. Aber die Mechanismus-Hand erinnert sie daran: Ohne mich geht es auch nicht. Das Leiden ist heilbar, wie der Schreibkrampf. Es führt eine Brücke vom Leib zur Seele; offenbar ist auch sie schmal wie »die schönste Brücke«.

XII.

W: Der Kranke ist 31 Jahre alt, verheiratet und Gipser von Beruf. Erzählen Sie mal, wie das angefangen hat.
K: Es ist so gegangen bis voriges Jahr, dann ist es richtig aufgetreten.
W: Was war denn vorher?
K: Im Spätjahr hauptsächlich war es immer, daß ich so schwach war. Voriges Jahr ist es so aufgetreten, daß ich nicht mehr gehen konnte.
W: In den Jahren davor waren Sie auch schon schwach?
K: Ganz so arg war es doch nicht. Vor sieben Jahren bin ich zusammengeknickt, und dann ist es nicht mehr so wie früher gewesen.
W: Hatten Sie Störungen an den Augen?
K: Nein.
W: Ist die Blase in Ordnung?
K: Ja, soweit.
W: Können Sie mal versuchen zu gehen? Wir wollen uns den Gang ansehen. – Möchten Sie uns sagen, wie Sie den Gang finden?

Stud: – – –

W: Was der Kranke »schwach« nennt, ist leicht objektiv auszudrücken; es ist zweifellos eine Ataxie da; das Aufsetzen der Füße ist immer wieder anders, und die Schrittbreite ist immer wieder etwas verschieden. Zu dem Ataktischen kommt der Eindruck der *Steifheit*. Dies ist eine sehr charakteristische Verbindung zweier entgegengesetzter Momente.

Nun wollen wir uns die Beine im Liegen ansehen, da werden wir bald sehen, ob Pyramidenzeichen vorhanden sind. Babinski ist sehr deutlich. Die große Zehe steht an sich schon übermäßig hoch. Sensibilitätsstörungen an der Fußsohle anscheinend nicht vorhanden. Kein Fuß-Klonus. Links ist ein sehr schwacher Achillessehnenreflex, rechts überhaupt keiner auslösbar. Dagegen sind die Patellarreflexe zweifellos gesteigert. Ein Klonus ist nicht auslösbar. Bei einer spastischen Erkrankung müßten wir gesteigerte Reflexe und Klonus haben. Das ist ein bißchen paradox. Er hat ein pelziges Gefühl in den Beinen. – – – Können Sie die Zahlen erkennen, die ich Ihnen auf die Haut der Beine schreibe? – –

Er hat erst 3-4 Zahlen richtig erkannt, dann kamen die Fehler. Gesunde können die Zahlen ausgezeichnet erkennen, die machen keine Fehler, und der Kranke macht Fehler. Das ist eine Funktionsstörung, die nicht darin besteht, daß eine Empfindungslosigkeit da wäre; überall fühlt er, aber er kann keine Gestalten wahrnehmen. Wir nennen das einen Funktionswandel.

Wie sind nun die Hände? Da ist auch eine gewisse leichte Intentionsataxie da. Die Bauchdeckenreflexe fehlen, Kremasterreflex rechts vorhanden, links nicht vorhanden. Es sind bei Blick nach der Seite vorübergehend einzelne nystagmische Zuckungen vorhanden. Zuckungen, die aufhören, sind nicht beweisend pathologisch. Beweisend ist nur eine dauernde, rhythmische Wiederholung und nicht ein sofortiges Abklingen. – Haben Sie Schmerzen?

K: Jetzt nicht, habe aber schon gehabt.

W: Haben Sie ein komisches Gefühl? Kribbeln?

K: Das weniger, mehr taub. Die Fußsohlen sind taub.

W: Er sieht blaß aus. Noch blasser ist der Kranke gewesen, als er zu uns kam. –

Wer will die Diagnose machen?

Stud: Multiple Sklerose.

W: Es sieht so aus. Es sind Merkmale aus der klassischen Beschreibung der multiplen Sklerose vorhanden; der ataktische Gang mit Babinskischem Phänomen, Aufhebung der Bauchdeckenreflexe, auch eine gewisse Intentionsataxie der Hände, Parästhesien. Das alles paßt zur multiplen Sklerose; man könnte höchstens sagen: Das Fehlen der Achillessehnenreflexe, das kommt selten vor. Der Nystagmus ist nicht deutlich, es besteht keine temporale Abblassung der Sehnervenpapille. So ist eigentlich das Verdachtsmaterial für die multiple Sklerose nicht sehr groß. Da müssen wir der Sache nachgehen.

Auffallend ist die Blässe. Und da die Kranken, wenn sie bei uns sind, genau untersucht werden, ist aufgefallen, daß der Blutstatus nicht normal ist. Der Färbeindex beträgt bei dem Kranken 1,3, während der normale 0,9 beträgt. Die Erythrozyten zeigen also einen abnorm reichen Hämoglobingehalt. Es besteht das Bild der perniziösen Anämie, die Virchow (1845) zuerst beschrieben hat, deren Bild dann von Biermer (1872) erweitert und umgrenzt wurde. Diese charakteristische Blutveränderung, also die Anämie mit hohem Färbeindex, sieht man auch in der Schwangerschaft, bei Parasiten wie Botriocephalus, Östrus-Larve u. a. Es ist ein Bild, das abweicht von dem der sekundären Anämien bei Blutung, Sepsis, Carcinom, Vergiftungen. –

Der Kranke hat noch ein Zeichen, das unsere Diagnose befestigt: eine Achylie des Magensaftes. Der Magensaft dieses Kranken enthält weder Salzsäure noch Fermente. Andere Fälle zeigen noch die Glossitis Hunters, die hier fehlt.

Wir sehen also eine Trias: Blutkrankheit, Nervenleiden und Magenveränderungen. Es ist für den Forscher ungemein fesselnd, wenn die Pathologie einer Krankheit gleich mehrere Organsysteme umfaßt. Hier, muß er sich sagen, muß eine Einheit in der Vielfalt zugrunde liegen. Aber wir kennen sie noch nicht. Wir sind nur überzeugt, daß weder die Blutkrankheit die unmittelbare Ursache des Nervenleidens ist, noch etwa das umgekehrte Verhältnis besteht. Auch ist unwahrscheinlich geworden, daß beide gemeinsam durch ein Toxin hervorgerufen werden, obwohl, wie gesagt, verwandte Bilder toxisch entstehen können. Vielmehr weist der großartige Erfolg der Therapie mit Leberpräparaten darauf hin, daß eine Mangelkrankheit vorliegt; die Leber und die Magenschleimhaut gesunder Tiere scheinen doch etwas Fehlendes zu enthalten und dem Kranken ersetzen zu können.

Wirken nun Leber und Leberpräparate auch auf die nervöse Krankheit? Man nimmt jetzt an, daß jedenfalls nicht die gewöhnlichen Präparate, sondern die frische Leber selbst oder das Campolon verwendet werden müssen, wenn man etwas hoffen soll. Aber der Einfluß auf die spinalen Störungen ist unvergleichlich schwächer und unsicherer als der auf das Blutbild. Es ist zwar nicht zu bezweifeln, daß erhebliche Besserungen vorkommen; wir haben Kranke, die zu uns getragen werden mußten, auf ihren eigenen Beinen weggehen sehen; aber auch wie viele Mißerfolge! Wer die Biologie des Nervensystems kennt, ist davon nicht überrascht. Unter allen Organen haben Gehirn und Rückenmark die geringste Fähigkeit zur Zellteilung, zur Regeneration von untergegangenem Gewebe. Genauer müssen wir sagen: Die Ganglienzellen und ihre Fortsätze verhalten sich so. Denn die Glia ist fähig zur Wucherung, doch nicht zur spezifisch-nervösen Funktion. – Man kann diese Unersetzlichkeit der Nervenzelle als eine aristokratische Höhe oder als eine vitale Schwäche deuten – sie bedeutet jedenfalls, daß ein Verlust nervöser Substanz mehr als irgendein anderer den davon Betroffenen zwingt, die Organisation seines Lebens umzuschaffen und ihm neue Inhalte zu geben. Und neben der selbstverständlichen Leberbehandlung suchen wir die Kranken zu kräftigen und sie durch eine Heilgymnastik im Gebrauche ihrer Gliedmaßen neu zu üben; das geschieht in ähnlicher Weise wie bei der Ataxie der Tabes.

Mit dieser Krankheit kann unser Bild gleichfalls verwechselt werden, wenn die Areflexie und Ataxie sowie die Sensibilitätsstörungen überwiegen. Aber meist deckt die feinere Reflexuntersuchung doch auf, daß durch das Bild der Hinterstrangerkrankung das der Pyramidenseitenstrang-Erkrankung gleichsam durchschlägt. Und das ist nun für diese *funikuläre Myelose bei* BIERMER*scher Anämie* sehr bezeichnend. Sie zeigt eben auch im anatomischen Befunde die mit der Tabes gemeinsame Degeneration der GOLLschen und BURDACHschen Stränge, darüber hinaus aber auch die der Seitenstränge. Wir sprechen daher auch von »kombinierter Systemerkrankung«.

Sie haben heute einen sehr komplizierten Naturvorgang kennengelernt. Ein modernes Handbuch würde Ihnen eine gewaltige Forscherarbeit, aber auch eine Menge ungelöster Fragen und widerspruchsvoller Ansichten über die Therapie, höchst gegensätzliche Theorien über die Pathogenese zeigen. Wie anders als in einem

Handbuche der Physik oder Chemie! Es gibt Ärzte, die gerade dadurch gefesselt sind und sich befriedigt fühlen; in ihnen ist der Trieb zum Naturforscher stark. Andere suchen das Menschsein im Kranken und damit in sich. Die lebenrettende großartige Entdekkung der Lebertherapie der perniziösen Anämie wäre ohne den Arzt der ersten Art nicht gelungen. Wo aber das Schicksal der Krankheit, wir wissen nicht, warum, das schwere Nervenleiden hinzufügt, braucht der Kranke jemanden, der nicht seine Krankheit, sondern ihn selbst verstehen kann.

Man kann das auch anders ausdrücken. Ein jedes Ding hat eine äußere und eine innere Seite. In der Pathologie unterscheidet man gewöhnlich exogene und endogene Krankheitsursachen. Man denkt dabei etwa an den Gegensatz von Infektions- und von Erbkrankheiten. Was Sie nun heute sahen, ist weder das eine noch das andere. Krehl (1930) neigte dazu, eine äußere Ursache anzunehmen. Aber welche? Ich meine, es erschließt sich immer mehr eine dritte Art. Sie zeigt immer ein Zusammentreffen von äußeren und inneren Momenten, ohne daß man dieses Zusammentreffen schon verstehen könnte. Nur der Erfolg ist einheitlich und immer derselbe – eben der Krankheitsprozeß, sein Fortschreiten auf eine bestimmte Art veränderten Lebens oder auf den Tod zu. Dann, wenn dies der Fall ist, ist es mit der Krankheit so wie mit dem Leben überhaupt: das Wesentliche liegt in der *Begegnung* von Mensch und Welt – nicht nur im einen *oder* im anderen. Die Art der Begegnung ist das Typische; nicht die Art des Menschen für sich, oder der Welt für sich. Wenn Sie darüber nachdenken, werden Sie manche Aufgabe für weiteres Arbeiten entdecken.

XIII.

W: Wann sind Sie erkrankt?

L: Im Dezember 1936.

W: Also vor zwei Jahren. Erinnern Sie sich noch gut, was Sie zum erstenmal gemerkt haben?

L: Zuerst bekam ich einen nebeligen Schleier vor dem linken Auge. Nach sechs Wochen konnte ich das Auge wieder zuverlässig brauchen.

W: Was kam dann?

L: Dann kam ein Schmerz im rechten Bein wie ein Muskelkater;

ich hinkte eines Tages. Habe noch eine Woche gearbeitet, dann wurde das rechte Bein schlechter, links war nichts. Später kam dann eine Ungeschicklichkeit im rechten Arm dazu, oft waren auch die Finger der rechten Hand steifer als die der linken. Ich hatte ein pelziges Gefühl in den Fingerspitzen. Auch an der linken Fußsohle war das Gefühl pelzig; das reichte bis zum Knie.
W: Wann war das mit der Hand?
L: So zwei Wochen später.
W: Damals kam der Kranke zu uns. Zunächst breiteten sich die Störungen aus, dann gingen sie zurück. Er sollte dann vor einem Jahr entlassen werden, war aber nicht geheilt. Denn es kam ein neuer Schub zuvor. Das linke Bein war nun schlechter. Er lag vier Wochen im Bett. Dann kam wieder eine Besserung, er konnte wieder gehen. Die Beine haben sich aber nicht wirklich erholt, sondern wurden wieder schlechter und sind es geblieben.
W: Wie ist es mit dem Wasserlassen?
L: Ich kann nur wenig halten, sonst geht es gleich ins Bett. Mit dem Stuhl ist es ähnlich.
W: Haben Sie Schmerzen gehabt?
L: Nach dem ersten halben Jahr.
W: Haben Sie Doppelbilder gehabt?
L: Ja, vier Wochen lang.

W: Es ist unmöglich, alle Schwankungen und Phasen auszuführen, aber Sie bekommen den Eindruck einer bald vorstoßenden, bald zurückweichenden, im ganzen aber fortschreitenden Krankheit. Sie spielte sich ohne die Zeichen einer Infektionskrankheit ab; wir sahen kein Fieber, keine Störung an den anderen Organen, keine Abweichungen des Blutbefundes.
Untersuchen wir die Beine. Es besteht eine erhebliche Atrophie. Die Reflexe sind lebhaft; sie waren nicht immer so und haben eine Zeitlang gefehlt. Die Lähmung war damals schlaffer, jetzt bestehen Babinski und andere spastische Zeichen. Das Heben der Beine ist nicht möglich. Aber an den Beugern und Streckern des Knies und der Hüfte sind Funktionsreste da, und sie reichen aus, daß der Kranke mit Unterstützung etwas hin und her gehen kann. Die Armbewegungen sind besser, aber nicht gut. Beträchtliche Störungen des Gefühls sind noch da. Sie sind nicht scharf begrenzt; sie wechselten und hatten öfters einen segmentären Charakter.
Die Augenbefunde der letzten Zeit ergaben ein Parazentralskotom.

Die linke Papille ist temporal vielleicht etwas blasser. Eine Zeitlang konnte er nicht lesen, aber jetzt ist das wieder besser. Nach 2jähriger Krankheit bietet dieser 18jährige Mensch, der einmal Schreiner war, das Bild eines fast ganz ans Bett gefesselten Gelähmten. Er braucht beständig Wartung; auch der Zustand der Hände reicht kaum für eine bescheidene Handarbeit. Geistige Veränderungen haben wir niemals festgestellt; sein Urteil und sein Gefühlsleben zeigen nicht die Abstumpfung, die manchen dieser Kranken ihr Los zu erleichtern scheint. Um was aber handelt es sich? Der wechselvolle, bald in Schüben vorstoßende, bald in Remissionen zurückweichende Verlauf, die auf eine disseminierte Angriffsweise deutende Verteilung der Herde (Opticus, Augenmuskeln, Pyramidenbahnen, sensible Systeme, Blasenzentren), der im ganzen ungünstige Ausgang in schwere Defekte – dies alles erinnert unbedingt an die Sklerosis multiplex.

Und doch tragen wir Bedenken bei dieser Diagnose und möchten auch diesen Fall lieber einer anderen, wenn auch verwandten Gruppe zuzählen. Im Symptomenbild weicht doch manches von der durchschnittlichen Form der Herdsklerose ab. Die schweren atrophischen Lähmungen mit zeitweiliger Areflexie, die ganz ungemein starken Sensibilitätsstörungen, das annähernde Fehlen der Intentions-Ataxie, das Fehlen von Nystagmus, das Fehlen jeder psychischen Veränderung, der – hoffentlich dauernde – Stillstand des Prozesses, schließlich auch die seinerzeit gefundene sehr starke lymphocytäre und leukocytäre Zellvermehrung im Liquor – das alles ist doch etwas anderes als bei der gerade in unserer Gegend so sehr häufigen multiplen Sklerose, die ich seit 20 Jahren hier studiert habe. – Dazu kommt noch etwas anderes. Unser Kranker kam zu uns zu einem Zeitpunkt, in dem wir ein epidemieartiges Zunehmen derartiger Fälle feststellen müssen. Alle haben ein sehr akutes, stürmisches Verlaufsbild. Und der Eindruck der Epidemie hat sich im Jahre 1938 noch verschärft. Die Häufung der Gefährlichkeit, die Zunahme der Todesfälle brachte die Entscheidung, daß es sich um etwas Besonderes, nämlich um eine Encephalitis handelt. Sie ist niemals eitrig, sie neigt wenig zu Blutungen, aber in einigen Fällen sahen wir massive subarachnoidale und Ventrikelblutungen; Fieber gehört nicht zu ihrem Verlauf, kann aber in mäßigem Grade auftreten. Der Liquor ist zuweilen gar nicht, öfter aber doch durch Zunahme von Zell- und Eiweißgehalt verändert. Stellt man viele Fälle dieser Art zusammen, dann findet man eine ganze Reihe von

Spielarten, die bei der multiplen Sklerose nicht beobachtet werden und die dem Praktiker große Schwierigkeiten machen. Ich will Ihnen daher einige aufzählen.

Zu den neurologischen Spielarten zählen zunächst die Fälle, die mit ausgesprochenem Meningismus, Kopfschmerz, Nackensteifheit und Ischiasschmerz beginnen oder verlaufen. Dies weist auf eine Beteiligung der spinalen Wurzeln hin, deren Miterkrankung auch durch segmentär angeordnete Sensibilitätsstörung (s. o.) nahegelegt wird. Aber auch neuritische Schmerzen, Parästhesien, z. B. im Trigeminus, Peroneus, kommen vor. Nicht selten sah man das Bild einer sogenannten »aufsteigenden«, von den Füßen, Beinen, dem Rumpf zu den Armen fortschreitenden Myelitis Landry.

Eine andere Gruppe ist sehr eindrucksvoll durch *initiale* psychische Veränderungen. Die Kranken können verwirrt, desorientiert, wahnhaft sein, ja, aus diesem Zustand davonreisen, aufgegriffen werden. Sie haben dann Amnesie. – Eine weitere Gruppe scheint verhältnismäßig sehr leicht zu verlaufen. Es kann geschehen, daß ein heftiger Schwindel, der vor allem beim Bücken oder beim Seitwenden des Blickes auftritt, das einzige oder beinahe einzige Symptom ist, das einige Wochen anhält und wieder verschwindet. Ich habe mehrere Dutzend dieser Fälle sammeln lassen; sie entsprechen dem, was vor einigen Jahren ein bulgarischer Neurologe berichtet hat und daher »bulgarischer Schwindel« genannt wurde. Das Hinzukommen einer leichten Parese eines Beines mit Parästhesien kann die Zugehörigkeit zu unserer Encephalitis disseminata nahelegen.

Sie können nun mit Recht fordern, daß die Zusammengehörigkeit aller dieser Bilder doch besser als bisher begründet werden müsse. Ich muß Ihnen das ohne weiteres zugeben: Der Beweis ist mehr als lückenhaft. Die Untersuchung der zur Sektion gekommenen Fälle zeigt aber das Bild einer *Encephalomyelitis disseminata*, die von der multiplen Sklerose durch gröbere Herdbildung entlang den Gefäßen ohne Rücksicht auf die Grenze von grauer und weißer Substanz, von der Encephalitis lethargica von v. ECONOMO (1929) durch das relative Verschontbleiben der grauen Substanz besonders des Zentralhirns sich unterscheidet. Viel ähnlicher ist der Befund gewisser Encephalitiden, die man bei Infektionskrankheiten, besonders bei Masern, sowie nach Pockenschutzimpfung sah. Und daran knüpft sich wieder eine klinische Beobachtung bei unseren Fällen von Encephalitis disseminata. Man hat zu wenig beachtet, daß zwar nicht an ihrem Beginn, aber in ihrem Verlaufe das Auftreten von Hordeolum, Anginen, Zahneiterungen, Cystitis, Nephritis häufig ist. Das hat auch der verstorbene holländische Kliniker BOUMAN (1930), der um die Kenntnis der in Holland aufgetauchten Impf-Encephalitis verdient war, betont. Das ist nun merkwürdig. Sollte es sich, wie bei Schutzpocken, Masern usw., um ein neurotropes Virus, um eine parainfektiöse Encephalitis handeln? Haben die alten Kliniker recht gehabt, welche auch die multiple Sklerose zu Masern, Scharlach und vielen anderen Infekten in Beziehung setzten? Und welches ist nun die wesensmäßige Beziehung zwischen Infekt und Encephalitis? Tatsächlich hat noch niemand ein Virus, einen Erreger von der Encephalitis oder der multiplen Sklerose übertragen können. Das sind also die Fragen, vor denen die Forscher jetzt stehen, deren Lösung von der höchsten Wichtigkeit wäre. Wir wissen jetzt nur, daß Ähnlichkeiten, doch keine Gleichheit zwischen multipler Sklerose und Encephalomyelitis disseminata bestehen; daß, wenn die Krankheit auch selbst nicht als Infektionskrankheit erwiesen ist, sie doch zu bestimmten Infekten in einer unterstützenden Beziehung stehen dürfte (parainfektiöse Encephalitis) und daß aus unbekannten Gründen eine merkliche Häufung und ein beachtenswerter Formenreichtum hervorgetreten ist – zur gleichen Zeit, in der ja auch die spinale Kinderlähmung, die Poliomyelitis spinalis, neue Vorstöße bei uns gemacht hat.

Wir alle haben die Prognose der Krankheit vor einigen Jahren zu günstig beurteilt. Ich vermute allerdings, daß viele leichte Fälle unerkannt bleiben und daß ihre Erfassung doch eine niedrigere Mortalität anzunehmen erlaubt. Aber die Zahl der mit schweren Dauerdefekten oder mit Tod abschließenden Erkrankungen ist leider trotzdem nicht gering. Wir versuchen, mit Urotropin, Prontosil, Bluttransfusionen, Lumbalpunktionen zu helfen. Eine überzeugende Therapie besitzen wir nicht, aber daß die Bluttransfusion eine günstige Wendung einleiten kann, glauben wir doch gesehen zu haben.

XIV.

W: Ich möchte Ihnen zwei Frauen zeigen.

Zuerst ein Mädchen. – Sie sind jetzt 15 Jahre alt. Was ist denn passiert?

K: Es ist so gekommen. Vom Mittwoch auf Donnerstag.

W: Was haben Sie denn gemerkt?

K: Am Hals habe ich was gespürt. (Sie zeigt in die Gegend der Tonsillen.)

W: Hat es beim Schlucken auch weh getan?

K: Nein.

W: Was haben Sie denn gemerkt?

K: Der Mund ist schief geworden, wenn ich gelacht habe.

W: Haben Sie das gespürt?

K: Nein, die Mutter hat es gesehen.

W: Haben Sie auch in den Spiegel geguckt?

K: Ja, der Mund war halt schief.

W: Zeigen Sie mal die Zähne. Gut. Sehen Sie nach oben. Da sieht man auch sehr deutlich, daß nur die rechte Mundhälfte und die rechte Stirnhaut bewegt wird. – Machen Sie die Augen zu! Da ist besonders deutlich, daß sich das linke Auge nicht schließt, daß also Lagophthalmus, zu deutsch: ein Hasenauge besteht. Glauben Sie mir, daß die Hasen mit offenen Augen schlafen? – Nur die Sklera bleibt sichtbar. Der Bulbus bewegt sich beim Schließversuch nach oben. Diese Koordination ist normal. Beim Schlaf sind die Augen immer nach oben gewendet. Wir bezeichnen das nach dem berühmten englischen Forscher als BELLsches Phänomen.

Tut Ihnen auch noch was weh?

K: Nein.

W: Wenn ich darüber streiche, fühlen Sie das?

K: Ja.

W: Das Gefühl ist rechts und links gleich. Es besteht keine Störung der Sensibilität.

Sie können auch schlucken?

K: Ja.

W: Wie ist denn das Ohr?

K: Im Ohr spüre ich nichts.

W: Sie haben kein Ohrensausen oder Schwindel?

K: Nein.

W: Wir müssen alle Hirnnerven genau prüfen; denn im Felsenbein sich abspielende Prozesse, z. B. akute und chronische Entzündungen, Tumoren können nicht nur den Fazialis treffen, sondern auch den Acusticus und Vestibularis. Geschieht Ähnliches im Innern des Schädels, an der Basis des Gehirns, so können noch weitere Nerven, der Trigeminus oder die Augenmuskelnerven erkranken.

All dies ist hier nicht der Fall. –

Wir betrachten sogleich eine zweite Kranke.

Bei Ihnen ist es schon das zweitemal?

K: Ja, vor 1½ Jahren war es das erstemal.

W: Kam es so plötzlich?

K: Ich habe auf dem linken Ohr Ohrenweh gehabt zuerst. Dann habe ich so ein Spannungsgefühl links gehabt und habe dann in dem Spiegel gesehen, daß der Mund schief ist.

W: Alles ist hier viel deutlicher als bei dem Mädchen. Sie sehen, auch wenn die Kranke nicht spricht oder lacht, doch einen deutlichen Unterschied. Auch der Mundwinkel hängt. Beim Lidschluß macht das linke Auge nicht mit. Das linke Auge ist entzündet. War das Auge im Schlaf nicht zu?

K: Nein.

W: Haben Sie das Auge nicht zugedrückt?

K: Es ist nicht zugeblieben.

W: Es besteht die Gefahr, daß das Auge austrocknet, wenn der Lidschluß unvollkommen ist und wenn der Lidschlag fehlt. Wir müssen deshalb eine Augenschutzkappe auflegen. Kam dann noch was dazu?

K: Nur die linke Nase ist nicht gelaufen, die war so trocken.

W: Haben Sie denn den Schnupfen?

K: Ein kleines bißchen.

W: Wie ist das zu verstehen, daß da ein Gefühl der Trockenheit besteht?

Stud: Durch die Lähmung ...

W: Durch die Tränen; die pflegen ja durch den Tränenkanal in die Nase herunterzulaufen, und die fließen hier nicht. Die Befeuchtung in der Nase fehlt und dies bewirkt das Eintrocknungsgefühl. Denn hier hängt das Unterlid herab und die Tränen fließen auf die Wange, anstatt in den Tränenkanal einzutreten – Sie hören gut?

K: Ja.

W: Sie haben keine unangenehmen Empfindungen am Ohr?

K: Wenn ich hinlange, ist es ein bißchen empfindlich. Wenn was

gefallen ist, z. B. ein Schlüsselbund, habe ich das Gefühl gehabt, als höre ichs nochmal so stark.
W: Es besteht eine Hyperakusis, eine Geräuschüberempfindlichkeit am linken Ohr.
Wie ist es denn beim Essen?
K: Der Geschmack auf der linken Seite war nicht so gut.
W: Haben Sie denn eine Aufregung gehabt? Kann man das erzählen?
K: Dieses Mal ist es so gekommen, aber das erstemal durch das Geschäft.
W: Zeigen Sie nochmal die Zähne! Und Stirnrunzeln! Die Lähmung ist vollkommen. Auch hier besteht sehr starker Lagophthalmus. Wie ist es denn mit dem Essen, mit dem Kauen?
K: Die Speisen bleiben halt immer zwischen den Zähnen hängen.

W: In der linken Backentasche bleiben die Speisen liegen, weil der Musc. buccinator, der die Wange strafft, versagt, und deswegen kaut sie von vornherein auf der rechten Seite. Es bestehen manchmal blitzartige Zuckungen im rechten Gesicht. Sie hängen zusammen mit der Fazialislähmung, die die Kranke vor 1½ Jahren gehabt hat. Links besteht eine frische Fazialislähmung, rechts die Residuen einer früheren abgeheilten.
Sie haben schon gehört, daß wir vor allem sorgsam prüfen müssen, ob die Fazialislähmung das einzige neurologische Symptom ist; denn die Hirnsyphilis, der Hirntumor, die Meningitis, die multiple Sklerose können ebenfalls sehr früh den Fazialis ergreifen, aber sie schreiten noch weiter. – Hier nun sahen Sie zwei reine Fazialislähmungen (Prosopoplegie). Schon der plötzliche Beginn ist sehr charakteristisch. Freilich ist da einiges Beiwerk, worauf ich kurz eingehen muß. Zuerst die Geschmacksstörung. Die Anatomie hat Sie aber unterrichtet, daß den Fazialis der Nervus intermedius, später Chorda Tympani genannt, ein Stück begleitet, ehe er zusammen mit dem N. lingualis als Geschmacksnerv die vorderen Partien der Zunge innerviert. Überdies befördert er die Speichelsekretion. Dann das Tränen. Da kommt zu dem schlechten Tonus des Orbicularis oculi oft ein verstärkter Tränenfluß; er beruht wahrscheinlich auf den vom Fazialis abzweigenden Fasern des N. petrosus superficialis major, die zur Tränendrüse gehen. Weiter die Hyperakusis. Wir verstehen sie, wenn wir erinnern, daß der Fazialis auch den Musc. stapedius, den Anspanner des Steigbügels und

des Trommelfells innerviert. Seine Lähmung mindert die Anpassung des Mittelohrs an die Lautstärke. – Alles dies ist also nachbarschaftlich mit dem Fazialis verbunden, und alles übrige verstehen wir aus seiner Lähmung selbst.

Diese sog. rheumatische Fazialislähmung sehen wir öfters, besonders im Frühjahr, gehäuft auftreten. Ich glaube, daß ein Infekt mitspielt. Die meisten Fälle heilen ganz aus. Einige lassen eine Neigung zu tic-ähnlichen Zuckungen und eine gewisse Schwäche zurück. Einige endlich heilen niemals aus, es bleibt bei der Lähmung. Das ist, besonders für ein blühendes Mädchen, ein sehr ernster Mißklang im Leben. Eine Art von Selbsthilfe vollbringt die Natur, indem der gelähmte Muskel in eine gewisse Kontraktur gerät, wodurch die zuerst abgeflachte und hängende Modellierung der Gesichtshälfte wiederhergestellt wird. Aber nur bei mimischer Ruhe sehen wir dann nichts davon; bei jedem Lachen kommt es zu einer häßlichen Verzerrung des Ausdrucks.

Wir müssen alles tun, um diesem Ausgang entgegenzuwirken. In den ersten 14 Tagen legen wir die Kranken ins Bett, lassen sie Natr. salicylicum (3-4 g) nehmen und 1-2tägig schwitzen. Während dieser Zeit kann sich die elektrische Entartungsreaktion entwikkeln. Dann kann man nach der Tradition vorsichtige Anodengalvanisierung vornehmen. Etwas später ist eine behutsame tägliche Gesichtsmassage wohl das bedeutendste Hilfsmittel, das wir neuerdings eingeführt haben. Ich weiß, daß völlige Lähmungen auch noch nach 6 und 10 Monaten zurückgingen und ausheilten. Aber nach einem Jahr schwindet die Hoffnung allmählich dahin. Die operative Nervenüberpflanzung vom Accessorius-Hypoglossus her ist ein heikles und selten erfolgreiches Experiment.

Zuletzt noch ein interessanter Punkt. Ist Ihnen aufgefallen, daß die Kranke, die vor 1½ Jahren die Lähmung schon einmal auf der andern Seite hatte, sie damals »vom Geschäft« bekommen haben will? Gibt es eine Entstehung durch Aufregung? Ich halte die Mitwirkung einer solchen in vielen Fällen für ganz gewiß. Ich sah eine hochbedeutende Frau, die am Tage vor einer dringlichen, aber unerwünschten Reise befallen wurde. Bereits CHARCOT (1892) sah und erzählte seinen Hörern in der Salpêtrière in Paris einen solchen Fall eines Knaben. Ich sah bei einem empfindsamen Mädchen, das ihren Verlobten besuchten sollte, die Krankheit entstehen. Ich weiß bestimmt, daß sie starke Bedenken gegen ihn in sich verbarg. Ein anderes Mädchen bekam die Gesichtslähmung zur gleichen

Zeit, als ihr Verlobter an ernster Lungentuberkulose erkrankte. Ich erinnere mich einer tüchtigen und guten Frau, die eine Fazialislähmung bekam, welche recht übel war. Gewissermaßen war ihr roher Mann schuld, daß auch die andere Seite erkrankte. Er sagte im Streit (der nicht der erste war) zu ihr: »Wenn du jetzt nicht augenblicklich still bist, bekommst du eine runtergehauen, daß die andere Seite auch lahm wird.« Er tat das nicht, aber am anderen Tage war die andere Seite lahm. – Wir haben auch einen Kranken gesehen, der einen Bekannten mit Fazialislähmung hatte. Nun träumte ihm, daß er selbst dasselbe hätte. Am folgenden Tage hatte er diese Lähmung.

Gibt es also eine »psychogene« Fazialislähmung? Sicher nicht, wenn wir damit eine hysterische Gesichtslähmung meinen. Schon Charcot hob hervor, daß er nie eine solche gesehen hat. Die Prosopoplegie ist organisch. Aber deren Begünstigung, Auslösung durch seelische Erschütterungen und Spannungen steht für mich außer Zweifel. Warum sträuben sich eigentlich manche Leute gegen diese Ansicht? Körper und Seele sind doch eine einheitliche Zweiheit; an ihrem wichtigsten Punkte hängen sie zusammen. Das Mittelalter hat gewiß die Seele höher gestellt, aber es hatte keine Angst vor ihrer körperlichen Verknüpfung. Am Straßburger Münster sehen Sie die Fratze eines Elenden, die nichts anderes als eine Fazialislähmung zeigt. Er macht ein schiefes Gesicht, aber die Gotik fragt nicht, ob das »nur« ein körperliches Übel sei; sie sieht beides als eines; sie kennt zwar den Unterschied von Leib und Seele; aber wichtiger ist ihr der von gut und böse. Ein schiefes Gesicht ist immer ein böses Ding.

XV.

W: Bitte setzen Sie sich hier hin. Würden Sie so freundlich sein und uns Ihre Beschwerden mal erzählen? Warum gingen Sie zum Arzt?

K: Ich mußte meine Arbeit so oft wiederholen.

W: Sie machen Hausarbeit, aber Sie können sie nicht richtig machen?

K: Ja, wenn ich ein Bett mache, mache ich es sehr ordentlich, aber ich bekomme dann den Gedanken, es ist doch falsch und ich muß es nochmal machen.

W: Ja, was ist denn falsch dran, wissen Sie das?
K: Ja, manchmal ist nur die Matratze ein bißchen schief.
W: Wie oft müssen Sie denn das Bettmachen wiederholen?
K: So bis 5mal.
W: Haben Sie nicht einmal versucht, sich zu sagen, »nun ist es gut, ich lasse es«?
K: Ja, ich versuche es, aber es kommt der Drang, und ich muß es dann machen.
W: Können Sie noch ein anderes Beispiel nennen?
K: Ja, ich mußte schon Essen fortschütten.
W: Warum denn?
K: Ich dachte, es ist etwas hineingekommen, das Essen sei nicht mehr sauber.
W: Wie ist denn die Sauberkeit der Hände?
K: Ich reibe sie oft ab, so mit dem Tuch, ich wasche sie nicht immer mit Seife.
W: Und wie ist es denn mit schmutzigen Arbeiten?
K: Da ist es nicht so schlimm.
W: Sie sind sich ganz klar, daß diese Vorstellung irgendwie krankhaft ist? Und sonst fühlen Sie sich wohl?
K: Ja, ich habe das Gefühl, ich bin gesund; nur ein bißchen Mattigkeit.
W: Wissen Sie sonst noch etwas, was Ihnen Schwierigkeiten macht? Wie ist es denn nachts?
K: Ich habe keine Ruhe, kann nicht einschlafen, und wenn ich einschlafe, kommt gleich ein schwerer Traum.
W: Was haben Sie denn für Träume?
K: Immer so Angstträume.
W: Können Sie das nicht einmal erzählen; ich möchte es gern wissen.
K: Ich bin mal so eingeschlafen und sah lauter Kätzchen, eins hatte ich im Arm, habe es fest gedrückt. Sie liefen alle im Zimmer herum, dann habe ich sie in eine Kiste geworfen und alle kaputt machen müssen. So reinwerfen.
W: Haben Sie sich mal Gedanken gemacht, wie die Krankheit gekommen sei?
K: Ich habe mir schon viel Gedanken gemacht, kann aber nichts sagen.
W: Sind Sie verheiratet, haben Sie Kinder?
K: Ja, 5 Kinder.

W: So, danke schön, Frau N., Sie können jetzt wieder nach oben gehen.

Der Mann dieser 39jährigen kinderreichen Frau ist Landwirt, aber er geht jetzt in die Fabrik. Sie selbst sieht eher städtisch aus; jedenfalls sehr geweckt, sogar überwach, aber auch klar im Blick, ganz gescheit und sympathisch. Es ist gar nichts Irrendes oder gar Irres im Ausdruck; wir fühlen sogar einen gewissen Reichtum: Mütterlichkeit, Klugheit und eine anständige Zurückhaltung. Wie kommt es zu diesen quälenden, unverständlichen Absurditäten, welche nicht nur *uns* befremden, sondern auch, so merken wir, die Kranke selbst? Jeder, der ihrem Bericht zuhört, wird dadurch beunruhigt werden und etwas Interessantes vermuten. Aber noch mehr: ein unverbildetes Gemüt fühlt auch etwas, was nicht nur sonderlich, sondern im Gegenteil allmenschlich sein könnte, vielleicht uns alle angeht. Wieso das? Wir kommen, wollen wir nicht gleich aburteilen, sondern begreifen, um eine Bemühung zur Klarheit nicht herum.
Ordentlichkeit und Sauberkeit – das geht jeden an. Die Kranke muß immer wieder in Ordnung bringen und rein machen. Aber die Kranke scheint diese Forderungen doch zu übertreiben oder falsch zu erfüllen; außerdem weiß sie das selbst und leidet darunter. Sie erfährt diese Tugenden nicht als Pflichterfüllung, sondern als einen fremdartigen Zwang, wie jemand, der zu einer widersinnigen Tätigkeit angehalten wird. Sie befindet sich gleichsam im Gefängnis ihres inneren »Dranges«, wie sie selbst es nennt. Das Erregende ist also eine Verwechslung von Tugend und etwas Unbekanntem, Unfreiem. Denn wir wissen, daß in der Unfreiheit die Pflichterfüllung weniger Wert hat. Aber hier handelt es sich nicht darum, daß ein Mensch seiner äußeren Freiheit beraubt ist, es ist die innere Freiheit, die verloren ist. Sie handelt so peinlich genau, nicht weil ihr *Gewissen* ihr das vorschreibt, sondern weil sie muß, ohne zu wollen. Diesem inneren Zwang kann sie nicht entrinnen, und es ist dies der charakteristische Zustand einer *Zwangsneurose*. Aber wie fein ist die Trennungslinie zwischen dem Gewissen und dem psychischen Zwang! Mit der Nennung der klinischen Diagnose ist hier wenig getan.
Vielleicht meinen Sie aber, daß hier eine Schrulle allzu ernst genommen wird; auch daß ich Ihnen diese Frau zu günstig geschildert habe. Daher muß ich Ihnen sagen, daß dieses Leiden sich zu

furchtbarer Qual steigern und völlige Leistungsunfähigkeit zur Folge haben kann. Richtig ist, daß noch manches Bedenkliche hinter der Fassade liegt. Wem es nicht der Traum schon verraten hat, daß die Kranke auch schwer aggressive Tendenzen hat, der wird es glauben, wenn ich berichte, daß sie zuweilen mit dem Stuhl auf ihren Mann losgegangen ist. Aber auch dies geschieht nicht übereinstimmend mit einem überhaupt bösartigen Charakter, sondern wider Willen unter unverständlichem Antrieb und wird sehr bereut. Es ist damit wie mit den Tugenden: ein Zwang herrscht vor – auch bei dem gelegentlichen Drang zur Gewalttätigkeit. Die sinnlose Grausamkeit in dem Traume sagt dasselbe. Es gibt aber Zwangskranke, die nicht nur von dergleichen träumen, sondern im Wachen von Angst befallen werden, sie müßten jemanden, z. B. das eigene Kind, umbringen. Jedes offen daliegende Messer oder eine Schere kann das auslösen. Die Beispiele ließen sich häufen. Sie knüpfen nicht selten an bestimmte in Sitte oder Religion geltende Gebote an. Die Furcht, den Vorschriften des Sakramentes nicht genügt zu haben (z. B. Teile der Hostie verstreut zu haben), und der Zwang zum Sakrileg (z. B. Gotteslästerungen vor dem Allerheiligsten zu murmeln) können sich verbinden. Auch von den strengsten Forderungen der Wissenschaft ist zuweilen ein kleiner Schritt zu schwer zwangsneurotischer Lebenseinschränkung. – Die Psychologie der Zwangsneurose ist zunächst durch die Psychoanalyse Freuds genau beschrieben und geklärt worden. Aber auch die *Heilung* schwerer Fälle ist in beträchtlicher Anzahl durch eine Psychoanalyse erzielbar. Dazu aber gehört eine vollständige Fachausbildung und große Erfahrung, und ich warne Sie vor dilettantischen Versuchen. Es gibt Zwangskranke, die sich zu Schizophrenen entwickeln, psychoanalytische Experimente können den Ausbruch ernster Situationen beschleunigen und den Therapeuten in gefährliche Verstrickung bringen. Leichtere Fälle können mit Schwankungen durch Jahrzehnte sich hinziehen und der ganzen Umgebung verborgen bleiben. Es gibt darunter hochbedeutende und erfolgreiche Personen, die als Künstler, Forscher oder Beamte Unersetzliches leisten. Ihnen kann durch eine gewisse psychische Abkapselung der krankhaften Seelenprovinz, durch allgemeine Maßnahmen wie Schlafmittel, eine menschliche Anlehnung an den Arzt des Vertrauens, ja, durch eine hypnotische Suggestion das Dasein erträglicher, das Durchhalten erleichtert werden. Was aber *niemals* hilft, das ist der Versuch, dem Kranken die absurden Gedanken und Handlungen mit vernünftigem Zureden ausreden zu wollen oder ihn zu erhöhter Willensanspannung anzutreiben. Wer dies versucht, hat nichts vom Wesen der Krankheit verstanden. Wir werden den Versuch wagen, die Kranke zu behandeln, und ich werde Ihnen über das Ergebnis berichten.

M. H.! Jene zwangsneurotische Kranke ist von Frl. Dr. ANSORGE in den letzten 4 Wochen mit gutem Erfolg behandelt worden. Sie schläft wieder und hat eine Erleichterung erfahren, so daß wir an Entlassung aus der Klinik denken können. Inzwischen haben auch wir hinzugelernt, und ich möchte Ergänzungen mitteilen, welche sich auf das Wesen der Krankheit und auf den Verlauf beziehen. Zuerst schicke ich allgemeine Betrachtungen voraus.
Wir haben es uns zur Pflicht gemacht, bei sog. rein *organisch* Kranken stets an die gleichsam spiegelbildliche Darstellung des Geschehens in *der* Welthälfte zu denken, welche wir die psychische nennen. Das ist ein gutes Recht, da der Mensch seine Organe in beide Sphären, die körperliche und die seelische, ausreckt. Gelingt es nun umgekehrt, bei so ganz psychischer Störung eine körperliche Entsprechung zu entdecken? Es wäre vermessen, hier von Befunden zu sprechen. Aber die Frage ist doch nicht hoffnungslos. Es gibt eine mit erheblichen Darm- und Stoffwechselstörungen einhergehende, als HEUBNER-HERTERsche Krankheit bekannte Störung beim Kinde. Äußerst eßunlustig führen diese Kinder die sonderbarsten Zwangshandlungen, namentlich beim Essen, aus. Auch im Kindesalter an Encephalitis lethargica Erkrankte können, besonders wenn sie in die Pubertät kommen, in ihrer Unerziehbarkeit an Zwangskranke erinnern. Ferner hat KEHRER (1938) bei bestimmten Zwischenhirnkranken ein der Zwangsneurose sehr ähnliches Verhalten beobachtet. Und dies führt wieder zu gewissen Fällen von sog. Magersucht, Diabetes insipidus, hinüber. Diese Kranken »dürfen« nicht essen, oder sie »müssen« trinken. Mehrere dieser Dinge beruhen auf Schädigungen, welche sich im höheren Teile des Hirnstammes und seiner hormonalen Korrelationen abspielen. Sie sind ausgezeichnet durch pathologische Triebformen, Triebverschiebungen. Es handelt sich um Funktionen, die auch beim Gesunden weder als rein reflektorisch noch als rein willkürlich bezeichnet werden dürfen, da sie vielmehr durch jenes Gegenspiel von Willkürlich und Unwillkürlich ausgezeichnet sind und eigentlich in ein Zwischenreich gehören. Und

überdies, bedenken Sie das, sind sie fast alle lebenswichtig. Es geht bei ihnen biologisch ebenso um Leben und Tod, wie bei unserer Kranken es psychologisch um entweder Erfüllung oder Verstoß gegen das Gewissen geht.

Hier also sprechen wir von gewissen Tatsachen der Gehirnlokalisation, die man aus der Vergleichung klinischer und hirnanatomischer Befunde entnehmen konnte; es handelt sich um die Beziehungen zwischen hypothalamisch-vegetativen Funktionen mit Trieben und Triebmotorik. –

Aber noch eine zweite, ganz andersartige Beziehung zum Organischen hat sich gerade bei unserer Kranken wieder herausgestellt. Der wesentlichste Bestandteil der Therapie bestand in der Erschließung des verborgenen seelischen Erlebens. Diese Arbeit stieß aber wie stets auf wachsenden Widerstand; obwohl die Kranke immer mehr fühlte, daß gerade dies Aussprechen der peinlichsten Dinge unabweislich zur Heilung gehören würde, blieb sie sehr verschlossen. Als dieser Zweispalt in ihr den Höhepunkt erreichte und sie sogar ihre Entlassung forderte, erkrankte sie plötzlich an einer Angina, der zunächst ein Karbunkel am Oberschenkel, später ein Schweißdrüsenabszeß folgten. Nach jedem dieser Krankenlager fand sich zunächst ein kurzer Rückfall in volle Neurose; dann erfolgten aber neue Geständnisse und damit kräftige Besserungen des psychischen Zustandes. Es ist, als ob diese interkurrenten *Infektionen* die Zusammenbrüche des neurotischen Widerstandes jedesmal ankündigten; durch sie wird die Lösung zwar vielleicht hinausgeschoben, aber doch auch ermöglicht. Wir haben diese Art der Verflechtung von Neurose und Infekt bereits einige Male hier besprochen, und ich muß nun nachtragen, daß auch unsere heutige Kranke dieses Mosaik nicht zum ersten Male darbietet. Ich habe nämlich der Einfachheit halber früher übergangen, daß sie bereits vor 3 Jahren von uns wegen derselben Zwangsstörung behandelt worden ist, daß sie auch damals in der Krise der Therapie und am Tage nach dem (scheinbaren) Abbruch derselben eine Appendizitis bekam, operiert wurde; daß sie darauf den neurotischen Rückfall bekam, nachbehandelt und gebessert wurde; vor der Entlassung einen Schweißdrüsenabszeß bekam, dem eine längere Furunkulose folgte, aber schließlich genas sie und blieb doch zwei Jahre lang in guter Verfassung und arbeitete – bis sie jetzt wieder neu erkrankte! Sie sehen jetzt den vollkommenen Parallelismus der Ereignisfolgen in der früheren und der gegenwärtigen Behandlung. Nur die

Appendizitis war diesmal durch die Angina ersetzt, was uns nicht wundert, da diesmal der Appendix fehlte und die biologische Analogie von Appendix und Tonsille bekannt ist. In Schüben folgen Schweißdrüsenabszeß und Furunkulose, verflochten mit Auflösungen des Zwangssyndroms.

Sie möchten noch einiges über den Inhalt jener seelischen Geheimnisse wissen, deren Eröffnung so wichtig für die Besserung ist. Es ist aber nicht viel Individuelles daran. Oder haben wir ein Recht, überrascht zu sein, wenn wir regelmäßig in der Psychologie der Zwangsneurose tiefgehende Störungen der geschlechtlichen Zuwendungen finden? Einmal hat es die klinische Erforschung immer wieder bestätigt, und dann wissen es die Kranken selbst sehr genau, auch wenn ihnen die Verkettung mit ihren Symptomen noch nicht bewußt wurde. Das glückliche Wachstum der Familie schließt nicht aus, daß später bei der Kranken körperliche Entfremdung, sodann quälende Mordimpulse gegenüber ihrem Manne auftauchten. Sexuelle Verweigerung, Pruritus vulvae, Masturbation, körperliche Mattigkeit schließen sich an diese Isolierung, diesen Rückzug auf das Ich, an. Objektiv sind das alles scheinbar nicht so sehr wichtige Dinge, und sie sind äußerst verbreitet. Aber subjektiv liegen sie als eine ungeheure Last auf der Kranken. Sie hat sie krampfhaft in sich verschlossen, auch in der Beichte; damit hat ihre Betonung nur zunehmen können, und daraus ergaben sich wieder neue Schuldgefühle und Ängste. So verstehen Sie besser die heilsame Bedeutung des Aussprechens beim Arzte.

Freilich: wir sind hier nur bis zu einer sehr oberflächlichen Betrachtung gekommen. Die Tiefenpsychologie würde zeigen, daß in der interessantesten Weise jede Kleinigkeit bedeutsam ist: daß die Schiefheit der Matratze, die Fünfzahl der Wiederholungen, die Angst vor Unreinheit des Reinen bei Gleichgültigkeit gegen den Schmutz selbst, die Tiere im Traum – daß all dies typisch und vorbestimmt durch Wirklichkeiten unseres allgemeinsamen Seelenlebens ist. Ich konnte Sie nur auf dies große Gebiet der Erfahrung und des Wissens hinweisen, nicht Sie dort hinführen. Aber vergessen Sie doch in Ihrer Praxis auch dieses nicht: gehäufte Anginen, Appendizitis, Furunkulose usf. sollen Sie stutzig machen und erinnern, daß auch diese Menschen ihr Geheimnis haben, daß auch in diesen Kranken das Äußere und Innere verwoben ist. Die »Innere Medizin« kann ihrem Namen nur Ehre machen, wenn sie am Äußeren das Innere versteht. Dies ist mein Ceterum censeo.

XVI.

W: Wie geht's Ihnen denn heut?
K: Nicht so gut.
W: Nicht so gut? Es war also schon besser?
K: Ja, ich habe Schmerzen im Rücken.
W: Und wie war das neulich?
K: Es ist ganz plötzlich gekommen.
W: Vorher haben Sie gar nichts gespürt?
K: Ich habe schrecklich Schmerzen im Rücken.
W: Aber hören Sie mal, Frau S., *angefangen* hat es doch im Kopf?
K: Ja. Aber gleichzeitig habe ich Schmerzen im Rücken gehabt.
W: Das war nämlich am 7. Januar, also heute vor elf Tagen, da bekam die Patientin plötzlich rasende Kopfschmerzen, die sich besonders auf den Hinterkopf lokalisierten; wir hören, daß Rükkenschmerzen dabei waren. – Haben Sie auch gefroren?
K: Nein.
W: Hatten Sie da gerade etwas Besonderes gearbeitet?
K: Ich habe Holz geholt. Ich meinte, ich habe mich verzuckt.
W: Aber von da ab haben Sie nichts mehr tun können, seitdem waren Sie richtig krank. – Sie kam am 13. Januar mit einer Temperatur von 38,4 zu uns herein, war dann einige Tage fieberfrei, und heute ist die Temperatur rektal wieder auf 39,1 gestiegen. Daß es ihr nicht sehr gut geht, haben wir ja gesehen. Tut Ihnen der Kopf weh, wenn ich ihn anrühre?
K: Ja, o du liebe Zeit!! (beim Druck auf die Occipitaldruckpunkte).
W: Bei Druck auf die oberen Halswirbelquerfortsätze ist sie auch sehr empfindlich. – Wir wollen sehen, ob auch die Beine etwas zeigen. Sie liegen gleichmäßig und schlaff. Beim Anheben tun sie weh. Sie muß die Knie hochziehen, wenn sie sich aufsetzt: »Positiver Kernig«. Zweifellos also bestehen meningeale Erscheinungen. Es tut ihr alles weh, sie ist aber nicht gelähmt. Die Sehnenreflexe fehlen alle.
W: Waren Sie verwirrt?
K: Nein.
W: Haben Sie erbrochen?
K: Nein.
W: Sehen Sie gut?

K: Durch die Schmerzen habe ich fast nichts mehr gesehen.
W: Die Pupillen sind in Ordnung. Auch die Augenhintergrunduntersuchung bringt hier nichts Neues; es besteht keine Neuritis optica, keine Stauungspapille.
Wir müssen zuerst allgemeine Erwägungen anstellen. Sie laufen darauf hinaus, daß es sich um ein äußerst akutes Krankheitsbild mit Erscheinungen handelt, die auf die Meningen hinweisen. Die Nackensteifigkeit und das Ischiasphänomen deuten darauf hin, daß die Wurzeln des Rückenmarks beteiligt sind. Die Erfahrung lehrt, daß Prozesse an den Schmerzbahnen des Rückenmarks selbst meist geringe oder keine Schmerzen erzeugen. Sobald aber Wurzeln betroffen werden, tut das äußerst weh. Die Gründe sind unbekannt. Das beweist, wie kümmerlich unsere Vorstellungen von der Physiologie der Schmerzbahnen sind. Wir müssen das hinnehmen, aber es ist klinisch bedeutsam.
Wir haben deswegen eine Lumbalpunktion vorgenommen. Da zeigt sich, daß der Liquor von Urinfarbe und klar ist. Die Eiweißprobe im Liquor mit Pikrinsäure (ESBACH) zeigt das Zehnfache des Normalen; das abgesetzte Eiweiß ist rötlich gefärbt.
Merken Sie sich: wenn Sie bei der Punktion einen rosa oder rot getrübten Liquor bekommen, so kann das mit der Technik zusammenhängen, denn man kann eine Vene angestochen haben; wenn die Farbe aber gelb und klar ist, muß es sich um eine Blutung handeln, die vorher erfolgt ist; die Erythrocyten verlieren ihren Farbstoff, der in Lösung geht. Wir heißen das dann einen xanthochromen Liquor. Die Kranke hier muß eine spontane Blutung gehabt haben.
Bei Meningitiden bakteriellen Ursprungs pflegen sich solche Blutungen nicht zu zeigen. Auch ist nicht gewöhnlich, daß eine solche Meningitis so anfängt wie diese, so völlig schlagartig aus dem Gesunden heraus. Denken Sie z. B. an den wochenlang schleichenden Anfang der tuberkulösen oder epidemischen Meningitis, die Sie besonders auch in der Kinderklinik sehen. Hier ist es ganz anders.
Man hat das Krankheitsbild in einer gewissen Hilflosigkeit, aber mit berechtigter Zurückhaltung, »*spontane Subarachnoidalblutung*« genannt. Alles, was Sie hier sehen, ist charakteristisch dafür. Bei der Obduktion ergeben sich ausgedehnte Blutungen an der Pia und in die Ventrikel; die eigentlichen Zeichen der Entzündung sind nicht da.

Halten Sie also fest: jemand ist mit rasendem Kopfschmerz hingesunken: dann müssen Sie an diesen Vorgang denken. Meist findet sich dann dieses fieberhaft meningeale, sonst aber nicht sehr ausgeprägte neurologische Symptombild; häufig besteht die hier fehlende Stauungspapille und regelmäßig eben dieser Liquorbefund.

Untersucht man nicht sehr sorgfältig und unter Anwendung des Augenspiegels und der Punktionsnadel, dann sind die gröbsten Verwechslungen nicht nur mit Meningitiden bakteriellen Ursprungs, sondern auch mit grippalen und anderen Infekten möglich. Andererseits kann eine Blutung aus einem Hirntumor oder ein Trauma zum Verwechseln ähnliche Bilder hervorrufen. Und ganz neue Beobachtungen haben mich gelehrt, daß auch eine Encephalitis mit dem histologischen Befunde der lethargica Economos unter dem vollständigen Bilde der »spontanen Subarachnoidalblutung« verlaufen kann. Wir müssen diese also wahrscheinlich in kurzem in pathogenetisch sehr verschiedene Gruppen teilen. Denn wieder bei anderen Fällen bestand Hypertonie oder Arteriosklerose. Aber bei den recht häufig noch jugendlichen Kranken muß es noch andere Ursachen der Zerreißlichkeit der Gefäße geben, und so hat man neuerdings an die sehr kleinen rheumatischen aneurysmatischen Veränderungen gedacht, die Rössle (1933) beschreibt. – Jede dieser Möglichkeiten ist von großer Bedeutung für das Schicksal dieser Kranken. Denn ich muß Ihnen jetzt noch sagen, daß viele von ihnen zur Wiederholung der Blutungen neigen und daß schätzungsweise die Hälfte von ihnen stirbt.

Im Gegensatz zu anderen Hirnblutungen ist bei der spontanen Subarachnoidalblutung ein für die Kranken sehr wohltätiges Hilfsmittel die *Lumbalpunktion*. Man kann sie bei Wiederauftreten der Kopfschmerzen oftmals wiederholen, und sie wird auch nach meiner Erfahrung mit Recht allgemein empfohlen. Beim Hirntumor wäre sie geradezu lebensgefährlich.

Hier also sahen Sie ein Krankheitsbild, das, obwohl nicht ganz selten, noch wenig ins allgemeine ärztliche Bewußtsein gedrungen ist. Das bedeutet für sich allein schon eine Schwierigkeit, denn was wir schon kennen, das erkennen wir auch viel leichter, wenn es vor uns steht. Unsere Sinne und unser Verstand benehmen sich darin gleich. Aber, bitte, beachten Sie noch einen anderen Punkt. Der Arzt sieht und sucht doch etwas anderes als der Kranke. Der Arzt hat *sein* Bild und der Kranke auch das *seine*. Entsinnen Sie sich noch, daß ich merkliches Drängen auf die Kranke ausübte, um sie zur Aussage über den katastrophenartig ausbrechenden *Kopf*schmerz am 7. Januar zu bringen, welcher vor allem die Diagnose begründet! Wir haben dafür eindeutige Berichte. Jetzt hat sie das fast schon vergessen. Eine Kranke wie diese ist ganz ausgefüllt von der *gegenwärtigen* Beschwerde; uns aber muß die Vergangenheit und das Werden mehr leiten. Wer nun diese Krankheit gar nicht kennt, wird viel schwerer vom Bilde der Kranken zu dem der Krankheit durchstoßen. Solche Gründe sind es, warum ich mich gegen die Neigung wenden muß, über die klinischen Begriffe der Krankheitseinheiten wegzugehen; auch dann, wenn die vertiefte Forschung sie ätiologisch anders einteilen muß als der mehr beschreibend, nosographisch auffassende Kliniker, bleiben seine Krankheitseinheiten eine biologische Wirklichkeit, die man nicht zerstückeln soll.

XVII.

W: Bitte setzen Sie sich. Was ist Ihr Beruf?
K: Maurer.
W: Wie alt sind Sie?
K: 55 Jahre.
W: Nun erzählen Sie, was Ihnen fehlt.
K: 1931 habe ich einen Kopfunfall gehabt, und seitdem habe ich immer Schmerzen, Kopfweh und Schwindel.
W: Meinen Sie »Schmerzen« auch wo anders als im Kopf?
K: Nein, nur Kopfschmerzen, hauptsächlich bei Witterungsveränderungen. Heute nacht habe ich trotz Schlaftabletten überhaupt nicht geschlafen vor Schmerzen.
W: Wie war der Unfall 1931?
K: Das kann ich nicht sagen.
W: So ungefähr werden Sie's doch wissen?
K: Eine Diele fiel mir auf den Kopf.
W: Waren Sie bewußtlos? Waren Sie beim Arzt?
K: Die Leute haben mich aufgehoben und haben mich gestützt zum Arzt gebracht.
W: Sie konnten also zu Fuß gehen?
K: Ja, wenn ich gestützt wurde.

W: Haben Sie dabei erbrochen?

K: Ja.

W: War sonst etwas verletzt?

K: Die Wunde am Kopf hat geblutet.

W: Es ist nichts Sicheres zu sehen; keine Impression. Die Verschieblichkeit der Kopfhaut ist gut. Die Hautwunde ist geheilt. – Haben Sie lange krank gelegen?

K: 3-4 Monate.

W: Haben Sie dann wieder gearbeitet?

K: Gearbeitet habe ich erst seit einem Jahr wieder; von 1931 bis 1937 habe ich nicht gearbeitet.

W: Warum haben Sie nicht gearbeitet?

K: Weil ich bei meinem *Beruf* nicht mehr arbeiten konnte. Ich habe Schwindelanfälle gehabt, konnte nichts heraufgeben auf der Leiter.

W: Haben Sie noch andere Störungen?

K: Das Gedächtnis ist mitunter ganz schwach.

W: Geben Sie mal ein Beispiel, wie Sie das merken!

K: Ich will mal so sagen: ich bin an einer Arbeit, und ich will die Arbeit machen. Diese Arbeit ist ein Stück Weges davon entfernt. Wenn ich hinkomme, weiß ich nicht, was ich tun oder lassen wollte.

W: Sie haben dann Ihren Vorsatz vergessen. – Ist das Gemüt auch anders geworden und die Stimmung?

K: Ja, es ist schon anders geworden, ich muß mich halt zurückhalten. In ein Lokal, in eine Wirtschaft darf ich nicht gehen.

W: Wenn Sie mal ein Glas Bier trinken, was spüren Sie dann?

K: Dann habe ich starken Blutdruck im Kopf und Kopfweh hinterher, und der Schlaf ist auch schlecht.

W: Sie haben doch ein Jahr wieder gearbeitet, wie ging denn das?

K: Ja, ein Jahr war ich als Schwerbeschädigter bei Daimler-Benz.

W: Und da haben Sie leichte Arbeit gehabt?

K: Ja, ich habe das Abfallholz aus dem Saal zu schaffen gehabt und sauber zu halten.

W: Waren das schwere Lasten?

K: Nein.

W: Wie lange arbeiteten Sie pro Tag?

K: 6-8 Stunden, aber ich mußte manchmal aussetzen, besonders im Sommer, wenn es heiß ist.

W: Man ist also entgegenkommend. – Meinen Sie, daß Sie diese Arbeit weiter machen können?
K: Ich habe den festen Willen.
W: Glauben Sie, daß das geht?
K: Ich mache es eben, so lange es geht.
W: Ich glaube, Sie haben von dem Kranken einen deutlichen Eindruck bekommen. – –
Haben Sie sich seit dem Unfall verändert, oder ist ein Tag wie der andere, ein Jahr wie das andere?
K: Das ist immer dasselbe. Nur wenn wie heute das Wetter umschlägt oder wenn es heiß ist...
W: Aber die Art der Beschwerden ist immer die gleiche?
K: Ja.
W: Haben Sie abgenommen?
K: Ja, seit dem Unfall.
W: Ich zeige Ihnen nur das, was bei der Untersuchung aufgefallen ist. Da ist an den Beinen an sich nichts Besonderes zu sehen. Wenn man im Liegen die Reflexe prüft, dann ist von einer Steigerung oder Ungleichheit nicht zu sprechen.
Ziehen Sie das rechte Knie mal in die Höhe: hier zeigt sich bei der Beugung gegen Widerstand eine außerordentliche Anspannung des Tibialis ant. und des Extensor hallucis; das ist das, was man als STRÜMPELLsches Phänomen bezeichnet; es ist dieselbe Zehenstellung, die wir beim BABINSKIschen Phänomen bekommen. Ich kann zwar einen »Babinski« jetzt nicht auslösen; begnügen Sie sich aber nie mit *einer* Untersuchung; ich habe noch vor einer halben Stunde einen deutlichen »Babinski« gesehen. Das ist alles, mehr ist nicht zu zeigen.

Heute haben Sie nun etwas Abgerundetes, Einfaches und Typisches gesehen. Und es ist besonders wichtig, daß der Kranke, der 55 Jahre alt ist, einen so ausgezeichneten Eindruck auf uns macht. Es ist ja eigentlich eine Frechheit, damit zu beginnen, zu sagen, »der Mann gefällt mir«. Das kann eine Quelle von ebenso viel Gerechtigkeit wie Ungerechtigkeit werden. Aber man darf das auch nicht weglassen. Alle Beschwerden beziehen sich ja auf Subjektives. Der Kranke sagt, ich habe Kopfweh, ich habe Schwindelzustände; das ist alles subjektiv, und darin liegt die Schwierigkeit einer gerechten und sicheren Beurteilung. Seit 7 Jahren hat der Kranke unveränderlich die klassischen Beschwerden nach einer

Commotio Cerebri. Dann kommt die neurologische Untersuchung: da ist nur ein kleines, ein winziges Zeichen einer Pyramidenschädigung; dieses STRÜMPELL-Phänomen auf der rechten Seite. Wenn noch ein Babinski hinzukommt, müssen wir sagen, das ist doch etwas Objektives. Und damit fällt dieser Fall noch in eine ganz andere Kategorie, wo wir ganz bestimmte Zeichen haben, daß nicht nur eine Gehirnerschütterung (bei der wir keine anatomischen Veränderungen zu finden brauchen), sondern auch eine Contusio, also Gehirnquetschung, vorlag, bei der ausgedehnte histologische Veränderungen eintreten.

Der Kranke hat offenbar für den Betrachter keinen schweren Unfall gehabt. Die Akten verneinen sogar eine Bewußtlosigkeit. Bedenken Sie, was diese Bemerkung für eine verhängnisvolle schematische Bedeutung für den Kranken hat! Man lehrt, daß zur Commotio eine Bewußtlosigkeit gehört. Fehlt sie, dann ist es nach dem Schema eine Hysterie. Mitnichten! Denn die lebende Natur lebt von Ausnahmen. Hier ist zu beweisen, daß doch eine sichere organische Schädigung vorhanden ist. Der Patient macht einen sehr glaubwürdigen Eindruck, er ist ein sehr anständiger Mann. Die Einschränkung seiner Leistungsfähigkeit ist ganz erheblich. Ich glaube, daß der Kranke wesentlich mehr als 50% erwerbsbeschränkt ist und mit Fug und Recht die Ansprüche des »Schwerbeschädigten« genießt. Er ist in der Tat ärztlicherseits auf 70% eingeschätzt. Aber nie hat er bisher einen derartigen Antrag gestellt! Das ist doch bezeichnend für diesen Patienten.

Die Beurteilung kommotioneller Unfallfolgen galt und gilt mit Recht für die schwierigste der ganzen medizinischen Gutachtertätigkeit. Das subjektive Beschwerdebild ist oft das einzige; es wird so leicht und täuschend nachgeahmt von neurotischen, von neurasthenischen Zuständen, die ohne Kopftrauma entstehen. Wie soll man ohne objektive Symptome entscheiden? Wie die Psychologie der Kranken schnell, sicher und gerecht beurteilen? – Wir haben uns bei diesem Manne auch auf die wenigen objektiven Reflexzeichen gestützt. Aber das ist keine zureichende Stütze; diese an sich brauchen die Arbeitsfähigkeit nicht so stark einzuschränken, und für das psychologische Urteil beweisen sie überhaupt nichts. Ich bitte Sie dringend, sich bei der Beurteilung der Arbeitsfähigkeit nicht an den Strohhalm der verfeinerten neurologischen (otologischen, ophthalmologischen usw.) Diagnostik zu klammern. Diese ist zur Kontrolle unentbehrlich, zur Schätzung der Arbeitsfähigkeit stets *unzulänglich*. Sie kommen um den mühsameren, verantwortungsvolleren und gewagteren Weg der persönlichen und menschlichen Stellungnahme nicht herum; und dieser ist überhaupt nicht durch Funktionsprüfungen ersetzbar.

Freilich, Sie können die Glaubwürdigkeit und Gutwilligkeit eines Menschen nicht beurteilen, wenn Sie selbst nicht im seelischen Gleichgewicht sind. Wer sich selbst nicht ganz trauen darf (und jeder von uns kann einmal in diesen Zustand geraten), darf natürlich auch nicht damit rechnen, gerecht und klarblickend gegen andere zu sein. Er wird mit tendenziöser Leidenschaft seinen eigenen Zwiespalt in den Kranken projizieren; aber er sieht so nur sein eigenes Spiegelbild. Sie dürfen sich auch nicht wundern zu hören, daß in der Frage der Kopftraumatiker sogar die politischen und weltanschaulichen Gegensätze die diagnostische Entscheidung beeinflußt haben. Davon könnte ich Ihnen viel erzählen. Aber die Natur und die Weltanschauung stimmen überein, wenn wir in beiden und gegen beide nur wahr bleiben.

Es gibt einen unvergleichlichen Weg, in Zweifelsfällen – und sie sind häufig und bedrückend – der Wahrheit näher zu kommen. Das ist eine längere, eventuell wochenlange Beobachtung dieser Kranken in der Beschäftigung und im Alltag. Das kann auf einer der »arbeitstherapeutischen Abteilungen« geschehen, die wir unseren Kliniken angeschlossen haben; es kann auch durch den jetzt hoffentlich immer häufiger werdenden Betriebsarzt an der Arbeitsstelle und in der Freizeit geschehen. Da haben wir nun erfahren, daß gerade die feineren Züge, die Sie an unserem Kranken sahen, doch bezeichnend sind für die unfallbedingte postkommotionelle Insuffizienz; denn so möchte ich das Bild nennen. Die endlose Monotonie von Kopfschmerz, Schwindel, Schlaflosigkeit, Merkunfähigkeit; die sofortige Verschlimmerung bei jeder geistigen und körperlichen Leistung, die Unfähigkeit, die Leistung über ein gewisses, vermindertes Quantum hinaus zu steigern. Alkoholintoleranz, Libidosenkung, Wetterempfindlichkeit, Widerstandslosigkeit gegen kleine Widrigkeiten kommen hinzu. Alles führt dazu, daß die Kranken am liebsten nach der Uhr leben, allein spazieren gehen, meist den immer gleichen Weg; jede Unregelmäßigkeit, jeden Zufall und jede zusätzliche Unternehmung vermeiden – sowohl nach der Seite der Lebensfreude, des Genusses, wie der Arbeit, der Aufgabe und des Lebenskampfes. Darin liegt das Geheimnis ihrer häufigen Anklammerung an das bißchen Rente;

hier ist die Rente so viel wie: »Nur nichts Neues mehr im Leben«. Bei Neurosen, Hysterien, Rechtsquerulanten, Asozialen bedeutet der Rentenkampf etwas ganz anderes; bei diesen steckt hinter ihm nachweislich eine leidenschaftliche Motivation, eine psychische Verdrängung, eine nur psychologisch überhaupt zu verstehende Fehlentwicklung der Persönlichkeit, die jedesmal individuell gebaut ist und nur aus der Biographie, dem inneren Werden des Einzel-Ich zu erfahren ist.

XVIII.

W: Kommen Sie mal eben zu mir her. Wie geht es Ihnen jetzt? Wie befinden Sie sich?

K: Ein bißchen schwach.

W: Wie ist die Schwäche? Erzählen Sie mal!

K: Es geht vom Kreuz aus und dann in die Beine.

W: Können Sie nicht ordentlich laufen?

K: Ja, doch. Und manchmal ist es wie ein Anfall.

W: Das kommt ganz plötzlich?

K: Ja.

W: Wie alt sind Sie denn jetzt?

K: 26 Jahre.

W: Sie schwitzen auch sehr viel?

K: Ich fahre morgens mit dem Rad, und da bin ich ganz naß.

W: Da Sie bei uns in der Klinik sind, muß die Störung ziemlich stark sein.

K: Ja, gel'!

W: Sind Sie aus dem Hessischen? Die Leute, die gel' sagen, sind bestimmt aus dem Hessischen. – Was arbeiten Sie denn?

K: Bei der Zellulosefabrik.

W: Da mußten Sie aussetzen?

K: Ja, ich war immer so naßgeschwitzt, auch so kalt im Rücken, und da bin ich heimgefahren.

W: Meinen Sie eigentlich, daß Sie krank sind?

K: Es ist eben nur Schwäche.

W: Seit wann ist es so schlimm, daß Sie nicht mehr arbeiten können?

K: Seit voriges Jahr geht es nicht mehr.

W: Haben Sie noch andere Krankheiten gehabt? Sie können es

ruhig erzählen, es sind lauter Ärzte hier... Auf was führen Sie die Schwäche zurück? Ist es ererbt?

K: Meine Geschwister sind alle ein bißchen schwach.

W: Oder haben Sie sonst noch etwas Besonderes gehabt? Genieren Sie sich eigentlich? Waren Sie in der Schule schon etwas schüchtern? Haben Sie ordentlich lernen können? Sind Sie sitzen geblieben?

K: Nein!

W: Und dann gingen Sie gleich in die Fabrik?

K: Ja.

W: Wie schlafen Sie denn?

K: Das geht gut.

W: Müssen Sie mehr schlafen als andere Leute?

K: Ich muß auch viel schlafen durch die Müdigkeit.

W: Wie geht es mit dem Essen?

K: Essen kann ich gut.

W: Haben Sie abgenommen?

K: Nein, ich habe nichts abgenommen.

W: Möchten Sie wieder zur Fabrik zurück? Glauben Sie, daß Sie wieder arbeiten können?

K: Wenn man ausgeruht ist, fühlt man sich halt wieder besser.

W: Sonst keine Krankheiten in der Familie?

K: Ich habe vier Geschwister verloren.

W: An was?

K: Der eine hat Typhus gehabt, der andere war bei der Reichsbahn, hat geschwitzt, sich erkältet, und starb an einer Lungenentzündung. Der dritte wurde totgefahren, der andere saß am Tisch und fiel plötzlich um, er hat einen Schlag gekriegt.

W: Die andern, die noch leben, sind alle gesund?

K: Ja, aber alle ein bißchen matt. (Geht.)

W: Es schadet nichts, daß wir nicht viel herausbekommen haben. Gerade das wollte ich Ihnen auch zeigen. Das Bild wird dadurch noch verschärft, daß der Kranke, trotz hessischer Zutunlichkeit, offenbar sehr verlegen ist – »verschlossen« wäre nicht der richtige Ausdruck. Hat er ein Geheimnis? Er macht keinen sehr intelligenten Eindruck, er ist körperlich asthenisch. Die Brille trägt er wegen einer starken astigmatischen Refraktionsanomalie. Er ist nicht nur schwach, sondern erscheint einigen von Ihnen vielleicht als ein »Schwächling«; jedenfalls als jemand, der von sich selber nicht viel

hält. Der Kranke ist eingewiesen worden, und man will wissen, was ihm fehlt. Da bleibt, nachdem die organische und neurologische Untersuchung nichts ergeben hat, nichts anderes übrig, als sich eben Zeit nehmen. Man könnte sagen, der Kranke gehöre zu einem Typus, dem man wiederholt begegnet. Aber die Abgrenzung ist nicht scharf. Und der Begriff des Typus verschleiert, daß eine gradweise Abstufung der Eigenschaften in der Natur vorkommt: z. B. bei der Körpergröße, der Muskelkraft. Es gibt eben nicht Schwache und Starke, sondern alle Übergänge. Hier kommt noch etwas Untypisches, Individuelles hinzu. Seine Lebensgeschichte ist sehr und in besonderer Weise ungünstig. Ob diese Mortalität der Geschwister schon auf eine konstitutionelle Schwäche hinweist, möchte ich offen lassen. Viel einschneidender ist, daß dieser junge Mann nicht der Bruder, sondern der Stiefbruder seiner Geschwister ist. Er ist in einer Reihe von 7 Kindern als Unehelicher eingeschachtelt. Nach dem Tode ihres ersten Mannes hat ihn seine Mutter unehelich geboren und dann einen Dritten geheiratet, mit dem sie noch weitere Kinder bekommen hat. Das ist ein Tatbestand, der nicht günstig auf ein heranwachsendes Kind wirkt. Aber er hat seine Arbeit geleistet. Es ging nicht gut, aber es ging. Da ist etwas Neues passiert, und zwar auf dem Gebiet des Geschlechtslebens. Der Kranke klagt darüber, daß er eine Gonorrhoe habe. Er ist der Meinung, daß er sich angesteckt habe, obwohl der Arzt, bei dem er gewesen, keine Gonorrhoe feststellen konnte. Er hat sich daraufhin selber behandelt, hat sich Kamilleneinläufe gemacht, hat einen förmlichen Kult damit getrieben. Es ist noch heute nicht erwiesen, ob er eine Gonorrhoe gehabt hat. Jetzt hat er auf alle Fälle nichts. Aber er ist aus der von ihm einmal angenommenen Situation nicht herausgekommen. Warum nicht?
Ist er vielleicht nervös geworden aus der Sorge vor weiteren Folgen der Geschlechtskrankheit? Zu einfache Ärzte oder solche, die, statt aus der Erfahrung, aus ihrem ersten Einfall schöpfen, pflegen die Sache so zu erklären und versuchen, dem Kranken die Sorge auszureden. Sie können dann nicht verstehen, daß der Erfolg ausbleibt. – Besser verwendet man die Zeit, alle Gedanken und Erfahrungen des Kranken geduldig abzuhören. Erst jetzt erfährt man, daß er sich nicht nur für geschlechtskrank, sondern auch für impotent hält und daß er, neben einigen vergeblichen Versuchen zur Kohabitation, immer onaniert hat. Jetzt haben wir eine Trias, bei der wir ganz neu fragen müssen: was war zuerst, was ist bloß

sekundär und tertiär: die Masturbation, die Impotenz oder die Angst vor der Geschlechtskrankheit? Das klinische Bild des »Masturbanten«: Willens- und Körperschwäche, Schlafsucht, Schweißneigung, Frieren, Kreuz- und Schenkelschmerzen, Verlust des Selbstvertrauens und der Offenheit ist oft beschrieben worden. Die »sexuelle Neurasthenie« der alten Klinik zeigt unter anderem auch dieses Bild und hatte dafür eine neurologisch-materielle Erklärung. Sie nahm das Symptom für die Krankheit selbst. Die geschädigte Manneskraft sollte dann durch Hydro- oder Elektrotherapie, Yohimbin und später durch Sexualhormone hergestellt werden. Der alternde Brown-Séquard (1889) ist durch einen fruchtbaren Irrtum sogar der Pionier der modernen Entdeckungen der Hormone geworden, indem er Wirkungen von Tierhoden auf die Lebenskraft zu beobachten glaubte.

Die moderne klinische Psychologie hat das meiste von alledem aufgeben müssen. Und die psychoanalytische Forschung, welcher der Vorwurf gilt, alles nur sexuell zu erklären, hat gerade in diesen Fällen zeigen können, daß die scheinbar offenkundig sexuellen Störungen in Wirklichkeit nur die Rolle eines Symptoms – genauer eines Symbols, spielen. Denn de facto ist der Kranke weder geschlechtskrank noch physiologisch impotent noch krank, weil er onaniert. Für Viele ist ja der Ausweg der Onanie nicht pathogen und kaum pathologisch. Wenn nun dieser 26jährige noch nicht über eine Verstrickung in die geschlechtlichen Nöte hinausgewachsen ist, in welche mit der Pubertät die meisten zunächst verwickelt sind, so können wir schon jetzt bestimmt annehmen: es muß sich bei ihm um eine allgemeinere seelische Entwicklungshemmung handeln, die sich auf geschlechtlichem Gebiet zwar am schärfsten ausprägt, aber mit ihm allein auch am oberflächlichsten charakterisiert ist. Wenn in seinem Bewußtsein das geschlechtliche Thema eine ganz übermäßige Rolle spielt, so ist die Vermutung gerechtfertigt, daß sich hinter diesem ganz andere Zusammenhänge verbergen. Es ist eine ähnliche Lage wie bei der sog. traumatischen Neurose, bei welcher der Kranke alles auf den Unfall schieben möchte, während doch das meiste ganz anders entstanden ist.

Bei unserem Kranken war es nicht unverständlich, daß ein konstitutionell nicht sehr kräftiges Kind in der Sonderstellung, welche die uneheliche Vaterschaft ihm auferlegt hatte, frühzeitig einen Schaden an seinem Selbstvertrauen litt. Wenn dann das Alter kam, in welchem die Bestätigung der Männlichkeit sich besonders leicht an einen geschlechtlichen Erfolg anlehnt, so konnte seine Schüchternheit zusammen mit der übermäßigen Gewolltheit sehr leicht zu einem Fiasko führen. Und je dringlicher der unsichere junge Mann die Überwindung der Onanie durch den Geschlechtsverkehr begehrt, um so wahrscheinlicher wird er versagen. Die Besorgnis vor der sexuellen Infektion ist dann oft ein willkommener Bundesgenosse der Angst vor dem Fiasko; der Kranke kann sich wenigstens sagen, es sei nicht nur Feigheit das Motiv, wenn er den Frauen fernbleibt, sondern auch Vorsicht. Aber wenn die Befürchtung, geschlechtskrank zu sein, sich bei unserem Kranken sogar zu einer Überzeugung gesteigert hat, so beweist dies doch eine noch viel tiefergehende Tendenz, die wir aus bewußten psychischen Inhalten allein nicht mehr verstehen; sie erinnert doch schon an wahnhafte Bildungen.

Wir haben bei dem Kranken, den Sie sahen, Aussicht, durch ein rein psychologisches Verfahren eine Wiederherstellung des seelischen Gleichgewichtes, Selbstvertrauen und Arbeitsfähigkeit zu erreichen. Oft genügt die sorgfältige und mehrfache Aussprache über die hier skizzierten Zusammenhänge, um einen großen therapeutischen Gesamterfolg zu erzielen. Viele dieser Patienten haben noch überhaupt mit keinem Menschen über ihren Notstand gesprochen. Gerade in solchen Fällen gehört es sich, daß der Arzt über die biologischen, die sittlichen und religiösen Gesichtspunkte ebenso Rede und Antwort stehe wie über die psychologischen und physiologischen. Wir werden wegen der praktischen Bedeutung und der Häufigkeit dieser Fälle die heutige Vorstellung zum Anlaß nehmen, die Behandlung noch ausführlicher zu besprechen. Die in unserem Falle vorhandenen Erscheinungen der Onanie, der Impotenz und der Krankheitsfurcht werden auch als einzelne so oft geklagt, daß wir sie trennen und als selbständige Aufgabe behandeln werden.

XIX.

W: Bitte, nehmen Sie Platz. Ich möchte gerne von Ihnen hören, was Ihnen fehlt. Wir haben uns schon einmal unterhalten, sagen Sie es noch einmal. Was führt Sie in die Klinik?

K: Ich bekomme Kopfschmerzen auf der rechten Seite, es fängt langsam an, dann geht mir die Nase zu, und dann wird mir schwindlig und schwach.

W: Wie lange geht der Kopfschmerz, bis der Schwindel kommt?

K: Eine halbe Stunde wird der Druck immer stärker im Kopf, dann kommt der Schwindel.

W: Was nennen Sie Schwindel?

K: Ich sehe lauter so kleine Kreise. Wenn ich zu Hause bin, dann schlage ich mir einen Schal um den Kopf, schnüre mir den Kopf mit einem Gürtel zusammen, dann gehe ich ins Zimmer, das wird dann ganz dunkel gemacht. Wenn dann eine Uhr ganz kolossal tackt, muß sie angehalten werden, ich kann dann nichts hören.

W: Und wenn was von draußen kommt, von der Straße, Kinder und Hunde?

K: Dann gehe ich ins Bett und stecke mich ganz rein. Ich fange dann an zu schwitzen.

W: Wie lange geht das denn so?

K: Einen halben bis eineinhalben Tag, bis es nachgelassen hat.

W: Essen oder trinken Sie etwas?

K: Nein, ich kann gar nichts riechen an den Tagen aus der Küche, ich meine immer, ich müsse brechen.

W: Ist der Schwindel auch so, daß die ganze Umgebung im Kreis herumgeht?

K: Ja, das habe ich auch schon gehabt und Herzklopfen und Wärmegefühl.

W: Meine Frage war, ob das Zimmer so wie ein Karussell geht.

K: Nein.

W: Und nach dem Schweißausbruch ist es dann fertig?

K: Wenn ich rauskomme, dann sind die Hände ganz kalt und glasig, ganz weiß und glasig.

W: Weißer als jetzt?

K: Viel mehr, und nachher spüre ich direkt, als ob ich Ameisen in den Händen hätte.

W: Kommt dann noch etwas hinterher?

K: Dann fühle ich mich wieder besser.

W: Sie sind dann wieder tadellos gesund?

K: Ja, manchmal bin ich dann aufgelegt, als ob überhaupt nichts gewesen wäre.

W: Ist Ihnen sogar vielleicht wohler, wenn das überstanden ist?

K: Es ist, als ob man frisch auflebt manchmal.

W: Wie fühlen Sie sich sonst?

K: Nicht krank eigentlich. Manchmal kann ich nicht recht laufen, es ist so ein Gummigefühl in den Füßen.
W: Wie lange haben Sie solche Anfälle schon?
K: Anfälle erst seit 3 Jahren.
W: Wie alt sind Sie eigentlich?
K: 30 Jahre.
W: Wie oft kommen die Anfälle?
K: Manchmal zweimal in der Woche, dann geht es wieder vier Wochen, das längste war ein Vierteljahr.
W: Und Sie verlieren jedesmal einen Arbeitstag?
K: Ja.
W: Haben Sie noch andere Störungen in Ihrem Leben?
K: Eigentlich nichts. Einmal eine Kohlenoxyd- und Phosgenvergiftung, aber damit hat es nichts zu tun.
W: Auf was führen Sie die Anfälle zurück?
K: Das weiß ich nicht, meine Mutter hat auch Kopfschmerzen gehabt, aber auf der ganzen Stirn.
W: Und bei Ihnen ist es immer rechts; oder auch manchmal links?
K: Nur rechts.
W: Sind Sie Rechtshänder?
K: Nein, Linkshänder.
W: Stottern haben Sie nie gehabt?
K: Nein.
W: Sind Sie als Kind sitzen geblieben? Oder haben Sie sonst etwas gehabt, Schlafwandeln, Bettnässen?
K: Nein, nichts derartiges.
W: Sie sind also sonst ein gesunder Mensch?
K: Ja.
W: Ist das alles? Halten Sie es für möglich, daß Sie 1936 nach einer starken Aufregung den ersten Anfall bekommen haben?
K: Nein.
W: Er kam also wie aus heiterem Himmel?
K: Ja.
W: Sind Sie verheiratet, haben Sie Kinder?
K: Ja.
W: Sie leben in geordneten Berufsverhältnissen?
K: Ja.
W: Wie ist Ihre Stimmung?
K: Gut.

W: Dann haben wir wohl alles besprochen?
K: So ziemlich.
W: Dann können Sie wieder gehen; danke schön!

Wir haben hier wieder eine streng episodenhafte Erkrankung; wenn man an die Epilepsie denkt, ist etwas in der äußeren Form Verwandtes da. Der Kranke hat gar keine Vorbereitung, nicht einmal eine Aura. Es gibt auch Epileptiker, denen nach dem Anfall wohler ist. Auch diesem Patienten geht es nach dem Anfall immer gut, und er kommt wie aus heiterem Himmel. Der Kranke ist keine psychopathische Persönlichkeit, zeigt keinerlei hysterische Züge. Merken Sie sich das gerade: Die Mutter ist in diesen Fällen außerordentlich überwiegend derjenige Vorfahr, der die Krankheit weitergibt, nämlich die *Migräne*, die *Hemikranie*.
Das Kopfweh ist etwas in der Praxis sehr Wichtiges. Die Gruppe der Migräne ist aber therapeutisch besonders schwierig. Es besteht Grund anzunehmen, daß nicht nur die Vasomotoren hier eine große Rolle spielen, sondern überhaupt das ganze vegetative System. Denken Sie an die Nausea, den Schweißausbruch, und daß der Kranke erzählt hat, daß er ganz weiße, nasse Hände bekommt. Viele glauben, daß beim epileptischen Anfall eine Vasomotorenkontraktion der Hirnrinde vorhanden sei. Es kann sein, daß es sich auch bei der Migräne um solche Zustände handelt, aber dann wohl vornehmlich an den Meningen. Das ist meine Auffassung, weil der epileptische Anfall schmerzlos eintritt und weil wir nur die Schmerzempfindlichkeit der Meningen gut kennen.
Es gibt dann andere Beobachtungen, die dafür sprechen, daß Gefäßmuskeln und andere glatte Muskelsysteme anfallweise krampfen können. Wir denken an die Koronargefäße bei Angina pectoris, die Aortalgien und andere Arterialgien, an das intermittierende Hinken. Wir denken an das Brechen und die Durchfälle beim »Kater« und an die vielen Formen von gastrischen Krisen, die Sie in der Lehre von der Tabes dorsalis nachlesen mögen. Unser heutiger Kranker ist jedenfalls ein Beispiel, an welchem wir die Verwobenheit und den wahrhaft sympathischen Zusammenhang der Teile des sympathischen Nervensystems besonders schön ablesen können. Andere Kranke würden Ihnen wiederum Übergänge oder Kombinationen mit MENIÈREscher Krankheit des Vestibularorgans oder mit Flimmerskotom (migraine ophthalmique) oder mit epileptiformen Anfällen zeigen. Viele Kranke mit Migräne

bekommen beim Anfall ein oder viele Male Erbrechen. Überhaupt ist die Zusammensetzung der Symptome vielgestaltiger, als man glaubt, und oft ist bei einer durch Jahre und Jahrzehnte sich hinziehenden Anamnese eine allmähliche Entwicklung vorhanden; ein Teilsymptom fällt weg oder macht sich selbständig; andere kommen neu auf.

Die Beeinflussung des Kopfwehanfalles durch Medikamente halten die meisten Kranken für aussichtslos. Dieses Urteil entsteht bei ihnen besonders dann, wenn der Arzt die Migräne wie gewisse ganz anders entstehende Kopfschmerzen mit Pyramidon, Salicylderivaten, Morphin, Codein oder ihren Mischungen und Kombinationen zu behandeln versucht hat. Nicht diese Gruppen haben Aussicht auf Erfolg. Dagegen ist ein, allerdings keineswegs regelmäßiger, Erfolg von den Substanzen der Belladonna-, Papaverin- und der Ergotamingruppen (Gynergen) doch zuweilen zu haben; auch Acetylcholin, Coffein und die Nitrite (Moloid) sollen versucht werden. Vor Pervitin warne ich; aber ausnahmsweise sollte man kleine Mengen Sympatol versuchen, wenn alles versagt und der Blutdruck nicht hoch ist.

Aber das ist noch keine Behandlung der Migräne. Manche Kranke haben sogar den Instinkt, es sei besser, den Anfall auszuleben, als ihn künstlich zu unterbinden und damit nur zu »verschieben«. Es wird das ein richtiges Gefühl sein, solange eine tiefergreifende Umstimmung nicht gelungen ist. Eine solche ist aber nicht ausgeschlossen. Das Wenige, das wir darüber wissen, ist etwa folgendes. Es gibt »spontane« Besserungen und Heilungen; so sagen wir, wenn nicht der Arzt, sondern der Lebensschritt heilt. Ein Beispiel ist das Aufhören der Anfälle mit dem Klimakterium, mit einer Ehescheidung. Es gibt auch ein Entstehen der Migräne mit dem Eintritt in eine Lebenslage des Konfliktes, mit den Folgen eines falschen Lebensentschlusses. Auch die Ernährung gehört hierher. Es ist gewiß, daß einzelne Kranke von einer mehrmonatigen Enthaltung von Fleisch große Erleichterungen haben; aber gewiß nicht alle. Auch die Homöopathie hat Gutes berichtet. In manchen Berichten scheint mir ein »medikamentöses Mißverständnis« zu stecken: die Substanz würde nicht so leicht wirken ohne den persönlichen Eindruck, das neue Anfangen mit dem richtigen Arzt. Auch die großen Erfolge analytischer Psychotherapie bei der Migräne sollte man nicht mißverstehen; hier gibt es ein »intellektuelles Mißverständnis«: die psychologische Analyse bedeutet als verstandesmäßige Kenntnisnahme wenig, als Hilfe für einen seelischen Umbau viel.

Ähnliche Verhältnisse kennen wir ja beim Manifestwerden und Latentwerden der Allergien, und diese Analogie bringt auf den Gedanken, auch die Migräne beruhe auf einer Allergie. Die Suche nach Allergenen hat noch kein durchschlagendes Ergebnis gehabt und sollte daher nicht aufgegeben werden; nur bitte ich Sie, die Umstimmung des Organismus sich nicht zu einfach vorzustellen, denn er ist kein Lackmuspapier. Der Migräneanfall ist jedesmal ein biologisches Ereignis. Seine enge Verknüpfung mit der Lebensform des Nervensystems ist sehr ausdrucksvoll: eine Krisis unterbricht ein Gleichgewicht, und das will sagen, daß dieses Gleichgewicht nicht so zuverlässig ist, als es scheint. Das körperliche Symptom ist sehr auffallend, seelische Störungen dagegen liegen sehr verborgen dabei. Diese Verteilung ist nun bei allen den Fällen bezeichnend, die wir als Organneurosen bezeichnen, und ich rechne die Migräne zu einer Gruppe derselben, die man »Organneurosen des Nervensystems« benennen kann. Eine Asymmetrie der Hirnhälften dürfte hier entgegengekommen sein. Es ist interessant, daß dieser Patient Linkshänder ist; einige von diesen neigen auch zum Stottern, und Sie wissen, daß die Entwicklung der Sprache beim Menschen eine cerebrale Asymmetrie bei uns allen hat entstehen lassen. So ist es zu verstehen, daß diese Krankheit sich gleichsam auf einem hohen Niveau abspielt. Die seelischen Anteile der Störung sind bei unserem Kranken noch nicht erkundet, und ich weiß nicht, ob ihre Aufdeckung gelingt oder auch nur unbedingt nötig sein wird. Was Schicksal oder die stille Arbeit der Zeit in ihm leistet, kann zuweilen bessere Wirkung tun als unsere Therapie, aber die Therapie ist keineswegs aussichtslos.

XX.

W: Seit wann sind Sie blind?

K: Seit 8 Tagen.

W: Erzählen Sie, wie das kam.

K: Ich sagte zu meiner Frau beim Aufwachen, sie solle Licht machen. Sie hat es getan, aber ich glaubte es nicht, weil ich nichts sah; da habe ich gemerkt, daß ich blind bin.

W: Waren die Augen früher ganz in Ordnung?

K: Ich habe von Kind auf den grünen Star gehabt. Am linken Auge bin ich mehrmals operiert worden, und mit dem sehe ich seit Jahren nichts. Aber das rechte Auge war bis jetzt gut.
W: Von was kam denn diese plötzliche Störung?
K: Ich glaube, von der Aufregung.
W: Sie haben einen Streit gehabt. Ist Ihnen Unrecht geschehen?
K: Ja.
W: Aber kann man denn davon blind werden, daß man sich ärgert?
K: Ich stelle mir das so vor. Das ist eine Hemmung in den Nerven. Die Nerven laufen doch zum Gehirn und dann wieder zurück zu den Muskeln. Aber die Nerven berühren sich nicht, das ist nicht in einem Stück. Da ist eine Unterbrechung.
W: Was sind Sie eigentlich im Beruf?
K: Krankenpfleger.
W: Sind Sie das gerne?
K: Mit Leib und Seele. Ich habe mich doch zu der Heilstätte gemeldet. Man hat mir versprochen, daß meine Frau mitkommen und auch verdienen kann, und ich sollte zwei Zimmer bekommen. Aber nachher hat man nichts getan, und der Chefarzt hat behauptet, er habe nichts versprochen.
W: Also das war die Aufregung. Und Sie glauben, daß davon eine solche Hemmung kommt. Wenn das möglich ist, wie kann das denn nach Ihrer Ansicht wieder beseitigt werden?
K: Vielleicht durch Elektrizität. Oder durch Suggestion. Heutzutage heilt man so etwas doch durch Suggestion.
W: Aber man bekommt doch nicht gleich eine Krankheit, weil man sich über jemand ärgert und weil der andere vermeintlich Unrecht hat. Glauben Sie zum Beispiel, daß Sie selbst immer alles getan haben, was von Ihnen erwartet wurde?
K: – – – man hat mir das versprochen und nicht gehalten. – Freilich, jeder Mensch hat einmal einen Fehler.

W: Meine Herren, der Kranke ist uns von augenärztlicher Seite zur Entscheidung überwiesen, ob Hysterie oder Simulation vorliege. Der Augenarzt hat sich also überzeugt, daß das rechte Auge organisch tüchtig ist. Wir finden da einen normalen Lichtreflex; auch fiel uns auf, daß er bei plötzlicher Bedrohung zwinkert und daß er zuweilen auffallend gut einem Hindernis ausweicht. Wir sind auch überzeugt, daß keine organische Blindheit vorliegt, daß diese vielmehr psychisch motiviert ist, und – dieser Ansicht ist sogar der Kranke selbst! Das spricht nicht für Simulation. Ich bin der Meinung, daß eine hysterische Blindheit vorliegt. Diese Krankheit ist sehr selten. Wir möchten diese Persönlichkeit doch noch besser kennen.

Der Patient ist 27 Jahre alt und als Krankenpfleger ausgebildet; aber er hat auch in der Fabrik gearbeitet. Vorher aber war er im Kloster, doch ist er dem untreu geworden, bevor er alle Weihen empfangen hatte. Er *hat* also in einem bedeutsamen Fall das nicht getan, was man von ihm erwartet hatte (s. o.). Ein solcher Schritt geschieht nicht ohne tiefgehende äußere und innere Kämpfe. Dann hat er eine Frau geheiratet, die 9 Jahre älter ist. Man kann das tun; aber es geschieht leichter, wenn der Mann ein Anlehnung bedürfender, vielleicht mit stark weiblichen Zügen ausgestatteter Mann ist; die Frau ist dann zugleich seine mütterliche Freundin, und ihre Führung überwiegt. So ist es auch hier. Er hat jugendlich weiche Züge und Bewegungen, ist geistig interessiert und etwas sentimental. Seine Berufswahl ist mindestens kein Widerspruch dagegen. Seine Frau erweist sich als wackerer Kämpe in seinem Streit. Ich glaube, *sie* hat ihn geführt.

Was aber ist *Hysterie*? Und wie entsteht die Blindheit? Man kann nicht erwarten, die Hysterie mit dem Verstande und vollständig zu verstehen. Die Seele ist nicht Ratio und nicht rational auflösbar. Aber wir können bei dieser Gelegenheit auch einmal wieder vom *Organ* ausgehen. Der Kranke ist blind. Was aber ist das *Sehen*? Unser Patient, oder vielmehr wohl der junge Arzt, bei dem er den Krankenpflegekurs hörte, hat eine Ansicht, die berühmt ist. Es ist die Neuronenlehre von WALDEYER (1891). Danach besteht das Nervensystem aus getrennten Einheiten, deren Fortsätze sich höchstens berühren und so wohl leicht den Kontakt verlieren können. Später haben der Frankfurter Physiologe BETHE (1903) und andere gezeigt, daß es durchlaufend kontinuierliche Neurofibrillen gibt. Ob man nun die Funktionshemmung durch Kontaktstörung oder durch Leitungsstörung erkläre – in jedem Falle ist die Vorstellung für unseren Fall zu materialistisch. Und vor allem sieht auch der Gesunde nicht das, was die optischen Leitungsbahnen erwarten lassen. Die Netzhaut und das zentrale Organ befinden sich in beständig lebendiger Bewegung der Funktion. Studieren wir z. B. ein kleines Objekt, so sehen wir nichts von dem, was sich in der Netzhautperipherie abbildet. Fixiert man die mittlere von drei gleichweit entfernten Kerzen, *beachtet* dabei aber die am rechten Gesichtsfeldrand aufgestellte, so wird die entsprechend links aufgestellte unsichtbar. Die Aufmerksamkeitsverlagerung bewirkt also eine (funktionelle) Gesichtsfeldeinschränkung (Versuch von HILLEBRAND (1920). Die Gesichtsfeldeinschränkung in großem Ausmaß ist bei der Hysterie sehr bekannt und viel häufiger als die Blindheit. Aber sie ist eine Anknüpfung an die funktionelle Einschränkung des Normalen. – Auch die Blindheit ist dem Gesunden nicht fremd, nämlich bei Blendung durch überstarkes Licht. Warum soll es nicht erlaubt sein, auch die Blendung durch das überwältigende »innere« Licht einer Vision damit zu vergleichen? Ein Vorgang von weltgeschichtlichen Folgen ist die Blendung des Apostels Paulus vor Damaskus. Auf sie folgte die Ausbreitung des Christentums von den Juden zu der ganzen abendländischen Welt.

Die Voraussetzung einer photochemischen Störung der Netzhaut fehlt zwar hier, aber bestehen bleibt, daß das Sehen in jedem Falle außer einem äußeren einen inneren Vorgang, also eine Begegnung beider, voraussetzt. Dasselbe lehrte PLATON wie GOETHE.

Eine Abwendung der Aufmerksamkeit, eine geistige Erschütterung und Umwälzung also gestalten, ja hemmen das Sehen. Die Art, wie das geschieht, kann von der Leistungsweise des gesunden Organs her verstanden werden. Ein tief nachdenkender Mensch wird »blind und taub« für anderes. Warum aber wählte sich die seelische Erschütterung unseres Kranken gerade die Augen? Wahrscheinlich doch, weil das eine dieser beiden kostbaren Organe durch eine langjährige Krankheit bereits unbrauchbar war. Der Wert des anderen war damit nicht verdoppelt, nein, verhundertfacht. Die Bedrohung des Augenlichtes war ja bereits längst *das* Thema seiner Befürchtungen; nirgends konnte er, so schien es, härter getroffen werden. Und darin liegt eine Rache: »das kommt davon, wenn du mich so ruchlos behandelst«. So fühlen die Kinder; sie sagen, wenn sie gezüchtigt werden, laut oder leise zum Erwachsenen: »das geschieht euch grade recht, wenn ich jetzt krank werde.«

Aber auch jetzt noch bleibt der Weg zur Funktionsstörung ein Geheimnis. Ich sagte schon, daß eine logische verständliche Erklärung gar nicht möglich sein *kann*. Selbst, wer selbst einmal hysterisch reagiert hat, vermöchte nicht Kunde zu geben. Vergleiche sind das einzige, was in die Nähe führt. Denken wir z. B. an das

Vergessen. Nicht nur aus der Psychoanalyse wissen wir, daß man ein Stelldichein vergißt oder verschläft, wenn man es eigentlich gar nicht will. Bei unserem Kranken erfahren wir, daß man die ganze Umwelt unter Umständen nicht mehr sieht, gleichsam »vergißt«, wenn man sie nicht mehr sehen will.

Es gibt noch eine merkwürdige Stütze dieser Auffassung, und auch sie stammt aus der Erfahrung an organisch Kranken. Ich sah kürzlich einen Kranken, bei dem die Gegend der Sehrinde am Hinterhirnpol, die Gegend der Fissura calcarina, verletzt wurde. Der Kranke wurde für mehrere Tage bei vollem Bewußtsein sich überhaupt nicht bewußt, *daß* er erblindet war. Solche Fälle hat zuerst Anton (1896, 1898) unter dem Namen Anosognosie beschrieben. Es gibt auch Hemiplegiker, die nichts von der gelähmten Körperhälfte und nichts von deren Lähmung wissen.

Der eine hält sich also für blind, obwohl er es gar nicht wirklich ist, und der andere hält sich für sehend, obwohl er wirklich blind ist. Es besteht eine umgekehrte Symmetrie zwischen den beiden Fällen, die sehr bezeichnend ist.

Die beiden Arten der Blindheit sind aber doch noch verschieden. Wir haben unsern Kranken in eine rotierende, gestreifte Kabine gestellt. Dreht man diese, so bekommt er einen typischen Nystagmus, aber es fehlen alle anderen motorischen Reaktionen. Solche Widersprüche zwischen dem motorischen Verhalten und der sinnlichen Wahrnehmung sind bezeichnend für die Hysterie, die daher auch oftmals als Störung im leiblich-seelischen Zusammenhang bezeichnet wurde. Auch daran ist etwas Wahres. Aber für die Behandlung ist noch wichtiger, daß innerhalb des seelischen Lebens selbst eine falsche Verarbeitung der Lebenswidrigkeiten geschah. Wir werden den Kranken nicht nur nach seinem Vorschlag mit Suggestion behandeln, sondern ihn zur tieferen Erkenntnis der Zusammenhänge führen und damit eine gründlichere Heilung vorbereiten. Schließlich ist seine Krankheit doch mehr eine moralische. Aber die Behandlung darf keinen moralischen Zwang ausüben, das würde einen rein äußerlichen oder gar keinen Erfolg oder aber eine noch schlimmere Erbitterung erzeugen. Auch soll ihm sein Recht werden, sollte es ihm vorenthalten worden sein. Freilich werden wir bei alledem mit der Frau zu rechnen haben. Ich fürchte, *sie* war der eigentliche Dichter und Regisseur dieses kleinen Dramas.

XXI.

W: Wir möchten etwas über Ihre Krankheit erfahren; wie alt sind Sie? Was schaffen Sie?

K: Ich bin 30 Jahre alt und Heizer.

W: Was fehlt Ihnen denn; was hat Sie zu uns geführt?

K: Seit 5 Jahren habe ich so Schmerzen rechts, 1934 fing es an. (Zeigt auf den Leib.)

W: Was für Beschwerden haben Sie rechts, was spüren Sie denn?

K: Es ist immer so ein Ziehen und Zwicken.

W: Was meinen Sie mit Zwicken; Sie machen eine Bewegung mit dem Zeigefinger, als ob Sie jemand herwinken; was wollen Sie damit sagen? Ein richtiger Schmerz ist es nicht?

K: Doch, ich muß mich sogar oft krümmen, so schmerzhaft ist das Ziehen und Zwicken.

W: Sind Sie denn zum Arzt gegangen?

K: Ja, der Arzt hat mich erst behandelt, es wurde aber nicht besser. Ein anderer Arzt meinte dann: vielleicht ist es der Blinddarm, wir wollen den Blinddarm herausnehmen. Der wurde dann 1934 rausgenommen, aber es wurde nicht besser. Der Arzt sagte: es geht nicht so schnell, es muß erst alles verheilt sein. Vom Säcketragen bekam ich dann einen Narbenbruch. Der Arzt sagte: ich kann es noch nicht machen, es ist noch zu früh. Ich bekam dann wieder die Schmerzen und ging wieder zu einem Arzt, der sagte, ich sei falsch behandelt worden, es läge an den Nieren. Ich wurde wieder behandelt, aber es wurde nicht besser. Der Arzt meinte dann, man müsse wohl die Mandeln herausnehmen.

W: Hatten Sie denn etwas an den Mandeln?

K: Eigentlich nicht; aber es könnte doch da herkommen, meinte der Arzt, sie seien so bissele krank.

W: Und dann wurden die Mandeln herausgenommen?

K: Ja, 1936, es wurde aber immer noch nicht besser, und man meinte dann, es läge an den Zähnen, weil da Metallplomben drin sind; die wurden dann auch entfernt und mit Gips gefüllt.

W: Also dann kamen die Zähne dran, wurden auch Zähne gezogen?

K: Ja, einige, einer brach ab, ich bekam *so* eine Backe, ging dann nicht mehr hin, es war auch gut, sonst hätte ich heute überhaupt keine Zähne mehr. Ich bin dann zum Nervenarzt, wurde behandelt, habe 2 Jahre gearbeitet und bin dann nochmal am Bruch operiert worden; das Bauchfell ist gelöst worden, es waren dort Verwachsungen mit dem Netz. Die alten Schmerzen waren dann weg, es war dann mehr die Gallenblase.

W: Woher wissen Sie denn, daß das die Gallenblase ist?

K: – –

W: Haben Sie darüber etwas gelesen? Was haben Sie für Bücher gelesen?

K: So Homöopathiebücher.

W: Waren da auch Bilder drin? Haben Sie noch andere Bücher gelesen?

K: Nein, die waren zu teuer. Ich bin dann zu einem anderen Arzt, der sagte, ich solle arbeiten, ich sei nicht krank, es war immer etwas anderes. Der Professor in Karlsruhe machte den Vorschlag, ich solle nach Heidelberg gehen.

W: Sind Sie von der Kasse hergeschickt worden?

K: Nein, ich zahle selbst, der Nervenarzt sagte doch, ich sei Simulant, und die Kasse wollte da nicht zahlen.

W: Sind Sie Simulant?

K: Nein, Herr Professor, ich habe immer gearbeitet.

W: Sind Sie verheiratet? Sie sind 30 Jahre alt?

K: Ich hätte geheiratet, wußte aber nicht, wenn ich krank bin.

W: Also Sie hätten geheiratet, aber Sie dachten, Sie seien krank und könnten die Verantwortung nicht tragen. Wo leben Sie denn jetzt?

K: Bei meiner 70jährigen Mutter.

W: Sie vertragen sich gut mit Ihrer Mutter, hängen Sie sehr an Ihrer Mutter?

K: Ja.

W: Wie geht es Ihnen denn jetzt?

K: Heute Nacht war es besser, ich habe zum erstenmal nichts gespürt.

W: Wie ist denn Ihr Stuhlgang?

K: Immer so ein bissele, so alle 3 Stunden etwas.

W: Wie sieht der Stuhl denn aus?

K: So kleine, runde, kurze Bollen.

W: Sind auch Streifen und Bänder drin?

K: Ja, auch.

W: So, es ist gut, Sie können jetzt wieder raufgehen. – –

Meine Herren, ich habe Ihnen nicht einen Kranken, sondern eine Anzahl Ärzte vorgestellt. Man hat ihm den Blinddarm, die Tonsillen, die Plomben und die Zähne weggenommen; dabei hat er noch einen Bruch davongetragen, und schließlich hat man ihn als Simulanten beschimpft. Allein der ausgezeichnete Chirurg, der diesen Bruch beseitigte, war es, welcher die Situation erkannte, die Diagnose stellte und den Kranken zu uns schickte. Wenn ich aber hier Ärzte tadeln muß – ich kann es nicht vermeiden –, dann auch eine Form oder vielmehr Unform der Medizin, für die kein Einzelner anzuklagen ist. Meine Herren, das ist nicht ein Fehler der Schulmedizin, sondern ein Mangel an Schulung: eine undisziplinierte Anwendung des Kausalprinzips. Statt einem wissenschaftlich bewährten läßt man einen nur vermuteten, einen angeblich *möglichen* Zusammenhang gelten und handelt, als sei er *wahrscheinlich*. »Vielleicht ist es der Blinddarm«; »vielleicht die Tonsillen« usw. – dort lag die entscheidende Denkschwäche und Planlosigkeit.

Wir kennen recht gut die Lehre, die solche Eingriffe angeblich legitimiert: die Lehre vom *fokalen Infekt*, die hauptsächlich Pässler (1909) begründete. Aber denken wir doch an die strenge kritische Zurückhaltung, mit welcher alle guten Kliniker diese Lehre handhabten. Bei unserem Kranken waren chronische Herdinfekte nicht einmal erwiesen, sondern nur vermutet, und seine Krankheit war nicht diagnostiziert, sondern fabuliert! Dazu kommt die Nachtseite des Spezialismus: man sucht die Causa morbi immer auf seinem kleinen Gebiet und kennt nicht mehr die vielen Krankheiten, die es nun einmal auch sonst gibt. Und endlich – warum es verschweigen –: ein operativer Eingriff wird verhältnismäßig höher bezahlt als eine geduldige, langwierige, aber sinngemäße interne Behandlung. Es ist nicht angenehm, das auszusprechen, und wir zögern nicht, hinzuzufügen: jeder von uns muß auf sich achthaben, daß er nicht unvermerkt in den für ihn selbst bequemeren, für den Kranken aber unvorteilhafteren Weg einbiege. Nun kommt aber noch das andere Moment: die Kausalbetrachtung bedeutet tatsächlich in *jedem* Falle eine Einengung des Blickfeldes. Es ist eben immer falsch, eine Krankheit *nur* unter dem lokalen Gesichtspunkt zu betrachten. Das aber ist hier geschehen, wenn man ein angeblich unklares, abdominales Beschwerdenbild aus einem Punkte zu kurieren versuchte. Was aber sagt dieses Beschwerdebild? Nach seiner Beschreibung leidet der Kranke an abnorm häufiger Defäkation; damit sind dann Entleerungen von Kot wie

bei spastischer Obstipation verbunden. Er hat nie eine Dysenterie gehabt, es besteht keine Striktur, keine Schleimhauterkrankung des Dickdarmes. Alles, auch der Röntgenbefund, weist auf eine funktionelle spastische Störung hin. Zeigt unser Kranker etwa Zeichen der Nervosität? Ich glaube, daß er Ihnen nicht als ein im gewöhnlichen Sinne Nervöser erschienen ist. Man könnte die Ruhe bewundern, die er gegenüber den Ergebnissen der Medizin bewahrt. Er ist überhaupt fürs Gemütliche; die Hast in der Fabrik gefällt ihm nicht, und er ginge am liebsten in die Landwirtschaft. Dabei ist er sehr pünktlich, peinlich sauber und äußerst sparsam. Als Arbeiter hat er im Laufe der Jahre 3000 Reichsmark zurückgelegt. Und bei der Arbeit selbst ist er so akkurat wie keiner von den andern. Wenn da ein Stück nicht auf 2 Millimeter stimmt, gibt er's nicht ab, so daß die andern ihn deswegen auslachen.
Bei dieser Beschreibung wird der Erfahrene stutzig. Wir erinnern uns an die bekannten Charakterbilder des Stuhlhypochonders mit seinen umständlichen Klystieren und einer Lebensregelung, nach der man die Uhren stellt. Sie sind besonders im 17. und 18. Jahrhundert berühmt gewesen. Es sind die geizigen und pedantischen Junggesellen, wie sie MOLIÈRE verspottet und LICHTENBERG mit ein wenig Selbstironie zeichnet, und denen wir doch unsere Sympathie nicht versagen können. Dann hat FREUDS klinischer und zugleich psychologischer Blick die paradoxen Beziehungen zwischen diesem Charaktertypus und den gestörten Darmfunktionen, die merkwürdige tiefenpsychologische Relation von »Stuhl« und »Geld«, erkannt und in die Gesetze allgemein neurotischer Strukturen eingefügt. Häufiger, als wir gedacht hätten, fanden sich verwandte Bilder auch flüchtiger und unschwer zu behandelnder Art in der klinischen Sprechstunde. Dabei findet man Varianten und Andeutungen, die man leicht erkennt, hat man den Typus in seiner scharfen und zugespitzten Form einmal begriffen. Eine solche Variante ist bei unserem Kranken die Verbindung von spastischer Obstipation mit gehäuftem Defäkationsbedürfnis, worin das die Organleistung sabotierende Gegeneinander von Zurückhalten und Loswerdenwollen gut zum Ausdruck kommt. Die Vereinigung widersprechender Strebungen ist ein Grundzug der Neurose. Und was das Organ sagt, das sagt auch die Psyche: der Kranke möchte heiraten und doch die Mutter nicht verlassen. Aber die Krankheit leistet ihm den Dienst, diesen Konflikt nicht entscheiden zu müssen. »Solange ich krank bin, weiß ich nicht.«

Es gab und gibt keine andere Behandlung als die für Neurosen beste: psychisch-analytische Aufdeckung, Umerziehung, Befreiung von der Hemmung. Der Umweg über jene ärztlichen Eingriffe war freilich dazu nicht nötig.
Wir wollen aber nicht vergessen, die Beschuldigung der Simulation zu löschen und dem Kranken zu seinem Recht auf Krankengeld zu verhelfen.

XXII.

W: Dieses 18jährige Mädchen, meine Herren, kommt zu uns, weil es an einem ununterbrochenen schnellen *Lidschlag* leidet. So schnell, als es überhaupt mit Absicht möglich wäre, gehen die Augenlider auf und zu. Bitte, zeigen Sie die Zunge! – Und nun sehen Sie, daß gleichzeitig mit jedem Lidschlag auch die *Zunge vorgeschnellt* wird. Es ist wirklich ein groteskes Bild; es hält an, solange die Zunge vorgestreckt wird. Wir wollen aber doch versuchen, ob wir uns mit der Kranken unterhalten können. Seit wann haben Sie das?
K: Seit 14 Tagen.
W: Von was kommt denn das?
K: Ich weiß nicht.
W: Was arbeiten Sie denn?
K: Im Haushalt.
W: Haben Sie viel arbeiten müssen?
K: Ach, da kommt kein's mehr mit.
W: Ist der Haushalt denn so groß? Sind Sie überanstrengt, ist denn die Frau so streng? Oder der Hausherr?
K: Das sind 5 Personen und 6 Zimmer.
W: Haben Sie denn was mit den Leuten gehabt? Hat es da angefangen?
K: Bloß wegen dem Arbeitsdienst.
W: Ich denke, Sie sind im Haushalt?
K: Der hat mich »Idiot« geschimpft.
W: Das ist freilich unrecht. Warum denn?
K: Ich habe zum Herbst in den Arbeitsdienst wollen, und da haben die mich nicht fortgehen lassen.
W: Wann müssen Sie denn aufstehen?
K: Um 7 Uhr; aber (schnippisch) um Viertel-Nach langt's auch noch.

W: Hat der Hausherr sich denn wenigstens entschuldigt?
K: Nein, das hat er *nicht*!
W: Sie dürfen jetzt wieder hinübergehen.

Was Sie hier sahen, erinnert Sie vielleicht an andere merkwürdige Bilder von Konvulsionen im Bereich der Augen, wie wir sie im Verlauf von Metencephalitis zuweilen sahen. Sie kennen z. B. jenen Kranken, der unfähig war, das rechte Auge willkürlich zu öffnen. Der Krampf löste sich sofort, wenn man das Oberlid gewaltsam emporzog; für kurze Zeit zwinkerte das Lid frei beweglich, aber schon bald stellte sich der unwillkürliche Dauerkrampf wieder ein. Er litt an schwerstem Parkinsonismus nach Encephalitis lethargica. Auch dauerndes Zungenschlagen haben wir bei diesem und ähnlichen Kranken oftmals gesehen. Diese Fälle sind leider unheilbar. Wir bezeichnen Symptome der beschriebenen Art als »Tic«; der Ausdruck ist aus der Nervenklinik Frankreichs gekommen, die ja in der zweiten Hälfte des 19. Jahrhunderts so fruchtbar und führend gewesen ist.
Nun waren aber bei unserer jungen Kranken sonst keine Zeichen von Metencephalitis wie etwa Rigor, Tremor, Bewegungsarmut zu entdecken. Und irgend etwas muß uns immer warnen, bei der Untersuchung sich sogleich auf eine Krankheitsdiagnose zu stürzen. Bitte erinnern Sie sich immer an den Rat, vor allem andern sich ein wenig mit dem Kranken über seine Lebenslage, seine jüngsten Erfahrungen zu unterhalten. Daß dieses Zeitopfer gar keines ist, sondern den Weg abkürzt, hat sich auch diesmal gezeigt. Sie haben gewiß bemerkt, daß das Lidschlagen aufhörte, wenn die Kranke sprach. Sie war dann »abgelenkt«. Überließ man sie umgekehrt dem Auftrag, die Zunge vorzustrecken, dann steigerte sich das Lid- und Zungenschlagen immer mehr. Man konnte dann nach dem Gesichtsausdruck eine Art von Ohnmacht oder Selbsthypnose befürchten. Die Kranke war jetzt an ihr Symptom »fixiert«. Dergleichen ist aber auch bei organischem Tic und bei den Schaukrämpfen der Metencephalitiker möglich; auch bei diesen ist teilweise ein Unterdrücken durch den Willen wenigstens vorübergehend möglich, und auch bei diesen kann es zu einer Geistesabwesenheit kommen. Entscheidend ist aber in unserem Fall der Verlauf unseres Gesprächs. Ungerufen kamen da wichtige Dinge: Der Dienstherr, bestrebt, dies Mädchen zu behalten, bekämpfte ihren berechtigten Wunsch, der Arbeitsdienstpflicht bald zu genügen,

und tat ihr, als er auf Widerstand stieß, eine Beschimpfung an. Zur Verhinderung ihrer Wunscherfüllung hat sie noch die Beleidigung hinzubekommen. Jetzt ist sie krank, im Krankenhause. Das bedeutet Befreiung aus der verhaßten Umgebung und Aussicht, ihren Willen doch noch durchzusetzen. Und wodurch? Durch Augenzwinkern und Zungeherausstrecken. Ist das ein Scherz oder eine Psychologie der hysterischen Reaktion? Doch wohl beides zugleich. Die hysterische Symptombildung wirkt oft wie ein Witz; wir lachen bei ihr zuweilen, noch ehe wir den Witz ganz erraten haben.

Dieses Symbol erinnert auch an jene grinsenden Porzellanchinesen mit wackelnden Köpfen, Armen, Augen und Zungen, die man in meiner Jugend noch in den Salons der Plüschkultur sah und die jetzt ins Stuttgarter Kitschmuseum verschwunden sind. Offenbar sind diese letzten Chinoiserien eigentlich Hausgötter, Buddhas der ewigen Gesten; halb herablassende, halb drohende, ironische Götter, die uns stumm anzureden scheinen: »Ihr könnt mir...« Es wäre nichts Neues, daß in der Hysterie ein *Urbild des menschlichen Ausdrucks* unbewußt aufgegriffen wird und wieder zur Darstellung kommt. Ob der Hausherr diese Replik auf seinen »Idiot« verstanden hat? Jedenfalls ist er eine Hilfskraft losgeworden und bereut hoffentlich, sich nicht wenigstens entschuldigt zu haben. Freilich, solche Ausdrucksbewegungen sind nicht immer das, was man »eindeutig« nennt; sie werden eindeutig erst durch die Art, wie sie verstanden werden, und wirken also durch eine Art von Ansteckung. So verstehen wir auch, daß sie zur Nachahmung reizen.

Die Buddha-Geste des Zungenschlagens ist im asiatischen Orient auch eine verbreitete Art der Gebetsübung, eine Yoga-Technik. Sie ist dort ein Mittel zur ekstatischen Versenkung; und auch davon können wir eine Andeutung bei unserer Kranken sehen, freilich nur im äußerlichen Sinne einer Selbsthypnose. Aber diese gibt doch eine Ahnung davon, wie man der abscheulichen Welt sich durch solche Techniken und Praktiken für ein Weilchen entziehen kann. Und damit fassen wir auch ein Stückchen vom geheimnisvollen Wesen der Hysterie. Im Organischen, in organischer Bewegung verborgen, ruhen Schemata, Geleise, auf denen wir in den Schlaf vormenschlicher, ichloser Existenz zurückfinden können. Diese organische Verankerung ist auch der Grund, warum encephalitische und hysterische Symptome so ähnlich sein können.

Wir werden die Kranke nicht auf diesem Wege lassen können, so sehr er sie im Augenblick zu befriedigen scheint. Sie haben gewiß den leisen Zug von heiterem Triumph in ihrem Gesicht bemerkt. Es hilft nichts, sie muß die Realität wieder meistern lernen und ihr Ich mit ihrer Umwelt wieder aussöhnen. Im Grunde war der »verdrängte Affekt« dieser Hysterie die Kränkung durch den Dienstherrn; wobei wir nicht vergessen wollen: audiatur et altera pars. Am besten wird man das Mädchen zur Einsicht in die Zusammenhänge führen und dann ihr, wenn nötig, mit Hilfe der Arbeitsbehörden den gerechten und richtigen Arbeitsplatz verschaffen. Ich habe nichts dagegen, wenn man versucht, ihr zunächst durch eine hypnotische Suggestion das lächerliche Symptom wegzuschaffen. Doch wäre dies nur ein Mittel zum Zweck. In jedem Falle aber müssen Sie nach ärztlichen Begriffen verfahren. Eine scharfe Zurechtweisung würde niemandem helfen. Sie würden damit nur den Fehler wiederholen, den jener Hausherr beging, und in den Augen der Kranken gewissermaßen seine Partei nehmen. So wie jeder gute Vorgesetzte daran zu erkennen ist, daß in seiner Gefolgschaft eine Mindestzahl von Übertretungen vorkommt, so auch ein guter Arzt daran, daß er keines Gewaltmittels bedarf, um solche Kranke zu behandeln.
Unser Fall ist ein Beispiel dafür, daß am Anfang aller Hysterien die Kränkung steht; freilich auch eine übermäßige Empfindlichkeit. Es ist das schwache Selbstgefühl, welches so überempfindlich ist. Wir können gewiß sein, daß das eigentliche Ziel der Therapie sein muß, das Selbstvertrauen der Kranken zu stärken. Aus dem Mangel an Selbst*vertrauen* entsteht sowohl die Schwäche wie die Übersteigerung des Selbstgefühls. Gerade an der Grenze der Pubertät des Weibes ist dieser Zusammenhang fast als Regel zu betrachten. So ist wohl auf seiten der Kranken, die Sie sahen, eine Empfindlichkeit gewesen, welche eine Kränkung begünstigte. Der erfahrene ältere Mensch hätte um so mehr die Pflicht, dem Rechnung zu tragen.

XXIII.

W: Hier kommt ein 51jähriger Schlosser. Bitte kommen Sie her und setzen Sie sich. Sie arbeiten als Schlosser; in welchem Betrieb?
K: Ich bin in der Schreinerei.

W: Sind Sie schon lange dort?
K: Seit 1906.
W: Also fast 34 Jahre.
K: Ja, ich kam nach meiner aktiven Soldatenzeit hin.
W: So, nun erzählen Sie mal, was passiert ist.
K: Am 4. Oktober fuhr ich mit der Straßenbahn nach Wiesloch, die Bahn stürzte um. Ich wollte mich noch an dem Fräulein halten, aber es war schon zu spät.
W: Haben Sie Verletzungen erlitten?
K: Ja, hier (zeigt an den Kopf).
W: Er hat eine Narbe rechts am Kopf, die Wunde ist gut verheilt, auf der Unterlage verschieblich. – Waren Sie bewußtlos?
K: Wenn ich tot wär, hätt' ich nicht mehr gewußt.
W: Also waren Sie bewußtlos. Waren Sie dann krank?
K: Hab' einen Notverband bekommen und bin dann nach Hause gegangen und habe mich ins Bett gelegt.
W: Also vor vier Monaten ist das geschehen. Haben Sie wieder gearbeitet?
K: Hab' es versucht, aber es war mir, als ob ich zehn Jahre älter geworden wäre.
W: Wieso wissen Sie das?
K: Die Kameraden haben es gesagt.
W: Finden Sie auch, daß Sie verändert sind?
K: Meine Frau sagt, ich sei so kindlich und sehr nervös.
W: Was haben Sie denn jetzt noch für Beschwerden?
K: Ich habe Kopfschmerzen, so einen schweren Kopf, auch mal Schwindel beim Arbeiten.
W: Was arbeiten Sie denn jetzt?
K: Meine Arbeit in der Fabrik, habe jüngere Arbeiter anzuweisen usw.
W: Haben Sie noch andere Beschwerden?
K: Das Bein ist auch nicht so recht.
W: Haben Sie sich wieder krank gemeldet? Wie kommen Sie denn in die Klinik?
K: Der Vertrauensarzt hat mich doch geschickt, er sagte, ich wollte nicht arbeiten. Habe alle die Jahre gut gearbeitet, die Firma sagt es auch; seit dem Unfall ist es anders.
W: Hat der Vertrauensarzt Ihren Zustand nicht richtig auffassen können? (Patient zuckt mit den Schultern, ist dem Weinen nahe.) Haben Sie erbrochen?

K: Das weiß ich nicht mehr so genau.
W: Sie sind aber zu Fuß nach Hause gegangen. Nun können Sie sich aber so recht nicht erholen? Wird es Ihnen auch noch mal schlecht?
K: Ich sage, wie es ist, Herr Professor. Das Massieren war gut, aber das Fräulein hat es besser gemacht.
W: Der Kranke hat uns noch mehr erzählt. Zum Beispiel müsse er oft im Bett nachts hochfahren, weil er glaube, keine Luft zu haben.
K: Der Vertrauensarzt meint, ich soll das Genick anders halten. (Patient weint.) Ich kann nicht alles erzählen, Herr Professor. Bei der zweiten Untersuchung beim Vertrauensarzt wurde ich auch wieder arbeitsunfähig geschrieben.
W: Ist Ihre Arbeit schwer?
K: Sie ist nicht schwer, aber mir tut es weh, wenn ich mit dem Werkzeug so mache (beim Klopfen).

Meine Herren, es ist mir lieb, Ihnen einen offenbar leichten Fall zu zeigen. Der Kranke kann nicht genau sagen, ob er bewußtlos war. Er ging nach Anlegung des Notverbandes allein nach Hause. Er war also, wenn überhaupt, nur kurze Zeit bewußtlos. Leider vermissen wir in der ersten Unfallanzeige und dem ersten chirurgischen Bericht nicht selten die genaue Angabe über diesen Punkt. Nun ist es zwar wichtig zu wissen, wie lange eine Bewußtlosigkeit dauerte. Welcher Art und wie stark die Gewalteinwirkung war, ist aber daraus allein nicht zu entnehmen. Ich sah kürzlich einen Mann, der trotz Schädelfraktur sogleich wieder aufsprang – er befand sich in einer Kampfsituation! Und denken Sie an die gehäuften Kommotionen im Boxkampf; die Boxer überwinden die Ohnmacht in Sekunden. Auf die Dauer entsteht bei ihnen freilich trotzdem ein Hirnschaden.
Daß unser Kranker vier Monate nach einem so leichten Unfall noch so verändert ist, können wir nicht leicht verstehen. Wenn der Vertrauensarzt ihm gesagt hat, er *wolle* gar nicht arbeiten, so hat er eine Erklärung gefunden, die uns nicht einleuchtet. Dies ist ein schlichter, braver Mann; er arbeitet seit 34 Jahren zur Zufriedenheit seiner Firma; er leitet dort jüngere Leute an. Wenn der Kranke mit Vertrauen zum Arzt kommt, dort aber Mißtrauen findet, so wirkt dies nicht gut auf seine Erholung. Die Schwierigkeit liegt, wir haben dies erst kürzlich besprochen, in dem subjektiven

Charakter der Beschwerden und ihrer Beurteilung. Man muß auch sagen, daß die Anatomie bisher nicht vermochte, die entscheidende histologische Grundlage der Kommotionsbeschwerden aufzuweisen. SPATZ (1936) hat das große Auseinanderfallen der Kontusionsschäden in der Rinde und der klinischen Erscheinungen eindrucksvoll bewiesen. Und GAMPER (1938) hat die Lehre ausgebaut, daß der Hauptschaden bei der Gehirnerschütterung im Hirnstamm, vor allem im Mittel- und Zwischenhirn gesetzt werde. Dazu passen die so häufigen vasomotorischen Störungen, aber auch die Neigung zu Schweiß, Schwindel, Kopfschmerz, Schlaflosigkeit und seelischer Verstimmung in der Tat besser als zu der früheren Lehre vom kortikalen Sitz der Kommotionsfolgen. Aber ich bin nicht überzeugt, daß es sich um sichtbare Veränderungen der nervösen Substanz bei dem handelt, was die klinischen, namentlich die subjektiven Beschwerden hervorruft. Die meisten der genannten Funktionen bzw. Störungen werden zwar in der Tat heute im Mittel- und Zwischenhirn lokalisiert. Was wir aber an dem Kranken sehen, weist nicht auf einen groben Funktionsausfall, sondern auf einen Funktionswandel hin. Dies bedeutet: Die Störung wird überhaupt nur wahrnehmbar, wenn die Funktion erheblicher belastet wird. Und dies sieht dann so aus: Der Kopfverletzte kommt in die chirurgische Abteilung, erholt sich dort, zuerst im Bett, in 3, 6 oder 8 Wochen bis zur Beschwerdefreiheit. Er und sein Arzt stellen mit Befriedigung die Heilung fest. Nun kommt der so Geheilte wieder in den Beruf und zwischen die Reibungen des Alltags – es geht nicht; es wird von Woche zu Woche schlechter. Diese neue »Verschlechterung« ist meines Erachtens gar keine, sondern man hat übersehen, daß die Funktionsstörung ein Funktionswandel, d. h. leistungsabhängig, ist. Der »Postkommotionelle«, wie er jetzt heißt, ist nach HEBELS (1940) Ausdruck nicht *leistungsgebunden*, sondern *symptomgebunden*. In diesem Stadium beginnt also der Kampf um die Arbeitsfähigkeit. Nach innen: der Kranke versucht, sich etwas abzuringen, was sein Wille nicht durchsetzen kann. Nach außen: der Arzt »findet nichts mehr«, was die Beschwerden erklärt. Jetzt beginnen auch die Zweifel am Willen; ob der Wille stark genug ist? Ob der Wille überhaupt gut ist? Im Kranken entsteht ein Pessimismus, eine Resignation, im Arzt eine Ermüdung der Therapie oder, wir hörten es, die Abwälzung des Mißerfolges auf den Kranken, ja, eine kränkende Verurteilung des Kranken.

Ich sage nicht, daß nicht auch eine Anzahl von Postkommotionellen es an der nötigen Anstrengung fehlen läßt. Aber ich glaube seit 20 Jahren nicht mehr an die »Renten«-Neurose. Sie ist entweder eine Sozialneurose, d.h. es ist der Gemeinschaft nicht gelungen, den Verletzten wieder einzugliedern, oder sie ist eine Rechtsneurose, d.h. es kommt dem Verletzten nicht auf Geld und nicht auf Gesundheit an, sondern auf die Herstellung eines vermeintlich (oder wirklich) vorenthaltenen Rechtes; hier entscheidet ein nur psychologisch verstehbares Verhängnis, das des *Michael Kohlhaas*. Wer hier nicht mit dem Tiefsinn des Dichters wetteifern will oder kann, lasse die Hände vom tragischen Sinn dieser Fälle. Aber ich bin heute überzeugt, daß ich gerade bei der Gehirnerschütterung früher zu viel Psychoneurose und zu wenig Organneurose des Gehirns vermutet habe. Es liegt der Fall beim Kopfverletzten anders als beim anderen Verletzten. Die Organsprache des Kopfes: Kopfweh, Schwindel, seelische Stimmung ist eine so besonders *ichnahe* wie die keines anderen Gliedes (mit Ausnahme des sexuellen, bei dem sie aber episodischen Charakter hat). Diese Commotio cerebri trifft beim Menschen den heikelsten, weil allen Ich-Konflikten am meisten ausgesetzten, Körperteil – den, der am besten vorbereitet ist, pars pro toto zu werden.
Daß nun hier Kränkung und Krankheit so dicht beisammenliegen, verstehen wir jetzt besser. Und nun bedenken Sie noch: bei allen schuldhaften Unfällen ist der verletzte Teilnehmer *häufiger* der unschuldige, der unverletzt gebliebene der schuldige. Das liegt am Kräfteverhältnis der Verkehrsmittel. So ist der Verletzte auch noch der unschuldig Gekränkte. Kann man sich nicht in seine Seele versetzen? Also doppelte Vorsicht vor neuen Kränkungen bei dem Kampf um die Wiederherstellung der Arbeitsfähigkeit!
Und hier noch eine letzte Beobachtung: Wir nehmen, wie gesagt, die Kranken mit Kommotionsfolgen gerne in arbeitstherapeutische Behandlung. Aber in Fällen, wo die Arbeitsunfähigkeit eigentlich neurotisches Symptom ist, also Waffe in einem Rechtskampf oder demonstrativer Ausdruck eines seelischen Konfliktes, da kann man von der Symptombehandlung durch Arbeit ebensowenig etwas erwarten wie von der Massage bei hysterischer Lähmung oder vom Hypnoticum bei neurotischer Schlaflosigkeit. Und die Erfahrung lehrte uns genau dies: Die Erfolge der Arbeitstherapie bei organischen inneren Krankheiten ließen uns bei der Neurose der Arbeitsfähigkeit in Stich. Es kann gar nicht anders sein, denn hier ist die

Arbeitsunfähigkeit ja nicht die Wirkung eines Funktionsausfalls, sondern ihre Demonstration ist der ganze Zweck der Neurose. Arbeit von solchem Neurotiker fordern, heißt jedesmal ihm Gelegenheit zur Betätigung des krankhaften psychischen Widerstandes geben. Wir müssen gerade bei der Neurose einen anderen Weg gehen. Unser Kranker hat nach meiner Ansicht eine echte Kommotionsfolge, die sich bei seinem Alter nur sehr langsam zurückbildet. Aber der Konflikt um die Arbeitsfähigkeit hat ihn jetzt außerdem an den Rand einer psychogenen Neurose gebracht. Beides muß die Behandlung bedenken.

XXIV.

M. H. Ich muß mit Ihnen in den nächsten Vorlesungen eine Anzahl von Fragen besprechen, ohne Ihnen die Kranken vorzustellen, um die es sich dabei handelt. Es gibt Dinge, welche der Kranke schon dem Arzte schwer sagt, in Gegenwart eines Auditoriums aber gar nicht. Es gibt auch Menschen, die schlechter Schach spielen, wenn ein Kiebitz zuschaut, und sogar die moderne Physik hat für ihr Feld erkannt, daß ein Vorgang anders abläuft, wenn ein Beobachter dabei ist. Vorgang und Beobachter sind jedesmal eine neue Einheit.

Vor einigen Tagen besuchte mich eine geistig sehr tätige Kranke, welche vor sechs Jahren auf einem Wege über Land bei ganz übermäßiger Hitze ohnmächtig wurde. Am gleichen Tage bekam sie heftiges Kopfweh, an den folgenden etwas Fieber und ein Gefühl des Krankseins. Seitdem ist ihr vorher vorzüglicher Schlaf ein trostloses Kapitel geworden. Sie hat über zwanzig zum Teil berühmte Ärzte aufgesucht, aber das Glück eines Schlafes, der als freiwilliger Gast zur rechten Zeit kommt und geht, hat sich nie mehr bei ihr eingestellt. Mein berühmter Vorgänger hat eine Diagnose gestellt, der ich zustimmen muß. Es handelt sich offenbar um eine akute Wirkung von Überhitzung und Bestrahlung, welche eine irreparable Veränderung an der eng umschriebenen Stelle des Zwischenhirns gesetzt hat, die man als Schlafregulierungszentrum bezeichnet hat und von der wir in einer früheren Vorlesung (VI) einmal gesprochen haben. Für die, welche glaubten, man könne die Seele oder das Bewußtsein in der Hirnrinde lokalisieren, war es eine große Überraschung, als entdeckt wurde, daß der Schlaf ganz und gar vom Zustande dieses kleinsten Organs im Hirnstamm abhängt. Unter den vielen Beweisen hierfür ist der eindrucksvollste wohl der Versuch des Züricher Physiologen Hess (1944, 1949), welchem es gelang, eine stromleitende Nadel in das Schlafzentrum der Katze vorzuschieben. Schließt man den Strom, so sinkt das Tier sofort in Schlaf, öffnet man ihn, so erwacht es, und man kann das beliebig wiederholen. Jetzt verstehen wir, wie auch eine Insolations-Encephalitis zu einer Schlafstörung führen kann. Inzwischen ist auch das Reden von einem »Sitz der Seele« verstummt. Die Seele ist nicht im Raum, sondern sie erzeugt ihn dort, wo sie mit der Natur in Berührung tritt.

Zum Glück sind solche Krankheitsfälle äußerst selten. Übrigens hat jene Kranke keinen Totalverlust des Schlafvermögens erlitten, und die Schlafmittel, welche Barbitursäure enthalten (und das sind diejenigen, welche von allen die einigermaßen verläßlichsten sind), helfen ihr in Dosen, die auch lange Zeiten hindurch von ihr ohne Schaden vertragen werden. Es gibt ja viele geistige Arbeiter, welche Jahrzehnte hindurch mäßige Mengen davon zum Schlafen nehmen, ohne daß irgend jemand einen Abbruch an ihren Fähigkeiten behaupten könnte.

Aber ich erzählte Ihnen diesen Fall aus der Sprechstunde nicht, um den Schlaf durch das materielle Geschehen im Gehirn zu erklären, sondern um Ihnen zu zeigen, daß auch der Schlafgott einen kleinen Schlüssel braucht, um Einlaß in unser Leben zu finden. Das ist nämlich eine Anwendung des allgemein gültigen biologischen Gesetzes der kleinsten Wirkung. Auch wenn ein halbes Gramm Barbitursäure den Schlaf auslöst, so ist dies nichts anderes, als wenn die winzige Energiemenge, welche die Netzhaut bei einem Lichtsignal trifft, zum Start eines Wettlaufes und damit zur Auslösung maximaler Energieentwicklung des Organismus führt. Der Schlaf ist ein ganz umfassendes psychologisches Ereignis, und Sie müssen in den Handbüchern nachlesen, daß fast jede physiologische Funktion sich im Schlafe ändert. Wie tiefgreifend das Seelenleben sich ändert, zeigt der Unterschied der Träume vom Wachbewußtsein. Eine so große Umwälzung hängt also vom Eintritt einer so kleinen lokalen Veränderung im Zwischenhirn ab. Es ist denkwürdig, daß derselbe Julius Robert Mayer (1845), der das große Gesetz von der Erhaltung der Energie entdeckt hat, dessen Hundertjahrfeier wir 1942 begingen, auch ein zweites Prinzip fand, welches ihm fast zu widersprechen scheint, nämlich das von der

Auslösung großer Energien durch sehr kleine (1876). Und es ist ehrenvoll für die Medizin, daß dieser Mann gerade Arzt war. Nach diesem Prinzip der kleinsten Wirkung also dürfen wir erwarten, daß auch beim Schlaf das eigentliche klinisch-biologische Problem ein Auslösungsproblem ist und daß derjenige nicht schlafen kann, dem irgendeine sehr kleine Bedingung der Auslösung dazu fehlt. Bei jener ersten Kranken erkennen wir sie in dem veränderten Zustande des sogenannten Schlafzentrums. Das nächste Beispiel zeigt einen der schwersten Fälle, die ich gesehen habe.

Auch diese Dame hat, obwohl sie geistig überhaupt nichts arbeitet, eine rege Geistigkeit, wie so viele Schlaflose. Aber was wir hier sehen, ist nun nicht das Seltene, sondern das Alltägliche. Denn diese Kranke ist nervös und ist es eigentlich immer gewesen. Und hier kommt es für Sie als Ärzte darauf an, daß Sie eine geistige Einstellung mitbringen, welche leider weder aus der Anatomie noch der Physiologie zu holen ist, ohne die Sie aber das klinische Schlafproblem nicht lösen können. Sehen wir zu, ob Sie diese Einstellung schon haben.

Gleich nach den ersten Sätzen der ersten Unterhaltung sagte die Kranke abrupt zu mir: »Der größte Feind meiner Krankheit ist mein Mann.« Sollte sich die Kranke nicht versprochen haben, und wollte sie nicht sagen: mein größter Feind ist meine Krankheit? Dann muß man fragen, warum verwechselt sie gerade das Wort Krankheit mit dem Wort Mann: warum drängt sich gerade der Mann in das Gespräch über die Krankheit? Was hat der mit der Krankheit zu tun? Lassen wir uns diesen Wink nicht entgehen und lenken wir das Gespräch also auf den Mann. Ich habe das erst später getan, und da schien es, als ob die Kranke sich garnicht versprochen hätte. Denn in der Tat ergab sich, daß dieser ideale Gatte sein halbes Leben in den Dienst des Leidens seiner Gefährtin stellte. Einen guten Teil seiner Einkünfte spendete er für Ärzte und Sanatorien; sein privates Leben opferte er für sein sklavenhaftes Bedienen und Umsorgen der Leidenden – bis zum Aufräumen der Schlafzimmer, dem Herbeitragen der Mahlzeiten für die meist bis nachmittags Bettlägerige. Er kämpfte wirklich gegen die Krankheit wie gegen seinen Feind. Man sah aber noch mehr. Diese Ehe war seit vielen Jahren zerrüttet und viele Male dicht vor der Scheidung. Aber Rücksichten, Gewissen, gutmütige Schwäche und Scham trieben die Gatten immer wieder zum krampfhaften Wiederaufbau äußerlicher Gefühle und Handlungen der Treue. Jetzt verstehen wir den Hintersinn jenes sonderbaren Satzes doch besser, er lautet: »Mein größter Feind ist mein Mann, und das ist meine Krankheit«. Die Lüge einer idealen Ehe und der Hader mit dem Partner dieser Ehe haben sich in einen paradoxen Ausspruch verdichtet, aus dem das ganze Drama abzulesen ist; denn unter solchen widerspruchsvollen Lebensbedingungen kommt man nicht zur Ruhe, und der Schlüssel zum Schlaf ist buchstäblich verloren. Denn wie sollte jemand Ruhe finden, der Haß und Liebe versöhnen will.

Es ist unnötig, daß ich Ihnen die Einzelheiten erzähle, welche klar bewiesen, daß die Dinge so standen. Um aber die Schwere des Falles zu zeigen, muß ich noch auf Folgendes hinweisen. Wenn ein Mensch von seiner Krankheit bis zu dem Grade überwältigt ist, daß seine ganze Kraft in ihren Dienst gestellt ist, dann treten sogar die Wünsche, gesund zu sein, zurück, und es kommt zu dem überraschenden Schauspiel, daß der Kranke, lieblos gegen die Gesundheit geworden, sogar das haßt, was gesund ist. Und da entsinne ich mich noch einer Äußerung dieser Kranken. Ich sagte ihr nämlich, ahnend, daß sie an diesem Punkte stünde, sie würde wohl wieder schlafen können, wenn sie den Schlaf wieder lieben könnte. Sie werden nämlich selbst feststellen können, daß wir, wenn wir anfangen einzuschlafen, ein wohliges Gefühl haben, das man mit dem gegen einen Freund vergleichen kann, wenn er das Zimmer betritt. Auf diese meine Bemerkung also sagte meine Patientin mit aufblitzender Aufrichtigkeit: »Ich hasse den Schlaf«. –

Vielleicht möchte unter Ihnen jemand sein, der daraus schließt, ein solcher Kranker sei gar keiner und verdiene keine ärztliche Kunstanwendung. Diesem möchte ich den Rat geben, nicht nur nicht Nervenarzt, sondern überhaupt nicht Arzt zu werden; würde er zum Beispiel Chirurg, so würde er bestimmt kein guter Chirurg. Denn gerade als Chirurg wird er täglich vor Aufgaben gestellt werden, die er nur lösen kann, wenn er die Erkenntnisse aus unserem ersten Falle mit denen des zweiten vereinigt. Denn er wird erfahren müssen, daß seine Kranken in der chirurgischen Nachbehandlung recht oft das werden, was unsere Kranke schon immer war: nervös. Was das nun ist und wie man diesem geheimnisreichen Zustande begegnet, wird also auch für ihn ein lebenslanges Thema bleiben.

Ist nun ein Mensch einmal in der ablehnenden Haltung, dann meldet sich ein ganzes Heer von dienstwilligen Schlafstörern, und es ist fast nebensächlich (obwohl oft bezeichnend für den psychologischen Hintergrund), welchem von ihnen der Schlaflose Einlaß gewährt: Straßenlärm, Regentropfen, Schnarchen des Schlafgenossen, Lichtschein, Zimmerwärme. Öfter noch sind es aber bestimmte Grübeleien und phantasierte Wortgefechte mit einem Vorgesetzten, Nebenbuhler, Konkurrent, Nachbar, Hausgeist, mit dem man nicht fertig wird. Ich halte dies für eine besonders häufige psychische Situation bei Schlaflosen. Freilich, die begründete Sorge und die wirkliche Not verscheucht den Schlaf auch. Aber es ist selten, daß solche Bekümmerte den Arzt suchen. Tut es ein Schlafloser doch, dann verlassen Sie sich darauf, daß jemand, der nicht schläft, in gar vielen Fällen ein Mensch ist, der nicht kämpft, sondern hadert.

XXV.

M. H. Gestern erschien in meiner Sprechstunde ein Kranker, der mich daran erinnert, daß ich Ihnen noch die Besprechung eines Themas schulde, welches man auch nicht durch eine Krankenvorstellung erläutern kann. Aber wir haben es schon einmal gestreift (XVIII).

Der Kranke war 35 Jahre alt; er bediente sich beim Gespräch eines ganz gewaltigen Hörrohres, und er klagte über unablässiges Pochen im Ohr, trostlose allgemeine Schwäche und Schlaflosigkeit. Die Wehrmacht hatte ihn entlassen, aber er konnte seine frühere Stelle als kaufmännischer Angestellter nicht wieder einnehmen – man wollte ihn dort nicht mehr. Obwohl man heute jeden Menschen braucht, sieht er keine Aussicht, Arbeit zu finden. Bei dieser Feststellung kommen ihm die Tränen.

Er ist blond, sieht wohlgenährt und rosig aus; aber er hat bereits eine vollständige Glatze. Er war nie ernstlich krank, und die Ohrenärzte versicherten ihm, seine Schwerhörigkeit komme nicht von den Ohren. Es zeigt sich bald, daß er ohne Hörrohr ebenso gut oder schlecht hört und daß er, nachdem er ein wenig Vertrauen gefaßt hat, überhaupt so gut wie normal hört – der Gebrauch des langen Hörrohres ist offenbar nur ein Symbol, welches ihn schützen soll gegen die Zumutung einer intimen und daher leise geführten Unterhaltung, als wollte er sagen: ich höre nur, wenn ein langes Rohr dazwischen ist.

Dies kommt Ihnen gewagt vor? Auf Befragen erfahren wir, daß der Kranke, der bisher in guten Verhältnissen war, unverheiratet ist. Er habe das vor, jedoch müsse er zuvor gesund sein. Nein, er habe noch nie Beziehungen gehabt. Bald stellt sich heraus: er ist impotent, oder genauer, er hält sich für impotent.
M. H. Scheuen Sie sich nicht, in unklaren Fällen Ihrer Praxis sich Klarheit zu verschaffen, wie es mit dem Geschlechtsleben unverheirateter oder kinderloser Kranker in diesem Alter steht. Jene Zeit Ihrer Großeltern, da man solche Fragen aus Dezenz nicht offen besprechen mochte, ist längst vorüber. Danach redete man eine Zeitlang soviel und so öffentlich darüber, daß man jetzt überhaupt nicht mehr davon spricht, und das ist auch falsch. Das Geschlechtliche ist beim Menschen niemals eine Selbstverständlichkeit wie beim Tier. Für ihn gehört es zu den Geheimnissen zwischen bewußt und unbewußt. Zugleich aber sind eine Anzahl klarer wissenschaftlicher Erkenntnisse gefunden worden, die jeder Arzt beherrschen muß.
Unser Kranker leidet an schwerer konstitutioneller Neurasthenie. Seine Impotenz ist nur eines von mehreren Symptomen derselben. Man bezeichnet jemanden oft wegwerfend als Neurastheniker. Aber die Neurasthenie erlaubt kein Werturteil über einen Kranken. Ich sah am gleichen Tage einen zweiten, der in seinem Beruf ungemein tüchtig ist. Er ist Webmeister in einem großen Textilbetrieb. Er kommt nicht aus eigenem Antrieb; seine Firma schickt ihn, weil sie mit Sorge beobachtet, daß er in jedem Monat ein- oder zweimal beängstigend schlecht aussieht, reizbar und unbrauchbar wird, so daß man an ein verborgenes Leiden denkt. Aber man will alles tun, um den trefflichen Mitarbeiter zu erhalten und ihm zu helfen. Auch hier findet sich nichts als eine konstitutionelle Neurasthenie. Der jetzt 42jährige Mann ist immer sehr schmächtig, äußerst mager und zart gewesen. Er ist gut verheiratet, hat eine Tochter. Aber eine Frage zeigt, daß er schon früh an gehäuften, nächtlich bis dreimal eintretenden Pollutionen litt. Das spielt heute keine Rolle, aber er ist jetzt doch bedenklich geworden, ob nicht *dies* die tiefere Ursache seiner heute zunehmenden Ermüdbarkeit und Nervenschwäche sei.
Es ist bezeichnend für die unverwüstliche Sehkraft unseres Geistes, daß wir irgendwie gerade solche Fälle intuitiv leichter verstehen und begreifen als gewisse andere, zu deren Diagnose eine wissenschaftliche Grundlage ganz unerläßlich ist. Was ich meine, wird

durch einen dritten Fall erläutert, den ich vor etwas längerer Zeit sah und der schon etwas ziemlich Seltenes ist. Es handelt sich um einen etwa 30jährigen Mann, der jung verheiratet war und der mit Befremden feststellen mußte, daß ihm ein normaler Geschlechtsverkehr nicht gelang. Er war in jeder Hinsicht frei von seelischen Bedenken gewesen, ob er etwa durch eigene Schuld oder persönliche Schwäche in diesen Zustand geraten sei. Freilich, nachdem die Erscheinung unüberwindbar blieb, fing er doch an, sein Gewissen zu erforschen, ob mit ihm etwas nicht stimme, zumal da auch die Ärzte keine Erklärung fanden. Diese Sachlage mußte auch mich stutzig machen, und die Röntgenaufnahme des Schädels ergab, daß eine beträchtliche Vergrößerung der Sella turcica vorlag, welche eine Geschwulst der Hypophyse beweist. Es ist Ihnen ja bekannt, daß zu den so wechselvollen Früh-Symptomen der Hypophysentumoren bald die Fettsucht, bald die Durstkrankheit, bald die Sehstörungen, bald bei der Frau die Amenorrhoe, bald eben auch die Impotenz des Mannes gehört.

Ist Ihnen ein solcher Fall begegnet, so werden Sie ihn nie vergessen und immer an diese Möglichkeit denken. Aber Sie dürfen darauf rechnen, daß unter 50 Fällen von Potenzstörungen in Ihrer Praxis wahrscheinlich noch nicht einer durch Hypophysentumor bedingt ist und alle andern eben anders entstanden sind. Daraus geht hervor, wie wichtig es ist, die rein funktionelle Impotenz zu erkennen und zu verstehen. Ihre Bedeutung in der Praxis ist sehr groß. Abgesehen davon, daß sie eine Ursache kinderloser Ehe und juristischer Scheidungsgrund ist, wird sie fast regelmäßig auch eine Bedingung schwerer seelischer Not, die zuweilen bis an den Rand der Verzweiflung und des Selbstmordes treibt. Es ist sehr bezeichnend für die Lage der Dinge, daß die Opfer dieser Störung ausnahmslos falsche Vorstellungen von deren Wesen haben.

Wenn mich ein junger Mann aufsucht, weil seine ersten Versuche auf diesem Gebiete zum Fiasko geführt haben, dann lasse ich mir die näheren Umstände erzählen. Da ergibt sich dann meistens, daß er den Geschlechtsverkehr mehr oder weniger um seiner selbst willen gesucht hat. Es war nicht Liebe, sondern eben »nur das«. Er wollte sich beweisen, daß er nun ein Mann sei, weil »ohne das« er kein richtiger Mann wäre, nicht so wie die andern alle. Da war vielleicht eine käufliche oder eine in anderer Hinsicht wenig liebenswerte Partnerin; oder sie hatte ihn zu verführen versucht. In anderen Fällen waren die örtlichen oder zeitlichen Begleitumstände unerfreulich; es mußte das alles verheimlicht werden vor Entdeckung, man mußte lügen, oder man hatte die verschiedenen bekannten Folgen zu fürchten: die Schwängerung, die Ansteckung oder die Rache eines Dritten, der mit Grund seine Rechte geltend machen würde. In allen diesen Fällen wird man dem sogenannten Patienten sagen müssen, daß er sich bei seinem besseren Selbst zu bedanken hat, wenn es, mit der Natur selbst im Bunde, ihm den Gehorsam verweigert bei einem Unternehmen, das so unsolide Grundlagen hat. Jenes bessere Ich war einfach übergangen worden und hat sich erlaubt, einen Riegel vorzuschieben, und hat »nein« gesagt. Dieses Nein ist in solchen Fällen nur ein bedingtes, denn es bedeutet eigentlich »ja, aber nicht *so*«. Nach meiner Erfahrung kommt ein solcher junger Mann, nachdem er das begriffen hat, nicht wieder in die Sprechstunde; er hat gelernt, daß der sexuelle Akt nicht die Ursache, sondern die Folge einer männlich echten Liebesbeziehung ist. Seine sogenannte Impotenz war wirklich nur ein Selbstschutz seiner noch unbewußten Persönlichkeit gegen eine Erniedrigung des Liebeslebens, die ihrer nicht ganz würdig gewesen wäre.

Schwerer wiegen aber die Fälle, in denen sich die Potenzstörung entweder zum jahrelangen Problem entwickelt oder aber in der Ehe fortbesteht oder entsteht. Hier muß man sich klar machen, daß in beiden Fällen nicht nur psychische, sondern auch soziale, autoritäre, juristische Werte auf dem Spiele stehen. Die Folge ist, daß der Zustand sozusagen ins Licht der Öffentlichkeit zu geraten droht und außer der inneren auch die äußere Existenz bedroht wird. Ich brauche das nicht näher auszuführen; die Worte Junggeselle, kinderlose Ehe, enttäuschte Frau, Gerüchtebildung bezeichnen diese Situation ausreichend. Wie steht der Mann jetzt da?

Nun ist hier die Fülle der Erscheinungen freilich überwältigend. Kein Fall ist wie der andere, und es ist im Grunde nicht möglich, allgemeine Formeln zu geben, welche immer gelten sollen. Versuchen wir es trotzdem, so müssen wir an die Spitze stellen, daß dieser intimste aller zwischenmenschlichen Vorgänge eben beim Menschen auch einer der individuellsten ist. Es ist daher in der Tat nicht angenehm, darüber etwas Allgemeines und Allgemeingültiges auszusagen. Versuchen wir es, dann müssen wir sagen, daß das Problem der Potenz das Problem der Gattenwahl ist. Impotent ist, wer keine Gattin oder wer in seiner Frau nicht seine Gattin findet.

Der Sinn dieser Ansicht wird vielleicht am verständlichsten durch Beispiele. Leicht einzusehen ist, wenn ein Witwer in eine zweite Ehe geht, in der er die erste Frau nicht vergessen, nicht ersetzen kann und nun die eheliche »Pflicht« unerfüllbar ist. Ähnlich verständlich der Fall, in dem der Liebhaber oder Ehemann eine andere Frau fand, die ihm jetzt alles bedeutet. Im Kampf zwischen zwei Bindungen muß eine von den beiden die schwächere bleiben, und die Folge ist dann auch das physiologische Versagen. Nicht viel anders liegen die Dinge, wenn die homosexuelle Anlage mit der natürlichen konkurriert. Solche Verhängnisse sind meist leicht aufzudecken; ich sehe nicht ein, warum nicht jeder weltkundige Arzt derartige Fälle von Impotenz auf ihren Kern sollte zurückführen können, um dann dem Kranken die nötigen Aufklärungen zu geben. Freilich muß er meistens fragen und vor allem wissen, daß dem Hilfesuchenden der wahre Zusammenhang unklar oder so unangenehm ist, daß er ihn verleugnen möchte. Mehr und anderes aber erfordert der Kranke, bei dem solche handgreiflichen Ursachen nicht zu finden sind. Stellen Sie sich jemand vor, der ganz unberührt von solchem sittlichen Drama geblieben ist. Nicht seine Unkeuschheit, sondern seine Keuschheit scheint schuld zu sein, daß er nicht einmal dann zum Ziele kommt, wenn Hymen selbst und alle Mächte der bürgerlichen Ordnung, Wohlanständigkeit und herzliche Zuneigung Pate stehen. Ein solches Rätsel ist mit dem gewöhnlichen Bestand an Weltkenntnis und Einfühlungsgabe nicht aufzulösen. Solche Kranke sind in der Regel nur von einem gelernten und persönlich überlegen seine Kunst übenden Psychotherapeuten heilbar. Ich rate Ihnen, einen solchen zuzuziehen, weil ich die oft vorzüglichen Erfolge der Männer und Frauen gesehen habe, welche diesen anstrengenden und sehr hohe Ansprüche stellenden Beruf beherrschen. Die analytisch fundierte und menschlich souverän geübte Psychotherapie deckt dann auf, daß in den Kranken der zuletzt geschilderten Gruppe das Drama der widerspruchsvollen Bindungen und Triebe sich innerseelisch und überwiegend unbewußt abspielt. Kindliche Konflikte wurden nie gelöst und bestimmen die Form des unreif gebliebenen Erlebens des Erwachsenen. Dieser sucht dann z. B. in seiner Partnerin eine Göttin statt einer Gattin, und sie findet in ihm ein Kind statt eines Herren. In der Verstrickung in das falsche Kräfteverhältnis schreiten beide Teile dazu, neue Rollen anzunehmen, welche das Übel vergrößern: der Mann wird demütig, und die Frau vermännlicht sich, oder der Mann wird verbissen und kühl und die Frau anbietend und schamlos – diese und manche andere Varianten entstehen alle in dem hilflosen Bestreben, das natürliche seelische Verhältnis der Geschlechter doch noch herzustellen. In solchen Fällen also wird ein Arzt mit den gewöhnlichen Ratschlägen, welche er aus dem begrenzten Vorrat eigener Erfahrung schöpft, oder gar mit dem verpönten Yohimbin garnichts erreichen. Sie können das hier nur Angedeutete aus vielen Werken der psychotherapeutischen (nicht der psychiatrischen) Literatur ergänzen. Doch hoffe ich, daß Sie aus solcher Lektüre den Eindruck mitnehmen, daß diese Materie nicht einfacher, sondern schwieriger ist, als man sich denkt. Vergessen Sie nicht, daß es sich bei der Geschlechtlichkeit nicht um die Erklärung durch eine Theorie, sondern um ein Geheimnis des Lebens selbst handelt.

Überhaupt erkennen wir bei einer solchen kurzen Übersicht über einige Arten der Impotenz, wie nötig für uns die beständige Pflege sowohl naturwissenschaftlicher wie psychologischer Betrachtungsweise ist. Die hypophysäre Impotenz erklärt man, wenigstens heute noch, ganz unpsychologisch; die psychische, wenigstens heute noch, ganz unorganisch. Die neurasthenische Form steht oft zwischen beiden, als Mischform. (Auch die häufige Impotenz nach Gehirnerschütterung, schwerer Krankheit, bei sog. traumatischer Neurose oder Hysterie gehört hierher). Ähnlich wie bei der Schlafstörung verteilen sich die Erscheinungen zwischen den Polen des Sinnlos-Physiologischen und Tiefsinnig-Seelischen, und wir haben zur Vereinigung dieser zwei so entgegengesetzten Betrachtungsformen keine übergeordnete einheitliche in der Medizin. Das muß doch sehr zu denken geben. Muß es uns nicht zu neuen Anstrengungen anspornen? Ich möchte aber sagen, daß es *eine* Gewißheit doch gibt, die wir aus dem Zwiespalt, ja, Widerspruch der physischen mit der psychischen Welt schöpfen müssen. Das ist die Gewißheit, daß weder die eine noch die andere noch ihre einfache Addition den lebenden Menschen auszudrücken vermag. Sondern es muß eine dritte Sphäre sein, und sie ist eine transzendente. Wer sich gegen diese zu sträuben versucht, bleibt gerade in Fragen, die um die Begegnung der Geschlechter sich anspinnen, ein Stümper.

XXVI.

M. H. Ein hervorragender Chirurg, der einen Teil seiner Lebensarbeit der operativen Schmerzbekämpfung gewidmet hat und begnadete Erfolge damit hatte, begann vor einigen Jahren einen Vortrag mit den Worten: »Der Schmerz ist für den Kliniker lediglich ein Symptom. Es ist im Grunde unwissenschaftlich, ein Symptom, eine äußere Erscheinung, die bei den Krankheitszuständen verschiedener Art auftreten kann, unter einem einheitlichen Gesichtspunkt zu betrachten«. Und dann fordert er, jedesmal nicht das Symptom, sondern die Ursache zu ergründen und zu beseitigen. Damit hatte er recht. Aber gerade der Mangel eines einheitlichen Gesichtspunktes für alle Schmerzen ist ein Grund, warum die richtige Schmerzbehandlung recht oft mißlingt. Dies soll Ihnen der folgende Fall erklären.

Frau H. wurde mir wegen wochenlang bestehender fürchterlicher brennender Schmerzen im ganzen rechten Arm gebracht. Die üblichen Antineuralgica der Salicyl-, Antipyrin- und Chiningruppen hatten völlig versagt. Dann nahm ein Chirurg eine Plexusanästhesie vor. Aber diese blieb völlig wirkungslos. Nun erhielt sie täglich mehrere Morphium-Injektionen, die trotz Unterstützung durch Schlafmittel gleichfalls erfolglos waren. Der Arm war dick in Watte verpackt und man durfte ihn überhaupt nicht berühren. Soweit eine exakte neurologische Untersuchung möglich war, ergab sie keine organische Abweichung von der Norm. Das Bild erschien nicht anders als überall, wo ein Mensch von unerträglichen Qualen gepeinigt ist und niemand zu helfen vermag, und das Benehmen war keineswegs besonders theatralisch. Trotzdem war Frau H. nach zwei Tagen ohne irgendeinen Eingriff oder irgendein Medikament von den Schmerzen befreit und ist es geblieben. Das Mittel dazu war eine mehrstündige ausführliche und rückhaltlose Erzählung ihres Lebens. Was da zum Vorschein kam, war allerdings nicht ganz einfach. Ihr Ehemann hatte ihr nie genügt, aber sie fühlte sich ihm doch verpflichtet. So hatte sie ein nebeneheliches Liebesverhältnis seinetwegen abgebrochen, worauf ihr verzweifelter Liebhaber eine Pneumonie bekommen hatte und starb. Sie geriet in einen schlimmen Zustand, in dem sie sich überhaupt nicht mehr zurechtfand und völlig auseinander war. Damals begannen colitische Störungen mit blutig-eitrigen Entleerungen, Leibschmerzen, Anämie. Das Leiden kehrte immer wieder, und damals begann sie ein neues Verhältnis zu einem jungen Mann. Ein bekannter Internist schlug Bluttransfusionen vor, und sie wußte es so zu lenken, daß als Blutspender der neue Verehrer gewählt wurde. Der Erfolg war null. Schließlich trat doch eine Besserung ein, und der junge Mann wurde ihr Geliebter. Ihr Mann zeigte eine große Liberalität gegenüber der polygamen Anlage seiner Frau und verlangte nur, daß es nicht zur Scheidung komme. Seinem Mangel an Willen zur Unbedingtheit entsprach also ihre Unfähigkeit zur Treue.

Wie es der Erfahrung entspricht, so war diese Unordnung auch hier auf dem älteren Boden einer unharmonischen Kindheit bei Frau H. erwachsen. Ihr Vater war ein egoistischer, robuster und rücksichtsloser Mann gewesen, den sie richtig haßte. Sie hatte die Mutter, die unterdrückt und hysterisch war, überaus geliebt; aber mit 18 Jahren sagte sie sich von ihr insoferne los, als sie nun eine Leidenschaft zu einer 20 Jahre älteren Frau faßte, die leicht einen sinnlichen Weg hätte nehmen können. Aber nun kam eine erste Liebe zu einem Manne, in der ihr eine religiöse Erfahrung zuteil wurde, die einmalig blieb und die sie immer noch vergeblich suchen muß. Nun blieb das Verhältnis zu ihrer Mutter zwiespältig, und als diese krank wurde, war sie hart gegen sie, nahm ihr das Leiden übel, meinte, sie müsse sich besser zusammen nehmen und gesund werden. Aber die Krankheit führte zum Tode, und sie starb, in den rechten Arm der Tochter gebettet. Damals waren die Schmerzen im rechten Arm zum ersten Mal aufgetreten, und damals strafte sie sich mit Selbstvorwürfen. Diese Schmerzen waren also eine Selbstbestrafung für ihr liebloses Gefühl, und sie konnte nicht einmal weinen – auch nicht am folgenden Weihnachtsabend. – Es ist nichts Ungewöhnliches, daß aus der Hemmung des schlichten Gefühls gegen die Eltern und besonders gegen die Mutter später die Unfähigkeit zur eindeutigen Hingabe an den eigenen Mann erwächst. Der erste Zwiespalt begründet auch den zweiten, und einige psychologische Einzelheiten, die ich übergehen kann, zeigten auch, daß die Schmerzen im rechten Arm zwar von der Sterbeszene abstammten, dann aber auch wieder aus den erotischen Konflikten Nahrung bekommen hatten, in welche Frau H., wie wir gehört haben, sich zur gleichen Zeit verstrickt hatte.

Während sich aber diese psychogene Neuralgie in einem noch recht einfühlbaren Bereiche der Psyche bildet, ist die Colitis mucosa unter Bedingungen aufgetreten, die doch ohne Zweifel ganz dieselben waren. Während wir das Entstehen der Armschmerzen in einer seelisch-körperlich verkrampften Haltung recht gut zu verstehen meinen, ist die Darmerkrankung mit ihren stürmischen und ganz materiellen Erscheinungen nicht ebenso leicht psychologisch einfühlbar. Versuchen wir es doch, so wenden wir uns immer am besten nicht nur an unsere hellsehende Intuition, sondern an die Beobachtung der Kranken. Da erfahren wir nicht nur, daß in ihrer Sippe Darmleiden und Nasenbluten schon immer eine Rolle spielten, sondern auch, daß von vier Schwangerschaften aus der eigenen Ehe drei durch Fehlgeburt vorzeitig endeten. Auch wird sie von einer Sehnsucht nach weiteren Kindern von jedesmal anderen Männern verfolgt. Ein Zusammenhang zwischen dieser Phantasie, den wiederholten Abortus und der rezidivierenden hämorrhagischen Colitis drängt sich dem Beobachter auf, zumal nachdem Frau H. selbst äußert, jene Sehnsucht, in der sich der Wunsch nach Männern und Kindern so ehefeindlich verbindet, bilde überhaupt den Mittelpunkt des ganzen Unheils. Das Entstehen der Colitis mucosa und ihre Heilung unter der Bedingung tiefgreifender seelischer Erschütterungen ist durch viele Beobachtungen erwiesen. Nur fehlt den Berichten oft die präzise und jedem einleuchtende Anschauung des inneren Geschehens dieser Fälle.

Auch Frau H. zweifelte nicht am inneren Zusammenhang der Darmkrankheit mit ihrem sinnlich-seelischen Konflikt, und sie wußte, daß dieser Teil ihrer Symptome sehr viel schwerer zu beseitigen sein würde. Und während sie darüber nachdachte, erschien auch schon das Symptom selbst: kaum waren die Schmerzen im Arm verschwunden (nur in ihren Träumen kehrten sie noch wieder), so setzte auch ein neuer Schub der Colitis mit blutigschleimigen Durchfällen ein. Sie sind von heftigen Schmerzen begleitet, welche die Kranke selbst mit Wehen vergleicht. Sie durchmaß gleichsam rückwärts die Etappen des Weges, den sie zurückgelegt hatte, ehe ihr durch die Behandlung der eigentliche Zusammenhang aufgegangen war.

Ich will nur noch berichten, daß sie nach dieser bewußt-machenden Therapie etwa sechs Jahre hindurch gesund blieb. Sie hatte sich scheiden lassen. Dann entstand eine neue Krise, in welcher sie eine bedrohlich schwere infektiöse Enteritis mit hohem Fieber durchzumachen hatte und welche sich zu den frühern etwa verhielt wie der Ernst zum Spiel. So wie die Entscheidungen ihres persönlichen

Seelenlebens sich inzwischen der unausweichlichen Endgültigkeit näherten, so wurde auch deren körperlicher Ausdruck sozusagen härter, gefährlicher und eindeutig materieller. Der Arzt wurde damit vom Felde der Psychotherapie auf das des bloßen Internismus gedrängt und mußte sich begnügen, den Prozeß nach seinem Gesetz abklingen zu lassen – er konnte ihn nicht mehr, wie früher, von heute auf morgen verwandeln.

Kehren wir aber nun zum Ausgangspunkt zurück. Wir wollen nicht zufrieden sein, wenn wir Mittel haben, schlimme Schmerzzustände zu beruhigen oder zu mäßigen, ohne ihre Ursache zu erfassen. Und unser Fall lehrt genau dies: die chirurgische Behandlung war unwirksam, weil die Ursache eine psychische war, und so half auch nur die psychische Behandlung. Die Machtlosigkeit des Morphium-Alkaloides ist ebenfalls eindrucksvoll, wenn man mehr haben will als eine kurzfristige Betäubung. Es ist gleich trostlos, wenn man einen Carcinomschmerz und wenn man eine psychische Schmerzerkrankung mit Morphium behandelt. Nur liegen zwischen diesen beiden klaren Fällen so viele, in denen der Schmerz die Krankheit bald mehr zu begleiten, bald mehr zu führen scheint und wo wir also die beiden Betrachtungsweisen, die des Chirurgen und die des Psychologen, benutzen müssen, um richtig zu entscheiden. Es ist überhaupt die Mehrzahl der Schmerzen weder durch das Messer, noch durch das Wort, noch durch Medikamente allein zu behandeln. Eine, wie die Mathematiker sagen, »elegante Lösung« des Problems setzt voraus, daß man eine Kenntnis davon hat, was *allgemein* Schmerzen sind, und darum kann ich den angeführten Sätzen meines, übrigens von mir bewunderten, Kollegen doch nicht folgen. Der Fall, den ich erzählte, ist eben von der physiologischen und anatomischen Lehre aus wieder einmal völlig unverständlich. Denn diese behauptet: Schmerz entsteht dann, wenn eine spezifische Nervenart, die sogenannten Schmerznerven, gereizt werden. Nun fehlt uns hier leider die Zeit, um eingehend zu besprechen, daß diese Darstellung der Sache etwa ebensoviele Tatsachen gegen wie für sich hat. Sie kann also höchstens die halbe Wahrheit sein. Sie müssen das an anderer Stelle nachlesen (z. B. im »Nervenarzt« 1936, S. 553 ff.). Die Kranke, von deren Schmerzen ich Ihnen erzählt habe, kann Ihnen aber deutlich machen, daß jemand Schmerzen nur dann bekommt, wenn er aus dem Gesetz seines augenblicklichen Zustandes schmerzempfänglich und schmerzempfindlich ist. Dem Reize am sogenannten Schmerznerven muß also eine Empfindlichkeit *entgegenkommen*. Ohne dieses Entgegenkommen gibt es keine Schmerzen, und dieses ist genau die andere Hälfte der notwendigen Bedingung der Schmerzentstehung. Fehlt sie, z. B. bei hysterischer Analgesie, dann kann man mit aller Gewalt durch Stechen oder Brennen keinen Schmerz erzeugen. Die aus der französischen Physiologie gekommene Unterscheidung von irritabilité und excitabilité ist grundlegend und leider später vernachlässigt worden. Ein Organ zu reizen, ist immer möglich; aber es muß auch erregbar sein. Und das Schmerzorgan besteht eben nicht nur aus peripheren Nerven, sondern auch aus dem empfänglichen (»zentralen«) Empfindungsorgan.

Der Fehler nun, zu dem der Chirurg neigt, besteht darin, daß er die Bedingung der Empfindlichkeit für ziemlich konstant, die der Nervenreizung für örtlich und pathogenetisch für sehr verschieden hält. Darum sucht er zunächst nach den »sedes morbi« und ist, besonders wenn er auf die Hilfe des Nervenarztes verzichtet, erstaunt, wenn seine Maßnahme gegen alle Erwartung versagt. Aber das empfindende Organ ist nicht minder vielfältig und wechselvoll disponiert. Sollte es wirklich »unwissenschaftlich« sein zu fragen, wie es möglich sei, daß trotz so ungeheurer Vielheit peripherer Schmerzempfangsorgane und trotz so unübersehbar mannigfacher Empfindlichkeitszustände des Subjektes es immer wieder gerade zu der eindeutigen Unlust kommt, die die Sprache *Schmerz* nennt? Ich meine, es ist eine ganz gewaltige Tatsache, daß die Natur bei solchen fast schrankenlosen Variationen einen so einfachen Ausdruck zustande bringt. Sie sagt sozusagen mit einem Wort den Inhalt einer ganzen Sammlung von Geschichten. Wenn etwas, so wäre dies ein wissenschaftliches Problem; eines, das man ohne weiteres etwa dem der Erhaltung der Kraft in der Mannigfaltigkeit der physikalischen Wirkungen von Wärme, Licht, Stoß, Elektrizität an die Seite stellen kann. Und so möchte ich Ihnen vorschlagen, auch in der Krankheitsforschung sich nicht gegen einen Einheitsbegriff zu sträuben, der die vielfältigen Erscheinungen ordnen hilft.

Es gibt nämlich außer dem Schmerz noch andere Phänomene, die gleichfalls auf sehr verschiedene Art entstehen und doch stets gleich auftreten, so z. B. Fieber, Schwächegefühl, Appetitlosigkeit, Verstimmung, Arbeitsunlust oder überhaupt das Gefühl, welches zu der Aussage führt: »mir fehlt etwas«. Die Monotonie des Krankheitsgefühls ist doch unverkennbar, und sie setzt sich in der einfachen Urteilsform fort, die aussagt: ich leide, ich bin krank. Ich schlage Ihnen daher einen Begriff vor, mehr um Sie zur Forschung anzuregen, als um Ihre Wissensbegier zur Ruhe zu bringen – einen Begriff, der in der Schule nicht vorkommt und der doch meines Erachtens wissenschaftlich zu begründen ist: den Begriff der »Urkrankheit«. Es gibt ohne allen Zweifel eine uralte Organisation im Organismus, welche die Tatsachen der krankhaften Zustände auf einen ziemlich einheitlichen Ausdruck, auf einen Nenner zu bringen imstande ist. Diese Organisation meldet, warnt, regt zu Handlungen der Abwehr an, stiftet ein völlig verändertes Verhalten der Person und erzwingt den Einsatz dessen, was die Heilkunde leisten kann. Es wäre viel merkwürdiger, wenn man darin *kein* Problem der Naturforschung sehen wollte.

XXVII.

M. H. Dieses Mädchen wird mir von seiner Mutter gebracht, weil es schon seit zwei Jahren fast gar nichts ißt und dabei, wie Sie sehen, sehr dünn geworden ist. Sie ist jetzt schon 16 Jahre alt, und wir wollen sie doch einmal selbst befragen, wie das eigentlich ist.

W: Sage mir, mein Kind, hast du Ekel vor den Speisen?
K: Nein.
W: Dann *willst* du nicht essen?
K: Nein.
W: *Kannst* du denn nicht essen?
K: – – –
W: Fürchtest du dich vielleicht vor dem Essen? Denkst du an eine Vergiftung oder so etwas Ähnliches?
K: Nein.
W: Oder steckt da etwas Böses in dir?
K: Nein.
W: Weißt du den Grund?
K: Nein.
W: Oder willst du ihn nicht sagen?
K: Nein.
W: Ist es nur eine Hemmung?
K: Ja.
W: Hat es denn ganz plötzlich angefangen?
K: Nein

W: Weißt du denn noch, wie es anfing?
K: Nein.
W: Kam es ganz von selbst?
K: Ja.
W: Was möchtest du denn jetzt?
K: Nach Hause.
W: Ohne behandelt und gebessert zu sein?
K: – – –
W: Wir müssen dich doch erst untersuchen und behandeln?
K: – – –
W: Nun darfst du wieder auf dein Zimmer gehen.

M. H. Dieses Kind ist nun schon beinahe zwei Jahre nicht mehr in die Schule gegangen, wegen seiner völligen Appetitlosigkeit und wegen verschiedener Kuren, die versucht worden sind. Ich wollte sie nicht vor Ihnen entkleiden, aber ich bedaure, daß Sie sich nicht selbst von der furchtbaren Abmagerung überzeugen können. Sie ist ein überschlanker, sehr dunkler Typus mit schwarzbraunen Augen. Zu Beginn der Krankheit hatte sie ein oder zwei Male schwache Menses, die dann wieder völlig ausblieben; sie hat starke Achsel- und Schamhaare, die Mammae sind, im Verhältnis zu der Magerkeit, gut entwickelt und fest; auch sonst ist die Haut nicht welk. Sie wiegt bei guter Mittelgröße nur 35 kg. Aber sie marschiert und turnt auch jetzt noch sehr gut und ohne zu ermüden. An den Organen findet sich nichts Krankhaftes. Im Urin besteht keine Hunger-Acidose. Sie ist immer gehorsam und höflich, wenn auch sehr still; aber sobald man vom Essen spricht, wird sie so, wie Sie sie gesehen haben. Es ist dann nichts aus ihr herauszubringen, und man spürt einen eisernen passiven Widerstand. Und sie ißt buchstäblich fast nichts. Es ist ein Bild totaler Appetitlosigkeit, Anorexie, welches wir jetzt meist als »endogene Magersucht« bezeichnen, eine Krankheit, welche gewöhnlich auf eine Funktionsstörung der Hypophyse zurückgeführt wird. Dazu stimmt auch, daß der Grundumsatz um 25% gesenkt ist, daß Amenorrhoe und eine Obstipation besteht, die ohne Kunsthilfe sich bis zu 14 Tagen bei ihr erstreckt.
Gewöhnlich werden diese Kranken mit Eßerziehungsversuchen, mit Insulin, Hypophysenpräparaten und nicht selten auch mit Transplantation tierischer Hypophysen unter die Bauchhaut behandelt. Außer dieser letzten Methode ist das alles hier bereits

versucht, aber eben völlig vergeblich versucht worden. Dabei hat sich gerade der psychische Widerstand derartig verstärkt und ist ein so seltsames stuporöses Verhalten aufgetreten, daß ein Internist den Psychiater zuzog und die Ansicht einer schleichend beginnenden Schizophrenie ausgesprochen wurde. Ich halte das aber nur für die Reaktion der Kranken auf die falsche Behandlung. Ich möchte nun bei dieser Kranken einen anderen Weg gehen und dabei von dem Phänomen der Appetitstörung ausgehen; denn andere Fälle dieser Art haben mir gezeigt, daß die Appetitstörung nicht nur ein äußeres hormonales Symptom, sondern der zentrale Punkt dieses merkwürdigen Vorgangs ist. Ich werde Ihnen später über den Verlauf berichten. Wenn wir die Antworten, welche die Kranke gab, genau beachten, so sind sie zwar spärlich, aber recht präzise gewesen und haben, wie mir scheint, das Wesen der Sache ziemlich scharf herausgehoben. Die Kranke lehnt alle Deutungen ihres Zustandes ab mit Ausnahme der einen: es ist eine Hemmung. Wir dürfen dieses Wort ruhig ergänzen, indem wir sagen: eine Willenshemmung. Die Kunst wird sein, eine Willenshemmung zu beseitigen.

*

M. H.: Sie erinnern sich gewiß noch des jungen Mädchens, das ich Ihnen vor einigen Monaten wegen völliger Appetitlosigkeit und einer furchtbaren Abmagerung vorgesellt habe. Ich möchte Ihnen heute über die Behandlung und deren Erfolg berichten, und ich benutze dabei einige Aufzeichnungen. Wir waren uns klar, daß die Aufgabe gelöst sein würde, wenn es gelänge, den Widerstand in der Willenssphäre zu beseitigen, den die Kranke selbst als Hemmung bezeichnete. Es war aber ganz deutlich vor allem der Widerstand gegen die Eltern und die Ärzte, der um so stärker wurde, je mehr man die Nahrungsaufnahme von ihr forderte.

Ich erklärte daher der Kranken, daß ich keinerlei Zwang ausüben werde und weder die Schlundsonde noch das (früher vergeblich bei ihr versuchte) Darmrohr benutzen werde. Zwar sei sie noch nicht erwachsen, aber sie sei auch kein Kind mehr und wisse gut, daß die Verantwortung sie allein treffe, für den Kummer der Eltern sowohl wie für die Kosten der vielen Kuren; aber sie selbst müsse entscheiden. Ich wisse, daß sie unbedingt nach Hause wolle. Ich sagte, daß sie ein ganz sicheres Mittel habe, um nach Hause zu kommen: *wenn sie nichts esse.* Denn wenn sie auch weiterhin nichts esse, so werde ich sie in einigen Tagen bestimmt heimschicken, aber *sie* würde die ganze Verantwortung für den Mißerfolg und die teure Reise treffen. Die Kranke schweigt und ißt danach nichts.

Von Anfang an durfte niemand ihr in irgendeiner Form zureden oder ihr schmeicheln, um sie zum Essen zu bringen. Das ganze Personal hatte die strengste Anweisung dazu. Die nicht gegessenen Mahlzeiten müssen wortlos abgetragen werden. Das Körpergewicht wurde nur selten bestimmt und geheim gehalten. Es gehört Willensstärke dazu, dies alles durchzuhalten. Die Kranken nehmen in der ersten Zeit gewöhnlich in bedrohlichem Maße weiter ab und bekommen Hungeroedeme. In einem meiner Fälle entstand ein Kollaps und ein Hungerdelir mit religiösen Erscheinungen. Bedenken Sie, daß Todesfälle bei Magersucht beschrieben sind; die Verantwortung ist nicht leicht. Besonders den Angehörigen gegenüber wird das sehr schwierig. Aber ohne ein Risiko ist die Partie nicht zu gewinnen, und wer fest bleibt, gewinnt.

In den ersten fünf Tagen verschlechterte sich die Lage zusehends, und ich hatte, wenigstens scheinbar, keinen Kontakt mit der Kranken. Sie erklärte jetzt: sie wolle abreisen und zu Hause wieder essen.

W: Du willst also nach Hause und dort wieder essen?

K: Ja.

W: Warum willst du denn nicht gleich hier essen?

K: – – –

W: Ist das nicht ein bißchen ein unehrlicher Kuhhandel?

K: – – –

W: Ist das nicht, als ob du deine Abreise durch ein Versprechen aushandeln wolltest? Ich habe dir doch gesagt: wenn du nicht issest, darfst du abreisen?

K: – – –

W: Ich will dir eine Geschichte erzählen. Ein Bauer kommt im Herbst in die Stadt und bringt dem Städter Kartoffeln. Der Städter sagt: tu sie in meinen Keller, dann gebe ich dir das Geld. Als die Kartoffeln im Keller waren, sagte der Städter: komme nächstes Jahr wieder und bring die Kartoffeln, dann bekommst du das Geld. Findest du, daß der Städter nett handelt? Glaubst du nicht, daß er den Bauern unaufrichtig behandelt? Meinst du nicht, daß der Bauer recht hat, wenn er mit dem Städter unzufrieden ist?

Am folgenden Tage hatte das Mädchen nicht unwesentliche Mengen zu sich genommen. Sie bekam Durchfälle und Entleerung ins Bett und Leibschmerzen, nachdem sie vorher ohne Beschwerden

war, obwohl sie 14 Tage lang keinen Stuhlgang gehabt hatte. Ferner äußerte sie den Wunsch, die Zöpfe abschneiden zu lassen, die ihr in der Tat ein sehr kindliches Aussehen gaben.
Einen Tag später hat sie das Gefühl, als ob sie Steine im Leib hätte. Es gibt eine panikartige Stimmung wie bei einem Schwerkranken. Bei rektaler Untersuchung finden sich erhebliche Kotmengen. Das Abdomen ist tief eingezogen, gespannt, und eine Koprostase ist nicht zu tasten. Auf Einlauf werden unter riesiger geburtähnlicher Anstrengung Riesenmengen von Kot entleert. Das Abschneiden der Zöpfe (das die Mutter schon lange gewünscht hat) muß verschoben werden.
Am nächsten Tag kein Durchfall mehr, kein Leibweh. Sie ißt mäßige Mengen, läßt aber die leckersten Sachen unberührt stehen. Sie äußert ein Wohlgefühl beim Hinabgleiten der Speisen, das sie bis in den Leib fühle. Die Mutter erscheint bei der Assistentin, um zu versichern, daß ihr Kind bestimmt *nicht* hysterisch sei. Mutter und Kind gehen zur Kirche.
Einen Tag später sage ich: Der Städter ist jetzt doch netter gegen den Bauern? Die Kranke lächelt und versteht sofort. Wir sprechen darauf gleich über unwesentliche Dinge. Sie ißt dann ziemlich regelmäßig erträgliche Mengen; es ist sozusagen ein Kompromißfrieden geschlossen, bei dem die Kranke zu sagen scheint: ganz hast du mich doch nicht besiegt. Äußere Umstände, darunter auch die Unmöglichkeit, der Mutter ein vollständiges Verständnis dieser Behandlungsart zu vermitteln, veranlaßten ein Abbrechen der Behandlung nach etwa drei Wochen. Aber ich habe Nachricht, daß die Besserung stetig fortgeschritten ist, daß die Nahrungsaufnahme leidlich gut, das Gewicht langsam im Steigen, die Obstipation nur noch gering und die Menstruation wiedergekehrt ist. Von Hormontherapie und Schizophrenie ist nicht mehr die Rede, und das Kind geht wieder zur Schule.
M. H.: Diese Form der Magersucht kommt nur beim weiblichen Geschlecht vor, und zwar entweder bei Mädchen mit dem Einsetzen der Pubertät oder bei jüngeren Frauen. Bei den letzteren ist für mich der gegebene Weg stets eine eingehende, sorgfältige psychische Behandlung, bei der dann regelmäßig charakteristische Reifungsstörungen von neurotischem Typus entdeckt werden, die das Gelingen der Ehe verhindert haben. Hier ist ein Erfolg nur über das volle bewußtmachende Verarbeiten der seelischen Konflikte und Verdrängungen zu haben. Die Ergebnisse sind vorzüglich. Bei

den Pubertätsfällen aber mußten wir lernen, daß wir uns in der Therapie mehr an das spröde Kind als an das aufnahmebereite Weib zu halten haben. Das Mädchen in der Pubertät ist so verschlossen wie eine Nuß, und wer sie mit Gewalt öffnen will, gefährdet den Kern. So mögen sie es verstehen, daß ich mich in unserem Falle teils des erzieherischen Weges und teils der gleichnishaften Bildersprache bedient habe. Das Kind versteht zwei Dinge ohne jede Schwierigkeit: das Moralische und das Gleichnis. Es versteht diese beiden Dinge sogar besser als den nackten, abstrakten Gedanken und die voll bewußte »Realität«. Freilich wird der psychoanalytisch Geschulte in allen Einzelheiten dieses Berichtes die Symbole tiefenpsychologischer Gesetzmäßigkeiten erkennen: der Entschluß, die Zöpfe abzuschneiden, die »Steine im Bauch«, die innere Verklammerung zwischen der Einsichtslosigkeit der Mutter mit dem Infantilismus der Tochter sind gut bekannte, durchsichtige Bilder und Szenen, die in so manchem Märchen und in vielen Neurosen wiederkehren. Aber auch für die Organpathologie ist es sehr interessant, wie die Willenswandlung der Kranken sich nach außen zuerst darin offenbart, daß die Darmperistaltik wieder in Gang kommt und unter spastischen Symptomen den Inhalt zunächst an der Koprostase vorbei nach außen befördert. Im gleichen Augenblick, in dem der Darm sich rührt, fällt auch der infantile Widerstand gegen die Haartracht der erwachsenen Frau – beides bedeutet: ich verzichte auf das ewige Kind in mir und werde eine Frau. Nicht anders ist dann das Wiederkehren der Menstruation zu werten.

Ich bestreite nicht, daß die Magersucht auch mit einer Unterfunktion der Hypophyse, einer Koordinationsstörung zwischen Hypophyse, Ovar, Schilddrüse und vegetativen Zentren einhergeht. Dies sind einfach die somatischen Ausführungsorgane eines Geschehens, wie es in der Pubertät als Revolution notwendig ist, im reifen Organismus aber selbstverständlich sein müßte. Was aber hat es zu bedeuten, daß die »Hemmung«, die unsere Kranke so richtig gespürt hat, sich gerade im Appetit so vorwaltend und verhängnisvoll ausspricht? Ich glaube, dies verstehen wir leichter und einfacher in der Sprache der seelischen Sinndeutung. Nichts essen heißt eben einfach nicht weiter leben. Nichtsessenwollenkönnen heißt nichtlebenwollenkönnen. Es ist aus einer Absage an die Wandlung zum Erwachsensein eine Absage an das Leben selbst geworden: der Weltschmerz der Pubertät.

Es gibt ein trotz mancher Geschmacklosigkeit doch geniales Kinderbuch, in welchem das alles richtig dargestellt ist, offenbar weil der Zusammenhang ganz unbewußt ergriffen wurde: den Struwwelpeter. Der Suppenkaspar ist auch so ein renitenter Bursche: meine Suppe eß ich nicht. Wie aber endet er? Er wird dünn wie ein Faden und endet mit dem Tode. Und was hatte der Dichter zuletzt gezeichnet: auf dem Grabhügel – die Suppenschüssel. Das ist die gleiche Form der therapeutischen Pädagogik und ein wenig Hohn. Beide sagen: so geht es dir, wenn du so weitermachst. Das Kind muß eines Tages eben anfangen, selbst zu denken, und jeder Weg, der dazu verhilft, kann gut sein. Nur hätte der Verfasser des Struwwelpeter als Kliniker ein Mädchen wählen müssen. Aber vielleicht war es weiser von ihm, auch hierin eine poetische Vertauschung vorzunehmen, da eben das Kind die Dichtung besser versteht als die objektive Realität.

XXVIII.

W: Bitte erzählen Sie.

K: Ich fühle mich von früh bis abends so gequält, muß dauernd umhergehen, bald stehen, sitzen, liegen. Ich habe einen dauernden Drang zu erzählen, kann nichts anderes, als immer denken.

Ich nehme an, daß ich deswegen nicht schlafen kann; das ist höchstens ein Dämmern. Ich habe Angst vor der Nacht und in der Nacht vor dem Tag. Ich kann nicht lesen und nicht schreiben. Das ist überhaupt völlig unmöglich; einen Zustand wie früher kann ich mir überhaupt nicht mehr vorstellen. Irgendeine Besserung merke ich aber auch gar nicht. (Der Kranke schweigt, und man hört seine beschleunigte, keuchende Atmung; er blickt nach einem Zettel in seiner Hand.)

W: Was steht denn noch auf Ihrem Papierchen?

K: Ich fühle immer nach meinem Kopf, als ob da etwas nicht in Ordnung wäre (faßt nach der Schläfe).

W: Warum schnaufen Sie denn so?

K: Das ist vom Gequältsein, Unglücklichsein irgendwie. Dazu die Angst, daß es nie mehr gut wird.

W: Wie ist es denn körperlich?

K: Körperlich fühle ich mich wohl!

W: Machen Sie sich auch ganz bestimmte Gedanken?

K: Es ist immer der Gedanke, es wird nicht mehr gut. Möchte wieder ein vollwertiger Mensch sein, daß man leistungsfähig ist.
W: Auf was führen Sie die Krankheit zurück?
K: Ja, wo mag das eigentlich liegen, immer such ich danach ...
W: Was meinen Sie?
K: Ich komme überhaupt zu keinem ...
W: Ja?
K: Überhaupt zu keinem Resultat.
W: Machen Sie sich immer noch Selbstvorwürfe?
K: Auch immer noch. »Minderwertigkeit« wäre vielleicht richtiger. Andere haben Auszeichnungen, sind an der Front. – – –
W: Woran denken Sie?
K: Ich denke nach – auch dieser Drang – man will wieder seine Pflicht erfüllen.
W: Und warum meinen Sie, es ginge nicht? Sie sind doch geistig normal?
K: Ich habe Angst, daß es noch eine schwerere Krankheit ist, als ob irgendeine Geisteskrankheit über mich gekommen wäre. Weil ich an nichts denken kann, gar keinen Gedanken fassen kann.
W: Was *wollen* sie eigentlich?
K: Ich verstehe nicht.
W: Worauf geht Ihr Wille?
K: Möglichst bald gesund werden.
W: Das ist ein Wunsch. Man wünscht sich vieles, obwohl man es nicht haben kann. Was man will, ist immer etwas, was auch möglich ist.
K: Versteh ich nicht. Ich habe das Gefühl, daß ich nichts, aber auch gar nichts kann. Es ist mir der Wille abhanden gekommen.
W: Was tun Sie denn den ganzen Tag?
K: Ich lebe in einem Kreis für mich, bin darin befangen, kann mit niemand sprechen. Nach zwei, drei Seiten Lesen ist Schluß. Ich geh' spazieren und grüble dauernd nach, was aus mir wird und wie ich diese Qualen dauernd ertragen soll.
W: Haben Sie auch Träume? Wie sind diese?
K: Meistens träume ich angenehme Sachen.
W: Sie sehen, die Gesundheit ist doch noch nicht ganz fortgeflogen. In den Träumen ist sie noch da. Ich sagte Ihnen schon oft: die Krankheit ist bestimmt vorübergehend. Sie müssen aber durchhalten, Sie müssen immer und immer wieder mit ihr kämpfen, auch wenn es im Augenblick nichts nützt.

M. H. Dieser Kranke erweckt von Anfang an unser Mitgefühl. Er hat ein offenes, ein für sein Alter von Mitte Dreißig ein wenig zu kindliches Gesicht; etwas weich, aber liebenswürdig, und er ist wirklich verzweifelt. Die Angst ist echt. Wir spüren, daß er mit nichts hinter dem Berge hält. Trotzdem ist das Bild nicht erhebend. Der Zettel in seiner Hand enthält die Aufzeichnung aller seiner Klagen: er ist ein homme aux petits papiers, wie CHARCOT das genannt hat. Zuerst ein Redestrom, und nachdem dieser versiegt: eine Leere; es kommt immer wieder dasselbe. Er sagt selbst: »ich lebe in einem Kreis für mich« – selbstbezogen und steril. Es will uns zornig machen, daß ein solcher Mann sich nicht mehr zusammennimmt, da er doch selbst ein völliges körperliches Wohlbefinden betont; aber dann fühlen wir auch, daß er machtlos ist, und wünschen, wir könnten ihm helfen, der sich doch selbst nicht helfen kann. So verhalten sich auch die nächsten Angehörigen solcher Kranker; sie pendeln zwischen Strenge und Geduld.
Es liegt dem Internisten nahe, ihn dem Psychiater weiterzugeben. Die Aufnahme in eine Anstalt ist jedoch ein ernster Schritt, den wir ohne zwingende Gründe vermeiden möchten. Derartige leichtere Depressionen können und sollen auch in der allgemeinen Praxis bewältigt werden, auch um die Anstalten zu entlasten. Das gilt hier wie von den neurasthenischen, den hysterischen und neurotischen Zuständen. Handelt es sich in unserem Falle nicht überhaupt um etwas Derartiges? Von der Neurasthenie aber unterscheidet sich der Kranke durch das völlige Fehlen aller körperlichen Beschwerden, die ja gerade dort das ganze Bild ausfüllen. Die starke Selbstbezogenheit, die Angst, die Kontaktlosigkeit, die so erreichte Entziehung von der Pflichterfüllung – das sind Züge, die mit der Neurose übereinzustimmen scheinen könnten. Und doch hat der Zustand mit der Neurose, wie sich gezeigt hat, nichts zu tun. Die größten Anstrengungen der psychoanalytischen Schule haben immer nur ergeben, daß diese Methode hier gar nichts erreicht, vielleicht sogar gefährlich ist. Und damit hängt es zusammen, daß wir eine solche echte Depression psychologisch offenbar gar nicht verstehen können; mit »verstehen« meine ich jenes so hilfreiche und befriedigende Erlebnis, das wir bekommen, wenn es uns gelingt, ein vorher sinnloses Symptom plötzlich im ganzen seelischen Zusammenhang zu sehen, wie etwa dann, wenn sich eine hysterische Lähmung als Fluchtmotiv oder ein Zwangsgedanke, eine Fehlhandlung als symbolisch sinnvoll enthüllen läßt. Da wird

nämlich ein verstecktes Motiv, ein verdrängtes Gefühl offenbar, was ins volle Licht des Bewußtseins *gehört*, weil es zur Wirklichkeit im Sinne der Wahrhaftigkeit gehört, sei sie auch noch so peinlich oder schmerzvoll. Solche schädlichen Verschleierungen der wahren Wirklichkeit, der wirklichen Wahrheit, heißen Verdrängungen, und die Erkenntnis, daß aus ihnen Krankheitssymptome entstehen, ist von unschätzbarem Werte.

Betrachten wir von hier aus unseren Kranken, so legt auch er uns die Frage nahe, ob seine Verzweiflung ganz echt sei und ob nicht eine Flucht in die Krankheit auch ihm den Dienst erweist, einen Schritt in die Wahrheit nicht tun zu müssen. Ich kann Ihnen da nur meine persönliche Ansicht vortragen, denn ein wirklicher Beweis fehlt mir. Eigentlich sagt es der Kranke ja selbst: er sagt, sein Wille sei ihm abhanden gekommen, und seine eigene Minderwertigkeit sei es, die ihn so unerträglich quäle. Er verschanzt sich gar nicht hinter einer Krankheit, für die er nicht verantwortlich wäre, sondern er verklagt sich selbst dafür, und *das* ist seine Not. Darin aber, meine Herren, steckt kein psychologisches, sondern ein allgemein menschliches Problem, das jeden angeht: wir sollten stärker sein, als wir sind. Kein aufrichtiger Mensch wird sagen: ich bin ein starker Mensch, und täte es einer, dann würden wir sofort mißtrauisch. Wenn aber jemand beständig jammert, er sei willenlos, dann sind wir auch nicht erbaut davon. Diese Art von Selbsterkenntnis finden wir weder religiös überzeugend noch sittlich erlaubt. So hat auch ein religiöser Denker bezeugt, die Verzweiflung sei kein Zeichen des Glaubens, sondern beweise, daß jemand etwas, was er tun müßte, nicht tue. Es ist KIERKEGAARD, der darüber in seinem Buche über »Die Krankheit zum Tode« (1849) gehandelt hat und der dort lehrt, daß diese Art der Verzweiflung »eine Krankheit im *Geiste*« ist. Das sprach, wenn auch nicht mit bewußter Einsicht, unser Kranker ebenfalls aus, wenn er eine Geisteskrankheit befürchtete. Er kommt nicht über das Willensproblem hinaus, wenn er klagt, sein Wille sei abhanden gekommen. Gibt es denn keine Willensfreiheit, und ist ohne die eine Sittlichkeit möglich? Auch dafür können wir einen großen Zeugen anführen. Nietzsche sagt: wollen macht frei, das ist die rechte Lehre von der Willensfreiheit. Er sagt damit, daß ein Mensch nicht von Natur frei ist, sondern daß er frei wird, wenn er nicht nur wünscht, sondern will.

Ich sehe also keine andere Deutung als die, welche der Kranke selbst gibt: sein Wille ist ihm abhanden gekommen, und so ist er wirklich entwertet. Er müßte wollen, und er kann es nicht. Er hat wirklich die Krankheit im Geiste. Wenn bisher der Kranke nicht die Macht zu wollen hat, so müssen wir freilich auch zugeben, daß auch wir die Macht nicht haben, sie ihm zu verschaffen. Die Ohnmacht der psychischen Behandlung solcher Fälle ist aber sehr bedeutsam. Sie weist nach meinem Dafürhalten auf einen ganz grundlegenden Unterschied zwischen einer psychischen Störung und einer geistigen Erkrankung hin. Wir müssen also Seelenkrankheiten und Geisteskrankheiten unterscheiden lernen und darauf gefaßt sein, daß es überhaupt nicht möglich ist, die geistige Krankheit psychologisch zu verstehen und zu behandeln. Das bedeutet eine große Resignation für den Arzt, und sicher haben Sie das auch empfunden, als ich den Kranken auf künftige Besserung vertröstete und ihm empfahl, in seinem Kampfe gegen die Krankheit nicht nachzulassen. Das ist natürlich keine Therapie. Aber aus der Erfahrung möchte ich Ihnen sagen, daß es doch falsch wäre, darum überhaupt nichts zu tun und auf die bescheidene Wirkung eines solchen Zuspruchs dem Kranken gegenüber ganz zu verzichten. Die Gelegenheit für ihn, sich immer wieder und wieder auszusprechen, und die unzählige Male wiederholte Mahnung an ihn, gegen die Depression anzukämpfen, hat doch den Wert, den dünnen Faden, an dem seine Existenz noch hängt, fortzuspinnen. Scheinbar ohne jede positive Wirkung und Erleichterung hat diese Art des Zuspruchs und der Forderung offenbar doch den Wert, ihm ein Durchhalten zu ermöglichen, bis die depressive Phase abklingt. Und jeder, der solche Kranke derart betreut hat, kennt die, spät erst nach der Genesung kommende, Dankbarkeit für die Geduld und den anspruchslosen Beistand, welchen ihm sein Arzt zugewendet hat.

Damit komme ich noch auf eine andere Seite der klinischen Pathologie der Depressionen. Durch die ganze Forschungsgeschichte der Geisteskrankheiten im weitesten Sinne, von den Verstimmungen bis zu den schwersten Psychosen, zieht sich die Auffassung, daß es eine organische Störung ist, welche gerade den geistigen (also in unserem Sinne nicht seelischen) Veränderungen zugrunde liegt. Sie wissen, daß die Anatomie für diese Erklärung bisher auf lange Strecken hin versagt hat. Erst durch die Entdekkung oder Wiederentdeckung der Schocktherapien ist ein neues gewichtiges Argument zugunsten dieser organischen Auffassung auch für die manischdepressiven und schizophrenen Bilder entstanden. Die Frage nun, ob auch für Fälle wie den Ihnen heute gezeigten eine solche Schockbehandlung ratsam sei, ist zur Zeit noch im Flusse, muß aber ernstlich geprüft werden. Weil aber es scheinen könnte, als ob diese kausale und organische Erklärung mit der vorhin von mir gestreiften geistigen Auffassung im Widerspruch stehe, möchte ich darauf noch kurz eingehen.

Wir wollen nicht so vermessen sein, mit einigen Formeln oder Gedanken so große Fragen einfach klären zu wollen. Aber es geht auf der anderen Seite auch nicht an, sich dem einfach zu entziehen, was doch für uns wichtiger ist als das Nächstliegende und mit den Sinnen und der einfachen Logik schon Erreichbare. Es muß also erlaubt sein, eine Folgerung aus der Tatsache zu ziehen, daß eine geistige Störung wie diese Willenskrankheit unter Umständen durch einen Insulinschock beseitigt werden kann. Das ist natürlich ebenso geheimnisvoll wie die ältere Erfahrung, daß eine solche depressive Verstimmung in der Regel nach einigen Monaten von selbst abzuklingen und zu verschwinden pflegt. Denn das lehrt die Erfahrung, und darum war ich berechtigt, dem Kranken Heilung in jedem Fall zu versprechen, nicht weil ich ihn suggestiv beeinflussen will – das wäre vergeblich –, sondern weil es so regelmäßig beobachtet wird.

Die Folgerung also, welche wir aus der organisch-geistigen Doppelseitigkeit oder Zweispurigkeit dieser Krankheitsgruppe ziehen wollen, ist die, daß Körper und Geist, wie wir sie erkennen, freilich noch getrennt sind, daß sie aber in einer uns noch unerreichbaren Ferne jenseits des Todes identisch werden. So betrachtet, ist unser Kranker freilich keiner, an dem wir etwas lernen können, was unser Bedürfnis nach Erklären und Verstehen dann befriedigt. Um so größer aber ist die Aufgabe, welche er aufgibt. Denn in unserem modernen System der Wissenschaften werden Sie ganz vergeblich nach irgendeinem Begriffe suchen, der es verständlich macht, wie hier die offenkundige Willensohnmacht mit der verborgenen, aber doch mehr als wahrscheinlichen Störung der Körperfunktion eigentlich zusammenhängt. Dazu müßten Theologie und Physiologie auf eine Weise zusammengebracht werden, welche völlig jenseits der heute noch als normal anzusehenden Wissensformen läge. Ich für mein Teil zweifle aber nicht, daß ohne eine solche Verbindung eine wirklichkeitsnahe Deutung nicht einmal denkbar ist. Man wird also wählen müssen, ob man auf dieses Ziel zugehen will oder sich einem allerdings bequemeren Ignorabismus überlassen will.

XXIX.

M. H.: Das junge Mädchen, welches wir gestern untersucht haben, gab uns so viele Rätsel auf, daß ich noch einmal darauf zurückkommen muß. Sie entsinnen sich, daß an Schultern, Armen und Händen die Folgen einer sehr schweren spinalen Kinderlähmung zu sehen waren. Sie hat die Poliomyelitis anterior acuta vor einem Jahre durchgemacht, und es bot sich uns das Bild einer wahren Verwüstung: die Muskeln, welche die Schulter- und Ellbogengelenke bewegen, waren mit geringen Ausnahmen völlig atrophisch, und nur die Hand- und Fingerbewegungen waren zum Glück soweit erhalten, daß Schreiben und leichte Handarbeiten noch möglich sind. Die Hilflosigkeit bei den einfachsten Verrichtungen wie Ankleiden, Essen ist trotzdem außerordentlich; und bedenken Sie, daß die Kranke beim Straucheln oder Fallen keine Möglichkeit hat, sich zu halten oder gegen den Aufschlag sich zu schützen. Nach über Jahresfrist ist eine wesentliche Regeneration nicht mehr zu erhoffen, und die üblichen Maßnahmen der Massage, Gymnastik, Elektrisieren, Bäder sind bereits seit längerem erfolglos geblieben.

Aber es zeigte sich doch noch etwas anderes. Obwohl im akuten Stadium auch die Beine weitgehend gelähmt waren, hat sich hier eine vorzügliche, fast völlige Restitution eingestellt. Die Muskulatur ist nirgends atrophisch. Die Kranke kann mühelos stundenlange Spaziergänge machen. Aber – das Aber ist: sie wagt keinen Schritt allein zu machen. Selbst im Zimmer muß sie am Arm geführt werden. Bezeichnend ist, daß eine ganz lockere »Tuchfühlung« dabei genügt; auf eine Unterstützung kommt es dabei gar nicht an. Läßt man sie los, so entsteht ein heftiger Angstanfall. Es kann gar kein Zweifel sein: es handelt sich um eine echte schwere Agoraphobie, eine Platzangst. Mehrfach ist sie in den letzten Monaten auch gestürzt und hat sich dabei sogar Verletzungen am Kopfe zugezogen. Und nun ist etwas nachzutragen, was ich Ihnen noch nicht erzählt hatte. Ich habe den Plan gefaßt, zunächst vor allem diese Platzangst, die man als einen hysterischen Zustand auffassen kann, zu beseitigen, und habe eine psychische Behandlung, verbunden mit Geherziehung, begonnen. Ich ging dabei ziemlich energisch vor, indem ich zugleich ein Hinfallen riskierte, wenn ich mich aus ihrer Nähe zurückzog. Dieses sogenannte Hinfallen erfolgte denn auch so, wie es bei hysterischer Gangstörung immer ist, nämlich mit recht weislicher Schonung; die Kranke fiel sehr gewandt, so wie etwa die Schauspieler auf der Bühne, wenn sie erstochen werden. Dann aber geschah etwas sehr Unerwartetes: beim nächsten Fall sah die Sache ganz anders aus: die Kranke stürzte wie vom Blitz getroffen, war sofort bewußtlos, verletzte sich am Kopf, und die Bewußtlosigkeit ging alsbald in einen echten epileptischen Krampfanfall mit weiten lichtstarren Pupillen und anschließendem Dämmerzustande von einstündiger Dauer über. Ich mußte mir nach diesem Ereignis sagen, daß die Diagnose einer Platzangst doch unvollständig war; die Anamnese, der Bericht über früher schon eingetretene Ohnmachten hätte mich warnen sollen; ich habe diesen Bericht nicht ernst genug genommen.

Es unterliegt jetzt also keinem Zweifel, daß neben der Kinderlähmung, die wir organisch, und der Phobie, die wir psychologisch zu verstehen haben, auch noch eine epileptische Krampfbereitschaft vorliegt. Von einer Diagnose auf genuine Epilepsie kann keine Rede sein. Die Kranke war vor der Poliomyelitis völlig gesund, sie ist erblich nicht mit Epilepsie belastet, und sie ist nicht nur ungewöhnlich begabt und intelligent, sondern auch völlig frei von der charakteristischen epileptischen Persönlichkeitsveränderung. Mit diesen Feststellungen ist also gegeben, daß die Therapie es gleich mit drei verschiedenen Krankheiten zu tun hat. Die Aufgabe ist wirklich schwer, und ich wage nicht, heute vorauszusagen, wie weit wir damit kommen werden. Am meisten Hoffnung auf völligen Erfolg bietet die Platzfurcht. Aber Sie verstehen, daß der Erfolg der psychischen Behandlung schwer vorbelastet ist durch das schicksalhafte organische Leiden. Und ich muß sagen, daß noch eine andere Vorbelastung da war, nämlich die Art, wie die Kranke bisher ärztlich beraten wurde. Und das ist eigentlich der Grund, warum ich nochmals auf diesen Fall zurückkomme.

Man hat dieser Kranken nämlich bisher immer falsche Hoffnungen auf eine Wiederherstellung der Arme und die Rückkehr in ihren alten Beruf gemacht. Unterdessen blieb die Platzangst unbehandelt, während die Arme im Mittelpunkt der Therapie standen. Schließlich fing die Kranke selbst an, ungläubig zu werden. Aber sie setzte ihre ganze und letzte Hoffnung doch auf die Herstellung der Arme und betrachtete die Störung der Beine ebenfalls als Folge der Kinderlähmung. Mit anderen Worten, sie mußte so in einen Irrgarten von Täuschungen über die wirkliche Natur ihrer Zustände geraten, sie hörte auf, irgend etwas Geordnetes und Regelmäßiges zu arbeiten und sich vor allem auf ihre wirkliche Zukunft vorzubereiten. Denn ihre geistigen Gaben lassen durchaus eine sinnvolle und, wie ich überzeugt bin, auch berufliche Zukunft erwarten, vorausgesetzt, daß der innere Verzicht auf Heilung der Arme gelingt und daß ohne Umschweife der Aufbau einer geistigen Arbeit in Angriff genommen wird. Dazu wäre es richtig gewesen, die Situation frühzeitig zu erkennen und die Kranke genau aufzuklären, anstatt sie mit vagen Hoffnungen und Vertröstungen irrezuleiten. Gerade dadurch ist sie in die Verzweiflung geraten, welche man vermeiden wollte und welche zu beheben nun sehr mühsam ist. Indem man das Unheilbare als heilbar hinstellte und das Heilbare nicht behandelte, hat man geradezu reziprok das jeweils Falsche getan und so eine völlige Blockade der Therapie zustande gebracht.

Es ist sehr schlimm, daß die Nervenzellen so gar keine Fähigkeit zur Regeneration besitzen. Die einmal zerstörten Vorderhornzellen im Cervikalgebiet dieser Kranken werden nicht ersetzt. Im Gegensatz zu allen anderen Organen ist das Nervensystem der Gabe der Vermehrung und des Wachstums verlustig gegangen. Dies hängt nach meiner Meinung damit zusammen, daß seine vornehmste Aufgabe nicht die Erzeugung, sondern die Wandlung ist. Die Zeugung bringt immer wieder Ähnliches hervor; die Wandlung aber verändert die Form. So ist hier auf Kosten von Wachstum und Regeneration der Substanz die Fähigkeit zum Formwandel der Funktionen aufs höchste entwickelt worden. Darauf beruht eben die ungeheure Anpassungsfähigkeit der höheren und mit einem Nervensystem ausgestatteten Organismen. Der Nervenarzt kann also mit einer Hilfe der Natur im Sinne der Gewebsneubildung nicht rechnen. Einen um so besseren Bundesgenossen findet er aber in der funktionellen Plastizität des nervösen Organes. Es ist bekannt, wie schnell ein rechts Gelähmter das Schreiben mit der linken Hand erlernt. Es setzt in Erstaunen, mit welcher Geschicklichkeit Amputierte oder Blinde die vitalsten Verrichtungen auf Umwegen wiederzuerwerben verstehen. Der unersetzbare Defekt wird eben nicht durch Substanz, sondern durch Funktion ausgeglichen.

Eigentlich sollte das keine Neuigkeit sein. Aber wir verstehen die Sache erst richtig, wenn wir auch ihre positive Seite begriffen haben. Wer viele Menschen mit unheilbaren Lähmungen zu behandeln hatte, weiß auch, wieviele derselben eine dem Gesunden unvorstellbare seelische Gewöhnung daran vollziehen. Im Gegensatz etwa zu den Schmerzen oder zu der Unlust der Depressionen hat der organische Defekt die rätselhafte Eigenschaft, sich vom Bewußtsein relativ leicht abhalten zu lassen: er wird verdrängt, vergessen, oder wie wir das nennen wollen. Der Unfähigkeit zur Regeneration entspricht also eine Fähigkeit, einen Mangel unbewußt werden zu lassen. Während wir nun gelernt haben, daß gegenüber den seelischen Erkrankungen der Neurose die wertvollste Waffe die Bewußtmachung des Verdrängten ist, macht hier ein Arzt sich eines Kunstfehlers schuldig, wenn er das organisch unheilbare Körpergebiet durch seine Therapie immer wieder ins Bewußtsein lockt und so einer natürlichen Heilkraft entgegenarbeitet. Wer unbefangen beobachtet, muß zugeben, daß dieser Fehler in gefährlichem Ausmaße verbreitet ist. Ich halte ihn für einen wirklichen Schaden unserer Medizin.

Wenn wir sagen, daß die Natur mit ihrer Fähigkeit, das Unheilbare aus dem Bewußtsein verschwinden zu lassen, dem Geschädigten hilfreich entgegenkommt, so bedeutet das freilich nicht, daß sie alles für ihn tut. Sie kommt ihm entgegen, gewiß, aber doch nur ein Stück weit. Es bleibt genug, übergenug auch für den Willen des Menschen. Niemand, der ein betimmtes Gut nicht selbst verloren hat, ermißt, was es bedeutet, es zu verlieren und doch standhaft zu bleiben. So ist das Ganze also doch ein Heroismus, vor dem wir uns neigen.

Jeder solche Verlust ist ein Stück Tod und ruft nach Rache. Mit der Anpassung an das einmal Gegebene ist eine Ruhe doch nur vorläufig eingetreten. Wir dürfen uns nicht wundern, wenn in der Tiefe der Kampf weitergeht. So ist es jetzt auch gelungen zu verstehen, wenn bei unserer Kranken es mit der sogenannten Defektheilung der Kinderlähmung nicht sein Bewenden hatte. Offenbar hat sich die Erschütterung des Gleichgewichtes in die unbewußte Tiefe der Seele fortgesetzt und so zunächst die Neurose ausgelöst. Aber auch hier hat sie nicht Halt gemacht. Die Neurose ist ja nur ein vorläufiger Rückzug aus dem unerträglich gewordenen Schauplatz des Bewußtseins. Aber diese Rückzugstraße endet blind. An ihrem Ende erscheint ein neuer Feind, der härter ist: die Entscheidung durch Gewalt. Sie wird neue Gefahr, neues Risiko, neuen Mut und zuletzt einmal Todesverachtung fordern. Es ist nicht zu zweifeln, daß die Neigung zum epileptischen Anfall dies alles ankündigt. Hier also stößt die seelische Sphäre wieder an die organisch-körperliche an, und hier haben wir wiederum den Fall, daß mit der Wendung ins Organische auch die in die geistige Entscheidung aufgerufen ist. Darin gleicht also unser heutiges Thema dem, welches uns auch bei jenem an einer Depression Erkrankten, den wir kürzlich kennen lernten, gestellt war.

XXX.
Fabula docet

Weil an mehreren Stellen dieser Vorlesungen Ansichten von der Krankheitsentstehung vorgetragen werden, welche nicht als Allgemeingut bezeichnet werden können, möchte ich darauf noch etwas eingehen. Denn auf diese Abweichungen kommt es gerade besonders an. Es unterliegt für mich keinem Zweifel, daß die Pathogenese im gegenwärtigen wissenschaftlichen Denken der Medizin einen schwachen Punkt enthält und daß Mängel der Therapie damit unmittelbar zusammenhängen.

Einer meiner Freunde sagte kürzlich: Der Mensch ist kein Ding. Und ein anderer fügte hinzu: der Mensch ist kein Lebewesen. Gemeint ist, so fasse ich das auf, daß der Mensch durch und durch Mensch ist und als solcher keineswegs auch und in gewissem Betracht physikalisch wie ein Stein und biologisch wie ein Tier betrachtet werden könne. Ich denke genau so wie diese beiden. Wenn wir einen Menschen auf der Waage wiegen, dann *bedeutet* dies etwas anderes, als wenn wir einen Sack Kohlen wiegen, und wenn wir den Gang eines Erbfaktors für einen Menschen bestimmen, dann *bedeutet* es etwas anderes, als wenn wir es bei Drosophila tun. Denn es kommt doch nicht auf die formale Übereinstimmung einer Methode in den beiden Fällen an, sondern wesentlich ist, warum wir sie anwenden und wie wir das Ergebnis verwerten. Ein jetzt vielgelesener philosophierender Autor sagt, der Mensch könne nicht tierbiologisch, er müsse menschenbiologisch betrachtet werden. Gerade dabei unterbleibt aber die notwendige Klärung, daß die Biologie überhaupt Grenzen hat, und zwar bei Tier und Mensch; Grenzen, die zu bestimmen Aufgabe eines Philosophen wäre. Die Folge dieser Unterlassung ist ein Ergebnis, das wir ganz ablehnen müssen. Denn der Geist läßt sich weder beim Menschen noch sonst biologisch umdeuten.

Bei der Entstehung von Krankheiten eines Menschen nun ist es nicht anders. Überall bedienen wir uns solcher Methoden, welche die Naturwissenschaften geschaffen haben, aber wir verwerten sie anders. Richtiger ist zu sagen: wir sollten sie anders verwerten. Wer sich der ärztlichen Aufgabe hingibt, muß ja auf die andersartigen Zusammenhänge stoßen und dem Rechnung tragen. Klammert er sich dagegen an Fragestellungen der Naturwissenschaften, dann bleibt er eben ein Techniker oder ein Biologe, aber er ist noch außerhalb der Medizin. Dieser Vorgang ist oft schon beschrieben und kritisiert worden. Aber bei vielen ist der Respekt vor der exakten Naturwissenschaft im Grunde immer am größten, jedenfalls größer als der vor einer geistigen Erfassung des menschlichen Wesens. Dann bleibt offen oder insgeheim die Verfahrensweise etwa der Chemie die Norm im Denken des Mediziners.

Die Innere Medizin schien besonders berufen, die Mission einer Besinnung hierauf zu erfüllen. Ihr Gegensatz zur äußeren, also wohl chirurgischen Kunst, legte die Richtung auf das innere Wesen doch nahe. Aber der klinische Internismus ist weithin der Autokratie des technisch-diagnostischen Betriebes erlegen. Der Keim dieser Entwicklung liegt schon weit zurück.

Außerdem ist Routine überhaupt und zu allen Zeiten bequemer gewesen als Forschung und Erkenntnis. Und der Mangel an religiösen Wurzeln und an philosophischer Inspiration ist zu allen Zeiten der eigentliche Grund solcher Entwicklungen gewesen. Sicher ist hier der Rückgriff auf große Beispiele wie die der antiken Medizin bei HERAKLIT, PYTHAGORAS, EMPEDOKLES, HIPPOKRATES oder auf PARACELSUS oder auf die romantische Medizin in Deutschland von größter Anregungskraft. Was aber können uns die Erwecker solcher Erinnerungen helfen, wenn man sie als »Historiker« oder »Philosophen« in ein akademisches Fach zurückverweist, anstatt diese Ideen weiterzudenken? Ich bin, selbst Internist, dem klinischen Internismus besonders gram um dieses schulmäßigen Versagens willen. Nicht darum handelte es sich, Konzessionen an Psychotherapie, Naturheilkunde oder Homöopathie durch »Lehraufträge« zu machen, sondern um eine Reform des Begriffes »Erkenntnisgrundlage«. Es ist damit nicht gesagt, daß die Grundlagen unbedingt »neu« sein müssen. Vielmehr ist das wahre Beste überhaupt nicht neu, wohl aber schwer. Und es müßte von Vielen getragen werden.

Vielleicht sind wir in der Grundlagenverschiebung weiter, als es von der Perspektive der zwanziger Jahre des Jahrhunderts aus scheint. Damals klagte man, und es waren Internisten, Chirurgen, Psychotherapeuten und Schriftsteller darunter, über den Spezialismus, den Mangel an Ganzheitlichkeit, an Synthese; das materialistische Programm fand keinen Fürsprecher mehr, aber ein Umdenken im Sinne des philosophischen Idealismus, welches die Medizin ganz durchdrungen hätte, geschah trotzdem nicht. Die Führung behielt die Wissenschaft, und Wissenschaft war eben exakte Naturwissenschaft. Dabei ist es scheinbar geblieben, und doch hat sich etwas geändert. Der Gebrauch der exakten Naturwissenschaft ist für die Medizin jetzt nicht mehr ihr einziger Wahrheitswert, sondern mehr ihr technischer Brauchwert. Wir bestimmen, wenn es vergröbert gesagt werden darf, den Blutzucker nicht mehr in Gedanken an die schließliche Ergründung des Wesens der Krankheit, sondern im Hinblick auf die technische Beherrschung des Krankheitsfalles, und das ist ein großer Unterschied. Nach meinem Dafürhalten hat hier die Umwandlung von Wissenschaft in Technik schließlich nicht die Entartung, sondern die befreiende Klärung gebracht. Sie ist ein Zeichen für den Zusammenbruch eines unwahr gewordenen Weltbildes, in dem die materielle Natur das Maß des Menschen war.

Es handelt sich hier weder um eine Undankbarkeit gegen die Wissenschaft noch um eine Unterschätzung der Technik, und am allerwenigsten um eine Bekämpfung des Geistes, der sie hervorbringt. Wissenschaft, Ratio, war zur Besiegung der Dämonen, zur Überwindung des Mythos aufgestanden. Dann wurde sie selbst Dämon, Zauber, Verzehrer und Vernichter und ward angeklagt wegen Mechanismus, Intellektualismus. Jetzt ahnte der Mensch wieder seinen Mythos. Die Sterne sind tote Tiere, gewiß; aber warum sind sie ein ewiger Trost? -- Wenn sie also doch uns gehören, dann gehören wir auch ihnen. Und es kommt also nur darauf an, daß wir den rechten Umgang mit der Natur haben. Weder dürfen wir uns als ihr Herr aufspielen noch uns als ihren Knecht verdingen. Sondern die rechten Umgangsformen, nämlich in Kampf und Liebe, haben eine andere Logik, sie sind ein Dialog.

Auf diese Weise könnte das so schwierig gewordene Verhältnis von naturwissenschaftlicher Einstellung und ärztlicher Aufgabenerfüllung wieder ein unbefangeneres werden. Ich bestreite nicht, daß der Geist zum Widersacher der Seele werden kann. Es war ein wunderbarer Aufschwung, in dem die deutsche Romantik, diese Gefahr fühlend, einen Flug ins Reich der Traumwirklichkeit, einen Gang zu den Müttern wagte. Aber diesmal hatte der begeisterte Mensch seine Macht überschätzt. Und dann blieb den Nachfolgenden nur noch eine romantische Stimmung, ein Schatten der Ekstase; sie kämpften gegen den nüchternen wissenschaftlichen Rationalismus wie gegen einen markierten Feind. Wer dies auf die Dauer tut, wird sozusagen ein künstlicher Narr. Es sieht dieser intellektuelle Rationalismus doch ganz anders aus, wenn man sich selbst an seiner Forschungsart beteiligt. Man erfährt dann, daß diese angeblich seelenlose Tätigkeit bei den Besten und dann auch wahrhaft (nicht nur scheinbar) Führenden das ist, was HELMHOLTZ (1879) die »künstlerische Auseinandersetzung der Tatsachen« genannt hat. Auch das ist dann ein solcher Dialog zwischen Mensch und Natur.

Diesen Dialog hat in ganz besonderem Maße der Arzt mit dem Kranken, der Mediziner mit der Krankheit zu führen. Wenn wir behaupten, daß der Mensch auch auf der Waage kein Ding, auch in der biologischen Gesetzmäßigkeit kein pflanzen- oder tiergleiches Lebewesen ist, sondern ein Mensch, dann entdecken wir damit nichts, was nicht auch ein Astronom oder ein Botaniker an *seinem* Gegenstande entdecken kann, nämlich die große *Gegenseitigkeit* in dieser Gegenständlichkeit. Und wenn wir ferner andererseits lehren, daß die nach dem Vorbilde der Physik, Chemie und exakten Biologie verfahrende Medizin mit den Grenzen dieser Erkenntnisform beim Menschen zu rechnen hat, so verbinden wir mit diesem Grenzbegriff einen ganz anderen Sinn als die kritische Philosophie, als der sich selbst bescheidende, naturforschende Mediziner von ehemals. Denn diesmal soll Grenze heißen, daß auf ihrer anderen Seite nicht das grenzenlose Unerforschliche, sondern auch ein zugänglicher, aber andersartiger Bereich liegt.

Indem sich also der Sinn der exakten Wissenschaftsform vom Wahrheitswert zum Brauchwert verschiebt, findet auch eine Erweiterung der Forschungsbereiche der Medizin statt. Dies ist, denkt man dabei an die so mannigfaltig gewordenen Inhalte der medizinischen Gebiete, eine Selbstverständlichkeit. Eine Pathologie der Person, der Psyche, der Familie, der Vererbung, der sozialen Gemeinschaft lag jedenfalls nicht innerhalb des Programmes der Pathologischen Anatomie nach VIRCHOW oder der Pathologischen Physiologie von NAUNYN und KREHL. Aber wir denken hier nicht nur an die Grenzübertritte dem Inhalte nach, sondern an die andere Einstellung der Form nach. Das Gemeinte wäre bequemer zu erläutern an praktischen Beispielen, wie ich das an anderen Beispielen getan habe (1930, 1934, 1935, 1940) und wie auch die Vorlesungen dieser Sammlung zu tun bestrebt sind. Wenn dabei für mich persönlich die Aufnahme der analytischen Psychologie und Psychotherapie in das ärztliche Rüstzeug entscheidend war, so ist dieser Weg, scheint mir, heute zwar auch ein sehr guter, aber nicht mehr der einzige, um die Wendung zur anthropologischen Form der Medizin zu vollziehen. Denn eine Medizin des Menschen wird es zwar sicher nur dann geben, wenn sie auch eine *psycho*-physische ist; aber eine Einbeziehung der psychischen Seite garantiert doch noch nicht immer einen Dialog mit der Natur – es kommt darauf an, wie man Psychologie auffaßt. Denn mindestens muß die medizinische Psychologie Tiefenpsychologie sein. Friedrich KRAUS (1919) hat entsprechend richtig gesehen, daß die vitale Person Tiefenperson umfaßt. Aber ebenso muß der Beitrag der Anamnese zur Pathogenese den kranken Menschen selbst erreichen, und das tut sie nur, wenn sie biographische und soziale Anamnese ist, wie uns besonders W. HOLLMANN (1940) wieder gezeigt hat. Eine menschliche Pathogenese vieler Körpersymptome der Neurose kann nach R. BILZ (1940) sich stützen auf die Ursprache des Affektausdruckes, das ist: der Gemütsbewegung im Szenarium der zwischenmenschlichen Beziehungen. Außer vielen Psychotherapeuten haben auch Kliniker, besonders Internisten, wie SIEBECK (1947, 1953), VOGEL (1932, 1947/48), PLÜGGE (1936, 1948/49, 1953) und andere, den Versuch gemacht, die Determination eines Krankheitsverlaufs in der inneren Lebensgeschichte, in dem Drama des bewußten Menschen auf dem Wege zu seiner Bestimmung zu suchen. Mache ich nun den Versuch, für diese teleologischen Betrachtungsformen durch so verschiedenartige Bemühungen hindurch einen gemeinsamen Grundbegriff auszusondern, so kann ich bisher keinen besseren finden als den: es handelt sich um die Anerkennung des *Subjektes* im Gegenstande der menschlichen Medizin. Die Gründe, warum nach meiner Überzeugung dieser Begriff allen anderen, nämlich »Person«, »Ganzheit«, »Individuum«, »teleologisch«, »psychisch« usw. vorzuziehen ist, können hier nicht noch einmal dargelegt werden. Der (polemisch) wichtigste ist der, daß nur der Begriff der Subjektivität wirksam verhindert, daß man einer vermeinten objektiven Wissenschaftlichkeit zuliebe jene mit der Psychologie, dem personalen, sozialen, anthropologischen Gesichtspunkt gekommenen Vermenschlichungen der Pathologie immer wieder so versachlicht, daß sie dem menschlichen Wesen entfremdet werden. Einfacher ausgedrückt: der Mensch ist nun einmal ein Objekt, das ein Subjekt hat, und das liegt eben nicht außerhalb der Wissenschaft, es gehört dazu.

Was nun hier angestrebt wird und vielleicht die Veröffentlichung einiger klinischer Alltagsvorlesungen auch rechtfertigt, ist dies: Zur Einführung des Subjekts gehört sicher eine unabsehbare Arbeit der Wissenschaft; aber es gehört auch eine Haltung der Unbefangenheit gegenüber dem Kranken und seinen Erscheinungen, vor allem gegenüber seinen eigenen Erfahrungen und Wahrnehmungen dazu. Subjekt ist es doch zunächst sich selbst, und darum hören wir ihm so gerne zu, wenn wir begriffen haben, daß *seine* Erlebnisse zum Wesen der Krankheit gehören. Haben wir *seine* Krankheitsdeutung, *seine* Auffassung der Pathogenese gehört, dann, so scheint mir, haben wir oft Zutreffendes, jedenfalls aber gleich Bedeutsames erfahren wie mit den objektiven Methoden der klassischen Klinik. Es muß jetzt klar geworden sein, daß wir diese nicht ausschließen, sondern einschließen in ein Umfassenderes.

Arbeiten, Übersichten, Vorträge

Über einige Täuschungen in der Raumwahrnehmung bei Erkrankung des Vestibularapparates

Wie bekannt, herrscht in unserer optischen Raumwahrnehmung für gewöhnlich die Regel, daß bei objektiven Bewegungen der Umgebung gegen unseren Körper auch wirklich die Umgebung als bewegt, unser Körper als ruhend und daß bei objektiver Bewegung unseres Körpers oder Kopfes gegen die Umgebung auch wirklich unser Körper oder Kopf als bewegt, die Umgebung aber als ruhend wahrgenommen wird. Obwohl also bei relativer Lageveränderung zwischen Kopf und Umgebung die *rein* optischen Wahrnehmungen kein Merkmal enthalten, wonach entscheidbar wäre, welches von beiden, Kopf oder Umgebung, ruht bzw. bewegt ist, findet diese Entscheidung doch im allgemeinen mit ähnlicher Sicherheit statt wie bei den Augenbewegungen. Auch bei ihnen wissen wir in der Regel genau, ob Verschiebungen des Gesichtsfeldes durch Drehung der Bulbi oder durch Bewegung der gesehenen Dinge entstehen. Es muß also eine physiologische Vorrichtung bestehen, welche auf Bewegungen des Körpers bzw. Kopfes reagiert, und es muß ferner angenommen werden, daß diese Vorrichtung mit den Apparaten der optischen Wahrnehmung derart verknüpft ist, daß sie auf die Qualität der Dinge im Sehraum, ruhend oder bewegt zu erscheinen, entscheidend einwirken kann.

Überlegt man sich ferner, was es eigentlich heißt, wenn wir von objektiver Ruhe oder Bewegung hier sprechen, so kann damit nur eine Beziehung auf die ein für allemal ruhend gedachte Erde gemeint sein, da ja die Bewegungen der Erde niemals in unsere Wahrnehmungen eingehen. Von letzteren besitzen wir Kenntnis, aber keine Wahrnehmung. Für die Beziehung auf die Erde kommt nun ferner auch die Schwerkraft in Frage. Und in der Tat bemerken wir, daß unser Sehraum nicht nur darin bestimmt ist, daß sein Inhalt ruhend oder bewegt erscheint, sondern auch darin, daß er »aufrecht« erscheint, festgelegt in seiner Beziehung zum Erdmittelpunkt, zur Richtung der Schwere. Auch für diese, gleichfalls mit dem unzerlegbaren Charakter einer sinnlichen Qualität auftretende Wahrnehmung des Lotrecht- oder Waagerechterscheinens muß ein zugrunde liegender physiologischer Mechanismus unbedingt angenommen werden.

Der gegenwärtige Stand der Physiologie gestattet uns nun noch nicht, die Organe genau anzugeben, welche der Wahrnehmung der Körper- bzw. Kopfbewegung sowie der Lage zur Schwerrichtung dienen. Daß der Vestibularapparat dabei einen hervorragenden Anteil nimmt, steht außer Zweifel. Sein Einfluß auf Bewegung und Stellung der Augen ist bekannt, und gerade die motorischen Erscheinungen sind dem Tierversuche von jeher unterworfen worden. Die subjektiven Phänomene, von denen wir hier ausgehen, sind jedoch nur beim Menschen untersuchbar. Gerade hier nun ist bisher keine Einigkeit darüber erzielt, ob und in welchem Maße etwa der Vestibularteil des Labyrinthes auf die Wahrnehmung der Lotrichtung einwirkt. Daß der Eindruck der unbewegten Ruhe unserer Umgebung von den Bogengängen her völlig umgeworfen werden kann, darüber ist niemand im Zweifel, der den labyrinthären Drehschwindel kennt, bei dem die Scheinbewegung der ganzen Umgebung die qualvollsten Zustände zur Folge hat. Dagegen ist von Einwirkungen des Labyrinthes auf den Eindruck des »Aufrechten« oder »Lotrechten« fast nichts erwiesen, obwohl solche häufig vermutet werden. Auch die klinische Literatur kennt, soviel ich sehe, nur spärliche Beobachtungen in dieser Hinsicht.
Ich glaube nicht, daß die Ansicht v. Cyons (1902, 1903) irgendwie haltbar ist, daß unser ganzer Sehraum sowohl in seiner Dimensionalität wie in seinem »Aufrechtsein« durch die Funktion der Bogengänge physiologisch konstruiert sei. Offenbar haben Menschen ohne Vestibularapparate nicht minder einen richtigen aufrechten Sehraum. Aber ebensowenig würde ich bestreiten, daß das Vestibularorgan eng genug mit den optischen Funktionen zusammenhängt, um nicht nur, was allgemein anerkannt, Ruhe und Bewegung des Sehraumes zu bewirken, sondern auch – und dies wird vielfach noch bezweifelt – die Wahrnehmung des Lotrechten beeinflussen zu können. Als Beitrag zu dieser Frage und um einiger anderer Beobachtungen willen glaube ich, den folgenden Fall mitteilen zu sollen.

W. D., 44jähriger Landwirt, war früher nie ernstlich krank. Am 3. 11. 1918 bekam er früh beim Pferdeputzen plötzlich starken Schwindel, so daß er sich festhalten mußte. Nach vorübergehender Erholung wiederholten sich solche Anfälle in verstärktem Maße; am übernächsten Tage waren sie 4mal von Erbrechen begleitet. Seit

dem 1. Anfall bestand starkes linksseitiges und schwächeres rechtsseitiges Ohrensausen. Bei Kopfbewegungen und beim Gehen bekommt er stets starken Schwindel.
Bei der Aufnahme am 4. Krankheitstage klagt D. über mehrmals täglich auftretende Schwindelanfälle, aufsteigende Übelkeit, Flimmern vor den Augen, Druck auf der Brust und Stechen auf der linken Brustseite.
Die Untersuchung ergibt ein vorzeitig gealtertes Aussehen, eine hochgradige Sklerose der peripheren Arterien, einen Blutdruck von 200 mm Hg, leichte Albuminurie und im übrigen keinen besonderen Befund an Brust- und Bauchorganen. Der Gang ist unsicher, wie betrunken, D. taumelt dabei stets nach links und vermag allein nicht zu gehen. Auch im Stehen taumelt er nach links, bei geschlossenen Augen stürzt er nach links.
Die grobe Kraft der Muskulatur ist überall gering, aber im linken Arm und, weniger ausgesprochen, im linken Bein besonders herabgesetzt. Der linke Händedruck ist sehr schwach.
Die Sehnenreflexe an Beinen und Armen sind beiderseits gleich und lebhaft. Die Hautreflexe sind normal. Es finden sich keine pathologischen Reflexe. Bei einfachen Bewegungen im Bett ist eine Ataxie der oberen und unteren Extremitäten nicht nachweisbar. Die Bewegungen des linken Armes sind etwas träge, unsicher. Die ausgestreckte linke Hand verfällt leicht in einen groben, unregelmäßigen Tremor. Keine deutliche Adiadochokinese.
Beim BÁRÁNYschen Zeigeversuch zeigt D. bei sagittalem Zeigen mit dem linken Arm bis 20 cm, mit dem linken Bein bis 30 cm nach links vorbei. Bei horizontalem Zeigen zeigt der linke Arm zu tief. Die rechten Extremitäten zeigen völlig richtig. – Bei Lageänderungen des Kopfes und Körpers ergab sich, daß bloßes Neigen des Kopfes ohne deutlichen Einfluß auf den Zeigeversuch blieb. Ließ man D. Rückenlage oder Seitenlage einnehmen, so erfolgten die Zeigeversuche so, daß die Ausschläge im Verhältnis zu den Kopf- und Körperachsen dieselben blieben. Der positive Ausfall des Zeigeversuchs war äußerst charakteristisch und stets derselbe. Erst im Laufe von Wochen trat allmähliche Rückbildung des Symptoms ein.
Ließ man D. symmetrische Figuren oder Bewegungen mit beiden Händen ausführen, so fielen diese links, namentlich in gewissen Raumebenen, beträchtlich größer aus. Der Unterschied gegen rechts betrug 40 bis 100%. Allerdings ist dies nach verschiedenen

Autoren[1] auch beim normalen Rechtshänder (D. ist Rechtshänder) der Fall, indes nicht entfernt in solchem Maße.

Während der ersten Woche war eine Beteiligung des *Sympathikus* vorhanden. Die linke Pupille war etwas weiter, die linke Lidspalte etwas größer. Die Kopfhaut fühlte sich links etwas wärmer an, dazu entsprechende subjektive Empfindungen. Beachtenswert schien mir die Behauptung, daß die linke Hälfte des Gesichtsfeldes (für beide Augen) einen helleren Eindruck mache als die rechte.

Störungen der *Sensibilität* waren weder auf dem Gebiet der Hauptsinne noch der Tiefensensibilität nachweisbar. Lage- und Bewegungsempfindungen waren, bis auf die sogleich zu schildernden Störungen, intakt, die Stereognosie intakt. Gleichschwere Gewichte werden in beiden Händen als gleich schwer empfunden.

Die genaue Untersuchung des *Labyrinthes* konnte (aus äußeren Gründen) erst mehrere Monate später vorgenommen werden, nachdem die akuten Erscheinungen abgeklungen waren, und zu einer Zeit, als D. wieder gut zu gehen imstande war. Für die Durchführung bin ich Herrn Privatdozenten Dr. BECK von der hiesigen Ohrenklinik zu besonderem Dank verpflichtet. Es ergab sich: Beiderseits stark getrübte, etwas eingezogene Trommelfelle. Prüfung des Kochlearapparates: Die c-Stimmgabel (128 Doppelschwingungen) wird bei Zuleitung durch den Knochen beiderseits 40″, bei Zuleitung durch die Luft beiderseits 140″ gehört. Flüstersprache beiderseits 1,0 m (normal 6,0 m). Die obere Tongrenze ist rechts a^6, links e^6.

Prüfung des Vestibularapparates: kein spontaner Nystagmus, dagegen lebhafte Einstellungszuckungen. *Links Vestibularapparat kalorisch nicht erregbar* (300 ccm 20° und 27° warmes Wasser). Rechts normale kalorische Erregbarkeit. Normaler Drehnystagmus. Normaler Ausfall des BÁRÁNYschen Zeigeversuches.

Im Beginn der Erkrankung lag D. meist auf dem Rücken im Bett und hielt den Kopf ein wenig nach rechts geneigt und nach links gedreht. An der Stellung der Augen fiel nichts Besonderes auf. Beim Blick nach rechts lebhafter *Nystagmus*, beim Blick nach links oben und unten kein Nystagmus. Die Augenbewegungen erfolgten nach allen Richtungen frei und vollkommen koordiniert. Niemals traten Doppelbilder auf. Die Sehschärfe war beiderseits normal;

1 CREMER (1887), DELABARRE (1891), OSTERMANN (1888), LOEB (1887), HALL u. HARTWELL (1884).

der Augenhintergrund beiderseits normal. Die linke Pupille war besonders in der ersten Zeit etwas weiter als die rechte. Die Licht- und Konvergenzreaktion der Pupillen war normal.
Gelegentlich gab D. *Mikropsie* an. Wenn er die Treppe hinabging oder durchs Fenster hinabsah, erschien ihm das untere Treppenende und der Erdboden tief unten. Im Freien erschienen ihm etwas entfernter (30 m) gehende Menschen und Häuser winzig klein.
Während der Schwindelanfälle führte die Umgebung stets *Scheinbewegungen* nach links aus, zuweilen schien sich auch das Fußende des Bettes nach hoch oben zu bewegen. Der Schwindel trat anfangs sofort auf, wenn er sich auf die linke Seite legen wollte. D. lag daher niemals auf der linken Seite.
Die übrigen optischen Wahrnehmungstäuschungen werden im folgenden eingehend beschrieben. Aus dem *klinischen Verlauf* ist nur noch zu bemerken, daß im Verlauf von etwa 6 Wochen eine erhebliche Besserung eintrat. Die Schwindelanfälle wurden seltener und weniger heftig und hörten zuletzt auf. D. lernte allmählich wieder gehen, und die Sicherheit der Bewegungen kehrte wieder. Der Zeigeversuch bildete sich allmählich zur Norm zurück, bis das Zeigen auf links wieder völlig richtig erfolgte. Der Nystagmus verschwand.
Auf psychischem Gebiet traten später indessen ausgesprochen neurotische Züge hervor. D. fing an, auch auf andern Gebieten zu klagen, und der Komplex seiner Beschwerden trug einen zunehmend subjektiven, psychisch motivierten Charakter. Unter diesen Umständen verloren seine Angaben auch auf dem optischen Gebiet ihre frühere Zuverlässigkeit. Die Untersuchungsergebnisse aus dieser Zeit mußten daher verworfen werden, obwohl sie mit den früheren überwiegend übereinstimmten und den Eindruck erweckten, daß gerade die optischen Wahrnehmungsfehler unverändert fortbestanden. Aber bei der Gefahr der Ausbildung einer Neurose verbot sich schließlich die Fortsetzung der ohnehin nicht mehr wertvollen Untersuchungen.
Ich werde nunmehr die optischen Erscheinungen und anschließend den haptischen Raumsinn des Kranken eingehend schildern. Alles im folgenden Angeführte wurde innerhalb der ersten Wochen der Erkrankung festgestellt, zu einer Zeit, während der sowohl die systematische Übereinstimmung und Regelmäßigkeit der Angaben wie auch das klinische Verhalten einen Zweifel an der Realität der Wahrnehmungen nicht erlaubten.

Die Lokalisationen im Gesichtsfeld und Sehraum waren bei D. *dauernd* gestört und unterscheiden sich darin von gewissen Täuschungen, die Kranke mit Labyrinthstörungen *anfallweise* vielleicht in ähnlicher Form haben, die aber eben darum schwer untersuchbar, kaum festzuhalten sind. Das im folgenden zu Beschreibende konnte in voller Ruhe und zu jeder Zeit bequem festgestellt werden, und die entscheidenden Angaben kehrten bei den verschiedenen Variationen der Fragestellung und Aufgabenstellung charakteristisch wieder.

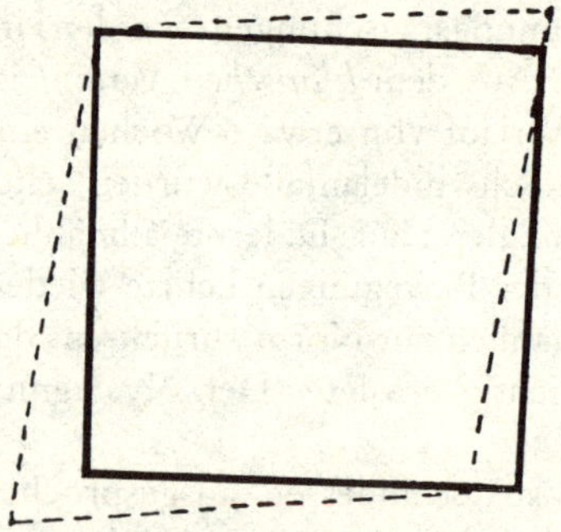

Fig. 1

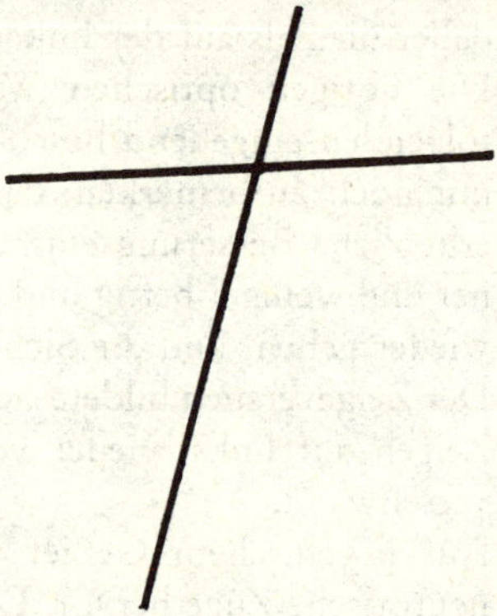

Fig. 2

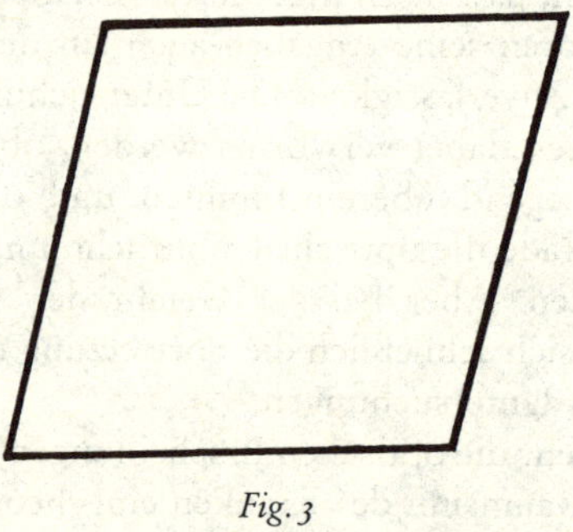

Fig. 3

Für die Bezeichnung der Richtungen lege ich die Nomenklatur zugrunde, welche von HELMHOLTZ, Physiolog. Opt. Bd. 3 (3. Auflage, v. KRIES), S. 36f. (1910) gegeben wird. Die 3 Koordinaten »transversal«, »sagittal« und »vertikal« werden dort als mit dem

Kopfe fest verbunden und mit ihm beweglich angenommen. Besondere Ausdrücke für die Richtung der Schwerkraft und die zu ihr rechtwinkeligen Richtungen sind dort nicht definiert. Ich bezeichne deshalb die der Schwerkraft parallele Richtung als *lotrecht*, die dazu rechtwinkeligen Richtungen als *waagerecht*. Die Ausdrücke »oben« und »unten« sind zu benutzen, wenn das Verhältnis zu einer waagerechten Ebene gemeint ist. Für die beiden Seiten eines Körperquerschnittes ist scheitelwärts und fußwärts, von der Augengegend aus gerechnet auch stirnwärts und kinnwärts zu unterscheiden.

Gesichtsfeld

Zeigt man D. ein auf ein Papier gezeichnetes aufrechtes Quadrat, so erklärt er es für verzerrt. Aufgefordert, die Figur mit Rotstift so zu korrigieren, daß ein Quadrat entstehe, bringt er die in Fig. 1 gestrichelt gezeichneten Linien an. Fordert man ihn auf, ein aufrechtes, rechtwinkliges Kreuz zu zeichnen, so zeichnet er die in Fig. 2 wiedergegebene Figur. Zeigt man den in Fig. 3 wiedergegebenen Rhombus, so wird dieser als gutes Quadrat erklärt.
Die Winkel, welche jene Korrekturen mit den Seiten des Quadrates bilden, sind unter allen Umständen (s. u.) etwa dieselben, und zwar betragen sie an der vertikalen Seite stets etwa 5-7°[2], an der transversalen Seite etwa 4-6°.
Die Korrekturen sind stets geradlinig, auch wurde nie angegeben, daß objektiv gerade Linien krumm erschienen.
Diese Feststellungen wurden zunächst bei binokularem Sehen gemacht, das Papier war in der beim Schreiben oder Lesen üblichen Stellung vorgelegt. Sämtliche vorerwähnten Erscheinungen blieben sich indessen völlig gleich unter folgenden Versuchsbedingungen:
a) bei nur monokularem Sehen sowohl des rechten wie des linken Auges;
b) wenn kleine und wenn große Quadrate vorgelegt wurden (1,0 bis 50 cm Kantenlänge, ca. 30 cm Hornhautabstand). Die oben angegebenen Winkel änderten sich mit der Objektgröße nicht merklich;

2 In l. Seitenlage bis 11°.

c) wenn die Quadrate nicht aus der Primärstellung, sondern in beliebigen anderen Blickrichtungen fixiert wurden;
d) wenn D., statt aufrecht zu sitzen, zurückgelehnt oder waagerecht auf dem Rücken oder in linker oder rechter Seitenlage sich befand. In jeder dieser Lagen wurde das Papier frontal zum Kopfe vorgehalten. In jedem Falle erfolgten die Korrekturen so, daß sie im Verhältnis zu den Kopfachsen identisch blieben, während sie im Verhältnis zur Lotrechten und Waagerechten ihr Vorzeichen änderten;
e) wenn D. durch einen schwarzen Tubus blickt, der ein Sehen der Papierränder oder der Gegenstände des Zimmers ausschließt.

Sehraum

a) *Richtung der Lotrechten.* Ein in 2-4 m Entfernung lotrecht vorgehaltener 2 m langer Stab wird so wahrgenommen, als ob er mit seinem oberen Ende auf D. zu und nach links geneigt wäre. Aufgefordert, den Stab lotrecht einzurichten, läßt er ihn daher sich mit dem oberen Ende nach rechts und von sich weg neigen. Dieselben Richtungstäuschungen bestehen, wenn ein kleines Objekt auf kürzere Entfernung betrachtet wird, z. B. ein Bleistift in 40-80 cm Abstand. Auch hier korrigiert D. die Stellung in nach Richtung und Winkelbetrag (s. u.) gleicher Weise wie bei dem großen Stab.
Täuschungen und Korrekturen an lotrechten Objekten sind unabhängig von der Körperlage des Patienten. Im Sitzen und Liegen auf dem Rücken oder der Seite fallen sie im Verhältnis zur Richtung der Schwerkraft stets identisch aus. Auch macht es keinen Unterschied, ob die Objekte in Primärstellung der Augen oder in einer beliebigen anderen, mit Raddrehung verbundenen Stellung fixiert werden.
b) *Richtung der Waagerechten.* Ein waagerecht und *frontal* vorgehaltener Stab wird von D. so gesehen, als ob sein linkes Ende höher stünde und von ihm so korrigiert, daß das rechte Ende höher steht. Ein nach rechts ansteigender Stab wird also von ihm für waagerecht gehalten. Auch hier fallen die Korrekturen identisch aus, gleichviel, ob der Stab in, über oder unter Augenhöhe gehalten wird, gleichviel ob D. ihn in aufrechter Haltung vor sich oder in Rückenlage über sich sieht.

Ein waagerecht und *sagittal* gehaltener Stab wird gesehen, als ob das entferntere Ende tiefer stünde. Wenn der Stab also von D. weg ansteigt, so erklärt er ihn für waagerecht. Auch hier besteht Unabhängigkeit von der Lage des Kopfes im Raum.
Die angeführten Wahrnehmungen der lot- und waagerechten Objekte wurden durchweg bestätigt, wenn Patient in sitzender aufrechter Haltung durch einen Tubus auf eine glatte weiße Leinwand blickte, die in 170 cm Entfernung frontal aufgespannt und deren Begrenzungen durch den Tubus verdeckt waren. Vor der Leinwand wurde eine Schnur ausgespannt, und D. konnte mit einem Stock die Schnur solange lenken, bis sie ihm in der gewünschten lot- bzw. waagerechten Richtung erschien. Diese Versuche benutzte ich, um die Winkel zu messen, welche die scheinbaren und die wirklichen Richtungen einschlossen.
Abweichung der *scheinbaren Lotrechten* von der wirklichen:

Beobachtung Nr.	Winkel	Bemerkung
1	20,5°	Die Abweichungen erfolgen in der Frontalebene und im Sinne des Uhrzeigers.
2	19,5°	
3	16,5°	
4	15,5°	
5	10,5°	

Abweichung der *scheinbaren Waagerechten* von der wirklichen. Die Abweichung erfolgt in entgegengesetztem Sinn zum Uhrzeiger:

Beobachtung Nr.	Winkel	mittlere Höhe der Schnur
1	6,5°	20 cm tiefer als Augenhöhe
2	7,5°	10 cm tiefer als Augenhöhe
3	6,0°	Augenhöhe
4	4,0°	30 cm höher als Augenhöhe
5	4,5°	60 cm höher als Augenhöhe

Die Kopfhaltung blieb hier dieselbe, so daß bei der Variation der mittleren Höhe der Schnur der Blick erhoben bzw. gesenkt werden mußte.
Etwas andere Winkelbeträge bei jedoch stets gleichsinniger Abweichung der scheinbaren Richtung erhielt ich, wenn ohne Tubusabdeckung im Zimmer die Aufgabe gestellt war, einen 2 m langen

Stab lot- bzw. waagerecht einzurichten, und dann die entsprechenden Winkel gemessen wurden; z. B.

Abweichung von der Waagerechten 1. 12° / 2. 14° } nach rechts ansteigend.

Die Abweichung der scheinbaren Lotrechten in der *Sagittalebene* bestand, wie gesagt, mit Neigung des Oberendes von D. weg, und zwar um einen Winkel von etwa 9-13°. Die Abweichung der scheinbaren Waagerechten in der Sagittalebene betrug etwa 10°, und zwar von D. weg ansteigend.
Einen transversal in der Frontalebene vorgehaltenen Stab sieht D. anscheinend auch wirklich *frontal*; liegt z. B. der Stab so, daß er von der Medianebene halbiert wird, so gibt er auch an, daß beide Enden gleich weit von ihm entfernt seien (2 m).
c) *Die Richtung von Flächen.* Daß auch die Lage ebener Flächen von dem Patienten abnorm wahrgenommen würde, war, nachdem die Verzerrung im Gesichtsfeld und die Neigung der Lot- und Waagerechten bei ihm einmal erkannt waren, ohne weiteres zu erwarten.
Fordert man ihn auf, ein ebenes rechtwinkeliges Brett frontal und lotrecht vor sich zu halten, so neigt er es mit der Oberkante von sich weg. Soll er das Brett in die Sagittalebene bringen, so neigt er es mit der Oberkante nach rechts. Soll er es waagerecht halten, wie einen Präsentierteller, so hält er es links tiefer und von sich weg ansteigend und dies ebenso, wenn das Brett unter, wie wenn es über seiner Augenhöhe steht.
Auch wenn man D. durch den Tubus blicken läßt und dadurch eine Orientierung an der Umgebung ausschließt und die Kanten des Brettes unsichtbar macht, so stellt er die so gesehene Fläche ebenso ein wie vorher.

Wie ist das Gesamtbild dessen, was D. sieht, nun beschaffen?
Der Versuch, sich klarzumachen, was dieser Patient eigentlich sieht, stößt alsbald auf beträchtliche Schwierigkeiten. Unsere Raumwahrnehmung ist ja, wie längst bekannt, in hohem Maße vom Zustand unserer Sinnesorgane abhängig, und es ist nicht leicht, für diese Tatsache einen schlagenderen Beweis zu finden als diesen Patienten, dessen gesamter Anschauungsraum hier einen Stoß erfahren hat, so, daß er zwar nicht völlig in die Brüche ging, aber doch so, daß auch keine einzige Kontur dieselbe geblieben ist wie früher. Nun gehen die wissenschaftlichen Meinungen darüber,

wie weit die Form und Anordnung der gesehenen Dinge das zwingende Ergebnis physiologischer Zustände und wie weit sie das Ergebnis bloßer Erfahrungen und logischer Konstruktionen ist, bekanntlich auseinander. Mir scheint nun, daß dieses Problem gerade durch unseren Fall mit ganz besonderer Eindringlichkeit aufgeworfen wird, und zwar darum, weil bei den *Daten, die dieser Patient über die räumliche Ordnung seiner Umgebung erhält, eine einheitliche Konstruktion der Außenwelt überhaupt unmöglich ist.* Um nur das einfachste Beispiel hier zu nennen: Für D. gibt es keine reale Figur, die für ihn unter allen Umständen ein Quadrat ist und bleibt. Denn dreht man jenen Rhombus (Fig. 3), der ihm als Quadrat erscheint, um 90°, so erklärt er ihn alsbald für einen Rhombus von noch stärkerer Neigung. Analoge Widersprüche aber müssen ihm in seinem Sehraum unaufhörlich begegnen, und wir müssen annehmen, daß das, was man als *Logik des Sehraumes* bezeichnen kann, bei ihm völlig in die Brüche gegangen ist[3].

Um nun zu erfahren, was D. eigentlich sieht, kann man ihn zunächst einfach befragen. Indessen wird man aus dem genannten Grunde erwarten dürfen, widersprechende Angaben zu erhalten, einfach darum, weil der Sehraum D.s voll von Widersprüchen steckt, wie z. B. dem, daß, was in einer Stellung als Quadrat, in einer andern ihm als Rhombus erscheint. Aber auch bei Urteilen über *gleichzeitig* Gesehenes sind Widersprüche unvermeidlich. Zu den Neigungen, mit denen z. B. lot- und waagerechte Konturen für D. behaftet sind, gehören auch entsprechende perspektivische Verkürzungen der ihm bekannten Gegenstände seiner Umgebung. Tatsächlich bleiben solche Verkürzungen natürlich auf seinem Netzhautbilde aus, denn jene Neigungen sind ja nur scheinbar. Es ist nun gar nicht vorauszusehen, welche Wahrnehmungseffekte aus solchen Widersprüchen resultieren werden. – Übrigens ist zu beachten, daß alle rein subjektiven Schilderungen der Wahrnehmungen bei einem einfachen Manne schon aus rein sprachlichen und begrifflichen Gründen mit größter Vorsicht bewertet werden müssen.

D. gibt an, daß er seine Umgebung verzerrt sehe. Das (objektiv

3 Fragt man sich, zu welchen physikalischen Schlußfolgerungen jemand geführt würde, der mit D.s Wahrnehmungsmechanismus geboren wäre, so kommt man zu dem Ergebnis, daß ein solcher Mensch schließen müsse, die Gestalt der Dinge ändere sich nach bestimmten Gesetzen mit ihrer Lage im Raum und sei also eine Funktion derselben.

lotrechte) Ofenrohr in der Mitte des Zimmers scheine nach links und auf ihn zugeneigt zu sein. Der Fußboden scheine nach vorne von ihm weg anzusteigen und scheine auch nach rechts anzusteigen, so, »als ob er unten säße«. Auch die Zimmerdecke steige von ihm weg und nach rechts an. Auch die Fensterrahmen und -stäbe erscheinen geneigt und verzerrt. Niemals dagegen bemerkte ich, daß ihm gerade Linien krumm erschienen wären. Alle Verzerrungen seines Gesichtsfeldes scheinen *Parallelverschiebungen* zu sein; auch zeichnet er auf entsprechende Aufforderung stets gerade, niemals krumme Linien.

Danach scheint es, als hätte der Gesamtraum um D. als Drehpunkt eine Scheindrehung ausgeführt. Vergleicht man indessen mit den hier erwähnten Angaben die früheren über die lotrechte und waagerechte Einstellung eines Stabes, so ergibt sich nur für die Wahrnehmung der Lotrechten eine gewisse Übereinstimmung: lotrechte Konturen sind für ihn stets nach links und auf ihn zugeneigt. Beim Vergleich zwischen der Einstellung von waagerechten Objekten – auch Flächen – und der Wahrnehmung der Fußböden ergeben sich auffallende Widersprüche. Die Korrekturen erfolgen hier nämlich in einem Sinne, welcher dem gerade entgegengesetzt ist, was man nach D.s Angaben über seinen Eindruck vom Zimmer erwarten müßte.

Die Erklärung dafür ist unsicher. Indes liegt die Vermutung nahe, daß bei D. überhaupt eine Unsicherheit darüber entstanden ist, ob die Schiefwinkeligkeit seiner Sehdinge im Einzelfalle auf realer oder auf perspektivischer Grundlage beruht, m. a. W., es hängt von sekundären, uns zunächst noch unbekannten Momenten ab, ob er die Dinge als objektiv *verzerrt* (deformiert) oder ob er sie nur als objektiv um eigene Achsen *gedreht* wahrnimmt. Ohne weiteres darf aber vermutet werden, daß da, wo die rein physiologischen Mittel der Tiefenwahrnehmung[4] zu versagen beginnen, also beim Sehen auf größere Entfernungen, besonders leicht gesehene Verzerrungen als *Drehungen* und somit perspektivisch gedeutet werden können. In der Nähe hingegen werden Akkommodation und binokulare Disparation zu stark wirksam sein, um solche Täuschungen über die Tiefenentfernung aufkommen zu lassen: *Verzerrung* der Sehdinge wird jetzt vorherrschen. Soviel ich sehe, steht das, was wir bei D. beobachten, mit dieser Auffassung im Ein-

4 Akkommodation. Konvergenz, Disparation.

klang, aber wir müssen uns an dieser allgemeinen Feststellung wohl genügen lassen. Denn wir sind schon beim normalen und geschulten Beobachter keineswegs soweit Herr der Momente, welche die Tiefenwahrnehmung bedingen, daß wir in jedem Falle voraussagen könnten, welche Bedingungen der Wahrnehmung entscheidend wirken. Auch der normale Mensch unterliegt hier unter Umständen erheblichen Täuschungen.

Eine allen Beziehungen des Problems gerecht werdende Erörterung der hier vorliegenden *Raumsinnstörung* liegt um so weniger im Plan dieser Mitteilung, als hier die Fäden zahlreicher Disziplinen zusammenlaufen und man diese Dinge von den verschiedensten Seiten her betrachten kann. Daher soll die Analyse im wesentlichen beschränkt werden auf die hervorstechendste und soviel ich sehe, in ihrer besonderen Art bisher unbekannte Erscheinung: *die Störung des optischen Raumbildes* bei Patient D. Man wird davon auszugehen haben, daß bei ihm eine Blutung oder Thrombose im Gebiet des *linken Vestibularapparates* vorlag, ohne daß zwischen Kortex, Kerngebiet und Endorgan ganz sicher entschieden werden könnte. Eine andere Deutung läßt der ganz klare Symptomenkomplex schwerlich zu: Schwindelanfälle mit Erbrechen, Ohrensausen links, Nystagmus nach rechts, Vorbeizeigen nach links, kalorische Unerregbarkeit des linken Vestibularis, bei fortgeschrittener hypertonischer Atherosklerose. Daß nun die *optischen* Erscheinungen gleichfalls *vestibulärer* Herkunft seien, bleibt solange Hypothese, bis häufigere Beobachtungen mit anatomischen Befunden vorliegen. Bis dahin aber ist diese Annahme, wie mir scheint, von allen möglichen die bei weitem wahrscheinlichste, nicht allein wegen der klinischen Koinzidenz der Sehstörung mit einer ziemlich sicher vestibulären Erkrankung, sondern auch wegen der Übereinstimmung mit einer Anzahl von physiologischen Erfahrungen. Diese letzteren sollen hier zunächst kurz berührt werden.

Zunächst ist der motorischen Erscheinungen an den Augen zu gedenken, die bei Reizung oder Ausschaltung der Bogengänge eintreten. Der Nystagmus und gewisse Ablenkungen sowie Rollungen der Bulbi sind ganz sichergestellte Vestibularsymptome. Zweifellos können durch solche vom Bogenapparat ausgelöste unwillkürliche Augenbewegungen auch auf subjektivem Gebiet

Scheinbewegungen der Umgebung ausgelöst werden. Im vorliegenden Falle interessieren diese Scheinbewegungen nun weniger als gewisse (ruhende) *Scheinstellungen* und Verzerrungen der Objekte. Hier ist nun die merkwürdige Eigenschaft des Drehschwindels zu erwähnen, daß, obwohl die Scheinbewegungen der Objekte logischerweise per se auch Scheinstellungen als Resultat zur Folge haben müßten, trotzdem die ursprüngliche Lage der Sehdinge trotz starker Scheinbewegung oder -rotation oft nicht oder nicht entsprechend verändert erscheint. Zwar werden in Schwindelanfällen z. B. die Füße gelegentlich als nach oben gerichtet angegeben. Aber trotzdem bleibt ein schwer noch näher zu charakterisierender, eben nur empfindbarer Widerspruch zwischen dem Eindruck beständiger Bewegung und dabei unveränderter Lage bestehen. Nur darin liegt vielleicht eine gewisse Erklärung, daß wir unsern *eigenen* Körper im Drehschwindel gewöhnlich als gleichfalls rotierend empfinden, wodurch das relative Verhältnis zur Umgebung wieder hergestellt erscheint. Aber dies ist nicht immer der Fall.

Jedenfalls kommen beim vestibulären Drehschwindel auch Scheinstellungen der Objekte, Täuschungen über die Lotrichtung vor. Es bleibt die Frage, ob unter bestimmten Umständen auch *ohne* Scheinbewegungen Falschstellung der Lotrechten wahrgenommen wird. Eigentlich sind nur zwei oder drei Erscheinungen bekannt, die so aufgefaßt werden können, nämlich das sog. AUBERTsche Phänomen, die Schiefstellung der landschaftlichen Objekte, wenn wir in der Eisenbahn eine scharfe Kurve fahren, und Schiefstellung bei galvanischer Durchströmung des Kopfes.

Aber bei diesen Phänomenen ist der Anteil der Bogengänge nicht über jeden Zweifel erhaben, obschon sehr wahrscheinlich. Die Mitwirkung anderer Sinneseindrücke, z. B. gewisser Druck- und Lageempfindungen, ließ sich bisher jedenfalls nicht ausschließen. Bemerkenswert ist ferner die große Abhängigkeit der scheinbaren Schiefstellung von der Wahrnehmung *bekanntermaßen* lotrechter Gegenstände des Zimmers besonders beim AUBERTschen Phänomen, welches ja nur im Dunkelraum überhaupt zustandekommt. Mechanismen, die man also schon als *urteilsähnlich* bezeichnen muß, spielen hier eine entscheidende Rolle.

Geht man nun zu der Frage über, in welcher Weise eine *Erklärung* der beim Kranken D. festgestellten Täuschungen möglich ist, so wird man davon auszugehen haben, daß bei ihm eine Ableitung aus einfachen und bekannten Anomalien der *Augenstellung nicht* möglich ist. Rotationen des Gesichtsfeldes als eines Ganzen würden z. B. aus einer Rollung der Bulbi allenfalls verständlich werden. Aber die hier vorliegende Verzerrung innerhalb des Gesichtsfeldes und die stereoskopischen Verzerrungen und Schieflagen widerstreben jeder aus Stellungsanomalien herleitbaren Erklärung. Nur ein zentralerer Eingriff in die Raumwahrnehmung kommt hier in Frage, und am nächsten liegt hier die einfachste Annahme, *daß die (vestibulär vermittelte) Wahrnehmung der Schwererichtung verfälscht sei.* Wir nehmen also eine Störung der normalerweise zwischen optischer Lokalisation und statischem (vestibularem) Sinn bestehenden funktionellen Beziehungen an. Vielleicht läge hier ein besonderer Anreiz vor, die Gesamtheit der optischen, koordinatorischen und statischen Erscheinungen aus einer Gesamtbetrachtung unseres einheitlichen Raumsinnes abzuleiten. Allein dazu ist die Art der Mitwirkung und das Maß der Beteiligung der in Betracht kommenden Organsysteme noch zu unbekannt. Insbesondere die Koordinationsstörungen der Extremitäten erweisen sich als schwer untersuchbar und noch schwerer deutbar. Sie erscheinen im höchsten Maße von optischen Wahrnehmungen beeinflußt und diesen sich rasch und leicht anpassend. Wir wissen so oft nicht, wie weit wir eine primäre, wie weit eine von optischer Wahrnehmung beeinflußte Anomalie des haptischen Raumsinnes vor uns haben.

Wir nehmen also eine schon normalerweise bestehende enge Verknüpfung zwischen der wahrscheinlich auch vestibulär vermittelten Wahrnehmung[5] der Schwererichtung und dem aufrecht erscheinenden Sehraum an. Wenn unter dieser Voraussetzung unter pathologischen Verhältnissen z. B. die objektiv lotrechte Kopfachse fälschlich als schiefgestellt wahrgenommen wird, so muß – vermöge jener Verknüpfung – auch der Sehraum mit den Sehdingen schiefgestellt erscheinen. Die Neigung der Lotrechten bei unserem Kranken würde so, ebenso wie die Neigung der Flächen des Zimmers, befriedigend erklärt sein. Wie kommt es indessen zu den Verzerrungen des Gesichtsfeldes, wie sie in dem zum Rhombus verzerrten Quadrat besonders deutlich werden?

Will man auch diese ganz besonders auffällige Erscheinung mit

5 Wieweit diese »Wahrnehmung« ein bewußtes Empfindungssubstrat besitzt, ist hier gleichgültig, da wir nur von einem physiologischen Mechanismus reden.

einer Täuschung über die Schwererichtung in Verbindung bringen, so wird man, wie schon oben angedeutet, wohl auf gewisse perspektivische Verhältnisse zurückgreifen müssen, nämlich auf den Umstand, daß ein Quadrat, wenn seine Fläche eine gewisse schiefe Neigung gegen unsere Sehachse besitzt, nicht als Quadrat, sondern in perspektivischer Verkürzung eben als Rhombus auf der Netzhaut abgebildet wird. Trotzdem *sehen und beurteilen* wir es, weil wir jene Neigung kennen, nicht als Rhombus, sondern als Quadrat. Angenommen nun, wir unterliegen, wie im vorliegenden Falle, einer Täuschung über die Richtung der Lotrechten und infolgedessen auch über die Richtung der Ebene, auf der das Quadrat gezeichnet ist, dann würden wir auch in unserer Einschätzung und Einrechnung der perspektivischen Verkürzungen getäuscht werden müssen: ein Rhombus müßte eventuell als Quadrat, ein Quadrat als Rhombus erscheinen. In der Tat unterliegt nun Patient D. solchen Täuschungen: eine objektive Lotrechte erscheint ihm nach links und mit dem oberen Teil auf ihn zu geneigt. An dieser scheinbaren Neigung muß auch eine lotrechte frontale Fläche teilnehmen, und ebenso etwa auf ihr gezeichnete Figuren, die nun aber, anstatt in den zu erwartenden Verkürzungen sich auf der Netzhaut abzubilden, sich normal abbilden. Solche Figuren werden eben darum im entgegengesetzten Sinne verzerrt wahrgenommen. Auf diese Weise also wird auch die Schiefzerrung des Gesichtsfeldes als Folge einer falschen Wahrnehmung der Schwererichtung verständlich. Es muß indessen auf eine vollständige Analyse der Erscheinungen nach diesem Prinzip im einzelnen doch verzichtet werden. Versucht man, eine solche Analyse nämlich durchzuführen, so stößt man auf große Schwierigkeiten und selbst Widersprüche. Es ist schon oben auf solche Widersprüche hingewiesen worden. Wir sahen, daß, nach den ganzen Bedingungen unserer Tiefenwahrnehmung, im Einzelfalle kaum vorauszusehen ist, ob eine bestimmte Linienführung der Konturen der Dinge zur *perspektivischen* Deutung oder zur Auffassung bestimmter Formen (bzw. Deformierungen) führt. Der Patient war wegen seines Bildungsgrades auch ungeeignet, um in dieser Frage brauchbare Auskünfte zu geben.

In jedem Falle aber ist festzuhalten, daß hier nicht nur eine scheinbare Neigung des Sehraumes, sondern vor allem eine Verzerrung der Sehdinge in dem flächenhaft gedachten Gesichtsfeld die Hauptrolle spielt. Die *Raumwerte der Netzhaut* erscheinen hier verfälscht in einer Art und Weise, die, soviel ich sehe, bisher nirgends beobachtet wurde. Daß diese Raumwerte nicht absolut feststehen, wissen wir auch aus anderen Beobachtungen[6], in besonders sinnfälliger Weise z. B. von den Erscheinungen der Mikropsie und Makropsie. Im besonderen erscheinen diese Raumwerte beeinflußbar von seiten der statischen Funktion. Namentlich dem Teil der statischen Funktion, der sich auf die Richtung der Erdschwere bezieht und den man zweckmäßig als »orthostatische Funktion« bezeichnen kann, wäre nach unserer Auffassung ein Einfluß auf Verhältnisse des Raumsinnes zuzusprechen, die man bisher wohl meist rein optisch zu deuten pflegt. Doch scheint es, als ob die z. B. von Helmholtz (1856) noch vertretene rein optische Deutung der Raumwahrnehmung sich doch Schritt für Schritt als *zugleich* statisch bedingt erwiese. Man kann, wie mir scheint, ganz gut annehmen, daß zwar der optische Mechanismus für das Zustandekommen eines ruhenden, aufrechten Sehraumes *hinreicht*, daß aber das statische Organ, vielleicht sogar eine Mehrzahl statischer Organe, in den Mechanismus mit eingreifen und ihn unter Umständen empfindlich stören.

Endlich ist noch zu bemerken, daß es wohl zunächst Auffassungssache ist, ob man die Vorgänge mehr durch die Begriffe der Sinnespsychologie ausdrückt, wie es hier geschehen ist (»Täuschung«, »Erwartete Verzerrung« usw.), oder ob man auf die Vorstellung von einem tonischen Einfluß des Labyrinthes auf die Augenmuskeln zurückgreift. Wollte man das letztere lieber, so könnte man z. B. sagen, daß in unserem Falle infolge eines abgeänderten Tonus nicht die gewöhnliche Primärstellung der Augen als Primärstellung empfunden und auf die Lotrichtung bezogen werde, sondern daß nach Maßgabe der pathologischen Abänderung der Lotrichtung (der »scheinbaren Lotrichtung«) eine andere schiefe Augenstellung als Primärstellung empfunden werde.

Bei einer solchen Ausdrucksweise würden wir alsdann wohl zu genau denselben Resultaten gelangen wie vorher.

6 Vgl. A. Tschermak (1905), S 517, insbes. auch S 553.

Beziehungen zwischen optischen und haptischen Lokalisationen

Die bisher beschriebenen optischen Täuschungen lassen sich auch so ausdrücken: Die Wahrnehmung der Anordnung der Dinge im Raum ist gestört, es besteht mithin ein System von *Lokalisationstäuschungen*. Bei den überaus nahen Beziehungen zwischen optischer und haptischer Lokalisation darf daher erwartet werden, daß auch diese, selbst wenn sie nicht primär gestört wäre, in Mitleidenschaft gezogen wird. Diese Erwartung findet man zunächst bestätigt, wenn man dem Kranken die Aufgabe stellt, mit geschlossenen Augen einen leichten Stab lotrecht oder waagerecht vor sich zu halten. Er gibt dem Stabe die gleichen Richtungen im Raum, die ihm in seinem Sehraum lotrecht bzw. waagerecht erscheinen. Er hält regelmäßig auch die rechte Hand höher, wenn er mit geschlossenen Augen beide Hände gleich hoch halten soll. Auch bei der Aufgabe, den Rumpf oder einen Arm in lotrechte Haltung zu bringen, erfolgen deutliche Fehlstellungen, welche mit den rein optischen Scheinrichtungen übereinstimmen. In dieser Umstellung auch des haptischen Raumsinnes liegt zugleich die Erklärung, daß D. nicht, wie man vielleicht erwarten könnte, daneben greift, wenn er, insbesondere mit der rechten Hand, nach den gesehenen Dingen greifen will. Denn die Fehler seines »Sehraums« sind auch die Fehler seines »Greifraumes«, und so gleicht sich die Täuschung wieder aus: D. greift gar nicht dahin, wohin er zu greifen *glaubt*, z. B. rechts höher als links. – Eine verwandte, aber nur anfallweise auftretende Störung des haptischen Raumsinnes beschreibt bei einem Blinden mit mutmaßlicher Vestibulariserkrankung Allers (1909)[7].

Danach kann die Frage aufgeworfen werden, welcher innere Zusammenhang zwischen dem gestörten Zeigeversuch und der Verzerrung des Gesichtsfeldes bestehe. In der Tat weicht ja die vertikal von oben kommende Hand in derselben Weise nach links ab wie die gerade Linie, welche D. so erscheint, als wäre sie vertikal.

Zunächst ist hier bemerkenswert, daß die Lokalisation mit der rechten Hand völlig normal geblieben ist. D. trifft hier stets genau, bei offenen sowohl als bei geschlossenen Augen. Auch wenn man

7 S 116.

ihm beim Zeigeversuch nicht, wie Bárány vorschreibt, zuerst den Finger bei geschlossenen Augen an den gesuchten Ort führt und dann zeigen läßt, sondern ihn den Ort *nur betrachten* und dann bei geschlossenen Augen zeigen läßt – auch dann zeigt er völlig richtig. Umgekehrt deutet D. mit der linken Hand auch dann daneben, wenn die Augen offen sind. Besonders bei raschen Bewegungen greift er daneben und korrigiert erst nachträglich, nachdem er den Fehler gesehen hat.

In gleicher Weise ist D. mit der linken Hand nicht imstande, geraden Linien auf einem Papier nachzufahren (wie wir es etwa bei Anfertigung einer Pause tun müssen). Sobald er diese Arbeit nicht äußerst langsam ausführt, weicht er bei senkrechten Linien, von oben kommend, nach *links* ab, bei queren Linien, von links nach rechts fahrend, nach *unten* ab.

Während diese Tatsachen nur eine Anwendung der durch den Zeigeversuch schon ermittelten Verhältnisse sind, scheinen mir die folgenden Beobachtungen wieder selbständiges Interesse zu bieten. Wenn man dem Kranken einen auf Papier gezeichneten schwarzen Punkt vorlegt und ihn alsdann auffordert, bei geschlossenen Augen den Punkt mit einem Bleistift zu bezeichnen, so stellt dies in verschiedener Beziehung eine neue Aufgabe dar. Einmal ist die Versuchsperson hier nicht an einen bestimmten Weg in einer bestimmten Raumrichtung gebunden wie bei den Zeigeversuchen. Dann aber ist es, wie noch zu zeigen sein wird, ein Unterschied, ob wir bestimmte *rasche Bewegungen* von einem Orte x zu einem Orte y ausführen sollen oder ob wir unter scharfer Konzentrierung auf die Lage des Ortes y im Raume diesen *suchen* müssen unter Benutzung aller beliebigen Hilfsmittel des haptischen Raumsinnes. Übrigens erlaubt dieser Versuch verschiedene besondere Variationen, bei denen die optische Orientierung in verschiedenem Maße mitwirken kann.

Dafür nun, daß der Ortssinn des linken Armes durch das Ergebnis der Zeigeversuche nicht hinreichend definiert ist, sprechen Versuche, welche darin bestanden, den Kranken mit geschlossenen Augen einen bestimmten, vorher betrachteten oder auch nur gefühlten Punkt suchen zu lassen. Denn nach den Zeigeversuchen hätte man erwarten dürfen, daß der Patient hier um namhafte Beträge, 15-20 cm, nach links abweichen würde. Die Fehler waren hier indessen viel kleiner. Außerdem zeigten sie ein nach anderer Richtung sehr charakteristisches Verhalten, welches hier nur unter kurzem Eingehen auf die Verhaltungsweise des normalen Menschen verdeutlicht werden kann[8].

Stellen wir uns einmal die ganz einfache Aufgabe, einen bestimmten Ort im Raume mit dem Finger zu berühren. Man wird bei der Ausführung gewahr werden, daß wir den betreffenden Gegenstand zunächst fixieren und dann mit der Hand von dem Ort, an dem sie sich befindet, auf einem Weg, der von einer geraden Linie immer nur wenig abweicht, den Ort erreichen. (Bei solchen Bewegungen dürften also für die Betätigung der beteiligten Muskeln ähnliche Koordinationsgesetze gelten wie für die Augen.) Ermittelt man nun, wie diese Leistung ohne Mitwirkung der Augen erfolgt, so ergeben sich zwei Wege: Die erste Orientierung, wo der gesuchte Ort sich befindet, kann entweder durch das Auge erfolgen oder unter dauernder Ausschaltung des Auges durch Betasten, durch rein haptische Orientierung. Wir unterscheiden demgemäß eine optische Vororientierung von einer haptischen Vororientierung. Die Leistung selbst, das Aufsuchen des Ortes, erfolgt dann in beiden Fällen natürlich bei geschlossenen Augen.

Hier ergibt sich zunächst das überraschende Verhalten, daß im Hinblick auf die Genauigkeit der Leistung beide Methoden etwa gleichwertig sind. Wir erreichen den gesuchten Ort etwa ebensogut oder schlecht, wenn wir uns durch das Gesicht, wie wenn wir uns durch den Tastsinn über seine Lage orientiert haben. Dies kann zwar Zufall sein. Aber wahrscheinlicher ist doch, daß eine systematische Verkettung der optischen und der haptischen Orientierung zur Ausbildung eines gemeinsamen Mechanismus geführt hat, der in jedem Falle maßgebend ist.

Versucht man, die Eigenschaften dieses Mechanismus nun näher zu studieren, so zeigt sich, daß er zwar im allgemeinen recht exakt arbeitet, daß er aber auch bei allen Menschen ziemlich charakteristische Mängel aufweist, die teilweise individueller Natur sind. Bei öfters wiederholten Versuchen, einen auf ein Papier gezeichneten Punkt bei geschlossenen Augen wieder zu bezeichnen, findet man stets einen gewissen Fehler nach allen Richtungen, den man als *Streuung* bezeichnen kann. Ferner aber findet man fast regelmäßig, daß diese Streuung sich um einen Punkt gruppiert, der ein nicht unerhebliches Stück von dem gesuchten Punkt abliegt, so daß der

8 Eine eingehende Publikation der zugrunde liegenden Versuche muß ich mir vorbehalten, da sie nicht hierher gehört (s. S 233 ff.).

ganze Schwarm von Punkten den *gesuchten* Punkt außerhalb oder wenigstens exzentrisch liegen läßt. Ähnliches würde man z. B. zu erwarten haben bei einem Gewehr, welches einen gewissen Visierfehler aufweist. Diesen Fehler bezeichnen wir zweckmäßig als *Aberration.* Diese Aberration ist nun durch verschiedene Momente beeinflußbar. Es zeigt sich zunächst, daß sie an verschiedenen Tagen in ganz verschiedener Richtung liegen kann. Ja, sie kann ausnahmsweise durch unbekannte Momente anscheinend auch innerhalb von Minuten langsam wandern.

Die Tatsache der Aberration gestattet nun, zugleich eine Anzahl eigentümlicher Beziehungen zu untersuchen. Zuerst fand ich, daß es Beziehungen zwischen der Innervation der Augenmuskeln und der haptischen Lokalisation gibt. Scharfe *Verdrehungen der Augen* in dem Augenblick, in welchem der zu findende Punkt aufgesucht wird, *bewirken ganz gesetzmäßige Verschiebungen der Aberration.* Diese Verschiebungen erfolgen stets in einer Richtung, welche der der *Augenverdrehung entgegengesetzt* ist. Das Ergebnis erinnert entfernt an Angaben von Reinhold (1914), der fand, daß bei Kopfwendungen ein Vorbeizeigen nach der entgegengesetzten Richtung eintritt.

Als zweiten wichtigen Faktor fand ich, daß die Aberration für die beiden oberen Extremitäten meist eine verschiedene ist.

Als 3. Faktor den, daß die Aberration auch da zum Vorschein kommt, wo nicht die optische Vororientierung, sondern die haptische gewählt wird, daß sie aber in diesen beiden Fällen eine verschiedene ist.

4. sieht man, daß der Ort, von welchem die suchende Hand kommt, nicht gleichgültig für die Lage der Aberration ist.

Zu den Kautelen, die sich aus diesen 4 Punkten für solche Versuche ergeben, kommt als weitere wichtige die, daß der Arm keine Gelegenheit haben darf, an der Unterlage, dem Zeichenbrett usw. sich zurechtzutasten und auf *diese* Weise dem gesuchten Orte nahe zu kommen.

Läßt man nun D. derartige Versuche machen, so findet man zunächst bei nur optischer Vororientierung, daß beide Arme höher zeigen als bei haptischer Vororientierung, und zweitens, daß die Punkte der linken Extremitäten stets links von denen der rechten liegen. Wir erhalten auf diese Weise 4 Gruppen von Punkten: vom gesuchten Punkt gerechnet links oben die der linken Hand bei haptischer Vororientierung, links unten die der linken Hand bei

nur optischer Vororientierung, ferner in nächster Umgebung des gesuchten Punktes die der rechten Hand bei haptischer Vororientierung und etwas darunter die der rechten Hand bei nur optischer Vororientierung.
Wie schon bemerkt, sind die Abweichungen der linken Seite nach links zwar ganz konstant, aber bedeutend geringer als bei den Zeigeversuchen. Sie betrugen 3-4 cm gegen 10-20 cm beim Zeigeversuch. Daraus darf, wie mir scheint, geschlossen werden, daß die im Zeigeversuch zum Ausdruck gelangende Störung etwas ist, was nur die (tonische und verkürzende) Innervation der Muskeln angeht, wohingegen der *Ortssinn* der Extremitäten nicht so wesentlich, jedenfalls in einem anderen Grade, gestört ist. Leistungen also, welche ganz oder überwiegend auf Lagesinn beruhen – und ein solches »Punktsuchen« gehört offenbar dazu –, müssen bei unserer Form von Störung weniger beeinträchtigt sein als Leistungen, zu welchen Spannungs- und Längeveränderungen von Muskeln gehören. Dies geht übrigens auch daraus hervor, daß bei dem nach BÁRÁNYS Vorschrift mit nur haptischer Vororientierung ausgeführten Zeigeversuch ein Ausschlag überhaupt eintrifft. Denn dieser Versuch setzt ja eine Verschiedenheit von Lage- und Bewegungssinn geradezu voraus, setzt voraus, daß das, was der Lagesinn gemeldet hat, bei der Bewegung verfehlt wird. Daß das »Vorbeizeigen« nun wesentlich eine Störung dessen ist, was man zweckmäßig als *Bewegungsraumsinn* bezeichnet, dafür sprechen in ganz gleichem Sinne die folgenden Beobachtungen.
Lokalzeichen der Haut. Während von D. mit der rechten Hand eine leicht berührte Körperstelle recht gut bezeichnet wird, macht die linke Hand bedeutende und regelmäßige Fehler, so, daß im allgemeinen ein Punkt, der fußwärts nach links und nach vorne von dem berührten und gesuchten liegt, angezeigt wird. Es ist bemerkenswert, daß hier nachweislich eine Koordinationsstörung zu einer scheinbaren Verschiebung des Lokalzeichens führt. Bei leichten Berührungsreizen erfolgt im allgemeinen auch dann keine Korrektur, wenn der zeigende Finger die falsche Hautstelle berührt und also eigentlich die Nichtidentität der erreichten mit der gesuchten Stelle erkannt werden müßte. Nur bei ganz *spezifisch* empfindbaren Hautstellen, z. B. bei den Brustwarzen, tritt nachträglich eine Korrektur ein. Dasselbe kann man nun häufig erreichen, wenn man sehr intensiv nachwirkende Hautreize anwendet; auch dann findet in der Regel eine nachträgliche Korrektur mit

dem die Haut berührenden linken Zeigefinger statt. Dieser Unterschied bei schwach und bei stark nachwirkenden Reizen dürfte daran liegen, daß das Erinnerungsvermögen für die *Merkzeichen*[9] sehr schlecht ist und daß die *Lokalisation* wesentlich nicht durch ein »Lokalzeichen« der Haut, sondern durch einen lokalisatorischen Bewegungsmechanismus der Extremität (also durch Muskelkoordination) gewährleistet wird. Wenn der Reiz rasch abklingt, so geht auch die Erinnerung an sein Merkzeichen rasch verloren, und wir sind dann auf jenen Koordinationsmechanismus (der stark mit optischen Momenten verknüpft sein dürfte) allein angewiesen. Ist dieser Mechanismus gestört, in der Richtung gefälscht, so resultiert falsche Lokalisation.

Die des näheren sich ergebenden Verhältnisse waren folgende: Am Kopf liegt die mit dem linken Zeigefinger angezeigte Stelle fast stets etwas tiefer und am Schädeldach und der Vorderfläche des Gesichtes *nach links* von der berührten und auch von der mit dem rechten Zeigefinger gezeigten Stelle. An den Schläfen und an den seitlichen Partien des Gesichtes liegen die angezeigten Stellen *tiefer* und nach vorne[10] von den berührten.

Auch am Rumpf gilt allgemein die Regel, daß an den mehr frontalen Flächen von Rücken, Brust und Bauch mit der linken Hand stets zu weit *nach links und zu tief* gezeigt wird, während an den seitlichen Partien eine starke Tendenz, zu weit *nach vorne* und gleichfalls *zu tief* zu zeigen, besteht. Diese Tendenz, zu weit nach vorne zu zeigen, interferiert nun an der Wölbung des Rumpfes besonders etwa auf der Höhe der linken Brustwarzenlinie mit der auf der Vorderfläche bestehenden Tendenz, zu weit nach links zu zeigen. Die beiden Tendenzen scheinen sich hier gleichsam zu bekämpfen, mit dem Erfolge, daß besonders auf der linken oberen und mittleren Brusthälfte die nach vorne gerichtete Tendenz überwiegt, so daß hier nicht nach links, sondern nach rechts, also medianwärts vorbeigezeigt wird. Stellte man ferner die Aufgabe, mit den beiden Zeigefingerspitzen zwei genau symmetrische Stellen auf der Vorderfläche des Rumpfes oder im Gesicht gleichzeitig zu berühren, so berührte der linke Zeigefinger regelmäßig eine Stelle, die 1½-4 cm tiefer und etwa ebensoviel von der Mediane entfernter lag als die rechts berührte.

9 Definiert nach v. Frey und Metzner (1902), S 180.

10 Vorbeizeigen nach vorne haben auch Beyer und Lewandowsky (1913) gesehen.

Daß es sich bei alledem nicht gleichsam um eine Umlagerung der Lokalzeichen handelt, sondern nur um eine Richtungsstörung des koordinatorischen Mechanismus der zeigenden Extremität, geht nicht nur aus dem vorher Gesagten hervor, sondern ferner auch daraus, daß die Abweichungen stets im gleichen Verhältnis zu den Richtungen der Körperachse eintreten. Wenn man z. B. mit der linken Hand an dem nach oben gebeugten rechten Vorderarm zeigen läßt, so erfolgt die Abweichung ellbogenwärts, läßt man am gestreckten rechten Vorderarm zeigen, so erfolgt der Fehler handwärts.

Aus alledem folgt, daß bei der gewöhnlichen klinischen Prüfung des Lokalisationsvermögens in Wahrheit nicht ein Lokalzeichen, sondern ein viel komplizierterer Mechanismus untersucht wird, nämlich eine Assoziation von Lokalempfindungen mit Richtungs- oder Raumkoordinationen der *zeigenden* Extremitäten. Diese letzteren müssen wiederum in hohem Maße nicht bloß von den Anordnungen der Hautsinnesfläche, sondern zugleich von optischen Momenten, von der optischen Vorstellung der Körperfläche abhängig sein. Diese von den meisten Autoren vertretene Anschauung wird im vorliegenden Falle besonders schlagend demonstriert. Denn er zeigt, daß, *obwohl die Merkzeichen intakt sind, eine scheinbare Störung des Lokalzeichens eintritt, weil der Bewegungsraumsinn der zeigenden Extremität gestört* ist.

Zwischen O. Foerster (1901) und Schittenhelm (1902) besteht ein Meinungsunterschied darüber, ob Störungen des Lokalisationsvermögens hauptsächlich auf Störungen der Hautsensibilität oder mehr auf solchen der Bewegungs- und Lageempfindungen beruhen. Man muß schließen, daß jedenfalls beide Faktoren, der der Hautsinnesfläche jedoch überwiegend, beteiligt sind. In dieser Diskussion war jedoch lediglich von den Sinnesqualitäten *in der berührten* Extremität die Rede, während an die Beteiligung der sensomotorischen Tüchtigkeit der *berührenden*, also suchenden Extremität anscheinend nicht gedacht wurde. Gerade diese aber erweist sich in meinem Fall als ausschlaggebend, denn die Hautsensibilität sowie die Bewegungs- und Lageempfindungen waren hier ja auf der gesunden rechten Seite ganz intakt. Auch auf der linken Seite bestand keine Störung der Hautsensibilität, und die Störung gewisser Lageempfindung beschränkte sich eben gerade auf die im Bárányschen Zeigeversuch ausgesprochene, systematische Raumsinnstörung des linken, zeigenden Armes. Diese Auffassung steht im Einklang mit der v. FREYS (1914), wonach der komplexe Begriff des Lokalzeichens aufzulösen ist in den eines *Merkzeichens*, welches eine individuelle, jedoch räumlich ziemlich unbestimmte Qualität der Sinnespunkte enthält, und in die zusammengesetzte Funktion des Lokalisierens, in welche eine Mehrzahl von assoziativ verbundenen Funktionen optischer, koordinatorischer und, wie wir jetzt wohl hinzufügen müssen, auch vestibularer Natur eingeht. Auf diesem Boden wird gewiß auch die schon von SCHITTENHELM u. a. hervorgehobene Bedeutung der Reizintensität für die Güte des Lokalisierens verständlicher. Auch v. FREY findet dafür ein Optimum der Zeit, die zwischen Reiz und Vergleichsreiz (bei Untersuchung der Distanz-Schwellenwerte) liegt. Wird das Optimum überschritten, so wird das Merkzeichen undeutlicher. So würde verständlich, daß die länger nachwirkenden Schmerzreize viel besser lokalisiert, der Reizort besser identifiziert wird als bei den flüchtigen Berührungen: das Merkzeichen wird eben rasch gleichsam vergessen. Weitere Untersuchungen müssen diese Deutung indessen erhärten.

Zusammenfassung

Bei einem Kranken mit MÉNIÈREschen Anfällen und den Zeichen einer linksseitigen Vestibularerkrankung fanden sich dauernd vorhandene *systematische* Störungen des *optischen Raumsinnes.* Sie bestanden im wesentlichen:

1. in einer Verzerrung des Gesichtsfeldes im Sinne einer Schiefstellung der vertikalen zur transversalen Koordinate. Dementsprechend sah der Kranke z. B. aufrechte Quadrate wie Rhomben, rechtwinklige Kreuze wie schiefwinklige usw.;
2. in einer scheinbaren Neigung aller lotrechten und ebenso aller waagerechten Linien, der letzteren sowohl in frontaler wie in sagittaler Ebene; die von solchen Linien begrenzten Flächen nehmen in entsprechender Weise an der scheinbaren Schiefstellung teil, so daß der ganze Sehraum des Kranken dauernd geneigt und zugleich verzerrt erschien.

Die Erklärung wird in einer Störung normalerweise schon bestehender Einflüsse der u. a. vestibular vermittelten Wahrnehmung der *Schwererichtung* auf Gesichtsfeld und Sehraum gesucht.

Untersuchungen des *haptischen Raumsinnes* ergaben neben linksseitigem Vorbeizeigen auch geringere und daher selbständige Störungen des Lokalisierens im äußeren Raume sowohl wie auf der Körperoberfläche. Es wird gezeigt, daß eine scharfe Unterscheidung von Ortsraumsinn und Bewegungsraumsinn nötig ist und daß beide in verschiedenem Betrage gestört waren. Überdies wird gezeigt, daß Störungen des Lokalisierens auf der Haut allein durch Störungen des Raumsinnes der zeigenden Extremität trotz intakter Sensibilität zustandekommen können.

Ein kurzer Bericht über Versuche bei normalen Menschen zeigt, daß auch bei diesen der haptische Raumsinn mit bestimmten, als Aberration bezeichneten Fehlern behaftet ist und daß diese Aberration von verschiedenen Faktoren, besonders von den Stellungen der Augen, in charakteristischer Weise beeinflußt wird.

Neuere Forschungen und Anschauungen über Reflexe und ihre physiologische Bedeutung

Daß ein Reflex nicht nur ein eigens für den diagnosebeflissenen Neurologen hervorgebrachtes Naturspiel sei, war auch einer überwiegend symptomatisch-deskriptiven Ära der Neurologie nicht ganz entgangen. Aber es war nicht methodische Befangenheit in rein aus Symptomen zusammengesetzten Krankheitsbegriffen allein, wenn viele Reflexe doch physiologisch ganz unverstanden blieben. Es lag auch an der Physiologie, die dem klinischen Pathologen noch wenig zu bieten hatte. Und dann war das Interesse gefangen von dem großen Werte der Reflexuntersuchung bei den Differentialdiagnosen, besonders auch bei der Abgrenzung gegen die hysterischen Zustände. War es doch, Babinski vor allem, auch durch die *Reflexe* gelungen, der Hysteriediagnostik, wie sie in Charcots Schule ins Uferlose stieg, wieder Dämme zu bauen. Es zeigte sich, daß bei den hysterischen Zuständen eben doch nicht »alles vorkommt« und daß die Imitation des organisch Bedingten ihre gewissen Grenzen hat. Heute ist aber die Reflexlehre in diesen Richtungen ziemlich ausgeschöpft. Ein nicht immer ganz unberechtigtes Tädium bewirkt der immer wiederauftauchende Versuch, durch Entdeckung »neuer« Reflexe dem Eigennamen Unsterblichkeit zu erringen. Neben Wertvollem konnte hier manches entbehrt werden; wenn man sich mit den Ergebnissen der Physiologen besser vertraut gemacht hätte, wäre die verhältnismäßige Einfachheit der Grundprinzipien bald allgemeiner bekannt gewesen. Nur diese Prinzipien sollen hier kurz besprochen werden; die Anwendung auf die Fülle der Erscheinungen am Krankenbett ergibt sich dem Denkenden dann von selbst.

Daß die Reflexe irgendwie Elemente oder *Bausteine sensomotorischer Gesamtfunktionen sind*, diesen Satz kann man jetzt unbedenklich an die Spitze stellen. Die gegenwärtige Aufgabe ist danach: Aufhellung der Art und Weise, *wie* Reflexe in normale (oder pathologische) Gesamthandlungen, also letzten Endes in die Integralfunktion des intakten Organismus, eingebaut sind. Damit aber lebt überhaupt wieder das biologische Problem der Erklärbarkeit organischen Geschehens, ein Problem von höchstem wissenschaftlichem Rang, neu auf: ist der Reflex in dem Sinne die Elementarfunktion der nervösen Substanzen, daß man hoffen darf, allein durch Zusammensetzung von Reflexen zu jeder beliebigen höheren Funktion aufzusteigen?

Man wird sich des Eindruckes nicht ganz erwehren können, daß SHERRINGTONS bedeutendes Buch mit seinem Titel: »Die integrierende Aktion des Nervensystems« (1906), in dem Fernerstehenden unerfüllte Erwartungen hervorrufen kann. Einzelfunktionen werden zusammengesetzt zu komplexen Funktionen, ja; aber durch Zusammensetzung von Reflexen zu einer der Tätigkeit des Gesamtorganismus *gleichen* Bewegung zu gelangen, dies gelingt in der Tat nicht. War dies auch nicht beabsichtigt, so war es doch auch nicht deutlich genug ausgesprochen, daß hier noch ein *grundsätzlicher* Unterschied zwischen integraler (= unversehrter) Tätigkeit und Synthese von Reflexen bestand. Denn läßt sich bei der experimentellen Auslösung und Zusammensetzung von Reflexen der Gesamterfolg auch mit einer ziemlichen Sicherheit vorausberechnen, so ist dies doch für den im Leben allein entscheidenden Einzelfall einer motorischen Handlung des unversehrten Organismus eben nicht der Fall. Und es scheint, daß, ebenso wie in zoologischen Kreisen, sich eine Abwendung von der strengen Tropismenlehre bemerkbar macht, ebenso auch unter den Physiologen der Begriff einer »Reflexmaschine« im angedeuteten Sinne nicht angenommen wird. So fruchtbar sich also gerade in den Händen des englischen Forschers die Methode erwiesen hat, am Enthirnungs- oder Rückenmarkspräparat durch Zusammensetzung von Einzelreflexen zu komplexen Funktionen aufzusteigen, so notwendig ist andererseits das Verfahren, am unversehrten Individuum einen integren Gesamtzustand vorauszusetzen und zu belassen und nun zu sehen, wie hier sich unter und innerhalb dieser Voraussetzung der Reflex verhält. Die Scheu vor »psychologischen« Nebenwirkungen, zumal am Menschen, darf davon nicht abhalten, da der psychische Faktor seinen Einfluß doch auch nur über physiologische Substanzen nehmen kann, also doch nicht als schlechthin illegitim betrachtet werden darf. Diesen zweiten Weg sich zu eigen gemacht zu haben, halte ich für einen der besonderen Vorzüge der Untersuchungen P. HOFFMANNS, der damit nichts anderes tat, als was der klinische Untersucher notgedrungen von jeher tun mußte.

Hier also wird am unversehrten Objekt mit neuen Methoden, besonders mit dem Saitengalvanometer, durch Aufnahme von

Muskelaktionsströmen die Reflexbewegung registriert. Die Überlegenheit dieser Methode erweist sich vor allem darin, daß reflektorische Erregungen, die in einem durch aktive oder passive starke Spannung fixierten Muskel keine merkliche mechanische Zuckung erzeugen können und die darin gleichsam verschluckt werden, im Bilde der Aktionsströme noch sehr deutlich hervortreten können. Fußend auf PIPERS Vorarbeiten bewies HOFFMANN schon 1910, daß die Reflexzeit des *Sehnenreflexes* mit der Länge der zu durchlaufenden Nervenstrecke wächst, und zwar um Beträge, die den anderweit bestimmten Nervenleitungsgeschwindigkeiten gut entsprechen. Der Streit, ob das Sehnenphänomen überhaupt ein Rükkenmarksreflex und nicht ein Erfolg direkter Muskelreizung sei, war damit erledigt, und dies Ergebnis konnte später nicht mehr neu erzielt, sondern höchstens bekräftigt werden. Es ergab sich dabei, daß entgegen früheren Annahmen weder im Spinalganglion noch im Rückenmark eine meßbare Verzögerung eintritt; ohne Aufenthalt (unter 4 σ) schießt die Erregung durch das Zentralorgan hindurch und erweist sich so als die einfachste Funktion, die wir an ihm kennen, und ihre Synapse hat eine Sonderstellung. Merkwürdigerweise scheint übrigens die Leitungsgeschwindigkeit im Nerven nach der Peripherie hin abzunehmen. Wichtig ist aber vor allem, daß der Sehnenreflex mit der Sehne als solcher nichts zu schaffen hat. Vielmehr ist der spezifisch wirkende (adäquate) Reiz nichts anderes als eine Spannungszunahme im Muskel, wie sie beim Schlag auf die Sehne naturgemäß eintreten kann, wenn die Übertragungsverhältnisse günstig sind. Die anatomisch als Muskel- und Sehnenspindeln wohlbekannten und nach SHERRINGTONS Befunden 30 bis 50% der sog. motorischen Nerven ausmachenden sensibeln Apparate des Muskels dürften die Receptoren sein. Eine hohe Empfindlichkeit und vor allem Unterschiedsempfindlichkeit kommt diesem Receptor zu: Steigerung der Längsspannung um $1/90$ genügt nach P. HOFFMANN (1922) zur Auslösung des Reflexes. Dieser Wert stimmt vortrefflich mit dem von v. FREY (1915) für den Kraftsinn der Muskeln gefundenen überein, der an dieselben Substrate geknüpft sein dürfte. Da also nicht das Beklopfen der Sehne als solcher das letzthin Wirksame ist, so ist auch der Name Sehnenreflex nicht zweckmäßig. P. HOFFMANN nimmt an, daß vielmehr alle Klopfreflexe, insbesondere die sog. Periostreflexe, Masseterreflexe usw., insgesamt durch rasche Muskelzerrung ausgelöst sind. Die Fähigkeit, in dieser Weise auf Zerrung (die eventuell durch nur geringe Erschütterung bedingt sein kann) mit kurzer Kontraktion zu antworten, scheint, soweit dies bisher untersuchbar war, jedem einzelnen Muskel zuzukommen. Und da nun Receptor und Effektor hier stets in ein- und demselben Organ, einem bestimmten Muskel, vereint sind, so sind nach P. HOFFMANN all diese Reflexe insgesamt *»Eigenreflexe«*. Er konnte weiter zeigen, daß dieser Eigenreflex das Rückenmark in gewaltiger Häufung, bis zu 200 pro Sekunde, durchlaufen kann und daß die nervöse Substanz dabei minutenlang überhaupt keine Ermüdung erfährt. Dies nachzuweisen war möglich, indem die Zerrung des Muskels ersetzt wurde durch Induktionsreize an seinem (proprioceptiven) Nerven. – Ich habe mir in der Klinik die Auffassung P. HOFFMANNS über die völlig einheitliche physiologische Natur aller durch Klopfen erzeugten Reflexphänomene nach mannigfachen Prüfungen völlig zu eigen gemacht. In überzeugender Weise hat DUMPERT (1922) kürzlich die eigenreflektorische Natur der sog. Periostreflexe dargetan.

Bei dieser allgemeinen Verbreitung, dieser Häufbarkeit, Unermüdbarkeit, hohen Geschwindigkeit und strengen Lokalisiertheit erweist sich der Eigenreflex nun nicht nur als ein geeigneter *möglicher* Träger höherer Funktionen – nein, es müßte als unvermeidlich und sicher bezeichnet werden, daß jede am Muskel gesetzte Zerrung auch einen Reflex nach sich zieht. Ja, wir müßten erwarten, ein Spielball unserer Eigenreflexe zu sein angesichts der bei jeder Bewegung sich häufenden und durch das ganze bewegliche Gliedersystem unvermeidlich fortgepflanzten Stoßwirkungen bei Gang, Handwerk usw., ganz zu schweigen von den Stößen in Situationen wie bei einer Wagenfahrt u. dgl. Andererseits ist allgemein bekannt, daß gerade sogenannte Sehnenreflexe äußerst verschiedene Lebhaftigkeit zeigen. Hier konnte P. HOFFMANN nun zeigen, daß der Zustand, den wir als Willkürinnervation zu bezeichnen pflegen, die Eigenreflexe *bahnt*, während Nachlassen der Willkürinnervation sie dagegen *hemmt*. Je stärker ich die Wadenmuskeln anspanne, um so stärker folgt auf ihre Zerrung eigenreflektorisch eine diese Zerrung kompensierende Kontraktion. Andererseits sinkt bei totaler Entspannung eines Muskels (Tonusverminderung auf Null) die eigenreflektorische Erregbarkeit auf Null. Die Schwierigkeit, bei hypotonischen Muskeln Reflexe auszulösen, und die Wiederkehr derselben mit wiederkehrendem Tonus (Tabikerhemiplegie!) erklärt sich hier ganz gut. Andererseits kann bei übermäßigem Tonus der Reflex natürlich im Tonus verschwinden (s. oben), und die Wirkung des Jendrassikschen und ähnlicher Kunstgriffe ist offenbar auf zwei Arten möglich: sie besteht teils darin, übermäßige Muskelspannung zu reduzieren, in anderen Fällen aber durch Mitinnervation im untersuchten Glied einen zu geringen Tonus zu erhöhen und so die Eigenreflexerregbarkeit zu steigern. Ich empfehle bei fehlendem Reflex und Hypotonie des Beins den untersuchten Muskel ganz leicht durch Streckbewegung innervieren zu lassen. Man sieht auch bei versagendem Jendrassik dann zuweilen die Reflexe auslösbar werden, die in Willkürruhe fehlten – eine gute Bestätigung der neuen Ansichten. Daß man die Armreflexe zweckmäßig bei leicht angespannter Muskulatur untersucht, ist jedem Praktiker längst geläufig.

Diese »Koppelung« (P. Hoffmann 1922) von Willkürinnervation und Eigenreflexerregbarkeit zeigt nun schon die Art, wie der Eigenreflex in die Willkürinnervation eingeflochten ist. Statt Willkürinnervation sagte man vielleicht besser und allgemeiner: natürliche Innervation im unversehrten Organismus. Denn was von der Innervation bei intendierten Bewegungen gilt, das gilt auch für beliebige andere tonische Innervationszustände, deren Parallelismus mit der Reflexerregbarkeit ja den Klinikern ganz geläufig ist. Die allgemeine physiologische Bedeutung der Eigenreflexe aber tritt nun besonders darin zutage, daß sie das mit höchster Raschheit wirkende Mittel sind, um die Störung, welche unsere Gliederstellung durch äußere Stöße, Züge usw. erfahren könnte, zu kompensieren. Jeder plötzliche und unerwartete Widerstand oder Stoß erregt reflektorisch in den betroffenen (gedehnten) Muskeln verstärkte Kontraktion; aber auch jede plötzliche Entlastung eines belasteten und innervierten Muskels ebenso rasch eine entsprechende Erschlaffung (Hansen und P. Hoffmann 1922). Beide Vorgänge haben den Erfolg, den Effekt solcher äußeren, störenden Kräfte auf ein Mindestmaß zu reduzieren (längst, ehe mit Bewußtsein verbundene Reaktionen eingreifen könnten). Aber es zeigte sich auch (Clauss und v. Weizsäcker 1922), daß bei mechanischer Störung nicht nur von Gliederhaltungen, sondern auch von Bewegungen dieselben kompensierenden Mechanismen wirken, und zwar so, daß nicht nur das Ausmaß, sondern vor allem auch die Geschwindigkeit der Bewegung wiederhergestellt wird. Hier wird besonders deutlich, wie die Eigenreflexe in *quantitativer* Weise abgestuft als elegante Regulatoren dem Bewegungsapparat einge-

fügt sind. So bestätigen sich die Exnerschen Ideen über den sensomotorischen Aufbau der Bewegungen aufs schönste.
Schon bisher wurde deutlich, daß die Eigenreflexe sich dem tetanisch-rhythmischen Innervationsstrom anscheinend widerstandslos einfügen. Wie sehr dies zutrifft, kann man in einem Hoffmannschen Versuch sehen, in dem es gelang, die willkürliche arhythmisch-tetanische Innervation durch Superposition (elektrische Auslösung, s. oben) frequentester Eigenreflexe zu rhythmisieren und so durch künstliche Eigenreflexe völlig zu ersetzen. Aber andererseits war nicht entgangen, daß doch noch ganz andere, gleichfalls reflektorische Phänomene am Rückenmark zu beobachten sind. Es sind die komplizierten Bewegungen, die, als Streck- und Beuge- oder Fluchtreflexe längst bekannt, auch am Tier vielfach studiert worden sind. Diese Reflexe zeigen am Menschen mit Querschnittläsion trotz sehr einfachen Reizes (ein Nadelstich kann genügen) lang gedehnte tetanische Innervierung der Muskeln und mußten daher als eine zweite, ganz andersartige Reflexart (*»tetaniforme Reflexe«*, v. Weizsäcker 1922) den bisher besprochenen (*»einfachen Reflexen«*) gegenübergestellt werden. Als P. Hoffmann dann den Begriff des Eigenreflexes näher umschrieb, benannte er diese zweite Reflexart sinngemäß im Gegensatz dazu *Fremdreflexe* und wies darauf hin, daß bei diesen Receptor und Effektor, Reizart und Erfolgsart, getrennt sind. Denn diese Reflexe sind vor allem Hautreflexe und werden insbesondere von Kitzel-, Kälte- und Schmerzreizen der Haut und auch anderer Gewebe (Periost, Schleimhäute, besonders der Blase usw.) ausgelöst. Im Gegensatz zu den Eigenreflexen haben diese eine längere Latenz, die von der Reizstärke abhängt, zeigen dabei reizsummative Phänomene, aber auch Ermüdbarkeit und Adaptation, und umgreifen meist ganze, auch kontralaterale Muskelgruppen zu einheitlicher Gesamtwirkung (z. B. Beugung in mehreren Gelenken), also durchweg Eigentümlichkeiten, die dort fehlten. Nur sie sind auch durch Strychnin beeinflußbar. Eine bisher noch nicht völlig geklärte Frage ist nun, wie weit fremdreflektorisch-tetaniforme sowie willkürliche Innervation etwa als Serien von Eigenreflexen aufgefaßt werden dürfen. Man könnte sich das Verhältnis beider als ein sehr weitgehendes vorstellen, wenn man sich etwa klar macht, daß die einfache Zuckung beim Eigenreflex selbst jedesmal eine neue Zerrung bedeutet, die bei erregbarem Zentrum sogleich zu einer zweiten Zuckung führt, und so fort solange, als überge-

ordnete »höhere« (etwa cerebrale, Pyramidenbahn-) Zentren diese Erregbarkeit für Eigenreflexe aufrechthalten. Die »Tätigkeit« dieses übergeordneten Zentrums würde sich dann völlig auf Regulierung der etwa an der Vorderhornzelle zu lokalisierenden Erregbarkeit für Eigenreflexe reduzieren. Diese Hypothese *braucht* nicht oder nicht ausschließlich zu stimmen. Sie würde ein selbsttätiges Fortbestehen der Innervation der Muskeln eben einfach durch die Eigenreflexe erklären – so wäre dies nichts anderes als der tonische Ruhestand, der ja, wie man seit Brondgeest (1860) weiß, mit den Hinterwurzeln größten Teiles steht und fällt. Der Befund, daß auch bei der sogenannten Willkürbewegung sich der Ausfall zentripetaler Bahnen bei Kranken in schwerstem Zackenausfall der Muskelströme äußert, hat diese allgemeineren Annahmen schon früher als erwägenswert erscheinen lassen. Wir besitzen leider noch keine entscheidenden Tierversuche über diese Frage. Die Ersetzbarkeit der Willkürrhythmen durch künstliche Serien von Eigenreflexen spricht natürlich zugunsten dieser Möglichkeit, und daß dieser Versuch von P. Hoffmann (s. o.) richtig gedeutet war, zeigen auch neuere Untersuchungen an Kranken (Hansen und P. Hoffmann 1922); während beim Tabiker mit fehlenden Sehnenreflexen der Versuch nicht gelingt, so fällt er beim Spastiker mit seiner hohen Eigenreflexerregbarkeit besonders vollkommen aus.

Sherrington hatte statt der alten, mehr anatomischen Einteilung von Oberflächen- und Tiefensensibilität gerade im Hinblick auf die reflektorische Bedeutung der Reize extero- und proprioceptive Reize bzw. Reflexe unterschieden. Aber es zeigt sich, daß diese beiden Einteilungen etwas mehr Zufälliges zum Ausdruck bringen; die physiologisch bedeutsamste Frage ist eigentlich nicht die, ob der Reiz von außerhalb des Organismus kommt oder in ihm selbst entsteht. Der proprioceptive Receptor von Kraftsinn und Eigenreflexen ist genau so gut »exteroceptiv« erregbar, genau so gut Mittel, die Außenwelt zu perzipieren und auf sie zu reagieren wie die Hautsinne; und ein Hautsinn kann genau so gut rein durch die eigenen Bewegungen des Körpers, also gleichsam proprioceptiv erregt werden und zu Reflexen führen. Unterscheiden wir dagegen in der beschriebenen Weise Eigen- und Fremdreflexe, so drücken wir damit eine zugrunde liegende Differenz des physiologischen Apparates selbst aus, für dessen Funktionsweise es gleichgültig ist, ob der Reiz zufällig aus Veränderungen der Umgebung oder aus solchen im Organismus selbst herstammt. Zugleich wird dem eigentümlichen Verhältnis der Überordnung, welches zwischen den beiden Arten besteht, eindeutig Rechnung getragen: stets ist im Aufbau einer Bewegung der Eigenreflex ein untergeordnetes Element. Dieser Begriff der Unterordnung umschließt nun noch recht mannigfaltige Probleme. Es wurde schon erwähnt, daß der als »Willkürinnervation« bezeichnete Zustand den Eigenreflex bahnt. Darin also liegt das Mittel, ihn zu beherrschen. Vom Standpunkt des Psychiaters hat Kretschmer (1923) dies Ergebnis benutzt, um die eventuell bis zu Klonus und klonischem Tremor gehende Steigerung der Sehnenreflexe bei Hysterischen und Nervösen zu erklären. Aber um nun das Zustandekommen einer geordneten Zielbewegung, also eine Koordination, zu begreifen, ist diese Art der Beherrschung doch noch in ihrer sehr *allgemeinen* Formulierung nicht hinreichend. Zwischen einem vollständigen Sprung z. B. und dem primitiven Eigenreflex liegt noch eine breite Lücke, die von zusammenfassenden und regulierenden Mechanismen auszufüllen ist. Es scheint, daß diese Lücke sich teilweise mit eben jenen als Fremdreflexe umschriebenen sensomotorischen Reaktionstypen ausfüllen wird. Fortbewegung, Angriff, Flucht, Sicherung, Nahrungsaufnahme, Reinigung erfolgen ja in ziemlich typischen Bewegungsformen, und man hat bekanntlich die komplizierteren Reflexe des Menschen, besonders in pathologischen Zuständen, als Fragmente oder Bausteine jener Integralbewegungen mit Recht erkannt. Indes kommen durch die starke Benutzung phylogenetischer oder, besser gesagt, vergleichend-physiologischer sowie ontogenetischer Vergleichsmethoden wenn auch plausible, so doch auch recht hypothetische Überlegungen herein. Im allgemeinen ist daher die Deutung dieser Reflexe, angefangen von den einfachsten wie dem Babinskischen und Abdominalreflex bis hinauf zu den kompliziertesten doppel- und halbseitigen Synkinesien, bei denen schon große Teile der Körpermuskulatur beteiligt erscheinen, zwar recht mannigfaltig, in prinzipieller Hinsicht aber seit Hitzigs (1904) Grundlegung nur langsam fortgeschritten. Von den neueren Studien sind besonders die über Moros Reflex von Freudenberg (1922) und von Homburger (1922) zu nennen. die als Handvorderarmzeichen (Lévi) und Fingerdaumengrundgelenkreflex (C. Mayer) beschriebenen Phänomene sind ausgelöst durch rasche passive Gelenkbewegungen. Welche sensiblen Elemente hier als Receptoren wirken, ist noch nicht bekannt. Dum-

PERT (1922) wies darauf hin, daß man solche Erscheinungen, wie sie C. MAYER (1916, 1918) beschrieb, auch an der Leiche findet, als rein mechanische Transmissionswirkung bei mehrgelenkigen Muskeln und infolge besonderer muskel- und gelenkmechanischer Struktur. Zwar lehnt C. MAYER diese Deutung völlig ab. Aber, daß die rein passiv-mechanische (nicht durch aktive Kontraktion bewirkte) Transmission z. B. vom Fußgelenk bis auf das Hüftgelenk stattfindet, wenn alle Muskeln in einem gewissen Tonus verharren, hat neuerdings v. BAYER (1921) gezeigt und dafür den Ausdruck »muskuläre Koordination« gebraucht. Diese Möglichkeit und zugleich Irrtumsmöglichkeit in der Erklärung komplizierter Bewegungen ist in der neurologischen Literatur bisher fast völlig außer acht gelassen worden. Die genannten zwei Reflexe gelten als Zeichen unversehrter Großhirnverbindung mit den spinalen Zentren. Im ganzen herrscht über den anatomischen Verlauf der Bögen koordinierter Reflexe wenig Klarheit. Die früher viel gebrauchte Bezeichnung »cerebraler« Reflex entbehrt einwandfreier Begründung in den meisten Fällen. Daß Bauchdecken- und Fluchtreflexe auch bei Totaldurchtrennung des Rückenmarks stattfinden können, widerlegt die alte Annahme, sie seien cerebraler Natur. Wie vieldeutig hier die einfache Tatsache des Ausfalls eines Reflexes ist, das zeigt doch das Verhalten der Sehnenreflexe nach Totalunterbrechung des Rückenmarks: Meist fehlen sie zuerst, aber sie können später wiederkehren. – Eine weitere Gruppe von Untersuchern bemüht sich auf den Bahnen HITZIGS, WERNICKES, MANNS, O. FOERSTERS u. a., die Tatsachengebiete: Contracturen, Lähmungstypen, Reflextypen, Mitbewegung, koordinierte Zweckbewegung sämtlich einheitlich aufzufassen und die Fülle der Erscheinungen, z. B. bei Hemiplegie und Paraplegie, als Ausdruck der immer gleich wiederkehrenden präformierten Koordinationsmechanismen zu begreifen, so BÖHME (1916), Pierre MARIE und FOIX (1915) u. a. Die Masse der Beobachtungen würde ein besonderes Referat erfordern. Stellt man sich auch hier vor allem auf den Boden der von EXNER (1894) besonders angeregten, aber im Grunde viel weiter, besonders auf BELL (1830) zurücklaufenden Idee der *sensomotorischen* Grundlage aller Koordination, so läßt sich der zusammenfassende Satz aussprechen: Die eigentümliche (»Prädilektions«-) Form der zu beobachtenden Bewegungen beruht auf der eigentümlichen Form der receptorischen Erregbarkeit; der Prädilektionstypus der Bewegungen (bzw. Lähmungen) entspricht einem Prädilektionstypus der reflektorischen Erregbarkeit der Rückenmarkszentren. Die überwiegende Erregbarkeit der Eigenreflexe gerade in den *Streck*muskeln des Beins, die überwiegende Erregbarkeit der *Beuge*muskeln durch differente (besonders nociceptive) *Haut*reize können so als die physiologische Grundlage der besonderen motorischen Erscheinungstypen verstanden werden, wie Leibowitz (1922) in einer Heidelberger Dissertation näher ausführt.

Offenbar ist aber auch mit der Vorstellung, daß sich aus der Summe der die peripheren Sinnesapparate treffenden Reize und durch Zusammensetzung der hieraus resultierenden Reflexe etwa im Sinne der Sherringtonschen Methoden eine Bewegungsfolge wie die des Ganges restlos herleiten ließe, das Richtige nicht getroffen. Einmal ist stark betont worden (bes. von Graham Brown 1911, 1913), daß auch nach völliger »Deafferentierung« (d. h. im wesentlichen Hinterwurzeldurchschneidung) noch koordinierte rhythmische Bewegungen, die dem Gang oder Lauf ähneln, rein durch zentrale Vorgänge (durch »Blutreiz«) sollen zustandekommen. Dies würde die sensorische Seite des Vorgangs also auf eine rein regulatorische Bedeutung einschränken, und es gäbe über ihr eine echte Automatie des Zentrums. Damit aber würde erneut zugestanden, daß neben der Reflexforschung das völlig dunkle Gebiet des Regulationsbegriffes so ziemlich brach liegt. Hier zeigt sich, daß ein brauchbares und die unbestimmte Teleologie des Regulationsbegriffes überwindendes Prinzip in der Lehre von den Bewegungen noch fehlt; denn bisher pflegt man den Tatbestand, daß wir auch in dunkler Nacht ziemlich störungslos über einen Sturzacker mit seinem unberechenbaren Niveau gehen und laufen können, eben so zu beschreiben: der Organismus *wähle* von den zu Gebote stehenden Reflexmechanismen die in jedem Augenblick zweckdienlichen aus und modifiziere ihre Stärke. Anscheinend gelangt die Forschung hier nur so weit, zu zeigen, daß in den Reflexen geeignete *Mittel* zur Durchführung des Bewegungs*erfolges* vorhanden sind. Den Bewegungsplan selbst aber vermag sie aus den allgemeinen Gesetzen der Reflexphysiologie niemals hinreichend aufzubauen.

Zur Verdeutlichung ist hier noch auf eine Gattung von Reflexen hinzuweisen, die man als den Gegenspieler der oben geschilderten Eigenreflexe bezeichnen kann. Wie bemerkt ist es die Eigentümlichkeit dieses Reflexes, auf plötzliche Dehnung des Muskels eine entsprechende Kontraktion folgen zu lassen, also den Dehnungseffekt zu kompensieren. Ich nenne den Eigenreflex deshalb auch einen *kompensierenden*. Würden nun alle Stöße von außen (z. B. im gedachten Fall des Gangs über den Sturzacker) durch Eigenreflexe kompensiert, so würde gerade die Anpassung an das Gelände eben so oft verhindert wie gefördert. Zum Erreichen des Zieles ist eben so oft nötig, daß die passive Dehnung des Muskels mit einer aktiven Verlängerung oder Erschlaffung beantwortet werde, z. B. des Ileopsoas, wenn das Bein gegen einen großen Stein stößt; denn der kompensierende Reflex kann hier die Störung nur vermehren. Solche der von außen störenden Kraft nachgebende Änderungen der Innervation kann man daher *adaptierende* Reflexe nennen; sie wirken in einem dem Eigenreflex entgegengesetzten Sinn.

War hier fast nur von Bewegungen die Rede, so konnte doch an einigen Stellen deutlich werden, daß, was für Zustände der Bewegung gilt, unvermeidlich auch für Bewegung mit der Bewegungsgeschwindigkeit = 0, also für Haltungen, gilt. Die gegen Trägheit, Schwere, Reibung und Widerstand erfolgende Motorik unseres Körpers repräsentiert *ein* System, in dem »Ruhe« zum größten Teile nichts ist als *dynamisches* Gleichgewicht, also nicht Statik im physikalischen Sinn. Bewegung und Ruhe der Körperteile und Glieder ergänzen, durchflechten und verschieben sich in beständigem Wechsel, und jeder Atemzug verschiebt schon die Belastungen durch den *ganzen* Bewegungsapparat. Die Ruhe-, Halte- oder Tonuszustände müssen daher als ein dynamisches Gleichgewicht gelten, in dem die besprochenen Reflexgesetze ebenso wirksam sein müssen wie bei Ungleichgewicht, also Bewegung. Die gegenwärtig besonders beachteten tonischen Phänomene müssen daher unter genauer Rücksicht auf die Reflexphysiologie studiert werden, was unter dem Einfluß von, wie wir (HANSEN, P. HOFFMANN und v. WEIZSÄCKER 1922) glauben, unzutreffenden muskelphysiologischen Ansichten bisher nicht ausreichend geschehen ist. Daran ändert auch nichts, daß eine weitere bei dieser Gelegenheit nur zu streifende Art von Reflexen die Eigentümlichkeit hat, daß auf einen Reiz hin ein Bewegungskomplex *und* danach ein Festhalten der neu erreichten Stellung, ein verschobenes dynamisches Gleichgewicht, eintritt; es sind die MAGNUSschen Stellreflexe (DE KLEYN 1912, SIMONS 1920, 1923). Labyrinthreize, proprioceptive Reize in der Halsmuskulatur führen zu diesem Vorgang der Tonusänderung, und wir werden diese Reflexe daher wohl den Fremdreflexen nahe stellen müssen. Daß nun die Überführung eines dynamischen Gleichgewichts in ein anderes auf reflektorischem Wege erfolgen kann, ist schon länger bekannt: Die von SHERRINGTON (1906) bei Decerebriertenstarre beschriebene Verfassung eines »plastischen Tonus« zeigt, daß an Stelle jener Magnusschen Reize die einfache passive Überführung eines Gliedes in eine andere Gelenkstellung treten kann. Offenbar sind es die proprioceptiven Erregungen in den dabei beteiligten Muskeln, welche als Reiz für den Reflex zu gelten haben. Bei dieser Beschränkung des Reizerfolges auf die gereizten Muskeln ist dieser Vorgang wiederum dem anatomischen Prinzip der Eigenreflexe verwandter. Als Kliniker kennen wir Phänomene von genauer Übereinstimmung, wie das WESTPHALsche paradoxe Fußphänomen (FÖRSTERS Fixationsreflex oder Adaptationsreflex). Ein genaueres Studium der spinalen Beuge- und Streckreflexe, auch des Babinskischen Reflexes und vieler anderer Fremdreflexe, zeigt übrigens, daß auch ihnen meist ein allerdings vorübergehendes und recht verschieden lang anhaltendes tonisches Verharren des Gliedes in der neugewonnenen Stellung eigen ist (daher tetaniform, s. oben). Dieser ganze Komplex von tonischen Zuständen, die ja bei den sogenannten extrapyramidalen Erkrankungen die große Rolle spielen, fügt also dem, was wir von den Eigen- und Fremdreflexen her kennen, das Neue der langen Nachdauer des durch die Reflexbewegung herbeigeführten neuen Gleichgewichtes hinzu.

Immer aber muß jener synthetisch niemals reproduzierbare *Gesamtzustand* des Zentralnervensystems *gegeben* sein, jener Zustand, der bald als Willkürbewegung, bald als Willkürhaltung, bald als willkürliche Spannung oder Erschlaffung, Widerstand gegen oder Hingabe an äußere Kräfte, bald mit hellem, bald mit unbestimmtem Bewußtsein von Bewegungsform und Bewegungserfolg, oft genug auch ohne jedes nachweisbare Bewußtsein statthat – immer muß dieser originale Gesamtzustand gegeben sein. Erst wenn er vorausgesetzt ist, schon von der Natur produziert ist, erst dann vermögen wir analytisch das Spiel der gesetzmäßigen Reflexe in ihm, niemals das ungesetzliche Spiel mit diesen Reflexen uns begreiflich zu machen.

Über das Verhalten von Reflex- und Willkürbewegungen bei der Einwirkung äußerer, die Bewegungen störender Kräfte

(Mit 7 Kurven)

Unsere sogenannten willkürlichen Bewegungen werden gewöhnlich so aufgefaßt: Zunächst sei in zentralen Organen ein Grundplan, ein Bewegungsentwurf verwirklicht; bei seiner Ausführung aber spielen neben den zentrifugalen Erregungen eine große Anzahl von zentripetalen Rückwirkungen eine Rolle. Was diese Rolle des Näheren aber sei, ist meist schwer zu sagen, und man beschränkt sich daher gern auf eine sehr allgemeine und überdies ein stark teleologisches Element enthaltende Ausdrucksweise, man spricht von einer sensomotorischen Regulation. Immerhin hat diese ganze Auffassung einen Vorzug. Sie verbindet zwei große Tatsachengruppen: die der stets wandelbaren, ungesetzlichen motorischen Gesamthandlung mit den gesetzmäßigen Erscheinungen der Reflexe. Nun sind die Reflexe ja ihrem Wesen nach an einen afferenten Vorgang gebundene Bewegungen. Aber da der Reflex eine fixe Funktion ist, so kann er als *Hilfsmittel* der Regulierung zwar dienen; die Vorstellung indes, daß man allein durch Zusammensetzung von Reflexen eine motorische Gesamthandlung, wie den Gang des Menschen, erklären könne, dürfte den meisten heute große Schwierigkeiten machen.

Das besonders durch die Erscheinungen der Ataxie genährte Interesse der Pathologie an diesen Fragen nimmt seinen Ausgang unzweifelhaft eben davon, daß eine Bewegung nicht so verläuft, wie sie sollte. Da aber dieses »Soll« sich in einer festen physiologischen Formel gar nicht ausdrücken läßt, so ist schon der erste Ausgangspunkt ein undefinierter, was denn auf die ganze weitere Reihe von Überlegungen und Untersuchungen nachzuwirken pflegt. Man gelangt aber im ganzen Problemkreis der Regulation und Koordination zu viel klareren Methoden, wenn man, statt von der sinnvollen, zweckentsprechenden, geordneten Gesamthandlung auszugehen, fragt, wie der streng erfaßbare Reflex sich bei ihr verhält. In den Kreisen der Kliniker hat hier offenbar neben anderem hemmend gewirkt, daß z. B. die Bedeutung der Sehnenreflexe nicht hinreichend erkannt wurde, obwohl schon Sternberg (1893) u. a.

wichtige Aufschlüsse gaben. Heute muß nach den Untersuchungen von P. HOFFMANN (1918) und seinen Mitarbeitern davon ausgegangen werden, daß der sogenannte *Sehnenreflex* eines der wichtigsten Mittel ist, durch welche eine willkürlich eingenommene Gelenkstellung gegen mechanische Störungen erhalten wird. Da das rezeptorische und effektorische Organ bei diesem Reflex anatomisch zusammenfällt und da neben den sensiblen Endigungen der Sehne die im Muskel gleichwertig sind, nennt er diese Reflexe *Eigenreflexe*. Sie spielen an allen untersuchten Muskeln, z. B. auch denen der Arme, die gleiche große Rolle (HANSEN, HOFFMANN 1920), sie können überall durch elektrische Reizung der »motorischen« Nerven (HOFFMANN 1918) und ebenso durch mechanische Dehnung (Erschütterung) (PREISENDÖRFER 1920) des Muskels selbst in hoher Frequenz und praktisch unermüdbar hervorgerufen werden.

Die Untersuchungsmethode der Eigenreflexe bestand in der Aufzeichnung der Aktionsströme. Die Identität der so erkannten Reflexe mit den Sehnenreflexen auf Beklopfen der Sehne zeigte sich auch darin, daß sie beim Tabiker und Spastiker in dem Sinne verändert waren, wie es nach den klinischen Methoden erwartet werden mußte: Fehlen bei der ersten, besonders gute und gleichmäßige Auslösbarkeit bei der zweiten Art von Kranken (HANSEN, HOFFMANN 1922). Die Existenz der von Kliniken immer noch angenommenen Periostreflexe ist danach höchst zweifelhaft geworden, wie auch DUMPERT (1922) neuerdings gezeigt hat. Bei hoher Reflexerregbarkeit genügen schon sehr geringe Erschütterungen, um den geringen Reiz auf die propriozeptiven Endigungen auszuüben, der zur Erregung notwendig ist. P. HOFFMANN (1922) zeigte, daß schon eine Spannungsänderung von 1/90 (vielleicht noch weniger) im Muskel als Reiz wirksam ist.

Die elektrische Methode ließ ferner erkennen, daß Reflexe auch dann häufig stattfinden, wenn dies an einer Bewegung äußerlich nicht merkbar ist. Ist ein Muskel etwas stärker innerviert und gespannt, dann verschwindet der Eigenreflex in dem allgemeinen Tetanus; er kann dann unter geeigneten Umständen im Bild der Aktionsströme immer noch deutlich hervortreten. Schon lange weiß der Kliniker, daß an innervatorisch zu stark gespannten Muskeln die *Reflexbewegung* nicht zu erzielen ist. Der Reflex fehlt aber darum doch nicht. Noch wichtiger ist aber HOFFMANNS Feststellung (1918), daß sogar die Willkürinnervation eines Muskels seine Erregbarkeit mit den Eigenreflexen ansteigen läßt. Dieser nimmt mit der Innervation zu und ab. Das paradoxe Ergebnis ist, daß bei totalem Fehlen jeder Innervation, bei völligem Fehlen des Ruhetonus, auch die Eigenreflexe fehlen. Andererseits ist die Wirkung des JENDRASSIKschen und verwandter Kunstgriffe von HOFFMANN als Mittel zur Erzielung unmerklicher (oder merklicher) Mitinnervation der untersuchten Muskeln und damit zur Erhöhung ihrer Reflexerregbarkeit gedeutet worden. Wir sind der Ansicht, daß eine sorgfältige Beobachtung am Krankenbett diese, den früheren Deutungen des JENDRASSIKschen Handgriffs entgegengesetzte, Erklärung unterstützt. Die Wirkung dieses Handgriffs hat in einer Gruppe von Fällen allerdings die Bedeutung der Ablenkung und Entspannung zu stark gespannter Muskeln; aber in einer zweiten Gruppe von Fällen mit abnorm geringem Tonus bewirkt er Zunahme der Innervation. Wir haben uns ferner in Fällen dieser zweiten Art überzeugt, daß man durch Aufforderungen zu ganz leichter willkürlicher Innervation der betreffenden Muskelgruppe, z. B. der Wade, einen vorher fehlenden Achillesreflex zum Erscheinen bringen kann.

Wenn wir nun die Sehnenreflexe, oder, wie wir künftig sagen werden, Eigenreflexe mit P. HOFFMANN als wichtiges Mittel zur Erhaltung einer Gelenkstellung gegen plötzlichen Stoß auffassen müssen, so drängt diese zunächst allgemeine Feststellung zu besonderen Fragen. Es ist nötig, den Wirkungsbereich dieser Reguliervorrichtung in der allgemeinen Koordination der Bewegungen festzustellen. Hier kann die Untersuchung der Aktionsströme zwar noch einige Anhaltspunkte liefern. Schwere spinale Ataxien zeigen zuweilen äußerst auffallende Veränderungen der Aktionsströme bei willkürlicher Bewegung; die Zacken werden sehr groß und sehr selten. Der Rückschluß, daß dieser Ausfall ein Ausfall der bei jeder Willkürbewegung stattfindenden Eigenreflexe sei, liegt ja sehr nahe (v. WEIZSÄCKER 1921). Aber um deren Bedeutung quantitativ richtig einzuschätzen, muß man sich vom Studium der Aktionsströme zur Dynamik der motorischen Vorgänge selbst zurückwenden. Denn die ableitbaren Aktionsströme sind nicht geeignet zu quantitativen Schlüssen; ihre Entstehung ist dazu viel zu kompliziert.

Zunächst wird hier folgende Frage aufgeworfen. Bisher ist die Rede von Störung einer *Gelenkstellung* durch Stoß. Es ist von vornherein unwahrscheinlich, daß der Vorgang auf die Störung statischer Leistungen beschränkt sein sollte. Denn wir können diese auffassen als eine Bewegung gegen eine bestimmte Kraft mit der Geschwindigkeit o. Aber es ist in diesem Falle schwierig, die Quantität der durch einen Stoß erzeugten reflektorischen Kontraktion zu messen. Der Stoß bewirkt Bewegungserscheinungen des gestoßenen Körperteils und Spannungsänderungen in den ihn haltenden Muskeln, alle von recht kurzer Dauer. Dabei sind aber neben der Reflexkontraktion zu berücksichtigen die Trägheit der bewegten Massen und die physikalische Elastizität der Muskeln, es handelt sich also um ein ziemlich kompliziertes mechanisches Problem. Etwas übersichtlicher werden die Verhältnisse, wenn man sich vornimmt, eine typische *Bewegung* in ihrem Verlauf durch bekannte mechanische Kräfte zu stören. Man wird dann vielleicht sehen, welche Gegenkräfte eigenreflektorisch dadurch im Muskel entstehen.

Unsere Untersuchungen haben diese Erwartung bestätigt. Wir haben uns einfache Vorrichtungen zur Aufnahme von Bewegungskurven reflektorischer und willkürlicher Bewegungen geschaffen. Die lineare Bewegung eines Gliedes oder Gliedabschnittes wird durch eine Schnur auf Hebel von möglichst geringer Masse übertragen und auf eine berußte Trommel mit Zeitschreibung gezeichnet. Wenn der Punkt einer Extremität, an welchem die Schnur befestigt ist, sich geradlinig bewegt und wenn die Schnur in der Richtung dieser Bewegung zum Registrierhebel (oder zu einer zwischengeschalteten Rolle) läuft, dann ist die Steilheit der geschriebenen Zeitkurve ein unmittelbarer Ausdruck der Geschwindigkeit des Punktes. Wir haben also die Registriervorrichtungen möglichst diesem Ideal angenähert. Bei bogenförmigen Bewegungen, wie z. B. beim Patellarreflex, können aber Abweichungen eintreten, die man unter Umständen berücksichtigen muß. Ferner ist nicht zu vergessen, daß die Bewegungskurve etwa der Knöchelgegend eine komplizierte Funktion der Bewegungskurve der Patellarsehne ist, deren wirksamer Hebelarm seine Länge fortgesetzt ändert. Da wir uns im folgenden auf einfache Vergleichungen ungestörter und gestörter Bewegungen beschränken, können diese Verhältnisse außer Betracht bleiben.

Die Störung der Bewegung erfolgt nun so, daß zunächst eine gewisse Last *a* gehoben oder bewegt wird. Diese Last *a* besteht entweder nur aus der Masse des bewegten Gliedes oder aus ihm und einem angehängten Gewicht. Nachdem ein gewisser Teil des Weges zurückgelegt ist, hängt sich ein bis dahin unterstütztes Zusatzgewicht *b* an, so daß die Gesamtlast jetzt $a+b$ beträgt. Diese Art der während der Bewegung erfolgenden Belastungszunahme ähnelt also etwa der Anordnung, welche E. MEYER (1898) bei seinen »ditonischen Zuckungen« am Froschmuskel benutzt hat.

a) *Patellarreflex.* Bei liegenden Patienten wird das Bein der Versuchsperson auf eine Zuppinger-Schiene gelegt. An einem die Knöchelgegend umschließenden Riemen ist der zum Registrierhebel führende Faden befestigt, an einem zweiten Riemen ein Faden, der zu einem auf fester Unterlage ruhenden Gewicht führt. Die Länge dieses zweiten Fadens wird so bemessen, daß er in Ruhe schlaff ist, sich aber in einem bestimmten Augenblick der Bewegung anspannt, so daß das Gewicht abgehoben wird. Beide Fäden gehen senkrecht zum Unterschenkel zu je einer Rolle und von hier aus zum Registrierhebel bzw. zum Gewicht. Gesunde V.-P. setzen sich auf einen Tisch; der am Knöchel oder darüber befestigte Faden läuft horizontal unter dem Tisch durch und über eine Rolle zu dem an der entgegengesetzten Seite befestigten Schreibhebel mit Kymographion. Die Zusatzlast kann jetzt in entsprechender Weise an dem übertragenden Faden mit angebracht werden oder an einem beliebigen Punkte des Schreibhebels, der in diesem Falle aus einem kräftigen Holzstabe besteht. Der Reflex wird in der üblichen Weise mit dem Hammer ausgelöst.

Die Gesamtdauer der Reflexbewegung bis zur Rückkehr in die Ausgangsstellung beträgt bei verschiedenen Versuchspersonen und ungestörtem Reflex zwischen 0,21 und 0,25 Sek. bei Gesunden, 0,23-0,3 Sek. bei Kranken. Diese Dauer wird bei Störung der Bewegung durch Zusatzgewicht nicht merklich verändert und beträgt hier 0,22-0,29 Sek. für Gesunde und 0,23-0,29 Sek. für Kranke. Bei Untersuchung im Liegen wurden Gewichte von 50 bis 110 g so angebracht, daß sie sich etwa nach Zurücklegung des ersten bis zweiten Drittels der Bewegung anhängten und von hier an mitgehoben wurden, gelegentlich auch in einem früheren oder späteren Zeitpunkt. In einer größeren Anzahl dieser Versuche bemerkt man von einer Veränderung der Kurve durch das Zusatzgewicht überhaupt nichts (Fig. 1). Auf einer ziemlich langen Strecke steigt die Kurve mit gleichbleibender Steilheit an. Bei den höchsten Zusatzgewichten wird der Anstieg einfach unterbrochen. Bei einem Kranken mit Spasmus und Reflexsteigerung zeigte die Kurve bei 500-1000 g Zusatzgewicht einen sehr breiten Gipfel, fast

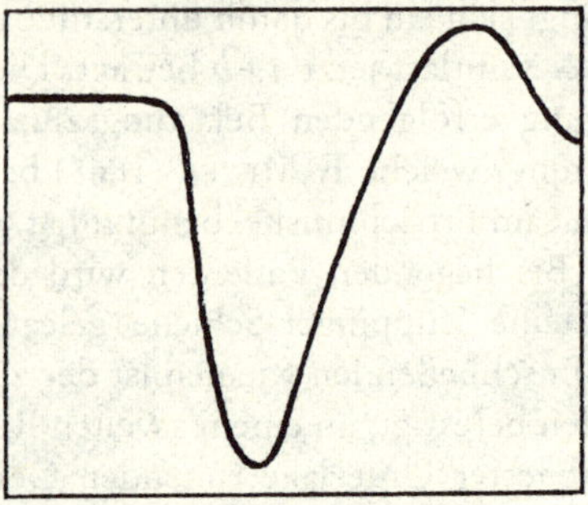

Fig. 1 Patellarreflex. Zusatzgewicht 475 g.

ein Plateau. – Nimmt man das Drehmoment der Schwere von Unterschenkel und Fuß zu rund 75 kgcm an, so bedeutet ein Zusatzgewicht von 1 kg am Knöchel eine Vermehrung von 38 kgcm und eine Vermehrung des Trägheitsmomentes von 1700 $kgcm^2$ auf 3100 $kgcm^2$[1] Die Tatsache also, daß die Geschwindigkeit der Bewegung sich im Augenblick der Belastung nicht merklich änderte, war uns verständlich, wenn die Zusatzlast die Entstehung einer Zusatzkraft im Muskel zur Folge hat, welche die Bewegungsgröße des bewegten Gliedes wiederherstellt. Daß dies nun in der Tat, und zwar in einer sehr vollkommenen Weise, geschieht, wenn gewisse Grenzen nicht überschritten werden, geht aus zahlreichen Versuchen hervor. Unter geeigneten Bedingungen kann auch an der Einsatzstelle des Zusatzgewichtes ein Knick, d. h. eine sehr kurzdauernde Steilheitsabnahme – also Verlangsamung – und sogleich darauf ein Wendepunkt und ein Wiederanstieg zur ursprünglichen Geschwindigkeit wahrgenommen werden. Besonders tritt dies hervor, wenn die zweite Anordnung mit senkrecht frei hängendem Unterschenkel gewählt wird. Hier ist der Wendepunkt deutlich (Fig. 2).

Gelegentlich eines Besuchs in Würzburg haben der Herr Kollege P. Hoffmann und der eine von uns (W.) im dortigen Physiologischen Institut auch die Aktionsströme dieses Vorganges aufgenommen. (Hansen, Hoffmann, v. Weizsäcker 1922) Es zeigt sich, daß zuerst der gewöhnliche Reflex und am Orte des Belastungszuwachses ein kurzer Tetanus von Reflexen, in der Regel drei Doppelschwankungen, vorliegen (Fig. 3).

1 Nach Zahlen von O. Fischer (1896-97), S 212.

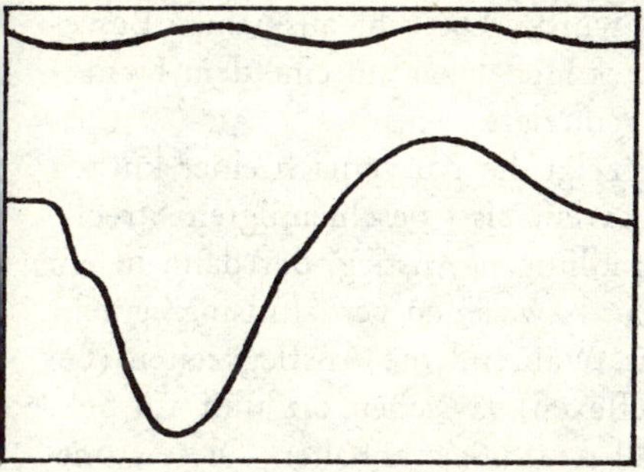

Fig. 2 Patellarreflex (von l. nach r. zu lesen). Zusatzgewicht 940 g. Zeit in ½ Sek.

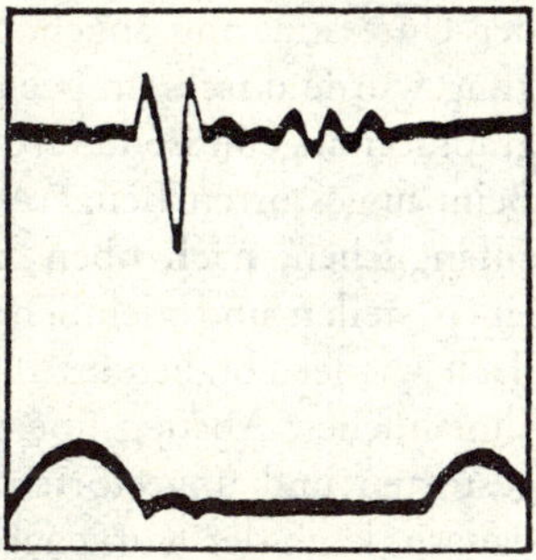

Fig. 3 Patellarreflex. Aktionsströme bei einer wie in Fig. 1 und 2 verlaufenden gestörten Bewegung. Zeit ⅕ Sek.

b) *Der Beuge- oder Fluchtreflex und* Babinskis *Phänomen.* Daß bei der ziemlich rapiden Bewegung des durch Nadelstiche an der Fußsohle der meisten Paraplegiker auslösbaren Reflexes eine während der Bewegung gesetzte Bewegungshemmung einen neuen Reflex auslösen würde, war zu erwarten. Ob aber die Zeitkurve dieser Bewegung deformiert wurde und in welcher Weise, war bei diesen Versuchen ebensowenig vorauszusehen wie bei den vorhergehenden. Es ist nicht ganz einfach, solche Bewegungen so aufzunehmen, daß die oben erwähnten methodischen Bedingungen eingehalten werden. Die Untersuchung hatte sich auf pathologische Fälle zu beschränken, weil bei normalen Menschen der Fußsohlenreiz nur sehr variable und inkonstante Beugebewegungen auslöst; der reine Reflex mußte an einem Paraplegiker (Tumor spinalis) untersucht werden. Der Fuß des Kranken war mit einer kurzen Schiene, die auch die Knöchel umspannte, armiert. Der Kranke lag auf dem Rücken, die Schiene trug an ihrer Unterseite zwei kleine Rollen, welche auf einem glatten, horizontal unter das Bein gelegtem Brett liefen, so daß die Beugebewegung ungehindert und doch horizontal geleitet erfolgen konnte. Die über je eine Rolle vom Registrierhebel und von dem geeignet unterstützten Zusatzgewicht kommenden beiden Fäden liefen gleichfalls horizontal zu ihren Ansatzpunkten an der Fußschiene. Auch hier erfolgte der vom Gewicht ausgeübte Gegenzug erst von dem Augenblick an, in dem das sich verkürzende Bein die Stellung erreicht hatte, in welcher der Faden mit dem Gewicht sich anspannte und dieses daher von

der Unterstützung abgehoben wurde. Die sehr ausgiebige Bewegung wurde durch ein geeignetes Hebelpaar auf eine dem Kymographion angemessene Größe reduziert.
Beim ungestörten Beugereflex zeigt die Kurve nach einer kurzen anfänglichen, nach oben konkaven, also beschleunigten Strecke einen steilen und ziemlich geradlinigen Anstieg, der dann in ein flach wieder abfallendes Plateau bzw. einen verhältnismäßig sehr allmählichen Abstieg übergeht. Während die Anstiegszeiten (bei gestörten und ungestörten Reflexen) zwischen 0,2 und 1,0 Sek. dauern, kann der Kurvenabfgall 1,5-13 Sek. anhalten. Diese »tonische« Phase des Reflexes wurde in dieser Untersuchung nicht weiter berücksichtigt. Sie zeigt tetanische Aktionsströme, welche sich, wie der eine von uns früher zeigte (v. Weizsäcker 1921), von denen einer Willkürinnervation nicht unterscheiden.
Die Ferse bewegt sich also während des größten Teils der Verkürzung mit etwa gleichförmiger Geschwindigkeit. Setzen wir nun eine Störung durch ein nach Zurücklegung etwa des halben Weges angreifendes Gewicht von 100-5000 g, so erhalten wir an der Stelle der Störung einen Knick. Aber nach kurzer Verlangsamung steigt die Kurve nach einem Wendepunkt zu ihrer ursprünglichen Steilheit wieder an und erreicht dieselbe Gipfelhöhe wie sonst (Fig. 4). Bei Gewichten unter 100 g wurde eine Störung nicht mehr merklich, bei solchen über 2000 g erreicht die Kurve bei ihrem Wiederanstieg nicht immer ihre ursprüngliche Steilheit, aber es erfolgt doch ein deutlicher Wendepunkt und zweiter Aufstieg; bei über 5000 g wird die Weiterbewegung des Beines durch das Gewicht völlig aufgehalten. Bei der erheblichen Geschwindigkeit und Kraft dieser Beugereflexe ist besonders darauf zu achten, daß keine Schleuderung der Hebel und keine Eigenschwingungen des registrierenden Systems die Kurven entstellen. Wir haben die Dauer der letzteren bestimmt und sie erheblich kürzer gefunden als die am Knick der Kurve auftretende Schwingung, welche bei höheren Gewichten die Form eines Sattels bekam. Auch Schleuderkurven konnten danach ausgeschlossen werden.
Der Babinskische Reflex ist ohne Zweifel nur ein besonders leicht ansprechender Teil des koordinierten Beugereflexes, gleichsam ein Fragment von diesem. Auch er besteht aus einer rasch ansteigenden und einer daran anschließend länger oder kürzer anhaltenden tonischen Kontraktion. Auch hier wurde im Anstieg eine mechanische störende Kraft bewirkt: in völliger Übereinstimmung mit der

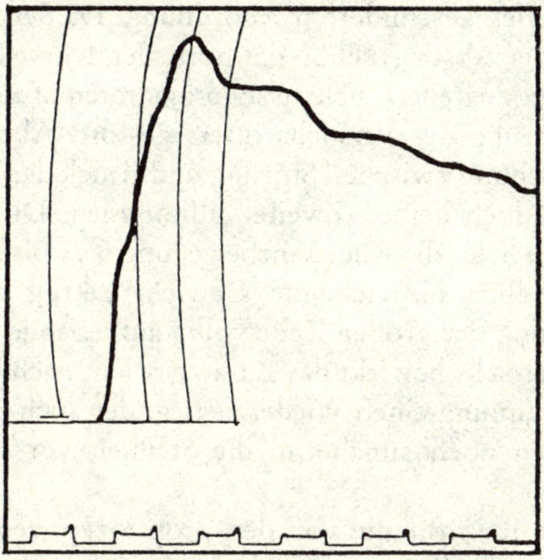

Fig. 4   Fluchtreflex, Störungsgewicht 2000 g. Zeit ½ Sek.

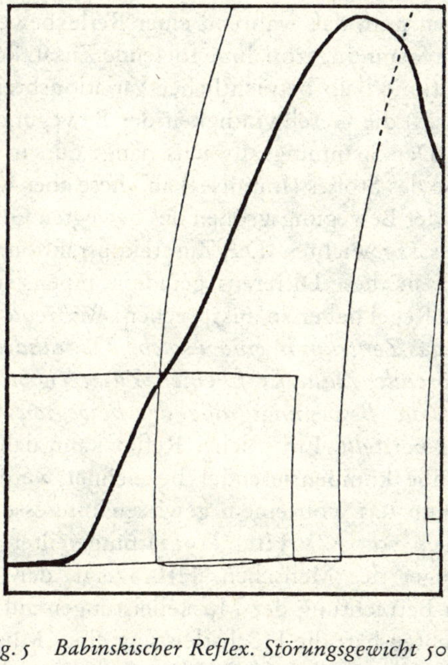

Fig. 5   Babinskischer Reflex. Störungsgewicht 50 g.

beim Beugereflex geschilderten Anordnung. Da der Anstieg (und ebenso auch der Abstieg) schon der normalen Kurve beim Babinskischen Reflex zuweilen ruckweise in mehreren Stufen erfolgt, ist die Durchführung des Versuchs öfters gestört. Aber die strenge zeitliche Beziehung zwischen Störung und Knick der Kurve läßt an der Deutung doch keinen Zweifel aufkommen. Die Anstiegszeit beträgt 0,1-0,9 Sek., die Rückkehrbewegung 0,75 bis 2,75 Sek. Das zur Störung eben hinreichende Gewicht betrug 20 g, das die Weiterbewegung der großen Zehe völlig aufhebende 600 g. Innerhalb dieses Bereichs bewirkt das Zusatzgewicht nach kurzer Bewegungsverlangsamung einen Wiederanstieg, der auch bei den höheren Gewichten noch annähernd die Steilheit vor der Belastung besitzt (Fig. 5).

Der adäquate Reiz für die von den propriozeptiven Endigungen ausgelösten Eigenreflexe ist, soviel wir bis jetzt wissen, eine plötzliche Spannungszunahme im Muskel. Die Stärke der darauf folgenden Kontraktion aber hängt ab: 1. von der Größe jener Spannungszunahme, 2. vom Zustande des Zentrums. Die mitgeteilten Versuche zeigen nun, daß während einer Reflexbewegung die auf eine plötzliche Spannungszunahme folgende Zusatzkontraktion so stark ist, daß (innerhalb beträchtlicher Variationsbreite des Spannungszuwachses) die Geschwindigkeit der Bewegung wieder hergestellt wird. Der Spannungszuwachs hängt nun in diesem Falle von der Größe des Stoßes (Impulses) ab, diese aber wiederum von der Differenz der Bewegungsgrößen des bewegten Gliedes und des stoßenden Zusatzgewichtes. Die Zusatzkontraktion muß also so stark sein, daß sie diese Differenz gerade kompensiert. Man kann die gefundene Regel daher so aussprechen: *Während einer Reflexbewegung ist das Zentrum in einem solchen Zustande, daß eine die Bewegung störende Zusatzkraft einen Zusatzeigenreflex auslöst, dessen Stärke die Bewegungsgröße des bewegten Gliedes (mv) gerade wieder herstellt.* Ein solcher Reflex kann daher als ein die Bewegungsgröße kompensierender bezeichnet werden. – Dieses Ergebnis ist nun u. a. von einem gewissen Interesse im Hinblick auf die kürzlich von A. V. Hill (1922) mitgeteilten Versuche am Vorderarmbeuger des Menschen. Hill zeigt, daß man bei der energetischen Betrachtung der Muskelleistungen auf das Moment der Zeit zu achten hat; die Höchstleistung eines Muskels ist nicht unabhängig von der Geschwindigkeit, mit der er sich kontrahiert, vielmehr gibt es eine ganz bestimmte Geschwindigkeit der Verkürzung, bei welcher die Höchstleistung ein Maximum hat. Zweifellos ist es daher von Bedeutung zu wissen, daß reflektorische Einrichtungen existieren, welche auf die Erhaltung der *Geschwindigkeit* von durch äußere Kräfte gestörten Bewegungen abgestimmt sind. Es ist zu beachten, daß es sich bei den hier untersuchten Reflexbewegungen um Bewegungen handelt, welche z. B. denen der natürlichen Lokomotion an Geschwindigkeit ähnlich sind. Daher müssen wir auch für die Betrachtung dieser letztgenannten Bewegungsarten unseren Befund im Auge behalten. Wir haben unser Untersuchungsprinzip der Störung von Bewegungen nun auch auf die willkürliche Bewegung ausgedehnt.

c) *Willkürliche Bewegung*. Die Versuchsperson hatte die Aufgabe, auf einem Stuhl sitzend mit dem ausgestreckten Arm einen Handgriff zu fassen und in einer etwa horizontalen Bewegung an sich zu ziehen. Vom Handgriff geht eine mit Gewicht beschwerte Schnur über ein Rad. Die Bewegung des Rades wird auf einen Schreibhebel übertragen. Eine besondere Einrichtung sorgt für das Angreifen einer Zusatzlast von 1-2 kg etwa von der Mitte des Gesamtweges an. Das Verfahren war insofern unwissentlich, als die Versuchsperson, abgesehen von ihrer allgemeinen Aufgabe, den Griff an sich zu ziehen, weder die Größe noch den Zeitpunkt der einsetzenden Mehrbelastung kannte. Nach der Beugung wurde eine Streckung vollzogen, und diese Gesamtbewegung wurde mehrmals wiederholt.

Auch das Kurvenbild der durch Zusatzgewichte gestörten Willkürbewegung zeigt den allgemeinen Typus, den wir von der Untersuchung der Reflexbewegungen kennen: der Kurvenanstieg wird durch das Zusatzgewicht einen Augenblick verlangsamt und steigt alsdann mit der vorherigen Geschwindigkeit wieder an und weiter bis zum Kurvengipfel (Fig. 6). Des näheren sind die Zeitverhältnisse folgende: Die Gesamtbewegung, Beugung und Streckung dauerte 2-4 Sek.; dies ist eine Geschwindigkeit der Wahl, denn besondere Vorschriften wurden in der Regel nicht gegeben. Diese Zeit verteilt sich zu etwa gleichen Teilen auf die Beugung und die Streckung. Der Zeitabschnitt von der durch das Zusatzgewicht bewirkten Störung der Kurve bis zur Wiederherstellung ihrer ursprünglichen Steilheit beträgt je nach der Größe der Zusatzgewichte 0,1-0,25 Sekunden. Bei der Streckung erfolgt an demselben Ort statt der Belastung die Entlastung. Hier ergibt sich eine kurzdauernde Geschwindigkeitszunahme, also ein Steilerwerden

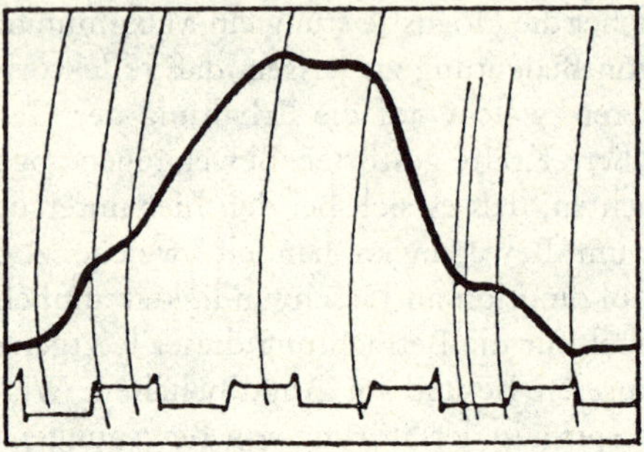

Fig. 6 Armbeugung beim Normalen. Störendes Gewicht 2000 g. ½ Sek.

der Kurve, und auch hier tritt alsbald ein Ausgleich, die Wiederherstellung der vorherigen Geschwindigkeit, ein. Auch dieser Ausgleichsvorgang beansprucht 0,1-0,3 Sekunden.

Wir finden also auch bei der Willkürbewegung eine selbsttätige Regulierung der Bewegung auf Erhaltung der Geschwindigkeit (und damit der Bewegungsgröße des Armes), die sich herstellt ganz ohne einen besonderen Auftrag oder psychologisch repräsentierten Bewegungsplan. Alle Versuchspersonen verhalten sich in dieser Hinsicht ganz gleich.

Es wurden auch eine Anzahl von *pathologischen* Fällen untersucht, und zwar wählten wir Kranke, welche an Paralysis agitans oder an dem ihr so verwandten, nach Encephalitis epidemica jetzt allgemein bekannten Zustand litten: Kranke mit hochgradiger Bewegungsarmut, Bewegungsverlangsamung und mit bei passiver Bewegung nachweisbarer Rigidität des Armes. Die Gesamtdauer der Bewegung war nun bei diesen Kranken nur ganz wenig erhöht; sie betrug bei fünf derartigen Patienten zwischen 2,5 und 4,8 Sekunden. Dies stimmt mit unserer allgemein gemachten Erfahrung überein, daß die Fähigkeit zu beliebig raschen Bewegungen *auf besondere Aufforderung* bei dem geschilderten Syndrom häufig erhalten ist. Dagegen war die Zeit, welche bei der Störung der Bewegung durch ein Zusatzgewicht zur Wiederherstellung der Bewegungsgröße vergeht, bei diesen Kranken sehr merklich erhöht, nämlich auf 0,2 bis 0,69 Sekunden, mithin auf den mehr als doppelten Betrag. Also der in der Kurve auftretende Störungsknick war ein breiterer; aber auch hier kehrt die Kurve zu ihrer ersten Steilheit alsbald zurück (Fig. 7).

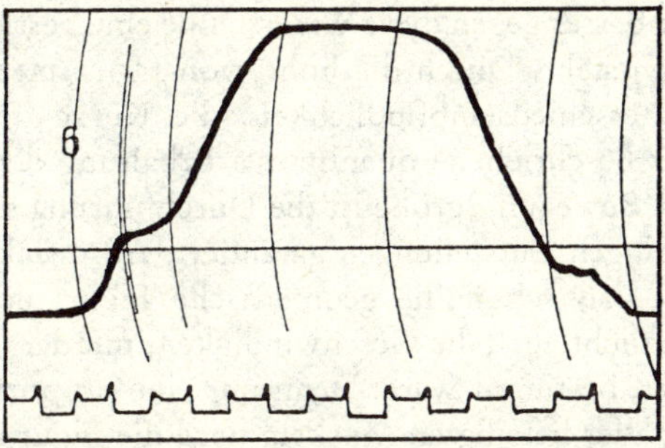

Fig. 7 Armbeugung bei einem Fall von Rigor und Bewegungsarmut nach Encephalitis epidem. Störendes Gewicht 2000 g. ½ Sek.

Die mitgeteilten Beobachtungen sind leicht zu verallgemeinern, und die Verallgemeinerung zeigt ihre biologische Bedeutung. Jede unserer motorischen Handlungen ist aufzufassen als eine *Bewegungsfigur* bestimmter Punkte unseres Körpers. Diese Figur kommt zustande durch einen Komplex von Muskelkontraktionen von bestimmter Kraft, Geschwindigkeit, Dauer und Reihenfolge. Keiner dieser Faktoren darf sich ändern, soll die Figur überhaupt zustande kommen. Es genügt also beispielsweise nicht, daß die Arbeit eines Muskels dieselbe bleibe, wobei die Faktoren dieser Arbeit – Kraft und Weg – beliebig variieren könnten. Die energetische Betrachtungsweise genügt nicht. Wir können uns nun die Durchführung der Bewegungsfigur vorstellen als Ergebnis eines Gleichgewichts zwischen den Kräften, welche die Muskeln entwickeln, und den äußeren Kräften, welche aus der Umwelt (in Form von Widerständen, Schwere) gegen sie einwirken. Man kann sich jede einzelne Muskelbewegung vorstellen als eine durch äußere Kräfte gestörte Kontraktion. Auf jede Störung erfolgt aber auch eine Reaktion – eine Veränderung der Kontraktion usw. Bekanntlich besitzt schon der isolierte Muskel die Eigenschaft, auf eine Belastungszunahme (auch noch, nachdem die Verkürzung schon begonnen hat) mit vermehrtem Energieumsatz zu antworten. Diese Eigenschaft erscheint durch die hier beschriebene *reflektorische* Reaktion erheblich erweitert und vervollkommnet. Unsere Versuche sind daher aufzufassen als besonders sinnfällige Beispiele einer ohne Zweifel bei allen Bewegungen wirksamen Einrichtung; unsere im Organismus ja jederzeit gegen Widerstände arbeitenden Muskeln kontrahieren sich vermöge dieser Einrichtung so, daß

»trotz« oder besser gegen diese Widerstände eine bestimmte Bewegungsfigur entsteht. Durch die hohe, von HOFFMANN (1920) gefundene Unterschiedsempfindlichkeit, die Kürze der Reflexzeit und die hier beschriebene quantitative Erhaltung der Geschwindigkeit bzw. Bewegungsgröße ist die Durchführung der Figur mit nur sehr geringen Entstellungen garantiert. Ausdrücklich sei hervorgehoben, daß schon die geometrische Figur nicht zustande käme, wenn nicht auch die Geschwindigkeit, mit der jeder Muskel sich verkürzt, bestimmt wäre. Denn nur eine proportionale Tempoänderung aller beteiligten Muskeln wird die Figur nicht stören. Aber auch die Geschwindigkeit, mit der die Gesamtfigur entsteht, wird durch die beschriebene Einrichtung, durch das Hilfsmittel von Reflexen also, gegen die äußeren Kräfte erhalten.

Damit ist nicht behauptet, daß das Spiel dieser Reflexe genüge, eine Bewegungsfigur gegen variierende Außenkräfte gleichmäßig zu erhalten. Es wird nicht behauptet, daß damit das Problem der Regulation gelöst oder auch nur prinzipiell gefördert sei. Im Sinne der Erörterung im Eingang dieser Arbeit soll vielmehr nur gezeigt werden, wie Reflexe wirken *können*, wenn eine Gesamthandlung zur Ausführung kommt; es zeigt sich hieraus, daß der gesetzmäßige reflektorische Vorgang eben um seiner Gesetzmäßigkeit willen ein zweckmäßiges Mittel in der Durchführung eines Bewegungsvorganges werden kann. Auf die Bedingung der Gesamthandlung als eines Ganzen ist damit noch nicht eingegangen worden. Zur Erforschung dieses Problems ist auch der Begriff der Regulation völlig ungeeignet.

Über den Funktionswandel, besonders des Drucksinnes, bei organisch Nervenkranken und über Beziehungen zur Ataxie

Pathologische Zustände am Nervensystem des Menschen sind, darüber läßt die Geschichte der Physiologie nicht im Zweifel, seit Brocas Entdeckung entscheidende Argumente der modernen Lokalisationslehre, zumal beim Gehirn, geworden. Dem Defekte nervöser Substanz, so schien es, korrespondiere jedesmal ein Defekt nervöser Funktion, wobei dem erhaltenen Substanzrest ganz ebenso die Erhaltung eines Funktionsrestes entspreche. Trotz aller Nebenerscheinungen wie Schock, Diaschisis, Enthemmung, Stellvertretung, bleibt als Kern der Betrachtungsweise eine Art von Subtraktionsverfahren maßgebend: ein pathologisches Phänomen ist (diese Annahme wird unserer Auffassung der extensiven Körperwelt entnommen) ein *Defekt*. Bekanntlich haben neuere Untersuchungen auf dem Gebiet der Sinnestätigkeit großen Wert darauf gelegt, hier eine Korrektur vorzunehmen, indem sie darauf hinweisen, daß der Inhalt der Wahrnehmung ein *»Mehr«* an physiologischer Funktion verrät, als eine einfache Addition der Tätigkeit der Elemente: das Zusammenwirken der physiologischen Elemente »ergibt« überadditiv mehr als die einfache Zusammensetzung ergeben könnte; wenn wir z. B. einen gleichsam defekten Sinnesreiz (wie im Stroboskop) voraussetzen, oder wenn das nervöse Organ selbst ein anatomisch defektes ist, so erzeugt seine Funktion doch immer noch ein Ganzes. In diesen Fällen entsteht kein Wahrnehmungsfragment, sondern ein irgendwie in sich geschlossenes Ganzes und daher zugleich Neues. Man könnte diese Ganzheits- oder Gestaltfunktion auch so ausdrücken: die nervöse Substanz funktioniert so, daß wir bei Substanzverlust nicht Torso werden, sondern ein *anderes* Ganzes: wir sind physiologisch unfähig, Fragment zu werden.

Zweifellos ist diese sehr fruchtbare Denkweise erst in den Anfängen der Prüfung und des Versuchs einer vollständigen Durchführung. Man hat die Gestaltfunktion vielfach als ein wenngleich überadditives, so doch immer noch *synthetisches* Geschehen gefaßt, und ist damit im Prinzip also über den Gedanken des Aufbaues aus Elementen nicht vollständig hinausgegangen, während andere sich gedrängt sahen, eine Art von Überphysiologie der gewöhnlichen konstruierenden Physiologie hinzuzufügen. Offenbar ist die geschichtliche Entwicklung der Psychophysik aus einer elementar-kausal denkenden Wissenschaft heraus der Hauptgrund für ihre gegenwärtige Doppelnatur. – Jedenfalls ist der Gedanke eines dem anatomischen Abbau entsprechenden Funktionsabbaues rein dem physischen Bilde entnommen und nicht etwa dem psychischen Inhalte. Denn ein negatives Skotom *sehen* wir bekanntlich nicht, so wenig wir die Grenze unseres Gesichtsfeldes sehen. Und wenn wir bei gleichzeitiger Reizung zweier benachbarter Sinneselemente nur *einen* Eindruck bekommen, so sprechen wir physiologisch zwar von Verschmelzung. Aber psychologisch entspricht dem *Vorgang* der Verschmelzung absolut nichts: vom Psychischen her könnte man immer nur das Einfache als primär und die Diskrimination als besonderen *Vorgang* ansprechen. Es ist für unser physiologisches Denken immerhin nicht gleichgültig, ob wir den ersten Fall (des einfachen Eindrucks) als die relative Untätigkeit, den zweiten Fall (der Unterscheidung) als den der relativen Tätigkeit ansprechen. Aber trotzdem könnte man diese ganze Überlegung als eine, welche nur die Betrachtungsform anginge, ansehen. Mit vorläufig gleicher Berechtigung wäre die erste Form die einer mehr synthetischen, die zweite Form die einer mehr determinierenden Methode angemessenere.

Indes können wir bei solcher Zurückhaltung doch schwerlich stehen bleiben, wenn wir auf gewisse spezielle Tatsachen näher eingehen. Z. B. ist die so viel erörterte Bedeutung des Weberschen Gesetzes zwar offenbar beherrscht von einer solchen ursprünglichen Elementarbetrachtung eines physiologischen Organteiles: es setzt die Möglichkeit voraus, eine Funktion isoliert zu betrachten und mit dem psychischen Inhalt in Beziehung zu setzen. Niemand aber scheint sich, soviel ich zu überblicken vermag, daran gestoßen zu haben, daß schon eine tätige Isolierung überhaupt die Bedingung ist, unter der das Gesetz (oder eine seiner korrigierten Formen) gilt. Es ist keineswegs gleichgültig für die in ihm ausgedrückte Beziehung, auf einen wie großen Bruchteil einer Sinnesfläche sich eine gegebene Kraft oder Energie verteilt. Sobald ich Variationen in dieser Hinsicht zulasse, so treten ganz andere und neue Beziehungen auf, und das Verhalten nach dem Weberschen Gesetz erscheint nur mehr als ein Spezialfall. Z. B. besagen die sogenannten Verstärkungsphänomene beim Drucksinn, daß der

Reizwert für ein Sinneselement durchaus abhängt von dem Erregungszustand benachbarter Elemente. Aber auch hier wiederum herrscht ein (schon in den Namensgebungen zutage tretendes) Prinzip, vom Element auszugehen. In der Theorie der Erregungskreise, welche jedes erregte Sinneselement im Zentrum erzeugen soll und deren Überschneidungen irgendwie den Verschmelzungen, Verstärkungen u. dgl. zugrunde liegen würden, tritt dies Verfahren, aus Elementen zu synthesieren, deutlich als methodisches Grundprinzip hervor. Um aber beim Beispiel der Verstärkung zu bleiben, so lassen sich die Tatbestände ebensogut etwa so ausdrücken, daß wir erklären: die Reize auf ein Sinneselement müssen um so stärker sein, je mehr die Empfindung isoliert (spezifiziert, lokalisiert, diskriminiert) erscheint. Es würde also bei Wahrnehmung der Erregung eines einzelnen Sinnespunktes eben um seiner distinkten Heraushebung aus der ganzen Tastfläche willen pro Sinneselement ein Mehrverbrauch an Reizenergie nötig sein, der bei der Erregung zweier in der Empfindung ununterschiedener benachbarter Elemente wegfiele. Also nicht Verschmelzung, sondern Distinktion wäre hier als der relativ tätigere Vorgang aufzufassen; nicht von Verstärkung müßte man eigentlich reden, wenn zwei, einzeln genommen, unterschwellige Reize zusammen eine Empfindung geben, sondern von Mehrverbrauch (pro Sinneselement), wenn statt der relativ allgemeiner ausgebreiteten die distinktere Erregung *eines* Punktes wahrgenommen werden soll. Damit soll gesagt sein, daß versuchsweise einmal die sinnesphysiologische Spezifikation immer als der tätigere, höherwertige und sekundäre Vorgang aufgefaßt werden soll und nicht der der »Verschmelzung«, »Irradiation«, »Verstärkung« usw. Und zwar soll versucht werden zu prüfen, ob die Erscheinungen, die wir bei anatomisch erweisbarem Substanzdefekt finden, sich dieser Betrachtungsform nicht widerspruchsloser, verständlicher einordnen. Denn gerade, wenn wir auf die Beziehung zu den anatomischen Tatsachen nicht völlig verzichten wollen, werden wir genötigt sein, streng zu prüfen, ob der pathologische Funktionswandel wirklich die Form hat, wie sie die ältere synthetische Theorie fordern würde.

Weiter über solche Andeutungen hinaus ins Einzelne einzutreten, wird also erst ratsam sein, wenn wir in jedem Falle die Art des pathologischen Funktionswandels möglichst vollständig und richtig beschrieben haben. Und hier ist für das Gebiet des Drucksinnes, dem wir uns hier spezieller zuwenden wollen, allerdings nur ein sehr grober Umriß, ja, vielleicht oft nicht einmal dieser möglich. Denn die klinische Forschung ist bislang hauptsächlich von den Fragen der sensiblen *Topik* in Anspruch genommen gewesen und wird erst jetzt beginnen müssen, den funktionellen Fragen selbst näher zu treten. Auch die großzügigen Entwürfe Heads (1920) waren von vornherein mit einer halb anatomischen Fragestellung belastet, indem zwei physiologisch und anatomisch gesonderte Systeme, das protopathische und epikritische, unterschieden wurden, und dies ist mindestens für einige seiner Schlüsse, wie v. Frey (1918[a]) überzeugend dartat, nicht vorteilhaft gewesen. Aber Head hat doch durch eine umfassende und physiologische Denkungsweise die Fragen in eine Richtung gedrängt, die sich fruchtbar erweist. Jeder, der sich mit Kranken beschäftigt, wird Head recht geben, daß bei ihnen neue Empfindungen, man möchte sagen, eine neue Empfindungswelt, vorkommen kann, die der Gesunde nicht nachzuempfinden, der Kranke mit den sprachlichen Mitteln aber auch nur völlig unzulänglich zu beschreiben vermag. Jeder Kliniker wird darauf sehr großes Gewicht legen und darin eine Hauptschwierigkeit der Untersuchung erblicken. Schon diese Beobachtung also ist einer einfachen subtraktiven Gegenüberstellung von gesundem und krankem Geschehen sehr ungünstig.

Objektiven Methoden zugänglicher sind nun natürlich die Schwellenleistungen des Hautsinnesorgans. Auch hier wird man bei vielen Kranken, zumal bei zentraler Läsion finden, daß die, mit Reizhaaren untersucht, normale Druckschwelle der Druckpunkte entfernt noch keine normale Funktion beweist: der Kranke hat Empfindung, aber die Empfindung ist »anders«, irgendwie unbestimmter. Findet man dies wie v. Frey in einem Gebiet, welches nachweislich abnorm spärlich mit normal erregbaren Druckpunkten besetzt ist, so spricht schon dies klar für die Bedeutung der (nicht gereizten) Umgebung des Elementes einer Sinnesfläche. Wie ist diese Bedeutung zu veranschlagen?

Zunächst ist die Frage aufzuwerfen, ob wir überhaupt Hypästhesien kennen, bei welchen die Schwelle der Druckpunkte erhöht ist. Denn für periphere Nervenläsionen zeigte v. Frey (1918[a]), daß sehr wohl normal erregbare, aber in ihrer Zahl dezimierte Druckpunkte eine »scheinbare Hypästhesie« hervorrufen können, insofern nämlich in dem an Druckpunkten gelichteten Gebiet planlos aufgesetzte Reizhaare in den meisten Fällen zwischen die Druckpunkte fallen; erst ein stärkeres Haar bringt so große Deformierungen der Haut hervor, daß regelmäßiger ein Druckpunkt erfaßt wird. Und ganz dasselbe gilt für Flächenreize. Bei diesen letzteren macht sich geltend, daß nicht nur die Reizstärke am Einzelelemente, sondern auch die Zahl der erregten Elemente zum Zustandekommen der Empfindung beiträgt; ist diese Zahl vermindert, dann muß bei gleicher Fläche der Druck wachsen; eben dies nannte v. Frey scheinbare Hypästhesie. Es wäre aber auch denkbar, daß jenes Zusammenwirken, also die gegenseitige Verstärkung selbst geschädigt würde, wenn das zentrale Feld gestört wäre. Wir haben uns daher daran gemacht, diese »Verstärkung« bei Kranken zu untersuchen.

Die Vorfrage aber, ob gerade die »Hypästhesien« bei zentralen Läsionen, die mit den üblichen klinischen Methoden, also mit intensiv und extensiv nicht genau dosierten Flächen- und oft sogar Bewegungsreizen gefunden waren, überhaupt echte, also mit Schwellenerhöhung der einzelnen Druckpunkte einhergehende seien, ob nicht vielmehr alle Hypästhesien »scheinbar« seien, diese Vorfrage war zunächst zu entscheiden. Untersuchungen, die Herr Dr. Franz (1923) bei uns vornahm, beantworten die Frage dahin, daß man bei sehr ausgebreiteten Sensibilitätsstörungen, bei Hemiplegien oder Syringomyelien, sehr wohl echte Hypästhesien findet, d. h. solche, bei denen im ganzen untersuchten und bei Reizen deformierten Areal sich keine einzige normale Schwelle auffinden läßt und doch ein stärkeres Reizhaar Empfindung auslöst. Hier also müssen auch die Schwellen der einzelnen Druckpunkte erhöht sein. Ob aber bei peripheren Läsionen traumatischer oder neuritischer Entstehung nun wirklich die Hypästhesien schlechtweg »scheinbar« im definierten Sinne sind, möchten wir bezweifeln. Der Beweis ist jedenfalls nicht erbracht, daß Schwellenerhöhungen an Druckpunkten bei ihnen nicht vorliegen, und einige unserer Beobachtungen sprechen dafür, daß dies in der Tat der Fall ist. Es ist nun durch Hansen (1921) sichergestellt, daß auch ein einzelner Druckpunkt nicht einem Alles-oder-nichts-Gesetz schlechtweg unterliegt, sondern abgestufte Empfindungen zu vermitteln vermag. Der Nachweis gelang ihm besonders an einer Hautstelle v. Freys, die einen isolierten Druckpunkt trägt. Diese Fähigkeit, verschieden starke Reize auch verschieden stark zu empfinden, soll nach Head an die Integrität der Rindenareale gebunden sein. Er beschreibt nämlich Fälle, in denen die Zahl der positiven Aussagen mit Erhöhung der Reizhaarstärken absolut nicht zunahm. Diese sehr merkwürdige Angabe würde, da HEAD nicht ausdrücklich angibt, daß bei peripheren, spinalen oder thalamischen Prozessen dergleichen nicht vorkommt, jedenfalls auch nach dieser Richtung offene Fragen lassen. Aber vor allem erschien sie uns, da HEAD auch hier die extensive und die intensive Wirkung seiner Reize nicht ausdrücklich getrennt hat, nach zwei Richtungen deutbar: es konnte sich darum handeln, daß vor allem das einzelne Drucksinnelement jene Fähigkeit, abgestufte Empfindung zu vermitteln, verlor, oder daß die »gegenseitige Verstärkung« der Elemente nicht mehr stattfand; oder beides könnte der Fall sein. Übrigens hat der Autor, wie es scheint, die Empfindungsintensität selbst nicht irgendwie zu messen oder zu vergleichen versucht, sondern wie es scheint, nur die Häufigkeit der positiven Reizerfolge bei verschiedenen Haarstärken bestimmt und überrascht gefunden, daß dabei die Zahl der positiven Fälle mit zunehmender Haarstärke nicht zunahm, was also noch nicht bewies, daß dabei keine Intensitätsunterschiede empfunden wurden. Da wir nun, wie schon ausgeführt, um Intensitätsunterschiede zu empfinden, zwei physiologische Möglichkeiten haben: verschieden starke Erregung des einzelnen Elementes und verschiedene Zahl erregter Elemente mit »gegenseitiger Verstärkung« (also extensiv), so waren diese beiden Faktoren getrennt zu untersuchen.

Zunächst fand Frl. Dr. NIEMÖLLER (1923, s.a. v. WEIZSÄCKER 1924[b]) auf unserer Abteilung, daß diese »Verstärkung« sich bei peripheren und bei zentralen Läsionen mit Hypästhesie ausnahmslos überaus deutlich nachweisen läßt. Sie bediente sich einer von HANSEN (1913) angegebenen Methode mit der Modifikation, daß für 3 verschieden große Reizflächen (20, 88 und 177 qmm) der Schwellenreiz festgestellt wurde. Je größer die Fläche ist, um so größer ist auch das eben wirksame Gewicht; aber die Schwellengewichte wachsen entfernt nicht proportional den Flächen und auch längst nicht den linearen Umfängen der 3 Flächen. Die Verstärkung ist also eine Funktion, welche wir bei organischen Läsionen nicht aufgehoben, ja, im Gegenteil häufig nicht undeutlich erhöht gefunden haben. Es ist dies ein Befund, der der Irradiations- und Verschmelzungstheorie Schwierigkeiten bereitet. Ob man sich in diesen pathologischen Fällen die Zahl der zentralen Erregungskreise vermindert oder entsprechend der geringen Anspruchsfähig-

keit verkleinert dächte – immer wäre eine Abnahme der »Verstärkung« eher zu erwarten als das Gegenteil.
Des weiteren ist nun das Verhalten bei kleinstflächigen Druckreizen mit v. FREYschen Reizhaaren von ansteigender Stärke von Interesse. Es ist bei den meisten Kranken nicht ohne weiteres möglich, die einzelnen Druckpunkte zu reizen. Wir haben darum eine begrenzte Fläche planmäßig *statistisch* mit den verschiedenen Haarstärken abgesucht. Dabei zeigte sich, daß die die prozentuale Häufigkeit positiver Empfindung bei steigender Haarstärke ausdrückende Kurve bei vielen pathologischen Fällen auffallend langsam ansteigt, d. h. also, daß man oft zu sehr großen Reizstärken (mehrere Gramm) greifen muß, um in 100% der Reize eine Empfindung zu erhalten, obwohl die Schwellenreize recht niedrig, unter Umständen in der Nähe der Norm gelegen hatten (Untersuchungen von Herrn Dr. FRANZ 1923). Herrn Dr. STEIN (1924) ist es nun gelungen, dafür sowohl wie auch für die erwähnten Angaben HEADS bei Rindenläsionen eine mindestens teilweise und überdies an sich schon bedeutsame Erklärung zu finden. Wenn er nämlich ein kleines Hautareal in etwas rascherem Tempo, so daß etwa 60 Reize pro Minute erfolgten, absuchte, so wurde ein Schwellenreiz binnen kurzem unwirksam; die nächst höhere Haarstärke war wieder wirksam, aber ebenfalls nur für kurze Zeit, wonach zu weiteren Stärken gegriffen werden mußte, und so fort bis zu einem Maximum von z. B. 5 g, bei dem jeder Reiz sich als schlechthin wirksam erwies. Bis zur Wiederherstellung der Norm mußte eine beträchtliche Zeit gewartet werden. Diese als »Schwellenlabilität« bezeichnete Erscheinung kann man sich etwa so vorstellen, daß die durch einen Reiz im Zentrum bewirkte Veränderung sich nicht oder sehr langsam und unvollkommen zurückbildet. Der nächste Reiz trifft dann das Zentralorgan so, als ob es bereits erregt wäre; es läge hier also eine verminderte Reversibilität des Vorganges zugrunde. Diese Erscheinung ist nach den bisher vorliegenden Untersuchungen STEINS eine der verbreitetsten und scheint nur bei den Erkrankungen peripherer Nerven regelmäßig zu fehlen. Sie ist dagegen keineswegs an von Hause aus pathologisch hohe Reizschwellen, an Hypästhesie im gewöhnlichen Sinne gebunden. Auch dadurch charakterisiert sie sich als ein ganz ausgesprochen funktionelles, durch die Defekt- oder Ausfallhypothese nicht auszudrückendes Symptom.
Damit ist die Aufmerksamkeit nun schon eindeutig hingelenkt auf

Zusammenhänge, welche eben um ihres funktionellen und lokalisatorisch nicht recht faßbaren Charakters willen überwiegend psychologische, und zwar oft recht wunderliche, Deutungen erfahren haben. So wurde in den bekannten Diskussionen über die Ataxie besonders der Tabiker immer wieder der Versuch gemacht, Defekte der Sinnesorgane auf dem Umweg über Ausfälle in der *Wahrnehmung* für die ataktische Bewegung verantwortlich zu machen, als ob jemals ein psychologischer Inhalt ein physiologisches Geschehen selbst ausdrückte oder zum Gegenstand hätte und nicht vielmehr den äußeren Ursprung dieses Geschehens symbolisierte. Finden wir aber bei der Untersuchung der Sinnestätigkeit abnorme Funktionen der geschilderten Art, so kann uns das gewonnene Bild der *Funktionsweise* des affizierten Apparates sehr wohl ein Leitfaden für den sensomotorischen Aufbau der koordinierten Bewegungen sein. Dies mag am folgenden Beispiel deutlich werden.

Es darf durch Untersuchungen von v. FREY (1918[b,c]) und v. FREY und MEYER (1918) als sicher gelten, daß die Wahrnehmung geführter (passiver) Bewegungen bei möglichst erschlaffter Muskulatur wenigstens bei sehr kleinen, langsamen Exkursionen durch Vermittelung des Drucksinnes geschieht. Die feinste Empfindung der Bewegung jedenfalls verschwindet mit der Störung des Drucksinnes. Die experimentellen Ergebnisse v. FREYS (1918[b]) bei künstlicher Anästhesierung finden ihre Bestätigung in Versuchen, die ich gemeinsam mit Herrn Dr. PANZEL an Kranken vornahm: Herabsetzung der Führungsschwelle war bei allen bisher Untersuchten mit Drucksinnstörungen gekoppelt. Aber allerdings fiel auch uns die allen Klinikern geläufige Tatsache auf, daß die Drucksinnstörung und die (bisher fälschlich auf Tiefensensibilität zurückgeführte) Störung des Bewegungssinnes auffallend wenig parallel laufen. Dies gilt auch für unsere, ausschließlich mit streng quantitativen Methoden angestellten Versuche, was bei den meist älteren Versuchen nicht der Fall war. Zur Erklärung dieser Tatsache gelang es, wenigstens *einen* Schlüssel zu finden. Es zeigte sich nämlich, daß bei den Patienten mit herabgesetzter Fähigkeit, geführte Bewegungen zu empfinden, die Geschwindigkeit dieser Bewegung von größtem Einfluß ist. Wir fanden die Schwelle um so niedriger (die eben wahrnehmbaren Winkeländerungen um so kleiner), je rascher die Bewegung erfolgt – eine Abhängigkeit, die bei Gesunden gar nicht deutlich nachweisbar ist. Bedenken wir dies, dann erscheint die rapide, schleudernde Bewegungsart tabischer Ataktiker zugleich unter einer neuen Beleuchtung: offenbar ist der sensorische Apparat bei raschen Bewegungen bei der geschilderten Funktionsweise tauglicher als bei langsamen Bewegungen, während beim Gesunden die Präzision einer Bewegung ja gerade abnimmt, wenn sie sehr rasch erfolgt. Was aber jene Unstimmigkeit zwischen Graden gefundener Sensibilitätsstörung und Graden der Ataxie anlangt, so zeigt unsere ganze Erörterung, daß die gewöhnlichen klinischen Untersuchungsmethoden wegen ihrer ungeheuren Einseitigkeit gar niemals den Wert einer Funktionsprüfung haben konnten; wenn wir von GOLDSCHEIDERS (1916) bekannten Untersuchungen absehen, so kommt es ja bei den üblichen Methoden nicht darauf heraus, wie der Sinnesapparat funktioniert, sondern ob er überhaupt noch da ist. Die rasche Zunahme der Ataxie bei selbst kurzdauernder Beanspruchung des Bewegungsapparates, die so günstige Wirkung der Ruhe auf die Kranken sind andererseits Erfahrungen, welche mit dem zuvor beschriebenen Phänomen der Schwellenlabilität der Form der Funktionsstörung nach gleichfalls gut im Einklang stehen. Aber der mit der Beanspruchung verbundene fortwährende Anstieg und Wechsel der Reizschwelle wirft noch weitere Fragen auf. Wie STEIN (1924) ausführt, ist auf die Schwelle und auf die Intensität der Empfindung nun ja kein Verlaß mehr. Die auch von anderen Autoren hervorgehobene »Unzuverlässigkeit« der Angaben bei Hautsinnesprüfung muß ja, besteht sie nicht allein für den Vorgang der Wahrnehmung, sondern auch im Mechanismus der sensomotorischen Koordination, zu einer Gesetzlosigkeit der Abläufe Veranlassung geben. Faßten wir Ataxie wesentlich als Unordnung auf, dann würden wir in der Verhaltungsweise der sensiblen Organe immerhin einige wenigstens sehr plausible mögliche Gründe des motorischen Verhaltens hiermit erkannt haben. Indes macht dieser Punkt zunächst noch eine genauere allgemeine Erörterung notwendig.

Wenn hier nämlich der Versuch gemacht wird, im Verständnis der Ataxien einen Schritt vorwärts zu tun, so muß dies im vollen Bewußtsein geschehen, daß dabei eines jener Probleme vorliegt, welche ihrer Natur nach unendlich sind. Diese Eigenschaft, unerschöpfbar und trotzdem erforschbar zu sein, teilt der *Bewegungsvorgang* des Organismus mit den Grundphänomenen der Biologie, wie etwa Vererbung oder Fortpflanzung, und trennt ihn von den lösbaren und nur uneigentlich biologischen Fragen wie die Zusammensetzung chemischer Körper. Denn der Bewegungsvorgang der Glieder und des Körpers ist ganz genau so wie der der Sinneswahrnehmung zwar keineswegs etwas schlechthin Ungesetzmäßiges, aber doch immer während des Lebens des unversehrten Organismus etwas ganz Personelles und jedesmal Neues. Begriffe wie Anpassung oder Regulation der Bewegungen werden ja doch gerade gebildet um auszudrücken, daß ein an sich vielleicht gesetzmäßiges und typisches Geschehen unter neuen äußeren Bedingungen eine andere, diesen Bedingungen *neu* angepaßte *Gestalt* annimmt; also seine Variabilität gerade interessiert in solchem Falle, nicht sein Gesetz allein, seine Neuartigkeit, nicht seine Art oder sein Typus allein. Ob diese Variabilität und Neuwerdung einer wissenschaftlichen Erkenntnis zugänglich sei, wird sehr verschieden beurteilt. Einigkeit sollte darüber herrschen, daß diese Erkenntnis nicht *naturgesetzlicher* Art sein kann, denn dies widerspräche dem soeben hervorgehobenen Wesen des Phänomens. Darum braucht aber die Hoffnungslosigkeit der Frage noch nicht proklamiert zu werden: es sind noch andere Arten der Erkenntnis möglich.

Im Verständnis der Koordination und Ataxie hängt nun viel davon ab, daß wir die Frage nach der Gesetzmäßigkeit von dem Aspekt der personellen Gestaltung trennen. Diese Forderung müssen wir namentlich angesichts der Tendenz erheben, welche das Bewegungsproblem in dem einer Reflexphysiologie völlig aufgehen lassen will. Es handelt sich nicht darum, ob eine sogenannte willkürliche Bewegung nur durch »Zwecke«, »Sinn«, »freien Willen«, »Seele« usw. zustande kommen könne, sondern darum, daß diese Bewegung als Reflexvorgang gar nicht betrachtet werden kann, solange sie sich nicht wiederholt, und es ist also zunächst keine metaphysische, sondern eine rein kasuistische Frage: unter welchen Bedingungen wird eine Bewegung so wiederholbar, daß wir sie reflexphysiologisch untersuchen können, und unter welchen anderen bleibt es bei der immerindividuellen Gestaltung? Hier zeigt sich zunächst, daß es vielleicht keinen einzigen Reflex gibt, den nicht eine übergeordnete Bedingung variieren, ja vielleicht aufheben könnte. Physiologisch experimentieren heißt: zunächst diese übergeordnete Bedingung künstlich entfernen, damit der »Reflex« Reflex werde, d. h. etwas Gesetzmäßiges und Wiederholbares.

Der Sprachgebrauch läßt dies vielfach nicht deutlich genug hervortreten. Im Ausdruck Koordination klingt bald die Meinung einer *regel*mäßigen Ordnung (ordo) an, bald wieder der Gedanke, daß Teilvorgänge zu einem Gesamtvorgang sich zusammenordnen (coordinatio), so daß ein bestimmter Effekt, Ziel, Gestalt entsteht – wobei es also nicht auf jene Ordnung, sondern auf einen erreichten Effekt ankommt. Gerade dies letzte aber verlangt bei wechselnden äußeren Bedingungen, daß nicht Ordnung, sondern in jedem Fall *Neu*ordnung, also statt Ordnung *Un*ordnung erfolge.
Dasselbe ließe sich beim Regulationsbegriff ausführen, in welchem sowohl der Gedanke der Regel (Regularität) wie der der Neuregelung (Originalität) stecken kann.
Und was für die Normalitäten gilt, das gilt nun in umgekehrter Folge für Abnormitäten. Denn bei ihnen wird vielfach die Regelmäßigkeit eines Ablaufes (wie eines Klonus, eines spinalen Reflexes am Rückenmarkstier) geradezu zum Merkmal der Abnormität; ein andermal aber wiederum wird die Regellosigkeit (Unordnung) als Symptom der Erkrankung aufgefaßt, wie etwa im Begriff der Ataxie. Auch hier entsteht die Paradoxie der Begriffe daraus, daß, obwohl dunkel empfunden wird, das Gesunde, Normale sei irgendeine Mischung von Ordnung und Ordnungswandel, doch im Einzelfall der Unterschied der Betrachtung nicht durchgedacht und ausgedrückt wird.
Eine konkretere Beleuchtung erfahren diese Ausführungen, wenn man sich eine Ataxie wie etwa die tabische vergegenwärtigt und dabei leicht erkennt, daß das Abnorme sich in weitgehender Weise doch als etwas Typisches darstellt; Schleudern, Stampfen, Schwerpunktsverlagerungen – allenthalben handelt es sich nicht so sehr um Unordnung schlechtweg, sondern um charakteristische *Um*ordnung, also voraussichtlich nicht um Gesetzlosigkeit, sondern gerade um eine besondere Gesetzlichkeit des Geschehens.
Was schon die einfache Beobachtung sich bewegender Patienten nahelegt, wird noch greifbarer bei graphischer Festhaltung ihrer motorischen Leistungen. Gibt man einem Tabiker die Aufgabe, den horizontal vorgestreckten Arm 1-2 Minuten ruhig zu halten, so kann man, wenn seine Hand dabei mit einem Bleistift ihren Ort auf eine senkrechte Tafel schreibt, eine wandernde Bewegung, z. B. nach rechts oben entstehen sehen. Das *Phänomen* des »Wanderns« kann mehrfach hintereinander in ganz gleicher Weise wiederholt werden. Die Kurve zeigt neben ihrer systematischen Hauptrich-

tung zugleich ein völlig unsystematisches, feines Zittern nach allen Richtungen.

Gibt man solchen Kranken den Auftrag, ein auf senkrechter Tafel vor ihnen gezeichnetes Kreuz nach kurzem Anschauen mit geschlossenen Augen mit einem Bleistift zu zeigen, dann kann man finden, daß mit 10-20 solchen Versuchen (mit jedesmal erneuter optischer Orientierung) eine Art Streuungsfigur entsteht, welche als ganze 10-20 cm neben dem gesuchten Kreuz liegt. Die pathologische Leistung unterscheidet sich von der normalen 1. durch einen unsystematischen Fehler: die Streuungsfigur hat eine z. B. 5-10 mal zu große Fläche; 2. durch einen systematischen Fehler: sie liegt als ganze nicht auf oder dicht bei dem gesuchten Kreuz, sondern weit entfernt von ihm, ein Fehler, den wir als »Aberration« zu bezeichnen pflegen (vgl. v. WEIZSÄCKER 1919 und MÜLLER 1923).

Schon diese einfachen Beobachtungen lassen es gerechtfertigt erscheinen, den unsystematischen Präzisionsmangel von der systematischen Fehlleistung zu trennen, und wir unterscheiden demnach eine Ataxie im engeren oder strengen Sinn von der *Allotaxie*. Die allotaktischen Phänomene sind es, welche die Aufgabe, nach einer gesetzmäßigen Wirkungsweise bestimmter Faktoren im Aufbau der Bewegung zu suchen, besonders eindringlich stellen. Die großen Schwierigkeiten in der wirklichen Durchführung der sensorischen Theorie der Ataxie haben mehrere oder ausführlicher zu erörternde Gründe gehabt. Der Gedanke, dem *System* der motorischen Vorgänge nachzugehen, legt jedenfalls den andern nahe, mehr als bisher dem *System* der sensiblen Leistungen nachzuforschen und nicht so sehr auf die Ausfallserscheinungen als vielmehr auf die sensiblen positiven Leistungen zu achten.

Offenbar ist das, was der sensomotorischen Koordinationsstörung in diesem Sinne zugrunde liegt, nicht allein der Ausfall zentripetaler Impulse, sondern zugleich ein *Analogon der Wahrnehmungstäuschung*, also eine Umgestaltung des Eindrucks. Für diese Annahme sprechen die Änderungen der Schwellen, der Empfindungsqualitäten, der räumlichen Bestimmtheit der hautsinnlichen Wahrnehmungen (s. u.) in gleicher Weise: derselbe Reiz, dasselbe Objekt erzeugt einen andersgestalteten physiologischen Prozeß im lädierten Organ. Im weitesten Sinn gehören dazu auch vielleicht Vorgänge, die man in der Klinik als Parästhesien bezeichnet. Aber wir finden auch nicht selten mit einer gewissen Regelmäßigkeit hervorzurufende Wahrnehmungstäuschungen, wie z. B. die, daß eine einfache Berührung regelmäßig als »Streichen« bezeichnet oder daß ein Strich als einfache Berührung wahrgenommen wird. Besonders auffallend sind auch Fehlangaben über die Dauer eines Reizes oder Veränderungen seiner Latenz (NAUNYNS verzögerte Schmerzleitung). Bei den Versuchen über die Schwelle geführter Bewegungen stießen wir auf hartnäckige Umkehr in der Wahrnehmung der Bewegungsrichtung, so daß z. B. Beugungen immer wie Streckungen empfunden wurden. Die Annahme, daß diejenigen afferenten bzw. zentralen Prozesse, welche an der Formierung der geordneten Bewegungen sich beteiligen, in ähnlicher Weise systematische (oder unsystematische) Fehlleistungen vollziehen wie dies im Wahrnehmungseindruck sich offenbart, ist wohl ganz unvermeidlich. Je konstanter nun eine solche Fehlleistung stattfindet, um so mehr wird sie zu einem allotaktischen Verhalten Anlaß geben, je inkonstanter sie erfolgt, desto mehr wird sie zu unsystematischer Störung der Präzision führen.

Treten wir danach der Frage der ataktischen Unordnung nochmals näher, so zeigt sich jetzt deutlicher, daß einer der Gründe für die schlechtere Präzision einer Bewegung sehr wohl in der *Veränderlichkeit* des sensorischen Apparates (z. B. STEINS Phänomen der Schwellenlabilität) liegen kann. Ein anderer Grund aber kann, wie nunmehr weiter zu zeigen ist, in der Verhaltungsweise des vielleicht zwar gesetzmäßig, aber *anders* als sonst auf die äußeren Reize antwortenden Apparates liegen. Wenn wir einen Teil der Phänomene eben durch ihre Andersartigkeit charakterisieren, so ist damit noch zu wenig gesagt. Der Eindruck der Ataxie ist nämlich offenbar mit der mangelnden Präzision und der nach Tempo, Weg und Kraft abnormen Bewegungsgestalt noch nicht erschöpfend beschrieben. Hinzu kommt die bekannte Erfahrung, daß der Ataktiker in seinem »Anpassungsvermögen« an die wechselnden Bedingungen seiner Umwelt beschränkt ist. Damit stoßen wir eigentlich erst auf den Faktor, welcher vom Organismus zu fordern scheint, daß er sich sowohl gesetzmäßig wie auch unberechenbar, mithin produktiv verhalte: wir sollen beim Gehen ein Ziel erreichen, ganz gleich, wie die Bodenbeschaffenheit zwischen uns und dem Ziel sei, ob Parkett oder Sturzacker. Unser Ataktiker aber erweist sich der letzteren Bedingung nicht mehr gewachsen, wenn auch noch der ersteren. Er verhält sich also zum Gesunden so wie dieser zu einem geübten Eiertänzer: die pathologische Disposition läßt sich hier lediglich als Einengung des Umkreises möglicher Bewegungsgestaltungen beschreiben.

Auch dafür aber läßt die physiologische Beschreibung nicht im Stich. Die Fähigkeit, eine Haltung zu erhalten, ist ja, wie sich schon beim ROMBERGschen Phänomen zeigt und wie P. HOFFMANN (1922) in seiner Untersuchung der Eigenreflexe zeigte, vor allem durch eigenreflektorische Regulationen gegeben. Ein motorischer Zustand wird gegen beliebige äußere, störende Kräfte kraft dieser Reflexe aufrechterhalten bzw. nach möglichst geringer Abweichung wiederhergestellt. Auch für reflektorische und willkürliche Bewegungen (nicht bloß Haltungen) läßt sich zeigen, wie durch Eigenreflexe die Bewegungsfigur (Weg und Geschwindigkeit) gegen äußere störende Kräfte erhalten bzw. wiederhergestellt wird (CLAUSS und v. WEIZSÄCKER 1922). Die störende Kraft löst reflektorisch eine Innervation von solcher Stärke aus, daß der Effekt die Bewegungsfigur gerade herstellt. Auch hier wäre es nun irrtümlich zu glauben, daß der Gesamtprozeß mit dem Begriff eines Reflexes hinreichend beschrieben sei. Der Reflex erfolgt ja auf die bezeichnete Art nur unter der Voraussetzung, daß das »Zentrum«, besser der Gesamtapparat, auf »Haltung« oder auf eine ganz bestimmte Bewegungsfigur »eingestellt« ist. Diese übergeordnete Bedingung der Einstellung auf eine bestimmte Gestalt der Bewegung bestimmt ja erst, welche Reflexe ansprechen und in welcher Intensität sie ansprechen. Aber ebensogut wie eine gestaltende Einstellung da sein muß, damit die Reflexe auch wirklich regulierend ablaufen, muß auch der Reflexbogen selbstverständlich intakt sein, wenn die Gestalt der Bewegung realisiert werden soll. Finden sich also pathologische Defekte in diesem Reflexapparat, dann wird die *Fähigkeit* zur Regulierung äußerer Störungen abnehmen; um so deutlicher aber tritt dies in *Erscheinung*, je weiter und variabler wir den Kreis der äußeren Störungen bei der Durchführung unserer Bewegungspläne ziehen. Wir können diese Seite der Ataxie danach als die *Einengung des Gestaltungskreises* bezeichnen, wobei wir unter Gestaltungskreis die theoretische Summe aller möglichen motorischen Gestaltungen verstehen. Offenbar ist diese Beeinträchtigung eine grundsätzlich nur relative – relativ zu den speziellen Lebensbedingungen.

Präzisionsmangel, Allotaxie und Einengung des Gestaltungskreises, diese 3 Elemente lassen sich im Bilde der Ataxien vorerst herausschälen und genetisch mit den eigentümlichen Funktionsweisen der afferenten Apparate in Verbindung bringen, wobei freilich diese Funktionsweisen vielfach nicht direkt wie bei der Reflexprüfung, sondern indirekt durch eine sinnesphysiologische Untersuchung ermittelt und per analogiam auf die sensomotorische Koordination übertragen werden. Diese Analogien bewegen sich notwendigerweise vielfach in einer gewissen Unbestimmtheit, eben weil, wie schon angedeutet wurde, der psychologische Inhalt der Wahrnehmung ja von dem physiologischen Geschehen selbst schlechterdings nichts enthält. Ganz besonders gilt dieser kritische Vorbehalt nun von den Funktionsprüfungen des Drucksinnes, welche Urteile über *räumliche* Verhältnisse von Reizobjekten zum Inhalt haben. Bekanntlich sind die Funktionen des Drucksinnes eben im Sinne der v. FREYschen Anschauungen von so fundamentaler Bedeutung für die sensomotorische Koordination darum, weil die Annahme einer Gelenksensibilität durch seine Untersuchungen an Amputierten mit Pseudoarthrose (1918[c]) wieder ganz zweifelhaft geworden ist; damit sind Nachrichten über Gelenkstellung also nach unserem gegenwärtigen Wissen hauptsächlich vom Drucksinn zu erwarten. Wieweit die Muskelsensibilität dabei beteiligt sein kann, ist eine noch unentschiedene Frage. Es wäre danach zu erwarten, daß die Bedeutung des Drucksinnes als »Raumsinnes«, besser ausgedrückt, seine Fähigkeit, eine räumlich ordenbare Mannigfaltigkeit zu liefern, auch von Bedeutung für die sensomotorische Koordination ist.

Auch hier kann es sich zunächst lediglich um den Versuch handeln, irgendwie die Charakteristik des Funktionsumbaues, der sich beim anatomischen Abbau unter pathologischen Verhältnissen herausstellt, zu ermitteln.

Und hier zeigt sich, wie mir scheint, ganz besonders auffällig, daß es einen Zerfall einer ursprünglich aus Elementen zu einem Ganzen aufgebauten Funktion in diese Elemente offenbar überhaupt nicht gibt, wenn die nervöse Substanz selbst lädiert wird. Niemand hat bisher zentral bedingte Doppelbilder beobachtet. Und niemand hat jemals gesehen, daß die Raumschwellen des Drucksinnes bei organischer Läsion *kleiner* wurden, wie man es etwa bei einer Abnahme der Irradiation und damit der »Verschmelzung« erwarten müßte. Hier ist das Gegenteil der Fall: die taktile Mannigfaltigkeit wird stets simplifiziert. Im Sinne der Irradiationstheorie also hätten wir immer Zunahme der Aktivität, Ausbreitung der Erregung, immer vollständigere Verbindung zwischen den auseinanderliegenden Teilen des zentralen Feldes anzunehmen. In Wirklichkeit nehmen die Raumschwellen zu, die Diskrimination also ab; die Fähigkeit, Punkte und Flächen, kleine Flächen und große Flächen, Winkel und Formen zu unterscheiden, nimmt ab, die Fähigkeit, richtig zu lokalisieren (d. h. in der Hauptsache die Möglichkeit, zu visualisieren), nimmt ab, die räumliche Mannigfaltigkeit erfährt durch den Ausfall nicht das Bild eines durchlöcherten Feldes, sondern eines weniger bestimmbaren Feldes. Und man sieht alle diese Dinge keineswegs nur bei kortikalen Läsionen, sondern ganz ebenso bei spinalen. Wir kennen hier Fälle von Querschnittläsion, bei denen der Kranke Druckreize am größten Teil der Haut seiner Beine zwar empfindet, auch als circumscript empfindet (er weiß, es ist eine »Stelle«), ohne doch angeben zu können, wo der Reiz liegt, über oder unter dem Knie, ja, eventuell am rechten oder am linken Bein. Hier also tauchen Verhältnisse auf, wie sie in vieler Beziehung ähnlich, aber in radikalster Ausprägung in einem bekannten Fall von Goldstein und Gelb (1920) beschrieben wurden. Lokalisierung einer Druckempfindung setzt eben nicht die Integrität des gereizten Elementes, sondern gerade im Gegenteil die Integrität der Summe aller benachbarten und letzthin der gesamten Summe aller Elemente voraus. Sie hängt nicht vom Element als solchem oder einem ihm anhaftenden Lokalzeichen ab, sondern von dem Vorhandensein eines Hintergrundes – hier dürften die Verhältnisse denen der optischen Wahrnehmung völlig entsprechen.

Man kann daher auch sagen, der Abbau im taktilen Apparat erfolgt nicht im Sinne einer dimensionalen oder metrischen Reduktion, sondern im Sinne einer Abnahme der Mannigfaltigkeit. In geometrischer Weise ist dieser Funktionsabbau überhaupt nicht ausdrückbar; ebensowenig aber dürfte es danach richtig sein, seinen *Aufbau* oder seine Normalfunktion im Bilde der Geometrie, im Sinne einer Ausbreitung von Elementarerregungen auf einem Projektionsfelde darzustellen. Man muß nämlich annehmen, daß diese elementare und lokalisierbare Erregung im Projektionsfelde eben nur dadurch überhaupt Selbständigkeitswert empfängt, daß eine Hintergrundbildung, also nicht eine Isolierung, sondern eine Beziehung, eine Hintergrund bildende Gesamtfunktion stattfindet. Bestünde der ganze Apparat nur noch aus einem einzigen Sinneselement, dann hätten wir nicht etwa die Wahrnehmung des einen Ortes »im« Raum, an dem der Rezeptor liegt und erregt wird, sondern wir hätten einen »Raum« mit einer einzigen Mannigfaltigkeit, d. h. nichts als eine Empfindung der Existenz, aber keinen »Ort« für diese Existenz. Und entsprechend würde man sich die Entstehung der Raumanschauung bei der Zunahme unterscheidbarer Sinneselemente stufenweise vorstellen müssen, eine theoretische Aufgabe, die nicht in den Rahmen dieser Untersuchung fällt.

Ähnliche Erwägungen ergeben sich aus der Betrachtung der Sukzessiverscheinungen. Es ist eine der gewöhnlichsten Erfahrungen, daß als Frühsymptom spinaler Erkrankung die Wahrnehmung der Vibration der Stimmgabel verloren geht oder daß das Vermögen, auf die Haut geschriebene Zahlen zu erkennen, erlischt. Also auch hier Zunahme der »Verschmelzung« als Ausdruck des Abbaues der Funktion, durchaus nicht etwa vermehrter Zerfall der Wahrnehmung in »Elemente«, Zerstückung des vorher »Verschmolzenen«.

Kommen wir hiernach nochmals auf die im Eingang aufgeworfene allgemeine Frage zurück, so läßt sich jetzt wohl etwas präziser als dort der Gedanke wiederholen, daß die *Ganzheit der Funktionen nicht selbst als Funktion* gefaßt werden sollte[1], wenn wir nämlich unter Funktion eben in der allgemeinsten Weise eine *bestimmte* Zustandsänderung verstehen. Die Wahrnehmung kann als das psychische Innen des Vorgangs keine Grenze gegen ein Außen haben – dieses Außen wäre sonst ein Neben, wie im Raum jedes Innen und Außen nur ein Neben ist, kein echtes Innen. In diesem Sinne ist der Satz, daß wir im Wahrnehmungsprozeß psychologisch betrachtet nie Fragment werden, also berechtigt. Die Ganzheit der Wahrnehmung ist insofern eigentlich eine Grenzenlosigkeit, keine Geschlossenheit. Funktion, Zustandsänderung kann also immer nur Determinierung, Gestaltung, Unterscheidung, aber nicht Verschmelzung, Vereinfachung, Ganzheit hervorbringen. Funktionsabbau bewirkt ebenso Reduktion, Vereinfachung, aber nicht etwa Aufhebung der Ganzheit, nicht Fragmentierung oder Atomisierung der Wahrnehmung[2].

1 Wie dies z. B. K. Goldstein (1923) in seinem Referat auf der Neurologentagung zu Halle 1922 tat.

2 Die angeführten Untersuchungen aus der Nervenabteilung der Heidelberger Klinik erscheinen in der Deutschen Zeitschrift für Nervenheilkunde.

Untersuchung des Drucksinns mit Flächenreizen bei Nervenkranken (Phänomen der Verstärkung)

In einer Arbeit von Franz (1923) wurde versucht, mit kleinstflächigen Druckreizen die Schwellen der Druckpunkte nach statistischer Methode zu ermitteln und so den Begriff der Hypästhesie aufzulösen in *Schwellenerhöhung* des einzelnen Druckpunktes und Abnahme der *Zahl* der Druckpunkte. In der Tat gelang es Franz, die Fälle von Hypästhesie in solche mit normalen und solche mit erhöhten Druckschwellen einzelner Druckpunkte zu sondern. Da nun bei stärkeren Reizhaaren mehrere Druckpunkte zugleich erregt werden, so mischt sich schon bei dem Franzschen Verfahren die Frage des Zusammenwirkens mehrerer Rezeptoren ein. Ein solches Zusammenwirken kann bei sukzessiver und bei simultaner Reizung stattfinden. Ich wandte mich zuerst der Simultanreizung zu und prüfte somit diejenige Funktion, welche unter dem Namen der gegenseitigen Verstärkung bekannt ist.

Die ersten Beobachtungen Brückners (1901) über Summation verfolgten v. Frey (1920) und v. Frey und Pauli (1912) quantitativ messend, und sie erkannten, daß zwei gleichzeitige benachbarte kleinflächige Erregungen sich bis über 80% verstärken können und daß geringe Verstärkungen noch bei 12 cm Abstand der beiden Reizorte vorkommen können. Der Vergleich mit Sherringtons (1906) Untersuchungen über das »rezeptorische Feld« besonders des Kratzreflexes bestärkt die Annahme, daß das Phänomen zentral, wahrscheinlich im Rückenmark, bedingt ist. Wichtig ist, daß, wie schon Brückner fand, auch einzeln genommen unterschwellige Reize bei gleichzeitiger Applikation an mehreren Stellen überschwellig werden können.

Hansen (1913) wies diese eigentümlichen Veränderungen, die die Wirksamkeit eines Druckreizes durch andere, mit ihr gleichzeitig eintretende, erfährt, auch für Flächenreizung nach.

Seine Methode, der wir uns in den wesentlichen Stücken anschlossen, war eine vergleichende: Es wurde der Versuchsperson die Aufgabe gestellt, einen konstanten Reiz mit einem inkonstanten zu vergleichen. Durch Probieren und Variieren des inkonstanten wurde der Reiz, der eine gleichstarke Empfindung hervorrief, aufgesucht. Statt dessen haben wir, auch wegen der geringeren psychologischen Anforderung, einfach Schwellenwerte bestimmt. Die Reizflächen, die zur Untersuchung verwandt wurden, waren wie bei HANSEN Scheibchen aus Messingblech von 0,3 mm Dicke. Ihre Oberflächen waren 20, 88 und 177 qmm groß, ihre Durchmesser betrugen 5, 10,6 und 15 mm. Die Scheibchen waren auf der Unterfläche ganz glatt, während der Mittelpunkt der oberen Fläche durch eine kleine Delle gekennzeichnet war. Zur Belastung dieser Flächen diente ein Hebel, dessen Einrichtung aus der folgenden Figur ersichtlich ist.

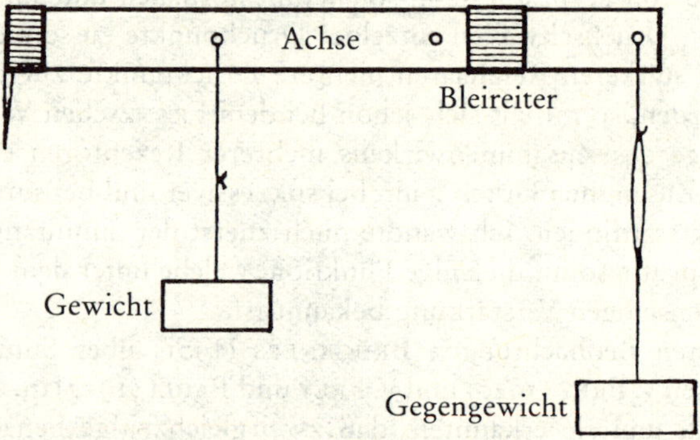

Fig. 1

Ein Holzstreifen von 30 cm Länge dreht sich um eine horizontale, in 20 cm durchgeschlagene Achse. Am Ende des langen Hebelarms ist eine kräftige, senkrecht nach unten gerichtete kurze Nadel angebracht. Die Spitze dieser Nadel muß bei den Versuchen auf den Mittelpunkt der Reizflächen, die Delle, eingestellt werden. Durch einen Reiter aus Blei kann der Hebel so weit äquilibriert werden, daß er auch in der Reizlosigkeit mit einer gewissen Kraft (1 g) auf die Reizfläche einwirkt. Die Reizung geschieht durch das am langen Arm angebrachte Gewicht, das aber erst wirksam werden kann, wenn das gleichgroße Gegengewicht am kurzen Hebelarm abfällt. Dies geschieht durch das Durchbrennen einer Fadenschlinge, ein Verfahren, mit dem eine sehr gleichmäßige Belastungsgeschwindigkeit erreicht werden kann. Die Versuchsperson saß in einem bequemen Stuhl, ihr Unterarm war in einer Hohlform aus Leder so gelagert, daß die zu untersuchende Fläche nach oben gerichtet war. Nachdem die Haare rasiert waren, wurden auf derselben Stelle nacheinander die Reizflächen von verschiedener Größe aufgeklebt. Die Spitze der Nadel wurde auf den Mittelpunkt der Reizflächen eingestellt und die Belastung mit Gewicht und Gegengewicht vorgenommen. 2 bis 4 Sekunden nach Anruf wurden nun die zu prüfenden Reize durch Abbrennen der Fäden erzeugt. Für jede der 3 Reizflächen wurde in einer Serie von Versuchen der eben wirksame Reiz aufgesucht, das eine Mal in aufsteigender, das andere Mal in absteigender Reihe in Stufen von halben und ganzen Grammen. Auch bei dieser Schwellenmethode stellte sich heraus, daß mit der Größe der Flächen auch die Gewichte wachsen mußten, wenn eine eben merkliche Empfindung hervorgerufen werden sollte.

Wie Hansen fand, wachsen die gleichwertigen Kräfte nicht proportional mit den Flächen, sondern weit langsamer als diese. Es erscheinen auf den Flächen 20 und 88 qmm die Reize 1 g und 1,49 g einander gleichwertig. Auf den Flächen 88 und 177 qmm die Reize 1 g und 1,56 g. Durch Multiplikation der letzten beiden Zahlen mit 1,49 ergibt sich eine alle drei Flächen umfassende Zusammenstellung: Es sind auf den Flächen 20, 88 und 177 die Reize 1, 1,49 und 2,32 einander gleichwertig. Dividiert man nun die gleichwertigen Gewichte durch die Flächen, so bekommt man die gleichwertigen hydrostatischen Drucke: 0,05, 0,018, 0,013 g pro 1 qmm.

Trägt man diese in ein Netz ein, dessen Abszissen den Flächen und dessen Ordinaten den Drucken entsprechen, so bekommt man die ausgezogene Kurve der Fig. 2. Wenn die Kräfte proportional mit den Flächen wachsen würden, müßte der hydrostatische Druck konstant bleiben (angedeutet durch die gestrichelte Parallele zur Abszisse). Die aufsteigende Kurve (punktiert) deutet die Verhältnisse an, wie sie von v. Frey und Kiesow (1899) bei ihren Versuchen mit kleinen Flächen, durch die immer nur einzelne Druckpunkte gereizt wurden, gefunden wurden. Sie wiesen nach, daß der hydrostatische Druck bei einer größeren Reizfläche größer sein muß als der zu einer gleichwertigen Empfindung bei kleinerer Reizfläche erforderliche. Man kann sich diese Tatsache leicht erklären, wenn man als den eigentlichen erregenden Faktor des Endorgans für den Drucksinn das Druckgefälle annimmt. Die Erregungsbedingungen sind, weil der nervöse Apparat des Drucksinns in der Cutis liegt, bei größerer Fläche ungünstigere: Das Druckgefälle ist bei größerer Fläche flacher, während es bei kleinerer Fläche einen steileren Verlauf hat. Wie liegen die Erregungsverhältnisse für Flächenreize? Wenn ihre Kurve D nicht auch ansteigt, sondern sinkt, so ist der Grund der, daß viele Druckpunkte vom Reiz getroffen werden und diese Erregungen sich gegenseitig verstärken. Der Grad der Verstärkung kann gemessen werden durch den Abstand der ansteigenden und der abfallenden Kurve.

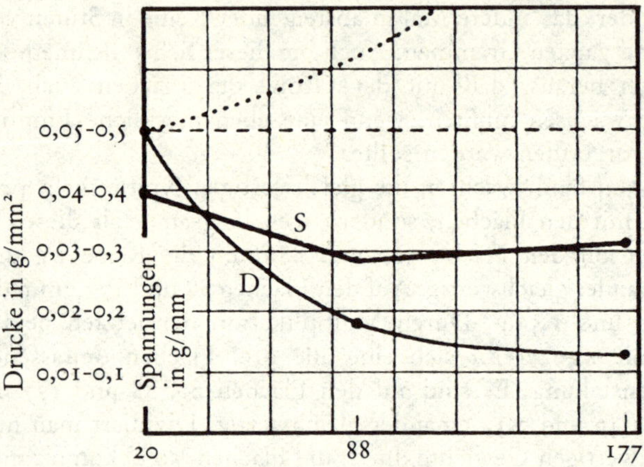

Fig. 2 nach Hansen.

Die Kurve S stellt die sogenannten Spannungswerte dar (= Kräfte dividiert durch die Halbmesser). HANSEN ging dabei von dem Gedanken aus, daß bei wachsender Fläche schließlich nur die Randdeformation für den Reizerfolg maßgebend ist und daß Gleichwertigkeit der Reize dann zu erreichen ist, wenn die Gewichte proportional den Umfängen bzw. Halbmessern anwachsen. Die Erwartung ist nicht ganz erfüllt, die Kurve ist nicht genau parallel, kommt aber einer parallelen nahe.

Für klinische Zwecke wurde also nur ein HANSENscher Hebel benutzt.

Die meisten Versuche wurden am Unterarm angestellt, einige an der Hand, wenige an Oberarm und Unterschenkel.

Da die ruhige Haltung des zu untersuchenden Körperteils nicht durch eine jedesmal neu anzufertigende Gipshohlform gesichert wurde, war die Hauptaufmerksamkeit darauf gerichtet, daß die Nadelspitze sich nicht verschob bzw. immer wieder neu eingestellt wurde, was ohne Schwierigkeit möglich ist. Auch ist darauf zu

achten, daß die Nadelspitze genau senkrecht zur Fläche steht, da bei schräger Stellung nur eine Komponente der Kraft als Druck wirksam wird. Die Schwierigkeiten, die sich den Untersuchungen in den Weg stellten, gingen in der Hauptsache vom Patienten aus: die Methode stellt Anforderungen an Intelligenz und Konzentrationsfähigkeit. Bei vielen Kranken machte sich die Ermüdung sehr schnell bemerkbar, bei einem Patienten konnte die etwa 45 Minuten dauernde Untersuchung nicht auf einmal durchgeführt werden, die Versuche mußten auf drei Sitzungen verteilt werden.
Die ersten Versuche wurden an neurologisch gesunden Ärzten, Studierenden und Patienten ausgeführt; die Ergebnisse mit der Schwellenmethode standen im Einklang mit denen der HANSENschen Vergleichsmethode, z. B. Fig. 3.

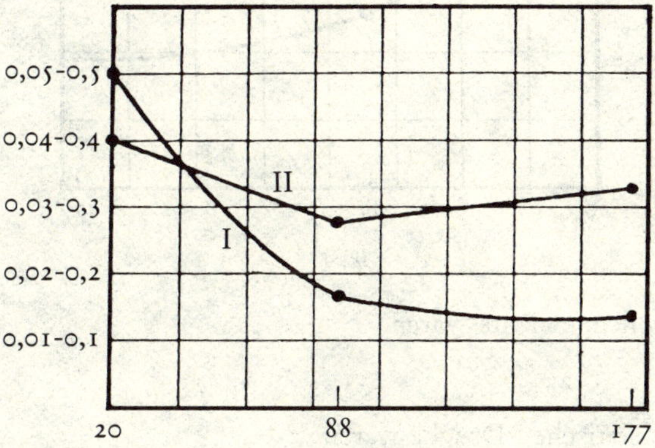

Fig. 3 Normalkurve

Die Schwellengewichte betrugen für

20	88	177
1,0 g	1,5 g	2,5 g

die entsprechenden hydrostatischen Drucke waren

0,05	0,017	0,014

die Spannungswerte waren

0,4	0,28	0,33

Kurve I = hydrostatische Drucke, Kurve II = Spannungswerte.

Von Kranken wurden untersucht 3 Fälle von Tabes dorsalis, 2 Fälle von Syringomyelie, je 1 Fall von cerebraler Hemiplegie, Bulbärparalyse, Axillaris-Hypästhesie, traumatischer Peronäuslähmung und Neuritis ischiadica. Wir geben zunächst 2 Fälle ausführlich mit Kurve wieder (Fig. 4, Syringomyelie):

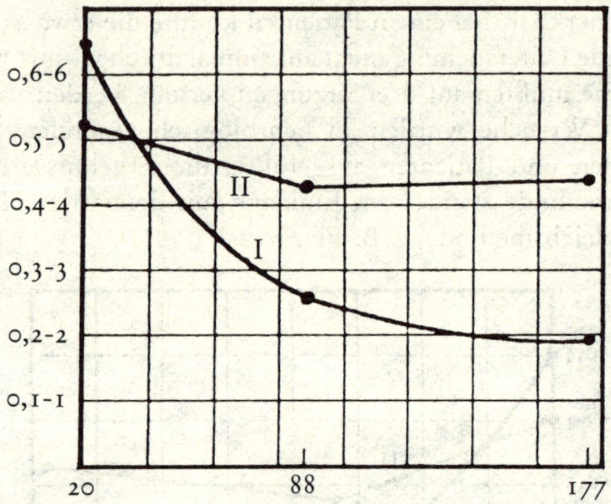

Fig. 4

Die Schwellengewichte waren

13	23	33

Die hydrostatischen Drucke waren

0,65	0,26	0,19

Die Spannungswerte waren

5,2	4,3	4,4

Fig. 4 stellt die typischen Verhältnisse bei spinalen Erkrankungsformen dar, während Fig. 5 diejenigen bei peripheren wiedergibt:

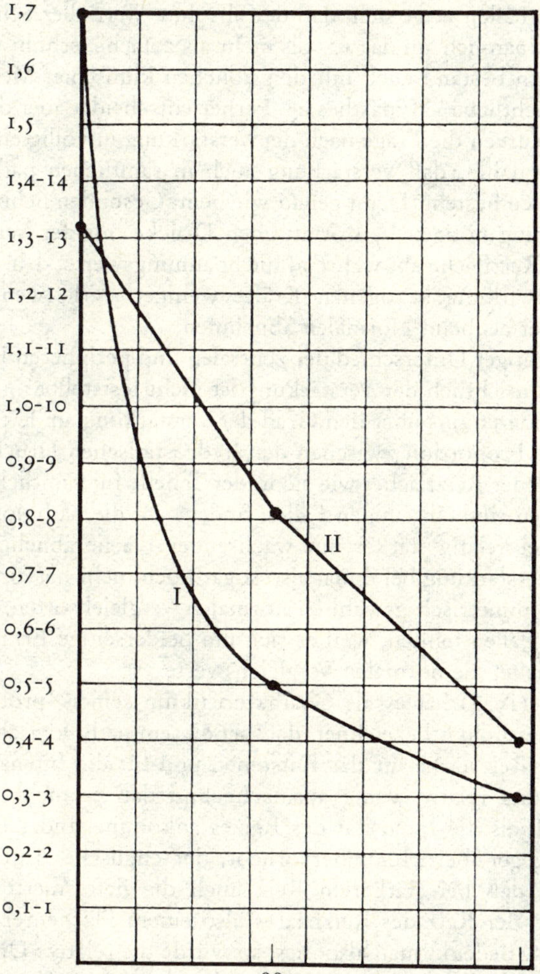

Fig. 5

Die Schwellengewichte waren	33	43	53
die hydrostatischen Drucke	1,7	0,5	0,3
die Spannungswerte	13,2	8,1	4,0

In beiden Fällen zeigt sich, daß der absolute Wert aller Schwellen erheblich, nämlich auf das 10- bis mehr als 20fache, erhöht war. In allen Fällen bestand auch mit den üblichen klinischen Methoden eine beträchtliche »Hypästhesie«. Ferner entscheidet aber der Verlauf der Kurven die Frage nach der Verstärkung in völlig eindeutiger Weise dahin, daß Verstärkung auch in sämtlichen pathologischen Fällen besteht. Denn genau wie beim Gesunden nehmen die zur Wirkung nötigen hydrostatischen Drucke mit der Vergrößerung der Reizfläche ab, während die Spannungswerte, d. h. die auf die Randwirkung bezogenen Kräfte weniger stark, wenngleich erheblicher als beim Normalen abnehmen.

Ein eindeutiger Unterschied der zentralen und peripheren Erkrankungen hinsichtlich der Verstärkung ist nicht feststellbar.

Wir orientieren uns über den Grad der Verstärkung am leichtesten durch die Proportion zwischen den hydrostatischen Drucken bei verschiedener Reizfläche, wie sie in der Tabelle für sämtliche Fälle eingetragen sind. In einigen Fällen findet man die pathologischen Werte eher relativ stärker mit wachsender Fläche abnehmen, so daß die Verstärkung bei ihnen also sogar noch mehr hervortritt als an den symmetrisch gewählten normalen Vergleichsorten. In den letzten 5 Fällen fehlten, weil es sich um beiderseitige Erkrankungen handelte, die normalen Vergleichswerte.

H. Head (1920) hat es als Charakteristikum seiner »protopathischen« Sensibilität bezeichnet, daß bei diesem pathologischen Zustand die Reizstärke für das Entstehen und für die Intensität der Empfindung relativ wenig ausmache und daß es mehr auf die Extensität als die Intensität des Reizes ankomme. Indes hat, wie v. Frey gegenüber Head hervorhebt, der englische Autor nicht beachtet, daß bei stärkerem Reiz auch die deformierte Fläche zunimmt, der Reiz des Reizhaares also einem Flächenreiz ähnlicher wird. Bedenkt man also dies, so würde die relative Unabhängigkeit der Wirkung von der Haarstärke vielleicht für einen Wegfall der Funktion des Zusammenwirkens benachbarter Sinneselemente sprechen. Ein solches Zusammenwirken kommt jedenfalls in der Verstärkung zum Ausdruck und wird mit ihr zur Untersuchung gebracht. Nun ist schon jene Tatsache des Nichtunterscheidenkönnens verschieden starker Reize noch nicht mit der wünschenswerten Eindeutigkeit festgestellt. Untersuchungen von Stein (1924) an der hiesigen Klinik haben nämlich eine Ursache des von Head beobachteten Phänomens darin erkannt, daß bei

Diagnose	Reizort	Schwellen in g			Hydrostatische Drucke in g/mm²			Spannungswerte in g/mm			Verstärkung Druck bei 177
		20	88	177	20	88	177	20	88	177	bei 20
Normal											
Hemiplegie	r. Unterarm	2	2,5	3,5	0,1	0,03	0,02	0,8	0,5	0,5	1:5
Bulbärparalyse	r. Unterschenkel	3	4	4	0,15	0,05	0,02	1,2	0,75	0,53	1:7
Syringomyelie	r. Unterarm	2	2,5	3	0,1	0,03	0,02	0,8	0,47	0,4	1:5
Syringomyelie	r. Hand	2,5	4	4	0,13	0,05	0,02	1	0,75	0,53	1:6
Peronäuslähmung	r. Unterschenkel	3	5	6	0,15	0,06	0,03	1,2	0,9	0,8	1:5
Axillarishypästhesie	l. Oberarm	1,5	2	3	0,08	0,02	0,02	0,6	0,4	0,4	1:4
Pathologisch											
Hemiplegie	l. Unterarm	13	13	13	0,65	0,15	0,08	5,2	2,4	1,7	1:8
Bulbärparalyse	l. Unterschenkel	5	6	11	0,25	0,07	0,06	2,0	1,1	1,3	1:4
Syringomyelie	l. Unterarm	2,5	5	6	0,12	0,06	0,04	1,0	0,9	0,8	1:3
Syringomyelie	l. Hand	13	23	33	0,65	0,26	0,19	5,2	4,3	4,4	1:3,5
Peronäuslähmung	l. Unterschenkel	33	43	53	1,7	0,5	0,3	13,2	8,1	4,0	1:6
Axillarishypästhesie	r. Oberarm	6	7	9	0,9	0,08	0,05	2,4	1,3	1,2	1:6
Neuritis ischiadica	l. Unterschenkel	7	8	10	0,35	0,09	0,05	2,8	1,5	1,3	1:7
Tabes dorsalis	r. Unterschenkel	7	10	13	0,35	0,11	0,07	2,8	1,9	1,7	1:5
Tabes + Polyneuritis	l. Unterarm	12	17	22	0,6	0,19	0,12	4,8	3,2	2,9	1:5
Tabes dorsalis	r. Unterarm	3	4	7	0,15	0,05	0,04	1,2	0,75	0,93	1:4
Tabes dorsalis	l. Unterarm	6	9	12	0,3	0,1	0,07	2,4	1,7	1,6	1:4

gewissen Kranken die Reizschwellen nach wenigen Reizen schon sehr rasch ansteigen. Die Tatsache kann auch bei unseren Untersuchungen zur Geltung kommen, wenn man zu rasch verfährt, und man muß die Reize daher in ziemlich langsamem Tempo aufeinander folgen lassen. Sie kann gerade eine Anzahl der von HEAD mitgeteilten Protokolle anstandslos erklären. Dagegen ergibt *unsere* Untersuchung, daß das Zusammenwirken benachbarter Elemente, beurteilt am Phänomen der Verstärkung, in pathologischen Fällen *nicht* geschmälert ist.

Bedenken wir, daß schon HEAD bei den kortikalen, thalamischen, spinalen und peripherischen Läsionen die Veränderungen findet, welche er protopathisch nennt, so liegt die Vermutung nahe, daß es an den Methoden liegt, wenn die Differenzen in diesen 4 Fällen sich als relativ gering herausstellen. Ganz dasselbe läßt sich von der vorliegenden Untersuchung sagen. Man kann diesen Gedanken auch so ausdrücken: wo überhaupt noch Sinnestätigkeit stattfindet, da ist auch das Prinzip der Verstärkung noch wirksam, und es wäre eine unangemessene Vorstellung, sich dies Prinzip als irgendwie ablösbar von der Sinnestätigkeit zu denken. Wir trennen uns also mit dieser Betrachtungsweise gleichfalls von HEAD, welcher der Rinde die Funktion zuschreibt, Reize von verschiedener Intensität als verschieden stark auch zu empfinden.[1] Eine solche Trennung einer primitiveren Sinnesfunktion überhaupt von der Funktion der Abstufung der Empfindung würde wohl auch eben die Abtrennung der Verstärkungsphänomene einschließen müssen. Denn diese gerade sind es ja, welche die Extensität eines Reizes auch in der Intensität der Empfindung zur Geltung bringen. Aber die Erfahrung entspricht, wie hier gezeigt wurde, dieser Annahme nicht. Und es scheint uns doch eine große Schwierigkeit darin zu liegen, daß HEAD ein Phänomen, welches er zuerst bei der peripheren Nervendurchschneidung sah, in seiner letzten Abhandlung als Spezialfunktion der Hirnrinde anspricht. Mag dies auch kein direkter Widerspruch sein, so ist es doch zunächst nur selbstverständlich, daß bei peripherem Defekt die kortikale Leistung gleichfalls defekt ausfällt. Etwas ganz anderes ist die Annahme gesonderter Systeme mit verschiedenen Funktionsgesetzen für primitive

1 Der von H. HEAD gebrauchte Ausdruck »appreciate« ist, wie ich annehme, von der Intensität der Empfindung gemeint, nicht von dem intellektuellen Akt des Schätzens; die beiden Bedeutungen werden von ihm nicht ausdrücklich geschieden.

und für hochwertige Leistungen. Und dafür ergibt unser Befund eben keine Stütze.
Unser Ergebnis läßt sich daher auch so formulieren, daß durch Läsion an verschiedenen Stellen des Nervensystems Erhöhungen der zu einer Empfindung nötigen Reizstärke zustande kommen, so daß erst stärkere und daher auch ausgebreitetere Reize die Schwelle überschreiten als in der Norm. Dies liegt aber nicht daran, daß die physiologische Funktion der Verstärkung fehlte, sondern diese Funktion ist auch bei Läsionen stets nachweisbar, und sie wird also sogar gerade hier in hervorragendem Maße herangezogen werden können, um das Sinken der Schwellenempfindlichkeit oder die verminderte Zahl der Elemente zu kompensieren.

Über eine systematische Raumsinnstörung (Der Fall H. B.)

(Mit 8 Abbildungen)

Einleitung

Die folgende Mitteilung knüpft an eine Beobachtung an, die 1918 zuerst gemacht und in dieser Zeitschrift (1919) veröffentlicht wurde. Es handelte sich um einen anfangs mit MÉNIÈREschem Syndrom erkrankten Patienten, der bei einäugigem sowohl wie zweiäugigem Sehen unter einer dauernden systematischen Verzerrung seines Sehraumes litt, aber auch in seinem haptischen Raum analogen Täuschungen unterlag. Die, wie es schien, völlig einzigartige und bisher unbekannte Form der Störung hat damals offenbar nur das Interesse einzelner erweckt. Bei einigen anderen stieß sie sogar auf eine Skepsis, die bei einer nur einen Fall umfassenden Kasuistik zwar immer in Kauf zu nehmen ist, die aber, sofern sie sich hinter den Begriff des »Psychogenen« verschanzte, doch dem Phänomen am allerwenigsten gerecht wurde; denn schon damals traten die Züge ganz klar hervor, welche nach dieser Richtung nicht weisen; darüber wird noch zu sprechen sein. Die Verwunderung, daß solche Dinge nicht schon öfter beobachtet und beschrieben sind, wird man nicht mehr teilen, wenn man bemerkt, daß in der medizinischen Literatur derartige Fälle in der Regel nur oberflächlich geschildert werden. Dies gilt auch für die wenigen Fälle, die ziemlich mit Sicherheit mit meinen Fällen zusammengehören. G. LENZ (1909) schildert folgendes:

»Ein 65jähriger Patient hatte im März 1906 unter Lichterscheinungen und Halluzinationen eine linksseitige H(emianopsie) akquiriert, die bis heute unverändert geblieben ist. Typische Maculaaussparung von 8°, volle Sehschärfe, keinerlei Lähmungserscheinungen, vorübergehende sehr charakteristische Orientierungsstörungen. Im Dezember 1908 hatte er einige Tage viel Kopfschmerzen und Schwindel. Im Anschluß daran bemerkte er nun, daß alle horizontalen Flächen und Linien nach der rechten Seite des Gesichtsfeldes stark abfielen. Wenn er z. B. größere

Firmenschilder aus einer Entfernung von etwa 50 m betrachtet, so erscheint ihm das rechte Ende um ½ m tiefer als das linke. Dabei bleibt die Höhe des Schildes unverändert. Die Buchstaben werden nicht etwa nach rechts kleiner, wie man es bei Dysmegalopsie beobachtet. Wenn der Patient auf der linken Seite einer Straße auf dem Trottoir geht, so hat er immer das Gefühl, als ob er auf den Fahrdamm heruntergleiten müßte, so daß er sich dicht an den Häusern hält. Wenn er in einem Wagen fährt, so kommt es ihm immer vor, als ob dieser nach rechts umfallen wollte.
Der Patient ist sehr intelligent und beobachtet gut; keinerlei psychische Störungen, nur neigt er zu Reflexionen. Keinerlei hysterische Symptome, Simulation ist ausgeschlossen. Negativer neurologischer Befund, keine Schwindelerscheinungen. Die optische Störung wechselt etwas in ihrer Intensität, hat sich jedoch nach jetzt viermonatiger Beobachtungszeit noch nicht geändert.
Bezüglich einer Erklärung dieses eigenartigen Zustandes dachte ich zunächst an eine Augenbewegungsstörung; das rechte Auge bleibt, nur bei der Aufwärtsbewegung, eine Spur hinter dem linken zurück. Doppelbilder habe ich jedoch zu keiner Zeit, auch nicht ganz zu Anfang, trotz eingehendster Untersuchung, nachweisen können. Das stereoskopische Sehen ist ungestört; die Störung verschwindet nicht, wenn monokular gesehen wird.«
Diesem bei meiner ersten Publikation mir entgangenen Fall ist dann noch ein in derselben erwähnter von Allers (1909) hinzuzufügen; er betraf einen Blinden und zeigte eine offenbar ähnliche Störung des haptischen Raumsinns. Endlich hat Günther (1921) einen Fall von otogenem Kleinhirnabszeß mitgeteilt, in dem ante exitum scheinbare Neigung aller objektiv vertikalen und horizontalen Linien, Zimmerkanten usw. eintrat. Auch dieser Fall ist nicht eingehend untersucht worden.

Inzwischen habe ich die Gewißheit erlangt, daß es sich um ein typisches und nicht so übermäßig seltenes Zustandsbild handelt. Gelegentlich eines Besuches in Frankfurt im April 1924 teilten mir die Herren Kollegen Gelb und Goldstein mit, daß sie 3 oder 4 ähnliche Fälle gefunden haben, und sie demonstrierten mir einen Kranken, der nur auf *einem* Auge die Störung aufwies; gebrauchte er beide Augen, so bestand eine Veränderung seines Sehraums nicht. Die hier gegebene Möglichkeit, den Patienten selbst in jedem Augenblick Vergleiche zwischen normalem und pathologischem

Sehen anstellen zu lassen, bedeutet eine mächtige Förderung der weiteren Untersuchung. Kurz darauf bekam ich an unserer Klinik ebenfalls einen solchen Patienten zu Gesicht. Es ist nicht mehr zu bezweifeln, daß ein typisches und organisch bedingtes Syndrom vorliegt.

Mein neuer Patient sieht, wenn das linke Auge verdeckt wird, mit dem rechten seine Umgebung wohl; er erkennt auch viele Gegenstände seiner natürlichen Umwelt gut. Aber Boden, Decke und alles Inventar des Zimmers erscheinen geneigt, und er fühlt sich nicht mehr sicher und vertraut. Als wir anfingen – ähnlich wie bei unserem ersten Fall – die Richtung festzustellen, in der ihm vertikale, horizontale und schräge Linien erscheinen, da ergaben sich zwar zunächst Verhältnisse, die mit den am Patienten W. D. meiner ersten Mitteilung (1919) vorliegenden vorzüglich übereinstimmten. Bei eindringender und eben durch die Vergleichsmöglichkeit mit dem gesunden linken Auge erweiterter Prüfung zeigten sich dann, wie übrigens schon damals, *innere Widersprüche* in den Angaben des Kranken, die uns zuerst ganz unverständlich, ja verdächtig auf Willkür oder auf Unfähigkeit, überhaupt sinnliche Wahrnehmungen objektiv zu beschreiben, erscheinen konnten. So wurden wir zu immer neuen und variierten Untersuchungsmethoden gedrängt, bis daß schließlich eine Klärung eintrat, durch die auch unser neuer Patient als völlig einwandfrei erwiesen ist. Die heute meist nur den Psychologen in diesem Maße vertraute Möglichkeit, logisch widersprechende Wahrnehmungsinhalte zu besitzen, wurde uns besonders gelegentlich eines Besuchs des Herrn Kollegen Prof. Gelb vom Frankfurter psychologischen Institut zur Klarheit gebracht, und ich hatte den Gewinn, einige der wichtigsten Erscheinungen am Patienten mit Herrn Kollegen Gelb gemeinsam zu untersuchen. Ich möchte nicht verfehlen, diese fruchtbare Zusammenarbeit auch hier hervorzuheben und ich verweise zugleich auf die von ihm und Herrn Goldstein hoffentlich demnächst zu erwartenden Mitteilungen.

Die Untersuchung des Patienten W. D. meiner ersten Mitteilung ergab seinerzeit eine Reihe von Beobachtungen, die dort nicht aufgenommen wurden, weil sie zu unbedeutend oder unklar erschienen. Der Vergleich mit dem neuen Patienten H. B. zeigt einige höchst frappante Übereinstimmungen mit Einzelheiten der alten

Protokolle und läßt derartige frühere Befunde als gesetzmäßige und zugleich verständliche erscheinen. Die vorliegende Arbeit enthält deshalb auch Nachträge über den ersten Patienten W. D. Ich werde in der Mitteilung meines neuen Falles terminologisch mich nur teilweise an die erste Arbeit (l.c.) anschließen und überall auf das Übereinstimmende und das Abweichende hinweisen. Dieses Verfahren macht es überflüssig, die erste Beobachtung hier nochmals zu resümieren. Die Darstellung zerfällt in den physiologisch-analytischen und einen kurzen theoretischen Teil.

Da es sich hier um eine in Ermangelung von Sektionsbefunden vorläufig nicht sicher lokalisierbare, nach dem ganzen Wesen der Erscheinungen aber organische und hochzentrale Veränderung des Gehirns handelt, so ist die Methode eine überwiegend sinnesphysiologische. Aber eben um der sehr »zentralen« Natur des Phänomens willen ist die Zahl der gehirnphysiologischen und psychologischen Probleme, die in einem solchen Falle angerührt werden, fast ohne Ende. Bei der bisher verfügbaren Untersuchungszeit (die vor allem durch die Leistungsfähigkeit des Patienten stets begrenzt bleibt) mußte mit größter Ökonomie und mit Beschränkung auf die vorzugsweise neuartigen und auch klinisch hervorstechenden Phänomene verfahren werden. Dies waren aber vor allem die räumlichen Eigenschaften der Wahrnehmungen und der Bewegungen und Haltungen. Wichtiger als die Entscheidung theoretischer Raumprobleme erschien dann die umfassende Tatsachensammlung. Dies hat bereits einen erheblichen Umfang erreicht, und der weit überwiegende Teil der Beobachtungen und Protokolle verhält sich nicht wie die wechselnden Notizen einer Krankengeschichte, sondern zeigt eine strenge Gesetzmäßigkeit, welche die Aufstellung einer Anzahl von festen Regeln erlaubt. Aus den genannten Gründen konnte jedoch an eine im höchstmöglichen Sinne *quantitative* Untersuchung der Richtungsfehler noch nicht herangegangen werden. Eine solche erfordert, daß man denselben Versuch mehrere Dutzendmale wiederholt. Ich mußte mich durchaus auf die allgemeine Richtung und die Feststellung ungefährer Beträge beschränken. Quantitative Untersuchungen bleiben hoffentlich späterer Gelegenheit vorbehalten.

H. B. ist 31 Jahre, verheiratet, Volksschullehrer. Aus seiner Kindheit berichtet er über Masern und Diphtherie. 1911 soll er eine Art Hitzschlag mit längerer Bewußtlosigkeit gehabt haben. Schon als Kind konnte er nie Karussell fahren, nicht schaukeln, nicht auf dem Rheindampfer fahren. Denn er bekam Schwindel, torkelte hin und her und mußte brechen. Auch beim Tanzen konnte er nicht mehr als eine Runde vertragen und schon der Anblick von Tanzenden oder von Karussells machte ihn schwindlig. Auch konnte er sich nicht recht bücken und wurde beim Militär von allem Bücken befreit. In der Bahn macht ihn der Blick aus dem Fenster leicht schwindlig, besonders Strecken mit starken Kurven und Tunnels liebt er nicht; er geht immer nüchtern auf die Reise. Übrigens kann angeblich auch eine Schwester des Patienten nicht gut tanzen und Eisenbahn fahren. Er besteigt keine Türme und kann von der Brücke nicht gut ins Wasser sehen. Den Fliegern kann er nicht nachsehen. Dabei konnte er gut schwimmen und auch tauchen. Große körperliche Anstrengungen bekommen ihm nicht. Übrigens ist er auch etwas geräuschempfindlich und bei Musik entfernt er sich am liebsten. Er ist völlig unmusikalisch und hat im Singen stets eine 4. Zwar spielt er Klavier, aber er kann nicht Takt halten. Im Turnunterricht kann er jetzt nicht mehr vorturnen, während er früher die Welle machte.

Er wurde April 1914 zu einjähriger Dienstzeit eingezogen, er schoß rechts und war ein guter Schütze. Er war auch im Felde wohl, wurde im August 1914 aber u. a. durch Brustschuß verwundet und wurde französischer Gefangener. Er wurde als solcher in der Arbeit überanstrengt, brach Mai 1917 körperlich zusammen, und litt damals viel an Schwindel. Außer einer Grippe Juli 1918 war er aber nach seiner Auslieferung gesund und wurde nach Kriegsende wieder Lehrer. Aber im Februar 1919 erkrankte er schwer mit mehrtägiger Bewußtlosigkeit. Man glaubte Ohrenschmerzen zu bemerken, nahm eine Meningitis an und eine Parazentese des rechten Trommelfelles vor. Nach der Krankheit sei das Sehen sehr schlecht gewesen und man habe für sein Augenlicht gefürchtet. Erst nach drei Monaten konnte er wieder gehen. Ende 1919 hatte er wieder Anfälle von Bewußtseinstrübung mit starkem Schwindel; er konnte den Christbaum nicht ansehen, auch 14 Tage lang nicht aufstehen. Vom Februar 1920 bis November 1923 war er völlig beschwerdefrei. Am 20. XI. 1923 konnte er aus völligem Wohlbefinden heraus wegen heftigen Schwindels morgens nicht aufstehen. Entfernte er sich aus der Rückenlage, so wurde er bewußtlos. Kein Erbrechen trotz Brechreiz. An diesem ersten Tag bestand Doppeltsehen. Kein Ohrensausen. Der Arzt berichtet über »Nystagmus rechts und Blendungserscheinung am rechten Auge« sowie »schwerste Schwindelanfälle«. Erst am 17. Tage konnte er wieder sitzen. In den folgenden Monaten besserte er sich, hatte aber alle paar Tage oder Wochen Anfälle: »Als ob die ganze Welt sich drehte«, dazu immer starken Kopfschmerz, der immer an derselben umschriebenen Stelle an der rechten Stirnecke einschließlich Haargrenze sitzt und zu Bewußtlosigkeit führt. Er torkelt dann und muß liegen, Brechen oder Ohrensausen fehlt stets. Der Anfall dauert 5 Minuten bis 2 Stunden und kam immer bei Tag. Man sagte, daß er im Anfall auch schreie. Ihm selbst fiel auf, daß er beim Beginn des Anfalls nach links taumelte. In den letzten Monaten ist er anfallfrei und ungestört im Lehrerberuf tätig. Aber auf der Straße passiert es ihm öfters, daß er vom Trottoir nach links auf den Fahrdamm heruntertritt ohne es zu wollen.

Vom *Untersuchungsbefund* soll hier nur einiges bemerkt werden, zu dessen Erwähnung in der folgenden Darstellung keine Gelegenheit mehr ist. Der Befund bietet nichts Pathologisches an den inneren Organen. Die Sehnen- und Hautreflexe und der Tonus, nach passiven Bewegungen und passivem Schlenkern geschätzt, sind völlig normal und symmetrisch. Man findet einen normalen Stand und Gang. Keine Adiadochokinese. Auch die Sensibilität ist intakt, speziell die stereognostischen Leistungen der Hände; der Kraftsinn der Arme wurde mit feinen Methoden quantitativ geprüft und normal gefunden.

Der Augenhintergrund ist normal. Kein Strabismus, kein Nystagmus. Niemals Doppelbilder. Weiteres über Augenbewegungen und Ausnahmen siehe unten. Die Pupillen sind rund, gleich weit und reagieren in jeder Hinsicht normal. Das *Gesichtsfeld* ist mit dem FÖRSTERschen Perimeter links und rechts normal. Das rechte Trommelfell ist getrübt und leicht retrahiert, ebenso das linke eingezogen. Auf dem Drehstuhl in beiden Richtungen nach zwei Umdrehungen deutlicher feinschlägiger Nystagmus. Bei kalorischer Reizung ist von beiden Ohren aus ebenfalls sehr leicht Nystagmus zu erhalten. Bei der zweiten Spülung erfolgte eine schwere, reaktionslose Ohnmacht von 10 Minuten Dauer. Es verboten sich danach alle weiteren Untersuchungen dieser Art von selbst.

An den übrigen Hirnnerven völlig normale Befunde.

Die Wa.R. im Blute ist negativ.

Den körperlichen Habitus zeigen die Figuren. Der Patient ist eine umgängliche und freimütige Persönlichkeit, hysterische Züge fehlen vollkommen, auch Neigungen zu neurotischer Einstellung und Ausnutzung seiner Krankheitserscheinungen traten niemals hervor, auch nicht, nachdem die im nachfolgenden beschriebenen und ihm bis zu seiner Untersuchung durch mich *nicht bewußten* Funktionsstörungen bekannt geworden waren. Patient wurde von denselben, soweit dies möglich war, auch jetzt nicht in Kenntnis gesetzt.

Es liegt auf der Hand, daß eine intelligente und durch ihren Lehrerberuf auf Präzision im Denken, Beobachten und Sprechen geschulte Persönlichkeit wie er sich zur genauen Untersuchung hervorragend eignete – auch darum, weil ihm auf der anderen Seite eine eigentlich gelehrte und theoretisierende Ideenbildung fehlte und er so den Erscheinungen unbefangen genug gegenüberstand.

Die Befunde

Vorbemerkung. Die Zahl der besonders auf optischem Gebiet vorgenommenen Versuche beträgt viele Hunderte. Es unterliegt gar keinem Zweifel, daß dadurch eine gewisse Erziehung und Umerziehung des Sehorgans eintreten kann, deren Form von der Form der benutzten Untersuchungsmethoden abhängt. Es liegt auf der Hand, daß hier ein viel schwierigerer Fall vorliegt als etwa bei der Gewöhnung eines normalen Auges an ein Prismenglas. Denn in unserem pathologischen Fall gehen wir ja von einem unbekannten Zustand des Organs aus, erhalten also nur das Resultat, nicht auch den Ausgangspunkt einer solchen Umstellung. Es ist dies eine Erschwerung; aber es ist meines Erachtens unzutreffend, von einer Fehlerquelle zu sprechen. Wohl finden sich in meinen Protokollen vereinzelte Anhaltspunkte, daß sich eine bestimmte Sehweise unter dem Einfluß fortgesetzter Untersuchung für gewisse Figuren und Winkel erst allmählich ausgebildet oder verdeutlicht hat; solche Fälle werden gezeigt werden. Es ist von großem Wert, solche

Anhaltspunkte zu besitzen. Aber sie besagen nichts gegen die Tatbestände. Denn erstens ist es gerade erwünscht zu erfahren, wann und woran ein pathologisches Organ eine solche Plastizität der Funktion zeigt, welche Umstellung es erleiden kann. Zweitens aber bleibt es, auch wenn wir die Umstellung selbst nicht nachweisen können, wichtig genug zu erfahren, wie sich die Sehdinge in einem bestimmten Stadium der Entwicklung – sei es auch unter dem Einfluß methodischer Übung – phänomenal ausnehmen. Wer einen solchen Einfluß Suggestion nennt, muß sich klar sein, was er meint. Man kann auch eine optische Figureninversion eine Suggestion nennen. Man kann, wenn man sich herabbeugt und die Landschaft durch die Beine betrachtet, sich suggerieren, daß die Welt wie ein Bild auf dem Kopf steht und sie dann so *sehen*. All dies ist indes ein unzweckmäßiger Gebrauch des Wortes Suggestion. Die Frage ist, ob es gelingt, eintretende Veränderungen auf eine allgemeine und die Gesamtpsyche betreffende Suggestibilität zurückzuführen oder ob es sich um eine umschriebene Umordnung einer Organfunktion handelt. Es ist eine große Naivität zu glauben, damit sei etwas gewonnen, daß man eine abnorme Sensation der Haut, des Auges und so fort für »hysterisch« erklärt. Selbst dann, wenn sie auf dem Boden konstitutioneller Hysterie erwächst, bleibt ein *Organproblem* zu lösen! Freilich muß man die Schulung besitzen, eine hysterische Persönlichkeit zu erkennen, und es ist wiederum eine Naivität zu glauben, dies sei eine einfache Sache, die man mit der Feststellung eines fehlenden Konjunktivalreflexes erledigen könne. Die Gefahr liegt vielmehr darin: pures Lügen nicht von Hysterie zu unterscheiden; ferner darin: Hysterie als Persönlichkeitsveränderung und allgemeine Suggestibilität nicht von Lern-, Umstimmungs- und Einstellungsvorgängen zu unterscheiden; endlich darin: solche Einstellungen usw. mit veränderten Organfunktionen etwa bei grobanatomischen oder peripheren Veränderungen zu verwechseln. Realität hat *jeder* dieser Fälle; die Aufgabe ist, jedem den richtigen Ort, die richtige Ebene im System der Funktionen anzuweisen. Freilich: man kann in der Unterscheidung dieser Kategorien nicht alles mathematisch beweisen. Wer dies verlangt, muß sich auf die periphere Organphysiologie beschränken. Schon in der Sinnesphysiologie ist man oft auf das angewiesen, was *nur* der *andere* wahrnimmt. Auch besitzt die hier zu schildernde Wahrnehmungswelt trotz, ja z. T. gerade wegen ihrer logischen Widersprüche eine Art von innerer Stileinheit, welche sie von den vagen Erfindungen eines Gesunden sofort unterscheidet.

I. Haltungsanomalien und -tendenzen

Betrachtet man den ruhig dastehenden Patienten von vorn, so fällt stets, bei offnen gleich wie bei geschlossenen Augen, die deutliche Neigung des Kopfes nach rechts auf (Abb. 1). Die linke Schulter steht ein wenig höher. Im übrigen steht und sitzt der Patient völlig aufrecht und gerade. Sein Gang ist nicht merklich verändert; nur rasche Drehungen nach links und rechts machen ihm Schwindel. Auf dem Drehstuhl kollabiert er nach der ersten raschen Drehung.
Patient wendet den Blick lieber nach links wie nach rechts; rasche Blickwendung nach rechts macht ihn ein wenig schwindlig und scheint ihn mehr anzustrengen. Neigen des Kopfes auf die rechte Schulter macht ihm nichts aus; bei Neigen auf die linke Schulter erscheint ihm der Kopf schwerer: »Ich fühle ihn schwerer.« Soll er ein rechts seitwärts gelegenes Objekt rasch anblicken, so benutzt er lieber die Blickwendung als die Kopfwendung, die ihn schwindlig macht. Muß wegen des nötigen Betrags der Kopf auch gewendet werden, so sieht man zuweilen zwei Tempi: Zuerst eine kleine Kopfneigung nach links vorn, dann die Drehung nach rechts – als ob eine zu ausgiebige Drehung vermieden werden sollte. Zum Schlafen liegt er stets auf der rechten Seite. Links liegend träumt er stets schwer und ängstigend; neuerdings kann er links gar nicht einschlafen. Bei wachem Liegen ist keine Lage unangenehm oder bevorzugt. Hebt er die Arme, so erscheinen sie beide gleichschwer. Hält er beide Arme seitwärts horizontal oder auch beide schräg nach rechts vorn bzw. links vorn, so beginnt bei geschlossenen Augen der rechte Arm nach einigen Sekunden ein wenig zu wandern in Richtung auf die Medianstellung. Der so erreichte Ausschlag beträgt bis zu 10° oder 15° Stellungsänderung, aber er wird vom Patienten nicht bemerkt. Beim sog. KOHNSTAMMschen Versuch fällt das Phänomen der unwillkürlichen Armhebung beiderseits positiv, aber links etwas stärker aus als rechts. Einigemale schien es auch, als ob bei der Konvergenz der Augen bei Nahfixierung das rechte Auge besser konvergierte (also sich linkswärts bewegte) wie das linke. Aber die Beobachtung scheint mir nicht

völlig regelmäßig; der Patient konvergierte überhaupt nicht prompt, häufig gar nicht, oft sehr unvollständig.
Diese Beobachtungen lassen sich zusammenfassen als ein Zustand der Vorliebe für gewisse zum Teil ungewöhnliche Haltungen und als eine Tendenz zu diesen Haltungen. Alle Tendenzen haben eine *Richtung nach links*, der Patient ist Rechtshänder, aber er neigt dazu, linkswärts zu agieren. Die Bevorzugung der Kopfneigung nach rechts ist im Einklang damit: wir kombinieren den Blick nach links gern mit leichter Kopfneigung nach rechts und umgekehrt. Es ist immerhin erwähnenswert, daß er als Lehrer gewohnt ist, mit der rechten Hand an der Schultafel links herumgewendet zu seinem Auditorium zu reden und zu beobachten.
Wir werden später noch sehen, daß auch der *Gang* nach links tendiert (vgl. auch die Anamnese).

II. Bei Ausschaltung der optischen Wahrnehmung

Zur Tendenz zu bestimmten Haltungen und Bewegungen tritt nun, *wenn der Kranke die Augen schließt*, eine systematische Veränderung des räumlichen Verhaltens überhaupt hinzu: Wir finden jetzt ein *festes System von Fehlleistungen* und Täuschungen in räumlicher Hinsicht. Der Ausschluß der optischen Wahrnehmung versetzt also den Kranken in ein neues Raumsystem, welches vom normalen charakteristisch sich unterscheidet. Die gewöhnliche Körperhaltung verändert sich zunächst nicht. Es tritt kein Schwanken ein. Fordert man aber den Patienten auf, beide Arme seitwärts »gleichhoch« oder »horizontal« zu halten, so steht der rechte Arm stets um 20°-30° zu hoch (Abb. 2). Dasselbe gilt beim Ausstrecken beider Arme nach vorn; ganz entsprechend wird hier ein Stab nach links geneigt gehalten (Abb. 3). Soll der Kranke einen Stab senkrecht vor sich halten, so hält er ihn stets mit dem oberen Ende nach links geneigt (Abb. 4). Dabei ist es gleichgültig, ob er die horizontale bzw. vertikale Stellung mit beiden Händen bewirkt wie in den Abbildungen, oder ob er die Aufgabe, mit einer Hand den Stab in der Mitte fassend, ausführt. In diesem letzteren Fall konnte gelegentlich mit der linken Hand der Fehler etwas geringer sein. – Neben diesen Abweichungen innerhalb der Frontalebene erscheinen solche in der Sagittalrichtung, also Neigungen aus der Frontalebene heraus. Bei der Aufgabe, den Stab mit einer Hand

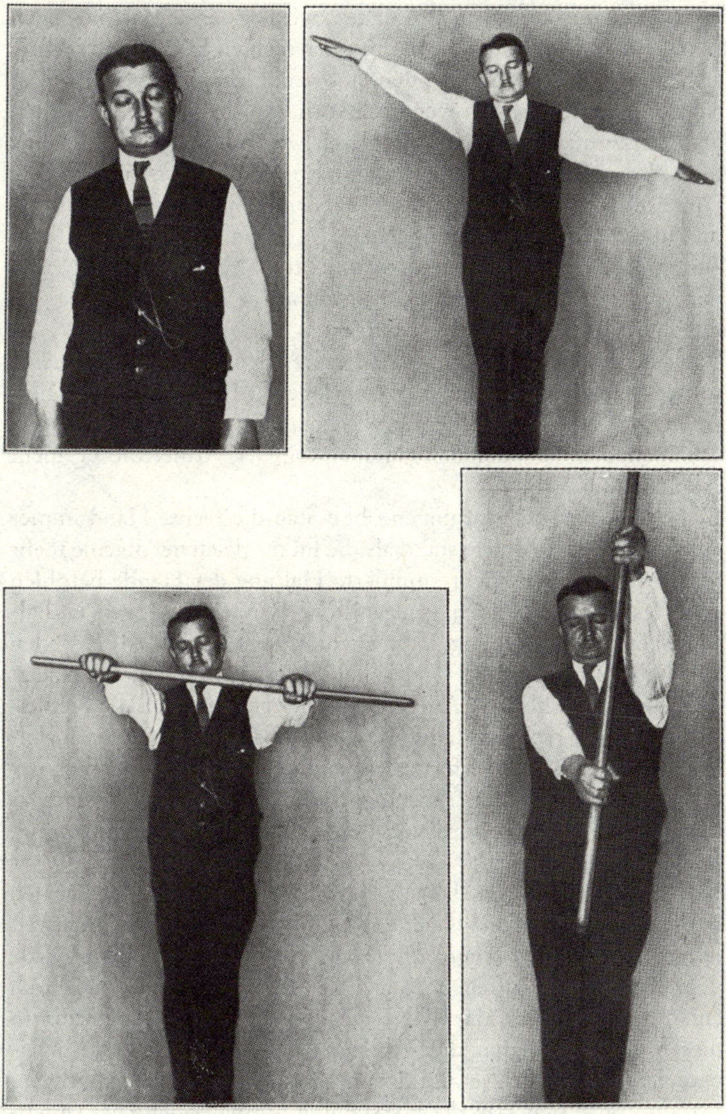

Abb. 1-4

horizontal vor den Körper zu halten, wird das linke Stabende nach vorn gebracht (der Stab wurde mit der rechten Hand in der Mitte angefaßt). Bei der Aufgabe, den Stab senkrecht zu halten, neigt er das obere Ende von sich weg nach vorn. Nur bei der Aufgabe, den Stab horizontal und sagittal von sich weg zu halten, fallen keine besonderen Fehler auf. Wir finden also für die Arme in den drei Dimensionen des statokinetischen Raumes je eine Fehlleistung, und diese drei Fehlleistungen setzen einen scheinbaren Raum zusammen, der gegenüber dem objektiven nach links und nach vorn geneigt und dann noch ein wenig um seine Vertikalachse von oben gesehen rechts herumrotiert ist.

Was geschieht, wenn der Kranke die Augen öffnet? Er bemerkt sofort die sämtlichen soeben beschriebenen Fehler und korrigiert sie. Bei binokularem Sehen begeht er keinen dieser Fehler, ausgenommen den Fall der Seitwärtshaltung der Arme, die er nicht genau sieht.

Es fiel auf, daß bei Haltungen ohne Stab die rechte Hand immer ein wenig mehr proniert stand als die linke, gleichviel ob eine mehr pronierte oder eine mehr supinierte Haltung der Hände befohlen war. Die folgende, auch gelegentliche Winkelmessungen enthaltende Zusammenstellung, gibt auch Versuche wieder, bei denen der Stab mit nur *einer* Hand gehalten werden mußte. Hier zeigt sich, daß, obwohl diese Aufgabe schwieriger ist, doch die Fehlleistungen in der rechten Hand viel deutlicher und konstanter ausfallen. Charakteristisch ist ferner, daß infolgedessen die Leistung der linken Hand bei geschlossenen Augen noch besser ist, als wenn das rechte Auge geöffnet wird und ihm seinen Falschraum aufzwingt (s. nächsten Abschnitt).

Die nächste Frage war danach: gerät der Kranke dadurch in den Falschraum, daß er *nichts* sieht, oder dadurch, daß er die Armstellungen nicht *optisch kontrolliert*? Um dies zu entscheiden, wurde dem Kranken bei offenen Augen der Blick auf die Arme durch einen großen unter das Kinn gehaltenen Karton entzogen. In diesem Falle erfolgten die Fehlleistungen ebenfalls: die Abweichungen waren auch jetzt eklatant wie bei geschlossenen Augen. Daraus ergibt sich, daß die Herstellung normaler *optischer* Orientierung im Raume noch nicht genügt, um in der Stellung der *Arme* im Verhältnis zur Richtung der Erdschwere und des Wasserspiegels die Korrektur herbeizuführen: dies vermag nur die optische Kontrolle des einzustellenden Gliedes selbst. Dazu paßt, daß man

Aufgabe	*Leistung*
Binokular (Augen offen):	
1. Stab horizontal halten.	1. korrekt
2. Stab vertikal halten	2. korrekt
Beide Augen geschlossen:	
3. Stab horizontal mit beiden Armen nach vorn halten	3. 11,5° nach links geneigt (Fig. 3)
4. Stab horizontal mit der rechten Hand nach vorn halten	4. 14° nach links geneigt; das linke Stabende steht 10 cm weiter vom Körper ab als das rechte
5. Stab horizontal mit der linken Hand nach vorn halten	5. ungefähr korrekt
6. Stab vertikal mit der rechten Hand vor sich halten	6. 11,0° nach links geneigt; dabei weicht das obere Ende auch vom Patienten weg nach vorn ab, so daß eine Neigung von 9,5° nach vorn entsteht
7. Stab vertikal mit der linken Hand vor sich halten	7. ähnliche, aber viel kleinere Abweichungen
8. Stab mit einer Hand sagittal und horizontal vor sich halten	8. rechts und links keine deutlichen Fehler
Rechtes Auge offen:	
9. wie bei 3.-8.	9. alle Leistungen sind ähnlich wie bei geschlossenen Augen, mit dem Unterschied, daß jetzt auch mit der linken Hand die Fehler ebenso wie bei der rechten auftreten.

zuweilen auch bei offenen Augen die Tendenz, in falsche Stellungen zu gehen, direkt sieht und dann auch sieht, wie unter Leitung der Augen die richtige Stellung eingenommen wird.
Es ergab sich ferner, daß die Fehlfunktion sich nicht allein auf die Stellungen, sondern auch auf die *Bewegungen* der Arme erstreckte. Wenn Patient aufgefordert wurde, bei geschlossenen Augen einen

rechten Winkel mit einem horizontalen und einem vertikalen Schenkel in die Luft zu zeichnen, so tat er dies stets mit den nach dem vorhergehenden zu erwartenden Abweichungen mit einer Neigung der ganzen Figur nach links. Diese Neigung erfolgt nach links, sowohl wenn der linke als wenn der rechte Arm die Figur beschreibt. Die Aufgabe, mit geschlossenen Augen einen Kreis in die Luft zu zeichnen, löste er, indem er mit dem rechten Arm stets eine aufrechte aber ein wenig nach links geneigte Ellipse beschrieb. Mit dem linken Arm tat er bald dasselbe, bald zeichnete er einen leidlich guten Kreis. Auch mit den Beinen beschreibt er Ellipsen statt der verlangten Kreise. Dieses Ergebnis wirft sogleich ein neues Problem auf: die Frage der Verzerrung. Sie wird später zusammenhängend erörtert werden. Läßt man sie vorerst außer Betracht, so könnte man die bisher besprochenen Erscheinungen so ausdrücken, daß man sagt: Bei ohne optische Kontrolle eingenommenen Haltungen und ebenso ausgeführten Bewegungen befinden sich die Arme, im Widerspruch mit dem (binokularen) Sehraum, in einem Falschraum, der gegen den normalen und durch die Richtung der Erdschwere und die Körperfront festgelegten Raum *geneigt* ist. Diese Neigung läßt sich spezieller so bestimmen: Sie erfolgt vom aufrecht stehenden Patienten aus gesehen nach links und nach vorn zu. Man kann sich diese Veränderung entstanden denken durch Drehungen des Raumes um die in Abb. 5a dargestellte sagittal-horizontale Achse a und die frontal-horizontale Achse b im Sinne der Pfeile, wobei die Stellung Abb. 5a perspektivisch in die Stellung Abb. 5b übergeht.
Bei solcher Drehung entsteht eine Verlagerung der ursprünglich frontalen Flächen derart, daß Teile derselben dem Beobachter angenähert, Teile von ihm entfernt werden. Auf diese Weise könnten Abweichungen zustande kommen wie die, daß Patient das linke Stabende bei horizontaler Einstellung von sich entfernter hält als das rechte. Diese Abweichung könnte zwar auch durch eine Rotation um die vertikale Achse c im Sinne des Pfeils zustande kommen. Aber diese letztere Annahme ist durch die Drehungen um a und b hinreichend verständlich, und wir kommen daher ohne eine Drehung um c aus. Mit anderen Worten: die Erscheinungen lassen sich zureichend aus einer *Neigung* (nicht Rotation) der scheinbaren Vertikalen im Raume nach links und vom Patienten weg verstehen. Wo der Drehpunkt für diese Ablenkung des genaueren liegt, mag zunächst offenbleiben.

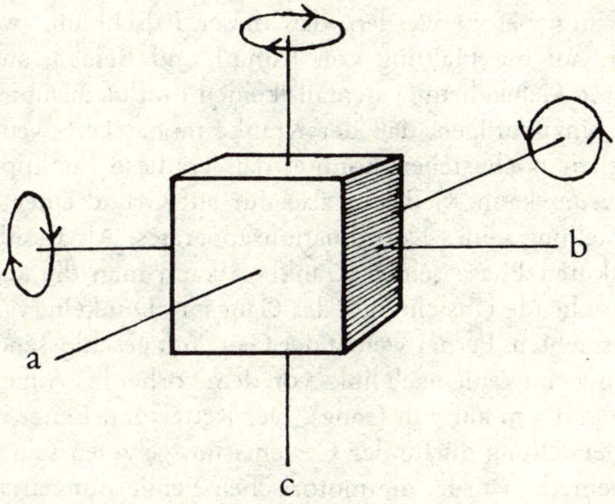

Abb. 5a

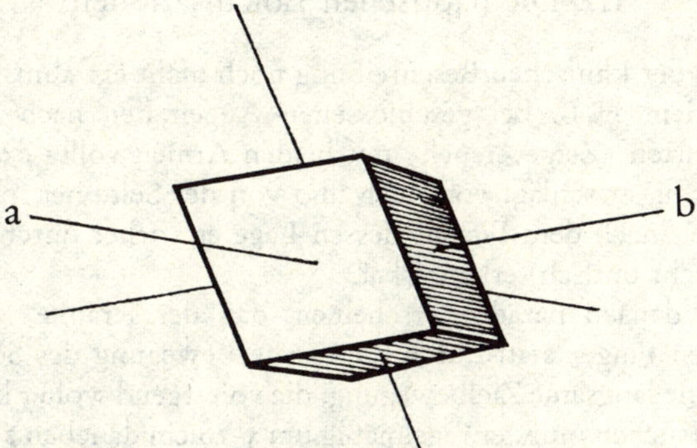

Abb. 5b

Es muß nun betont werden, daß dieser Falschraum, wie schon bemerkt, auf die Haltung von Rumpf und Beinen, auf Sitzen, Stehen und Gehen heute jedenfalls keinen Einfluß ausübt. Sogleich aber ist hinzuzufügen, daß der Kranke monatelang weder sitzen noch gehen noch stehen konnte, daß er diese Funktionen also heute *wieder* kann, vielleicht also nur auf Grund einer erlernten Neueinstellung seines Koordinationsapparates. Als Residuum der ersten akuten Phase seiner Krankheit kann man die auch heute noch bestehende Unsicherheit des Gangs im Dunkeln (vgl. Anamnese) betrachten. Ferner weicht der Gang mit geschlossenen Augen regelmäßig ein wenig nach links von dem vorher ins Auge gefaßten Ziele ab (1-1½ m auf 7 m Gang). Der Retter und Leiter bei dieser Wiederherstellung dürfte der Gesichtssinn gewesen sein, der, wie schon bemerkt wurde, die motorischen Fehlleistungen scharf erkennt und korrigiert. Wir haben uns alsbald der Optik des Kranken zuzuwenden, vorher aber noch eine zweite Gruppe von Fehlleistungen auf motorischem Gebiet zu betrachten.

III. Die haptischen Lokalisationen

Es ist in der klinischen Beschreibung noch nicht erwähnt worden, daß Patient H. B. bei geschlossenen Augen den nach Bárány ausgeführten »Zeigeversuch« mit beiden Armen völlig exakt ausführt; d. h., er schlägt von oben und von der Seite her mit voller Sicherheit nach dem Finger, dessen Lage er vorher durch Berührung (nicht optisch) erkannt hat.
Es mag danach paradox erscheinen, daß der Kranke, wenn er denselben Finger statt durch die rasche Bewegung des Schlagens durch eine langsame Zielbewegung, die von irgend woher kommen mag, aufsuchen muß, er regelmäßig um 5-10 cm daneben zielt. Die so vorkommenden Abweichungen sind nach Richtung und Betrag gesetzmäßig, wie sogleich gezeigt werden wird. Eine solche Grundverschiedenheit von Schlagbewegungen und Zielbewegungen hat nun auch bei dem früheren Patienten W. D. bestanden und mich damals zu einer Unterscheidung zweier Mechanismen geführt, die unabhängig voneinander betrachtet werden müssen. Die Feststellungen bei H. B. sind folgende. Der Patient sitzt am Tisch, auf dem ein Blatt Papier mit einer Marke gerade vor ihm liegt. Er hält die Augen dauernd geschlossen. In der Hand hält er einen

kurzen Bleistift, der Versuchsleiter führt die Spitze desselben auf die Marke und gibt sie dort frei. Nach einigen Sekunden nimmt der Patient die Hand weg, läßt sie herabhängen und kehrt selbständig zur Marke zurück und sucht einen Punkt auf diese zu zeichnen. Der Versuch wird, ohne daß die Augen dazwischen geöffnet werden, 10- bis 20mal wiederholt. Dabei entsteht eine Streuungsfigur, deren Größe und Lage beim Normalen von mir früher beschrieben wurde[1]. Es ergibt sich, daß bei H. B. die Streuungsfiguren der *rechten* Hand im Mittel 5½ cm *links*, die der *linken* Hand im Mittel 5½ cm *rechts* von der gesuchten Marke lagen. Die Streuungsfiguren selbst hatten einen Durchmesser von 1½-3 cm. Genau dasselbe wiederholt sich, wenn man auf der senkrechten Fläche der Wandtafel arbeitet; mit größerem Objektabstand werden die Fehler etwas größer. Irrläufer kommen nicht vor, wie auch jede Ataxie und jeder Tremor fehlt. Die Streuungsfiguren auf horizontaler Fläche lagen rein *seitlich*, ein Fehler in sagittaler Richtung fehlte dabei, ebenso wie ein Höhenfehler bei den Versuchen an der senkrechten Tafel fehlte.
Hier sollen ferner die Versuche angegliedert werden, bei denen die Mitwirkung der Augen insofern erfolgte, als die *Vororientierung*, d. h. die Wahrnehmung des Ziels *vor* der Zielbewegung auf *optischem*, nicht wie bisher auf haptischem bzw. kinästhetischem Wege erfolgte. Hier änderte sich das Ergebnis bei der rechten Hand überhaupt nicht, bei der linken Hand rückte die Streuungsfigur einige Zentimeter näher an die Marke, ohne sie zu erreichen; sie blieb also immer noch rechts vom Ziel. – Die Versuche fielen ferner ganz ebenso aus, wenn man einfach nach dem vorgehaltenen Finger zeigen ließ, ohne die Komplikation des Bleistiftgebrauchs einzuführen; diese Komplikation ist also bedeutungslos für den Lokalisationserfolg (Weiteres s. in Abschnitt D).
Lokalisationen am eigenen Körper. Berührt man, während Pat. die Augen geschlossen hält, einen Augenblick lang eine Stelle der Haut am Kopf, linken Arm oder Hand, an der Brust, und fordert ihn dann auf, die Stelle mit dem Zeigefinger der rechten Hand zu berühren, so zeigt er stets um erhebliche Beträge (5-15 cm) zu weit nach links, häufig zuerst in die Luft, und tastet sich dann etwas näher an die zuvor berührte Stelle heran; endlich macht der zeigende Finger an einer Stelle halt, die auch noch 4-7 cm zu weit

1 v. Weizsäcker, l. c. S 170 ff. Weiteres O. Müller (1923).

links liegt. Diese Abweichungen bleiben dieselben, ob z. B. der linke Unterarm, auf dem lokalisiert werden soll, proniert oder supiniert, ob er quer vor dem Leib gebeugt oder bei erhobenem Oberarm nach der linken Schulter zu gebeugt ist. Stets erfolgen die Fehler nach links, und irgendwie konstante Höhenfehler fehlen. Die analogen Fehler mit Vorbeizeigen nach rechts findet man, wenn der linke Zeigefinger eine berührte Stelle, z. B. am rechten Arm, zeigen soll. Die Abweichungen sind also nicht zurückzuführen auf ein konstant auf der Haut verschobenes Lokalzeichen, sondern sie sind raumsystematisch und völlig entsprechend denen, die beim Zeigen im äußeren Raum erfolgen.

Die Fehlleistungen dieses III. Abschnittes unterscheiden sich grundsätzlich von den bisher beschriebenen, und zwar in zwei Beziehungen. Erstens ist das Phänomen *nicht richtungsparallel*, sondern *richtungssymmetrisch* in den zwei Armen. Es handelt sich um eine medianwärts gerichtete Abweichung beider Seiten. Es schien auch, als würde der Fehler größer, wenn die Ziele nicht in der Körpermediane, sondern lateral lagen, indes fehlen quantitative Bestimmungen darüber.

Zweitens handelt es sich um eine Fehlleistung, deren Eigentümlichkeit es ist, an eine Bewegung gebunden zu sein. Es ist nämlich doch höchst eigentümlich, daß der Kranke ganz unabhängig von aller Optik den Ort, den er, nach einer geltenden Theorie, *kinästhetisch* erkannt hat, sogleich darauf unter Beschränkung auf eben diesen seinen »kinästhetischen« Apparat an einer *anderen* Stelle sucht. Es kann hier eine Fehlleistung entweder in der 1. Phase oder in der 2. Phase des ganzen Aktes vorliegen.

In der 1. Phase, die wir die Vororientierung nannten, haben wir eine Einstellung vor uns, die auf einen Raumeindruck sich richtet, in der 2. Phase dagegen eine Einstellung, die einen Raumausdruck bewirkt[2]. Ob eine Eindrucks- oder eine Ausdruckstäuschung vorliegt und die Nichtübereinstimmung der beiden Lokalisationen bewirkt, ist zunächst offen. Aber gewiß ist, daß es sich um eine Korrespondenzstörung zwischen *Raumeindruck* und *Raumausdruck* handelt, während die Richtungsfehler der früheren Versuche

2 Die Unterscheidung, welche die Worte sensorisch und motorisch, oder Wahrnehmung und Bewegung u. dgl. mehr gebrauchen würde, wird hier absichtlich vermieden, weil jede der beiden Phasen ein im physiologischen Sinne gemischt sensomotorischer Apparat ist.

immer aus einer Korrespondenzstörung zwischen *Raumvorstellung* und *Raumausdruck* resultierten.
Die Tatsache, daß die nach Richtung und ungefährem Betrag gleichen Zeigefehler erhalten werden, wenn eine Vororientierung durch kinästhetische Daten der *zeigenden* Extremität überhaupt nicht in Betracht kommt, nämlich bei den Versuchen, berührte Hautstellen zu zeigen – diese Tatsache spricht wohl eher dafür, daß der Fehler in der zweiten Phase erfolgt, daß er also ein Fehler des Raumausdrucksvorganges ist.
Zwischen den Fehlleistungen des 2. und 3. Abschnittes besteht bis jetzt kein verständlicher Zusammenhang; daß die vorstellungsbestimmten Anomalien richtungsidentisch, die Zeigeanomalien richtungssymmetrisch zur Körpermedianen erfolgen, macht für eine beides umfassende Betrachtung Schwierigkeit. Auf der anderen Seite bleibt doch höchst beachtenswert, daß gerade diese Vereinigung von systematischen Täuschungen über vertikale und horizontale Haltung und ein konstantes Vorbeizeigen bei Zielbewegungen sich auch bei meinem ersten Patienten W. D. fand. Ist der Zusammenhang auch nicht einzusehen, so darf er pathogenetisch doch gewiß nicht als zufällig angesehen werden.
Weil beim Patienten W. D. der ersten Arbeit die Zeigefehler bei Zielbewegungen viel geringer als beim Schlagen nach Bárány ausfielen, wurde schon damals angenommen, daß die beiden Versuche Prüfungen auf wesensverschiedene Funktionen darstellen. Diese Annahme wird durch H. B. zunächst insofern bestätigt, als H. B. im Gegensatz zu W. D. beim Bárányschen Schlagversuch (wie er zweckmäßiger heißen müßte) ganz normal trifft, beim Zielversuch mit langsamer Bewegung beträchtlich abweicht. Die Dissoziierbarkeit der beiden Phänomene ist also auch hier wieder bewiesen.
Noch schärfer als damals läßt sich aber jetzt aussprechen, daß eine Rückkehr des Armes zu seiner Ausgangsstellung wohl überhaupt niemals darauf beruht, daß die bestimmte Lagewahrnehmung der Ausgangsstellung bei der nachfolgenden Bewegung durch einen kinästhetisch geleiteten neuen Vorgang gesucht und schließlich reproduziert würde, so daß die Identität der zuletzt erreichten Lagewahrnehmung mit der früheren etwa das Regulativ und die Bestätigung der Zielerreichung wäre. Schon die bloße Möglichkeit des BáránYschen Vorbeischlagens, wie auch die (von ihm unabhängige) Möglichkeit der langsamen Zielfehlbewegung spricht ge-

gen die wesentliche Bedeutung der Lage- oder Bewegungsempfindungen bei der Ausführung von gezielten Bewegungen.

IV. Das Sehen des Patienten H. B.

Alle bisherigen Fehlleistungen entspringen dem Wegfall der optischen Kontrolle. Ohne optische Kontrolle verfällt der Kranke gleichsam schutzlos einer veränderten Raumwelt, die so eigentlich eine nur *bedingte* Existenz hat. Angesichts der zwei verschiedenen Gruppen beobachteter Fehlleistungen ist es aber nicht angängig, von einer Störung etwa des haptischen Raumes schlechtweg zu sprechen. Ein in Analogie zum Sehraum gedachter »Greifraum« würde einer solchen Duplizität nicht gerecht, und es wäre dann schon notwendig, mindestens einen veränderten Bewegungs- und Stellraum von einem veränderten Greifraum zu unterscheiden. Aber auch hier macht das derzeitige normale Funktionieren von Sitzen, Stehen und Gehen Einschränkungen nötig: wenn die Beine dieselbe scheinbare Horizontale und Vertikale hätten, so würden schwerste lokomotorische Störungen eintreten müssen; solche sind aber zumindest nicht *mehr* vorhanden.
Als ich die bisher gezeigten Störungen in groben Zügen erkannt hatte, rief die Ähnlichkeit mit dem Falle W. D. den Verdacht auf optische Störungen sogleich wach, und um jede suggestive Beeinflussung auszuschließen, stellte ich die Aufgabe, ein Quadrat an die Tafel zu zeichnen. Als ich dann diese Aufgabe bei geschlossenem linken Auge machen ließ, da trat das Vermutete denn auch in klassischer Form ein. Das rechte Auge besitzt einen eigenen und pathologischen Sehraum.
Schon die bisherigen Feststellungen (und die folgende Darstellung des rechtsäugigen Sehraums fügt weitere Gründe hinzu) lassen es vielleicht nicht ratsam erscheinen, dem Begriff des Sehraums, wie er von Hering (1920) aufgestellt wurde, eine immer zunehmende Zahl von analogen Begriffsbildungen, wie Stellraum, Greifraum, an die Seite zu stellen, und auch statt des Sehraumes eine Mehrheit von Sehräumen anzunehmen. Offenbar erleidet der Begriff dadurch eine Verschiebung, die er im ursprünglichen Sinne nicht zuläßt. Andererseits ist es unvermeidlich, in pathologischen Fällen eine Vielheit von *Bezugssystemen* zu unterscheiden, die untereinander nicht mehr diejenige Koinzidenz ihrer Raumdaten besitzen,

die normalerweise besteht: eben dies macht ihren pathologischen Charakter aus. Damit aber verschiebt sich die physiologische Raumlehre in prinzipieller Weise: Statt der Unterscheidung eines objektiven Raumes von einem Sehraum akzeptieren wir jetzt die Unterscheidung zwischen Sehraum und Sehraum, zwischen Sehraum und Stellraum usw. Aber nicht die Unterscheidung verschiedener phänomenaler Eigenschaften dieser Sinnesräume ist das allein Wichtige für uns, sondern auch die *Koinzidenzbeziehungen* zwischen ihnen, und deren Veränderungen oder Störungen sind zugleich Inhalt der Untersuchung. »*Der* Raum« ist so allerdings ohne Interesse und kommt in der Darstellung der Tatsachen jedenfalls nicht vor. Es sollte nicht unterlassen sein, diesen Wandel des Raumbegriffes zu einem Koinzidenzbegriff hier wenigstens anzudeuten. Unverkennbar ist dieser Wandel im physiologischen Forschungsgebiet in deutlicher Analogie zu dem im physikalischen Raumbegriff.

A. Das Sehen mit dem rechten Auge

1. Vertikal und horizontal

Schließt man das linke Auge des Patienten, so ergibt sich:
α) Einen vertikal auf die Tafel gezeichneten geraden Kreidestrich bezeichnet H. B. als eine mit dem oberen Ende nach links geneigte Gerade.
β) Einen horizontalen geraden Strich bezeichnet er als eine nach links geneigte Gerade. –
Zeigt man seinem rechten Auge ein aufrechtes Quadrat und fordert man ihn auf, das, was er gesehen hat, mit beiden Augen zu zeichnen, so zeichnet er ein objektiv nach links um 10-15° geneigtes Quadrat.
Diese Feststellungen wurden zahllose Male wiederholt und fielen stets übereinstimmend aus. Zwischen den ersten und den letzten Beobachtungen liegen fast 3 Monate; dazwischen war Patient 2 Monate zu Hause. Aus der allerersten Beobachtungszeit liegen vereinzelte Zeichnungen vor, wo die Linksneigung der Vertikalen stärker ist als die der Horizontalen, so daß bei Aufgabe »Quadrat« eine Andeutung von Rhombus gezeichnet wurde. Die Täuschung bei der Vertikalen scheint jedenfalls die für H. B. auffallendere und den Gesamteindruck bestimmendere zu sein, wie auch aus anderen

Tatsachen hervorgeht. Die, mindestens im Beginn der Beobachtung, noch vorliegende Möglichkeit, auch *Rhomben* für Quadrate zu halten, ist von Interesse auch darum, weil mein erster Patient W. D. diesen Modus ausschließlich und dauernd bot: er sah die Quadrate nicht sowohl geneigt als vor allem *verzerrt.* Auch er *bemerkte,* wie aus vielen seiner Zeichnungen hervorgeht, die Neigung der o.[3] Vertikalen bei den ersten Versuchen früher und beträchtlicher als die der o. Horizontalen. Die Frage der Verzerrung wird bei Besprechung des Kreises sogleich nochmals berührt werden.

Wenn jemand die Sehdinge nach links geneigt, also im dem Uhrzeiger entgegengesetzten Sinne gedreht, wahrnimmt, so ist logischerweise zu erwarten, daß er sie, wenn man die aufrechten Objekte nach rechts neigt, vertikal, daß er sie, wenn man sie nach links neigt, übertrieben nach links geneigt sieht. *Diese logische Erwartung bestätigte die Untersuchung nicht.*

γ) Zeigt man dem Patienten eine o. aus der Vertikalen nach *links* um 10-20° geneigte Gerade, so erklärt er sie für *senkrecht.*

δ) Zeigt man dem Patienten eine o. aus der Vertikalen 10-20° nach *rechts* geneigte Gerade, so erklärt er sie für *senkrecht.*

ε) Zeigt man dem Patienten eine o. aus der Horizontalen ca. 10° nach *links* geneigte Gerade, so erklärt er sie für *waagerecht.*

ζ) Zeigt man dem Patienten eine o. aus der Horizontalen nach *rechts* geneigte Gerade, so erklärt er sie für *waagerecht.*

η) Zeigt man dem Kranken Gerade, die um 45° nach links bzw. nach rechts geneigt sind, so erklärt er sie im zutreffenden Sinne für nach links bzw. rechts »schräg« oder »geneigt«

Dieses, von allen bisherigen Beobachtungen am meisten überraschende Ergebnis führte zunächst zu den schwerwiegendsten Zweifeln an der Verbindlichkeit der Angaben überhaupt. Die Tatsache, daß der Kranke o. links und o. rechts geneigte Gerade senkrecht, daß er aber o. senkrechte Gerade nach links geneigt sieht (und die Wiederholung dieses Widerspruchs bei den Neigungen der Horizontalen und dieser selbst), werde ich im folgenden kurz als »die Paradoxie« bezeichnen. Daß diese Paradoxie wirklich bei ihm besteht, daß er die betreffenden Wahrnehmungen absolut regelmäßig wirklich so hat, wie sie aufgezählt wurden, geht aus allem Folgenden hervor.

3 o. = objektiv.

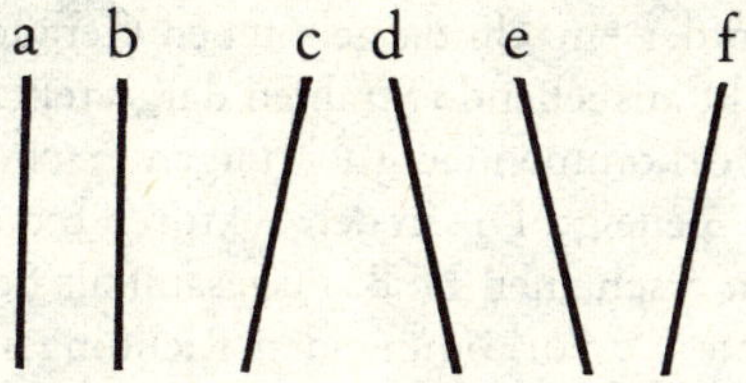

Abb. 6

Zunächst ließ ich ihn an einer großen Anzahl von Strichen ganz verschiedener Neigung in raschem Tempo sagen, wie er sie sah. Seine Angaben wurden zu Protokoll genommen, und nach 10 Minuten wurde der Versuch wiederholt. Das 2. Protokoll stimmte mit dem 1. ausnahmslos überein. – Sodann wurde er aufgefordert, in der Figur der Abb. 6 anzugeben, welche Strichpaare er parallel und welche er nicht parallel sah. In raschem Tempo wurden ihm bezeichnet die Paare ab, bd, cf, bc, de, df, cd, ef. Er gab an: ab, cd, de, ef, cf, df sind parallel; bc und bd sind nicht parallel.
Aus diesen Versuchen läßt sich die durch zahlreiche weiter unten mitgeteilte Beobachtungen immer neu bestätigte Regel ableiten:
H. B. sieht die o. Vertikale und die o. Horizontale zwar nach links geneigt, er sieht aber jede o. um ca. 10-20° aus der Vertikalen abgelenkte Gerade (gleichgültig ob nach links oder rechts) als Vertikale und jede o. um ca. 10° aus der Horizontalen abgelenkte Gerade (gleichgültig ob nach links oder rechts) als Horizontale.
Die Abb. 7 veranschaulicht dieses Verhalten im Sehraum in folgender Weise:

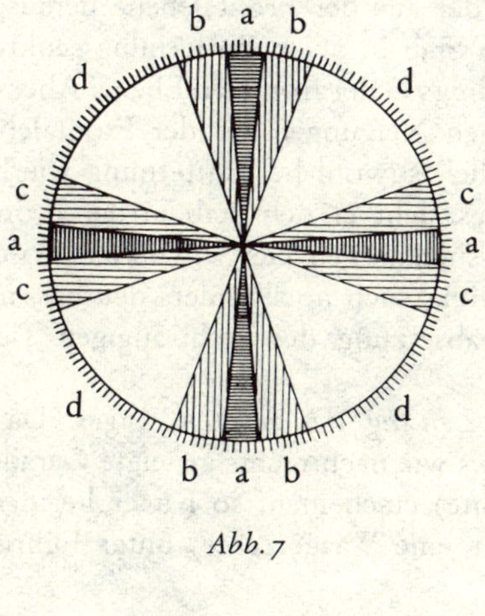

Abb. 7

Die Richtungen der einzeln dargebotenen Geraden werden durch vom Mittelpunkt ausgehende Strahlen dargestellt. Die in den Sektoren a a a a vorkommenden Richtungen erscheinen H. B. nach links um ca. 10° geneigt. Die in den Sektoren b b b b vorkommenden Richtungen erscheinen H. B. insgesamt als Senkrechte. Die in den Sektoren c c c c vorkommenden Richtungen erscheinen ihm insgesamt als Waagerechte. Die in den Sektoren d d d d vorkommenden Richtungen erscheinen entweder steiler oder flacher, als sie in Wirklichkeit sind, je nachdem sie mehr gegen die Vertikale oder mehr gegen die Horizontale zu gerichtet sind. Die Gesamtheit dieser Angaben muß in quantitativer Hinsicht in einem ungefähren Sinne verstanden werden. Streng quantitative oder »Schwellenbestimmungen« über das Richtungsehen liegen bei dem Kranken bisher nicht vor. Dagegen ist das allgemeine *Prinzip* der bei H. B. bestehenden optischen Täuschungen ein undurchbrechbares: wir haben bisher keine Abweichung davon mit Sicherheit festgestellt. Indes ist es eine offene Frage, inwieweit beim Figurensehen und bei Gestaltvorgängen Abweichungen eintreten können. Erinnert man sich, welche Rolle in der Lehre von den sog. geometrisch-optischen Täuschungen des Gesunden gerade Richtungstäuschungen spielen, so wird man auch bei unserem Kranken nicht erwarten dürfen, daß die aufgestellte Grundregel auch im Figurensehen ausnahmslos gilt. Sie gilt zunächst nur für die Darbietung einer einfachen geraden Linie. Der folgende Abschnitt soll verdeutlichen, wie weit sie sich auch noch beim Figurensehen bewährt.

Später fand ich, daß eine analoge Regel vielleicht auch für einen vertikalen Stab, der aus der Frontalebene herausgeneigt ist, gilt. Wenn man einen Stab in 2½ m Entfernung senkrecht vorhält, so sieht er ihn allerdings in der frontalen Ebene. Aber er sieht auch bei sehr beträchtlichen Neigungen aus der Frontalebene heraus den Stab frontalparallel; sowohl bei Entfernung wie bei Annäherung des oberen Endes sieht er den Stab in der Frontalebene. Indes bleibt dieser Versuch wegen der Schwierigkeit der monokularen Tiefenwahrnehmung auch noch anders deutbar, nämlich eben als eine starke Herabsetzung des rechtsäugigen Tiefensehens (vgl. unter B.).

Zeichnen unter Leitung des rechten Auges. Da dem Patienten sowohl nach links wie nach rechts geneigte Gerade als Senkrechte (bzw. Waagerechte) erscheinen, so hat er bei der Aufgabe, eine Senkrechte (oder eine Waagerechte) unter Führung des rechten

Auges zu zeichnen, die Wahl zwischen zwei Ausführungen. Wie verhält er sich bei dieser Aufgabe? Er zeichnet ausnahmslos eine objektiv nach links geneigte Gerade, sowohl im Falle der Senkrechten wie dem der Waagerechten. Er wählt also den Modus, den wir aus den statokinetischen Versuchen bereits kennen und der nach dem Falle 9 der Übersicht S. 245 schon zu erwarten war. Er wählt unwillkürlich zur motorischen Produktion von Richtungen, die seinem rechten Auge senkrecht und waagerecht *erscheinen*, den Falschraum seiner *statokinetischen* Leistungen, d. h. er folgt der mit diesen schon vorgegebenen Disposition.

2. *Ebene Figuren*

Die Figuren dieses Abschnittes stammen aus einer Sammlung von über 100 Zeichnungen des Patienten, die er, da er Lehrer ist, ohne jede Schwierigkeit nach Vorbildern in wenigen Sekunden und fast immer nach einmaligem kurzem Betrachten des Vorbildes ausführte. Wo nichts anderes bemerkt ist, da wurde das Vorbild an die Wandtafel gezeichnet, dann einige Sekunden dem allein offenen *rechten* Auge des Patienten exponiert, worauf dieser unter Benutzung *beider Augen* auf einem Zeichenblock aus der *Erinnerung* reproduzierte, was er gesehen hatte. Hier tritt also der ungeheuere Vorteil gegenüber dem Patienten W. D. zutage, insofern als die bloß monokulare Störung bei H. B. eine Transposition des Phänomens in den normalen Sehraum des andern Auges gestattet. Denn bei W. D. waren wir auf die verbale Beschreibung beschränkt, hier kann das pathologische Vorstellungsbild unter Führung eines physiologisch intakten optischen Apparates reproduziert werden.
Aus Raumgründen sind Vorbild und Abbild verkleinert wiedergegeben. Wie später noch gezeigt wird, sind Entfernung der Objekte und Größe der Figuren *ohne* hier in Betracht kommenden Einfluß auf das Richtungsehen, und es kommt daher keine Fehlerquelle dadurch herein, daß das Vorbild in 2½ m Entfernung etwa 30-50 cm groß an der Tafel stand, während das gezeichnete Abbild im allgemeinen nur einen Durchmesser von 2-3 cm hatte.
Die meisten Figuren in Abb. 8 erläutern sich selbst. Links bringen wir jeweils das Vorbild, rechts die Zeichnung des Patienten. Fig. 1-6 enthalten die Belege zu den Sätzen α-ζ (S. 253 f.), Fig. 7-17 erweisen ihre Stichhaltigkeit bei Kombinationen zweier Gerader.

Die Fig. 18 und 19 bringen zuerst über die Grundregel Hinausgehendes. Was geschieht, wenn zwei Gerade, die sich o. kreuzen, in Richtungen dargeboten werden, in denen sie beide nach der Paradoxieregel z. B. senkrecht erscheinen müssen, also parallel? Er sieht sie parallel! Dabei tritt aber die Schwierigkeit auf, daß der Kranke etwas sieht, was zeichnerisch offenbar nicht wiederzugeben ist, nämlich eine Vereinigung von Parallelitätseindruck mit gleichzeitig stellenweiser Berührung der sonst getrennten parallelen Geraden, ein Widerspruch, der im normalen Sehen zunächst undenkbar ist, wenn wir nicht auf gewisse geometrisch-optische Täuschungen rekurrieren, von denen unten die Rede sein wird. Solche Eindrücke sind beim Abzeichnen für H. B. eine große Schwierigkeit, der er oft Ausdruck gibt mit Wendungen, die sagen sollen, daß er seine Zeichnung als inadäquat empfindet, daß sie ihn selbst nicht befriedigt. Er sagt dann: »Ich weiß nicht, wie ich das zeichnen soll«. Wenn solche Bemerkungen fielen und B. die Zeichnung als nicht ganz adäquat empfand, so ist der Figur in Abb. 8 ein + beigegeben. – Man könnte auf den Gedanken kommen, daß die sich kreuzenden Geraden als Ganzes ausgerichtet und so parallel gesehen würden. Es wurde deshalb eine derselben rot gezeichnet (gestrichelt in der Figur). Das Ergebnis (Fig. 20 und 21) entsprach dem nicht: die Parallelen wurden vielmehr so gesehen, daß sie in der Mitte ihre Farbe wechselten. Daß nun der Kranke überhaupt im allgemeinen nicht befähigt ist, spitze Winkel zu sehen, sondern sie stets in zwei Parallele auflöst, wird später noch zur Sprache kommen.

Legt man nunmehr *Dreiecke* vor, so zeigt sich, daß diese Figur (soviel wir bisher ermitteln konnten) in der Sehwelt seines rechten Auges überhaupt nicht mehr vorkommt: er hat einen »dreiecklosen« Sehraum. Diese Tatsache wird sowohl durch die Fig. 24-27, 51-55 illustriert wie dadurch, daß in keiner der vielen komplizierteren Zeichnungen bisher ein geschlossenes Dreieck beobachtet wurde. Während die Erscheinungen mit spitzwinklig gekreuzten Geraden aus unserer Hauptregel noch abzuleiten waren, ist dies für den Befund mit Dreiecken nicht ohne weiteres möglich. Bei genauerer Überlegung wird aber sogleich klar, daß die Richtungsänderung, die wahrscheinlich *sämtliche* Richtungen im rechtsäugigen Sehen des H. B. erfahren, stets zu beträchtlichen *Größenänderungen* der betreffenden Dreiecke führen würde, so daß z. B. der Schnittpunkt zweier Seiten weit über das ursprüngliche Areal der

Figur hinausrücken müßte. Derartiges findet in der Wahrnehmung von H. B. aber durchaus nicht statt, sondern die o. geschlossene Figur bleibt zwar eine auf ähnlichen Raum begrenzte, aber doch wird sie zugleich irgendwie offen gesehen. Redet man H. B. zu, indem man ihn auf diesen Widerspruch aufmerksam macht, so hört man, daß das freilich sonderbar sei, aber es sei doch so; eine Figur, wie die Fig. 54 oder 55, schließt er dann an der offenen Stelle auch auf solches Zureden hin mit einer 4. Geraden ab, aber man merkt, daß dies ein unadäquater Notbehelf ist. Was er an dieser Stelle eigentlich sieht, ist bisher nicht deutlich geworden und ist vielleicht mit zeichnerischen Mitteln überhaupt nicht deutlich zu machen. Diese Verhältnisse sind übrigens genau dieselben, wenn aus weißem Papier geschnittene Dreiecke auf dunklem Grund vorgelegt werden. Die Erfüllung der Figur durch eine eigene Farbe scheint jedenfalls hinsichtlich der in Rede stehenden Eigenschaften nichts zu ändern.

Die folgende, Quadrate, Rhomben und Trapeze enthaltende Reihe von *Vierecken* zeigt die strenge Gültigkeit der Grundregel und nichts über sie Hinausgehendes (Fig. 29-34). Dagegen ist die Zeichnung, die H. B. von einem Drudenfuß und von einer Art Windrose gibt, wiederum sehr frappant (Fig. 35, 36): beide löst er in rechtwinklige *Gitter* auf. Hier hätte man erwarten können, daß wenigstens die in der Windrose enthaltende Vertikale und Horizontale in der sonst üblichen Neigung erscheinen würden. Beide fehlen. Man wird bei der Kompliziertheit, die bei diesen Figuren schon vorliegt, zunächst ganz offen lassen müssen, ob hier nur gewisse Dinge übersehen wurden oder ob hier gewisse Um- und Neugestaltungen stattfinden, welche sich der bisherigen Betrachtungsform entziehen und mehr den Gestaltprozessen zuzurechnen sind. Daß etwas Derartiges vorliegen könnte, dafür sprechen jedenfalls auch die folgenden Figuren 37-41, in denen deutlich wird, daß auch dann, wenn von zwei sich sehr spitzwinklig kreuzenden Geraden die eine die ausgezeichnete Stellung o. vertikal oder o. horizontal besitzt, sie darum doch nicht entsprechend den Sätzen α und β geneigt erscheint, sondern sie erscheint *parallel.* Dies ist wohl die erste *sichere Ausnahme* unserer Hauptregeln, und sie besagt, daß das kranke Auge überhaupt

ϑ) *alle Winkel, die kleiner als ein gewisser spitzer Winkel sind, nicht mehr als Winkel, sondern als Parallele sieht*, ein Verhalten, welches wir als *Paralleltendenz* bezeichnen können.

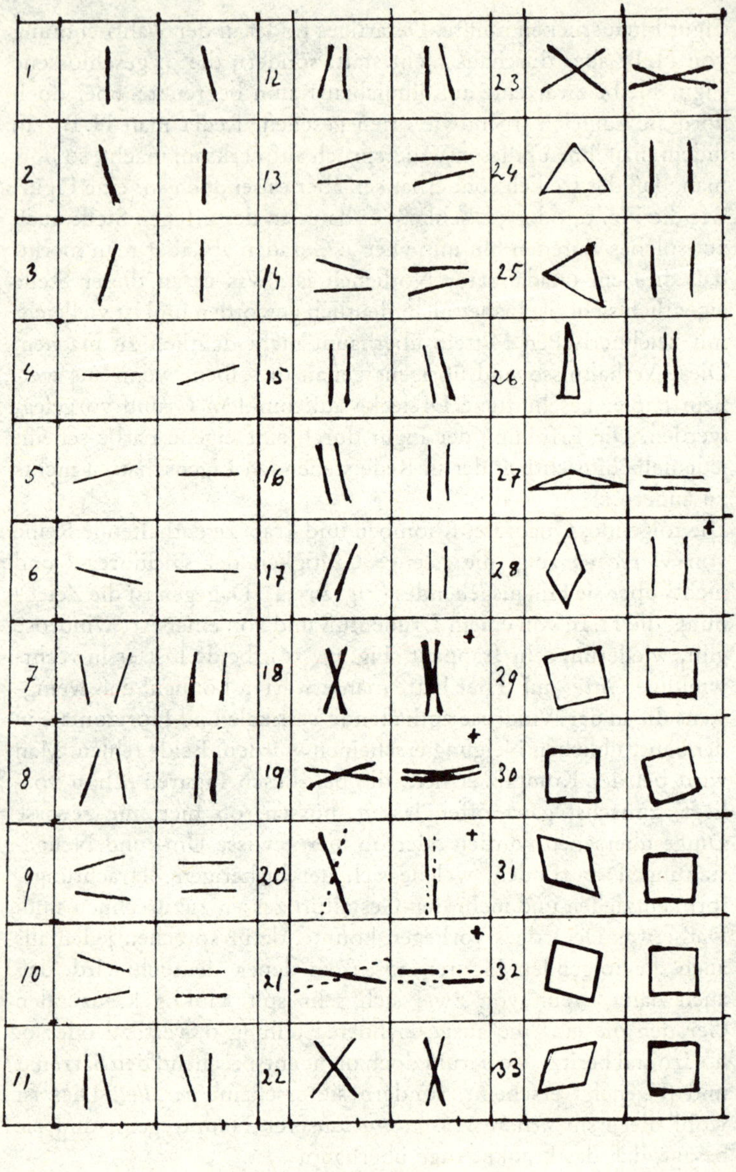
1
12
23
2
13
24
3
14
25
4
15
26
5
16
27
6
17
28
7
18
29
8
19
30
9
20
31
10
21
32
11
22
33

Abb. 8, Fig. 1-33

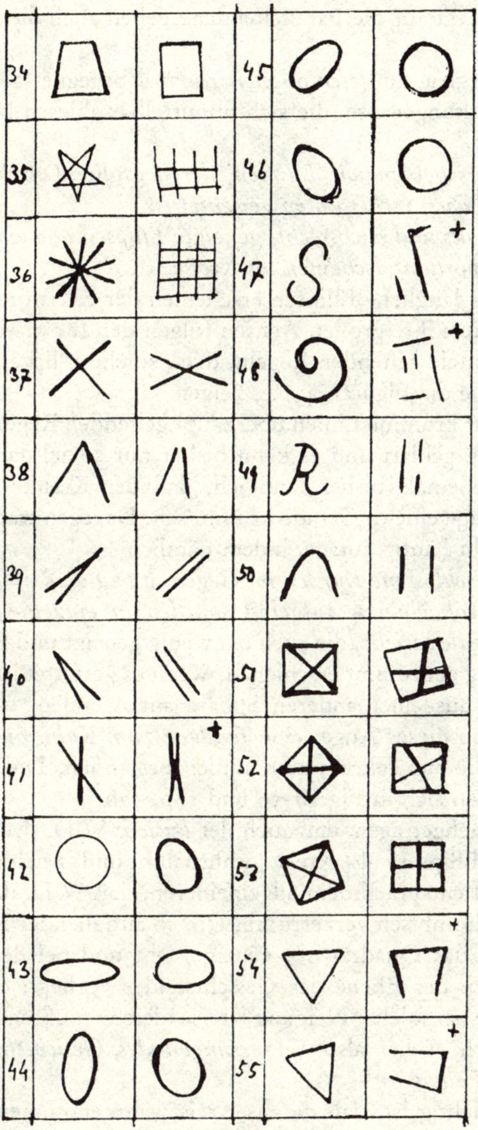

Abb. 8, Fig. 34-55

Weitere Belege für die Paralleltendenz geben auch die Figuren 47-50.
Beim Übergang zu *geschlossenen Kurven* begegnet abermals eine neue Verhaltungsweise, die sich unmittelbar ablesen läßt (Fig. 42-46):
ι) *Kreise erscheinen wie Ellipsen, deren großer Durchmesser von links oben nach rechts unten gerichtet ist.*
ϰ) *Nach links und nach rechts geneigte Ellipsen von einer gewissen Achsenproportion erscheinen als Kreise.*
Übermäßig längliche Ellipsen erscheinen der Kreisform ein wenig angenäherter; ihre großen Achsen folgen den für o. Vertikale und o. Horizontale geltenden Regeln, d. h., solche Ellipsen erscheinen geneigt, wie die Figuren 43, 44 zeigen.
Die nun für krumme Linien überhaupt geltenden Regeln sind noch nicht völlig geklärt und es kann bisher nur soviel darüber gesagt werden: Niemals bisher fand ich, daß der Kranke mit seinem rechten Auge eine o. Gerade krumm sah. Dagegen trat das Umgekehrte recht häufig zutage, indem nämlich
λ) *nicht geschlossene Kurven im Gegensatz zu dem an Kreisen und Ellipsen beobachteten aufgelöst wurden in einzelne horizontale oder vertikale Striche,* die auch ein wenig geneigt und zuweilen ein klein wenig gekrümmt erschienen. Wenn es gestattet ist, hier einen Ausdruck aus einer anderen Sphäre anzuwenden, so zeigte die Sehfunktion dieses Auges eine *Tendenz zum Kubismus* gegenüber Figuren, die aus gekrümmten Linien bestanden. Die besten Beispiele finden sich in Fig. 47-50 und 56b, 57b.
Hier sei nachgetragen, daß auch der *Patient* W. D. (l. c.) Kreise als Ellipsen, Ellipsen als Kreise wahrnahm und zeichnete. Dieser Tatbestand entsprach dem allgemeineren, daß W. D. das aufrechte Quadrat rhombisch verzerrt sah. Um so auffallender ist, daß auch H. B., der das Quadrat nur geneigt sieht und bei dem also eine Drehung *in* der Ebene des Gesichtsfeldes vorliegt, ebenfalls die Kreise, die bei solcher Neigung Kreise bleiben müßten, als Ellipsen sieht. Auch er hat also *Verzerrungen des Gesichtsfeldes in bestimmten Fällen.*
Ebenso wichtig ist, daß die als Kreis wahrgenommenen Ellipsen ebensogut nach links als nach rechts geneigt sein können. Wir finden also die als »Paradoxie« bezeichnete Erscheinung hier von neuem. Auch der Patient W. D. zeigte bei der Wahrnehmung der Ellipsen diese Paradoxie – eine Feststellung, deren Bedeutung mir

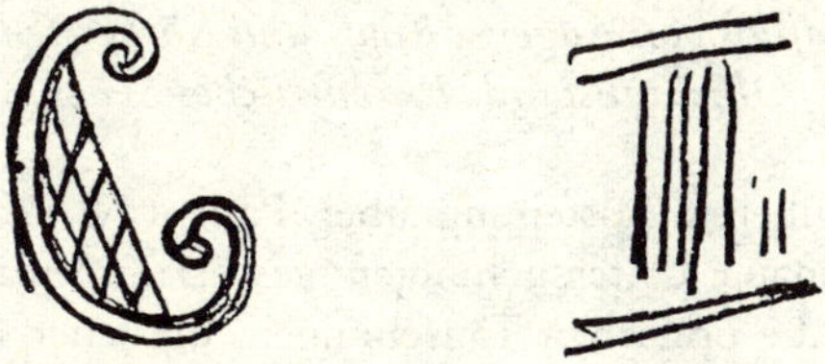

a b

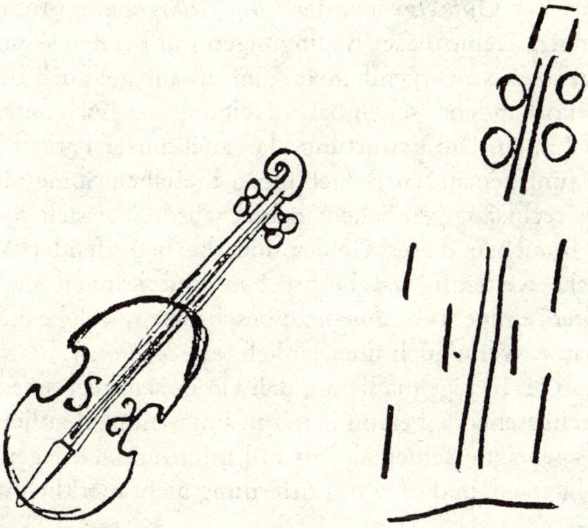

a b

Abb. 8, Fig. 56 und 57

damals leider entging und die ich, da sie erst ganz am Ende der Beobachtungszeit gemacht wurde, wohl ganz mit Unrecht sehr skeptisch beurteilte. Mit hierauf beruht eine Bemerkung (l. c., S. 155) meiner ersten Arbeit, daß die späteren Beobachtungen nicht mehr ganz zuverlässig erschienen. –

Die schwere Störung des Figurenerkennens bei Sehen mit dem rechten Auge bringt es auch mit sich, daß H. B. mit diesem Auge nicht lesen kann. Er erkennt zwar einzelne Buchstaben und Worte besonders in Antiqua zuweilen ganz gut; aber Schreibschrift und gotischen Druck kann er nicht lesen. Den Buchstaben R in Fig. 49 z. B. erkannte er nicht. Ebensowenig erkannte er die Geige der Fig. 57a.

3. Einfluß von Augen-, Kopf- und Körperstellung. Objektabstand. Exzentrisches Sehen

In meiner früheren Mitteilung über Patient W. D. wurden auf zahlreiche genaue Untersuchungen gestützte Angaben darüber gemacht, ob die optischen Täuschungen, die jener Patient hatte, von der *Kopfstellung*, der *Augenstellung* (Blickrichtung), der *Körperstellung*, der *Objektgröße*, der *Objektumgebung* (Tubusversuche) abhingen. Keine dieser Bedingungen war bei den verschiedensten Variationen von irgendeinem Einfluß auf die auch bei jenem Kranken vorhandene scheinbare Neigung o. horizontaler und vertikaler Linien. Die Erwartung, daß auch unser Patient H. B. in jeder der fünf genannten Beziehungen dieselben Sinnestäuschungen seines rechtsäugigen Sehens haben würde, hat sich voll bestätigt. Wir brauchen dieses Gebiet und die betreffenden Versuche daher nicht weitläufig zu besprechen und können uns darauf beschränken, einige *Ausnahmen* zu beschreiben, welche die vorstehenden Sätze, wenn auch unerheblich, *einschränken*.

Erstens gab H. B. regelmäßig an, daß ein o. senkrechter Stab oder eine aufrecht stehende Person in 6-7 m Entfernung deutlich stärker nach links geneigt erschien als in 1 m Entfernung. Dagegen war die Neigung in 20 cm und ca. 2 m Entfernung nicht merklich verschieden.

Zweitens gab H. B. wiederholt an, daß ihm, wenn er eine 50 cm lange o. senkrechte Gerade an der Tafel aus 0,5 oder 1 m Entfernung betrachtete, ihre Neigung bei Fixierung des unteren Endes ein wenig stärker schien als bei Fixierung des oberen Endes. Die Differenzen schienen nicht sehr groß zu sein, denn wenn z. B. ein etwas kleineres Quadrat nacheinander an den vier Ecken fixiert wurde, so erschien seine Neigung jedesmal als dieselbe und alle vier Winkel als rechte. Sehr auffallend wurde der Effekt nur dann, wenn ein 10 cm langer, senkrechter Papierstreif in Höhe des Fußbodens in 1½ m Entfernung vorgehalten und nun vom Pat. bei rückwärts gebeugtem Kopf, also bei *extremer* Blicksenkung betrachtet wurde; dann erschien die Neigung nach links sehr stark, angeblich bis fast zur Horizontalstellung. Es dürfte sich also um eine Wirkung extremer Blicksenkung handeln. Ein ähnliches Phänomen wurde in keiner anderen Sekundär- oder Tertiärstellung des Bulbus beobachtet. Übrigens erschien auch die Linksneigung einer o. Horizontalen bei starker Blicksenkung nach dem Boden auf

angeblich etwa 40° verstärkt. – Wird der Kopf nach dem Boden vorwärts geneigt, so daß das Auge in Primärstellung fixieren kann, dann fehlen diese Erscheinungen ebenfalls vollkommen. Es sind diese Beobachtungen von erheblichem Interesse für die Frage, wie weit eine veränderte Bulbomotorik Teil an der pathologischen Gesamtveränderung des rechten Auges hat.
Endlich ist anzuführen, daß die scheinbaren Schrägstellungen o. horizontaler und vertikaler Gerader auch im *exzentrischen* Sehen des rechten Auges unverändert nachweisbar sind, wie sich mit kurzen Papierstreifen leicht zeigen ließ.
Die Erscheinungen des AUBERTschen Phänomens, die in diesem Zusammenhang von hervorragendem Interesse sein werden, konnten bei H. B. noch nicht klargestellt werden. Eine Beeinflussung der Phänomene durch kalorische Labyrinthreize und auf dem Drehstuhl verbietet sich bei ihm durch die außerordentliche, sofort zu Kollapsen führende Überempfindlichkeit.

4. *Bewegungsphänomene*

Das Sehen von Bewegungen bleibt in der Hauptsache einer späteren Mitteilung überlassen. Hier können nur einige Fragen besprochen werden, welche sich aus den soeben besprochenen Tatsachen heraus aufdrängen und deren Gemeinsames darauf hinausläuft. Wenn ein Auge die Formen der Dinge gegenüber der Norm verzerrt sieht und wenn diese Verzerrungen je nach der o. Stellung ganz verschiedene und auch, wie im Falle unserer »Paradoxie« gegensinnige sind, dann muß bei *Bewegungen* der Objekte der Figureneindruck (»Kreis«, »Dreieck«) sich ändern. Die Form der Sehdinge wird also abhängig von ihrer Stellung im o. Raum und damit auch von ihrer Bewegung im o. Raum.
Wenn man z. B. dem rechten Auge von H. B. einen offenen Winkel von 60° zu einer drehbaren Scheibe zuerst in einer Position a und dann in einer Position b zeigt, so sieht er z. B. a wie »zwei Senkrechte in ganz spitzem Winkel« und b wie »ein rechter Winkel«. Fängt man jetzt an, langsam zu drehen, so geht die Winkelöffnung auf und zu, wie ein Maul auf und zu geht. Bei schnellerer Rotation, bei der aber der Normale den Figureindruck noch bequem festhalten kann, sieht H. B.: »Abwechselnd eine Senkrechte und eine Waagerechte«. – Ergänzt man a zu einem

gleichseitigen Dreieck, so heißt es zunächst: »Ich sehe zwei Parallele senkrecht«. Bei langsamer Drehung nach rechts »neigen sie sich bis zu etwa 30°, dann stehen sie plötzlich wieder senkrecht«. Sieht man eine Bewegung *zurück*? »Nein; wie wenn zwei neue plötzlich herauskämen; dabei ändert sich der Abstand der beiden und wird bald größer bald geringer«. Diese letzte Bemerkung konnte Patient auch durch eine Reihe in den verschiedenen Phasen aufgenommener Skizzen sehr gut illustrieren. Wir bemerken also auch hier Bewegungsphänomene innerhalb der Figur, *Bewegungen der Figurteile zueinander*. Daneben aber tritt ein Zweites auf, nämlich *sprunghafte Veränderungen*. Drehte man noch rascher, so trat leicht ein Flimmern auf, in dem senkrechte und waagerechte Striche die Hauptrolle spielen.

Die rotierenden Figuren interessieren auch darum, weil das Logikwidrige der »Paradoxie« dabei auffälliger werden mußte. Wenn nämlich eine aufrechte, aber nach links geneigte Gerade in eine senkrechte Position überführt wird, so muß für H. B. nach der paradoxen Regel der Eindruck entstehen, als ob eine Senkrechte sich nach links neige. Die Frage entsteht: sieht er in diesem Falle eine Bewegung des oberen Endes nach links im Widerspruch mit der objektiven Bewegungsrichtung, oder sieht er die Bewegung des oberen Endes so wie sie erfolgt nach rechts und im logischen Widerspruch damit eine Neigung aus der Vertikalen in die Linksrichtung? Dies letztere ist der Fall. H. B. gibt immer die *Drehrichtung* in solchen Fällen o. richtig an, sieht aber zugleich den dieser Drehrichtung widersprechenden *Richtungseffekt* am Sehding. Er hat also eine logikwidrige Wahrnehmung. Er sieht die Widersprüche theoretisch vollkommen ein, ohne mit dieser Einsicht den paradoxen Eindruck im Sehen selbst aufheben zu können. Er sagt: »Ich weiß nicht, wie das möglich ist«.

5. Wie sieht H. B. das Zimmer mit dem rechten Auge?

Wenn H. B. wie bisher einfache geometrische Linien und Figuren an der Tafel des teils mit Tageslicht, häufiger mit elektrischem Deckenlicht erleuchteten Laboratoriumsraumes betrachtet und beurteilt, so ist dies eine wesentlich andere und vergleichsweise künstlichere Leistung, als wenn er einfach den Eindruck beschreiben soll, den die Raumnatur dieses Laboratoriumzimmers auf ihn macht. Es soll nicht versucht werden, diese beiden Dinge theoretisch aufeinander zu beziehen und auseinander abzuleiten. Aber zur Vervollständigung einer Deskription ist der Eindruck des geschlossenen Raumes von Wert. Zunächst ist zu sagen, daß alles folgende streng *egozentrisch* in bezug auf den Patienten gilt: wenn er den Fußboden nach links geneigt sieht und sich nun um 180° dreht, so sieht er ihn selbstverständlich auch jetzt nach links, mithin im objektiv entgegengesetzten Sinne geneigt: die o. Richtungskonstanz der Sehdinge ist für sein rechtes Auge selbstverständlich auch in diesem Falle aufgehoben – genau wie beim Patienten W. D.

Bei frontaler Stellung und Blick gegen eine der vier Wände also erscheint der Fußboden und die Decke nach links unten hängend. Beachtet dann Patient die rechtsliegende Ecke, ohne jedoch dorthin den Blick zu wenden, so scheint es ihm doch, als ob Boden und Decke nach rechts hinüber konvergierten, so daß sie sich außerhalb des Zimmers irgendwo schneiden müßten; in dem Maße ist dies der Fall, daß nach ganz rechts die Decke sich zu senken scheine, ohne darum gewölbt oder geknickt zu erscheinen. Die Wände des Zimmers erscheinen insgesamt *nicht* geneigt, sondern als senkrechte Flächen. – Die kreisrunden Lampenteller an der Decke erscheinen, als ob sie oval wären.

Wie ich schon in meiner Mitteilung über Patient W. D. hervorhob, führt die Vergleichung der statisch-kinetischen Fehlleistungen mit den optischen, aber auch die der optischen untereinander, zu Widersprüchen, wenn man davon ausgeht, daß jede o. Horizontale oder o. Vertikale im gleichen Sinn um gleiche Beträge abgelenkt erscheinen müßte. Auch wurde betont, daß schon die Verhältnisse der Perspektive es mit sich bringen, daß bei gegebenen Winkeln in der Projektion auf die Retina verschiedene Raumauffassungen möglich sind und daher das dreidimensionale Sehen unübersehbare Möglichkeiten mit sich bringt, weil diese gewisse Mehrdeutigkeit des Gesichtsfeldes besteht. Die Probleme des perspektivischen Sehens bei H. B. zu klären, wird voraussichtlich eine langwierige Aufgabe sein, und es können hier zunächst nur ein paar charakteristische Tatsachen erwähnt werden. Wir wissen, daß er in der frontalen Ebene einen Kreis als Ellipse, eine geneigte Ellipse als Kreis sieht. Wie erscheint ihm eine Kreisscheibe, die aus der Frontalebene so herausgedreht wird, daß sie perspektivisch als Ellipse projiziert ist? Die Kreisscheibe erscheint ihm auch jetzt als

Ellipse, obwohl die Netzhautprojektion jetzt die Form einer Ellipse hat, welche doch in Frontalebenen als Kreis erscheint. Wir müssen also schließen, daß die Gesetze der Perspektive beim Räumlichsehen des rechten Auges in Rechnung gezogen werden wie sonst auch.

Daß aber trotzdem das monokulare Räumlichsehen des rechten Auges stark gestört ist, zeigt folgender Versuch: wird ein Stab von 1,3 m in 2½ m Entfernung senkrecht in der Frontalebene gehalten und nun um erhebliche Beträge aus ihr herausgedreht, also so, daß sein oberes Ende dem Kranken bald zu-, bald von ihm weggeneigt wird, so bemerkt er *diese* Neigungen überhaupt nicht; er sieht den Stab immer frontal senkrecht. Dabei kam das Licht von oben, so daß die Beleuchtung des Stabes sich charakteristisch mit der Stellung änderte. Auffallend war nur, daß der mit dem oberen Ende auf Patient zugeneigte Stab regelmäßig als verkürzt, der von ihm weggeneigt als verlängert – obschon beidemal senkrecht – erschien. Wir haben diesen Versuch schon früher kennengelernt und es ist, wie dort (S. 256) bemerkt wurde, möglich, daß die scheinbare Aufrichtung des vom Patienten weg- und auf ihn zugeneigten Stabes vielleicht ein Analogon zur Paradoxieregel der scheinbaren Aufrichtung im Gesichtsfeld nach links und rechts geneigter Gerader darstellt.

B. Das binokulare Sehen

Daß der Kranke bis zu seiner Untersuchung in der Klinik nicht wußte, daß er auf dem rechten Auge anders und schlechter sieht, ist an sich nicht überraschend. Wir wissen daher auch nicht genau, seit wann die Abnormität besteht (vgl. Anamnese). Die in neuerer Zeit wiederholten, aber vergeblichen Versuche, durch eine Brille zu helfen, besagen nur, daß nach der schweren cerebralen Erkrankung 1923 das Lesen sehr erschwert war. Wir wissen nicht, wodurch. Da er aber seit Monaten wieder als Lehrer berufsfähig ist, so hat der binokulare Apparat wohl Zeit gehabt, sich auf neue und zurzeit stationäre Verhältnisse einzustellen.

Wenn man im Dunkelraum einen Lichtpunkt beobachten läßt und das linke Auge unmerklich verdeckt, so weicht der Lichtpunkt nach links ab. Die latente Divergenz der Augen wurde in der hiesigen Augenklinik zu 6° bestimmt. Im allgemeinen klagt der

Patient nicht über Doppelbilder. Die Anamnese berichtet bei der zweiten der beiden schweren Erkrankungen von vorübergehendem *Doppeltsehen.* Dies ist aber seither nie wiedergekehrt und ein Strabismus ist bei der einfachen Betrachtung der Augen in keiner Stellung zu bemerken. Trotzdem hat B. auch jetzt, besonders wenn er müde wird, unzweifelhaft gelegentlich binokulare Doppelbilder, und zwar beim Blick nach rechts. Setzt man bei dieser Blickrichtung vor das linke Auge ein Rotglas, so steht das rote Bild links. Dabei erscheinen die beiden Bilder eines senkrechten, weißen Papierstreifens nach unten konvergent. Ausnahmsweise glaubt Patient auch beim Blick geradeaus ein Doppelbild zu haben, niemals dagegen beim Blick nach links. Ohne besondere Vorrichtung bemerkt er niemals Doppelbilder.

Die Frage nun, ob bei H. B. trotz der schweren Störung binokulare Funktionen stattfinden, muß, wie das Folgende zeigt, wohl entschieden bejaht werden. Es wurde schon erwähnt, daß er Schwierigkeit hat, stark zu konvergieren. Daß aber eine entschiedene *Fusionstendenz* bei ihm noch besteht, beweisen seine Angaben, wenn man ihm im Stereoskop zwei o. senkrechte Linien oder zwei einfache Figuren vorgibt. Dann hört man: »Jetzt sehe ich zwei Linien, die eine ist geneigt; jetzt laufen sie aufeinander zu, jetzt sehe ich nur noch senkrechte«. Ist es dann so weit, so erfolgt bei Wiederholung des Versuchs dasselbe wieder, nur viel schneller, und schließlich kommt ein Doppelbild gar nicht mehr zustande. Alles dies erfolgt wie beim Normalen.

Sodann konnten untrügliche Beweise erbracht werden, daß H. B. noch eine *binokulare Tiefenwahrnehmung* hat. Weniger fällt vielleicht ins Gewicht, daß er am Stereoskop bei Vorlegung einer Landschaft bestimmt erklärt, viel schöner raumhaft zu sehen, wenn beide Augen sehen, als wenn das linke Auge allein sieht. Hier sind subjektive Täuschungen denkbar. Aber es gelang mit einfachen Figuren (nicht mit komplizierteren), wie sie z. B. auf den Pulfrichschen Prüfungstafeln (Nr. 1) vorliegen, in einer ganzen Reihe von Fällen, von H. B. richtige, d. h. dem normalen stereoskopischen Sehen entsprechende Angaben über die relative Tiefenlage der einzelnen Figuren zueinander zu erhalten – allerdings nicht ebenso vollständig differenziert wie vom normalen Menschen. Ein stereoskopisches Glanzphänomen war nicht zu erzielen.

Endlich ließ sich mit der Heringschen Glasperlenprobe, am einwandfreisten aber mit dem HELMHOLTZschen Dreistäbchenversuch zeigen, daß die binokulare Tiefenwahrnehmung besser ist als die linksäugige, die linksäugige wiederum besser als die rechtsäugige.

Durch einen Spalt beobachtet Patient zwei gleichweit entfernte senkrechte Stricknadeln, die einen Abstand von 8 cm haben und in etwa 50 cm Augenabstand aufgestellt sind. Eine dritte Nadel ist zwischen beide auf gleichen Augenabstand einzustellen, und zwar vom Versuchsleiter nach Angabe des Patienten. Dabei ergaben sich folgende Einstellungen:

(n = näher als die beiden festen Nadeln, w = weiter als die beiden festen Nadeln.)

binokular	linkes Auge	rechtes Auge
n 0,5 cm	w 1,8 cm	w 0,5 cm
n 0,4 cm	n 1,5 cm	n 5,5 cm
n 0,5 cm	w 0,7 cm	n 6,4 cm
n 0,4 cm	w 1,9 cm	n 6,5 cm
n 0,6 cm	w 0,3 cm	n 3,0 cm
n 0,4 cm	n 1,4 cm	n 2,0 cm
n 0,7 cm	n 1,0 cm	n 1,7 cm
n 0,4 cm	n 0,4 cm	n 2,8 cm
n 0,6 cm	n 1,6 cm	n 3,0 cm
n 0,8 cm	w 0,4 cm	n 2,9 cm

Der Versuch zeigt klar, daß die Leistung bei binokularem Sehen ein Mehrfaches besser ist als bei linksäugigem Sehen, ein Beweis, daß die Mitwirkung des rechten Auges für die Tiefenlokalisation durch den Faktor der Konvergenz usw. stattfindet. Dies ist der Fall, obwohl die Tiefenlokalisation des rechten Auges allein noch erheblich schlechter ist als die des linken Auges allein. Wieweit dabei die Querdisparation in Frage kommt, ist noch nicht sicher entschieden.

Es muß danach als sichergestellt betrachtet werden, daß bei H. B. trotz der Richtungstäuschungen im Gesichtsfeld und trotz der Unterwertigkeit des rechten Auges, wie sie aus dem nächsten Abschnitt noch weiter erhellt, doch binokulare Funktionen, Fusion sowohl wie Tiefenwahrnehmungen, stattfinden. –

Für theoretische Fragen wäre es hervorragend wichtig zu wissen, ob bei raschem Wechsel von links- zu rechtsäugigem Sehen eine Vereinigung der beiden monokularen und in den Richtungen der Sehdinge ungleichen Bilder stattfindet, so daß ein *Bewegungsphänomen* wahrgenommen wird. Da eine Senkrechte nur links senkrecht, rechts aber geneigt gesehen wird, so kann dieser Übergang von links- zu rechtsäugigem Sehen entweder als Bewegung oder als unvermittelter Sprung erscheinen. Leider liegen hierüber widersprechende Protokolle vor. Wenn in rascher Abwechslung bald das linke, bald das rechte Auge durch ein Kartonblatt verdeckt wurde, so sah H. B. beim ersten Versuch deutliche Bewegung, bei eine Woche später vorgenommener Prüfung indessen keine Bewegungen mehr. Wahrscheinlich ist also der Eintritt des Bewegungsphänomens doch nicht prinzipiell ausgeschlossen, und es ist denkbar, daß eine gewisse Ermüdung sein Zustandekommen stört. Jedenfalls sah H. B. in der ersten Untersuchungszeit sowohl eine vertikale wie eine horizontale Gerade an der Tafel bei alternierender Augenbedeckung deutlich pendelnde Bewegungen ausführen.

C. Andere optische Leistungen

Schon aus der Anamnese geht hervor, daß der Patient zur Zeit seiner Erkrankung gegen gewisse optische Eindrücke hochgradig empfindlich war. Die Dinge, die dort beschrieben sind, kann man auch jetzt noch feststellen, wenn man ihn zwingt, nur mit dem rechten Auge zu sehen. Patient fühlte sich durch die vielen Untersuchungen mit monokularem Sehen des rechten Auges immer ziemlich bald ermüdet und verlangt häufig Pausen. Es ist bei dem Interesse, das der Patient auch in klinischer Beziehung verdient, wohl gestattet, hier eine Anzahl von weiteren Beobachtungen über sein Sehorgan mitzuteilen, obwohl sie keinen Anspruch auf Vollständigkeit machen und nicht alle mit allen Kautelen durchuntersucht sind.
Am meisten strengt H. B. auf dem rechten Auge auch jetzt noch das *Farbensehen* an. Schon das einfache Sortieren von Wollproben, das Betrachten der Stillingschen pseudoisochromatischen Tafeln macht ihn rasch müde und »mehr als alle anderen Versuche«. Nach einiger Zeit verschwimmt ihm alles.

Beim Sortieren farbiger Wollproben und bei Vorlegung farbiger Papiere werden besonders häufig (bei Tageslicht) grüne und blaue Farben verwechselt. Auch unter den gelben, den grauen und den braunen Proben liefen hellgrüne fälschlich mit unter. Sämtliche Fehler dieser Art wurden mit dem linken Auge sofort erkannt und korrigiert. (Eine Farbensinnstörung des linken Auges war bei solchen einfachen Versuchen nicht erkennbar, doch ist nach einigen Einstellungen am Anomaloskop eine Störung auch hier nicht ausgeschlossen.)

Auch die *Unterschiedsempfindlichkeit* für HERINGsche Graupapiere erwies sich recht stark vermindert. In einer Serie, in der das linke Auge 25 Stufen unterschied, konnte das rechte nur sieben Unterschiede erkennen. – Hier kann auch erwähnt werden, daß Patient das Gesichtsfeld des rechten Auges immer als ein wenig dunkler bezeichnete wie das des linken.

Legte man dem rechten Auge mit dem Farbenkreisel ein Blatt mit schwarzen und weißen Sektoren vor, so erreichte das rechte Auge die Verschmelzung (Aufhören des Flimmerns, Wahrnehmung »grau«) bei einer Drehgeschwindigkeit, bei der sowohl sein linkes Auge wie auch das der Versuchsleiter noch sehr deutlich die schwarzen und weißen Felder unterscheiden konnte oder starkes Flimmern wahrnahm. Unzweifelhaft besteht rechts eine verminderte *Verschmelzungsfrequenz.*

Besonders auffallend war ferner – und für den Untersucher zu beklagen, weil dadurch eine wichtige Methode ausfiel – die völlige Unmöglichkeit, mit dem rechten Auge *Nachbilder* zu erzeugen, während sie beim linken Auge leicht eintraten. Auch der starke Reiz des HERINGschen Nachbildapparates war unvermögend, dies zu tun. Dabei ist zu bedenken, daß bei längerem rechtsäugigem Fixieren von Figuren oder Farbenflecken der Patient öfters erklärte: »Jetzt sehe ich gar nichts mehr«, oder: »jetzt sehe ich das Kreuz auf einmal doppelt« (monokuläre Diplopie). Es ist klar, daß hier wichtige Ausgangspunkte für spätere Untersuchungen liegen.

Endlich erwies auch die *Sehschärfe,* die mit SNELLENschen Proben in diesem Falle nicht untersucht werden darf, auf dem rechten Auge eine Herabsetzung. Wenn bei 7 m Objektabstand zwei weiße Kreisscheiben von je 1 cm Durchmesser auf schwarzem Grund auf 2 cm Abstand ihrer Peripherien genähert wurden, so verschmolzen sie in einen länglichen Fleck.

Mikropsie, wie sie mein früherer Patient hatte, oder Makropsie gab H. B. auch auf Befragen nie an.
Wir fanden also eine Reihe von Dingen, welche eine Herabwertung des Sehens mit dem rechten Auge auf eigentlich allen Teilgebieten der Funktion andeuten. Die Frage, was von diesen Dingen als selbständige Störung, was als bloß sekundär und durch die Störung im Richtungs- und Figurenerkennen bedingt anzusehen ist, wird von Fall zu Fall entschieden werden müssen. Die Herabsetzung der »Sehschärfe« z. B. könnte sehr wohl in diesem Sinne sekundär sein, wie ein Versuch sehr schön zeigt, den Gelb (1921) mitgeteilt hat. Aber auch die Abhängigkeit von Farben- und Helligkeitsschwellen von der Gestaltwahrnehmung ist von ihm zusammen mit Granit (1923) nachgewiesen worden.

D. Beziehungen zwischen den haptischen und optischen Räumen

Wenn der Kranke mit offenen Augen auf der Straße am linken zu dem Fahrweg abfallenden Rande des Trottoirs geht, so passiert es ihm leicht, daß er versehentlich nach links darüber herunter tritt. Am rechten Trottoirrand kommt dies nie vor. Dies ist ein Beispiel für die schon oben angeführten *Tendenzen* der Gliederkinetik, dem normalen Sehraum des linken Auges zum Trotz in einen eigenen Falschraum zu verfallen; wie gesagt, tritt mit Augenschluß *regelmäßig* Manègengang nach links ein. Auch heute muß das Nervensystem eine noch nicht vollkommen eingespielte Arbeit der Adjustierung des statokinetischen an den normal-optischen Raum beständig erarbeiten. Dies ist die eine der zu untersuchenden Funktionen. Hier liegt das Funktionsminus auf der Seite der statokinetischen gegenüber den normalen linksäugig (oder binokular) optischen Leistungen.
Schließt andererseits der Kranke sein linkes Auge, so befinden sich die Täuschungen des Tastraumes mit denen des rechtsäugigen Sehraumes wieder in einer gewissen Übereinstimmung, weil sie nach Richtung und Betrag innerhalb gewisser Grenzen und im groben einig gehen, gleichsam verschwistert sind. Geht man freilich ins einzelne, so findet man die Funktion des rechten Auges so sehr viel schwerer gestört als die der Lokomotionen und auch der Arme, daß jetzt das Funktionsminus auf der optischen Seite zu suchen ist.

Allerdings ist es nicht ohne weiteres möglich, die optischen und die statokinetischen bzw. haptischen Leistungen zu vergleichen und zu werten, da diese beiden schon normalerweise nach ganz verschiedenen Richtungen differenziert und entwickelt sind. Daß der Satz aber doch, so wie er soeben ausgesprochen wurde, berechtigt ist, geht schon daraus hervor, daß der Kranke völlig normal schreibt, auch mit geschlossenen Augen, während er mit dem rechten Auge nicht zu lesen vermag. Noch eindrucksvoller aber ist folgender Versuch.

Als Patient die aus dem Erinnerungsbild des rechten Auges entstandene Fig. 57b, Abb. 8, einer Geige geliefert hatte, war er nicht imstande anzugeben, was das Bild vorstellte. Ich stellte den Kranken jetzt mit verschlossenem linken Auge vor das Bild an die Tafel und ließ es ihn unter Leitung des *rechten Auges* abzeichnen. Dabei lieferte er eine völlig getreue Kopie der Geige, und als er halb fertig war, rief er aus: »Jetzt weiß ich, was es ist, eine Geige!« Dieser wichtige Versuch beweist zunächst die behauptete Überlegenheit der Kinetik und Kinästhetik des Armes über das rechte Auge. Er läßt aber auch interessante Rückschlüsse auf das rechtsäugige Sehen selbst zu. Denn der Versuch beweist, *daß der Kranke,* der im Zeichnen von Haus aus geübt ist, *vom Rechtsauge den Weg zur Kopie mit der Hand findet, ohne daß das zu kopierende Bild als Ganzes für ihn zur visuellen Wahrnehmung und Auffassung gelangt.* Diese letztere, oder vielmehr *die Vorstellung des Bildes,* kann aber *von der motorischen Seite her ihm gleichsam rückläufig produziert werden.* – Dabei kommt die Richtungsidentität der optischen und statokinetischen Täuschungen offenbar insofern zustatten, als gerade durch diese Identität eine Fehlleistung in der Übertragung von Sehen zum Zeichnen in bewundernswertem Grade vermieden war.

Überlegt man sich diesen Punkt näher, so zeigt sich z. B., daß der Kranke, wenn er mit dem rechten Auge eine o. nach links geneigte Gerade betrachtet, er eine Senkrechte zu sehen glaubt. Wenn er sie nun abzeichnet, so führt er eine Bewegung aus, die o. nach links geneigt ist, die er aber für senkrecht hält. Zeigt man ihm andererseits eine o. Senkrechte oder eine nach rechts geneigte Gerade, so muß er jetzt beim Abzeichnen, um ein objektiv richtiges Bild zu erzielen, entgegengesetzte »Täuschungen« im zeichnenden Arm erleben: er muß jetzt eine o. vertikal ausgeführte Bewegung für eine nach links geneigte halten, und er muß eine o. nach rechts geneigte Bewegung für eine vertikale halten. Einer derartigen Täuschung im statokinetischen Raum sind wir aber in den bisherigen Abschnitten *nicht* begegnet. Wir kennen bisher nur o. *Links*neigung der Haltungen und Bewegungen, die vertikal intendiert sind, nicht eine o. Rechtsneigung der vertikal intendierten Bewegung. Mit a. W.: die Paradoxieregel war uns in dem Abschnitt über Haltungs- und Bewegungsanomalien bisher nicht begegnet. Daß aber unter gewissen Versuchsbedingungen auch in statokinetischen Leistungen Paradoxie vorkommt, werden wir sogleich sehen.

Wir haben S. 246 gesehen, daß der Falschraum der Arme fortbesteht, wenn die Augen geöffnet und nur die Arme selbst der optischen Kontrolle entzogen sind. Hier soll noch genauer untersucht werden, in welchem Maße vielleicht doch bei offenen Augen die Herstellung der normalen Orientierung im Raum im *allgemeinen* auch die der direkten optischen Kontrolle entzogenen Bewegungen korrigierend beeinflussen kann.
Eine Beobachtung, die einen rektifizierenden Einfluß der optischen Wahrnehmung auch auf die nicht gesehenen Arme beweist, ist folgende. Patient steht vor der Wandtafel und sieht mit offenen Augen geradeaus einen senkrechten Strich, der unten in Kinnhöhe abschließt, mit einem zwischen Kinn und Tafel horizontal gehaltenen großen Karton. Der Karton verdeckt also die Arme und Hände, welche die Aufgabe haben, den vertikalen Strich unter dem Karton nach unten zu verlängern, erst mit der rechten und dann mit der linken Hand. Diese Aufgabe wird, wenn beide Augen unterdessen offen bleiben, vorzüglich gelöst: Patient trifft die Stelle mit nur geringem gekreuztem Seitenfehler und zeichnet eine objektiv senkrechte Gerade. Erlaubt man ihm aber, nur das rechte Auge offen zu halten, so zeichnet er mit der rechten Hand eine stark nach rechts unten außen, mit der linken Hand eine stark nach links unten außen abweichende, also je eine geneigte Gerade. Dasselbe geschieht, wenn er den Strich zur Orientierung zuerst binokular betrachten darf, zur Ausführung der Verlängerungen aber beide Augen schließen muß: es erscheinen zwei stark nach unten divergierende Geraden. Zugleich greift er schon am oberen Ansatzpunkt mit der rechten Hand 4-6 cm nach links, mit der linken 4-6 cm nach rechts vorbei (vgl. »haptische Lokalisationen«); es entsteht also eine Überkreuzung der beiden Linien.

Diese Versuche, bei denen eine Raumleistung also durchweg ohne optische Kontrolle, aber zuerst mit, dann ohne gleichzeitige optische Orientierung im objektiven Raum erfolgt, zeigen deutlich, wie die Armbewegungen, auch wenn sie nicht direkt optisch kontrolliert werden, doch unter Umständen zur Norm korrigiert werden können allein dadurch, daß der normale Sehraum überhaupt da ist, gleichzeitig in der Wahrnehmung ist. Daß dies indes nicht immer und für jede Leistung der Arme gilt, wurde anläßlich der Versuche über Stabhaltungen gezeigt (vgl. S. 244).
Eine besondere Beachtung verdient aber dabei, daß die mit nur rechtsäugigem Sehen und die mit geschlossenen Augen gezeichneten, für H. B. scheinbar vertikalen Fortsetzungen von den beiden Armen nach einander entgegengesetzten Richtungen geneigt gezeichnet werden; dies ist also ein Fall, bei dem *die »Paradoxieregel« auch im kinetischen Raum in Erscheinung* trat: hier hielt H. B. in der Tat auch im Greifraum sowohl eine o. links- wie eine o. rechtsgeneigte Gerade für senkrecht. Daß gerade bei offenen, aber nicht kontrollierenden Augen ein solcher Befund auffindbar sein würde, dafür sprach ja schon die Fähigkeit des Patienten, eine komplizierte und alle denkbaren Richtungen enthaltende Figur rechtsäugig korrekt zu kopieren. All diese Tatsachen weisen aber darauf hin, daß die Vertikalisierung der nach links und der nach rechts geneigten Geraden im rechtsäugigen Sehen die *Unterscheidung* dieser zwei Fälle nicht völlig aufhebt; es ist wohl möglich, daß diese Unterscheidung sich auf etwas gründet, was in den Richtungseindrücken selbst nicht mehr unmittelbar anschaulich wird oder vom Kranken wenigstens bisher nicht anschaulich aufgefaßt werden kann.

Hier anzureihen sind noch Versuche über *Tiefenlokalisation bei offenen Augen und verdecktem Greifraum.* Wieder schloß ein horizontaler Karton in Kinnhöhe die Augenkontrolle der Hände aus. Auf dem Karton stand in 40 cm Augenabstand eingebohrt eine senkrechte Nadel, und die Aufgabe war, bei verschiedenen Variationen des Augengebrauchs mit einer Bleistiftsspitze je 10mal nacheinander den Ort der Nadel von unten her zu treffen. Bei jedem Versuch entstand eine Marke auf der Unterfläche des Kartons. Die Ergebnisse sind folgende:
1. *Seitenabweichung.* Hier kehren zunächst die gleichen Regeln wieder, die soeben besprochen wurden: die rechte Hand hat einen

Seitenfehler nach links, die linke Hand einen Seitenfehler nach rechts. Dieser Fehler ist kleiner (2 cm) bei binokularer Beobachtung, größer (rechte Hand 3 cm, linke Hand 6 cm) bei linksäugiger Beobachtung, am größten (linke und rechte Hand 8 cm) bei rechtsäugiger Beobachtung.

2. *Tiefenfehler.* Ausnahmslos wurde ein Tiefenfehler im Sinne des Zuweitgreifens gemacht. Dieser Fehler betrug beim binokularen Sehen für beide Hände 3 cm, für linksäugige Beobachtung für beide Hände 5 cm, für rechtsäugige Beobachtung mit der linken Hand 4 und mit der rechten Hand 0-4 cm.

V. Allgemeine Erörterung und Zusammenfassung der Beobachtungen

Die Suggestion, welche von dem in der Mathematik ausgebildeten Begriff des einen und isotropen Raumes und auch von der KANTschen Lehre ausgeht, ist sehr stark, und die Versuchung ist sehr groß, mit Benutzung eines Raumbegriffes, welcher die mathematischen Eigenschaften eines dreidimensionalen isotropen Raumes besitzt, die Erscheinungen, die hier beschrieben wurden, einheitlich zu erklären. Eine solche Erklärung würde dann z. B. sich so ausdrücken: die Richtung der Erdschwere wird um einen gewissen Winkel falsch perzipiert, so daß alle Gegenstände um einen gewissen Betrag und in gewisser Richtung geneigt erscheinen. Einen derartigen Versuch habe ich in der Mitteilung des Falles W. D. und auch hier wieder S. 246 angedeutet. Aber wir müssen doch fragen, ob eine solche Betrachtungsform nicht zuviel präjudiziert. Denn der irgendwie philosophisch oder mathematisch definierte Raum ist ein konstruierter und kein wahrgenommener, und es könnte sein, daß die Wahrnehmungen manches enthalten, was in den begrifflichen Mitteln des konstruierten Raumes gar nicht ausdrückbar ist oder – ein ebenso verhängnisvoller Fall – seinen Gesetzen widerspricht – und was *trotzdem* eben ein *Räumliches* ist, d. h. was trotzdem ausgedehnt ist, nicht durch Qualität, Empfindung, Intensität verschieden, sondern eben durch ein anschauliches Nebeneinandersein. Wenn also die phänomenale Mannigfaltigkeit der räumlich bestimmten Wahrnehmungen reicher oder heterogen gegenüber dem isotropen Raumbegriff wäre, so würde seine Anwendung gewisse, vielleicht wesentliche Inhalte der Beobachtung gleichsam von vornherein eliminieren. Schon darum also müssen solche Konstruktionen zunächst als bloße Hypothesen gelten, welche das Beobachtungsmaterial nicht nur zusammenfassen, sondern schon konstruktiv formulieren. Dies letztere zu tun ist gleichwohl notwendig, aber es braucht nicht nach einem Prinzip von mathematischer Form zu sein: die »Raumwahrnehmungen« können unzweifelhaft auch eine mathematiklose Form besitzen. Besser spricht man nun überhaupt nicht von Wahrnehmung »des Raumes«, denn »der Raum« ist eine Konstruktion und wird überhaupt nicht wahrgenommen. Ebenso aber würde es ein Präjudiz sein von einer Wahrnehmung »im Raum«, oder von Wahrnehmung der Dinge »im Raum«, denn auch dies setzt voraus, daß es *derselbe* Raum ist, in welchem Dinge jeweils wahrgenommen werden. Nicht von Raumwahrnehmung schlechtweg, sondern von Wahrnehmungsräumen, nicht von Raumleistungen, sondern von Leistungsräumen (Stehraum, Greifraum, Tastraum) kann die Rede sein (vgl. auch S. 252).

1. Betrachtet man nun unsere Beobachtungen überschauend und im ganzen, so drängt sich vor allem auf, daß sich aus allerschwersten akuten Störungen der ganzen Lokomotion und des Sehens heraus allmählich und restitutiv ein Zustand ausgesprochen *partieller Anomalien* entwickelt hat. Wir erinnern uns, daß H. B. derzeit als Lehrer ungestört seine Aufgabe erfüllt. Kein Laie, ja, nicht einmal der Kranke selbst ahnt noch etwas von der versteckten Umorganisation. Hierfür, und dies im Gegensatz zu dem Patienten W. D., ist entscheidend die Integrität des linksäugigen Sehens bei H. B. Weitaus am tiefgreifendsten gestört erscheint überhaupt die Leistung bei rechtsäugigen Sehen. Daneben steht in zweiter Linie ein gestörter Leistungsraum der Gliedmaßen, und zwar vor allem der Arme mit leichtem Überwiegen der rechten Körperseite. Daraus nun, daß die Anomalien partielle sind und daß sie, besonders dank der linksäugigen optischen Kontrolle, weitestgehend korrigiert werden – um so mehr, je mehr wir diese Kontrolle frei wirken lassen, um so weniger, je mehr wir sie künstlich ausschalten –, daraus ergibt sich schon ein recht komplexes Ineinander von korrekten und falschen Leistungen; viel mehr als beim Patienten W. D., bei dem die Sehstörung binokular war. Es ist nun bemerkenswert, daß trotzdem die Veränderung im Leistungsraum der Glieder fast dieselbe war wie bei H. B. Als ersten charakteristischen Punkt verzeichnen wir also das Bestehen einer *partiellen*

Anomalie gewisser Sehräume und hapto-statokinetischen Räume, nämlich des *rechtsäugigen Sehraumes* und *des motorischen Leistungsraumes der Glieder, besonders der Arme* mit weitgehender Kompensation unter natürlichen Leistungsverhältnissen.

2. Der zweite auffallende Punkt ist die *systematische Natur* der Anomalien, welche sie ausnahmslos als *Richtungstäuschungen* von *bestimmten, ziemlich konstanten Beträgen* zu charakterisieren erlaubt; dies ist ja gerade der Umstand, aus welchem man das Recht ableiten darf, von einer *»Raumsinnstörung«* zu sprechen. Ein anderer Rechtsgrund hierfür ist der, daß diese Störung ausgesprochen mindestens zwei Organsysteme umfaßt, nämlich das optische und das haptisch-statokinetische. Es ist eine auffallende und meinen beiden Fällen gemeinsame Eigentümlichkeit, daß es sich durchweg um gewisse, nicht sehr große Neigungswinkel handelt, während wir bei anderen Störungen raumsinnlicher Art, wie z. B. beim vestibulären Schwindel, keine derartigen Festlegungen antreffen.

3. Angenommen, daß wir mit der Feststellung eines Systems von Richtungstäuschungen *auch das Wesen* der Störung annähernd treffen, so erwächst die nächste Aufgabe, eine System*regel* dafür zu entdecken. Dies ist nun im Verlauf unserer Darstellung bereits an einigen Stellen versucht worden. Greifen wir hierauf zurück, so kommen wir keineswegs zu einheitlichen Resultaten. Der *statokinetische Falschraum* ließ sich als eine mindestens zweifache Rotation um die rechtwinkligen Raumachsen verstehen, oder, was dasselbe bedeutet, als eine gewisse *Schrägstellung der scheinbaren Schwererichtung.* Mit dieser stimmten überein die *scheinbaren Neigungen im Gesichtsfeld.* Dies ist aber nur ein Teil der vorkommenden Täuschungen. Ein *zweiter* Teil von Fehlleistungen erfolgt nämlich zwar gleichfalls richtungsmäßig, aber für die beiden Körperhälften *nicht richtungsidentisch, sondern richtungssymmetrisch,* so z. B. gewisse *Lokalisationen und Bewegungen im Greifraum.* Eine *dritte* Gruppe von Täuschungen kann weder als richtungssymmetrisch noch als richtungsidentisch bezeichnet werden; sondern bei ihnen erfolgt die Täuschung in einer Richtung, welche in dem Raumsystem des Patienten als schlechthin *paradox* bezeichnet werden muß. Sie erfordern noch eine besondere Erörterung. Dasselbe gilt *viertens* von Täuschungen bei Kurven und den verstümmelten Wahrnehmungen von Figuren, bei denen wir vielleicht nicht eigentlich nur von Richtungs*täuschungen*, sondern von Rich-

tungs*tendenzen* sprechen müssen: speziell von der Tendenz, Figuren in senkrechte und waagerechte Parallelen aufzulösen. *Fünftens* endlich müssen wir Fälle in Betracht ziehen, wo ein gemeinsames Auftreten nicht-identischer Täuschungen der Richtung oder des Augenmaßes (dies ist unter Umständen schwer zu unterscheiden) zur *Verzerrung* einer Figur führt, wie im Falle der Kreise und Ellipsen im optischen und im kinetischen Raum.

Wir finden also richtungsidentische, richtungssymmetrische, richtungsparadoxe Täuschungen, daneben Richtungstendenzen bei Wahrnehmungsverstümmelung und Verzerrung.

Ein Versuch, derartige Verschiedenheiten soviel als möglich durch bestimmte Annahmen zu reduzieren, ist in meiner früheren Abhandlung gemacht worden. Auch hier kann man manches Derartige versuchen. Damals wurden besonders die Verhältnisse der Perspektive zur Erklärung der dort so dominierenden rhombischen Verzerrung des Gesichtsfeldes in Betracht gezogen. Aber alle Widersprüche verschwanden dadurch nicht, und sie blieben auch im gegenwärtigen Falle reichlich bestehen. Dies ist kein Wunder. Denn in der Auffassung der räumlichen Gestalt der Sehdinge ist der periphere physiologische Apparat schon in der Norm *nicht immer ein eindeutig bestimmender*, sondern läßt verschiedene Auffassungsmöglichkeiten recht häufig frei[4]. Dazu kommen die geometrisch-optischen und perspektivischen Täuschungen mit ihren mannigfaltigen Abhängigkeiten. Es ist nach alledem nicht zu erwarten, daß man die Mannigfaltigkeit der beschriebenen Fehlleistungen und Täuschungen aus einem einheitlichen Prinzip rein geometrisch jemals wird herleiten können.

4. Dies sind aber nicht die einzigen Gründe, warum wir eine einfache und folgerechte geometrische Transformation durch den gesamten Wahrnehmungsraum hindurch schwerlich zu erwarten haben. Der Isotropie nämlich des mathematischen Raumes steht eine physiologisch-psychologische Ungleichartigkeit der Sinnenräume sowohl untereinander wie innerhalb der Raumrichtungen innerhalb jedes Einzelsinnes gegenüber. Die Lokalisationen im Sehraum sind nach der Fläche und nach der Tiefe, nach ihrer simultanen und sukzessiven Verknüpfung beim Auge außerordentlich ungleichartig und ungleichwertig, auch ganz verschieden

4 Beispiele: Inversion von Figuren, Bewegungsrelativität zwischen Mond und Wolken.

von den analogen Beziehungen im Bewegungsraum oder Tastraum. Aber auch schon innerhalb des »Gesichtsfeldes« gilt dasselbe. Wir finden in ihm gewisse ausgezeichnete Richtungen, und Eindrücke wie »gerade«, »krumm«, »parallel«, »spitzwinklig« bedeuten jedesmal mehr als eine rein geometrische Valenz. Dies gilt auch für die hier besonders interessierenden *Eindrücke des Vertikalen und des Horizontalen.*

Es kann nun an dieser Stelle nicht das höchst komplexe Problem der sogenannten Lageempfindungen und des Richtungsehens aufgerollt werden. Nur darauf sei hingewiesen, daß gerade das Erkennen der Vertikalen und der Horizontalen genauer ist als das jeder anderen Richtung. Es ist daher unvermeidlich, für diese ausgezeichneten Leistungen auch eine besondere physiologische Einrichtung anzunehmen; und wenn dies der Fall ist, so ist es auch nicht mehr verwunderlich, wenn man einmal eine mehr oder weniger isolierte Schädigung oder Fehlerhaftigkeit gerade dieser Sonderleistung des Vertikal- und Horizontalsehens antrifft. Es scheint etwas Derartiges in unserem Falle durchaus annehmbar. Denn das so besonders Auffallende ist doch, daß bei H. B. auf dem rechten Auge jede Vertikale und Horizontale geneigt, jede von ihnen nicht zu sehr abweichende Richtung aber senkrecht bzw. waagerecht erscheint. Hier sehen wir also vielleicht gerade eine solche Sonderstellung.

Freilich lassen sich diese Tatsachen des näheren in verschiedener Weise auffassen. Man kann entweder annehmen, daß der physiologische Spezialapparat für »Senkrecht« und »Waagerecht« isoliert getroffen und mit einem konstanten Fehler behaftet ist. Dann müßte man für alle objektiv nicht senkrechten und waagerechten Richtungen eine Art von Parallelisierungstendenz und zugleich eine Tendenz für orthogonale Einstellung annehmen. Eine solche schien uns in der Tat nicht nur bei der scheinbaren Stellung der mäßig geneigten Geraden (Sätze γ-η, S. 254) entgegenzutreten, sondern sehr auffallend auch bei den komplizierten Figuren mit krummen Linien. Wir hätten dann erstens eine Fehlleistung im Vertikal-horizontal-Erkennen und zweitens eine Art von Vergröberung alles übrigen Richtung-Unterscheidens: jede andere Richtung wird entweder auf die Vertikal- oder die Horizontalrichtung umgestimmt, und so entsteht die orthogonale Parallelisierungstendenz.

Will man andererseits mehr an der Annahme einer Neigung des

ganzen Seh- und Stellraums festhalten und so überhaupt an der Einheitlichkeit des ganzen Sinnesraums, so wird man kaum umhin können, für die »Paradoxie« eine andere Erklärung zu suchen, nämlich eine uneinheitliche. Da nämlich die o. Vertikale nach links geneigt erscheint, so ist es logisch, daß die o. nach rechts Geneigte vertikal erscheint. Warum aber erscheint (antilogisch) die o. nach links Geneigte nicht noch geneigter, sondern vertikal? Dafür also braucht man dann eine *andere* Erklärung. Mancherlei bietet sich hier dar, und besonders sei nur nochmals daran erinnert, daß der Kranke den Kopf ja beständig ein wenig nach rechts geneigt hält. Wir berühren damit nämlich den ganzen Problemkreis des AUBERT*schen Phänomens,* d. h. der Tatsache, daß im Dunkelraum die Neigung des Kopfes schon beim Normalen zu beträchtlicher scheinbarer Neigung einer o. lotrechten Leuchtlinie führt. Dieses Phänomen ist freilich nicht ohne weiteres vergleichbar, weil es eben nur im Dunkelraum auftritt und den Wegfall der sogenannten Erfahrungsmotive voraussetzt. Immerhin ist es bedeutsam genug und gewinnt noch weiter an Interesse, weil, wie besonders die letzte umfassende Darstellung von G. E. MÜLLER (1916) zeigt, beim AUBERTschen Phänomen ebenfalls eine Scheinstellung nach zwei entgegengesetzten Richtungen auftritt: so kann bei Neigung des Kopfes nach rechts eine Scheinneigung nach links, unter Umständen aber auch nach rechts auftreten (A- und E-Phänomen G. E. MÜLLERS). Man muß also, um die Versuchsperson eine scheinbare Vertikale *erblicken* zu lassen, die Leuchtlinie bald nach links, unter anderen Umständen aber nach rechts neigen – ganz ähnlich wie dies bei unserem Patienten der Fall ist. Auch G. E. MÜLLER kommt für diese zwei Verhaltungsweisen zu zwei grundsätzlich verschiedenen Erklärungsweisen, was hier nur unter Hinweis auf seine umfassende Studie angemerkt sei.

Nicht nur die Erkennung der vertikalen und der horizontalen Richtung genießt einen Vorzugsrang unter dem Richtungserkennen und -unterscheiden überhaupt. Die Fähigkeit, Richtungen zu beurteilen, kann in hervorragender Weise unterstützt werden durch den Simultaneindruck mehrerer Richtungen. Daß der Kranke o. Parallelen stets als parallel wahrnimmt, während er gewisse Winkel nicht als solche zu erkennen vermag, ist wiederum ein Beispiel dafür, daß bestimmte Richtungskombinationen gleichsam ihre psychophysiologische Selbständigkeit bewahren und vielleicht überhaupt weniger lädierbar sind als andere.

Der Parallelitätseindruck ist nun schon beim Normalen seinen eigenen Regeln unterworfen; er besitzt seine eigenen Täuschungsmöglichkeiten.

5. Die Tatsache, daß wir (Ziffer 3) fünf verschiedene Arten der Richtungstäuschung bei unserem Fall unterscheiden können, führte zum Gedanken, daß im Gebiete des Richtungserkennens eine Anzahl von mehr oder weniger selbständigen Leistungen koexistieren. Dieser Gedanke wird gestützt durch eine ganz analoge Auffassung, welche sich in der Sinnesphysiologie bereits herausgebildet hat. Wenn nun zuletzt die Vermutung auftauchte, daß bei einem pathologischen Abbau der Raumsinne so wie auch sonst in der Gehirnpathologie gewisse Funktionen sich als zerstörbarer wie andere erweisen, so zeigt eine Fortspinnung dieses Gedankens in der Tat manche Anhaltspunkte dafür. Denn es ist doch sehr auffallend, daß der Kranke über die Richtungsfehler hinaus in seinem Gestalterkennen sehr schwer geschädigt ist, daß er z. B. mit dem rechten Auge nur einzelne Antiquabuchstaben erkennt, runde und deutsche Schrift nicht liest, einfachste Bilder und Figuren nicht mehr erkennt (vgl. das Beispiel der Geige), und daß er derartige Figuren auflöst in primitive Gitter von orthogonaler Form, die senkrecht oder ein wenig geneigt stehen. Man kann hier von einer Art von Vereinfachung, von einer Minderung räumlicher Mannigfaltigkeit, von einer *Reduktion des Räumlichen* auf eine Art von Primitivität im Sehraum des rechten Auges sprechen. Daß dabei gewisse, sehr einfache Figuren wie z. B. Dreiecke überhaupt nicht mehr vorzukommen scheinen, ist höchst beachtenswert und zu gewissen mathematischen Spekulationen geradezu versucherisch anregend. Es ist offenbar ein Problem hier eben erst angeschnitten, welches nicht rasch zu lösen sein wird. Sollte sich in der Vergleichung mit einer größeren Anzahl von Fällen herausstellen, daß die hauptsächlichen Erscheinungen bei Läsion verschiedener Stellen im Gehirn auftreten können – und es sind Anzeichen dafür vorhanden, daß dem so ist –, dann liegt es überhaupt nahe, daß wir in unserem ganzen Tatsachenkomplex nicht so sehr eine ganz spezialisierte Funktionsstörung, als vielmehr den *Abbautypus* der raumsinnlichen Zentralfunktionen überhaupt in seiner typischen Form vor uns haben. Die Tendenz zur orthogonalen Parallelisierung der Konturen ist jedenfalls ein Phänomen, auf das man künftig besonders achten wird. Wie mir Herr Kollege Mayer-Gross mitteilte, spielen im *Meskalinrausch* hallu-

zinierte Gitterfiguren eine regelmäßig wiederkehrende große Rolle. Daß in der Primitivkunst des *Kubismus* optische Erlebnisse auftreten, welche starke Verwandtschaft aufweisen mit dem, was unsere beiden Kranken, namentlich der dieser Abhandlung, sehen, dies ist vielleicht doch mehr als ein Zufall. Ich erinnere nochmals an die Neigungen und an die orthogonale Parallelisierungstendenz. Es ist ja durchaus kein Widerspruch, daß in jenen Kunstformen sich der bewußte *Wille* zur Urform, Vorform oder Primitivform beim Begabten mit einer *Fähigkeit* zum primitiven Erlebnis gerade verbindet.

6. Ein Hauptbedenken gegen die Annahme eines Abbautypus wird vielleicht darin erblickt werden, daß die ganze merkwürdige optische Störung eine *monokulare* ist. Es entspricht unseren Kenntnissen über die Sehbahnen und die Folgen ihrer Läsion vom Chiasma opticum bis zur Rinde nicht, daß derartige Störungen nicht hemiopisch, sondern monokular stattfinden. Den zu postulierenden Herd wird man in der Sehbahn überhaupt nicht suchen dürfen[5]. Vielmehr wird man ihn an einer Stelle zu vermuten geneigt sein, von der aus eine einheitliche Beziehung auf den motorischen Kernkomplex der rechtsseitigen Augenmuskeln ausgeübt wird, ohne daß die Kerne selbst lädiert sein dürfen. Da die anatomisch-lokalisatorische Frage überhaupt vertagt werden muß, so sei nur daran erinnert, daß man vor den Untersuchungen LIEPMANNS (1900) über einseitige Apraxie eine Einseitigkeit einer solchen Art von Störung wohl auch für undenkbar gehalten hätte; seither sind mehr Beispiele für auffallende Einseitigkeit und gliedweise Beschränkung hochzentraler, »psychisch« anmutender Störungen bekannt geworden. Interessant in diesem Zusammenhang ist z. B. die jüngste Mitteilung von SCHOLL (1924) über gliedweise motorische Umstellung beim HELMHOLTZschen Prismenversuch.

Aber auch für das Auge ist in neuerer Zeit die funktionelle Einheit gerade der raumsinnlichen Leistung des Einzelauges beim Menschen neu betont worden, so von KÖLLNER (1921) anläßlich seiner Beobachtungen über die Richtungslokalisation im peripheren Sehen. Er kommt zum Ergebnis, daß für die Richtungswerte der temporalen Netzhauthälfte von einer funktionellen Gleichwertigkeit der korrespondierenden Eindrücke beider Augen nicht die Rede sein kann. Vielmehr erinnere das funktionelle Verhalten in

5 Obwohl der Pat. von G. LENZ (1909) *zugleich* eine Hemianopsie hatte.

vielen Beziehungen an die phylogenetisch frühere Totalkreuzung und die Selbständigkeit der seitwärts gestellten Augen, so auch die Erscheinungen beim Farbenwettstreit und bei dem sog. Abblendungsgefühl.

7. Ein weiterer der hier nur anzudeutenden theoretischen Gesichtspunkte betrifft das Verhältnis der verschiedenen raumsinnlich bestimmten Organgebiete untereinander und die Frage der Mehrheit der Sinnesräume überhaupt. Da diese Frage besonders von Gelb und Goldstein (1920) in neuerer Zeit einer ausführlichen Revision unterzogen wurde und nur unter Berücksichtigung eines großen Tatsachenmaterials erörtert werden kann, so heben wir hier nur nochmals hervor, was in unserem Falle bisher am meisten auffällt. Daß eine Konkordanz zwischen den Fehlern des Stellraums der Arme und denen des Sehraums besteht, ist bei W. D. sowohl wie bei H. B. eine der Grundtatsachen. Dies ist um so stärker zu betonen, als die Lotrechte und die Waagerechte bei W. D. ungleichsinnig, bei H. B. gleichsinnig geneigt erscheinen. Trotzdem stimmen bei jedem Patienten gewisse Täuschungen des Seh- und des Stellraums nach Richtung und auch nach den ungefähren Winkelbeträgen in ihren Neigungen genau überein.

All dies hält aber nicht Stich, wenn wir uns anderen Leistungen als diesen Hauptrichtungen zuwenden. Unter Ziffer 3 war davon die Rede. Davon, daß die Konkordanz zwischen optischem und haptischem Falschraum vor Fehlern beim Zusammenarbeiten der optischen und haptischen Apparate schützte, ist keine Rede, zumal da schon das haptische Lokalisieren nach rein haptischer Orientierung, also der Greifraum in sich nicht normal, sondern mit konstanten Fehlern behaftet ist.

Interessanter aber als der *Grad* der Konkordanz zischen diesen beiden hauptsächlichen Sinnes- und Leistungsräumen ist die *Art*, wie sich zwischen beiden der Zusammenhang herstellt. Es wurde festgestellt, daß der Patient eine kompliziertere Figur (z. B. einer Geige) unter Leitung seines pathologischen Auges vorzüglich nachzeichnet und dann aus den Zeichenbewegungen des Armes erkennt. Diese wiederholt festgestellte Fähigkeit beweist, daß eben durch die Konkordanz der rechtsäugigen und der kinetischen Leistungen *und Leistungsfehler* eine völlig ungestörte Übertragung jeder Richtungsänderung und auch jeder Erstreckung aus dem optischen in den kinetischen Falschraum des Armes möglich ist, obwohl die *Gesamtauffassung* der Figur am Auge (nicht im Arm!)

so gestört ist, daß eine Übertragung in den normalen optischen Vorstellungsraum nicht direkt möglich ist. Unter allen Umständen bleibt die schwerste Störung die des rechten Auges, dies beweist dieser Versuch zur Genüge. Überdies sind ja die Verrichtungen der Hände wie Schreiben, Dingtasterkennen völlig normal – wenigstens im Sinne der bisher verfügbaren Methoden.

Wir haben ferner gesehen (S. 277), daß allein schon das Öffnen des linken Auges in gewissen Fällen genügt, Fehlleistungen der Arme zu beseitigen, auch wenn diese verdeckt und optisch unkontrolliert bleiben. Auch dies ist also ein Fall von indirekter Beeinflussung und teilweiser Richtigstellung des Greifraumes durch das bloße Aktualisieren irgendeiner beliebigen aber *richtig*stehenden optischen Wahrnehmung im o. Raum.

Wir sehen also einerseits in gewissen Fällen einen Vorteil aus der Konkordanz des gleichen Fehlers in zwei verschiedenen Sinnesräumen; andererseits sehen wir die Möglichkeit der Umstellung eines Falschraumes zu richtigen Werten durch die gleichzeitige Aktualisierung eines voll normal arbeitenden Sinnesraumes. Diese Umstellung erfolgt beim Kranken (vielleicht als erworbene Fähigkeit?) plötzlich. Sie scheint, und damit wird wieder eines der auffallendsten Probleme berührt, auch zwischen den Sehräumen der beiden Augen möglich zu sein. Dafür spricht das Vorhandensein einer Verwertung des binokularen Sehens für Tiefenlokalisation, dafür die mit großer Wahrscheinlichkeit vorhandene, wenn auch stark eingeschränkte Möglichkeit der Fusion der Netzhautbilder – trotz ihrer stark verschiedenen »Raumwerte«.

8. Endlich soll hier noch ein Wort über die *logische* Seite der Richtungsparadoxien unseres Kranken Platz finden. Schon bei dem Kranken W. D. war klar, daß die Logik des Sehraumes insofern umgestoßen war, als feste Körper je nach ihrer Stellung im o. Raum verschiedene Formen annahmen. Immerhin handelte es sich damals um eine Antilogik[6] der sukzessiv wahrgenommenen und verglichenen Sehdinge. Hier beim Kranken H. B. dagegen begegnen nun Sehinhalte, welche schon als solche und ohne eine hinzukommende Reflexion (in der neue Begriffe, wie der eines »starren Körpers« eingeführt werden) antilogisch sind. (Vgl. z. B. S. 269) Auch hier möge nur darauf hingewiesen werden, daß derartige Wahrnehmungsinhalte auch dem Gesunden zugänglich

6 Für den Gebrauch dieses Ausdrucks vgl. v. Weizsäcker (1923).

Insbesondere ist hier der Fall des Drehschwindels zu nennen, bei welchem wir den Eindruck der Bewegung ohne Ortsveränderung haben können.
Bedenkt man dies, so erscheinen Fälle wie der S. 269 beim Patienten geschilderte weniger unvollziehbar. Denn dort sahen wir, daß bei einer Drehbewegung ein der Bewegungsrichtung entgegengesetzter Richtungs*effekt*, also eine zu der Bewegungsrichtung antilogische Stellungsänderung eintrat. Solchen Fällen gegenüber ist der Patient selbst ratlos.
Ferner ist hier an den Fall zu erinnern, wo der Kranke zwei distante Parallelen sich doch an *einer* Stelle berühren sieht, ohne daß dadurch der Eindruck der Distanz, der Parallelität und der Geradheit aufgehoben wird. Daß die zeichnerische Wiedergabe solcher Phänomene nicht gelingt, ist verständlich. Auch sie sind uns aus der Lehre von den geometrisch-optischen Täuschungen im Prinzip durchaus geläufig. Die Antilogik der Wahrnehmungen bei H. B. dürfte als solche also keine Annahmen nötig machen, die für den normalen Menschen nicht auch nötig wären. Trotzdem führen diese Verhältnisse zu einer letzten und wichtigen kritischen Bemerkung. Man wird die Figuren 1-57 der Abb. 8 nicht so verstehen dürfen, als stellten die jeweils rechts reproduzierten Zeichnungen des Patienten das wirklich dar, was er mit dem rechten Auge *sieht*. Diese Zeichnungen sind vielmehr das Ergebnis einer *Transposition*, die der Kranke aus seinem pathologischen Sehraum rückläufig in seinen normalen optischen Vorstellungsraum und von ihm in seinen normalen linksäugigen Sehraum vornimmt, während er zeichnet. Was aber bei dieser Transposition sich ändert und was genau er mit dem rechten Auge *sieht*, das wissen wir demgemäß bisher nur annähernd.

Über die raumsinnlichen Leistungen im Gebiete des Drucksinnes der Haut

Bei manchen Kranken finden wir die Fähigkeit, zwei gleichzeitige, aber möglichst nahe beisammenliegende Hautberührungen zu unterscheiden, beträchtlich gestört. Diese Vergrößerung der mit berechtigter Pietät auch heute noch nach E. H. Weber (1851) als »Tastkreise« bezeichneten (ebenmerklichen) Distanzen kommt bei Affektionen aller Art vor: bei cerebralem sowohl wie spinalem und peripherem Sitz der Erkrankung. Allein schon die Tatsache, daß es eine Pathologie dieser raumsinnlichen Leistung gibt und die fernere, daß sie regelmäßig im Sinne der Vergrößerung der »Tastkreise« eintritt, ist bedeutsam genug für die vielfachen Raumprobleme, welche immer schon an das Phänomen der Ortsunterscheidung von Hautempfindungen geknüpft wurden. Vielfach wurde gerade die Fähigkeit der taktilen Diskrimination als ein besonders wichtiger und maßgebender Faktor für andere und, wie man sich ausdrückte, komplexere Leistungen angesehen. Die Fähigkeit, bestimmte Raumgebilde wahrzunehmen und zu erkennen, faßte man als eben dadurch bedingt auf, daß ein Ortsinn, eine Fähigkeit, Eindrücke ziemlich richtig zu lokalisieren, vorhanden sei. Ebenso wie ich ein Dreieck erst herstellen kann, wenn ich die drei Punkte habe, welche zu verbinden sind, wie ich eine Strecke nur messen kann, wenn ich ihre beiden Endpunkte fixiert habe – ebenso stellte man sich wohl auch im Sinnlichen vor, Ortsunterscheidung sei die Voraussetzung der Unterscheidung und Bestimmung geometrischer Größen und Gebilde. – Bei dem Interesse, welches die Pathologie und der Abbau der Raumsinne in mancher Richtung verdient, haben wir vorläufig einige Versuche mit Normalen angestellt, welche prüfen sollten, auf was es eigentlich bei den Genauigkeitsgraden verschiedener Arten von raumsinnlichen Leistungen ankommt. Dabei muß sich bald zeigen, ob wirklich die Fähigkeit der Diskrimination, also die Größe der simultanen oder der sukzessiven Raumschwellen, als Maß der Feinheit des Raumsinnes überhaupt angenommen werden darf und ob auch physiologisch *diese* Leistung die Grundlage anderer, z. B. »komplizierterer« Gnosien, sei. Aber es existiert bereits eine Reihe von Beobachtungen, welche diesen Zusammenhang zwischen »Raumschwelle«

(gleichgesetzt mit Diskrimination) und Wahrnehmung von Raumgebilden unwahrscheinlich machen. Wir werden sie später im Zusammenhang mit unseren eigenen Ergebnissen einzeln aufführen. Hierüber Klarheit zu besitzen, ist auf alle Fälle erwünscht, wenn wir daran gehen wollen, eine krankhafte Leistung in ihren Zusammenhängen richtig zu verstehen.
Aus dieser Frage fließt eine ziemlich einfache Versuchsanordnung. Es wurde auf einer bestimmten Gegend (stets Beugeseite der proximalen Hälfte des Unterarms) die Simultanschwelle bestimmt; alsdann wurden statt zweier Spitzen Kanten verschiedener Längen aufgesetzt und festgestellt, ob Längen und Längenunterschiede wahrnehmbar waren, die noch kleiner waren als die Simultanschwelle. Der Versuch läuft also auf die Frage hinaus, ob im Sinne der Simultanschwelle *unter*schwellige Größen noch wahrnehmbar und unterscheidbar sind oder nicht. Die Versuche beantworteten diese Frage im bejahenden Sinne.

Methode: Die Haut wird rasiert und der entblößte Unterarm unter einem Vorhang durchgesteckt, der Versuchsperson und Versuchsleiter trennt. Der Arm der Vp. liegt auf einem Polster auf dem Tisch, und ein fixer Handgriff gestattet ihm eine bequeme Ruhigstellung. Die Simultanschwelle wurde im Laufe der Untersuchungen mehrmals kontrolliert. Wir bestimmen sie mit dem Hebelapparat von Pauli (1912), der erlaubt, Belastung, Abstand, Geschwindigkeit und Gleichzeitigkeit des Aufsetzens der beiden abgestumpften Spitzen genau zu beherrschen. Die wirkende Kraft betrug für jede Spitze 15 oder 20 g. Die Simultanschwelle galt als bestimmt, wenn bei allmählicher Annäherung der Spitzen (unter Berücksichtigung des sog. Vexierfehlers) die Vp. regelmäßig nicht mehr »zwei« angab; das jetzt zunächst manchmal folgende Stadium, in dem die Vp. nicht eine Spitze, sondern eine kurze Kante oder Strecke erleben, ist am Unterarm nicht sehr ausgeprägt. Nunmehr wurde ein kleiner Doppelhebelapparat in Position gebracht. Er hatte auf die als Simultanschwelle markierte Hautstrecke, deren Länge gewöhnlich 4-6 cm betrug, zu wirken. Das freie Ende jedes Hebels trug eine kleine Klemmvorrichtung, in die aus Hartgummi gefertigte Platten gesteckt wurden. Jede Platte besaß parallel der Hautoberfläche eine gerade und nur an den Enden leicht abgerundete Kante. Die Längen der Kanten bewegten sich zwischen 1 und 80 mm, ihre Breite betrug überall nicht ganz

1 mm. Durch Laufgewichte konnte die wirksame Last von 2-60 g variiert werden. Das Aufsetzen geschah durch den Versuchsleiter manuell, wozu eine gewisse Einübung erforderlich war, damit das Aufsetzen in immer gleichmäßigem Tempo erfolgte. Die Vp. war leicht imstande, etwaige Ungleichmäßigkeiten bei der Handhabung durch den Vl. zu rügen. Die Last blieb jedesmal etwa 4 Sek. liegen. Nach einer als optimal ausprobierten Pause von 5-6 Sek. erfolgte der zweite (Vergleichs-)Reiz. Die Kanten lagen auf der Haut in der Verbindungslinie der als Simultanschwelle markierten beiden Punkte oder nahe bei ihr, aber immer parallel zu ihr und stets in der Längsachse des Armes. Durch die Konstruktion der Hebel war ermöglicht, daß die nacheinander aufgesetzten Kanten praktisch dieselbe Hautstelle und nicht distant trafen.
Das Verfahren war in jeder Hinsicht unwissentliches.

I. Eine 1. Versuchsreihe galt der Frage, von welcher Länge an eine aufgesetzte Kante überhaupt als solche erkannt und von einem »Punkt« unterschieden wird. Diese Versuche ergaben in jeder Beziehung eine Bestätigung der III. Versuchsreihe von C. H. JUDD (1896) aus der WUNDTschen Schule. Sie werden deshalb hier nur kursorisch referiert. Zuerst wurde bei zwei Versuchspersonen mit dem PAULIschen Apparat die Simultanschwelle bestimmt – sie betrug 68 mm bei M. und 34 mm bei v. St.
Die Ermittelung dieser absoluten Längenschwelle[1] durch Aufsetzen von Kanten von 1 bis 15 mm Länge ergab, daß bei einer Kantenlänge von 10 mm in 50% richtige Angaben gemacht wurden; bei einer Kantenlänge von 15 mm gab es von 30 Versuchen 21 richtige Angaben. Diese Versuche wurden bei einer Belastung der Kanten mit 20 g durchgeführt. Der Längenvergleich zweier Kanten bei konstantem Gewicht ergab bei kleinsten Kanten von 1 und 2 oder 3 mm Länge keinerlei merkliche Unterschiede. Jedoch beim Vergleiche einer 1 mm langen Kante, oder eher gesagt, einer kleinen Fläche von einem Quadratmillimeter mit einer Kante von 4 mm Länge, traten, wenn auch noch keine Längenempfindung, so doch gewisse qualitative Unterschiede auf – die längere Kante imponierte als dumpfer und schwächer, die kleinere dagegen als schärfer und stärker. In 42 Versuchen beim Vergleich einer 1 mm und einer 4 mm langen Kante unter gleicher Belastung von 35 g

1 »Schwelle der erkennbaren Größe« FECHNERS.

erfolgten die Angaben 26mal in dieser Weise; 10 Angaben waren falsch, und in den übrigen 6 Fällen wurden die Empfindungen als gleich bezeichnet. Gleiche Resultate ergaben sich beim Vergleich einer 1 mm-Kante mit einer 5 mm-Kante (unter 14 Angaben 10 »richtige« und 4 »falsche«), 6 mm-Kante (19 richtige und 5 falsche Angaben). Beim Vergleich einer 1 mm-Kante mit einer $12\frac{1}{2}$ mm langen Kante trat zum ersten Male eine richtige Längenunterschiedsempfindung auf: unter 10 Versuchen wurden 8 richtige, ein falsches und ein Gleichheits-Urteil abgegeben – dabei stimmten die qualitativen Urteile »schwächer« und »weicher« mit der Empfindung einer größeren Ausdehnung überein. Bei noch größeren Längenunterschieden (1 und 20 mm bzw. 28 mm langen Kanten) kamen überhaupt keine Fehler mehr vor.

II. Die 2. Versuchsreihe hatte zu ermitteln, wie groß die Längendifferenz zweier sukzessiv auf dieselbe Hautstelle aufgesetzter Kanten sein muß, damit die größere als solche richtig erkannt wird. Dabei war keine von beiden länger, in der Regel aber beide kürzer als die für Spitzendistanz bestimmte simultane Raumschwelle der betreffenden Hautstelle. In unregelmäßiger Weise wurde beim zweiten Reiz bald der längere, bald der kürzere genommen. Die wirksame Last war bei beiden Kanten dieselbe. An 5 verschiedenen Versuchspersonen wurden insgesamt etwas über 1500 Einzelversuche angestellt. Entsprechend der verschiedenen Eignung zu psychophysischen Arbeiten waren die Ergebnisse hinsichtlich ihrer Regelmäßigkeit und der Größe der gefundenen Längenunterscheidungsschwelle nicht ganz gleich. *Übereinstimmung* besteht bei allen 5 Personen darin, daß Längenunterschiede in 50 bis 100% der Versuche noch *richtig erkannt* werden, wenn diese *Unterschiede* $\frac{1}{3}$-$\frac{1}{5}$ der der Simultanschwelle betragen. Weit unterhalb der Distanz also, bei der zwei *Spitzen* nur noch als eine wahrgenommen werden, vermögen wir Längenunterschiede aufgesetzter *Kanten* noch richtig aufzufassen. Mit zunehmender Übung besserten sich die Resultate.

Eine Reihe bestand immer aus 30 Einzelvergleichen (also 60 Einzelreihen); zum unwissentlichen Verfahren wurde bald die längere, bald die kürzere Kante zuerst aufgesetzt. Die folgende Übersicht umfaßt etwa das zeitlich letzte Drittel unserer Versuche, als die Einübung der Versuchspersonen also schon vorgeschritten war. Simultanschwellen der Vpp.: K = 53 mm, I = 45 mm, W = 70 mm.

In einer Dissertation von M. Eisner (1887)[2] finden wir die Ergebnisse von Judd und die unseren in ihrer Allgemeinheit vielleicht vorweggenommen. Eisner fand, daß wir Kreisscheiben verschiedener Größe unterscheiden können, auch wenn ihre Durchmesser erheblich unterhalb der Simultanschwelle liegen. Freilich sind Qualitätseindrücke und Größenurteile nicht unterschieden worden; auch der Einfluß der Gewichte wurde nicht berücksichtigt. Aber es ist zu vermuten, daß Eisner als erster auf die uns interessierenden Verhältnisse gestoßen war, und er hat auch den Widerspruch gegen die Theorie E. H. Webers bemerkt, wiewohl nicht richtig gedeutet.

Vp.	Zahl der Versuche	Gewicht g	Größe der Kanten mm	Urteile richtige	Urteile falsche	Urteile unsicher
K.	30	30	45:13	15	13	2
J.	30	30	45:13	18	12	–
W.	20	30	45:13	13	6	1
W.	10	30	45:13	10	–	–
K.	20	30	28:17	16	3	1
J.	30	30	40:20	26	2	2
K.	30	30	50:35	21	6	3
J.	30	30	45:25	28	–	2
J.	30	30	35:20	14	13	3
K.	30	30	50:28	24	4	2
J.	30	30	40:19	18	4	8
K.	30	30	45:28	17	10	3
J.	30	30	35:17	28	1	1
J.	30	30	40:25	21	6	3
W.	30	30	50:30	18	9	3
W.	30	30	40:25	26	1	3
W.	30	30	40:30	25	2	3
W.	30	30	28:20	20	4	6
W.	30	30	25:20	14	10	6

III. Bei der vorhergehenden Anordnung waren die Belastungen der zwei zu vergleichenden Kanten immer dieselben, gleichviel wie lang die Kante war. Pro Längeneinheit genommen waren die Lasten also verschieden, und zwar umso geringer, je länger vergleichsweise eine der beiden Kanten war. Dabei ergaben sich

2 Unter Strümpell.

jedenfalls keine wesentlich verschiedenen Resultate, wenn eine Versuchsreihe mit niederen und wenn sie mit höheren Gewichten durchgeführt wurde. Unsere Versuche enthalten Reihen mit 3, 5, 15, 20, 30, 35, 40 und 60 g, und stets lag die Längenunterschiedsschwelle bei 10 bis 15 mm[3]. – Anders gestalten sich die Dinge, wenn die Vergleichskanten ungleich belastet werden. Dabei kann man die längere schwerer und die kürzere leichter belasten (eventuell die Gewichte den Längen proportional machen) oder umgekehrt die kürzere schwerer und die längere leichter belasten u. dgl. mehr.

1. *Fall. Die längere Kante wird stärker belastet;* z. B.: Eine 16 mm lange Kante mit einem Gewicht von 15 g wird mit einer 35 mm langen Kante unter 35 g Belastung verglichen – Zahl der Versuche 10, dabei nur richtige Angaben. (Vp. v. St.) Eine 20 mm-Kante unter 15 g und eine 30 mm-Kante unter 35 g Belastung werden in 8 Versuchen richtig beurteilt. Desgleichen bei einer 20 mm-Kante unter 20 g und einer 35 mm-Kante unter 35 g. (Vp. M.)

Aber auch bei kleineren Gewichtsdifferenzen, aber größeren Längendifferenzen fallen die Versuche ebenso aus: 8 Vorversuche mit einer 30 mm- und 60 mm-Kante unter gleicher Belastung von 40 g geben zuerst 5 richtige und 3 Gleichheits-Urteile; wird nun gleich darauf oder auch schon während der eben genannten Versuchsreihe die Anordnung etwas geändert, so daß die 30 mm-Kante unter 30 g Belastung und die 60 mm-Kante unter 40 g Belastung dargereicht wird – so gibt es nunmehr in 8 Versuchen nur noch richtige Angaben. (Vp. M.)

Längere Versuchsreihen ergaben dann, daß in der Tat die Höherbelastung der längeren Strecke die Längenunterscheidung stets begünstigt und daß die Unterschiedschwelle, die bei gleicher Belastung etwa bei 10 mm lang, jetzt sogar niedriger als 5 mm gefunden werden konnte (Vp. v. W.).

Diese Befunde legten den Gedanken nahe, daß diese »Verfeinerung« der Unterschiedschwelle vorgetäuscht sein könnte dadurch, daß höhere Belastung als solche im Sinne einer scheinbaren Verlängerung der Kante wirkt. Dies leitet hin zur Untersuchung des 2. Falles.

3 Ein Vergleich zweier Kanten von 20 und 35 mm bei je 2 g Belastung zeigte überhaupt keine deutliche Längenwahrnehmung oder Qualitätsunterscheidung mehr.

Vers.	Gewichte g		Länge mm		Längenurteile		
Nr.	I	II	I	II	richtige	falsche	unsicher
1	30	30	25	20	14	10	6
2	30	20	25	20	24	1	5
3	40	15	45	40	20	–	–

2. *Fall. Die kürzere Kante wird schwerer belastet.* Eine erste Serie, bei der sich die Gewichte meist umgekehrt proportional wie die Längen verhielten, aber auch andere Proportionen gewählt wurden, ergab durchweg, daß die Urteile selbst bei Längenunterschieden von 20 und 30 mm nicht überwiegend richtige wurden; die Unterschiedschwelle schien jedenfalls höher, vielleicht verschoben. Bei genauerer Selbstbeobachtung wurde indes klar, daß in diesem 2. Falle der deutliche Eindruck ungleicher Belastung vorwiegt und das Erlebnis der Längenwahrnehmung dadurch undeutlicher, das Urteil viel unsicherer wird, weil man zunächst nicht imstande ist, Längen- und Gewichtseindruck gesondert wahrzunehmen. Dabei tendierte zunächst die größere Last, in der Tat den Längeneindruck zu vergrößern, wie aus folgenden Versuchen, bei denen gleiche Kanten mit verschiedenen Gewichten belastet waren, hervorgeht:

Zwei Kanten von je 25 mm Länge waren mit 30 bzw. 20 g belastet. Die Vergleichungsurteile lauteten 17mal auf »länger« bei dem höheren Gewicht, einmal auf »gleich« und zweimal auf »unsicher«.

Nun stellte sich aber im Verlauf einer Woche, in der sehr fleißig gearbeitet wurde, heraus, daß diese Versuchsperson (v. W.) die Fähigkeit, die Längenunterschiede trotz der Gewichtsdifferenzen richtig zu erkennen, immer mehr erwarb. Bei gleichen Längen und ungleichen Gewichten blieb das Urteil zuerst sehr unsicher und in beiderlei Sinne häufig falsch, bis zuletzt auch hier die richtigen Urteile über die Länge überwogen, wie folgende Reihe zeigt, in die nochmals einige Versuche mit gleichsinniger Variation von Gewicht und Länge eingestreut sind.
Hier hatte die Vp. auch die Fähigkeit erworben, neben der Länge auch das Gewicht zu beurteilen, so daß jedesmal 4 Urteile zu Protokoll genommen werden konnten, z. B.: »Das erste länger und leichter, das zweite kürzer und schwerer«. Die Gewichtsurteile enthielten in den Versuchen der letzten Tabelle noch mehr richtige

und noch weniger falsche Urteile als die Längenurteile. – Auch in den Versuchen dieser III. Reihe war das Verfahren insofern unwissentlich, als nicht bekannt gegeben war, ob der Fall 1 oder 2 oder ob Längengleichheit dargeboten war.

Vers.	Gewichte g		Länge mm		Längenurteile		
Datum	I	II	I	II	richtige	falsche	unsicher
17. III.	30	20	25	25	–	24	6
17. III.	30	25	30	25	16	4	10
17. III.	20	30	30	20	26	3	1
18. III.	15	35	40	30	15	6	9
18. III.	40	15	45	40	20	–	–
18. III.	40	15	25	25	21	4	5

IV. Endlich waren einige Versuche der Frage gewidmet, ob wir tatsächlich, wie gewöhnlich stillschweigend angenommen wird, unterhalb der Simultanschwelle zwei aufgesetzte stumpfe Spitzen auch in dem Sinne nicht mehr »unterscheiden« können, daß eine Differenz ihres Abstandes im sinnlichen Eindruck nicht mehr zum Ausdruck kommt. Mit anderen Worten: es wurde z. B. bei einer Simultanschwelle von 40 mm am Unterarm ein simultan aufgesetztes Spitzenpaar mit 10 mm Distanz verglichen mit einem nachfolgenden von 20 oder 30 mm Distanz – Unterschiede, welche bei den *Kanten* richtig erkannt wurden. Das Ergebnis war vollkommen eindeutig, daß eben ein einfacher Spitzeneindruck so dominiert, daß von einem Längen- oder Distanzendruck gar keine Rede ist; eine Aussage, welches Spitzenpaar das distantere war, war unmöglich. Zugleich aber zeigte sich, daß bei stets gleicher Belastung die einander näher liegenden Spitzen einen schwereren, die entfernteren Spitzen einen leichteren Eindruck machten. Die Vp., welche ein solches Ergebnis nach den oben berichteten Versuchen bereits erwarten konnte, war also auf diesem Wege einer reinen Überlegung imstande, aus dem Schwereeindruck die mutmaßliche, wiewohl unterschwellige Distanz richtig zu erschließen.
Der Zweck dieser Versuche war auch, einem möglichen Einwande zu begegnen. Man könnte nämlich sagen, die Versuche der vorhergehenden Abschnitte seien mit ihren Sukzessiv-Vergleichen von zwei Distanzen oder Längen dem Versuch der Simultanschwelle gar nicht gegenüberzustellen: sie müßten eben als Sukzessiv-Versuche mit den Sukzessivschwellen der Haut verglichen werden,

und diese seien ja, wie bekannt, viel kleiner als die Tastkreise. Nun zeigen aber die zuletzt angeführten Versuche mit unterschwellig-distanten Spitzen, daß nicht die *sukzessive* Darbietung einer längeren und kürzeren Kante das begünstigende Moment ist – sonst müssen auch Spitzendistanzen erkannt werden –, sondern daß die Kante als *Kante* den Vorzug vor zwei *Spitzen* in dieser Hinsicht hat. – Die Belastung, welche hier zwei Spitzen gegeben wurde, war dieselbe (20 oder 30 g) wie die, welche den Kanten im allgemeinen gegeben war. Daß übrigens nicht die Wahrnehmung der Endpunkte der Kante es ist, wonach wir ihre Länge beurteilen (eine schon von JUDD diskutierte Möglichkeit), dies wurde auch durch Versuche wahrscheinlich gemacht, bei denen die geraden Kanten mit abgerundeten Ecken ersetzt wurden durch Sektoren von Kreisscheiben, deren Mittelstück sich also am tiefsten eindrücken mußte, während die Endstelle ihres Kontaktes mit der Haut so unbetont wie möglich war. Auch dann blieben die Ergebnisse dieselben.

Das Ergebnis lautet demnach:
1. Auch innerhalb des WEBERschen Tastkreises, also weit unterhalb der Simultanschwelle, ist eine richtige Beurteilung der verhältnismäßigen *Größe* einer geraden Linie möglich.
2. Wir müssen von dieser Fähigkeit unterscheiden die zweite: kleinste, zwischen 0 und 10 mm liegende Differenzen der Reizgröße durch gewisse rein *qualitative* Empfindungsmerkmale auseinanderzuhalten, wobei ein Größenurteil noch nicht deutlich ist, aber doch mit Wahrscheinlichkeit erschließbar ist.
3. Wir fanden ferner, und dies ist methodisch wichtig, daß in einem gewissen Bereiche kleiner Größen das lastende *Gewicht* von Einfluß ist auf die Größenbeurteilung, *d. h. größere* Gewichte lassen die Linie *länger* erscheinen; daraus können gewisse Täuschungen resultieren.
Indes kann durch Übung diese Störung innerhalb gewisser Grenzen überwunden und die Fehlurteile über Erstreckungen berichtigt werden.
Diese Tatsachen bestätigen also nicht die Annahme, daß die Simultanschwelle ein geeigneter Maßstab für den Raumsinn der Haut sei. Dieser, um nur ein Beispiel zu nennen, von GELHORN (1922) noch neuerdings gehegte Gedanke darf jedenfalls nicht in prägnantem oder gar erklärendem Sinne festgehalten werden.

Wohl sind alle raumsinnlichen Leistungen z. B. an den Fingerspitzen feinere als am Unterarm. Aber die Simultanschwelle ist nicht die Grenze auch für andere Leistungen, wie hier gezeigt wurde. Es kommt auf die Inhalte der Wahrnehmung an: Kanten werden feiner unterschieden als Spitzen. Ein solches Resultat ist paradox für denjenigen, der sich die raumsinnlichen Leistungen nach Analogie geometrischer Konstruktionen vorstellt als einen Aufbau aus *Ortswerten* oder aus Empfindungen mit Eigenortswerten im Raum. Eine solche Annahme würde voraussetzen, daß ein Vorstellungsraum besteht, in welchen solche Ortswerte nur eingetragen zu werden brauchen, damit ein Ort, mehrere Orte, eine Figur u. dgl. entstehe. Eine solche Theorie kann man als »Eintragungstheorie« bezeichnen. Prüft man die tatsächlichen Verhältnisse, so verhält sich das meiste gerade umgekehrt, als man nach der Eintragungstheorie erwarten müßte. Während nämlich die Genauigkeit (reziprok: Fehlergröße) einer geometrischen Konstruktion auf dem Papier nie größer sein kann als die Bestimmung der *Orte*, *Größen* also nicht genauer bestimmt (d. h. »unterschieden«) werden können als Orte, fanden wir gerade umgekehrt, daß Größenunterscheidung noch möglich ist, wo Ortsunterscheidung zweier Punkte nicht mehr möglich ist. Überblickt man ferner das hier Bekannte, so stößt man auf den Befund von JUDD (1896) sowie von v. FREY und METZNER (1902), die zeigten, daß man zwei Druckpunkte als ortsverschieden erkennt, ohne doch die Richtung ihrer Lage zueinander zu erkennen. Hierzu ist eine wesentlich größere Distanz nötig. Auch dies ist mit einer solchen Eintragungstheorie nicht vereinbar, denn nach ihr wäre ein »Ort« nicht eine Qualität (v. FREY und METZNER (1902) nannten sie anklingend an LOTZE (1852) »Merkzeichen«), sondern eben ein Ort im Raum, mit dem eine Richtung zu anderen Orten implizite gegeben wäre. Unter mehreren anderen solchen Beispielen (die auch aus der physiologischen Optik entnommen werden können) sei nur noch die relative Kleinheit der Sukzessivschwelle des Drucksinnes gegenüber der Simultanschwelle (½-⅕ dieser letzteren) erwähnt. Auch dieser Befund paßt nicht zu einer Eintragungstheorie und ist mit der Irradiationshypothese (zentrale Verschmelzung) zu erklären versucht worden. Neben den hiergegen schon früher erhobenen Einwänden (v. WEIZSÄCKER 1923, 1924) ist jetzt anzuführen, daß die Verschmelzung der »Ortswerte« ja bei Kanten nicht weniger, sondern noch viel mehr zu erwarten wäre als bei Punkten. Darüber hinaus aber ist zu bemerken, daß die Ausdrücke: »Sukzessiv«-schwelle und »Simultan«schwelle insofern irreleitende sein dürften, als der entscheidende Unterschied eben gar nicht mit dem *zeitlichen* Verhältnis richtig getroffen ist – wiewohl auch dieses Bedeutung hat –, als vielmehr darin beruht, daß wir beim Aufsuchen der Simultanschwelle ein Zweipunkterlebnis, beim Aufsuchen der Sukzessivschwelle ein Einpunkterlebnis haben. Dies sind aber zwei verschiedene Inhalte (verschiedene Figuren oder Gestalten), die wir sowenig ohne weiteres vergleichen dürfen als wir, wie die gegenwärtige Untersuchung zeigt, Punkte und Kanten unmittelbar vergleichen dürfen, als ob sie nur in *geometrischer* Hinsicht, also nur im Hinblick auf *Größen-* und *Orts*faktoren in Betracht kämen. Hierauf kommen wir künftig zurück.

Wir möchten uns vorläufig mit diesen kritischen Bemerkungen begnügen und stellen nur fest, daß *orts*sinnliche Leistungen von auf *Größen* sich beziehenden streng zu trennen sind; wir können die letzteren nicht auf die ersteren zurückführen, und es ist zu vermuten, daß nicht quantitative Proportionen, sondern figürliche Inhalte die Hauptrolle spielen. Weitere Untersuchungen werden, wie wir hoffen, eine breitere Unterlage für die Beurteilung prinzipieller Fragen liefern.

Randbemerkungen über Aufgabe und Begriff der Nervenheilkunde

Die medizinischen Theorien haben die Kürze des Lebens, nicht die Länge der Kunst. Aber eine Heilkunde, die ihres Namens wert ist, umspannt nicht nur einige Jahre medizinischer Litaratur, sondern sie überbrückt das Gedächtnis der Menschheit. Dieser ehrwürdige Name einer Heilkunde ziert unsere Zeitschrift vor vielen anderen. Hierauf sich zu besinnen und davon einmal auch in nicht rein wissenschaftlicher Weise zu reden, gestattet nicht allein der von ihren vier Begründern gewählte Name dieser Blätter, sondern dazu fordert auch die augenblickliche Lage der Nervenheilkunde auf. Denn, sprechen wir es doch frei aus, was eigentlich Nervenheilkunde sei, darüber sind einige der besten Köpfe unserer Zeit so uneins, daß man sich wundern darf, wie wenig der wahre Zustand dieser Dinge sich bisher in dieser – wie in vielen andern – medizinischen Zeitschriften abspiegelt. Die gegenwärtige ärztliche Generation hat nicht nur Meinungsverschiedenheiten, sondern sie hat Gruppen abgespalten und sich mit diesen in einem Maße auseinander *gelebt*, daß sie auf gemeinsame Diskussion und gemeinsames Schrifttum bereits weithin verzichtet. Wie dabei die Universität sich stellt, was dies in einem Lande mit staatlicher Prüfung und Approbation bedeutet, davon soll hier nicht die Rede sein. Sondern es mögen einige Sachfragen hier aufgegriffen sein, welche sich um das Wort »Psychotherapie« gruppieren.

Zwar ist es der, wie wir hoffen, bleibende Charakter der Zeitschrift, daß sie, der Überlieferung ihrer Gründer treu, auf dem Fundamente und im Sinne der Inneren Medizin ihre Aufgaben stellt und löst; es hieße aber den Begriff des »Inneren« geradezu umkehren, wenn man damit die inneren Organe und die innerlichen Arzneiverordnungen meinte, welche doch vielmehr (als materielle) die Außenseite des Lebensgeschehens sind. Vielmehr ist eine Innere Medizin die, welche hinter das anatomische und chirurgisch faßbare Resultat des krankhaften Vorganges zurückgeht, und sein Werden dort zu packen sucht, wo es noch lebendig ist: im »Inneren« also des Geschehens, nicht im Inneren der Körperhöhle.

Aber auch das Psychische ist nicht ohne weiteres das Innere der Inneren Medizin. Es wird vielleicht der Zeitpunkt heranrücken, wo man die cartesianische Trennung der lebenden Natur in Psychisches und Physisches als eine gewaltsame nicht nur erkennt und bekämpft, sondern auch aus dem Gerüst der wissenschaftlichen Begriffe wird Schritt für Schritt abbauen können – eine ungeheure und nur pathetisch nicht lösbare Aufgabe. Aber der und gerade der, welcher hieran nicht glaubt, wird nicht behaupten können, daß eine internistisch aufgebaute Nervenheilkunde die Frage der Psychotherapie als eine Grenzfrage abschieben könne, denn sie ist geschichtlich am Problem der Hysterie- und Neurosentherapie entbrannt. Ein gebieterisches »tua res agitur« bedeutete dies aber auch an die Adresse der Inneren Medizin, zumal in Deutschland es Internisten waren, welche die Grundsteine der Nervenheilkunde gelegt hatten. So wenig wünschenswert Betrachtungsformen sind, welche statt von der Aufgabe der Medizin von der ihrer Spezialitäten reden (ein das wissenschaftliche Niveau in jedem Falle erfahrungsgemäß drückendes Verfahren) – soviel muß doch gesagt werden, daß Streit und Neid der Kompetenzen sich bis in die Bildung wissenschaftlicher Begriffe hinein zu verlängern pflegen. Um dies nicht mit einem solchen zu erläutern, der den Gebietsstreit selbst wieder heraufbeschwört, könnte man einen ganz formalen, den der »Differentialdiagnose« heranziehen. Dieser Begriff hat nur dort einen Sinn, wo die zur Entscheidung stehenden Möglichkeiten ihrem Wesen nach vergleichbar sind, so daß wir entweder eine zum Teil gemeinsame Symptomatologie bei verschiedener Ursache (z. B. Typhus und Miliartuberkulose) oder dieselben Ursachen, aber verschiedene Auswirkungen haben (z. B. akute und chronische Nephritis). Es ist aber nicht angängig, das System der Medizin nur unter dem Gesichtspunkte der Einteilung in Krankheiten zu betrachten, sondern es gibt in ihr auch verschiedene Arten der Betrachtungsform aller und jeder Krankheit. Solche Formen sind die anatomische, die physiologische, die psychologische, die ätiologische, die pathogenetische und die therapeutische. Diese Unterscheidungen können, weil sie vom Betrachter ausgehen, nicht zur Einteilung der Krankheiten benutzt werden und können nicht Bestandteile einer Krankheitsdefinition, nicht Kriterien einer Differentialdiagnose werden. Wir können also nicht die Frage, ob die Hysterie eine anatomische oder eine psychologische Krankheit sei, in der Form einer Alternative aufstellen. Dies wäre ebenso falsch, wie wenn jemand fragte, ob ein Altarbild ein Gemälde »oder« ein Kulturgegenstand sei. Wer psychologisch in den Wald ruft, wird keine anatomische Antwort erhalten, und umgekehrt.

In diesem Sinne war es z.B. ein ebenso großer Vorteil, wenn HOCHE im Jahre 1902 die »funktionelle« Seite der Hysterie scharf hervorhob, wie es ein verhängnisvoller Nachteil war, daß er das Problem als ein differentialdiagnostisches (gegenüber der Epilepsie) im Sinne der Alternative: organisch oder funktionell auffaßte und für alle Zukunft erklärte, niemals werde sie eine pathologische Anatomie haben.

Diese Prognose muß eben immer recht behalten, solange man an hysterische Erscheinungen nicht andere als funktionelle oder psychologische Fragen richtet. Dann ist der Inhalt des Satzes: »die reine Hysterie ist funktioneller Natur in dem Sinne, daß sie eine pathologische Anatomie – niemals besitzen wird«, gleichbedeutend mit dem Satze: »eine funktionelle Krankheit wird immer eine funktionelle Krankheit sein«. Denn im Worte »rein« stak schon dasselbe wie im Worte keine Anatomie – nämlich das Funktionelle. Wie aber, wenn organisch Hirnkranke z.B. bei Tumoren oder multipler Sklerose mit hysterischen Zügen, hysteriformen Symptomen und Reaktionsweisen erkranken? Die bloßen Definitionen sind dann machtlos gegenüber den *hier* auftauchenden Zusammenhangsproblemen.

Auf jenes einflußreiche Referat HOCHES zurückzukommen, ist wohl erlaubt, da es noch kürzlich von BUMKE (1924) herangezogen wird, um die reinliche Scheidung von funktionell und organisch zu postulieren. Jedermann weiß heute, was gemeint ist, und die definitorischen Fragen jener Epoche interessieren uns eigentlich nicht mehr. Um so ungünstiger wirkt die klassifikatorische Auswirkung auf Klinik und Therapie fort; denn es wurde Brauch, organische und funktionelle *Fälle* zu unterscheiden, und unter dem Einfluß der gleichzeitigen neuen psychologischen Theorien wurden aus den funktionellen die psychogenen Fälle. An diesem letzteren Schritt sind nun die Forscher, deren Beispiel uns HOCHE ist, zwar unbeteiligt, aber hier setzt nun eben jener Dualismus ein, demzufolge die »psychogen« Kranken aus der inneren in die psychiatrische Kompetenz abwandern. Daß dies geschah, war bekanntlich an vielen Orten höchst fruchtbar und diente auch dazu, die Innere Medizin auf neue Bahnen zu lenken[1].

1 Vgl. z.B. Kongreß für innere Medizin 1924 (v. BERGMANN, HANSEN usw.), S 168 ff.

Bei dem Begriffe des Funktionellen blieb jedenfalls, wo nicht der pathologischen Anatomie, so doch der Physiologie das Recht der Stimme erhalten. Sie hat bei der Deutung der »rein funktionellen« Störungen nicht allzuviel Gebrauch davon gemacht. Soviel hat sie immerhin klären können: Hatte die Hysterie oder Neurose keine pathologische Anatomie, so hatte sie wenigstens eine Physiologie, und wenn der Unterschied also nur einer war, der die eigentümliche Grenze des Mikroskops betraf, so war er ein gradueller, kein prinzipieller; denn auch der Unterschied zwischen normalen und pathologischen physiologischen Abläufen wird in jener Denkweise als ein gradueller, nicht als ein prinzipieller gefaßt. Da ferner die dem Mikroskop zugängliche veränderte Struktur gerade beim Nervensystem wohl diejenige ist, welche im Leben nicht mehr funktioniert hat, also auch keine Symptome mehr »machen« konnte, so konnte man sagen, daß das klinische *Funktions*-Bild der sog. organischen Krankheit streng genommen so wenig eine pathologische Anatomie hat wie das der funktionellen. Wir würden das Nichtzuvergleichende vergleichen, wenn wir die klinischen Bilder der multiplen Sklerose mit der Struktur des veränderten, also untätigen Gewebes, die klinischen Bilder der Hysterie aber mit der des nicht veränderten tätigen Gewebes zusammenhalten würden.
Mit ein bißchen Dialektik war HOCHES Standpunkt also auch von hier aus nicht unwiderstehlich. Aber der sozusagen durch dick und dünn konsequente Standpunkt NISSLS (1902), daß auch eine Hysterie ihre pathologische Anatomie haben müsse, findet freilich meist überhörte Neubelebungen, wenn z. B. C. und O. VOGT (1919) in vielleicht abrupter, aber doch sehr eindrucksvoller Weise die Zentren der Hysterie im Zentralhirn proklamieren. Worauf beruht dieses Eindrucksvolle anders als auf dem ungelösten Rätsel, daß psychogene und organische Erkrankungen eben eine breite Zone der körperlichen *Ausdrucksgemeinschaft* miteinander teilen. Dies Rätsel ist soweit kein Rätsel, als wir anerkennen, daß eben körperliche Symptome eine tätige nervöse Substanz voraussetzen und daß auch beim Organiker nur das erhaltene Gewebe tätig sein kann, daß umgekehrt der Funktionelle seine Symptome mit auch nichts anderem produzieren kann als mit den innerhalb der Gesetze der Physiologie arbeitenden Organisationen seiner Struktur. Die frappante Ähnlichkeit eines Encephalitiskranken mit einem Stuporösen wird dann ein Problem erst dort, wo ich nicht die

Symptomatologie, sondern die Pathogenese betrachte. Für die Deutung und Untersuchung des aktuellen Geschehens (Zustandsbildes) also, des Querschnittes in einem Krankheitsprozeß ist der Gegensatz von organisch und funktionell nicht unbedingt zu brauchen, denn er bedeutet niemals eine Alternative – wohl aber vielleicht in der Pathogenese.

Kommen wir danach auf den Begriff der Differentialdiagnose zurück, so würde sich in der Pathogenese und Ätiologie der Unterschied zwischen einem Gehirntumor und einem Schreck denn doch mit undiskutabler Deutlichkeit als der von Physischem und Psychischem darstellen – nicht nur als Unterschied der Betrachtungsform, sondern als einer der Sache selbst. Und doch liegen, wie jetzt nicht ausführlich begründet werden soll, die Dinge hier nicht anders. Auch hier läßt sich zeigen, daß, so wie das »Physische« und das »Psychische« in der Regel von der ätiologischen Medizin gebraucht werden, sie eigentlich eben nur methodische Formen, nicht die Dinge selbst bedeuten. Psychogene Krankheiten sind daher in der Regel solche, bei denen der psychologische *Gesichtspunkt* durchgeführt ist – und zufällig evidenter ist, als der (ebenso mögliche) physische, nicht aber solche, bei denen das letztere ausgeschlossen werden kann. Auch bei einem Schreck z. B. pflegt ein Sinnesreiz zu wirken; daß er aber psychogen zum Trauma wird, das, pflegt man zu sagen, ist doch nur psychologisch zu verstehen. Diese Argumentierung ist aber nur solange richtig, als ich eine Sinnesphysiologie habe, in der die Reize lediglich aus dem Gesichtspunkte ihrer Intensität, Extensität, Energieform usw. betrachtet werden, also aus dem Denksystem der Physik. Jeder Kenner der neueren Sinnesphysiologie aber weiß, daß diese Form der Reizphysiologie sich als nicht zulänglich erwiesen hat, daß vielmehr in den Sinneseindrücken zugleich Gegenstandsfunktionen, die über den physikalischen Inhalt nach jeder Richtung hinausgehen können, wirksam sind, daß wir eben schon in der Wahrnehmung biologische Werte, Gegenstände wahrnehmen. Wenn dem so ist, wenn man diese Entwicklung in ihrer augenblicklichen Richtung sich noch ein wenig fortgesetzt denkt, so kann man theoretisch ohne Bedenken sich den Punkt erreicht vorstellen, an dem eine Schreckhysterie sinnesphysiologisch nicht weniger verständlich erscheint als psychologisch; und wer möchte behaupten, daß sie psychologisch etwas ohne weiteres Klares sei? Auch hier ist es, wie ich glaube, nicht schwer, sich durch eine Art von Schreibtischtheoretik über gewisse Denk*möglichkeiten* wenigstens zu einigen, wobei offenbleiben mag, wie weit man solchen Möglichkeiten zu folgen Lust hat. Daß z. B. ein Unfall in vielen Fällen als ein konstitutionell bedingtes Vorkommnis (Organminderwertigkeit, Ungeschicklichkeit, analytisch: Fehlleistung) einsehbar ist, wird niemand bestreiten. Die Ausdehnung dieses Gesichtspunktes auf alle Unfälle werden die meisten ablehnen und doch niemals streng widerlegen können. Hier läge also der umgekehrte Fall wie beim Beispiel des Schrecks vor: Dinge, die wir in der trivialen Betrachtung eindeutig für exogen oder somatogen ansehen, können sich durch eine andere Betrachtungsweise ebensogut als endogen oder psychogen bedingte erweisen. Man braucht nur einmal mit dem Postulat Ernst zu machen, in *jedem* Falle die exogene und die endogene, oder die somatogene und die psychogene Betrachtungsweise durchzuführen, so wird man sehr bald zu dem Idealbild einer Medizin kommen, die in allen diesen Fällen statt des HOCHEschen Entweder-Oder ein Sowohl-als-Auch nachweist. Ein solches neues Idealbild ruht freilich dann auf einer anderen, aber gewiß nicht mehr und nicht weniger metaphysischen Metaphysik der letzten Voraussetzungen unserer Wissenschaft. Es wird dem Kenner der Allgemeinen Psychopathologie von K. JASPERS (1913) nicht entgehen, daß seine Unterscheidung der verständlichen und der kausal bedingten Erscheinungen im Psychischen, obwohl sie nicht für klinische Einheiten im alternativen Sinne gemeint ist, doch unverträglich mit dem hier vertretenen Prinzip ist, wonach für *jede* Erscheinung wenigstens ein Postulat einer vollständigen psychologischen Verstehbarkeit und ebenso einer vollständigen physiologischen Erklärbarkeit aufgestellt wird.

Indes führt eine formal strenge und dem Umfang der Probleme gerechte Erörterung solcher Gegensätze, so wichtig auch sie sein wird, im Augenblick von unserem Ausgangspunkt ab und ins Gebiet einer Theoretik, in der man sich immer noch eher einigt als dort, wo, was schon gestreift wurde, sich die Ärzte nicht bloß auseinandergedacht, sondern auseinandergelebt haben. In diesem Sinne empfinde ich es als eine nicht ganz zutreffende Formulierung, wenn z. B. BUMKE[2] erklärt, er bestreite nicht die von den Psychoanalytikern gefundenen Tatsachen, sondern die Deutung

2 (1924), S 489.

derselben. Ein richtigeres Bild vom Stand der Dinge gibt vielmehr die Selbstdarstellung S. FREUDS (1925) mit ihrem durchaus von der Kraft der *persönlichen* Faktoren zeugenden Pathos. Es ist selbstverständlich, daß diese letzteren zugleich die Träger auch rein theoretisch verhandelbarer Gegensätze werden, aber allein aus Theoretischem sind sie nicht verständlich. Die Punkte, um derenwillen die Geister sich scheiden, herauszuarbeiten, ist Aufgabe eines späteren Geschichtschreibers, der die historische Weisheit besitzen wird und mit weniger Feindseligkeit und Verdruß die Dinge begreift, als es denen möglich ist, die in der Front stehen. In der Gegenwart scheint es wichtiger, Scheinvermittelungen und ausgleichenden Betrachtungen entgegenzutreten. Hier sollen nur einige Gedanken und Beobachtungen zu Worte kommen, welche vor allem die Nervenheilkunde angehen und, so viel ich übersehe, bisher noch relativ wenig beachtet wurden.

In der psychotherapeutischen Bewegung steckt der Enthusiasmus und die Aspiration einer ganz neuen Medizin, die zugleich mit einigen mehr oder weniger entscheidenden Tendenzen der vorhergehenden Epoche aufräumt. Sie tut das ausgesprochen oder stillschweigend, absichtlich oder unwillkürlich, und in einem anderen Sinne als dem, welcher in Frage kam, als man z. B. von der bakteriologischen zur konstitutionspathologischen Ära überging. Es handelt sich nicht um andere Meinungen nur, sondern um neue ärztliche Gesinnungen, um einen Wandel der Aufgabe des Arztes, aber auch der Medizin als Lehre. Es steckt darin auch ein Stück von Revolution und Krisis mit allen Abschattungen und Verzweigungen, die diesen Phänomenen überall eigen sind. Es ist der Zweifel an der nur naturwissenschaftlichen Grundlage der Medizin, der Wille zu einem Neuaufbau auf breiteren Fundamenten, eine Erweiterung und Verschiebung des Heilzieles. Abirrungen dieser Bewegung, welche mit jeder Tradition brechend sich in purer Opposition gefallen und in charlatanmäßiger Freibeuterei an den Kranken vergreifen, sind dabei nicht von besonderem Interesse. Bedenken wir aber die geringe Zeitspanne, die seit der Entfaltung der modernen naturwissenschaftlichen, d. h. vor allem physiologischen Medizin verstrichen ist – es sind noch nicht 100 Jahre –, so ist eine Kritik an ihr und ihrem Prinzipat zwar nicht verwunderlich aber doch, angesichts ihres ungeheuren Erfolges, ein ernster Vorgang; namentlich seitdem sich zeigt, daß, wie man in der Politik sagt, der Herd nicht auf die Neurosenbehandlung lokalisiert bleibt, sondern auf die Technik der Organbehandlungen sich ausdehnt.

Man hat aber zur Zeit den Eindruck, daß durch Scheinassimilationen der neuen Gedanken die Größe der Aufgabe verdeckt wird. Teils erinnert man sich, daß das »Neue« eigentlich das Alte sei; unter Bekenntnissen zu Hippokrates, ja, zu dem unbekannten Paracelsus ertönt der Aufruf zur Personalpathologie. Dann tritt zum Messer die Hypnose, zur Familienanamnese die Frage nach dem Ödipuskomplex und geschlechtlichen Sünden. Irgendeine Gliederung der Aufgabe, irgendeine organische Verbindung mit dem Bestehenden, irgendeine wissenschaftliche Formulierung solcher höchst einschneidenden Verkoppelungen ist nicht sichtbar und kann auch noch nicht sichtbar sein. Der Rückgriff auf die Persönlichkeit des Arztes, die »natürlich« immer die Hauptsache bleibe, ist dabei ein wahres Asylum ignorantiae. Denn was meint man damit meist anders als das, was sich der Lehre und dem Lernen gerade entzieht, das, wovon mancher Ehrliche bekennen muß, daß er eigentlich weniger davon hat, als er haben möchte, das, wofür kein anderer Maßstab existiert als – der Erfolg. Der Erfolg aber kann ein ebenso sicherer Zeuge des Guten wie ein triftiger Beweis des Unerfreulichen sein. Wo ist er zu fassen: in der Statistik der Heilergebnisse? in der Größe einer Praxis? in dem Urteil der Fachgenossen oder dem des Publikums?

Wenn andererseits zuweilen gesagt wird, die therapeutische Medizin sei keine Wissenschaft, sondern »eben« eine Kunst und damit alle weitere objektive Erörterung abgeschnitten wird, so wäre *diese* Kunst jedenfalls die einzige, die eines objektiven Stils, eines aufzeigbaren und diskutierbaren Formgesetzes entraten kann. Ich glaube nicht an diese Behauptung einer Medizinkunst und kenne die Kunst nicht, mit der man die Medizin vergleichen dürfte. Die Redeweise von ärztlicher Persönlichkeit und Kunst figuriert vielmehr in solchen Fällen als Problemverdeckung, als Abschiebung lastender Aufgaben und Verpflichtungen auf das Gebiet des angeblich nicht mehr Beweisbaren, nicht mehr Bestreitbaren. Sie figuriert an der Stelle eines Vakuums der gegenwärtigen Heilkunde.

Die Psychoanalytische Schule hat nach ihren eigenen Zeugnissen in einem Betrag, den man nicht genau zu beurteilen vermag, nicht therapeutische Bedürfnisse, sondern wissenschaftliche Ansprüche vorangestellt. Sie ist in diesem Betracht daher auch nicht der hier zu erörternde Gegenstand. Ihre Ergebnisse und ihre Verfahrungsweise sind die bedeutendste geistige Leistung der Medizin seit dem Höhepunkt ihrer anatomisch-physiologischen und bakteriologischen Periode. Ihre Auswirkung in der praktischen Heilkunde steht, wie wohl alle zugeben, in den Anfängen, und ihr Wert in dieser Hinsicht ist schon darum noch nicht genauer bekannt, weil ihre eigene Entwicklung im Fluß, weil ihr Zusammenwirken mit anderen Mächten auf dem eigentlichen Gebiet der Medizin noch kaum im Ernst erfolgt ist, wo der Zusammenstoß bisher nur Reibung und Hitze, nicht eigentliche Auseinandersetzung und Klärung bewirkte. Der reine praktische Psychotherapeut, der fast immer praktischer Arzt ist, ist eigentlich die einzige wirkliche Lösung, welche das Problem bisher gefunden hat. Er findet in seinem Tun den Weg und den Erfolg und gibt ihn an persönliche Schüler weiter. Die objektive Einordnung in die Klinik und in das System der Gesamtmedizin ist bisher nirgends gelungen. Die Frage, was davon zur Bildung jedes Arztes gehört, was schlechthin nur Sache des reinen Spezialisten sei, ist noch völlig offen und sie liegt hier anders wie etwa bei der großen Chirurgie, der Ophthalmologie. Eine Umschreibung der im Staatsexamen zu fordernden Kenntnis fehlt in gleicher Weise. Gerade am ärztlichen Bildungsproblem, ja, an der Situation jedes einzelnen von uns wird dies ganz deutlich und aufzeigbar. Denn das ärztliche Leben zeigt jedem von uns, warum die Frage der Psychotherapie und damit auch der Psychoanalyse nicht auf die reinen Neurosen »lokalisiert« bleiben konnte. Ich meine, im Krankenhaus zeigt es ein einziger Gang über eine innere Abteilung, in der Sprechstunde der hohe Prozentsatz der Kranken, die man als *Wanderpatienten* bezeichnen muß, weil sie fast ununterbrochen den Arzt wechseln. Unter ihnen sind nicht so ganz wenige, welche wirklich organisch krank sind, und bei denen die somatische Therapie versagt, obwohl sie das Richtige trifft – in Absicht auf das Organleiden. Es sind die Kranken, bei denen man sagen kann, ein Organleiden sei neurotisch überbaut, überlagert, oder mit anderer Ausdrucksweise: die Neurose sei durch das Organleiden manifest, fixiert u. dgl. m. Die Erfahrung lehrt nun, daß derjenige, welcher, von einer intimeren Kenntnis der Neurosen herkommend, Auge und Gedanken auf diese neurotischen Phänomene einstellt, alsbald bei einer ganz überraschend großen Zahl von Kranken Bild und Mechanismus der Neurose entdeckt und mit ein wenig Monomanie in dieser Richtung schließlich wenig Kranke übrig läßt, die völlig frei von

derartigen Überbauten oder Untergründen sind. Er wird sie vielleicht nur dort vermissen, wo Menschen weder wissen, daß sie krank sind, noch an Veränderungen leiden, welche auf den psychophysischen Betrieb merklich einwirken können, wie z. B. gewisse Tumoren in gewissen Stadien. Jeder Vernünftige wird nun darum den Schritt nicht tun, jeden Kranken für einen klinischen Neurotiker zu erklären, sondern er wird vielmehr folgern, daß das dynamische Prinzip der Neurose in jedem Menschen darum schlummere, weil es mit der Dynamik normalen Lebensgeschehens eine so außerordentliche Verwandtschaft hat, wie ja auch seit dem Kriege allgemein anerkannt ist, daß z. B. jeder Mensch hysteriefähig ist. Jede beliebige Organerkrankung aber, so wird er weiter folgern, weckt ein wenig und in allen Graden und Abstufungen das dynamische Spiel, welches wir erst dann klinisch Neurose nennen, wenn es klinische Selbständigkeit gewinnt, weil es subjektive, familiäre oder soziale Betriebsstörung zur Folge hat.
Es zeigt sich aber ferner, daß der so veränderte Standpunkt gegenüber den Krankheiten alsbald auf die Deutung der Symptome ganz entscheidend zurückwirkt. Zunächst ergibt sich, daß die Gesamtheit dessen, worüber die Kranken klagen, weil sie etwas Bestimmtes empfinden, wahrnehmen, erleben, unter ein verändertes Prinzip der Beurteilung gerät. Schmerzen, Schwindel, Atemnot, Übelkeit, Herzklopfen, Schwäche, Parästhesien, Schlafstörung, der ganze sinnesphysiologische Komplex des subjektiven Krankheitserlebnisses ist jetzt nicht mehr rein als ein *eindeutiges* Korrelat anatomischer und physiologischer Reize zu betrachten, sondern steht zugleich unter demjenigen Gesetz der Gesamtpersönlichkeit, in welches die psychologische und *nur* die psychologische Persönlichkeitslehre bisher ein gewisses Licht zu werfen vermag. Es wurde schon oben angedeutet, daß man nicht auf die Psychoanalyse zu rekurrieren braucht, um einzusehen, daß der Standpunkt jener reizphysiologischen Sinneslehre, wonach Empfindungen einfach determinierte Korrelate gewisser physikalisch definierter Reize sind, längst nicht mehr haltbar ist. Die Sinnesphysiologie hat ganz autochthon eingesehen, daß das Empfinden und Wahrnehmen unter der Bedingung eines Gesamtzustandes steht, und dieser Gesamtzustand wiederum ist nicht als eine Augenblickskonstellation, sondern nur zugleich als Resultat einer individuellen Genese der Person verstehbar.
Aber nicht genug mit der veränderten wissenschaftlichen Deutung

der subjektiven Krankheitserlebnisse. Auch das objektive physiologische Geschehen erweist sich nun als in ganz unvorhersehbaren Beträgen abhängig von dem, was wir den *neurotischen Prozeß bei Organerkrankung* nennen können. Die Beeinflussung von Herzblock, von stenokardischen Anfällen, von ADAM-STOKESschen Anfällen, von Asthma bronchiale, von Basedow, Glykosurien, Magengeschwüren, epileptischen Anfällen durch die seelischen Faktoren – all dies wird immer mehr bekannt, wird aber doch mehr als Kuriosum oder Rarität angesehen, Glanzleistungen der Therapie auf diesem Felde werden beachtet, aber wir sehen bisher nicht, daß sie einer sehr bedeutsamen praktischen Rolle und einer wirklichen Verallgemeinerung fähig sind. Der meist ungeheure Kraftaufwand der Psychotherapie scheint sie zu einer Luxusfrage zu stempeln, und zugleich auch zu einer exquisiten Begabungsfrage. Eine analytische Psychotherapie jedenfalls ist heute unbedingtes Reservat von Ärzten, die ihre ungeteilte Kraft diesem Beruf widmen wollen und können; sie ist also in der Regel nicht Sache des allgemeinpraktischen Arztes und nicht die des pflichtenreichen akademischen Lehrers in leitender Stellung. So schwierig die organisatorischen Fragen sind, die sich hieraus ergeben, sie können, einmal erkannt, gelöst werden. Viel dunkler und unbestimmter ist aber das ärztliche Problem selbst: die Indikation zur Psychotherapie und die Methode der Psychotherapie dort, wo sich die Neurose nicht als selbständiges klinisches Gebilde dominierend heraushebt, sondern wo sie Vorspiel, Begleiterscheinung oder Nachspiel einer sog. organischen Erkrankung ist. Hier ist nicht der Neurosenarzt als solcher aufgerufen; wird er vom Chirurgen oder Internisten »zugezogen«, so ergibt sich regelmäßig, daß ein Behandeln zu mehreren nirgends aussichtsloser, ja schädlicher ist als hier. Sogar schon die Duplizität: Chef und Assistent, pflegt in diesen Fällen Schwierigkeiten zu bereiten, und zwar auch dann, wenn nicht eine triviale Spannung, sondern das gesunde Verhältnis zwischen beiden besteht. Die Organisation der modernen Kliniken und Krankenhäuser mit großen Sälen und einer gewissen Hierarchie der Ärzteschaft erwächst aus einem völlig anderen Gedanken der Krankheit und des Heilprinzips als dem der Psychotherapie und dem einer Personalpathologie; trotz alles Individualisierens in der Anwendung von bestimmten Methoden hat jene Organisation doch eben diese bestimmten Methoden zur Voraussetzung: Bettruhe, Pflege, Darreichung von Mitteln und manuelle Eingriffe, von

freundlichem Zuspruch im Rahmen einer allgemeinen Disziplin. Auf den meisten Krankenhäusern erfolgt die Erhebung einer Anamnese, das explorierende und das therapeutische Gespräch, ja die Beratungen des ärztlichen Consilium *im* Saal, *am* Bett. Ein Teil der privaten Gespräche und der wissenschaftlichen Dispute mit mehr oder weniger Küchenlatein, Anspielung und Witz auf die gegenwärtigen »Fälle« spielen sich ebenda ab und schaffen einerseits die sehr erwünschte Unbefangenheit im menschlichen Zusammenleben zwischen Patient, Pflegerin und Arzt, erzeugen zugleich aber eine eigene Kategorie von seelischen Erlebnissen: Feindschaften, Freundschaften, Eifersüchten, Mißverständnissen, Intrigen und Kümmernissen des Krankenhausdaseins, eine Milieuwirkungsmasse, die jedenfalls als ein total unkontrollierbarer Faktor in die Behandlung um so mehr mit eingeht, weil er an die ärztlichen Handlungen unlösbar geknüpft ist. Dies letztere und eigentlich Entscheidende macht oft die Behandlung einer Neurose überhaupt zur Unmöglichkeit. Eine unserer heutigen Einsichten in das Wesen der Psychotherapie aber fordert eine völlige Lösung solcher Verstrickung der ärztlichen Wirkung mit unbekannten und unbeherrschten Faktoren. Nicht darum handelt es sich in erster Linie, auch das außertherapeutische Milieu der Kranken zu verändern und zu beherrschen, sondern darum, die Tragweite aller Handlungen des Arztes zu kennen: nicht die Isolierung des Patienten, sondern die des Arztes gegenüber dem Patienten ist der wichtigere Zweck einer streng durchgeführten Einzelbehandlung.
Man wird, so banal man diese Dinge finden mag, doch nicht bestreiten können, daß die Wirklichkeit in der Mehrzahl der Fälle von den hieraus fließenden Forderungen wenig berührt ist und daß man auch, ohne den architektonischen Plan einer Krankenanstalt im geringsten zu ändern, sehr viel bessern und reformieren kann. Die Methoden gewisser fortschrittlicher psychiatrischer Kliniken haben auch z. B. auf einigen Inneren Kliniken einen, wenn auch noch bescheidenen, Einzug gehalten. Gegenüber gewissen möglichen Einwendungen muß man betonen, daß es sich dabei nicht um moderne Sentimentalitäten und Seelenvergötterungen handelt. Man kann im Zwiegespräch, im Einzelzimmer als Arzt sogar erheblich energischer und wenn nötig gewalttätiger sein als auf dem Saal, wo wir gerade in dieser Richtung oft an halben Maßnahmen hängen bleiben wegen des Publikums. Sondern es handelt sich um eine Steigerung des therapeutischen Nutzeffektes und die

Ausschaltung eines enormen Friktionswiderstandes. Wer diese Einzelbehandlung konsequent durchführt, bei dem ändert sich auch das Bild der allgemeinen Visite, eben weil die undurchgeführten Explorationen, die halben und bloß suggestiven, nicht wirklich den Kern der Dinge treffenden Äußerungen wegfallen. Das eindrucksvolle Bild der Chefvisite fällt darum nicht weg, das autoritative und resümierende Wort wird nicht entwertet. Trotzdem – die Aufgabe eben einer wohldurchdachten und zugleich mit Lebensfrische gesättigten Erscheinungsweise der Ärzte bleibt eine große und schwere und durch die Summe unserer menschlichen Fehler begrenzte. Aber ich möchte bestreiten, daß es genügt, »ganz natürlich« zu sein, so wie man eben ist. Dies ist eine rein negative, keine positive und keine ausreichende Bestimmung der ärztlichen Homiletik. Daß in dieser Homiletik dem Individualismus und persönlich zufälligen Temperament Tür und Tor offen stehen solle, vermag ich nicht zuzugeben; und als Beweismittel muß man, wo sonst keine in einem Bekenntnis zur Kultur, geformten Geistigkeit und den Idealen der Caritas liegenden Motive sollten zugestanden werden, doch jedenfalls die Summe der iatrogenen Schädigungen psychotherapeutischer Art anführen. Wir kennen im System der Lehrbücher nur den Kunstfehler der Diagnose und den Kunstfehler der operativen und medikamentösen Eingriffe. Eine entschiedene Theorie und ein allgemein deutliches Bewußtsein der psychotherapeutischen Kunstfehler besitzt die heutige Medizin als legitimes Thema kaum. Die Literatur in dieser Hinsicht wäre, wenn zusammengetragen, vielleicht sogar nicht so klein an Umfang. Aber diese Dinge sind doch mehr gelegentliche Bemerkungen und sie wurden Brennpunkt allgemeinen Interesses eigentlich nur wiederum in der Frage eben der iatrogenen Neurosen, also im spezialistischen, nicht im universell-medizinischen Sinne. Die psychoanalytische Literatur hat gewiß nicht verfehlt, die Tatsachen, die hierher gehören, in ihrer Kasuistik mit der nötigen Zugabe an Salz und Säure vorzulegen, aber sie erfreut sich nicht desjenigen Einflusses, der erwünscht wäre, und sie steht unter dem Zeichen einer Ächtung, aber auch einer Haßbereitschaft im eigenen Herzen, welche ich nur als ein Verhängnis, nicht als einen Zustand der Weisheit oder Gerechtigkeit von einer der beiden Seiten aufzufassen vermag. Ihre Erscheinungen der geistigen Isolierung, ja der Haftpsychose haben für den Außenstehenden wie immer, so auch hier, etwas Absurdes, ja Abstoßendes. – Wie dem auch sei, Schädigungen seelischer Art durch den Arzt infolge Verkennung seelischer, aber auch sozialer und familiärer Zusammenhänge, Schädigungen durch hingeworfene Worte, durch nicht indizierte chirurgische Eingriffe oder medikamentöse und Injektionstherapie, durch eiliges Tempo der Sprechstunde oder Visite – sie sind Legion, und man muß bei sich selbst in ihrer Erkenntnis anfangen. Sie sind die fatalste Begleiterscheinung der überspezialistischen Ära der Medizin, deren Hochblüte ja nicht ewig dauern wird. Die gegenwärtige ungeheure Überschätzung der äußeren Therapie in jedem Sinne hängt aber ebenso genau mit unserem kulturellen und zivilisatorischen Zeitalter zusammen wie die Neurose selbst; ja, das übertriebene Einspritzen, Operieren und Elektrisieren ist selbst eine Neurose, ist Teilerscheinung desjenigen, zu dessen Bekämpfung der Arzt nach der Lage der Dinge aufgerufen ist, ist sein Anteil an der vielberufenen Krankheit der Zeit: keine Zeit zu haben, keine innere Ruhe zu haben, kein Gleichgewicht und keine Seele zu haben, die Dinge nicht mehr zu tun, sondern zu »erledigen«. Es ist aber niemand gestattet, über diese Dinge aburteilend zu räsonnieren, ohne zugleich der wirtschaftlichen Not- und Zwangslage des modernen Ärztestandes zu gedenken – ein sehr komplexes, und mit den eigentlichen Grundlagen unserer Gesellschaft und unseres Landes verwachsenes Problem liegt vor. Da für uns der Tag nicht mehr aus »Abend und Morgen«, sondern aus 24 Stunden besteht, so greift jeder positive Vorschlag zur Reform daneben, der nicht bereit ist, auch etwas von ärztlichem Denken und Tun zu opfern, was bisher als notwendig, ja vielleicht als das eigentliche Heil der Heilkunde gegolten hat.

Hier nun greift diese Betrachtung wieder ein in die frühere über die theoretischen Grundlagen und die idealen Ziele unserer Wissenschaft: ihr naturwissenschaftliches Fundament und, konkret gesprochen: ihre Pflege und Handhabung in der akademisch gerichteten Klinik, dem eigentlichen Quell der ärztlichen Bildung. Denn auch hier stoßen die divergenten Bestrebungen im Raume der Zeit hart aufeinander. Die Untersuchung der Kranken unter Beanspruchung des ungeheuren technischen Apparates, der sich für Blut-, Urin-, Stoffwechseluntersuchung, Radiologie, Serologie und Bakteriologie, Elektrographie, Endoskopie u.v.a. herausgebildet hat, gleicht heute in seinem Zusammenwirken auf ein Haar dem eines Betriebs der feinsten technischen Industrien und hat mit der Realität eines Krankenbesuchs im inneren Odenwald als solcher nichts mehr gemein. Die Kluft ist gewaltig. Ist sie geistig, ist sie lebendig in unserem Bildungswesen überbrückt? Ich wage es zu verneinen. Haben die wissenschaftlichen und maximal differenzierten, in einer gedruckten Publikation kulminierenden Sondertätigkeiten der Assistentenärzte und Gelehrten ein Recht auf allgemeine Beachtung und Verwertung durch den Zeit- und Wochenschriften lesenden Ärztestand? Ich wage es zu verneinen. Diese Produktion ist, ganz gleich wie man sie bewertet – was ja nur von Fall zu Fall gestattet wäre – eine, wenn man sie so ernst nimmt, wie sie genommen sein will, geistesaristokratische Enklave der Medizin. Die unausgesetzten Bemühungen, sie für die Allgemeinheit an den Mann zu bringen, scheinen auch angesichts der Taubheit dieser Allgemeinheit allmählich zu erlahmen. Die Idee, jeder Arzt müsse seinen Stoffwechselapparat und sein Saitengalvanometer haben, ist eine Angelegenheit im Reichtum lebender Länder geworden, und wir begrüßen es vielmehr, wenn der Blick durch dergleichen nicht mehr von den wichtigeren und realen Aufgaben der Krankenbehandlung abgelenkt wird. Aber hier setzt nun gerade das akademisch-klinische Problem ein: ist nicht diese geistesaristokratische Enklave der naturwissenschaftlichen Medizin ihrer Art nach zu weit weg geraten von der Medizin selbst, ist sie nicht vielmehr eine Exklave? Das eben ist es, was die Kritik[3] behauptet, das ist der Punkt, in dem die Klinik als Gesamtorganismus von ihrem naturwissenschaftlichen Ideale etwas opfern muß, wenn sie sich diese Kritik zu eigen macht. Wir hören jetzt viel von der Überwindung des Materialismus und Mechanismus, von der Neuentdeckung des seelischen Faktors und der sozialen Seite; aber wenn dies nicht platonische Bekenntnisse bleiben sollen, dann muß, nicht in jedem Einzelfall, aber in viel mehr Einzelfällen als früher, an dem Durchschnittsmaß naturwissenschaftlich-technischer Durchforschung etwas abgebaut, an der psychischen, sozialen Durchforschung und Behandlung etwas angebaut werden – weil nun einmal der Tag nur 24 Stunden hat. Eine gewisse Einengung und gleichsam Kompression der naturwissenschaftlichen Forschungsziele kann die Klinik von vielen Halbanwendungen dieser Art befreien und die eigentlich wichtigen derselben wohl nur reinigen und fördern. Das richtige Orchester einer Klinik wird aber nur da gespielt werden, wo neben den naturwissenschaftli-

3 z. B. Heyer (1925).

chen Besetzungen auch diejenigen ihren legitimen Platz haben, welche auf einer an Qualität nicht nachstehenden Wissenschaft vom Seelenleben und allen andern mit der Psychotherapie zusammenhängenden Stoffen sich aufbauen. Sie nicht mehr als Selbstverständlichkeiten, sondern als etwas, was ganze Kräfte, eine ganze persönliche Bildung voraussetzt, zu betrachten, ist freilich erste Voraussetzung dieses Schrittes. Es handelt sich um positive Dinge.

Zunächst sollte deutlich sein, daß es ein historischer, aber darum natürlich nicht zufälliger Grund ist, wenn wir für das, was hier gemeint ist, unwillkürlich kein anderes Wort als das der »Psychotherapie« finden und damit etwas, was scheinbar doch wieder nicht *die* Klinik, *die* Medizin, sondern eben doch nur eine Nervenklinik oder eine Gruppe von Krankheiten angeht. Dieser Punkt ist aber bereits oben gestreift worden und muß jetzt neu aufgenommen werden. Ich meine nämlich, daß eine *Verschiebung des Heilzieles* der Medizin im ganzen in Frage steht, welche größer ist und weiter reicht als das im Gedanken der Psychotherapie – ein Wort, das übrigens vieldeutig genug ist – liegende.

Vorweg genommen sei: von einer Überwindung des Materialismus und Mechanismus im Sinne eines Aufgebens der naturwissenschaftlichen Forschungsmethoden und ihrer logischen Grundlagen kann doch gar keine Rede sein. *Nicht* ihr *Prinzip*, sondern ihr *Gewicht* für die Medizin steht zur Debatte. Ich weiß nicht, wie jemand, der den Urin überhaupt noch auf Eiweiß untersucht, *diesen* Materialismus überwunden haben will. Und ferner: wer die Dinge rein formal oder erkenntnistheoretisch betrachtet, wird leicht beweisen können, daß z. B. die Psychoanalyse FREUDS eine Art von Mechanisierung der Seele bedeutet und den Prinzipien der neuzeitlichen Naturwissenschaften (Kausalität, Determinismus, Dynamik) viel mehr gehorcht als irgendwelchen anderen.[4] Wenn die Psychoanalyse also die mechanische Medizin in der Folge trotzdem sprengt, so liegt es nicht an ihrem formal-methodischen Vorgehen, sondern an ihrer Einführung historischer Gedanken, an dem Gegenstande ihrer Anwendung (Bewußtsein und Unbewußtes) und vor allem daran, daß sie die Klingen mit überlieferten sittlichen, religiösen und metaphysischen Ordnungen kreuzt, die

4 Vgl. darüber z. B. die guten Ausführungen von ALLERS in Utitz' Jahrbuch der Charakterologie, Bd 1 (1924).

der materialistische Arzt zwar nicht theoretisch, aber de facto doch bestehen ließ – wenigstens in den meisten Fällen. Die Psychoanalyse umgekehrt zerstört jene Ordnung nicht in der Theorie, aber de facto. Sie tut dies, indem sie gewisse sittliche, moralische, religiöse, kulturelle Positionen als psychische Kräfte in die Seelendynamik einführt (als Triebverdränger) und sie so denaturiert, psychisiert, materialisiert. Sie tut dies im Namen ihrer wissenschaftlichen Wahrheiten. Daß manche in ihr solchergestalt einen Kulturbolschewismus sehen, ist heute, nachdem man sich an die Sexualwissenschaft gewöhnt hat, der Hauptgrund der Abneigungen. Wem es also darum ginge, den Mechanismus zu »überwinden«, der müßte dies jedenfalls nicht im Namen der Psychoanalyse tun. Ich möchte mich aber dazu bekennen, daß die Erfahrung und die Kenntnis der psychoanalytischen Gedankenwelt über das sittliche Schicksal eines Menschen nichts entscheidet. Sie bringt wie jede philosophische Kritik der Moral eine Gefahr und die Möglichkeit eines Sturzes und einer Auflösung, aber in gleicher Weise die Möglichkeit einer Reinigung, Vertiefung, Steigerung der moralischen Selbst- und Weltkenntnis mit sich. Sie steht als eine intellektuelle Tat des menschlichen Geistes in dieser Gefahrzone nicht mehr und nicht weniger als jede andere *intellektuelle* Ergründung des menschlichen Wesens; und es steht freilich nicht geschrieben, daß jedermann sich für solche Dinge interessieren müsse. Aber es heißt nichts von den Gesetzen des Geistes und der Geschichte wissen, wenn man glaubt, man könne den Lauf eines Gedankens durch die Welt bremsen, hemmen, bekämpfen – es sei denn durch einen stärkeren und ihn aufhebenden neuen Gedanken; man kann die Psychoanalyse nicht niederkämpfen, sondern nur niederdenken, und jene Niederkämpfer sind in Wahrheit alle Propagatoren. Auf diesem Gebiet siegen eben die besseren Kanonen und nicht die »gute« Sache.

Der Nervenheilkunde also ist es vorbehalten gewesen, der Schauplatz eines ersten neuen Zusammenstoßes zwischen der Medizin und solchen allgemeinen Menschheitsinteressen zu werden; Interessen, die tiefer gehen und weiter gespannt sind als das vitale Gesundheitsgefühl. An die Notwendigkeit eines solchen Zusammenstoßes brauchte man zu einer Zeit wohl weniger zu denken, in der objektive Wissenschaft als das erschien, innerhalb dessen sich die Medizin nach allen Seiten sicher geborgen fühlen durfte. Sie ist es nicht. Freilich beginnt dieser Vorgang lange vor Freud. Das heute wohl nur wenig noch gelesene Buch von BEARD: »American nervousness« vom Jahre 1881 z. B. tut bereits einen Schritt, der dieselben Konsequenzen hat; denn es enthält eine Art von kulturpsychologischer oder kulturphilosophischer Theorie der Neurasthenie. Wer, wie es dort unter anderem geschieht, das Wesen des Protestantismus zur Erklärung der Neurasthenie heranzieht, ist nicht weit von dem zweiten Schritt entfernt, die Behandlung der Neurasthenie gegebenen Falles auch in einer »Behandlung« des Protestantismus zu suchen, ebenso die eines katholischen Skrupulanten in der Bekämpfung seines Katholizismus, die ärztliche Aufgabe des Arztes statt nur in naturwissenschaftlich fundierter Einwirkung überdies als eine im Rahmen einer Lösung der Kulturfragen, der ökonomischen und gesellschaftlichen Fragen zu lösende zu erblicken: als eine auch durch Einwirkung auf die *geistigen* Kräfte lösbare. Denken wir etwa an Namen wie FEUCHTERSLEBEN, HILTY, DUBOIS, Johannes MÜLLER, so möchte für diese so verschiedenen Wirkungsweisen mehr der Ausdruck einer Logotherapie als einer Psychotherapie zutreffen – ein Weg, der geschichtlich dem in der Zeit der Vernunftsysteme Entstandenen näher steht, wie z. B. dem eines HUFELAND, aber auch WINDISCHMANN, RINGSEIS.

Man hat nun in dem mehr oder weniger klaren Empfinden, daß die ärztliche Wirkung sich nicht auf die somatische Therapie beschränken dürfe, sondern alle irgendwie erfaßbaren, also auch die seelischen, moralischen, geistigen Kräfte einbeziehen solle, von der Behandlung des *ganzen Menschen* gesprochen. Aber dieser »ganze Mensch« erweist sich als eine überaus spröde Materie! Zweierlei pflegt dabei übersehen zu werden: der ganze Mensch erschließt sich, wenn überhaupt, nur dem ganzen Menschen; und ferner: auch wer sich zu diesem Ideal ablehnend verhält und sich streng auf seine organotherapeutische Kompetenz und Handlung zu beschränken glaubt, wirkt doch und sogar wider seinen Willen als Gesamtperson – nicht nur als »Chirurg«, »Dermatologe«. Die beiden Thesen stehen in einem scheinbaren Widerspruch, der sich aber auflösen läßt. Die erste These behauptet, daß den ganzen Menschen nur der Arzt behandeln kann, der selbst seinen ganzen Menschen zur Wirkung bringt, die zweite, daß wir auch dort, wo wir partiell, z. B. nur somatisch zu wirken glauben, wir unwillkürlich doch mit unserer ganzen Person Wirkung üben. Der Unterschied der beiden Fälle liegt aber nur in dem Grade der Bewußtheit und planvollen Absichtlichkeit. Wer prätendiert, den ganzen Menschen behandeln zu wollen, hat auch zu wissen, daß man das Seelische nur mit der eigenen Seele, das Geistige nur mit dem eigenen Geist beeinflussen kann. Es ist aber ein ungeheurer Anspruch des Arztes, in solchem Sinne den ganzen Menschen behandeln zu wollen. Er geht mit wenigen Ausnahmen unermeßlich über das hinaus, was ein Patient wünscht und erwartet, es bedeutet ein Sichvordrängen, welches überhaupt nur dort in Frage kommt, wo ein Kranker zum Arzt in das Verhältnis der völligen seelischen Preisgabe tritt. Die Phrase vom Behandeln des ganzen Menschen bedarf also gar sehr der näheren Bestimmung und Einschränkung. Daß aber in der Praxis des Nervenarztes die Grade solcher Preisgabe und Selbstentäußerung an den Arzt heute so sehr weitgehende und gesteigerte sind, das kann einfach als Tatsache doch nicht übersehen werden, und die Ursache dieser Tatsache wiederum liegt nicht in einem ganz übertriebenen Anspruch und Heilsversprechen des Arztes, sondern in der zeitgeschichtlichen Konstellation: Die Entkirchlichung der Welt, die Umformung der Gesellschafts- und der Geschlechtsmoral, die Lockerung politischer und staatlicher Traditionen, die Wandlung aller Gebiete der Sitte – all dies bedeutet Verluste an geistigen und seelischen Haltepunkten und Instanzen, welche eine ungeheure Konfliktmasse nicht nur erzeugt, sondern auch – und hier kommt eben die wissenschaftlich-zivilisatorische Gesinnung des Zeitalters entgegen – eben auf die Instanz des Arztes verweist. Wer freilich alle diese Wandlungen übersähe oder niedrig einschätzte, würde auch nicht zugeben, daß diese Dinge den Arzt eigentlich etwas angehen. Aber er würde mindestens für die städtischen Verhältnisse sich, wie mir scheint, vom Boden der Tatsachen doch vollkommen entfernen – ganz gleich wie groß nun die persönliche Neigung sei, auf diese Dinge überhaupt einzugehen.

Es würde sehr reizvoll sein, in historischem Vergleich sich klar zu machen, wie ähnlich, aber wie noch viel mehr verschieden dieses moderne Einbeziehen der inneren und äußeren Konfliktsphären des Menschen in das Erkenntnis- und Heilziel der Medizin demjenigen ist, welches zuletzt die Ärzte der Romantik geübt haben. Wer sich in sie vertieft, wird im allgemeinen nur auf eine ganz bestimmte Sphäre der Gesellschaft stoßen und auf eine medizinische Anthropologie, eine medizinische Lehre vom Menschen und seinen Krankheiten, welche nur aus dem Rahmen der spezifisch geistigen Gesellschaft jener Zeit erwachsen konnte, aber auch in diesem Rahmen befangen bleibt. Die Erweiterung aber des ärztlichen Gedankens, die wir heute erleben, ist in solcher Weise nicht gebunden und nicht in erster Linie bestimmt. Sie nimmt ihren Ursprung gar nicht etwa nur von den psychotherapeutischen und speziell psychoanalytischen Bewegungen, sondern von der sozialen Gesetzgebung, dem Versicherungs- und Vergütungswesen des Staats, von der Gutachtertätigkeit und den hygienischen, fürsorglichen und heilpädagogischen Aufgaben der Ärzte; es ist nicht unwahrscheinlich, daß die Enttäuschungen (»Rentenneurose«), welche diese organisatorisch vorgehenden Bemühungen gebracht haben, es waren, welche zu der Besinnung beitrugen, man müsse eine Stufe tiefer ins Innere der menschlichen Natur dringen, um die Übel an ihrer Wurzel zu fassen.

Wenn also, und dies ist in der Tat meine persönliche Meinung, dieser erweiterte Umkreis der ärztlichen Aufgabe, wie er mit dem Ziel einer Behandlung des ganzen Menschen ziemlich unglücklich ausgedrückt wird, sich auch wieder in Forschung, Wissenschaft und Lehre mit dem naturwissenschaftlichen Bestande in einer organischen und sinnvollen Weise zusammenschließen soll, so kann dies zweifellos nicht durch eine bloße Angliederung der Psychotherapie an die ärztliche Bildung geschehen. Vielmehr würde es wohl nur eine *medizinische Anthropologie*, eine allgemeine Lehre vom Menschen als Grundwissenschaft der Heilkunde sein können, welche die mannigfachen, hier immer nur flüchtig gestreiften Gegenstände zusammenfaßte. Eine solche medizinische Anthropologie ist heute ein Traum, der aber realisierbar ist und realisiert werden muß, wenn jenes Auseinanderleben nicht zu einem Zerfall führen soll. Die Nervenheilkunde ist ihrer Situation zwischen Psychiatrie und Innerer Medizin nach unzweifelhaft das Gebiet, auf dem sich die hier erörterten Probleme am auffälligsten erheben, weil sie am Schnittpunkt der Extreme liegt. Was aber in der Nervenheilkunde am deutlichsten sichtbar ist, das findet sich dem Wesen nach in jeder anderen medizinischen Disziplin auch.

Die allgemeine Skizze einer solchen medizinischen Anthropologie als Versuch vorzulegen wird sich an anderer Stelle Gelegenheit finden. Im gegenwärtigen Zusammenhang mögen nur noch ein paar Gesichtspunkte über das Verhältnis einer derartigen Wissenschaft zu dem ärztlichen Handeln Platz finden. Im allgemeinen lassen sich zwei entgegengesetzte Verfahrungsweisen beobachten, an die persönliche Krankenbehandlung heranzutreten: eine stilisierte und eine spontane. Wir sehen Ärzte, die in einem wohlerwogenen, manchmal fast sakralen Gewand der Gebärde, der Sprechweise, der Reihenfolge der vorzunehmenden Untersuchungen, Gespräche an die Konsultation herantreten und dagegen andere, die sich ihrer Eingebung und den jeweiligen Umständen hingeben. Diesem äußeren Unterschied entspricht im engeren Gebiete der Psychotherapie der Gegensatz der Methodiker zu den Eklektikern, wie er zwischen der FREUDschen Schule und vielen Psychotherapeuten besteht. Dieser vielfach erörterte Unterschied greift in der Tat ziemlich tief in die Grundfragen der Krankenbehandlung. Aber es spricht sich in ihm zugleich eine Schwierigkeit aus, die notwendig und in der Natur der Aufgabe liegt, nämlich die Schwierigkeit der *Objektivität* einer medizinischen Lehre vom Menschen. Daß seine naturwissenschaftliche Erforschung auf den festen Füßen einer Erfahrung, Beweisführung, Demonstrierbarkeit steht, das ist doch der Hauptgrund, warum viele nicht darüber hinausgehen zu sollen glauben, denn sie finden in den modernen Psychologien, Charakterologien, Psychotherapien immer nur – in ihrem Sinne – Ungewisses, Unbeweisbares oder – Selbstverständlichkeiten. Schon FREUD hat sich mit dieser Schwierigkeit befassen müssen und den Ausweg eines Vergleichs seiner Methode mit der der Geschichtswissenschaften gefunden.[5] In der Tat ließe sich von hier aus sehr vieles klären, wenn man einfach nur dem Methodenproblem der Geschichtsforschung, wie es sich dort entwickelte, nachgeht. Aber für die Medizin wird damit Wertvolles, jedoch nicht genug gefunden. Denn der Historiker experimentiert nicht mit seinem Gegenstand, er greift nicht in seinen Ablauf tätig ein. Gerade dieses tut der Arzt vom ersten Kontakt mit dem Kranken an bis zuletzt. Er hat also ein veränderliches »Objekt«, und er erschließt es, indem er es zugleich mitbewirkt – zumal in jeder Psychotherapie. Dieser Vorgang hat zunächst nichts zu tun mit dem bekannten Hineinfragen, Ansuggerieren, Hineindeuten dessen, was der Analytiker, der objektiv sein will, eigentlich nur herausholen, bloßlegen sollte. Wohl aber ist diese Auffassung, nach der wir also das zu Erkennende zugleich, in dem wir es behandeln, auch verändern – allerdings ein grundsätzlicher Einwand gegen die Identität des Gegenstandes überhaupt. Der le-

5 Vgl. (1917): I. Vorlesung.

bende, uns als Patient gegenüberstehende Mensch ist in diesem Sinne überhaupt kein identischer Gegenstand im Sinne der objektiven Wissenschaften; die Kategorie der Identität aber hier aufheben, heißt auch die der Objektivität vernichten.

Daraus folgt aber, daß gewisse Teile der »medizinischen Anthropologie« überhaupt nicht einen darstellend-objektiven, sondern einen normativen Charakter tragen müssen. Sie werden nicht das aussprechen, was ist oder zu sein pflegt oder nach Gesetzen notwendig erfolgen muß, sondern sie enthält Aufstellungen dessen, was sein soll, dessen, was wir wollen, dessen, was wir anstreben, dessen, was *geboten* ist. Und hier allerdings werden sich die Wege wiederum scheiden zwischen denen, welche in ihrer ärztlichen und wissenschaftlichen Haltung hier glauben, rein individualistisch vorgehen zu können, wie es jetzt wohl fast allgemein der Fall ist, und denjenigen, die meinen, daß die Normenlehre der Medizinischen Anthropologie eine gemeinschaftliche und in einem neuen Sinne objektive sein müsse. Teilt man mit dem Schreiber diese letzte Meinung, so ist auch die Möglichkeit vorhanden, über diejenigen Dinge, welche die überlieferungstreue medizinische Literatur allzusehr verschweigt und welche in diesem nur als eine bescheidene Anregung gemeinten Aufsatz gestreift wurden, eine allgemeine und zugleich der Wissenschaft und der Heilkunde dienende Aussprache herbeizuführen. Die Psychiatrie hat dies in den letzten Jahren mehr getan als andere Disziplinen. Aber die Frage kann schließlich nur vor dem Forum der Gesamtmedizin gefördert werden, die sich nicht mehr scheuen darf, dem Andrang einer neuen Orientierung Rede und Antwort zu stehen.

Frerichs hat einmal gesagt: Programme haben nur Wert, wenn sie erfüllt werden. Dieser Satz spricht also immerhin nicht unbedingt gegen Programme. Aber die Bedingung, die er aufstellt, kann uns doch ängstlich machen. Der Hinweis auf bestimmte Ergebnisse und Erfolge wird sich immer im besseren Recht fühlen. Vorlesungen und Übungen über gewisse Teile einer medizinischen Anthropologie haben mich in den letzten Jahren darüber belehrt, daß die Nachfrage nach einer solchen Ausschau bei einem Teil der jüngeren Kollegen groß, das, war wir ihnen bieten können, wenig ist. Es sind vor allem philosophische Betrachtungsformen und Gedanken, welche sich als etwas einigermaßen zu Handhabendes anbieten. Der Weg aber von solchen Bestrebungen zu der Klinik und zur Krankenbehandlung ist weit, er wird zu weit, wenn die Auffassungen der Klinik, die Wirklichkeit des Krankenbehandelns selbst nicht ihrerseits entgegenkommen. Ja, dieser Ausgangspunkt von der klinischen Wirklichkeit ist der unentbehrlichere. Das Wertvollste sind uns bei unseren Bemühungen an der Heidelberger Klinik die in der Zusammenarbeit bei der Beurteilung der Kranken allmählich erwachsenden und unmerklich zunehmenden Übereinstimmungen geworden in den Fragen, wie weit man im Einzelfall in der Psychotherapie und Psychologie zu gehen habe, mit welchen Mitteln, in welcher Richtung und in welcher Verbindung mit den somatischen Methoden. Dabei hat sich der klinische Stil verändert, in kleinen Schritten, aber doch merklich. Ein solcher Prozeß, der sich gewiß an vielen Orten abspielt, ist seiner Natur nach nicht etwas, was zu einem tönenden Programme auffordert. Nicht eine noch unverwirklichte Zukunft können wir hier ankündigen wollen, sondern auf etwas schon Vorhandenes und, wie wir wünschen, die Zukunft zunehmend stark Bestimmendes sollte auch einmal an dieser Stelle in der ganzen Größe und Schwierigkeit einer Aufgabe hingewiesen werden.

Einleitung zur Physiologie der Sinne[1]

> Diejenigen aber, welche glaubten, daß nichts von alledem von der Einwirkung der Götter abhängig sei, sondern alles Sache der menschlichen Einsicht sei, hielt er für verrückt; für verrückt aber auch diejenigen, welche Weissagungen in solchen Dingen haben wollten, welche die Götter den Menschen zur Erlernung und Beurteilung übergeben hätten.
> (XENOPHONS Erinnerungen an Sokrates.)

I. Geschichtliche Vorbemerkung. Begriff des Sinnlichen

Das auszeichnende Vorrecht, in den verschiedensten Wissenschaften gehört zu werden und mit ihnen nahe verbunden zu sein, kann die physiologische Sinneslehre nur bewahren, wenn sie immer neu denjenigen Antrieben nachgeht, welche zu ihrer eigenen Entstehung geführt haben. Diese Antriebe sind bedeutende und mit der Menschengeschichte sichtbar verknüpfte. Die Entstehung der Brille und die der Malerei bezeichnen zwei schöpferische Richtun-

1 Dieser Versuch einer Einleitung zur Physiologie der Sinne hat nicht die Aufgabe, ein bestimmtes Wissensgut zu übermitteln, sondern einige Probleme aufzuwerfen, deren lebendiger Prozeß von jeher die positiven Wissenschaften weitertreibt. Es wird nicht erörtert, wie gewisse physiologische Fragen zu beantworten, sondern wie sie zu stellen seien. Eine allgemeine insbesondere psychophysiologische Methodenlehre liegt indes gleichfalls nicht im Rahmen dieser kurzen Abhandlung und nicht dieses ganzen Werkes. Bedenklicher ist vielleicht, daß eine große Anzahl von sachlichen Fragen der Sinnesphysiologie, welche in ihren speziellen Kapiteln meist wenig erörtert werden, weil sie allen Sinnesgebieten mehr oder weniger gemeinsam sind, hier ebenfalls nur gestreift werden konnten. Für sie möchte ich ganz besonders auf die »Allgemeine Sinnesphysiologie« von J. v. KRIES (1923) hinweisen, welche vielleicht der Anlaß sein wird, künftig ein eigenes Wissensgebiet abzusondern, dessen Darstellung der speziellen Sinnesphysiologie aber wohl besser nachfolgt als vorausgeht. Dieses Werk behandelt aber auch die meisten der hier aufgerollten Probleme ausführlicher und hat mir, wie leicht zu bemerken, in vieler Hinsicht als Leitlinie und Ausgangspunkt gedient. Es bedeutet keine Einschränkung

gen, welche ein deutliches Bewußtsein des Sinnes und ein eigentümlich abgesondertes Handeln mit dem Sinne einschließen. Aber die besondere Wissenschaft der Sinnesphysiologie scheint überall dort erst zu entstehen, wo die naturwissenschaftliche Objektivität zusammentrifft mit einer Fähigkeit, sich eben von ihr auch wieder zu distanzieren. Naturwissenschaftlich objektiv sind wir dort, wo wir sinnliche Beobachtungen kritisieren – weil sie ja trügen können (so Kopernikus [1543], wenn er zeigt, nicht die Sonne, sondern die Erde bewege sich in Wahrheit). Wenn wir aber solchen Trug als durch unsere eigene Sinnestätigkeit bewirkt begreifen lernen und so wieder legitimieren, wenn wir mit Purkinje (1818) in den Sinnes*täuschungen* Gesichts*wahrheiten* erkennen, so ist die Stunde der Sinnesphysiologie angebrochen. Indem sie das Sinnesorgan als ein Werkzeug der Wahrnehmung begreift, kehrt sie zur Wahrheit der Sinne zurück und läßt neben der objektiv und ganz für sich bestehenden Natur auch die wieder gelten, welche wir sinnlich erleben. Diese lehrt sie jetzt begreifen, und sie tut damit einen Schritt in eine neue Sphäre, ja, einen Sprung in eine neue Tiefe der Erkenntnis. Sinnesphysiologie setzt daher, soll sie eine Lehre von den Sinnen und nicht bloß eine Mechanik ihrer Organe sein, gegenüber Physik eine besondere Fähigkeit voraus, nicht allein mit den Sinnen etwas wahrzunehmen, sondern überdies Sinnliches mit Bewußtsein als solches zu erleben. Erst dann vermögen die mannigfachen geistigen Operationen einzusetzen, welche die wissen-

meiner Wertschätzung dieses unübertroffenen hochbedeutenden Buches, wenn meine abweichende Grundauffassung auch zu einigen kritischen Auseinandersetzungen führen mußte. Damit ist auch gegeben, daß nach der Natur der Sache hier ein persönlicher Standpunkt stärker hervortritt, als dies bei allen rein stofflichen Darstellungen gestattet wäre. Endlich ist hier das Problem, wie äußere Vorgänge als Reize auf die Receptoren überhaupt wirken können und wie diese Empfänger für gewisse Reizarten spezifisch angepaßt sind, nicht einbezogen. Die dabei erfolgenden Transformationen können natürlich ganz unabhängig von der Frage des Empfindens und Wahrnehmens betrachtet werden und gehören dann nicht mehr zur Sinneslehre als etwa die Aktionsströme als solche. Auch ist andererseits die Physiologie der Reflexe ein Beispiel, daß man die Erregung der Receptoren und das, was darauf folgt, auch unter ganz anderem Gesichtspunkt betrachten kann als dem der Sinnlichkeit. – Die Sinneslehre kann heute auch tierexperimentell bearbeitet werden, und es gelten die grundsätzlichen Erwägungen der Darstellung voraussichtlich auch für Tiere. Aber ihre Umformung für besondere nichtmenschliche Verhältnisse würde auch eine besondere Arbeit erfordern, die hier nicht in Frage kam.

schaftliche Forschung von einer beliebigen Aussage über die Dinge unterscheiden.

Als eine echte sinnesphysiologische Theorie erscheint so die denkwürdige des PLATON[2], welcher das Sehen dadurch entstehen läßt, daß ein dem Auge entströmender feuerähnlicher Sehstrahl mit dem wesensverwandten Lichte sich verbinde, so daß die gemeinsame Wirkung bis in die Seele dringe. Das objektive Sein der Außendinge wirkt mit der Tätigkeit der Organe zusammen, und so entsteht das Sehen. Dieser Typus einer physiologischen Theorie setzt also die Selbständigkeit einer Umwelt ebensosehr voraus wie die Mitwirkung eines Organes, wenn diese Umwelt nicht etwa bloß gedacht, sondern gesehen werden soll. Um dieser letzteren Einsicht willen ist die Sinnesphysiologie gegenüber der Physik die um einen Grad weniger unmittelbare Wissenschaft, wie sie dieser auch nachzufolgen pflegt. Um dieser Mittelbarkeit willen entsteht mit ihr von alters her der kritische, ja skeptische Zweifel, ob wir überhaupt irgend etwas von den Dingen um uns so zu erkennen vermöchten, wie es wirklich ist. Denn nicht allein machen Astronomie und Physik klar, daß die Sinne uns oft täuschen, sondern darüber hinaus scheint die Physiologie der Sinne zu lehren, alles durch die Sinne wahrgenommene sei nichts als ein Produkt unserer eigenen Organe. So kann der übermütige Glaube entstehen, der Mensch sei das Maß aller Dinge. Und die Philosophie scheint dieses zu bekräftigen, indem sie nicht allein von der sinnlichen, sondern von aller Erkenntnis behauptet, daß das Ich ihr sein Gesetz vorschreibe. Wem diese Einsicht einen Verlust der Naivität bedeutete, dem mußte sie doch ein Gewinn an Erkenntnis sein: die Welt, die ich sehe, ist nicht die Welt wie sie für sich ist, sondern sie ist nur »meine Vorstellung«. – Mit dieser Prägung hat SCHOPENHAUER dem kritischen Gedanken KANTS eine halbpsychologische Wendung gegeben, und er hat vielen die Auffassung ermöglicht: was draußen schien, ist in Wahrheit im Innern der Seele. Was als Aussage über die Dinge nicht mehr gilt, das ist doch legitim als Aussage über meine Bewußtseinsinhalte, wie z. B. Empfindungen und Wahrnehmungen. So geht aus der Transzendentalphilosophie die Immanenzphilosophie und aus dieser durch immer weitere Annäherung der Begriffe Bewußtsein und Seele ein Psychologismus, ja ein Panpsychismus (AVENARIUS 1876, MACH 1886) hervor.

2 TIMAIOS. Vgl. Theätet, Kap. X-XII.

Auf solche Weise scheint die Wissenschaft durch eine zwar abstruse Folgerung doch wenigstens der Klippe der völligen Skepsis zu entrinnen. Allein diese Beruhigung bei einer Nur-Subjektivität der sinnlichen Dinge wird doch in jedem Augenblicke des natürlichen Lebens neu gestört durch die unbesiegliche Kraft, mit der die Außenwelt, Dinge wie Menschen, sich in der sinnlichen Wahrnehmung mit *ihrer* lebendigen Realität durchsetzt. Reflexionslos und unmittelbar zwingend geschieht dies, und Kräfte des Unbewußten scheinen wie in der sittlichen Welt des Willens, so auch hier sich siegreich zu behaupten. Praktisch erscheint jene Bewußtseinsimmanenz zerstört, die theoretisch errungen war. So führt jene kritische Philosophie die Metaphysik einer Welt als Wille oder als Unbewußtes wie einen düsteren Schatten mit sich. Und ebenso versucht der Geist von der sinnesphysiologischen Theorie zurückzukehren zu der vortheoretischen Position: zu der ursprünglichen Wahrheit der Sinne, zu der Wahrnehmung dessen, was in der Welt wirklich da ist.

Diese Rückkehr erfolgt in Zeiten wissenschaftlicher Blüte unter Kampf und Protest. GOETHES (1810) Haltung ist bestimmt durch diesen Kampf gegen eine Bewegung, die freilich in NEWTON schon richtungbestimmt war, deren nahende volle Entfaltung er aber mehr vorfühlte als ganz schon erlebte. Seine Stellung am Ursprung der Epoche moderner Sinnesphysiologie ist aber darum so besonders lehrreich, weil eben sein Protest vor allem jenes neue Erkenntnisorgan entwickelt hat. Denn er gerade hat PURKINJE, Joh. MÜLLER, FECHNER, HELMHOLTZ und alle anderen gelehrt, nicht das zu sehen, *was* man sieht, sondern das zu sehen, was man rein *sieht;* nicht einen »Schatten«, eine »Ferne« zu sehen, sondern (mit dem Maler) das Blaue »des« Schattens, »der« Ferne. Diese κάτ' ἐξοχήν sinnliche Einstellung im Wahrnehmen mußte und konnte indes nicht eine Rückkehr zur einfachen Naivität sein; den einmal erwachten Zweifel, die einmal rege Reflexion kann sie nicht ungeschehen machen. So wird auch GOETHE in seinem Kampfe gegen NEWTON trotz der entschiedenen Rückkehr zum sinnlichen Phänomen unvermeidlich zu den Mitteln der rationalen Objektivität weitergetrieben: zu Experiment und Theorie. Beide führen ihn wider seinen Willen doch auch *hinter* das Phänomen. Aber beide sind die Merkmale der ihm verhaßten Form der konstruierenden Naturwissenschaft, der Analysis. So führt GOETHE (gegen NEWTON im Unrecht und für sich selbst doch im Recht) im Kampfe mit sich selbst die Kinder seines Hasses ans Licht und trägt eben dadurch, daß er das Bemerken auf die sinnlichen Phänomene hinlenkt, noch mehr als sein Gegner zur Entwicklung der physiologischen Theorie bei. Denn er hat den Gebrauch des Auges selbst neu entfaltet.

Trotzdem ist diese unwillkürliche Wirkung GOETHES nur dialektisch bedingt, und sie ist nicht die echte und wahrhafte seines großen Werkes über die Farben und seiner Persönlichkeit. Nicht eine Theorie war sein Ziel, sondern im neuen Sehen *ein unendlich Lebendiges zu fassen* sein einziges Streben. GOETHE benutzt den Versuch nicht, um zur Theorie der Erscheinung, sondern um zu ihrem Urbild zu gelangen: zum *Urphänomen*. Daher ist ihm der einzelne Versuch nichts; er kennt nicht den »Fundamentalversuch« der Physiker. Sondern auf die Vermannigfaltigung der Versuche kommt alles an, und nur viele solcher verschiedener Versuche ergeben ein Gesamtbild und damit eine Art von höherer Erfahrung. Dieses unendlich Lebendige, im Urphänomen wie in einer Art höheren Erfahrung angeschaut, ist das Endziel seiner nicht auf Beherrschung und Erklärung der Natur, sondern auf Klarheit, Reife, Weisheit, Wahrheit und *Wesen* ausgehenden Arbeit. Hat diese in ihren Widersprüchen zwischen Absicht und Ergebnis, Methode und Ziel ihre innere Tragik, so ist sie doch heute und künftig ein ungeheures Beispiel einer anderen (und gewiß niemals verspäteten) Möglichkeit der Wissenschaft; einer anderen als der, welche ihm, oft mißverstanden, in NEWTONS Gestalt gegenüberzutreten schien. Denn es ist auch seit GOETHE zweifelhaft geblieben, ob die Lehre von den Sinnen nicht einem Phantom nachjage, wenn sie eine *Theorie* der Farben, eine Theorie ihrer Wahrnehmung sucht. Ihre Erfolge würden jedenfalls, käme es hierauf allein an, klägliche genannt werden müssen. Betrachtet man sie aber als eine an Gehalt, Mannigfaltigkeit und doch wieder Einheit sich steigernde Natur*erfahrung*, so erscheint ihr Bemühen als kein verlorenes.

GOETHE hat, ganz den *Inhalten* der Wahrnehmung zugewandt, eine physiologische Theorie, wie sie für uns entstehen, nicht gesucht. Er konnte, da er die Farben für eine objektive Realität hielt, kaum auf den Gedanken kommen, sie seien *nur* ein Produkt einer physiologischen Tätigkeit. Diesen Schritt tat Joh. MÜLLER (1826) auf dem Boden der Theorie NEWTONS und, wie er wußte, nicht im Sinne GOETHES, wie er glaubte, im Sinne KANTS. Mit

Kant hat er nun freilich nur dies gemeinsam, daß man die Gegenstände nicht nur wahrnehmen und erkennen könne, sondern daß es überdies möglich sei, über dies Wahrnehmen und Erkennen als solches nochmals kritisch forschend, untersuchend zu Gericht zu sitzen. Der Ort, von dem aus dergleichen unternommen wird, ist freilich ein völlig verschiedener: ein transzendentaler bei Kant, ein experimenteller bei Müller. Indem jener nur die Kritik, dieser nur die Genese der Wahrnehmung im Auge hatte, schienen im Resultat sich beide dennoch zu begegnen. Gleichwohl ist der erkenntnistheoretische Wert der Sinnesphysiologie zunächst wohl nicht so sehr betont worden, und eigentlich ist es nun Helmholtz (1879) gewesen, der als Physiologe und Physiker zugleich im Begriffe der Sinneswahrnehmung wieder den erkenntnisartigen Gehalt aufgespürt hat. Auch er freilich entfernt sich im Laufe seines Lebens immer mehr von der Lehre Kants, die von seinen Zeitgenossen zunehmend bloß als Erkenntnistheorie aufgefaßt wird, und neigt einer halb physiologischen Erkenntnislehre zu. Er scheint bereit zu sein, den Sinnesapparaten Leistungen wie Urteilen, Vergleichen u. dgl. zuzutrauen, und sucht mit einer Art von unbefangenem Intellektualismus logische Kategorien in die Gesellschaft der physiologischen Prozesse einzureihen, wodurch ein schwer noch entwirrbares Konglomerat in der Physiologie der Wahrnehmungen entsteht. Die Sinnesorgane erscheinen so als materielle Gebilde, die so arbeiten, als ob sie selbst nachdächten, urteilten, Erfahrungen machten, während es zunächst doch nur der Forscher war, der alles dies tut. Nun ist aber die ungeheure Schwierigkeit damit ja nicht gebannt, daß man von hier wieder zu reinlichen Gebietssonderungen in Logik, Psychologie und Physiologie zurückkehrt; eben damit fällt das zu Erklärende, nämlich die sinnvolle Vollendung, mit der die Wahrnehmungen ins Bewußtsein und in den gestaltvollen Lebenszusammenhang eintreten (wie Athene aus dem Haupte des Zeus), ja nur wieder auseinander. Und auch dort, wo, wie bei J. v. Kries, der Sinn für die Eigenart der hier einander begegnenden drei Wissenschaften vollkommen geworden ist, bricht doch immer wieder die Nötigung durch, auch dem Urteilsvorgange einen physiologischen Prozeß zugrunde zu legen und so der logischen *und* der physiologischen Seite der Wahrnehmung in *einer* Theorie gerecht zu werden.

Es leuchtet so, wenigstens auf den ersten Blick, jedem ein, daß schon das Ausgangsmaterial der Sinnesphysiologie weniger homogen sei als etwa das einer Physiologie der Niere oder gar einer physiologischen Chemie. Betrachtet man freilich die Dinge näher, so zeigt sich, daß eine Physiologie, gleichviel welches Organs, die ihr Objekt als ein unveränderliches und gesetzmäßiges etwa wie ein Planetensystem hinreichend erfassen zu können glaubt, ebenfalls sogleich in Schwierigkeiten gerät, wenn sie auf Anpassungs- und Entwicklungsvorgänge, auf Regulations- und Wandlungserscheinungen stößt – kurz, auf diejenigen Dinge, welche wir den physiologischen am liebsten als biologische Tatsachen gegenüberstellen möchten, weil sie mit nicht wegzudisputierendem Rechte als eine Eigentümlichkeit gerade des Lebendigen aufgefaßt werden. Es ist zwar nicht unwahrscheinlich, daß die angedeuteten Merkmale des Lebens von den Wissenschaften später durch andere verdrängt sein werden. Zweckmäßig bleibt es aber für uns, auch die Sinnesphysiologie in erster Linie als einen Teil der Biologie zu verstehen, weil ihr Werdegang und ihre Zukunft unwiderruflich das Schicksal dieser Wissenschaft teilt. Dies muß besonders betont werden, weil gerade die Sinnesphysiologie des Menschen im 19. Jahrhundert mit erkenntnistheoretischen und psychologischen Problemen viel enger verschlungen erscheint als mit biologischen: weil ein klassischer Streit, wie der zwischen Mechanisten und Vitalisten, sich sinnesphysiologischer Argumente verhältnismäßig selten bediente; weil gerade beim Menschen man den Zweck der Sinne mehr intellektualistisch als biologisch auffaßte; weil Psychologie und Sinneslehre der Tiere und Pflanzen sich unabhängig und verhältnismäßig spät entwickelten. Versuchen wir aber, die menschliche, tierische und pflanzliche Sinnestätigkeit so zusammenzufassen, daß die spezifisch menschlichen Eigentümlichkeiten zurücktreten und nur das hervorgehoben wird, was allen gemeinsam ist, so müssen wir, wie ich glaube, dabei nicht stehen bleiben, daß ein Receptor von einem äußeren Reiz erregt wird. Denn dieser Vorgang kann ja ebensogut einer Reflex- wie einer Sinneslehre zum Ausgang dienen. Vielmehr gehört zur Sinneslehre eben eine *sinnliche* Auswirkung, d. h. der Tatbestand, daß ein lebendiges Wesen ein Sein – eigenes oder fremdes – erfährt, und zwar mit jener unmittelbaren Gegenwart und Gegenständlichkeit eines *Etwas,* das ihm gegeben ist. Wie mannigfaltig man sich auch die Sinnlichkeit der verschiedenen Lebewesen denken möge, wie verschieden die Grade und Stufen der Bewußtheit – immer wird man daran festhalten müssen, daß Sinnlichkeit nur da vorliegt, wo das materielle Geschehen in seiner Gesamtheit für ein Lebewesen ein *Eindruck*, eine Gegenwart wird. Hier handelt es sich also um etwas, was mit dem Verhältnis zweier Objekte untereinander nicht zu verwechseln ist (obwohl dies fälschlich recht oft geschieht). Das sinnliche Erlebnis ist wesensmäßig ein Realitätserlebnis und besitzt als solches stets den Gehalt einer Transzendenz. Es ist dieser Gehalt etwa mit einem Bilde zu umschreiben, wie es durch die Worte Hier und Dort oder auch Innen und Außen angeregt wird. Aber ein solches Bild hat nur die richtige Wirkung auf unser Denken, wenn man sogleich sich klar macht, daß diese Verhältnisse bei einer sinnlichen Wahrnehmung etwas völlig verschiedenes sind von der Art, wie Dinge nebeneinander *da sind* oder Vorgänge einander *bewirken*. Ein Reiz bewirkt eine physiologische Erregung, eine Verbrennung, ein Kochen des Wassers. Wenn aber ein Mensch die Augen öffnet, so empfängt er einen *Eindruck von Etwas*. Man kann es zwar nicht verhindern, daß beschränktes Denken diese beiden Dinge für Analoga, ja gar für dasselbe hält. Aber es folgt daraus gar nichts für die hier gestellten Probleme.

Wenn demnach hier die sinnesphysiologische Forschung als eine *Biologie der Eindrücke* aufgefaßt wird, so geht dies teils weiter, teils weniger weit als diejenigen Aufgaben, welche von den verschiedenen Seiten im Laufe der Zeit aufgestellt worden sind. Die von Joh. Müller eingeleitete Bewegung richtet ihr Hauptinteresse doch immer wieder auf die Tätigkeitsweise der Organe und betrachtet die Sinneseindrücke mehr als ein Hilfsmittel denn als eigenen Zweck der Untersuchung. Dabei macht sich mit der zunehmenden theoretischen Beherrschung, welche der Aufschwung der Physik gestattet, auch auf unserem Gebiete das Bedürfnis einer Theorienbildung geltend, wobei die einen mehr von dem Ideal der exakten, die anderen mehr von weniger präzisen, aber der Natur der Vorgänge sich bequemer anschmiegenden biologischen und psychologischen Ideen, in jedem Falle aber doch von gewissen Allgemeinbegriffen ausgehen. Mit diesem Gegensatz ist es vielleicht erlaubt, den Gegensatz der Helmholtzschen und der Heringschen Schule ganz im allgemeinen zu charakterisieren. Daneben hat dann frühzeitig Fechners (1860) geistesgeschichtlich so eigenartige Persönlichkeit die Hinwendung zu den seelischen oder vermeintlich seelischen Erscheinungen bewirkt und auch in Wundt (1863) eine Auffassung befördert, welche den Anschein erweckte, als ob auf den Wegen der Sinnesphysiologie auch eine

Erkenntnis und eine Theorie der Seele zu erreichen sei. Für die Psychologie jedenfalls bedeutet dieser Ausgangspunkt eine ungeheure Beschränkung, und man erkennt, daß hier diese Wissenschaft unter die Vormundschaft naturwissenschaftlicher Prinzipien geraten mußte. Selbst rein gehirnanatomische Befunde wie die der Assoziationssysteme galten als neue Bestätigungen alter assoziationspsychologischer Theorien und führten zu einer neuen Blüte materialistischer Seelenlehre, deren begriffliche Fesseln selbst dort nicht überwunden werden, wo man ihnen der Absicht und dem Namen nach abschwören möchte. Nur durch eine allmählich fortschreitende Auflösung der meist in strenger Analogie zu den mathematischen Naturwissenschaften gebildeten Grundbegriffe der Psychologie gelingt es, über den toten Punkt, den jene psychologische Physiologie geschaffen hat, wegzukommen, und diese Bewegung setzt ein mit BRENTANO und den von ihm herzuleitenden phänomenologischen und gestaltpsychologischen Schulen. Nicht einzelne und nach irgendwelchen Gesetzen zusammensetzbare Elemente werden hier nach Analogie materieller Teile gedacht (Komplextheorie), sondern es sind psychische Akte dasjenige, was die psychische Wirklichkeit ausmacht. Diese Akte sind, da sie nicht auf irgendeine tote Materie, die bloßes Objekt für sie wäre, nicht auf bloße Erscheinungen sich richten, von einer richtungslosen bloßen Aktivität völlig verschieden, denn sie richten sich auf das *Wesen* der im psychischen Phänomen investierten Gegenstände. Den hiermit gegebenen neuen Anschluß an eine *aristotelische* Form des Weltbildes aufnehmend, haben einerseits Philosophen mit rein phänomenologischen Methoden eine Philosophie der Wesensschau entwickelt; andererseits haben experimentierende Psychologen mit Eidetik und Gestalttheorie auch an die rein organphysiologische Betrachtung eine Reihe von Fragen gestellt, welche der klassischen Sinnesphysiologie zwar nicht ganz fremd waren, deren prinzipielle Unlösbarkeit mit den Mitteln der Komplextheorie ihr aber doch oft nicht bewußt geworden war.

Die deutliche, aber hier nicht entfernt auch nur in den gröbsten Umrissen gezeichnete vielfältige Verflechtung unseres Gebietes mit den verschiedensten modernen Wissenschaften erhält ihr besonderes Gepräge weiter dadurch, daß erst im 19. Jahrhundert die Wissenschaften von den kirchlichen Lehren sich völlig emanzipieren und an deren Stelle der Begriff einer wissenschaftlichen Weltanschauung entsteht; eben hierdurch wird nicht allein die Leidenschaft von Glaubenskämpfen in manche unbedeutende Streitigkeit getragen, sondern mehr noch entsteht eine ungewöhnliche und durch nichts zu rechtfertigende Sucht der Spezialisten, die ihnen gerade zufällig begegnete Betrachtungsform auf alles und jedes zu übertragen und zu einem Allerweltssystem zu erweitern. So entsteht eine wissenschaftlich-philosophische Kleinbürgerei, die kläglich neben den strahlenden Erfolgen derer steht, die *ganze* Spezialisten zu bleiben wissen. Beides kann sich auch in denselben Personen auf wunderliche Weise mischen. – An einem solchen Kreuzungspunkt vieler Wege wirkten denn auch Physiker, Psychologen, Philosophen und Ärzte mit den Physiologen zusammen. Nirgends sonst begegnet man so vielen Namen von Männern, welche mehreren Wissenschaften und Berufen zugleich oder im Laufe ihres Lebens nacheinander gehören. Meist bedeuten solche Namen auch eine neue Wendung in den Gestaltungen, welche die Probleme durchliefen. Leider haben die Physiker sich heute fast zurückgezogen. Die Zusammenarbeit der Physiologen, Psychologen und Mediziner läßt gleichfalls fast alle Wünsche unbefriedigt, die man im Interesse des Wiederauflebens einer Wissenschaft hegen muß, die die Krone gerade der deutschen Physiologie war und der die deutsche Begabung ganz vorzugsweise entgegenkommt.

II. Struktur und Funktion. Das psychophysische Problem

Soweit sich die Sinneslehre der Methoden der reinen Morphologie bedient, um den Aufbau der Strukturen zu ermitteln, bedürfen diese hier keiner Erörterung. Aus naheliegenden Gründen ist es bedauerlich, daß wir eine Morphologie, welche den sinnesphysiologischen Fragestellungen angepaßt wäre, vielfach noch nicht besitzen. Z. B. fehlen für die Sinnesreceptoren in der Haut die so nötigen quantitativen Untersuchungen, welche einen Vergleich mit der Art und Zahl der physiologisch gefundenen Sinnespunkte gestatteten. Auch die quantitative Morphologie der zentraleren Gebilde würde bedeutsame Anhaltspunkte geben. Eine tiefe Kluft besteht zwischen dem histologischen Bild von Zellen und Fasern und den Funktionen. Nur im allerallgemeinsten kann man Betrachtungen anstellen. Dem strukturellen Reichtum der äußersten

Peripherie und wiederum der hochzentralen Gebilde (besonders der Rinde beim Menschen) steht eine höchst auffallende Reduktion und Einengung der zwischen jenen beiden vermittelnden Leitungsbahnen im Rückenmark und Hirnstamm gegenüber. Allein schon diese Tatsache schließt gewisse Vorstellungen über die Funktion aus und legt gewisse andere nahe, welche, ohne völlig schlüssig und eindeutig zu sein, doch die Deutung unserer Beobachtungen fortwährend beeinflussen. Denn wenn wir ganz allgemein nach dem Zusammenhange von Struktur und Funktion fragen, so drängt sich sogleich als ungelöstes Problem auf, worin denn eigentlich die sinnliche Mannigfaltigkeit ihren materiellen Ausdruck finde. Sind es verschiedene Arten des physiologischen Geschehens, oder sind es einfach nur örtliche Verschiedenheiten, woran sich die Unterschiede von Ton und Farbe, von kalt und von warm knüpfen? Sind es wiederum örtliche oder auch funktionelle Unterschiede, welche gestatten, einen Reiz an der Hohlhand von einem am Handrücken zu unterscheiden? Die Unmöglichkeit, hier die Rolle von Art und Ort jederzeit zu scheiden, macht recht eigentlich die Hauptschwierigkeit der Sinnesphysiologie aus. Zwar sind einige grobe Dinge, wie die, daß wir mit den Ohren nicht sehen und den Augen nicht hören, scheinbar leicht einzusehen. Aber sobald man in speziellere Verhältnisse eindringt, so zeigt sich, daß in keinem einzigen Falle die isolierte Untersuchung eines Struktur*elementes,* wie einer einzigen Nervenfaser, bisher möglich war. Nur dann aber könnten wir hoffen, die Frage: Art oder Ort? gleichsam durch einen »Fundamentalversuch«, wie die Physiker sagen, zu entscheiden. So bleibt also als Anhaltspunkt zunächst nur jenes allgemeine Bild einer *doppelten* (peripheren und zentralen) reichen *Strukturentfaltung* mit verbindenden und einfacheren *Leitungsbahnen,* wobei deren vielfache Unterbrechungen, Umordnungen, Querverbindungen nicht zu übersehen sind. v. Kries unterscheidet demgemäß an einem Sinnesorgan Empfänger, Übermittler und Empfinder. Die hier sich ergebende Dreigliederung kann aber offenbar nur im Zusammenhang mit den physiologischen Tatsachen gedeutet werden. Denn die reine Morphologie bleibt stumm für uns. Es ist nun ein sehr einschneidender Umstand, daß die eigentümliche psychophysische Doppelnatur neuerer Sinneslehren sich in der Weise auf die Morphologie projiziert hat, daß die zentralen Gebilde als die dem seelischen Seinskreise unmittelbar verbundenen angesehen werden. Es ist weniger wichtig, ob jemand eine solche Behauptung auf die Rinde beschränkt oder auf subkortikale Gebiete ausdehnt, es ist auch weniger wichtig, ob man sie als metaphysisch sinnlos erklärt oder nicht; es ist wichtiger, daß die für sie anzuführenden Argumente ohne Ausnahme unsicher und, wiewohl vielfach plausibel, doch sehr trügerisch sein könnten. Als brauchbarer Kern des hierüber zusammengetragenen Materiales erscheint vielmehr die Unterscheidung der den peripheren Organen einerseits, der den zentralen andererseits innewohnenden physiologischen Leistungen. Und dies muß denn auch der einzige sinnvolle Inhalt einer Lokalisationslehre von der nervösen Substanz sein: die Strukturen zu bezeichnen, welche unumgängliche Voraussetzung ganz bestimmter Leistungen sind – nicht den »Sitz« gewisser aus den Leistungen abstrahierter Kräfte, Funktionen, Resultate zu bestimmen. »Empfindung«, »Vorstellung«, »Seele« sind aber solche Abstraktionen. Ob und in welcher Weise das periphere Geschehen ihr Zustandekommen mitbedingt, ist völlig unbekannt. Wenn ein Receptor, wie die Retina, schon im Aufbau Eigentümlichkeiten der Rinde aufweist – wie sollte man ihn von der direkten Teilnahme am Empfinden ausschließen? Wie aber auch diese beweisen?

Die hier auftauchende Schwierigkeit in der Frage der Lokalisationen läßt sich auch so formulieren, daß man, um zu lokalisieren, wissen müßte, *was* denn eigentlich lokalisiert werden soll. Wenn es, wie gesagt, bestimmte Leistungen sein sollen, so müssen wir also fragen, was denn für Leistungen gemeint sind. Die Antwort hierauf wird sich nach dem Inhalt unseres Forschungsgebietes in vieler Hinsicht unschwer geben lassen. Zu einem großen Teil handelt es sich um messend festgestellte Leistungen. Die Bestimmung einer Sehschärfe scheint methodisch nicht problematischer zu sein wie die des Auflösungsvermögens eines optischen Instrumentes. Trotzdem ist diese Analogie unzulänglich. Denn der Vorgang des Sehens ist etwas anderes und mehr als der Strahlengang in einem optischen Instrument, er ist eine »Wahrnehmung«. Zwar kann man sich begnügen, eine derartige Leistungsgröße ziffernmäßig festzustellen. Allein der Ehrgeiz der Sinnesphysiologie geht weiter und wünscht darüber hinaus die Mannigfaltigkeit der Sinne in qualitativer Hinsicht wo nicht zu erklären, so doch mit den materiellen Vorgängen und ihrer Mannigfaltigkeit in Beziehung zu setzen. Sie geht davon aus, daß, wenn ich zwei Dinge verschieden sehe, auch im physiologischen Vorgang etwas verschieden sein müsse. Was dies sei, dies eben wünscht sie zu wissen (s. oben).

Beim optischen Instrument aber kommt auf einen solchen Gedanken niemand. Man denkt nicht daran, daß im Instrument sich etwas ändert, wenn ich statt eines roten Apfels eine grüne Birne damit betrachte. Trotzdem hätten diejenigen, welche in einer Wahrnehmung nichts anderes erblickten als einen Seelenvorgang, der durch das Medium eines Organinstrumentes hindurch von einem Umweltvorgang bewirkt wird, in den Qualitäten, im Lokalisieren u. dgl. ein *physiologisches* Problem niemals erblicken dürfen. Wer sich darüber wundert, daß aus einer Lichtwelle eine Sehfarbe »entsteht«, hat bereits ein anderes Prinzip anerkannt als das in der physikalischen Natur überall geläufige der Transformation von Energien, der Verknüpfung von bestimmten Ursachen mit völlig ungleichartigen Wirkungen. Jedes Lichtbild, jede Explosion sind physikalische Beispiele von Verknüpfungen, in denen eine spezielle Korrespondenz zwischen Anfangs- und Endglied entweder selbstverständlich oder aber gar nicht gefordert ist. Rätselhaft und einer ganz besonderen Einsicht bedürftig erscheint eine Wahrnehmung erst dann, wenn wir glauben, daß eine Wahrnehmung das sei, was ihre Bezeichnung mit eben diesem Worte ausdrückt, nämlich selbst schon nicht mehr nur ein sachlicher Zusammenhang, sondern eine Art von Erkenntnis, eine (wenn auch vielleicht getrübte) Wahrheit.

Physikalisches Denken nun, welches noch an die Begriffe der Materie und der Energie gebunden ist, sträubt sich mit Bewußtsein und mit Instinkt gegen die Verknüpfung seelischer Vorgänge mit körperlichen Vorgängen nach den Regeln der Physik und in den Formen der Kausalität. Es erblickt darin eine in keiner anderen Naturwissenschaft zulässige μετάβασις εἰς ἄλλο γένος. Ostwalds (1895) Versuch, eine psychische Energie aufzustellen, hat nirgends Anklang gefunden. Eine psychophysische Kausalität würde besonders den Energiesätzen zuwiderlaufend sein, und die modernen Einschränkungen der Gültigkeit dieser Sätze sind völlig anders begründet als aus dem *Bedürfnis* einer Lücke. Die andere aber der gangbaren Lösungen, die Annahme eines psychophysischen Parallelismus, ist in formaler Hinsicht nicht allein von solchen Bedenken freier, sondern auch dem in der modernen Physik vorherrschenden Funktionsbegriff leichter anzugliedern. Trotzdem müssen gerade bei diesem Parallelprinzip einige sehr wesentliche Einwendungen gemacht werden.

Jedenfalls ist man sich darüber einig, daß, wenn ein solcher Parallelismus vorliegt, man ihn nicht wiederum durch ein zweites Prinzip begründen, auch nicht durch bestimmte Theorien oder Sachverhältnisse erklären könne. Er würde vielmehr ebenso hinzunehmen sein wie etwa das Kausalprinzip oder wie irgendeine Naturgesetzlichkeit, von der wir eben immer wieder feststellen können, daß sie wirklich zutrifft. In diesem Falle würde nun aber doch zu fragen sein, was mit dem Worte oder Bilde der Parallelität gemeint sei. Hier muß als nicht bedenkenfrei bezeichnet werden, wenn etwa nur gefordert wird, daß »jede im Bewußtsein aufweisbare Erscheinung ihr bestimmtes Korrelat in jenen materiellen Vorgängen besitzt« (v. Kries 1923), während die umgekehrte Parallelität, nach der jedem organischen Vorgang auch ein psychischer entspräche, für mindestens zweifelhaft gilt. Wenn demnach nur ein Teil der physiologischen Prozesse psychoparallel ist, ein anderer nicht – wo ist die Grenze? Eine solche Aufteilung der physiologischen Vorgänge würde m. E. mit der Deutung schlecht vereinbar sein, welche jenen Parallelismus als ein allgemeinstes Prinzip der Lebewesen aufstellt.

Man wird angesichts so vieler Ungewißheit geneigter sein, hier überhaupt sich auf eine Auffassung zurückzuziehen, die in dem Parallelprinzip einen eigentlich vermeidbaren und rein sprachlichen Usus erblickt. Die Tatsache, daß auf eine Lichterzeugung eine Lichtempfindung folgt und daß dies nur bei Integrität gewisser nervöser Substanzen usw. der Fall ist, ist so eindeutig, daß hier das Parallelprinzip eigentlich gar nichts anderes als das in aller Naturwissenschaft wiederkehrende Gesetz regelmäßiger Verknüpfung ausdrückt – eine Formulierung, die man logisch nur lieber als eine Abart oder eine funktionalistische Umbildung des Kausalprinzips bezeichnen möchte als gerade ein Parallelprinzip. Denn es liegt keine andere Parallelität vor als die in jedem Funktionszusammenhang, der nicht gerade mathematisch erfaßbar ist, auch vorhandene. – Mit der Frage der mathematischen Erfaßbarkeit gelangen wir aber zu einer weiteren Besonderheit gerade unseres Falles, welche das, was nun eigentlich »parallel« sein soll, weiter verdunkelt. Steckt doch eben im Begriffe des Parallelen eine mathematische Anschauung, die hier nur übertragene Bedeutung hat. Soll diese Übertragung noch irgendeinen verständlichen Sinn behalten, so müßte zum mindesten angebbar sein, welche Phänomene oder Eigenschaften der psychischen Reihe mit welchen Eigenschaften der physischen jeweils parallel gehen. Daß dies an sich für sämtliche Bestimmungsstücke mindestens der psychischen Reihe der Fall sein kann, dies ist ohne weiteres klar; aber der Reichtum an Eigenschaften ist auf beiden Seiten ein überwältigender, und ein Vergleichen wird erst in dem Augenblick möglich, wo wir bestimmte Gruppen und Arten abgrenzen, wo wir also ein Prinzip, Schema oder System einführen. Und nun besitzen wir auf beiden Seiten in der Tat recht vielfache derartige Systeme, psychologische ebenso wie physiologisch-physikalische. Unterscheidungen wie Empfindung, Wahrnehmung, Vorstellung und auf der anderen Seite Erregungswelle, Hemmung, Stoffwechsel, aber auch Rinde, Zelle, Faser, sind Beispiele dafür. Soll aber der Parallelismus mehr sein als ein Ausdruck unbestimmter Abhängigkeiten, so wären diejenigen psychologischen Begriffe und Erscheinungen und diejenigen physiologischen Begriffe und Erscheinungen nebeneinanderzustellen, welche nachweislich die in Wirklichkeit parallel gehenden sind. Kein Kenner der Verhältnisse wird aber behaupten, daß dies irgendwie gelungen sei. Sollte man aber ferner unter vorläufigem Verzicht auf ein solches Ideal einer Gehirnpsychophysiologie sich den Möglichkeiten zuwenden, mathematische und meßbare Korrelationen aufzustellen, so wird man hier noch mehr auf unüberwindliche Schwierigkeiten stoßen. Denn FECHNERS (1860) groß angelegter Versuch einer messenden Psychophysik muß als in *dieser* Richtung ganz gescheitert betrachtet werden (s. unten). So liegen die Dinge für ein Parallelprinzip nicht günstig, und als brauchbarer Kern dieser ganzen Gedankenreihe bleibt nichts anderes übrig als der Grundgedanke: *wenn* wir eine naturnotwendige Beziehung zwischen der psychischen und der materiellen Reihe annehmen und durch viele Beobachtungen bestätigt finden, dann muß auch jedem Unterscheidbaren der psychischen Reihe eine zureichende Bedingung auf der physischen Seite entsprechen. Dieser Satz wird darüber hinaus ein ausgesprochener *Minimalsatz* insofern, als er nur das Unterscheidbare als physisch bedingt fordert. Mindestens soviel, als psychisch unterschieden ist, muß auch durch physisch Verschiedenes fundiert sein; es kann aber am Physischen noch viel mehr verschieden sein, ohne doch psychisch unterscheidbar zu sein. Eine solche Einschränkung ist nun scheinbar eine methodische Selbstverständlichkeit. In Wirklichkeit aber verbirgt sich dahinter viel mehr, nämlich daß, eben weil ein Messen psychischer »Größen« nicht möglich ist, seine Erfassung nur in einem Unterscheiden, also in einem nichtquantitativen Vergleichen

besteht. Das Urteil »verschieden« oder »nicht verschieden« kann bei allen quantitativen sinnesphysiologischen Versuchen eben überhaupt nicht mehr gesteigert oder weiter präzisiert werden (es sei denn durch Richtungsurteile wie »heller« oder »dunkler«), und alle psychophysischen Methoden werden dann zu Grenzmethoden oder Schwellenmethoden. Die Beobachtung des psychischen Phänomens fungiert immer nur als *Kriterium* eines Zusammenhanges, enthält aber niemals den Zusammenhang selbst. Insofern hatte die Statuierung eines besonderen »Parallelsatzes« denn doch eine besondere, aber eben eigentlich gar nicht parallelistische Bedeutung: er besagt, daß wir es niemals mit einer *formulierbaren* Funktion zwischen den beiden Gebieten zu tun haben, sondern lediglich mit einer *konstatierbaren* Verknüpfung; über das Konstatieren hinaus kann über das Wie der Verknüpfung gar nichts gesagt werden. Ein solches Verhältnis werden wir aber zweckmäßig nicht als ein paralleles umschreiben, weil schon diese Umschreibung die Möglichkeit einer näheren Präzision suggeriert, welche doch unmöglich ist.
Befreien wir uns aber endgültig von dem Parallelgedanken, so wird auch die Bahn frei zu einer Kritik der ganzen Zweiwelten- oder Zweisphärentheorie, welche eben Physisches und Psychisches nebeneinanderstellt wie die zwei Hemisphären eines Globus. Zunächst ist die soeben vorgenommene äußerste Einschränkung der psychologischen Erfahrungsreihe auf eine rein minimale und rein kriterielle Bedeutung näher zu betrachten. Wenn nämlich der Inhalt von Empfindungen und Wahrnehmungen für das Zustandekommen sinnesphysiologischer Erkenntnisse nicht mehr bedeutet als dies, so folgt daraus nach zwei Seiten Bedeutsames. Einmal wird eine »Psychophysik« oder eine »physiologische Psychologie«, wie FECHNER (1860) und WUNDT (1874) sie erstrebten, hinfällig. Eine solche Wissenschaft von den Beziehungen zwischen Leib und Seele gibt es nicht. Zum anderen ist dann all das, was jene Forscher sowohl wie die ganze übrige Sinnesphysiologie fanden, nichts mehr und weniger als reine Physiologie, gewonnen durch ein – fast zufällig – besonderes methodisches Hilfsmittel: die Verwertung der subjektiven sinnlichen Daten. Um diese kommt ja auch der Physiker nicht herum; nur bedient er sich derselben nicht für die Theorie des Organs, sondern für die Theorie der Umwelt. Hier ist das Organ indes nichts als eine fortgesetzte Umwelt, ein nach innen verlängertes Instrument. Wie jedes Instrument, so

leistet auch das Sinnesorgan eine Transformation sowohl der Energiearten wie auch der geometrischen Gestalten der Vorgänge. Wieso wir nicht nur sehen, sondern etwas sehen, dies ist eine erkenntnistheoretische Frage, welche mit der Sinnesphysiologie nicht näher zusammenhängt als mit jeder anderen Naturwissenschaft, ein Recht zur Sonderstellung ist danach nicht mehr abzuleiten. Dieser von E. Mach (1886) am reinsten durchgefochtene Standpunkt scheint mühelos die Verquickung von Erkenntnis- und Sinnesproblem zu überwinden und wird durch die metaphysische Spezialität E. Machs, seinen Panpsychismus, scheinbar nicht wesentlich berührt. Eine solche Stellungnahme ist für denjenigen Teil der Sinneslehre, welcher sich rein auf Organtheorie beschränkt, in der Tat schwer angreifbar. Wenn man durch Mischung bestimmter weniger Reizarten eine große Mannigfaltigkeit von Empfindungen auslösen kann und durch eine Reihe von Mischungsgleichungen zur Annahme weniger einfacher Komponenten oder physiologischer Grundvorgänge gelangt, so ist dies ein Beispiel einer *Organtheorie*, bei welcher die sinnlichen Qualitäten im besprochenen Sinne lediglich methodologisch-kriteriell mitsprechen. Völlig wird hier verzichtet auf die Frage der Bedingtheit der Empfindungsqualität als solcher; sie gilt als unlösbar, sogar als falsch gestellt. Auch die spezifische Sinnesenergie erfährt hier keine andere Deutung als die, daß naturgemäß der gleiche Organprozeß (und damit die gleiche Empfindung) durch verschiedenartige Anstöße auslösbar sein kann. Nicht die Transformation eines materiellen Vorganges in einen psychischen ist das, wonach hier gefragt wird, sondern die Transformation eines Umweltvorganges – Reizes – in einen physiologischen, eines peripheren physiologischen in einen zentraleren usw.

Angesichts der Tatsache, daß zahlreiche Forscher bei diesem Ziele einer reinen Organtheorie nicht stehenbleiben, sondern wissenschaftliche Ziele daneben oder in ganz anderer Richtung verfolgen, liegen zwei weitere Fragemöglichkeiten vor. Einmal wäre denkbar, daß schon die einschlägigen Beobachtungen einer ganz anderen als der rein physiologischen Deutung fähig sind. Und zweitens ist zu erwägen, ob man den Gedanken und die Form der Wissenschaft selbst etwa für erweiterungsfähig, veränderungsbedürftig halten müsse.

Am leichtesten eröffnet sich der Zugang zu der Kritik an der rein physiologischen Form der Sinneslehre von der Tatsache aus, daß eben jene nur als Kriterium und Minimalprinzip gelten sollenden psychischen Inhalte ihre Aufgabe in allzu vielen Fällen nicht oder unvollkommen erfüllen. Die große Schwierigkeit und die offenbar vielfachen Fehler und Schwankungen eben des empfindungs- oder wahrnehmungsmäßigen Kriteriums bei sinnesphysiologischen Arbeiten nötigte eben sehr frühzeitig dazu, den Ursachen solcher Störungen nachzugehen. Sie sind um so fataler, je weniger wir imstande sind, einen rein physiologischen Grund für sie aufzuweisen. Aber auch in der Deutung ganz fester Ergebnisse bleibt der Zweifel häufig genug, welchem Glied in der als Kette vorgestellten Abfolge von Reiz – peripherer Erregung – zentralem Vorgang – Empfindung ein gefundener Sachverhalt (z. B. WEBERS Gesetz) nun eigentlich zur Last zu legen sei. So kommt es dann, daß für ein und dasselbe Phänomen physiologische und psychologische Erklärungsversuche alternativ nebeneinander herlaufen, so eben bei der Deutung des WEBERschen Gesetzes. Die schon hierin wieder liegende Inkonsequenz gegenüber dem Parallelismusprinzip bleibt oft unbeachtet; denn nach ihm muß eine psychologische Erklärung stets zugleich eine physiologische sein. Aber derartiges ist ja nur ein Spezialfall für die bereits gestreifte Unmöglichkeit, scharf anzugeben, *was* denn eigentlich psychischerseits das mit bestimmten Reizen und Organerregungen physischerseits zu Vergleichende sein soll. Darum nützt eben die Restriktion der psychischen Daten auf reinen Kriteriumswert nichts, wenn wir in praxi noch gar nicht festgestellt haben, *was* denn das geeignete, das richtige Kriterium sei. Diese Feststellung ist zwar in der Regel durchaus nicht bloß willkürlich, aber sie führt eben sogleich mitten hinein in den heute eigentlich wesentlichen Streit um die Geltung der Psychologie für die Sinneslehre. Er dreht sich um die Frage, wie weit Psychisch-Phänomenales *in sich selbst* die geeigneten Anhaltspunkte für Rückschlüsse auf physiologische Vorgänge enthalte, um die Frage, ob man sich auf die bloßen *Unterscheidungen* von seelischen Inhalten als solche (Urteil »gleich« oder »verschieden«) zu beschränken habe oder ob darüber hinaus wissenschaftlich belangreiche und gültige Bestimmungen aus den psychischen Phänomenen ablesbar seien, welche der Physiologie nicht nur zugute kommen, sondern sogar richtungsbestimmend für sie werden.

Selbstverständlich ist diese Frage zum Teil gleichwertig mit den größeren, ob wissenschaftliche Psychologie möglich sei, welche Psychologie die richtige sei, welche Grenzen ihr gesteckt seien –

ebenso wie umgekehrt gerade *diese* Probleme im vergangenen Jahrhundert weitgehend unter die Herrschaft physiologischer Theorien, ja, morphologischer Vorstellungen geraten waren (Assoziationspsychologie). Hier kann zunächst geprüft werden, welcher Einfluß einer wie auch gearteten Psychologie auf die Sinnesphysiologie einzuräumen sei. Um dieser, in hohem Maße als Gegenwartsproblem zu bezeichnenden Frage näherzukommen, müssen eine Reihe von typischen Fällen durchgesprochen werden. Je nach der persönlichen Stellungnahme kann nach dem Gesagten die Kritik entweder nachzuweisen suchen, daß eine rein physiologische, methodische, von anderen Teilen der Physiologie, ja sogar der Physik nicht wesentlich unterschiedene Sinnesphysiologie nicht möglich, sondern der Hilfe der Psychologie bedürftig sei. Oder man bemüht sich, die Rolle der Psychologie in der Sinneslehre einzudämmen und auf ein Minimum herabzudrücken. So sind es entgegengesetzte Kräfte, welche ihren Ausdruck nicht selten auch in weltanschaulichen Überzeugungen fanden, noch ehe die in der Sache selbst liegenden Momente geprüft waren. Die Psychologie als die in jedem Falle jüngere und durch Erfolge weniger beglaubigte Wissenschaft hat schon in der Bestimmung ihres eigenen Gegenstandes heftige Schwankungen und fundamentale Gegensätze aufzuweisen. Wenn Brentano (1911) nur Akte, Stumpf (1918) nur Funktionen, Haas (1921) nur psychische Dinge als eigentlich Psychisches gelten lassen, so sind dies drei Lehren, in denen das in der Sinnesphysiologie benutzte Material wie Empfindungen, Wahrnehmungen, Vorstellung eben als bloßes indifferentes Material aus der Psychologie der Vorgänge bereits ausgeschieden worden sind.

Wäre dies auch eher als eine Erleichterung der sinnesphysiologischen Aufgabe zu bewerten, so bliebe doch die um so größere Schwierigkeit, daß wir im Experiment eben nicht nur irgend etwas zu empfinden haben, sondern überdies über Empfindungen zu urteilen haben. So hat Stumpf (1918) großen Wert darauf gelegt, daß in einem solchen Experiment alles nicht auf den Vergleich von Reiz und Empfindung, sondern auf den Vergleich von Reiz und Empfindungsurteil hinauslaufe. In einem solchen Empfindungsurteil aber liegen alle Fallstricke der »Introspektion«, »Selbstbeobachtung« usf. verborgen, und ihre Kenntnis und Vermeidung muß allen weiteren sinnesphysiologischen Rückschlüssen vorausgehen. Es zeigt sich aber nicht nur, daß eine solche Kritik des Empfindungsurteils ein schwieriges und bisher nicht befriedigend durchführbares Unternehmen ist; es zeigt sich auch weiter, daß Untersuchungen wie die von Stumpf über den Unterschied von Erscheinungen (Empfindungen) und Funktionen, von Empfinden und Vorstellen sich in mehr definitorischen als nachweislich sachlichen Fragen zu erschöpfen scheinen und daß derlei Definitionsfragen durch alle Häufung des Beobachtungsmaterials nicht zu fördern sind, wo die ganze Problematik eben im Ansatz zur Fragestellung liegt und nicht eine deutliche Frage an die Natur gestellt ist.

Alle diese Dinge spielen nun aber von Fall zu Fall eine bald geringe, bald sehr große Rolle. In allgemeinen Thesen sind sie nicht zu erledigen. Wir wenden uns daher zur Besprechung solcher typischer Fälle. Dabei wird sich zeigen, daß in der Tat der Fall vorkommt, daß wir z. B. zwei Empfindungen als verschieden anerkennen, ohne doch mit den Mitteln der Sprache den Unterschied befriedigend ausdrücken zu können. Auch sind Fälle nicht selten, wo sich die Versuchsperson in einer gewissen Unsicherheit oder Ratlosigkeit befindet, ob eine Empfindung überhaupt vorhanden (bei Schwellenversuchen), ob sie von einer anderen verschieden sei oder nicht. Einer Diskussion aber darüber, ob zwei als gleich oder ungleich *beurteilte* Empfindungen auch in *Wirklichkeit* gleich bzw. ungleich seien, ist ein greifbarer Sinn überhaupt nicht abzugewinnen. Wer so fragt, wendet einen Begriff von Objektivität auf das Psychische an, welcher hier eben gar nicht anwendbar ist (s. unten). Daher läuft es in praxi auf keinen so sehr großen Unterschied hinaus, daß ich den Reiz statt mit Empfindung mit Empfindungsurteil vergleiche.

III. Die Schwellen

Man kann die Bedingungen feststellen, die ein Reiz erfüllen muß, damit eine eben merkliche Empfindung eintritt. Es handelt sich in diesem als *absolute Schwelle* bezeichneten Falle also um eine Veränderung, die der Beobachter in der Zeit erleidet, und man kann die Frage aufwerfen, ob es sich hier um einen Übergang von nichts zu etwas oder von einem Zustande *a* in einen Zustand *b* handle. Es ist wohl für die meisten Sinnesgebiete zugestanden, daß ein Zustand des völligen Nichts nicht sicher herzustellen ist und vielmehr auch bei Abwesenheit äußerer Reize ein »innerer« Reiz, ein vielleicht dem Ruhestoffwechsel entsprechender dauernder Erregungszustand stets vorliege. Dann würde der Übergang zu einem eben merklichen äußeren Reiz also zugleich eine »Unterschiedsschwelle« bedeuten, eine absolute Schwelle wäre demnach nur die Unterschiedsschwelle beim Übergang von inneren zu äußeren Reizen. Auch dann behält der Begriff einen klaren Sinn. Immerhin führt diese Überlegung auf die weitere wichtige Tatsache, daß für die Bestimmung solcher Schwellen nicht allein die Eigenschaften der Reize (Intensität, Extensität, Dauer), sondern auch der Zustand, in dem sich die Person befindet, von Bedeutung ist (man denke z. B. an eine Vp. mit Ohrensausen). Man wird ferner die optimalen, d. h. also niedrigsten Schwellenwerte nur finden, wenn die Person ihre »Aufmerksamkeit« auf das Sinnesgebiet in örtlicher sowohl wie qualitativer Hinsicht »einstellt«. Ist sie »abgelenkt«, so pflegen die Schwellenwerte zu steigen, ebenso bei Ermüdung, Schlaf, schlechter Disposition. Die Deutung dieser, meist mit psychologischen Ausdrücken bezeichneten Tatsache ist physiologisch bisher nicht gelungen. Sie nötigt uns aber, die absolute Schwelle nicht ohne weiteres als die Erregbarkeit der Organteile aufzufassen, an welchen die Reize unmittelbar angreifen, also der Receptoren. Sie können erregt werden, und doch braucht keine Empfindung ins Bewußtsein zu treten. Dies beweisen auch gewisse Phänomene der »Verstärkung«. So können an der Haut zwei einzeln für sich genommen unterschwellige Druckpunktreize bei gleichzeitiger Applikation zu merklicher Empfindung führen, ein Beweis, daß sie auch einzeln erregt waren, ohne daß die Erregung zu einer Empfindung hinreicht. Da dies ein bei Sinnesflächen ganz allgemeines Phänomen ist, wird man also diesen Schwellen eine »zentralere« Deutung zu geben haben. Es zeigt sich, daß eine »Schwelle« stets ein bestimmter Reiz, also ein physikalisch (oder evtl. chemisch) streng definierbarer äußerer Vorgang ist, dessen quantitative Eigenschaften aber in Abhängigkeit von Organ- und Personzuständen stehend gefunden werden. Zu den letzteren gehört in hohem Maße die Gesamtheit *aller* der inneren und äußeren Bedingungen, welche man als die biologische Situation bezeichnen kann (auch *Ab*wesenheit von anderen Reizen, von Affekten, von Handlungen usw.). Der Sinnesphysiologie wirft man neuerdings vor, daß ihre biologischen Situationen lebensfremde, unnatürliche, künstliche seien. Dies ist richtig, aber oft unvermeidlich. Die Schwellenwerte der Physiologie sind in der Tat der biologische

Spezialfall der Laboratoriumssituation. Berechtigter scheint mir folgendes Bedenken. Wenn die Sinnesphysiologie vielfach versuchte, die Leistungsgrenzen der Sinnesorgane durch die mit Laboratoriumsreizen bestimmten Schwellenwerte zu umschreiben, so gab sie damit ein zu einseitig auf *physikalisch* erdachte Reiz*arten* abgestelltes Bild der Leistungen. Drückt man die Leistungsgrenzen z. B. *nur* in den Energiewerten der Schwellenreize aus, so entzieht sich dem Blick leicht ein anderer Faktor, welcher von hoher Bedeutung für die Leistungen ist, nämlich die *Gestalt* der Reize. Hierunter verstehen wir zunächst nur alle räumlichen, zeitlichen, dynamischen und qualitativen Ordnungen oder Figuren, die jeder, auch der scheinbar elementarste oder »einfachste« Reiz besitzt. Von ihnen wiederum hängen ab die Erscheinungen des Kontrastes, der Verstärkung, der Verschmelzung, Ermüdung, Umstimmung, Induktion, und dergleichen kann sogar zwischen verschiedenen Sinnesgebieten auftreten und die Schwellenwerte beeinflussen. All dies zusammengenommen berechtigt zu dem Satze, daß jeder Schwellenwert immer zugleich ein spezifischer biologischer Situationswert für ein Sinnesorgan ist, in der Regel also für eine Experimentalbedingung. Diese ist dargestellt durch die Wahl bestimmter Reizgestalten (die in der Physiologie meist unter dem Gesichtspunkt strenger physikalischer Definierbarkeit gewählt sind), durch eine spezifische Einstellung und endlich durch eine spezifische Reaktion auf den Reiz, nämlich die Aufgabe der *Beurteilung*. Diese letztere kommt in der überaus wichtigen Formulierung und Zielgebung der *Frage* an die Vp. zum Ausdruck.

In dem bisher allein betrachteten Fall der absoluten Schwelle wird nur gefragt, ob in der betreffenden Sinnessphäre eine neue Empfindung auftaucht oder nicht. Die Antwort ist daher »ja« oder »nein«, vielleicht auch die Aussage »jetzt« oder keine Aussage. Neue Aufgaben treten heran, wenn die Vp. ihre Empfindung mit einer anderen zu vergleichen oder wenn sie sie zu beschreiben hat. Im ersten Falle werden zwei Empfindungen gegeben, im zweiten Falle nur eine. Der erste Fall führt bei eben merklichen Unterschieden der Reize zum Begriff der *Unterschiedsschwelle;* das Urteil lautet, wenn auch hier nur zwei Urteilsarten freigegeben sind: »gleich« oder »ungleich«. Man pflegt hiervon zu trennen die Unterschiedsschwelle, bei welcher außerdem nach Art oder Richtung des Unterschiedes (z. B. lauter, heller, geneigter) gefragt wird und welche v. Kries (1905) als *spezifische Vergleichung* bezeichnet. Es macht ferner auch theoretisch sehr viel aus, ob die zu vergleichenden Empfindungen nacheinander oder gleichzeitig gegeben sind, ob sie im ersten Falle durch große oder kleine, durch leere oder erfüllte Intervalle getrennt, ob sie im zweiten Falle räumlich benachbart oder nicht benachbart sind.

Der Unterschied von absoluten und von Unterschiedsschwellen ist nach den früheren Darlegungen nun in physiologischer Beziehung ein wohl nicht sehr belangreicher. Wer annimmt, daß ein äußerer Reiz stets auf ein schon durch inneren Reiz erregtes Organ trifft und daß eine »eben merkliche« Empfindung immer auf eine andere vorher bestehende Empfindung folgt, für den ist dieser Unterschied sogar fast hinfällig. Als eine viel entscheidendere Frage tritt vielmehr die hervor, welche Bedeutung der Unterschied der Frage: »Ja« oder »Nein« und der anderen nach dem spezifischen Unterschied zweier Empfindungen habe. Denn im ersten Falle sind wir der Vergleichung enthoben, im zweiten ist sie gefordert. Hier macht sich denn doch sehr geltend, daß ein Empfindungsurteil gegenüber dem bloßen Empfindungserlebnis etwas Weitgehenderes und eben nichtsinnliche Funktionen Einführendes ist. Dies spricht sich auch darin aus, daß man eine stufenweis ordenbare Reihe von immer stärker urteilsmäßigen Leistungen aufstellen kann. Am unteren Beginn einer solchen Stufenfolge wäre das Urteilpaar »Empfindung vorhanden« oder »keine Empfindung vorhanden« – etwa beim Aufsuchen einer absoluten Schwelle – anzutreffen. Eine zweite Stufe wäre, wenn die zwei auf Reize folgenden Empfindungen als »gleich« oder als »ungleich« bezeichnet werden sollen. Eine dritte Stufe die, bei welcher bei Ungleichheit die Art oder Richtung dieser Ungleichheit ausgesagt werden soll, also: »stärker« oder »heller« oder »größer«. Eine vierte Stufe wären die Urteile über »spezifische Übereinstimmungen« (v. Kries[3]), so, wenn zwei verschiedene Farben nur hinsichtlich ihrer Helligkeit verglichen werden sollen. Eine fünfte Stufe liegt vor, wenn gewisse Empfindungs*unterschiede* verglichen werden sollen, wobei also etwa ausgesagt werden soll, wie sich ein Unterschied zwischen E_1 und E_2 zu einem Unterschiede E_3 und E_4 verhalte. Eine weitere besondere Art der Beanspruchung erwächst z. B. dort, wo die zu vergleichenden Empfindungen räumlich, besonders aber zeitlich voneinander getrennt sind. Hier wird

3 v. Kries (1905[b]), S 22.

zuweilen angenommen, daß es sich nicht um das Vergleichen zweier Empfindungen handle, sondern um das Vergleichen einer erlebten mit einer bloß erinnerten Empfindung, also einer Vorstellung. Indes ist diese Vorstellung keineswegs in solchen Fällen immer als psychischer Tatbestand deutlich. Die Erfahrung lehrte schon FECHNER (1860), daß in dem letztgenannten Fall sich eine regelmäßige Tendenz geltend machen kann, den zweiten von zwei sukzessiv empfundenen Reizen zu über-, aber auch zu unterschätzen, und er sprach dann von einem positiven oder negativen Zeitfehler. Psychologisch steht also die dem Urteilsakt näher situierte Empfindung anders als die fernere, und der Begriff des Vergleichens bekommt dadurch eine ganz besondere Bedeutung: er ist danach in solchen Fällen stets ein Vergleichen von Ungleichwertigem.

Es ist eine wohl nicht hinreichend geklärte Frage, ob eine solche Stufenreihe – man könnte sie in analoger Weise auf anderen Gebieten, wie z. B. dem der räumlichen Wahrnehmungen, entwikkeln und weiter ausbauen – wirklich nur durch ein zunehmendes Eingreifen nichtsinnlicher, also z. B. gedächtnismäßiger oder intellektueller Funktionen, charakterisiert ist. Die *Schwierigkeit* eines solchen Urteils ist jedenfalls durch solche Momente vermutlich sogar weniger bestimmt als durch gewisse andere Eigenschaften der Wahrnehmungen. Es handelt sich hier um Eigenschaften, bei denen man zunächst vom intellektuellen Faktor ganz absehen kann und die ganz allgemein als sinnliche anerkannt werden.

Zu ihrer Erörterung können wir nochmals an das Problem der Schwelle anknüpfen. Seitdem die Naturwissenschaften auf das Prinzip der Bewegung der Materie sich gründen lernten und seitdem sie die Kontinuität der Naturvorgänge vorauszusetzen sich gewöhnten, konnte ihnen nicht verborgen bleiben, daß in unserer Umwelt kontinuierliche Veränderungen vorkommen können, ohne daß unsere Sinne sie als Veränderungen anzeigen – wiewohl wir den sich verändernden Gegenstand wahrnehmen. Es ist dies eben der Fall einer unterschwelligen Reizänderung. LEIBNIZ wurde durch die so erwiesene Unvollkommenheit der Sinne bestimmt, die sinnlichen Wahrnehmungen als verworrene Perzeptionen zu bezeichnen und geringer einzuschätzen. Wenn der Satz »natura non facit saltus« zu Recht besteht, so läßt sich das Phänomen der Unterschiedsschwelle auch so formulieren, daß man sagt, der Sinnesapparat bewirke, daß in gewissen Grenzen uns objektiv

Verschiedenes trotzdem als Gleiches erscheine, und ferner, daß objektiv sich Änderndes als Konstantes erscheine. Daraus ergibt sich weiter, daß die objektive und mathematische Kontinuität der Reize in eine Reihe diskontinuierlicher Stufen zerlegt wird, so daß wir nur eine endliche und vereinfachte Mannigfaltigkeit wahrnehmen, und ferner, daß wir nicht *nur* unendlich kleine Veränderungen (also gleichsam *keine*), sondern auch endlich große Veränderungen zu erleben, Sprünge wahrzunehmen vermögen. Die »Einrichtung« der Schwelle bekommt dann einen eigentümlichen, für die Gestaltung des sinnlichen Weltbildes bedeutenden Sinn.
Ein Beispiel Exners (1875) vermag dies zu erläutern und führt zugleich zu einem weiteren Gesichtspunkt. Wenn wir einen in ferner Landschaft fahrenden Eisenbahnzug beobachten, so fällt uns erst nach jeweils längeren Zeitabschnitten die Ortsveränderung auf, welche wir, stehen wir nahe am Zug, mit einem Akt wahrnehmen können. Exner knüpfte hieran die Unterscheidung von indirektem und direktem Sehen von Bewegungen. Bei indirektem Bewegungssehen ist der Fall deutlich, daß eine objektive kontinuierliche Veränderung unterschwellig bleibt, also eine Konstanz in der Wahrnehmung erscheint. Erst der Vergleich zweier zeitlich weit getrennter Wahrnehmungen ermöglicht den Rückschluß auf die stattgefundene Bewegung. Bei nahem Objekt dagegen nehmen wir *Bewegung* wahr. Auch dies ist nur möglich, weil wir nicht *jede* unendlich kleine Veränderung für sich wahrnehmen – wobei kein Bewegungseindruck entstehen würde (vgl. Kinematographie) –, sondern *nur* eine endliche und zusammengefaßte Summe von solchen Differentialen; also auch dies ist das Ergebnis eines vergröbernden Schwellenphänomens. Bei weiterer Steigerung nun der Objektnähe (also der Geschwindigkeit im Gesichtsfeld) verschwindet endlich auch dieser Bewegungseindruck wieder, so z. B., wenn wir im Zuge in voller Fahrt den Gegenzug passieren und durchs Fenster beobachten. Nunmehr ist also die Geschwindigkeit nicht zu klein, sondern zu groß, um einen Bewegungseindruck hervorzubringen. Wir finden also die Wahrnehmung von Bewegungen schwellenmäßig nach zwei Seiten hin begrenzt. Das bedeutet aber, daß die physikalisch gedachte Umwelt in ihrer unendlichen Kontinuität und Mannigfaltigkeit nicht allein auf eine endliche Anzahl von Stufen ermäßigt und verendlicht wird, sondern daß sie zugleich und in Verbindung damit überhaupt nur innerhalb gewisser ziemlich fester äußerer Grenzen wahrnehmbar

ist. Diese z. B. auch vom Spektrum, von den akustischen Schwingungen, von den Temperaturwahrnehmungen usw. ja sehr bekannte Tatsache führt über den Begriff der Schwelle hinaus, wenn man bei ihr nur daran denkt, daß die Receptoren und die ferneren nervösen Einrichtungen auf bestimmte Grade physikalischer Vorgänge eben nicht mehr in der gewohnten Weise antworten, sei es aus Gründen der Trägheit, sei es, weil Nebenwirkungen eintreten und überwiegen. Dann hätten diese sog. *Grenzen* der Empfindung und Wahrnehmung eine ganz andere Bedeutung als die bisher besprochenen Unterschiedsschwellen. Hier kehrt indes ganz dasselbe Problem wieder, welches bereits beim Begriff der absoluten Schwelle besprochen war, nämlich, daß man zwar in einem objektiven Sinne solche absolute Grenzen der den Sinnen zugänglichen Umwelt wohl bezeichnen kann, daß aber in den Wahrnehmungen und Empfindungen selbst den Grenzen als Grenzen naturgemäß nichts korrespondiert – eben *weil* sie dadurch begrenzt sind. So klar dies an und für sich einleuchtet, so schwer ist doch zu sagen, was denn nun eigentlich wahrgenommen wird, wenn ein Reiz eine jener absoluten Grenzen objektiv überschreitet. Denn die Erfahrung lehrt, daß wir im Augenblicke solchen Überschreitens ebenfalls eine bestimmte Wahrnehmung, eben ein Unterschiedserlebnis haben, und daß wir also an Stelle *»keiner«* Empfindung nur eine *andere* Empfindung (Wahrnehmung, Erlebnis usw.) haben, daß wir jene Grenzen also doch wahrzunehmen *scheinen* oder daß ihre Überschreitung eine *Erscheinung* bedingt. In diesem Falle ist also die Korrespondenz zwischen Reiz und Bewußtseinsinhalt in so empfindlicher Weise gestört, daß wir hier zum erstenmal auf den Begriff eines sinnlichen Scheins oder einer sinnlichen Täuschung stoßen. Auf diesem Gebiet treten, wie gleich bemerkt sei, eine ganze Reihe von Fällen auf, bei denen wir mit der Hypothese des inneren und also an die Stelle des wirksamen äußeren tretenden Reizes nicht auskommen. Daher muß hier das Problem der Grenzen und das mit ihm auftauchende des Phänomens der Täuschung ausführlicher erörtert werden. Es führt uns weiter hin zu zwei fundamentalen Bestimmungen der Sinnlichkeit: zur Qualität und zu den Ordnungen des Sinnlichen.

Was zunächst die Grenzen betrifft, so stellte sich im vorhergehenden eine scheinbar leicht zu fassende Unterscheidung heraus, die sich auch kurz formulieren läßt mit der Trennung des Problems der *Grenzen der Wahrnehmung* vom Problem der *Wahrnehmung der Grenzen.* Das erste wäre durch Bestimmung von Schwellenwerten, das zweite aber durch eine rein psychologische Erfahrung zu lösen. So klar dieser Unterschied scheint, so hat doch auch hier sich ein Forschungsbezirk herausgestellt, in dem jene zwei Fragestellungen sich überschneiden und zu Meinungsverschiedenheit Anlaß geben. Dieses Gebiet liegt nämlich z. B. dort, wo zweifelhaft ist, ob eine Empfindung in eine andere oder in einen Zustand des Nichtempfindens übergehe. Wenn nämlich beim Versuche, eine Grenze der Wahrnehmung (Schwelle) zu bestimmen, der eine Beobachter behauptet, die Empfindung verändere sich, der andere aber, sie höre auf, so bekommt diese Grenzbestimmung für diese beiden einen ganz verschiedenen Sinn. Wer z. B. die weder warm noch kalt zu nennenden sog. indifferenten Temperaturen als *Empfindung* bezeichnet, würde annehmen, daß bei ihnen also nur eine *qualitative* Unterschiedsschwelle (also keine Grenze der Wahrnehmung für Temperatur schlechthin) bestimmt wird. Wer aber in der indifferenten Zone eine Empfindung zu haben leugnet, der wird meinen, beim Übergang von »warm« zu »indifferent« nicht nur die Wahrnehmung einer Grenze zu haben, sondern überdies die untere Grenze der Wahrnehmung höherer Temperaturen festgestellt zu haben. Man sieht also, daß die Auffassung des Subjektiven, wir sagen lieber des Phänomens, nicht gleichgültig ist für die objektive Deutung eines solchen Schwellenversuches. Und ferner zeigt sich sogleich, daß diese Schwierigkeit darin begründet ist, daß die Feststellung, ob ein Erlebnis eine Empfindung sei oder nicht, in vielen Fällen keineswegs über alle Zweifel erhaben ist. Wir erinnern uns an die vielfachen Kontroversen darüber, ob Schwarz eine Empfindung, ob das Erlebnis im völlig lichtlosen Raume Schwarz sei. Beim Übergang zu Schwarz würde die eine Meinung lediglich eine Qualitätsänderung, die andere ein Aufhören, also vielleicht eine Intensitätsänderung zum Wert Null hin anzunehmen haben. Ist nun dies strittig, dann ist also offenbar auch der Unterschied von Qualität und Intensität strittig. Wie tief aber diese Fragen in spezielle Theorien der Sinne eingreifen, ist z. B. auch bei dem Grenzgebiet zwischen Druck und Schmerz ersichtlich, wo die Ansichten darüber geteilt sind, ob wir es mit einem gemeinsamen oder mit zwei Sinnesorganen zu tun haben. Wenn es ganz undiskutabel wäre, ob es einen fließenden Übergang zwischen Schmerz und Druck gibt oder nicht, dann wäre für diese Entscheidung das wichtige, von Helmholtz (1879) hervorgehobene Kriterium der

Sinnesmodalität (die Übergangslosigkeit) immerhin gewonnen. Wie aber soll man hier über subjektive Behauptungen hinauskommen?

Charakteristisch in dieser ganzen Sache ist, daß wir in zahllosen Fällen auf Bedenken dieser Art gar nicht stoßen. Ebenso bezeichnend und prinzipiell bedeutsam aber ist, daß der Begriff der Empfindung einen Kreis von Phänomenen deckt, dessen Grenzen nicht scharf sind, sondern durch Übergänge zu empfindungsähnlichen und zuletzt nicht empfindungsartigen seelischen Phänomenen hinüberleitet. Dies gilt ganz besonders von solchen Empfindungen, welche nicht als Eigenschaften oder Vorgänge der Umwelt, sondern als Zustände des eigenen Leibes erlebt werden: Beklemmung, Hunger, Durst, Atemnot, Schwindel, Harn- und Stuhldrang, Wollust, Ekel, Nausea u.v.a. Sie, einer experimentellen Analyse viel weniger zugänglich, entbehren z. T. des Empfindungscharakters keineswegs, und man kann nicht sagen, daß die sog. Projektion, d. h. die Bindung an etwas Gegenständliches, im Raum der Umwelt zur echten Empfindung gehöre. Das Kriterium der Gegenständlichkeit im Raum ist überdies selbst wieder insofern nicht zwingend, als gerade auf dem Gebiete der Haut- und Muskelsinne, aber auch der Organempfindungen (Fremdkörpergefühle) die Beziehung auf den eigenen Leib und die auf ein Fremdobjekt untrennbar verschmelzen können. Auch kann die Wahrnehmung von eigenen Gliedern den Charakter der Gegenständlichkeit annehmen.

Nicht allein die Abgrenzung zwischen Empfindungen und diesen z. T. sog. Gemeingefühlen ist vielfach unbestimmt. Der Sprachgebrauch von Worten wie Gefühl, Schmerz, Lust kündigt auch das Sichüberschneiden der Bezirke von Affekt und Empfindung an. Nur zu streifen haben wir dann die analogen Grenzstreitigkeiten zwischen Empfindung und *Vorstellung* [vgl. die Zusammenstellung von Stumpf (1918)], die seit den Untersuchungen von Jaensch einer Schlichtung ferner sind als je. Wir haben auf die Deutung all dieser Grenzschwierigkeiten später zurückzukommen.

IV. Empfindungen und Empfindungsqualitäten

Während es sich bei den beiden besprochenen Abgrenzungen des Empfindungsbegriffes vielfach um Übergänge zu psychischen Inhalten handelt, welche entweder nicht als sinnliche oder nicht als durch die unmittelbare Tätigkeit der Sinnesorgane bedingte gelten, müssen jetzt solche Seiten der Sinnestätigkeit erörtert werden, welche wiewohl als sinnliche, doch nicht als empfindungsartige anerkannt sind. Da auch in diesen, die *Ordnung der Empfindungen* betreffenden Fällen die Abgrenzung gegen den Empfindungsbegriff ähnliche Schwierigkeiten macht, so ist die Erörterung zu verschieben, welche Bedeutung der Tatsache der fließenden Grenzen ganz im allgemeinen zukommt.

Es handelt sich hier um die ganz vielfältigen Möglichkeiten, Empfindungen nicht nur zu erleben, sondern auch zu ordnen und als geordnete zu erleben.

Wir haben einige einfachste Fälle solcher Ordnungen in abstrakter Weise bereits mehrfach berührt, besonders bei der Erörterung der Empfindungsurteile und ihrer Hauptarten. Hier sind aber weniger die logischen, also von der Urteilsfunktion ausgehenden Spielarten zu betrachten als vielmehr die sachlichen und objektiven Arten, nach denen Empfindungen untereinander unterschieden und verglichen werden sollen.

Die erste derartige inhaltliche Ordnung ist die nach der *Qualität* der Empfindung. Es handelt sich hier darum, über das bloße Verschiedenheitsurteil hinaus von den Qualitäten und ihren Verhältnissen untereinander bestimmtere und systematische, naturgesetzliche, erklärende, beschreibende Aussagen machen zu können. Wie v. KRIES (1923) ausführlich darlegt, kann dabei vom Reiz, vom Empfänger und von der Empfindung selbst ausgegangen werden. In jedem Falle stößt man auf bestimmte Tatsachen, aber naturgemäß auf sehr verschiedene Probleme und auch Einteilungen. Beim Reiz werden die Energiearten und Denkformen der messenden Physik, auch der physikalischen und der reinen Chemie vorherrschen, bei den Empfängern der anatomisch-physiologische Begriff des Organs, bei der Empfindung selbst aber die psychologische Anschauung, die im sinnlichen Erlebnis liegenden Werte, Selbstbeobachtungen. Der Versuch, diese drei Gruppen zu verbinden, läßt nun sogleich die bei Besprechung des psychophysischen Verhältnisses bereits angeschnittenen Fragen wieder aufleben. Es gilt nun auch heute noch als die entscheidenste Errungenschaft der neueren Sinnesphysiologie die Einsicht, daß für die Qualität der Empfindungen nicht der Reiz, sondern der durch den Reiz erregte Empfänger und die Kette von physiologischen Vorgängen, welche sich an die Erregung des Empfängers anschließen, maßgebend sei. Nicht darauf kommt es in erster Linie an, was für ein Reiz den Organismus trifft, sondern welches Organ er trifft. Man kann diese, von Joh. MÜLLER (1838) zunächst für den Sinnesnerven ausgesprochene Lehre auch in ihrer geschichtlichen Entwicklung nur verstehen, wenn man nicht vermeint, eine Entscheidung fordern zu müssen, ob sie gilt oder ob sie nicht gilt. Vielmehr geht der ganze Streit eigentlich nur darum, wie weit sie gilt und wie weit sie nicht gilt. Die entscheidende Beweislast für die Lehre von den *spezifischen Sinnesenergien* ruht auf Versuchen, ein Sinnesorgan nicht mit den Reizen zu erregen, für welche es vermöge seiner besonderen Anpassung am empfänglichsten ist [spezifische Disposition W. NAGELS (1905, S 5)], also nicht mit »adäquaten« Reizen, sondern mit anderen, sog. inadäquaten Reizen. Dann ist zu beobachten, ob die eintretende Empfindung einem adäquaten oder ob sie einem inadäquaten Reiz entspricht. Wenn bei inadäquater, z. B. elektrischer oder mechanischer Reizung des Auges trotzdem eine Lichtempfindung eintritt, so ist das Prinzip der spezifischen Sinnesenergie bestätigt. (Man kann auch, von der Empfindung ausgehend, diese Lichtempfindung eine in bezug auf den mechanischen usw. Reiz inadäquate Empfindung nennen.) Soviel ich übersehe, ist nun dort, wo eine solche inadäquate Reizung eines Sinnesorgans in reiner Weise überhaupt gelungen ist, auch eine Bestätigung der Lehre von Joh. MÜLLER vorhanden gewesen, während ihr entschieden zuwiderlaufende Beobachtungen fehlen. Aber nicht zu verkennen ist, daß das beigebrachte Material z. B. nach dem Urteil von J. v. KRIES (1923, S 45) ein recht fragmentarisches ist. Vor allem bleibt darum ungewiß, ob eine Anwendung des Prinzips in Frage kommt, die weiterginge als die von Joh. MÜLLER selbst bevorzugte. HELMHOLTZ, der geneigt war, in Joh. MÜLLERS Lehre eine an Bedeutung »dem Gravitationsgesetz vergleichbare« Entdeckung zu erblicken, hat bekanntlich in seiner Theorie der Gesichts- und der Gehörsempfindungen Gebrauch für einzelne innerhalb des Kreises eines Sinnes, z. B. des Auges liegende Differenzierungen von ihr gemacht, so, als ob auch für einzelne Farbenqualitäten ein besonderer Sinnesnerv, gleichsam also ein eigenes Organ vorhanden wäre. Während also in der ursprünglichen Fassung das Prinzip nur für »Modalitäten« gelten sollte, galt es hier auch für »Qualitäten« innerhalb einer Modalität. Indessen versagen für diese erweiterte Form des Prinzips die direkten Beweise beim Auge und Ohr. Sie stützt sich auf indirekte und besonders den Mischungsgleichungen und den Komponentenlehren entnommene Argumente. Bei der Haut wiederum ist der Fall gegeben, daß man inadäquate Reizungen zwar vornehmen kann, daß aber die örtliche und organologische Trennung der den vier Hauptqualitäten (Druck, Schmerz, kalt, warm) dienenden Receptoren nicht ebenso sichersteht wie etwa die des Auges vom Ohr.

Selbst diejenigen, welche einer sehr weitgehenden Anwendbarkeit der Lehre von den spezifischen Sinnesenergien zuneigen, pflegen heute meist nicht zu leugnen, daß ein spezifischer Receptor denn doch je nach der Beschaffenheit des Reizes noch eine gewisse qualitative Mannigfaltigkeit von Erregungen und entsprechenden Empfindungen zu leisten vermag. Dies würde also bedeuten, daß die Mannigfaltigkeit der Qualitäten keinesfalls *nur* durch eine Mischung von verschiedenartigen Receptoren oder Komponenten erklärbar ist. Die früher aufgeworfene Frage, ob der Ort oder die Art der nervösen Erregung maßgebend für die damit verbundenen Empfindungen sei, wäre dann dahin zu entscheiden, daß jedenfalls die Art der Erregungsabläufe von Bedeutung, soweit aber das Prinzip der spezifischen Sinnesenergie Geltung hat, wohl auch der Ort, an dem eine Erregung vor sich geht, entscheidend ist. Die weiteren Aufgaben der Sinnesphysiologie würden also darin liegen, diese beiden Momente noch weiter und genauer festzustellen. Dabei ist aber der ungeheuer komplizierte Bau und die, je weiter zentralwärts wir die Bahnen verfolgen, immer mannigfaltigere Verbindung mit anderen Leitungs- und Zellsystemen und die dadurch wieder erschwerte klare Abgrenzung von großer Bedeutung. Eindrucksvoll ist dabei die große anatomische Monotonie der eigentlichen Leitungsbahn. Ist man geneigt, hier die der allgemeinen Experimentalphysiologie geläufigen Vorstellungen als maßgebend zu betrachten, so das Alles- oder Nichts-Gesetz und die feststehende Einförmigkeit der Erregungswelle, so bleiben, um verschiedene Arten der Erregung auszudrücken, tatsächlich nur sehr wenige Variable: die *Zahl* der beanspruchten Fasern, die *Zahl* und allenfalls der besondere *Rhythmus* der in ihnen fortlaufenden Erregungswellen. Die oft außerordentliche Mannigfaltigkeit der

Empfindungen eines bestimmten Gebietes müßte dann in diesen Variabeln als lediglich durch eine Art von Formelsprache ausgedrückt gedacht werden. Indes ist eine solche Vorstellung auch dann noch nicht unvermeidlich, wenn wir jene Anschauungen von der Natur des Erregungsablaufs als richtig und als erschöpfend zugeben. Denn, wie früher bemerkt, ist es eine nicht im geringsten gewisse Annahme, daß für die Empfindungen nur die zentralen und nicht auch schon die periphersten Organteile entscheidend sind. Diese aber zeigen eine solche strukturelle Mannigfaltigkeit, welcher durchaus nicht nur der geschilderte einförmige Erregungsprozeß der Nervenfaser einzuwohnen braucht. Ist dem so, dann hat der ganze Begriff des »Transformators« eine nur sehr bedingte Anwendbarkeit auf das durch das Sinnesorgan hergestellte Verhältnis zwischen Reiz und Empfindung. – Noch eine zweite Möglichkeit, die qualitative Mannigfaltigkeit mit der Monotonie der physiologischen Vorgänge in Einklang zu bringen, spielt eine Rolle in den Theorien. Es ist der Gedanke, daß wir allein durch *quantitativ* verschiedene *Mischung* zweier oder dreier physiologischer Vorgangsarten (Grundqualitäten, Komponenten) natürlich eine beliebig große Mannigfaltigkeit von Mischungsverhältnissen und damit eine beliebig große Qualitätenreihe hervorbringen können. Ein solcher Gedanke liegt bekanntlich der HELMHOLTZschen Farbentheorie (1856) zugrunde. Eine verwandte dritte Möglichkeit ist dann die, nicht auf das *Resultat* einer solchen Mischung, sondern überhaupt nur auf das *Verhältnis* zweier nebeneinander herlaufender Vorgänge oder Komponenten als das Maßgebende Wert zu legen. Nimmt man, um gewissen Vorstellungen über den Stoffwechsel Rechnung zu tragen, an, daß die beiden Vorgänge eine gegensätzliche Bewegung (wie Assimilation und Dissimilation) darstellen, so ist man bei den Theorien angelangt, welche HERING (1874) für die Farben- und die Temperaturempfindungen besonders ausgebildet hat.

Da nun, wie schon angedeutet, je nach dem Ausgangspunkt von den Verhältnissen der Reize oder der Organe oder der Empfindungen recht verschiedene Einteilungssysteme und Erklärungsprinzipien sich als die geeignetsten herausgestellt haben, so lag es nahe, dem Rechnung zu tragen, indem man – zumal angesichts des außerordentlichen Strukturenreichtums, z. B. von der Retina an bis zur Sehrinde – überhaupt nicht ein völlig einheitliches Funktionsgesetz für den Gesamtprozeß, sondern eine Anzahl hintereinan-

dergeschalteter Apparate mit verschiedenen Funktionsprinzipien annahm. Dieser Gedanke ist zuerst von v. KRIES (1923) für die Theorie des Farbensehens durchgeführt und als Zonentheorie bezeichnet worden.
Es kommt aber für die Frage der Qualitäten noch ein weiteres in Betracht. Bisher gingen wir davon aus, daß der zwei verschiedenen Empfindungsqualitäten zugrunde liegende physiologische Unterschied entweder in mehr physikalischen oder in chemischen Differenzen der Erregungsvorgänge bestehe. Ihre Intensität, Frequenz, Rhythmik, räumliche und zeitliche Ausbreitung, Ordnung und Gestalt, evtl. ihr chemischer Charakter wäre dann das der Qualität Korrespondierende. Nun stoßen wir aber auf die Tatsache, daß die soeben aufgezählten Bestimmungen und Verhältnisse sich unter Umständen selbst als solche im Bewußtsein geltend machen können, indem z. B. eine Sukzession zweier Erregungen eben nicht als besondere Qualität, sondern als Sukzession erlebt oder, wie man hier zu sagen pflegt, *wahrgenommen* wird. Fassen wir also den Fall einer Wahrnehmung solcher *formaler* Bestimmungen ins Auge, so kämen wir zu dem zunächst paradoxen Ergebnis, daß ihre physiologische Repräsentation durch dieselbe Art von Vorgängen erfolgen müsse wie die der Qualitäten. Auch hier erhebt sich schon vom physiologischen Gesichtspunkt aus wieder die Frage, wo hier eigentlich die Grenze liegt, worin das, was darüber entscheidet, ob sich jene Verhältnisse im Bewußtsein als eine Empfindungsqualität oder als eine formale (z. B. zeitliche, räumliche) Ordnung von Empfindungsinhalten widerspiegeln.
Läßt man die Voraussetzungen dieser Fragestellung einmal als richtig gelten, dann wird man die Lösung erst durch Heranziehung einer Anzahl weiterer Tatsachen finden können. Bisher wurde nämlich die ganze Frage der Korrespondenz von Empfindungsqualität und physiologischem Prozeß lediglich so betrachtet, als ob für die Empfindung und ihre Qualität nichts maßgebend wäre als ein nervöser Erregungsprozeß, welcher in dem mit der Empfindung gegebenen Zeitabschnitt an einer gewissen Stelle des Nervensystems abliefe. Alles spricht nun dafür, daß diese Vorstellung insofern unzutreffend ist, als sie den Vorgang zeitlich und örtlich isoliert. Es ist aber für die Empfindungen wie die Wahrnehmungen und ihre Ordnungen unzweifelhaft, daß sowohl diejenigen Vorgänge, welche einem Sinnesvorgange vorhergehen, wie die, welche ihn gleichzeitig an anderen Orten der Substanz begleiten, von

allergrößtem, vielfach entscheidendem Einfluß sind. Nicht also der aktuelle Reiz und das unmittelbar und nur durch ihn bestimmte physiologische Geschehen ist eine hinreichende Bedingung der Empfindungen und Wahrnehmungen, sondern außerdem eine beträchtliche Reihe anderer, in Vorgeschichte und Mitwelt dieses nur in der Abstraktion isolierbaren aktuellen Prozesses liegender Momente kommt hinzu. Diese hinzukommenden Bedingungen sind von v. KRIES (1923, S 64 u. 254 ff.) als *akzessorische* bezeichnet worden, und er bespricht unter diesem Titel hauptsächlich folgende Erscheinungen: die sog. Ermüdung, die Umstimmung, die Adaption der Sinnesorgane, Veränderungen also, welche teils darin zum Ausdruck kommen, daß ein auf einen ersten Reiz folgender zweiter Reiz derselben Beschaffenheit eine andere Empfindung auslöst, oder auch darin, daß die durch den ersten Reiz bedingte Empfindung auch nach dessen Aufhören in gleicher oder veränderter Weise fortdauert, abklingt. Hierher gehören also z. B. die Erscheinungen des sukzessiven Kontrastes, der Nachbilder. Ferner sind anzureihen die Tatsachen der sog. Irradiationen, der Simultankontraste, der gegensinnigen Induktion, bei welchen also an die Art des Zusammenwirkens eines vom Reiz erregten Gebietes in einem Sinnesfeld mit vom Reiz nicht getroffenen, aber mehr oder weniger benachbarten Gebieten zu denken ist. Diese Erscheinungen sind nun immerhin sowohl zeitlich wie örtlich begrenzt. In dem Ausmaß, in dem sie auftreten, besagen sie nur, daß eine Theorie einer Qualität oder einer Wahrnehmung einen zeitlich und räumlich etwas größeren Kreis von Vorgängen in Betracht zu ziehen hat als es zunächst scheinen mag, wenn man ihn nur als Wirkung eines in einem gegebenen Augenblick aktuellen Reizes betrachten wollte. Aber wir haben weiter zu fragen, ob derartige »akzessorische« und mit diesem Namen doch in zweite Linie gestellte Bedingungen nicht in Wahrheit eine noch viel ausgedehntere und viel ursprünglichere Bedeutung haben. Was damit gemeint ist, läßt sich rasch andeuten, wenn wir etwa daran denken, daß in den neueren Sinnestheorien oft gefragt wurde, welche Bedeutung die Erfahrung, ja, die über die individuelle Erfahrung noch hinausgehende stammesgeschichtliche Erfahrung, die phylogenetische Vorgeschichte für die Gestaltung eines Sinnesvorganges habe. Daneben ist namentlich neuerdings eine Auffassung hervorgetreten, welche annimmt, daß überhaupt in jedem Sinneserlebnis nicht die Leistung irgendeines Teiles der gesamten nervösen Organisation, sondern jederzeit diese selbst als ein Ganzes beteiligt sei, so daß es eine einzelne Sinnesleistung, ein einzelnes Sinnesgebiet in Wirklichkeit genau so wenig gäbe wie einen »reinen« Reflex – auch dieser ist ja z. B. von SHERRINGTON (1906) als eine pure Abstraktion bezeichnet worden. Obwohl diese Erwägungen auch für die Empfindungen Bedeutung haben, sind sie doch bisher für Wahrnehmungen durchsichtiger herausgearbeitet, und wir werden sie daher erst nach einer genaueren Betrachtung der Wahrnehmungen fortspinnen.

Bisher sind in der Hauptsache nur diejenigen Versuche einer Ordnung der sinnlichen Qualitäten besprochen worden, welche bei dieser Aufgabe von den physiologischen und also materiellen Prozessen ausgehen. Mit der Anerkennung des Prinzips der spezifischen Sinnesenergie für einen gewissen Umkreis von Erscheinungen erledigt sich, wie man sieht, ein Versuch, statt dessen von der *Art der Reize* auszugehen, von selbst; diese würden aber vielleicht für solche Qualitätsunterschiede, die nicht durch spezifische Sinnesenergie bedingt sind, doch bestehen bleiben. Eben um dieses Umstandes willen ist der Unterschied zwischen spezifischen und nicht spezifischen Sinnesenergien heute wohl bedeutsamer als der von HELMHOLTZ (1879) eingeführte von Modalität und Qualität. Als Kriterium der Modalität nahm er hauptsächlich das an, daß ein kontinuierlicher Übergang von einer Modalität zur anderen nicht möglich sei, was bei Sehen und Hören einleuchtend, aber bei Schmecken und Riechen oder beim Verhältnis akustischer und taktiler, taktiler und schmerzhafter oder traumatischer Empfindungen bereits ein weniger zweifelsfreies Kriterium ist. Qualitäten wären nach dem Sprachgebrauch von HELMHOLTZ die nur innerhalb einer Modalität vorhandenen Empfindungsunterschiede nicht quantitativer Art. Wenn man nun versucht, die etwa nicht durch spezifische Sinnesenergie bedingten Qualitäten auf die Art der Reize zurückzuführen, so kann man dabei keinen anderen Definitionen und Sacherklärungen folgen, als die Physik (oder Chemie) es auch tut. In der Regel wird es also dabei auf Schwingungszahlen, Energiewerte und deren örtliche Verteilung u. dgl. mehr hinauslaufen. Diese können wir zusammenfassend als die *physikalische Reizgestalt* bezeichnen. Wenn sich herausstellt, daß bestimmte Unterschiede der physikalischen Reizgestalt psychologisch schließlich als Qualitäten der Empfindungen zum Eindruck gelangen, dann liegt hier eben zu vermuten, daß auch die physiologischen Prozesse mindestens eine Strecke weit von der physikalischen Reizgestalt in funktionaler Abhängigkeit stehen und daß eine der physikalischen mehr oder weniger ähnliche physiologische Erregungsgestalt zugrunde liegt. Ob und welche weiteren Transformationen mit dieser letzteren geschehen, läßt sich aus den bereits besprochenen Theorien (Komponententheorien, Zonentheorien) entnehmen. Wie es mit diesen aber auch stehe, so liegt im ganzen gesehen hier eben der klare Fall vor, wo die Entstehung der Qualität als solcher völlig unbegreiflich bleibt, auch gar nicht Inhalt einer vernünftigen und wissenschaftlichen Frage ist – es sei denn eben der bloß erkenntnistheoretischen Feststellung, daß man so gerade *nicht* fragen dürfe. Es liegt der Fall vor, an dem mehr wie an jedem anderen deutlich wird, worin die von der Philosophie der Neuzeit proklamierte »bloße Subjektivität« der Empfindungen eigentlich besteht: nicht in ihrem Daß, sondern in ihrem Was. Es ist die schlechthinige Andersartigkeit und Unvergleichbarkeit der Empfindung mit dem Reiz und dem physiologischen Vorgang.

So scheint der dritte mögliche Weg, zur Einteilung und Ordnung der Qualitäten zu gelangen, der psychologische, von vornherein eben ein unmöglicher zu sein, sofern auf ihm etwas für die Physiologie nützliches zu finden sein soll. Indes ist schon in der Einleitung zu diesem Abschnitt auf die praktische Unmöglichkeit, sich rein auf den Kriteriumswert der Empfindungsqualitäten zu beschränken, hingewiesen worden, weil eben bereits die Feststellung, was eine Empfindung, was eine Qualität sei, eine gewisse psychologische Einsicht und Beurteilung voraussetzt. Allein mit dem Urteil gleich oder ungleich kommen wir nicht aus. Um auch nur irgendeine geordnete *Reihe* von solchen Empfindungsurteilen bilden zu können, müssen wir doch wissen, daß die Glieder dieser Reihe sachlich zusammengehören, und dies vermögen wir nur durch die *Ähnlichkeits*beziehung. Dieser bisher noch nicht besprochene Begriff weist auf eine Eigentümlichkeit der Empfindungen hin, die in gleicher Weise Voraussetzung fast jeder sinnesphysiologischen Untersuchung wie auch Nötigung zur Anwendung *nur*-psychologischer Methoden und Gesichtspunkte ist. Die Ähnlichkeit von blau und lila, die größere von himmelblau und Berlinerblau, die geringere von blau und grün zeigen die Abstufbarkeit dieser Beziehung; der Unterschied von solcher Ähnlichkeit von den anderen der Sättigung (blau und blaßblau) und der Intensität (starke und schwache Beleuchtung) zeigen sofort auch die eigentümliche Mannigfaltigkeit nicht allein der Grade, sondern auch der Arten oder Richtungen der Ähnlichkeitsbeziehungen. Es unterliegt keinem Zweifel, daß es in einer Reihe von Fällen gelingt, mit Hilfe solcher Ähnlichkeitsgesichtspunkte geordnete Systeme in die Mannigfaltigkeit der Empfindungen hineinzutragen, daß dies durch eine rein psychologische Arbeit geschehen kann und daß dann nachträglich sich wiederum auf dem Gebiete der Reize und der physiologischen Vorgänge diejenigen materiellen Faktoren herausheben lassen, welche jenen Systemordnungen eindeutig zugrunde liegen, ihre Berechtigung also gleichsam retrospektiv erweisen. Eine solche vergleichende Legitimierung lenkt dann die psychologische Methode wieder zurück in die Bahnen einer eigentlichen Sinnesphysiologie. Wer die neuere Entwicklung verfolgt, wird zugeben müssen, daß dieser von HERING bevorzugte, aber von HELMHOLTZ und v. KRIES nicht verschmähte Weg von steigendem Nutzen für die Auffindung neuer physiologischer Probleme geworden ist. Daß er aber ohne jene rein-physiologische Rückversicherung auch zu Denkgebilden führen kann, die eigentlich nur unter dem Schutz der Undiskutierbarkeit stehen, weil sie weder zu beweisen, noch zu widerlegen sind, dafür bedarf es wohl keiner namentlichen Beispiele. Im Rahmen aber einer durch beständige Vergleichung psychologischer Empfindungsähnlichkeiten mit bestimmten Reizeigenschaften gesicherten Sinneserforschung treten dann zunächst keine neuen als die bisher schon besprochenen Probleme auf. Auch wenn die HELMHOLTZsche Theorie der Klangfarbe (1863) sich als unzutreffend erwiese, würde ihre Ersetzung durch eine in methodischer Beziehung ebenso begründete in den Grundsätzen nichts ändern.

Dies ist erst dann der Fall, wenn eine rein psychologische Untersuchung den weiteren Schritt tut, die sinnliche Welt in noch viel weitergehender Weise als eine selbständige, in sich einheitlich und eigentümlich aufgebaute zu verstehen, in der man nicht nur Tatbestände und Ähnlichkeitssysteme, sondern auch, wo nicht Erklärungen, so doch *Wesens*bestimmungen ohne die Zuhilfenahme der materiellen Erfahrungswelt (also der Physiologie und Physik) aufsuchen könne. Eine so vorgehende Forschung müssen wir im Unterschiede zu der bisher als psychologisch bezeichneten eine *phänomenologische* nennen. Zu einer solchen *Phänomenologie der Sinne* lassen sich Vorstufen und entschiedene Beiträge eigentlich vom ersten Beginn der modernen Sinnesphysiologie an auffinden, ja, sie sind zur Zeit von PURKINJE, GOETHE, Joh. MÜLLER vielleicht deutlicher als in mancher späteren Epoche. Aber in neuerer Zeit geht es schon darum nicht an, diese Bewegung beiseite zu schieben oder gewähren zu lassen, weil sich mit ihr eine tiefgehende Kritik an der Berechtigung des Empfindungsbegriffes und Qualitätsbegriffes selbst verbindet. Wir sehen davon ab, daß eine phänomenologische Sinnespsychologie der Elementar- und Assoziationspsychologie den Titel einer wirklichen Psychologie abzuerkennen pflegt. In der für die Sinnesphysiologie maßgebenden Literatur pflegen diese Dinge gar nicht in der prinzipiellen, theoretischen und reinen Form hervorzutreten, sondern vielmehr die Mischung der Gesichtspunkte vorzuherrschen. Die wirklichen und viel verabscheuten Verirrungen der Assoziationspsychologie fallen wirklich fast nur den Psychologen und Philosophen zur Last. *Sie* haben das Verdienst ihrer Überwinder ermöglicht; die führenden Physiologen haben eigentlich zu keiner Zeit der Meinung gehuldigt, man könne die Sinneswahrnehmungen durch ein baukastenartiges Aneinanderreihen und Zusammensetzen von Empfindungen begreiflich machen.

Die Frage, ob überhaupt »reine« Empfindungen jemals vorkommen, wird z. B. von v. KRIES (1923) deutlich verneint. Allerdings würde auch an seinem Standpunkte sich manches ändern, wenn man statt von der Empfindung von der Wahrnehmung als dem unter allen Umständen Ursprünglichen ausginge. Obwohl nun die phänomenologische Kritik an der Sinnesphysiologie vielfach mit der Gleichsetzung von Wahrnehmung und Empfindung operiert, obwohl der Streit darum geht, was denn eigentlich elementar und einfach, was komplex und zusammengesetzt in den sinnlichen Gegebenheiten sei, so würden uns gerade diese Fragen an dieser Stelle wieder nur in Definitionskämpfe hineinführen. Der Kern der Sache liegt an anderer Stelle. Nur weil die Frage der Phänomenologie so eng mit dem Problem der Wahrnehmungen verschlungen ist, verbinden auch wir es hier mit der Erörterung der Ordnung der Empfindungen in nicht-qualitativer, also vor allem in intensiver, räumlicher und zeitlicher Hinsicht. Wenn wir diese Erörterung unter dem Titel der Wahrnehmungen vornehmen, so hat dies einen doppelten Grund. Einmal einen historischen, da seit HELMHOLTZ (1856) vor allem die räumlichen Bestimmungen des Gesichtssinnes als Wahrnehmungen bezeichnet wurden. Zweitens aber den anderen, daß das Problem der Wahrnehmung gegenwärtig im Mittel-

punkt der Auseinandersetzung der Ansprüche der Psychologie bzw. Phänomenologie mit denen der Physiologie steht.
Wie sich hier ohne weiteres zeigt, beruht diese Problemverschlingung darauf, daß, wie es eben in der ganzen Aufgabe einer Wissenschaft vom Sinnlichen liegt, hierzu immer beides vorausgesetzt wird: 1. das Sinnliche zu erleben, es zu haben, und dann 2. darüber zu urteilen. Je nach der Art, wie man sich diese beiden Dinge verknüpft denkt, kommen die verschiedenen Meinungen über Empfinden und Wahrnehmen zustande. Wo hört das sinnliche Gegebensein auf, wo fängt das Urteil darüber an? Inwiefern wird jenes durch dieses verarbeitet, geformt, umgeformt und so vielleicht sogar gefälscht? Liegt die Grenze zwischen Gegebenem und Verarbeitetem schon beim bloßen Empfinden? Oder schließt das Gegebene die räumlichen und zeitlichen Bestimmungen des Empfundenen mit ein? Sind diese Bestimmungen selbst nur eine besondere Art des Empfindbaren, also auch Empfindung? Oder im Gegenteil ein Gesetz a priori der Erkenntnis? Auf alle derartige Fragen ist die Antwort offensichtlich gleichbedeutend mit der Aufstellung einer bestimmten Erkenntnistheorie. Denn es handelt sich hier nicht allein darum, ob alle die angedeuteten Akte oder Funktionen rein und nur psychologisch oder nur physiologisch fundiert sind oder beides – sondern auch ferner darum, ob es sich beim Urteilen und bei den Formen, in denen das Sinnliche erscheint, überhaupt um Dinge psychologischer und nicht vielmehr nur logischer oder geltungstheoretischer Natur handelt. Nicht allein Verhältnis und Gebietstrennung von physiologischer und psychologischer, sondern auch von dieser und logischer Sphäre stehen zur Debatte. So interessant der Ausblick auf diese Kampffelder moderner Philosophie ist, so sind doch für unsere Aufgabe die von verschiedenen Seiten getroffenen Entscheidungen weniger wichtig als das, was die Sinnesphysiologie immer wieder in sie hineintreibt. Die Frage, in welchem Sinne ein Urteil ein psychologischer Vorgang genannt werden könne, in welchem Sinne es, wenn psychologisch, auch durch bestimmte physiologische Vorgänge repräsentiert und fundiert gedacht werden müsse, diese Frage scheint mir doch mehr dialektischer als durch Beobachtungen entscheidbarer Natur zu sein. Das Verhältnis von Sinnlichkeit und Verstand gewinnt sein entschiedenes Interesse auch für uns eben erst dort, wo wir, anstatt über die Unterbringung der Erscheinungen in vorher definierten Gruppen zu sinnen, dazu über-

gehen, ihre reale Abhängigkeit voneinander und ihre wirkliche Wesensart und Bedeutung zu entscheiden. Z. B. ist als besonders wichtig der Fall hervorzuheben, wo ein sinnlicher Eindruck sich wesentlich ändert, ohne daß am Reiz eine Veränderung vor sich geht. Ein solcher Fall sind die sog. Inversionen von Figuren (z. B. der Treppe von SCHRÖDER 1924), die Umschlagsphänomene vom Eindruck eines Schattens zu dem eines Fleckes (»Beleuchtung« und »Deckfarbe«) u. dgl. m. Wenn in solchen Fällen eine *physiologische* Grundlage für die Differenz der Wahrnehmung postuliert wird, so ist dies immerhin vorläufig auch nur ein Postulat. Was in unserem gegenwärtigen, auf Prinzipielles gerichteten Zusammenhang wichtiger erscheint als die Frage, ob eine physiologische Fundierung vorliegt oder nicht, ist vielmehr die Anerkennung, daß im Sinnlichen eben ein *gegenständlicher Gehalt* mitgegeben ist, der sich der Bearbeitung durch die ganze Methode der *Reiz*physiologie entzieht. Dieser gegenständliche Gehalt tritt zwar bei den herangezogenen Beispielen eben wegen seiner Unabhängigkeit von Eigenschaften der Reize besonders deutlich hervor, aber er haftet eben doch jedem sinnlichen Erlebnis geradezu dominierend an: das zwingende Bewußtsein, daß nicht »meine Empfindung« rot ist, sondern jener Apfel, daß nicht »meine« Empfindung »bloß subjektiv« ist, sondern daß ich *Dinge* und *ihre* Eigenschaften sehe, höre, fühle. Über diesen Tatbestand immerfort sich durch erkenntnis- und sinnes*theoretische* Überlegungen hinwegzusetzen, ist um so inkonsequenter, als gerade die Sinnesphysiologie darauf beruhen möchte, der Bewußtseinsinhalte in möglichst ungeschminkter und unvoreingenommener Weise innezuwerden. Es dürfte unzulässig sein, den leisesten Nuancen des »psychologischen« Tatbestandes überall zu folgen und doch den zwingenden Realismus des gegenständlichen Erlebens der Sinne beständig umzudeuten in ein bloßes Icherleben. Wenn aber gerade ein beträchtlicher Teil der wesentlich gegenständlichen Bestimmungen sich auf reizphysiologische Weise nicht erklären läßt, so fordert dies in der Tat zu einer sehr grundsätzlichen Prüfung ihres Wertes auf.

Das Problem des Sensualismus liegt für die Lehre von den Sinnen also keineswegs nur darin, *wieviel* von den Wahrnehmungen und Urteilen wir mit hineinrechnen dürfen in den Herrschaftsbereich der Sinnestätigkeit oder der von ihr abhängigen psychischen Tätigkeit. Sondern es greift viel tiefer an die Frage, was denn eigentlich von der *Gegenständlichkeit* des Sehens, Hörens, Riechens usw. zu halten sei. Denn diese Gegenständlichkeit haftet nicht allein denjenigen sinnlichen Akten an, deren Urteilsartigkeit vielleicht besonders einleuchtend erscheint, sondern ganz ebenso der unmittelbarsten und primitivsten Empfindung. Man hat nun vielfach geglaubt, diese Gegenständlichkeit als eine psychologische Eigentümlichkeit des Sinnlichen neben andere stellen zu können, und wurde darin vielleicht bestärkt dadurch, daß diese Gegenständlichkeit einem Teil der Empfindungen zuzukommen schien, einem anderen aber nicht. Optische Empfindungen z. B. werden eigentlich ausnahmslos auf äußere Gegenstände bezogen und wurden daher als objektivierte Empfindungen bezeichnet, Schmerzen dagegen auf den eigenen Leib oder den eigenen Zustand und gelten also als subjektivierte Empfindungen. Ähnlich sprach man wiederum besonders beim Gesichtssinn von einer exzentrischen Lokalisation oder Projektion und meinte damit, daß wir die Empfindungen nicht in die Augen oder das Gehirn, sondern in eine entfernte Umwelt »verlegen«. Allein diese Unterscheidungen treffen nicht das, was wir hier unter der Gegenständlichkeit der Sinne verstehen. Ausdrücke wie »beziehen der Empfindungen« und »verlegen der Empfindungen« gehen bereits von der Anschauung als einer feststehenden aus, daß eine unbewußte Konstruktion und gleichsam ein insgeheimer Trugschluß des Sinnesvorganges darin liege, daß wir die Farbe *dort* sehen, welche ja doch bloß in der Seele existiert. Allein diese Voraussetzung, die ja offenbar nur durch das physikalische, also rein intellektuell begründete Wissen von der wellenförmigen oder elektromagnetischen Natur des Lichtes entstanden ist, ist eben nur der Ausgangspunkt einer petitio principii. Nur wenn wir die physikalische Theorie des Lichtes und die sinnesphysiologische Theorie des Sehens angenommen haben, kommen wir überhaupt dazu, von Objektivierung, Projektion, Lokalisation als besonderen Funktionen zu sprechen. Tun wir dies, dann ist die weitere Folge unvermeidlich, daß das Ergebnis dieser Funktionen eine wirkliche Täuschung bewirkt, eben die, daß uns Dinge und Vorgänge der Natur in den Sinnen anders erscheinen als sie physikalisch beschaffen sind – mindestens in Beziehung auf ihre Empfindungsqualitäten. Dies aber gilt für »objektivierte« und für »subjektivierte« Empfindungen der erwähnten Art in ganz gleicher Weise, ihr Gehalt der Gegenständlichkeit erweist sich in beiden wie in jedem Falle eben als trügerisch, insofern in rebus ein anderes vorliegen soll als in sensu.

Als nächste Aufgabe ergibt sich daher zunächst zu prüfen, ob wir dieser Situation nur hinsichtlich der Qualität der Empfindungen oder auch bei jeder anderen, also z. B. der räumlichen Bestimmtheit des Sinnlichen, gegenüberstehen. Haben wir diesen Problemkreis dann erörtert, so können wir zu der Gegenständlichkeit der Sinne zurückkehren und ihre Bedeutung und ihren Zusammenhang mit der Phänomenologie der Sinne endgültig feststellen.

V. Empfindung und Reizstärke

Der von FECHNER (1860) in seiner Psychophysik unternommene Versuch, Empfindungsstärken zu messen, ist von v. KRIES[4] von Anfang an und später zu wiederholten Malen mit Recht kritisiert und auf seine wahre Bedeutung zurückgeführt worden. Er zeigt, daß man allerdings mit FECHNER bei allmählich wachsendem Reiz feststellen kann, *wie oft* sich dabei die Empfindung eben merklich ändert. Aber die Annahme, daß jeder dieser eben merklichen Empfindungszuwachse ebenso groß sei wie jeder andere, ist nicht allein willkürlich und unbeweisbar, sondern beruht überdies auf einer unberechtigten Verwechslung bzw. Gleichsetzung mathematischer und psychologischer Größenbegriffe, auf einer Verkennung der Bedingungen physikalischer Messungen, auf einer Verwechselung des mathematischen Gleichheitsbegriffes mit dem psychologischen Gleichheitseindruck. Daß die Voraussetzung einer festen Größenordnung der Empfindungen nicht zutrifft, geht auch daraus hervor, daß z. B. ein überschwelliger Unterschied zweier Empfindungen *a b* dem einer anderen Stufe *c d* gleich und dieser wiederum dem Unterschied einer dritten *e f* gleich erscheinen kann; vergleicht man aber nun *a b* und *e f*, so erscheinen diese Stufen evtl. ungleich. Ebenso kann man, hält man sich an unterschwellige Reizstufen, bei wachsendem Reiz die Empfindungsgleichungen $E_1 = E_2$, $E_2 = E_3$, $E_3 = E_4$ erhalten. Vergleicht man jetzt E_1 und E_4, so ergibt sich (mathematikwidrig) ein starker überschwelliger Unterschied. Damit wurde aber die *psychophysische Deutung*, welche FECHNER dem WEBERschen Gesetz gab, gleichfalls hinfällig. Es besagte dies sog. FECHNERsche Gesetz bekanntlich, daß bei Verstärkung des Reizes die Empfindung proportional den Logarithmen des Reizes wachse (also langsamer als dieser).

4 v. KRIES (1882), S 257; (1916), S 15-20 u. 639; (1923), S 105 ff.

Vorausgesetzt, daß eine Beobachtungsreihe der Bedingung einer solchen Gleichung ($E = \log R$) wirklich genügt, so ist das Hinschreiben in dieser Form zweifellos wissenschaftlich unkorrekt, ebenso aber das Hinschreiben jeder anderen etwa korrigierten oder komplizierteren Form, bei der eben Empfindungen als mathematische Größen auftreten. Nicht die empirische Richtigkeit des FECHNERschen Gesetzes wird hier angefochten, sondern daß ihm überhaupt die mathematische Form und ein psychophysischer Sinn gegeben wird. Aus diesem Grunde wird auch die Formulierung WUNDTS (1874) als eine sachlich eben gar nicht greifbare beurteilt und als eine im Grunde irrelevante Umformulierung des FECHNERschen Irrtums. WUNDT nämlich nimmt an, daß zwischen Reiz und Empfindung gar nicht die logarithmische, sondern eine proportionale Beziehung bestehe, daß aber es in der Natur physiologischer sowohl wie psychologischer Relationen liege, daß alles nicht auf die absoluten Größen, sondern auf deren Verhältnis ankomme und dieses allein beurteilt werden könne (sog. *psychologische Deutung* des WEBERschen Gesetzes). Das ist in der Tat ebenfalls eine dem Tatbestand gerecht werdende Formulierung, aber sie fügt ihm nichts hinzu als eben das Unzulässige einer mathematischen Form.

Es ist für die Sinnesphysiologie danach jedenfalls nicht mehr von praktischer Bedeutung, daß unter den Psychologen die Ansicht FECHNERS, eine Empfindung habe eine meßbare Stärke, ebenfalls vielfach bekämpft wurde (LOTZE 1852, BRENTANO 1911) bis zur völligen Leugnung nicht nur der Meßbarkeit oder Schätzbarkeit, sondern überhaupt jedes Vorkommens von Intensitätsunterschieden bei Empfindungen und bei psychischen Funktionen (so auch BERGSON 1889). Wie man sich hierin auch stelle, so wird an der Nichtmeßbarkeit der Empfindungen dadurch nichts geändert, aber auch an der Tatsache, daß man Empfindungen vermöge eines Merkmals vergleichen kann, für welches die Ausdrücke stark, stärker usw. nun einmal als charakteristisch gelten, nicht zu rütteln sein.

Unter den Physiologen, aber auch Psychologen (G. E. MÜLLER, EBBINGHAUS, PAULI) neigt man daher jetzt mehr dazu, das, was WEBER als erster gefunden, nämlich, daß man einen Reiz, wie stark er auch sei, im allgemeinen um einen konstanten Bruchteil verändern muß, um eine merkliche Änderung der Empfindung zu bekommen, mit dem Verhalten anderer ähnlicher und nicht sinnesphysiologischer Reizeffekte (z. B. Muskelzuckungen) zu vergleichen und deshalb *rein physiologisch zu deuten.* Überdies sind die vielfachen, namentlich in den Grenzbereichen vorkommenden Abweichungen von WEBERS Gesetz Gegenstand der Diskussion und teilweise der physiologischen Erklärung.

Offenbar liegt für die sinnesphysiologischen Untersuchungen der Fall auch je nach den Sinnesgebieten und den gerade verlangten Leistungen sehr verschiedenartig. Die psycho-physiologische Literatur hat sich in ungeheuer breiter Weise mit dem Problem der Messungen und der Schwellen auseinandergesetzt.[5] Es darf aus der Ablehnung der Meßbarkeit psychischer Größen und der Ablehnung sogar der Berechtigung des Begriffes psychischer Größen nicht auf eine relative Gleichgültigkeit der psychischen Bedingungen bei Schwellenversuchen geschlossen werden. Nichts wäre falscher. Nur einige wenige der vielen hier wichtigen Punkte sollen noch erwähnt werden. Es kommt bei der psychologischen Vorbereitung und Einstellung nicht nur darauf an, daß man sich, im übrigen möglichst reizfrei, auf das gereizte Sinnesgebiet und innerhalb desselben auf einen bestimmten Inhalt einstelle. Weiteres kommt hinzu. Wenn wir z. B. Gewichtsschätzungen vornehmen, so können wir uns dabei entweder auf die im schätzenden Glied eintretenden *Empfindungen* (Druck-, Spannungsempfindungen) oder auf die objektive Größe des Gewichtes als eines schweren Gegenstandes einstellen. Wir können im zweitgenannten Falle uns auch noch verschieden verhalten, je nachdem wir bloß den *Eindruck* der *Schwere* zum Ziel nehmen oder auf eine möglichst richtige objektive *Beurteilung* der Gewichtsverhältnisse ausgehen. Dieser neue Unterschied wird besonders einleuchtend dann, wenn wir beim Vergleich zweier Gewichte einmal einen kleinen, schwachen Fingermuskel und dann die großen starken Beuger des Unterarmes verwenden, und diese beiden Hebungen vergleichen. Derartige Unterscheidungen sind auch für die zahlenmäßigen Resultate nicht gleichgültig. Es wäre aber unzutreffend, sie aufgehen zu lassen in Verschiedenheiten der Empfindungsbereiche und sie für ähnlicher Art zu halten wie die Verschiedenheiten von Farbe und Farbe oder von Farbe und Ton. Vielmehr ist es hier wiederum die Art des Gegenstandes, welcher in jedem Falle ein anderer ist, und das Moment der *Gegenständlichkeit* erweist sich auch hier als ein

5 FECHNER (1889). MÜLLER, G. E. (1903). TITCHENER – FRÖBES (1917).

unvermeidlich in die Praxis und Theorie der Versuche eingehendes. Spannungsempfindung, Schwereeindruck und objektives Gewicht sind im gleichen Versuch doch drei verschiedene Gegenstände der Wahrnehmung, deren Hervortreten durch die Richtung des Aktnehmens bedingt ist und nicht aus irgendeiner Variation der Reize hervorzubringen ist. Da sich in jedem dieser Fälle durchaus nicht nur die Urteilsform, sondern auch das sinnliche Erlebnis verschieden gestaltet, so darf auch hier behauptet werden, daß eine *phänomenologische* Unterscheidung sinnlicher Vorgänge unentbehrlich war, um sie festzustellen.

Bei den Intensitätsproblemen stellt sich somit ein höchst bedeutungsvoller Sachverhalt heraus, welcher aus einer reinen Vergleichung von Reiz und Empfindung niemals erkannt, aber auch ohne sie niemals hätte bewiesen werden können. Es ist der Unterschied, ob wir im Wahrnehmen eine Umwelt *erkennen* oder ob wir von der Umwelt einen *Eindruck* haben oder ob wir die Veränderung des eigenen Körpers spüren. Dieser Unterschied wird auch an folgendem Beispiel deutlich. Es ist aus der Optik sehr geläufig, daß ein weißes Papier, welches im Halbdunkel objektiv weniger Licht aussendet als ein schwarzes, im vollen Tageslicht doch weiß aussieht und dieses schwarz. Dieser Tatbestand ist nicht nur rein reizphysiologisch unerklärlich, sondern auch als Wirkung der Umstimmungs- und der Kontrastphänomene nicht verständlich. Es zeigt sich hier nur, daß die *Situation,* einmal im Halbdunkel und einmal im Tageslicht zu sein, als Ganzes die Bedeutung für den Eindruck besitzt, daß wir den weißen Gegenstand immer als weißen und den schwarzen Gegenstand immer als schwarzen bei jeder beliebigen Beleuchtung wiedererkennen. Hier also ist der Eindruck ohne Mitwirkung, ja, gegen die Wirkung der Reize so konstant, daß das Wiedererkennen eines Umweltdinges möglich wird – es ist das Resultat jener von Hering (1874) auf »Gedächtnisfarben« zurückgeführte sog. *»Konstanz der Sehdinge«.* Wir können aber auch Fälle anführen wie den bereits erwähnten Umschlag des Eindruckes bei einem als dunkler Farbfleck aufgefaßten Schatten. Hier schlägt mit dem Wechsel der Auffassung »Fleck« zu der Auffassung »Schatten« auch der Eindruck »grau« in den Eindruck »beschattetes Weiß« um: Bei konstantem Reiz Inkonstanz des Sehdinges verbunden mit Inkonstanz des Eindruckes. (Auch hier liegt übrigens wieder ein Fall vor, in welchem die Frage, ob die »Empfindung« ihre Intensität behalte oder verändere, wohl nur im Wege des akademischen Disputes [autoritativ] entscheidbar ist.) Dieser letzte Fall unterscheidet sich von dem vorhergehenden dadurch, daß wir die *Unbeteiligtheit* der Empfindungsintensität (nicht nur Reizintensität) am Eindruck unmittelbar uns vergegenwärtigen können.

Endlich ist ein Umstand hervorzuheben, der verhältnismäßig spät in der Deutung des WEBERschen Gesetzes zur Geltung gekommen ist: die Bedeutung des *extensiven Faktors.* Die Schwelle einer Empfindung oder eines Empfindungsunterschiedes muß ja in den physikalischen Eigenschaften des Reizes ausgedrückt werden. Welche Eigenschaft aber ist maßgebend? Es stellte sich immer mehr heraus, daß mehrere in Betracht kommen: bei Gewichten die Kraft, aber sowohl die auf die Flächen*einheit* wirkende (der Druck) wie auch die Gesamtkraft (also der Druck × Fläche). Hier, aber z. B. auch auf optischem Gebiet, zeigt sich, daß mit größer werdender Reizfläche oder mit Vermehrung der gleichzeitig die Fläche an einzelnen Stellen treffenden Reize der Reizwert jedes einzelnen Reizes sich ändert (in der Regel abnimmt). Der Reizwert für ein »Sinneselement« hängt somit durchaus ab von dem Erregungszustand benachbarter Elemente. Aber die ganze Betrachtungsweise, hier überhaupt vom »Element« auszugehen, ist eine genau besehen willkürliche, und es ist, wie mir scheint, zu wenig beachtet worden, daß das WEBERsche Gesetz die Möglichkeit einer isolierten Betrachtung eines oder einiger Elemente voraussetzt. Da es nun keineswegs gleichgültig ist, auf einen wie großen Bruchteil einer Sinnesfläche sich eine gegebene Kraft oder Energie verteilt, so werden ganz andere Beziehungen auftreten, wenn wir in dieser Hinsicht Variationen zulassen. Gerade aber bei dem von WEBER (1851) selbst zuerst studierten Falle, dem Druck von Gewichten auf Weichteile, wird neben dem intensiven auch der extensive Faktor durch die weitausgreifende Deformation der Gewebe in variabler Weise miteingeführt.

Wenn nun auch der extensive Faktor, wie man sich ausdrücken kann, ähnlich wirkt wie der intensive, weil er nach dem Prinzip »gegenseitiger Verstärkung«, »Summation« wirkt, so ist doch das quantitative Ergebnis völlig verschieden, wenn ich einen Reiz auf derselben Stelle verdopple oder aber ihn an zwei benachbarten Stellen, also örtlich verdoppelt, anbringe. Erwägt man diese Dinge, so wird man dahin gelangen, im WEBERschen Gesetz einen Spezialfall unter einer ziemlich großen Reihe verschiedenartiger Bedingungen anzusehen. Diese Bedingungen, die übrigens auch noch nach der Richtung der Reizdauer, also der Zeit, ganz ähnlich entwickelt werden können und müssen, kann man zusammenfassen als die Bedingung der *Reizgestalt.* Es dürfte sich herausstellen, daß die Reizgestalt aber eine dem Intensitätsfaktor *übergeordnete* Bedingung ist, und auch insofern kann man dem WEBERschen Gesetz heute nicht mehr die große prinzipielle Wichtigkeit beimessen. Es betrifft eben eine ganz spezielle Reizgestalt unter anderen möglichen, und auch hier liegen die Verhältnisse auf den verschiedenen Sinnesgebieten wieder bis zur Unvergleichbarkeit verschieden.

Die alle anderen überragende Durcharbeitung des optischen und dann des akustischen Sinnesgebietes hat bei der angenommenen Wellennatur der Reize verhältnismäßig übersichtliche Beziehungen zwischen Reizgestalt und Empfindungsqualität aufstellen und von der Beziehung zwischen Reiz und Empfindung abgrenzen lassen. Trotzdem man hier die Schwingungsfrequenzen zur Qualität, die Schwingungsamplituden zur Intensität der Empfindung in Korrespondenz setzen darf, gibt es auch hier den bereits berührten Fall der schwarzen, grauen und weißen Empfindungen, bei denen der Unterschied von Qualität und Intensität strittig und gar nicht allgemein zwingend entscheidbar ist. Man kann ebensogut von einem intensiven Schwarz wie einem intensiven Weiß sprechen. Viel häufiger sind solche Zweifel auf anderen Sinnesgebieten, wo wir infolge der Unübersichtlichkeit der Reizgestalt gar nicht in Versuchung kommen, an Hand der Eigenschaften der Reize uns einer bestimmten Entscheidung zuzuneigen, ob ein Unterschied der Qualität oder einer der Intensität vorliege. Derartiges ist bei vielen Gerüchen (z. B. Essigsäure), aber auch bei extremeren Temperaturen auf der Haut, bei sehr vielen pathologischen Empfindungen der Fall.

Nicht allein die Abgrenzung der Qualität gegen ihren intensiven Faktor, sondern auch die gegen den räumlichen und zeitlichen Modus ihrer Erscheinung kann ähnliche Schwierigkeiten bereiten. Hier ist z. B. an die besonders von D. KATZ (1911) verfolgte Unterscheidung von Oberflächen-, Flächen- und Raumfarben zu erinnern. Aber auch schon die Unterbringung eines Begriffes wie »Sättigung« und »Glanz«, »Flimmern« und »Vibrieren« bei den Qualitäten ist nicht ebenso zwingend, und HERINGS Behauptung, unsere Sehwelt bestehe »lediglich aus verschiedenen gestalteten

Farben«, wäre einleuchtender, wenn wir nur wüßten, wo die »Farbe« aufhört und die »Gestalt« anfängt. Gerade die interessantesten Fälle lassen in dieser Hinsicht im Stich, und die Analoga finden sich auf sämtlichen Sinnesgebieten.

Wir haben zu Beginn der historischen Vorbemerkungen als den Ausgangspunkt der Sinnesphysiologie ein Vermögen bezeichnet, naturwissenschaftliche Objektivität nicht nur zu üben, sondern zugleich auch wieder sich von ihr zu distanzieren. Die nunmehr vorgenommene Erörterung eines Versuches, die Sinneswahrnehmung selbst unter Anwendung eines streng naturwissenschaftlichen, d. h. quantitativen Begriffes – der Intensität – zu erfassen, hat ein insofern völlig negatives Ergebnis, als eben die Messung der Empfindungsintensität sich als undurchführbar erwies. Dieser Mißerfolg gestattet aber, jene einleitende Behauptung zu präzisieren. Die Empfindungen, welche im Rahmen der Wahrnehmung einer Intensität auftreten, sind nicht nur darum nicht meßbar, weil der Meterstab nicht an sie, wie an ein Steigrohr, anlegbar ist, sondern auch darum, weil sie gar nicht wahrnehm*bar* sind, vielmehr gerade durch sie etwas wahrgenommen wird. Sie können nicht Objekt sein, weil Objekte durch sie sind. Es ist gewiß falsch, mit realistischem Pathos zu behaupten, das objektiv Vorgehende sei eben doch selbst blau (nicht nur Aussender von Ätherwellen oder Quanten), aber es ist auch falsch zu sagen, die *Empfindungen* seien blau, rot usw. Man kann das, was blau ist, überhaupt nirgends finden noch unterbringen, wenn man das Wahrnehmen selbst umdeutet in einen Vorgang, der selbst wieder wahrnehmbar, erforschbar, objektivierbar wäre usw. Man kann eine Wahrnehmung haben, aber man kann sie nicht noch einmal wahrnehmen, und in einer Wissenschaft, die wie die unsere sich auf Wahrnehmen gründet, infolge davon auch nicht erkennen, erforschen, begreifen wollen. Es ist die große Gefahr einer auf Begrifflichkeit allzusehr Wert legenden Wissenschaft, daß sie durch eine begrifflich-definitorische Klärungsarbeit sich über fundamentale Sachfragen hinweghilft und -täuscht. Jene Distanzierung aber, welche die Tür zu der Sinneslehre öffnet, kann also jedenfalls nicht darin bestehen, daß die kritisch-objektive Verfahrungsweise als solche *nochmals* objektiviert wird. Wahrnehmung ist ein Fundament naturwissenschaftlichen Erkennens, aber sie kann *nicht* dadurch, daß sie psychologisiert wird, zu einem Gegenstand des naturwissenschaftlichen Erkennens umgeprägt werden, denn sie ist selbst ein Erkennen – eben das sinnliche Erkennen. Über diese bloß negative Festlegung können wir jedoch erst in den abschließenden Darlegungen hinausgehen. Dieses erste, im Anschluß an die intensive Ordnung gewonnene Ergebnis – die Nichtumwertbarkeit der Wahrnehmung in einen Gegenstand der Forschung – wird nun wesentlich erweitert und verstärkt, wenn wir jetzt zweitens die räumlichen Bestimmungen zu betrachten haben.

VI. Räumliche Ordnungen

Auch in diesem Zweige der allgemeinen Sinnesphysiologie werden wir der Unmöglichkeit begegnen, das Wahrnehmen als etwas psychologisch zweifelsfrei, eindeutig Gegebenes hinzunehmen, welches mit den objektiven Verhältnissen der räumlichen Dinge und deren Wirkungen auf die Sinnesorgane nur zu vergleichen wäre. Blicke ich aus dem Fenster und sehe ein in mäßiger Entfernung stehendes Haus, so sehe ich »ein Haus«; ich kann es räumlich definieren als ein hauptsächlich durch rechteckige Flächen begrenztes Raumding. Besitze ich Kenntnisse in Geometrie und Erfahrung, so kann ich diese Definition mühelos geben. Versuche ich nun dieses »Gegebene« perspektivisch zu zeichnen, d. h. so, wie ich es sehe, so »bemerke« ich, besonders wenn ich zeichnen gelernt habe, daß die meisten jener Rechtecke mir als Rhomben, Trapeze usf. »erscheinen«, daß einige von ihnen (die der mir abgewandten Seite) mir überhaupt nicht erscheinen. Ich unterscheide also sehr deutlich die Art des *Dinges,* welches ich sehe, von der Art, wie ich es *sehe*, ich unterscheide ein Sehen des *Dinges* vom *Sehen* des Dinges und (begrifflich und objektiv) ein gegebenes Ding von einem Sehding. Es handelt sich dabei nicht nur um verschiedene nachträgliche Reflexionen über dieselbe Wahrnehmung, sondern ich kann das Haus so wie gewöhnlich anschauen und sehe dann die Schiefwinkligkeit der Perspektive gar nicht, durch (»zeichnerische«) Einstellung kann ich aber mir die Rhomben und Trapeze deutlich zur Anschauung bringen und diese erleben. Dabei ändert sich das Netzhautbild nach der Natur der Dinge nicht, aber das Seherlebnis ändert sich und das Gegenständliche darin mit ihm. An die erste Art der Wahrnehmung knüpfen wir an, wenn wir bauen, an die zweite, wenn wir zeichnen wollen; an die erste, wenn wir objektive Physik, an die zweite, wenn wir

Sinneslehre treiben wollen. Eine Distanzierung von der Wahrnehmung selbst nehmen wir bei der Physik und bei der Sinneslehre vor, aber in jedem Falle nach anderer Richtung. Diese beiden Arten, von der Wahrnehmung fortzugehen, sind divergent. Die Distanzierung bedeutet aber immer auch eine Veränderung des Gegenstandes und der erlebten oder gelebten Situation. Die Situation führt immer ihren eigenen Gegenstand mit sich. Je nach der Situation oder Einstellung nehmen wir »dasselbe« physikalische Ding räumlich verschieden wahr.

Nachdem wir uns bei der Intensitätsfrage auf umständlichere Weise überzeugten, daß es nicht zulässig ist, von einer Intensität draußen (beim Reiz) und einer Intensität drinnen (bei der Empfindung) in vergleichender oder beziehender Weise zu sprechen, können wir hier in unmittelbarer Weise einsehen, daß es auch unzulässig ist, von einem Raum draußen (objektiven R.) und einem Raum drinnen (subjektiven R.) in vergleichender oder beziehender Weise zu sprechen. Man kann daher auch den Ausdruck *Raumwahrnehmung nicht* definieren als die *Wahrnehmung des Raumes,* d.h. also eines im Sinne irgendeiner Wissenschaft (Mathematik, Philosophie) eindeutig definierten oder konstruierten Raumes. Die Wahrnehmung selbst müßte erst lehren, ob dieser auch vorhanden ist und ob er wahrnehmbar ist. Raumwahrnehmung kann vielmehr immer nur das Wahrnehmen *eines* bestimmten Raumes sein oder, und dies ist schon ein anderes, die Wahrnehmung einer räumlichen Bestimmung von Dingen sein.

Knüpfen wir hieran die zweite Frage, ob es einen *Raumsinn* gebe, so folgt, daß es Sinne, durch die *der* Raum wahrgenommen würde, eben nicht gibt, daß aber man mindestens mehreren Sinnen die Fähigkeit zusprechen muß, Räume und räumliche Bestimmungen von Dingen wahrzunehmen. Ob diese Fähigkeit ursprünglich ausschließlich oder in der menschlichen erworbenen Organisation überwiegend nur einem Sinne, z.B. dem Gesichtssinn, zukomme, ist eine derzeit völlig unentschiedene Frage. Die olfactorischen Leistungen des Spürhundes, die taktilen und akustischen des Blinden und Blindgeborenen, aber auch das Lokalzeichen bei vielen Reflexen beweisen jedenfalls, daß mehrere Sinne und ihre Organe geeignet sind, eine biologische Einordnung der motorischen und der geistigen Leistungen in die räumliche Ordnung der Umwelt und des eigenen Leibes zu ermöglichen, hochentwickelte Raumordnungen zu gestatten. Was im Erlebnis solcher Sinne als Raumerlebnis, was als Wahrnehmung von Figuren, Größen, Orten u. dgl. eigentlich vorliegt, ist dem Gesunden wohl nicht in adäquater Weise zugänglich. Von ihm aus kann indessen behauptet werden, daß beim Menschen das Sehen des Räumlichen eine auch für andere Sinne sehr weithin maßgebende, nach meiner persönlichen Ansicht indes nicht allein maßgebende Rolle spielt. Es muß aber der speziellen Sinnesphysiologie überlassen bleiben, diese Frage zu entscheiden. Vielerlei Beobachtungen liegen vor, daß z. B. die sog. Lokalisationen der Eindrücke eines Sinnes durch gleichzeitige Eindrücke eines anderen beeinflußt werden (sog. Komplikationen). Pathologische Verhältnisse sind besonders geeignet, die Zusammenhänge zu analysieren. Die Erfahrungen am Vestibularorgan zeigen das besonders Wichtige, daß auch Funktionen, die von einem deutlichen Empfindungsgehalt nicht begleitet sind, doch einen bedeutenden Einfluß auf die Raumwahrnehmungen sämtlicher anderen Sinnesgebiete haben können. Etwas Ähnliches ist von der Tätigkeit der Muskulaturen, welche die beweglichen Receptoren im Raume umherführen, zu sagen.

Ehe nun die Mannigfaltigkeit des Räumlichen in der Wahrnehmung näher betrachtet wird, müssen wir kurz auf die oben nur gestreifte Frage zurückkommen, ob für die Sinnesphysiologie der Raumwahrnehmungen jener Raumbegriff eine Bedeutung hat, welchen nicht sie, sondern Logik, Mathematik und Physik ausgebildet haben. Es ist der Raum, welcher unter allen Umständen nur einer ist, ein »einheitlicher und unveränderlicher Bestandteil unseres Bewußtseins« (v. KRIES 1923, S. 195). Wenn von v. KRIES dieser Raum als Bestandteil unseres Bewußtseins aufgefaßt und dann auch als Raum*vorstellung* bezeichnet wird, so erfolgt auch hier wieder jene Psychisierung eines Begriffes, der ursprünglich, wie mir scheint, teils einer logischen, teils einer objektiv-physikalischen Sphäre angehörte. Die ganz außerordentliche Energie, mit der KANTS Philosophie die Begriffe der modernen Naturwissenschaft läuterte, philosophisch erhöhte und als Verstandesgesetze und Anschauungsgesetze a priori neu entdeckte, hat hier bestimmend gewirkt. Allein wenn KANTS Philosophie im Falle gerade der Anschauungsformen (Raum und Zeit) in seinem vorpsychologischen Zeitalter auch eine Absonderung seines Raumbegriffes (1787) gegen eine psychologische Raumvorstellung nicht so systematisch durchführte, wie es später wünschenswert erscheint, so ist doch jedenfalls die verstärkte Verquickung von erkenntnistheoretisch-normativem Raumbegriff und von Raumwahrnehmung, wie sie viele Sinnesphysiologen später vornehmen (und wie sie von v. KRIES auch bei Joh. MÜLLER getadelt wird), in jedem Falle eine unangemessene Verkehrung seiner Lehre als einer Transzendentalphilosophie. Ein vorstellungsmäßiges, also psychologisches Element und ein transzendental-logisches (normatives) Element verbindet der Begriff der Raumvorstellung von v. KRIES (1923, S. 195). Die »Einheitlichkeit« und »Unveränderlichkeit« dieser Vorstellung geht nach ihm daraus hervor, daß wir »bei jeder räumlich geordneten sinnlichen Wahrnehmung das an irgendeinem Ort Wahrgenommene von diesem Ort unterscheiden«. So wenig sich hiergegen etwas erinnern läßt, so unsicher scheint mir die Annahme, daß sich hieraus für die *Wahrnehmungen* irgend etwas ableiten läßt, z. B. daß in den Wahrnehmungen etwas sei, was konstant sei und bleibe. Denn wenn zugegeben wird, daß ein leerer (empfindungsleerer) Raum nicht wahrnehmbar ist, so ist auch eine *Feststellung*, daß ein Ort, an dem wir etwas sehen, *derselbe* sei wie der, an dem wir kurz darauf etwas anderes sehen, auf keine Weise möglich. Denn feststellbar ist eben *nur* der Orts*eindruck* und seine phänomenale Gleichheit mit einem zweiten Orts*eindruck*. Um aber eine Identität zu ermitteln, brauchen wir mehr als eine solche psychologische Übereinstimmung, wie brauchen eine identische Relation in einem System von Orten, wie sie jede astronomische oder geodätische Messung erfordert. Dieselben Erwägungen, welche gerade v. KRIES bei der Frage der Empfindungsintensität zur Ablehnung der Übertragung des mathematischen Gleichheitsbegriffes auf die psychologischen Gleichheiten führten, müssen, wie mir scheint, auch hier dazu führen. Auch hier kann davon nicht die Rede sein, daß man etwa die Größe einer Wahrnehmung räumlicher Art messe. Dies würde auch v. KRIES selbstverständlich ablehnen. Aber man kann die Unterscheidbarkeit des Ortes von dem, was man an dem Orte empfindet, gerade darum nicht anders bewerten wie die Unterscheidung der Empfindung von der Intensität, mit welcher sie empfunden wird. Die Gründe, welche dazu führen, in dieser Hinsicht gerade der Raumvorstellung eine völlig unvergleichbare Sonderstellung unter den Bewußtseinsinhalten zu geben, liegen, wie mir scheint, nahe beisammen mit denjenigen, welche überhaupt bei den Naturforschern der mathematisch-physikalischen Denkform ein entscheidendes Prinzipat verschafft haben. Dagegen scheint mir die Ableitung der einheitlichen und unveränderlichen Raumvorstellung aus psychologischen oder physiologischen Beobachtungen nicht zwingend und auch gar nicht erwünscht zu sein, weil die Voraussetzung einer solchen allgemeingültigen Raumvorstellung uns notwendig blind machen muß vor Raumphänomenen, welche dieser Voraussetzung nicht entsprechen. Dies wird z. B. deutlich, wenn wir weiter sehen, daß v. Kries der Raumvorstellung auch die Eigenschaft der Isotropie zuschreibt; danach gibt es im Raum keine ausgezeichnete Richtung, jede ist der anderen völlig gleichartig, an jeder Stelle ist eine Strecke angebbar, welche einer anderen an beliebiger anderer Stelle und anderer Richtung gleich ist. Um aber sagen zu können, daß diese Definition sich in den Raumwahrnehmungen bewähre, müßte man nun eben doch messend die Strecken vergleichen können, ganz ebenso, wie man in der Physik das Prinzip der Starrheit empirisch prüfen kann. Da dies nicht möglich ist, so folgt auch aus der Isotropie für die Wahrnehmungsräume nichts. Nur in Parenthese sei daran erinnert, daß ja auch in der Physik sich das Problem der Isotropie des Raumes so verschoben hat, daß es jetzt als ein rein formales Prinzip des Denkens gilt, während die messende Forschung für die Natur die Isotropie nicht mehr voraussetzen zu dürfen glaubt. Sie gilt vielmehr lediglich als eine zur kritischen Theorie der Messung gehörende Definition. Daß sie als solche ein unentbehrlicher Bestandteil des Denkens für gewisse Untersuchungen bleibt, wird damit nicht bestritten. Aber ich möchte doch dann mehr dafür eintreten, vom *Begriff* des isotropen und unveränderlichen Raumes zu sprechen, als von einer in dieser Weise normativen Raumvorstellung. – Nur wenn wir uns von der Bindung der immer irgendwie von Kant maßgebend beeinflußten Raumbegriffe befreien, können wir überhaupt den tatsächlichen Erscheinungen gerecht werden. Denn diese lehren eben, daß wir Raumerlebnisse haben, welche inhaltlich dem Gesetz eines isotropen Raumes zuwiderlaufen. Ich nenne hier vor allem das Sehen gewisser Bewegungen. Im Drehschwindel kann man z. B. von der Umwelt das Erlebnis von Bewegung ohne Ortsveränderung haben. Daß Bewegungseindruck und Eindruck der Ortsveränderung nicht zusammenfallen brauchen, ist vielfach anerkannt worden. Ein solcher Tatbestand ist paradox, aber paradox doch nur, wenn und weil ich an ihn mit dem *Begriff* eines mathematischen Raumes herantrete. Aber dieser Begriff ist nicht die Voraussetzung derartiger Wahrnehmungen, sondern nur Voraussetzung dafür, daß sie paradox erscheinen. Was ruht und was sich bewegt, hängt in der Wahrnehmung vielfach von dem objektiven, mechanischen oder optischen Verhalten der Dinge ab, vielfach aber auch wieder von der Einstellung oder Schaltung, die wir uns geben. – Man kann sagen, daß der Absolutheitscharakter der Raumwahrnehmungen bis zu einem gewissen Grade willkürlich bestimmbar ist (Mond und ziehende Wolken); so kann eine willkürliche Einstellung (»Aufmerksamkeit« HERINGS 1905) bei einer relativen Bewegung eines Sehdinges gegen ein ruhendes den Absolutheitscharakter der Ruhe vom ruhenden auf das bewegte übertragen, so daß also diese Charaktere tauschen. Dies besagt aber, daß wir eben nur bestimmte Eindrücke haben können, und daß wir die Relation *als solche* ohne einen festen Absolutheitscharakter gar nicht wahrnehmen. Dieses Verhalten scheint es mir nun zu sein, welches den Anschein bewirkt hat, als ob in unserer Raumvorstellung ein fester eindeutiger und unveränderlicher Gehalt stecke. Aber dieser Absolutheitscharakter ist etwas völlig Verschiedenes von dem konstruierten Raumgesetz. Er besagt eben die Nichtallgemeingültigkeit eines Raumverhältnisses, sei es nun durch simultane oder durch sukzessive Daten gegeben. Er besagt vielmehr, daß eine jede Raumwahrnehmung ihre einmalige unvergleichbare feste Gestalt hat, die wir auf eine andere nicht dadurch beziehen können, daß wir beide in einer unveränderlichen Raumvorstellung haben. Dies kann nur durch die Handlung des Messens von Objekten geschehen. Ein Bezugssystem, also etwa ein Koordinatensystem, welches feststeht, erhalten wir überhaupt erst dann, wenn wir hierzu wiederum die äußeren Objekte (Reize) im Sinne der Physik bearbeiten und also die experimentellen physikalischen Bedingungen eines vollständigen sinnesphysiologischen Versuches einführen. Nur diese methodische Handlung gestattet eine Anzahl von physiologischen Aussagen über die Raumwahrnehmungen zu machen, welche jetzt erst reizphysiologische Bedeutung bekommen. Die Methode der Messung der Körperwelt ist also vorausgesetzt, wenn nun auch hier wiederum durch eine systematisch aufgebaute Beobachtungsreihe Beziehungsregeln zwischen Reiz und Wahrnehmung aufgefunden werden sollen. Auch hier handelt es sich stets um eine doppelte Aufgabe: einen bestimmten Reiz oder eine bestimmte Reizänderung Schritt für Schritt, Fall für Fall zu beziehen auf ein bestimmtes Raumerlebnis oder Raumveränderungserlebnis. Die zweite Aufgabe, die aber der ersten zuweilen vorangehen muß, ist, die Gesichtspunkte, die Einstellungen, die Eigentümlichkeiten herauszuheben, welche überhaupt erlebt und der Untersuchung zugrunde gelegt werden sollen (spezifische Vergleichungen und Beachtungen). Es ist mit einem Worte wiederum die phänomenologische Feststellung des Wahrnehmungsgegenstandes, was hier zu fordern ist und was unwillkürlich von jeher geleistet worden ist.

Um den Unterschied des Phänomens »Ort«, des Phänomens »Ruhe«, des Phänomens »Bewegung« von einem mathematisch-physikalisch durch ein zunächst beliebig, aber dann auch allgemeingültig angenommenen Bezugssystem und den in ihm definierten Orten, Bewegungen usw. auch terminologisch zum Ausdruck zu bringen, empfiehlt es sich, in den Wahrnehmungen überhaupt nicht von Absolutheitscharakter, sondern von einem *Bestimmtheitscharakter* zu sprechen und mit der Absolutheit eines Ortes, einer Bewegung nur jenes Problem der Physik zu bezeichnen, dem in neuerer Zeit eben die Relativität, d. h. die Beliebigkeit der gewählten Absolutheit, entgegengesetzt wurde.

Es scheint mir nun zur Reinigung unserer Wissenschaft sehr nötig, daß wir verlernen, uns einzubilden, hier handle es sich um die Vergleichung des objektiven Raumes mit dem subjektiven, des physischen mit dem psychologischen. Wenn das Werk KANTS einen glücklichen Einfluß auf die Sinnesphysiologie haben kann, so muß es dieser sein, daß hier nicht zwei Räume da sind, einer, in dem die äußere Natur ist, und ein anderer, der in unserer inneren Natur wäre. In solcher Weise über KANT zu einem Verhältnis der abbildenden Projektion des Makrokosmos in einem Mikrokosmos, wie sie der Naturphilosophie der Renaissance eigentümlich war, zurückzugehen, ist in der Tat unmöglich. Trotzdem erscheint es mir gleich unzulässig, die Räume und Raumgrößen, die wir wahrnehmen, irgendwie unter das Gesetz des KANTischen Raumbegriffes zu stellen. Denn dieser kehrt allerdings auch in unserer Wissenschaft wieder, aber lediglich als Konstruktionsnorm der objektiven Erkenntnis der Eigenschaften der Reize, also der physikalisch erkannten und gemessenen Umwelt. In meinen Wahrnehmungen ist diese Konstruktionsnorm weder aufzufinden noch unmittelbar anwendbar – weil wir die Wahrnehmung eben nicht noch einmal messen können. Wohl aber messen wir *durch* Wahrnehmungen. Messen heißt aber, solche Wahrnehmungen zu Hilfe nehmen, welche man als *Koinzidenzerlebnisse* bezeichnen kann. Der

Durchgang des Sternes durch ein Fadenkreuz ist das typische Erlebnis dieser Art, und dieser ebenfalls von v. Kries schon in seiner Bedeutung erkannte Augenblick ist in neuerer Zeit sehr allgemein und grundsätzlich als eigentlicher Kern der Meßmethode herausgearbeitet worden (vgl. z. B. Schlick 1920).

Es ist hier nicht die Stelle, den erkenntnistheoretischen Fortgang einer physikalischen Erkenntnis weiter zu verfolgen; nur auf ihren durchgehend logisch-konstruktiven Charakter, der sich nach der Ansicht vieler auch ohne Schaden über die Grenzen der Anschaulichkeit oder Vorstellbarkeit hinaus bewegen darf, mußte hingewiesen werden. Für die Physik des Räumlichen wäre dann die Anschaulichkeit des Räumlichen gar nicht mehr zu fordern, »Raum« wird hier zu einem reinen Funktionsbegriff. Wesentlich wäre der Anschauungsraum nur noch insofern, als er eben nichts anderes ist als der Raum der Wahrnehmungen, von denen physikalische Behauptungen jederzeit auszugehen haben, aber nicht um ihrer anschaulich-räumlichen Beschaffenheit willen, sondern um ihrer Realität willen. Denn die Physik fordert das Anheben mit einer realen Beobachtung.

Aber auch, wenn man in der Auflösung und auch eventuellen Relativierung des physikalischen Raumes nicht so weit geht, bleibt es unstatthaft, das Verhältnis von physikalischem Raum und Raumwahrnehmung unter irgendeinem anschaulichen Korrespondenzprinzip vorzustellen. Wäre dies erlaubt, dann wäre unsere frühere Ablehnung des Parallelprinzips doch nicht ohne Ausnahme berechtigt. Indes mokiert sich schon Helmholtz (1856) mit Recht über den Gelehrtenstreit um das sog. Aufrechtsehen, bei dem man ja glaubte, sich wundern zu müssen, daß wir die Kirchturmspitze oben sehen, wo sie sich doch unten auf der Netzhaut abbildet. Wir sehen eben nicht unsere Netzhaut an, wenn wir eine Kirche ansehen. Der Gegenstand ist die Kirche, und es ist eine nicht zulässige Formulierung, wenn Helmholtz weiter sagt, daß unsere Wahrnehmungen nur Zeichen für etwas seien, was nicht *selbst* der Wahrnehmung zugänglich sei. Ebensowenig könnte man sagen, der Eindruck der Kirche sei ein Zeichen für den physiologischen Prozeß, ohne doch diesen selbst irgendwie wahrnehmen zu können. Denn was wir wahrnehmen, das ist eben die wirkliche Kirche selbst und nicht ein Zeichen von ihr. – Es ist daher auch nicht eine zweite Möglichkeit eines Parallelismus gegeben, nämlich die, daß für die räumlichen Wahrnehmungen zwar nicht eine geometrische Ähnlichkeit (wie in der Photographie) der objektiven und subjektiven Raumgebilde in Frage komme, daß vielmehr die physiologischen Vorgänge in parallelistischer Weise den Wahrnehmungen zugeordnet seien. Es würde sich dabei bis zu einem gewissen Grade um eine Ausdehnung des Prinzips der spezifischen Sinnesenergie – wenigstens seinem allgemeinsten Gedanken nach – auf die räumlichen Bestimmungen handeln. Wie überall, so auch hier, käme dann wieder die Alternative zur Diskussion, ob es die qualitativen oder die örtlichen Bestimmungen sind, welche als physiologische Grundlage der Wahrnehmungen räumlicher Art anzusehen seien. Es liegt auf den ersten Blick nahe genug anzunehmen, daß wir durch die ganze Natur der Verhältnisse hier deutlich auf die örtlichen bzw. räumlichen physiologischen Verhältnisse hingewiesen seien. Allein die Geschichte dieser Dinge zeigt, daß der, welcher, wie schon LOTZE (1852), einmal die Unvergleichbarkeit des Materiellen und des Psychologischen statuiert hat, gedrängt sein muß, auch über den bloßen Verzicht auf geometrisch-ähnliche psychophysische Relationen noch hinauszugehen und sich wiederum nur an qualitative Unterschiede des Physiologischen als das zu halten, was unserer Wahrnehmung ein Unterscheiden, z. B. zweier Orte, gestattet (LOTZES »Lokalzeichen« 1852). Auf solche Weise entstehen dann diejenigen Meinungen, welche die Raumwahrnehmung überhaupt von den empfindungsmäßigen Wahrnehmungen nicht prinzipiell trennen und den Raum als eine Art von Empfindungsqualität auffassen. Aber man kann auch von irgendeiner geometrisch-ähnlichen Parallelität völlig absehen und doch als die wahrscheinlichste Annahme die machen, daß die objektiven räumlichen Verhältnisse der physiologischen Vorgänge irgendwie doch das sind, was den räumlichen Verhältnissen in den Wahrnehmungen direkt zugrunde liegt und in diesem Sinne mit v. KRIES (1923) von einer Parallelfundierung des Raumsinnes sprechen. Eine solche könnte in verschiedenen Sinnesgebieten unabhängig stattfinden, und wenn also eine solche mehrfache direkte Fundierung vorläge, so würde die Voraussetzung der Einheit der Raumvorstellung noch die weitere Annahme nötig machen, daß jene Mehrheit von Fundierungen schließlich in zentraler Weise durch einen übergeordneten Apparat zur Einheit zusammengefaßt wird.

Es sind früher einige Gründe gegen jede und so auch diese Form von Parallelismus, den man im Gegensatz zu dem geometrischen als einen funktionalen bezeichnen kann, geltend gemacht worden. Ihre Wiederholung ist daher nicht erforderlich, und wir können die dort auftauchenden Gesichtspunkte am besten weiterentwikkeln, wenn wir einige besondere Eigenschaften des Räumlichen jetzt durchsprechen. Denn dabei zeigt sich sogleich, daß es eben recht verschiedene Erscheinungsweisen des Räumlichen gibt, und die hier wichtigsten Arten scheinen mir zu sein die Probleme des *Ortes*, der *Größe*, der *Richtung*, der *Figur*, der *Bewegung*, der *Gestalt* und der *Täuschungen*.

Über die Wahrnehmung der *Orte* ist bereits gehandelt worden. Dem Gesagten ist hinzuzufügen, wie etwa die Aufgabe einer Physiologie des *Ortssinnes* gestellt und gelöst werden müsse. Selbstverständlich läßt sich ein solcher »Sinn« nicht vollkommen aus den übrigen Leistungen des Raumsinnes ablösen. Aber es ist andererseits doch hier schon bemerkenswert, daß gewisse Leistungen hier sehr spezifisch und selbständig entwickelt oder auch gerade unentwickelt sein können. Dies zeigt schon die gemeinhin als Ortssinn im Leben bezeichnete und als *Orientierung* unterschiedene Fähigkeit, sich in örtlichen Verhältnissen, die nicht mehr in einer Wahrnehmung überschaubar sind, zurechtzufinden. Wir erinnern auch an die Fähigkeiten des Spürhundes, der Wandertiere, Zugvögel. Keine dieser Beobachtungen spricht dafür, daß ein solcher Ortssinn etwa auf die gedächtnismäßige Reproduktion und geometrisch-*konstruktive* Vereinigung von Raumvorstellungen allein basiert sei. Viele Beobachtungen erinnern vielmehr an ein Verhalten, welches wir schon hinsichtlich der Ortsverhältnisse der eigenen Glieder antreffen. Hier ist nämlich doch fast immer ein ziemlich sicheres Erreichen einer gewünschten Stelle des Körpers etwa mit dem Zeigefinger möglich, auch wenn man keineswegs jede einzelne Bewegung deutlich wahrnimmt, welche zu der Ausgangshaltung geführt hatte. Man hat so den Eindruck, daß die physiologischen Vorgänge die Ortseindrücke gleichsam als ein Fertigprodukt liefern: bewußtes Konstruieren mit Hilfe der Raumvorstellung spielt im gewöhnlichen Leben keine Rolle. Dies gilt auch dann, wenn der eigene Körper oder Einzelglieder des eigenen Körpers sich im Umgebungsraum oder gegeneinander nicht konstant ruhend verhalten, sondern bewegen.

Indes haben nicht diese Verhältnisse allein es bewirkt, daß man den Ortseindruck in einer Wahrnehmung als eine überhaupt nicht konstruktiv, sondern qualitativ entstehende Leistung aufgefaßt und ihn einfach den Empfindungen oder Erscheinungen im Gegensatz zu den Funktionen (STUMPF 1906) zugeordnet hat. Schon LOTZE war dazu mehr durch seine erkenntnistheoretisch-metaphysische Grundansicht bestimmt, welche ihm nicht gestattete, die objektive Ordnung nervöser Vorgänge zur Grundlage der Raumanschauung zu machen, und es ist bemerkenswert, daß er hierin sich ganz ebenso auf KANT stützen kann wie v. KRIES, wenn er die entgegengesetzte Folgerung zieht. Wünscht man die Raumanschauung nicht aus einer objektiven physiologischen Ordnung räumlicher Art abzuleiten, weil jene Anschauung selbst die konstruktive Kraft alles Räumlichen ist (a priori wie KANT sagte), so will der Gegner dieser Deutung nicht einsehen, warum nicht, eben weil alles Wirklichkeitsdenken nur unter dem Gesetz der Raumvorstellung möglich ist, darum eben auch die physiologischen Vorgänge als räumlich geordnete vorgestellt werden müssen, und es folgt daraus auch nicht, daß sie im psychophysischen Zusammenhang nicht als solche Ordnungen zur Geltung sollen kommen können. Man wird nicht übersehen, daß dies letztere etwas ist, was jedenfalls über die von KANT erwogene Frage hinausgeht, und insofern möchte ich den Standpunkt LOTZES für denjenigen halten, der den Apriorismus KANTS besser wahrt. Aber die schon früher betonte Ungeschiedenheit psychologischer und transzendentaler Worte und Begriffe (nicht Absichten!) bei KANT sowie der ganze anthropologische Unterbau seines Systems hat ja schon von jeher auch solchen Fortbildungen Vorschub gewährt, welche seinen Gedanken, genauer: seinen Anschauungsformen und Kategorien, eine mehr oder weniger psychologische Wendung zu geben wußten. Ohne hierauf näher einzugehen, muß doch auch hier gesagt werden, daß dies zwar den treibenden Kräften KANTschen Philosophierens zuwiderläuft, daß aber die Gründe solchen psychologischen Umdeutens doch sehr triftige und sogar unvermeidliche sind. Um aber zu dem zu gelangen, was für die Sinnesphysiologie entscheidend ist, müssen wir auch hier wieder darauf den Hauptwert legen, daß es eben ganz unmöglich ist, zu einer Physiologie der Raumsinne zu gelangen, wenn man sich lediglich auf den Begriff des einheitlichen, isotropen Raumes, auf den Raum als Konstruktionsmittel der mathematischen Erfassung der Natur beschränkt und sich nicht einläßt auf die phänomenologische Mannigfaltigkeit der Raumeindrücke. Auch hier also halten wir nicht die Grenze zwischen Logik oder Mathematik und Psychologie für die entscheidende Kampfzone, sondern die Grenze zwischen einer uniformen Psychologie, welche lediglich für ein psychophysisches Beziehungssystem hergerichtet ist, einerseits und einer Phänomenologie andererseits, welche in den sinnlichen Erlebnissen wesensmäßig verschiedene Gegenstände zu unterscheiden unternimmt, und welche nun rückwärts prüft, wieviel davon sich durch den Vergleich mit den Reizen und physiologischen Vorgängen als physiologisch fundiert erweisen läßt. Auf diesem zweiten Wege gelingt es dann unzweifelhaft, neuen Boden der Forschung aufzuschließen. Wenden wir dieses Ergebnis auf die Ortseindrücke und die sog. Lokalisationen an, dann ergibt sich gerade bei ihnen eine Selbständigkeit und Unabhängigkeit von allen den Bedingungen, welche in einer Geometrie eine Lokalisation allein möglich machen. Denn in der Geometrie können wir lokalisieren, nur wenn wir ein den Ort umfassendes Bezugssystem besitzen, z. B. ein festes Koordinatensystem, dessen gegebene Dimensionenzahl auch die Möglichkeit des Lokalisierens beschränkt. Aber in der Wahrnehmung dürfte der Ortseindruck am besten so charakterisiert sein, daß man zuerst einen »Ort« wahrnimmt in einer gar nicht weiter zu umschreibenden Weise und daß man um diesen Ort herum nun ein Bezugssystem konstruieren kann, aber nicht muß, um überhaupt nur zu dem Ort zu gelangen. Auch hier ergibt sich, daß mit dem Worte »Ort« phänomenologisch etwas dem Geometrischen nicht Vergleichbares ausgedrückt wird; eben weil wir in der Wahrnehmung *durch* Wahrnehmen zu den Dingen im Raum kommen und nicht durch die Dinge im Raum zum Wahrnehmen kommen, eben darum kann man das nicht mehr vergleichen, *wodurch* die Vergleichsmöglichkeit allererst entstanden ist. – Nur so wird auch die Paradoxie verständlich, daß der Eindruck eines Ortes sich als selbständige Leistung, die von anderen raumsinnlichen Leistungen lösbar ist, erweist. Es wurde daran erinnert, daß wir, z. B. bei optischem Drehschwindel, ein gesehenes Bild an der Wand sich unablässig nach links bewegen sehen, ohne daß der Ort des Bildes im Raume sich veränderte. Eine solche Wahrnehmung kann im Sinne der Sinnesphysiologie (wir sprechen hier nur paradigmatisch) erklärt werden, wenn man dem Wahrnehmen von Orten und dem Wahrnehmen von Bewegungen zwei verschiedene physiologische Mechanismen zugrunde legt, welche bald besser, bald schlechter zueinander adjustiert sind. Solche Selbständigkeit ist im Beispiel des Drehschwindels vermutlich auch darin zum

Ausdruck gebracht, daß eben nicht allein phänomenologisch, sondern auch organologisch eine weitgehende Synästhesie mehrerer Einrichtungen, hier der vestibulären und der optischen, stattfindet. Es ist nichts dagegen zu erinnern, wenn man nicht nur innerhalb des Raumsinnes die Unterabteilung des Ortssinnes macht, sondern auch bei diesem wieder mehrere Arten von Ortssinn unterscheidet, sei es nach Organgebieten, sei es nach dem Kriterium der überschaubaren und der nicht überschaubaren Bezirke, innerhalb welcher eine Ortsbestimmung gelingt, u. dgl. m.

Die zweite Leistung, die Wahrnehmung von *Größen*, führt zu keinen grundsätzlich anderen Gesichtspunkten als den soeben entwickelten. Doch soll hier eine Frage berührt werden, welche auch die ortssinnliche Leistung mitbetrifft. Es ist das *quantitative* Moment überhaupt. Es ist für die ganz analoge Stellung von Intensität und Extensität in der Sinneslehre bezeichnend, daß man auch bei den raumsinnlichen Leistungen über die *Schwellen*methoden so lange nicht herauskommt, als man sich auf eine nach dem Exempel der Physik konstruierte Psychologie beschränkt und folglich im Wahrnehmen nichts anderes wahrnehmen *läßt* als das, was die Physik auch erkennen möchte. Der mehrfach betonte Umstand, daß man einen Raumeindruck nicht messen kann, besagt ja bereits nichts anderes, als daß wir Größen zwar wahrnehmen, aber daß auch hier das Unterscheiden und Fürgleichhalten kein Messen ist. Ebenso aber, wie bei den Empfindungsintensitäten leicht auf Fälle hingewiesen werden konnte, welche zeigen, daß man über das Mehr oder Weniger, also sogar über die *Richtung* des Unterschiedes, im Zweifel sein kann (wenn man z. B. ein sehr tiefes Schwarz für intensiver erklärt als ein mattes schwachbeleuchtetes Hellgrau), ebenso zeigt auch bei den Raumgrößen die nähere Betrachtung, daß in der Wahrnehmung oft nicht schlechthin eindeutig ist, was man als größer, was als kleiner bezeichnen soll. In vielen Fällen wird es dies erst, wenn wir auch hier aus bestimmten Gesichtspunkten besonderer Herkunft entschieden haben, *was* für eine Ordnung von Größen wir meinen. Liegen zwei zu beurteilende Strecken in verschiedener Entfernung vor unseren Augen, dann können wir fragen, ob wir den Eindruck *objektiver* Gleichheit haben, aber auch fragen, welche größer *erscheint*, ganz abgesehen von der objektiven Größe (die sich in Metern messen läßt). Es ist außerordentlich schwierig zu unterscheiden, wo bei dieser Art von Beobachtungen das sinnliche Wahrnehmen als ein zwingend

Gegebenes aufhört, wo das Moment der Einstellung anfängt, wo weiterhin das Schätzen, das Reflektieren, das Erfahrungswissen beginnt Einfluß auszuüben. Mir scheint, daß in allen diesen Hinsichten keine sicheren Ergebnisse zu gewinnen sind, solange all diese Begriffe Sache bloßer Definitionen sind, welche nicht durch konkrete Versuchsanordnungen und -situationen ausdrückbar sind. Man kann deutlich *sehen*, daß ein ferner Berg ungeheuer viel größer als ein naher Strohhaufen *ist*, und kann doch sofort auch wieder sehen, daß man den Strohhaufen größer *sieht* als den fernen Berg. Es ist auch hier wieder ganz unzutreffend, von einer Relativität des Eindruckes zu sprechen, und es ist phänomenologisch ganz falsch, wenn man behauptet, der »subjektive«, »psychologische« Größeneindruck sei eben relativ, weil es ja immer nur darauf ankomme, womit man vergleiche. Gerade umgekehrt ist dies die Eigenschaft der Objektivität und des sog. objektiven Messens, wo es *nur* von dem Maßstab und der willkürlich gewählten Einheit abhängt, ob das zahlenmäßige Meßergebnis eine große oder eine kleine Zahl liefert. Der sinnliche Eindruck aber ist jeweils, d. h. für jede einzelne Wahrnehmung, ein völlig unrelativer, enthält nichts von Relation oder Vergleichung. Beruhte unsere Auffassung der objektiven Umwelt auf solchen Vergleichungen der Eindrücke, dann würden wir z. B. schwerlich jemals zum Prinzip des starren Körpers kommen, sondern zu sehr komplizierten und schwankenden *Funktionen* zwischen der objektiven Größe der Körper und ihren sowie unseren eigenen Ortsveränderungen, und dies gerade, weil der Eindruck fast stets jenen *Bestimmtheitscharakter* der Größe besitzt: jeder Eindruck hat für sich nicht das Wesen bloßer Relation, sondern vollkommener Bestimmtheit. – Es darf nun damit keineswegs bestritten werden, daß unsere Eindrücke innerhalb gewisser Grenzen mit dem sehr weit konform gehen, was man die objektiven, also die durch Messungen (Zirkel, Maßstab usf.) ermittelten Größen nennt. Zwei einander nahe parallele Geraden, die sich objektiv wie 1:2 verhalten, machen auch zwingend diesen Eindruck. Indes wird wohl allgemein angenommen, daß dieser der Objektivität »konforme« Bereich der Wahrnehmungen das Ergebnis einer ganz besonderen, und zwar menschlichen Ausbildung ist. Soviel ich überblicken kann, haben die neuere Tier- und Kinderpsychologie (ganz abgesehen von der Frage Nativismus oder Empirismus) dies immer mehr gezeigt, daß solche spezifische Größen-, Figur-, Formeindrücke für frühere und einfachere Stufen eben oft als spezifische Eindrücke gar nicht zu existieren brauchen, weil das Wesen der Sache außerhalb des biologischen Daseinskreises liegt und daher gar nicht Gegenstand werden kann. Diesem Tatsachenmaterial gegenüber ist es dann eine sekundäre, wenn auch genug wichtige Frage, ob man angeborene oder erworbene, bildungsgesetzliche oder durch die Plastizität der Funktionen beliebig erlernte, unbewußt getroffene oder durch bewußte Erfahrung und Reflexion bewirkte Leistungen in jedem Einzelfalle vor sich habe. Die Erziehung der Menschheit zur Geometrie kann wohl nicht überschätzt werden, wenn wir hören, daß die »Elemente« des Euklid in der Renaissance zum nächst der Bibel verbreitetsten Buche der Welt geworden sind[6]. Daß das Sehenlernen die Wahrnehmungserlebnisse allmählich umgestalten kann, wird als Prinzip nicht mehr bestritten, und nur zu dem Umfang seiner Anwendung kann man sich verschieden stellen.

Da aber trotz alledem die Meinung zu Recht bestehen bleiben könnte, daß es eben doch die objektiv-*räumlichen* Verhältnisse, in denen die Sinnesflächen usw. erregt und in denen ihre Erregungen auch in hochzentralen Gebilden widergespiegelt werden, seien, welche dem Inhalt der Raumwahrnehmung zugrunde liegen, so muß hier noch ein anderer, bisher zuwenig gewürdigter Befund erwähnt werden, der uns auch grundsätzlich noch einen Schritt weiter führt. Vielfach hat man sich bemüht, auch hier durch die *Schwellenmethode* Licht in die physiologischen Vorgänge zu tragen, z. B. beim Auge durch die Untersuchungen des »Augenmaßes«, beim Tastsinn durch die der sog. Raumschwellen, beim Ohr durch Entfernungsschätzen u. dgl. m. Obwohl viele dieser Beobachtungen sehr nahe mit den Aufgaben der Lokalisation und der Richtungswahrnehmung selbst zusammenhängen, kann doch auch für die bloßen Größenwahrnehmungen gesagt werden, daß z. B. je nach dem Ort und der Richtung, in der etwa lineare oder flächenhafte Größen gegeben werden, ihre Größenbeurteilung überaus ungleich ausfällt. Aber auch, wenn wir diese Bedingungen konstant halten, finden wir ein merkwürdiges Verhalten der Raumschwellen, je nach der Art der dargebotenen Figuren und nach der Art gewisser zeitlicher Verhältnisse. Schon ihre absolute Größe ist dann in ähnlichem Sinne von Einfluß wie bei den Intensitäten der Reize: das *Webersche Gesetz* schien sich auch hier zu bewähren.

6 Speiser (1925), S 39.

Ferner aber überrascht, daß die Genauigkeit einer Beurteilung keineswegs wie beim Messen von einer geringeren oder leichteren Konstruierbarkeit im Sinne der darstellenden Geometrie abhängt, sondern von ganz anderen Momenten. Besonders auffallend ist weiter, daß die verschiedenen Arten räumlichen Determinierens (bzw. die Genauigkeit desselben) gar nicht in geometrisch verständlicher Weise untereinander zusammenhängen. Z. B. hat es schon frühzeitig überrascht, daß die Lokalisation eines Punktes auf der Haut und die Unterscheidung zweier Orte auf der Haut viel besser erfolgt, wenn nacheinander je ein Punkt gereizt wird, als wenn gleichzeitig zwei Punkte gereizt werden. Hier ist meistens nur die Zeitfrage zur Erklärung herangezogen und demnach von Simultan- und Sukzessivschwelle gesprochen worden; aber wesentlicher ist, daß hier zwei ganz verschiedene *Figuren* dargeboten werden: eine Einpunkt- und eine Zweipunktfigur. Betrachtet man die Dinge unter diesem Gesichtspunkt, so findet man immer wieder, daß die Genauigkeit verschiedenartiger Leistung nicht nur eine andere, sondern geradezu eine demjenigen entgegengesetzte ist, was man nach mathematischen oder geometrischen Verhältnissen erwarten müßte. Nach diesen letzteren nämlich wäre zu erwarten, daß für die Genauigkeit einer Figurenkonstruktion maßgebend ist die Genauigkeit, mit der ein Ort bestimmt werden kann, und die Genauigkeit einer konstruierten Figur kann hinter der der Ortsbestimmungen höchstens zurückbleiben, nicht sie übertreffen. Um also zwei Figuren unterscheiden zu können, müßten wir die Orte dieser Figur genauer bestimmen können, d. h. mit einem Größenfehler angeben können, der mindestens kleiner ist als der Durchmesser der ganzen Figur. Auf der Haut z. B. aber ist, wie v. Frey (1913) zeigte, das Umgekehrte der Fall: Die Unterschiedsschwelle ist kleiner als die Richtungsschwelle (bei Sukzessivreizen). Ähnlich fanden wir bei Simultanreizen die Kantenlängenunterschiedsschwelle kleiner als die Unterschiedsschwelle für Punkte. Ordnet man eine Reihe solcher Raumschwellen bei verschiedenen Figuren der Reize nach der Schwellengröße, so wird man diese Paradoxie von Stufe zu Stufe bestätigt finden können, so daß es schwer fällt, einen Zufall anzunehmen. – Wir kommen darauf sogleich zurück und erwähnen zuletzt noch die Befunde, welche zum Sinn für *Richtungen* des Raumes überleiten. Auch wenn wir uns auf die optischen und frontalparallel gegebenen Richtungen beschränken, zeigt sich, daß die konstruktiv definierte Isotropie der Raumvorstellung eine homogene *Leistung* im Wahrnehmungsraum natürlich nicht zur Folge hat. Denn man sieht bald die ungeheure Ungleichheit der Richtungsschwellen bei aufrechten, waagerechten, schrägen, noch vielmehr aber bei auch in der Tiefendimension dargebotenen Richtungen, und ferner wieder das verschiedene Verhalten je nach den Figuren, z. B. Parallelen, Winkeln usf. Ehe wir aber auf die hier maßgebenden Gesichtspunkte zu sprechen kommen, muß das Richtungsproblem von zwei anderen Seiten her betrachtet werden.

Es war im vorhergehenden mehrfach vom Bestimmtheitscharakter der Wahrnehmungen die Rede und davon, daß diesen ein unmittelbares Gegebensein auszeichne. Es ist jetzt der Ort, weiter darauf hinzuweisen, daß es sich nicht um eine nicht weiter erfaßbare, »unbestimmbare« Bestimmtheit handelt, sondern um eine die zugänglich ist, und zwar allerdings nicht durch das Mittel der Konstruktion, sondern durch das der Sprache. Es ist hier nicht zweckmäßig, Ort und Richtung getrennt zu erörtern, beides hängt genau zusammen. Beide werden nämlich im Leben bekanntlich durch Worte wie oben, unten, vorne, hinten, links, rechts und richtungsmäßig mit nach oben, nach unten usw. bezeichnet oder, wie wir hier gelegentlich sagen, benannt. Die schlechthinnige Ungleichartigkeit (die mit einer Anisotropie des Raumes nichts gemein hat) betrifft offenbar nicht die Orte und Richtungen eines mathematischen Raumes, ja, nicht einmal zunächst »unseres« Raumes, sondern vorläufig nur *meines* persönlichen Raumes, in dem ich bin und lebe. Wir haben hier also das Phänomen der *personalen Raumbezeichnung* vor uns. Dieses Phänomen geht offenbar dem voraus, was man *egozentrische Lokalisation* genannt hat und übertrifft diese an Inhalt. Denn es ist unvermeidlich, daß, fassen wir die räumliche Bestimmtheit der Wahrnehmung als eine Relation, sich ergibt, daß Orte und Richtungen immer auf *einen* Ort in einem Richtungssystem bezogen erscheinen, welcher irgendwo in meinem eigenen Körper liegt. Aber auch hier ist festzuhalten, daß wir diesen nicht nur als Beziehung erleben, sondern aus einer reichhaltigen unmittelbaren Gegebenheit der Wahrnehmung eindeutig bestimmt erleben, und daß von einer Beliebigkeit der Bezeichnungen, wie sie in einem konstruierten Koordinatensystem besteht, keine Rede sein kann. Meine Rechte wird niemals meine Linke, selbst wenn ich das Wort an sie anschreibe. Der sogenannte bilateralsymmetrische, aber durch Rechtshändigkeit, Lage des Herzens

u. dgl. teilweise asymmetrische Aufbau, der aufrechte Gang und die frontale Anordnung der meisten Sinnesorgane sind biologische Fakta, welche einer mathematisch ausdrückbaren Bedeutung völlig ermangeln und doch biologisch ganz und gar »richtung«gebend sind. Es ist wohl ganz unangängig, die Dreidimensionalität des euklidischen Raumes etwa auf diese personale Raumbestimmtheit unseres Körpers zurückführen zu wollen, denn bei diesem Zurückführen ist gar nicht einzusehen, warum der Entdecker des mathematischen Raumes die charakteristische Unvertauschbarkeit von links und rechts, oben und unten usw. solle eliminiert haben. Anerkennt man hierfür aber das Motiv, eben einen mathematischen Raum zu besitzen, dann liegt der Schwerpunkt bereits auf dem, was gerade nicht zurückführbar ist: die Indifferenz des quantitativen Denkens gegenüber dem biologischen Tatbestand. Es ist vielmehr hier noch ein zweites Merkmal unserer Wahrnehmungen zu betrachten, welches in ganz gleicher Weise das amathematische Wesen des Wahrnehmungsraumes erkennen läßt. Dies ist die Tatsache, daß jene als egozentrische Lokalisation vorhin bezeichnete Beziehung auf den eigenen Körper im Wahrnehmen wiederum eingebettet ist in ein (entgegengesetzt wirkendes) Sichvorfinden in einem festen Umweltraum. Wir nehmen einen Raum um uns wahr und nehmen uns in diesem Raum wahr, aber dies wiederum nicht rein als eine Relation, sondern in der ganz einseitig dahin bestimmten Weise, daß der Umweltraum als ein unbewegter, wir selbst als in ihm ruhend oder bewegt erscheinen. Hat man astronomische Kenntnisse, so kann man sich überdies klarmachen, daß diese ruhende Umwelt die *terrestrische* ist und daß also unter den zahlreichen (im Sinne einer Relativphysik unbegrenzt zahlreichen) möglichen eines als ruhendes Bezugssystem ausgewählt erscheint, eben das irdische. Dies ist so sehr der Fall, daß wir eine hiervon abweichende Wahrnehmung fast immer als eine pathologische sofort erkennen und oft auch sehr peinlich als Schwindel empfinden. Auch hier treffen wir wieder einen möglicherweise mit physiologischen Einrichtungen interpretierbaren, aus der Indifferenz eines einheitlichen Vorstellungsraumes nicht ableitbaren biologischen Tatbestand[7]. Der personalen Bestimmtheit und terrestri-

7 Eine biologische, aber nicht beweisbare Deutung des festen Umweltraumes der Wahrnehmung ergibt sich, wenn man sich klarmacht, daß, wenn wir nicht von einem, sondern von *zwei* Individuen als der einfachsten möglichen Lebenserscheinung ausgehen (wofür Gründe sich finden), ein gemeinschaftliches

schen Bestimmtheit läßt sich als drittes Merkmal die *Ungleichartigkeit* innerhalb des wahrgenommenen Umweltraumes angliedern. Wir meinen damit den Unterschied der Richtungen, der z. B. für das Auge in der Differenz von Tiefenwahrnehmung und frontal-paralleler Flächenwahrnehmung zum Ausdruck kommt, aber auch in der Differenz zwischen einer getasteten, gesehenen, gehörten Räumlichkeit. Es scheint mir schon wegen der Blindgeborenen unzulässig zu sein, dem Normalen jede Raumwahrnehmung nichtoptischer Art abzusprechen, zumal schon eben beim Auge sich so zahlreiche Stufen zwischen der exquisit deutlichen flächenhaften Figur und weniger deutlichen, aber darum nicht weniger räumlich bestimmten Wahrnehmungen körperlicher Art vorfinden. Es muß in diesem Zusammenhang auch abgelehnt werden die Behauptung, unser Sinnesraum sei der dreidimensionale euklidische oder dieser der dem Sinnesraum verwandteste. Dagegen spricht sowohl die Gesamtentwicklung der Geometrie wie auch die aus den künstlerischen Darstellungen und Dichtungen des Raumes hervorgehende Wandlung des Sehens und Wahrnehmens seiner Dimensionalität. Nichts würde uns und wird künftige Geschlechter vielleicht hindern, das, was wir von der Physiologie der Raumsinne wissen, mit den Denkmitteln einer ganz anderen als der euklidischen Geometrie zu bearbeiten, ja, dies ist als Möglichkeit geradezu ein Postulat der Mathematik. Als eine Aufgabe der Physiologie aber stellt sich auch hier heraus, in den Raumwahrnehmungen die eigentümlichen und mathematisch gar nicht ergreifbaren biologischen Wesensarten und Sonderleistungen physiologisch verständlich zu machen. Dies geschieht, wenn wir für das Aufrechtsehen etwa die Wirkung der Erdschwere und ihrer Richtung auf das vestibuläre und evtl. noch andere Organe (Muskel- und Hautsinne) insofern verantwortlich machen können, als z. B. Störungen dieser Organe das Aufrechtsehen beeinträchtigen, sonst aber nichts an der Wahrnehmung.

Es sind im vorhergehenden mehrere Male Befunde gestreift worden, welche als Paradoxien insofern imponieren, als man nach Maßgabe der objektiven mathematischen Verhältnisse anderes erwarten sollte. Neben solchen Eigenschaften der Raumwahrnehmungen, welche mathematisch nicht recht ausdrückbar, bezeichenbar, begründbar sind, treffen wir also solche, welche dem

Leben im Raum nur möglich ist, wenn beide das ruhende Bezugssystem nicht in sich, sondern an einem dritten Körper außer sich haben.

sogar zuwiderlaufen, was bei einer sog. Parallelfundierung der Wahrnehmungen durch physiologisch-räumliche Ordnungen erwartet werden müßte. Strenggenommen gehört auch die so häufig gefundene Geltung des WEBERschen Gesetzes bei Raumschwellen hierher, denn es widerspricht eben einer auf die Größenverhältnisse ausgedehnten Anwendung des Parallelprinzips, wenn statt des Parallelismus eine geometrische statt einer arithmetrischen Progression eintritt. Schon bei etwas weniger einfachen Figuren müßte eine arithmetische Beziehung zu Verzerrungen führen, und wir geraten in sehr komplizierte Hilfsannahmen. Solche Paradoxien machen uns vielmehr geneigt, gerade in der Antimathematik der Wahrnehmungen ein wichtiges und zur näheren Untersuchung aufforderndes Verhalten zu sehen.

Darum ist das mit der Geltung des WEBERschen Gesetzes für schwellenmäßige sowohl wie überschwellige Unterschiedseindrücke aufgeworfene Problem hier noch genauer zu verfolgen. Es besagt, daß uns z. B. bei Vergleichung des Unterschiedes der Strecken *a* und *b* mit dem Unterschiede der anderen Strecken *a'* und *b'* in zahlreichen Fällen nicht die Unterschiedswerte *a-b* bzw. *a'-b'*, sondern die Verhältniswerte $\frac{a}{b}$ bzw. $\frac{a'}{b'}$ als das Gleichartige und als »gleich« bzw. »ungleich« zu Beurteilende in der Wahrnehmung erscheinen. Diese Tatsache gewinnt sofort eine eigentümliche Bedeutung, wenn es sich um Figuren (z. B. Dreiecke, Ellipsen, Rechtecke u. dgl. m) handelt. Denn dann bewirkt die besagte Eigenart der Wahrnehmungen und Eindrücke, daß durch sie und nur unter ihrer Voraussetzung zwei Figuren den Eindruck der *Ähnlichkeit* machen können. Damit kommen wir also zu einem ganz neuen und nach vielen Seiten hin bedeutungsvollen Begriff, demzufolge wir zwei Dreiecke mit gleichen Winkeln, jedoch ungleichen Seiten, für ähnlicher erklären als zwei ganz gleiche Dreiecke, welche nicht richtungsparallel, sondern in zwei verschiedenen Stellungen dargeboten werden. Angesichts der Fülle und Mannigfaltigkeit der Ähnlichkeitsbeziehung nicht nur bei Figuren, sondern auch bei allen anderen Arten und Bestandteilen der Wahrnehmungen, wie Farben, Tönen, Gerüchen, Rhythmen usw., zeigt sich sofort, daß wir hier nur auf die geometrische Unterart des zuerst bei der Ordnung der Empfindungen besprochenen Problems stoßen. Schon dort stellte sich mindestens ein Gesichtspunkt heraus, welcher auf das Rätsel der Ähnlichkeit wenigstens einiges Licht wirft: es ist die *Gegenständlichkeit* der Wahrnehmungen, derzufolge wir

mit den Sinnen in der Regel nicht, wie manche Erkenntnispsychologien glauben machen, »bloß subjektiv« erleben, sondern *Dinge* und *Wesenheiten* sehen, hören usw. Wenn nun ein solcher Gegenstand sich verschiebt, nähert, entfernt, anders beleuchtet wird, seine Gestalt verändert und all dies mit einer gewissen mäßigen Geschwindigkeit erfolgt und als kontinuierliche Veränderung wahrgenommen wird, dann durchlaufen Empfindungen und Formen dieses Gegenstandes eine große Reihe von engbenachbarten und *ähnlichen* Erscheinungsweisen. Dieses Verhalten wird dann zugleich zur sinnlichen Voraussetzung eben der *Identität* des Gegenstandes. Reflektieren wir auf diese Identität, so können wir uns weiter verdeutlichen, daß er trotz *seiner* Identität *uns* in verschiedener, wiewohl sehr ähnlicher Weise erscheinen kann. Wir können diese Ähnlichkeiten der Wahrnehmungen alsdann evtl. auch dort wieder finden, wo wir mehrere verschiedene Gegenstände vergleichen. Phänomenologisch ist also ein Wesensunterschied, ob ich ein identisches Ding, welches sich ändert, wahrnehme oder ob ich durch besondere Einstellung die Ähnlichkeit seiner sukzessiven Erscheinungsweisen wahrnehme oder ob ich, drittens, die Ähnlichkeit verschiedener Dinge wahrnehme.
v. Kries (1923, S. 123 ff.) hat eine Reihe von überzeugenden Gründen angeführt, wonach es nicht angeht, mit Hering und Mach Ähnlichkeit als »teilweise Gleichheit« zu definieren. Bei zwei Tönen von wenig verschiedener Schwingungszahl wird diese Definition z. B. sinnlos. Die Überlegung, welche physiologischen Bedingungen zur Ähnlichkeit gehören, kann bisher hauptsächlich nur Schwierigkeiten aufdecken und klarstellen, daß hier etwas Besonderes vorliegen müsse. Eine dieser Schwierigkeiten liegt darin, daß man die soeben phänomenologisch unterschiedenen Gegenstandsbeziehungen nicht gut aus den Beschaffenheiten der Reize herleiten kann. Wann konstatieren wir Ähnlichkeit eines Dinges mit einem anderen? Wann Identität bei ähnlicher Erscheinung? Im ersten Fall klingt ein Erinnerungsbild an einen anderen Gegenstand an, im zweiten Fall erfolgt Wiedererkennen, also ein sehr prägnantes Erlebnis. Reizphysiologisch sowohl wie für die Theorie zentraler Vorgänge macht aber beides die Schwierigkeit, daß die Funktion der Ähnlichkeit und des Wiedererkennens sich als eine nicht an die Erregung ganz bestimmter Strukturteile gebundene erweist. Ein Dreieck wird als solches erkannt, gleichviel auf welchen Teil der Netzhaut, gleichviel auf ein wie großes Areal der

Netzhaut, gleichviel bei welcher Stellung der Augen es abgebildet werde. Wer annimmt, die Raumwerte der Netzhautelemente seien durch eine Art von geometrischer Erziehung des Auges erworben, muß eine ganz unerhörte Konstruktionsarbeit der nervösen Verbindungen annehmen, wenn er fordert, ein Dreieck, also eine höchst primitive Figur, werde, wie und wo es auch dargeboten werde, aus den Ortswerten der retinalen Elemente jedesmal konstruiert. Wer andererseits jenen Hypothesen huldigte, nach welchen für jede derartige Vorstellung einer Figur usw. eine bestimmte, nach Art eines Resonators anklingende Stelle der zentralen Struktur vorhanden sei, vermochte doch niemals zu erklären, wie die so überaus verschiedenen peripheren Stellen und oft sogar von mehreren Sinnesgebieten her kommenden »ähnlichen« Erregungen ihren Weg immer gerade nach dem Gebiete finden sollten, welches Träger jenes Engramms, oder wie man es nennen wollte, ist. Aus derartigen Dilemmen ist ein Ausweg nicht sichtbar. Aber man kann feststellen, daß immer mehr Material dafür herbeigetragen ist, daß die sog. psychologischen Theorien, welche das Problem durch Verschmelzung von Wahrnehmungen mit Erinnerungsbildern lösen wollen, unzulänglich und gar nicht recht verifizierbar sind und daß auch hier die Aufgaben der eigentlichen Sinnesphysiologie fortwährend wachsen, wenn sie sich nur entschließt, sich der Heuristik phänomenologischer Feststellungen anzuvertrauen. Auf diesem Wege läßt sich dann doch zeigen, daß auch gewisse physiologische Besonderheiten anzeigen, daß das Figurenerkennen, das Bemerken von Ähnlichkeiten und das Wiedererkennen von Dingen auch physiologisch nahe zusammengehörende Leistungen sind. So läßt sich zeigen, daß der zeitliche Ablauf dieser Vorgänge an gewisse charakteristische Grenzen gebunden ist, daß er die Reflexzeiten durchweg wesentlich übertrifft. Es läßt sich ferner zeigen, daß sie durchweg nicht verständlich werden als unmittelbare Wirkungen der Reize, insofern bei gleichem Reiz und gleicher Disposition der Sinnesorgane (hinsichtlich Stimmung usw.) doch ganz verschiedene Eindrücke entstehen – ein Kriterium, welches wir gelegentlich der Begriffe Einstellung, Umstellung mehrfach schon benutzt haben. Endlich, und dies hängt damit zusammen, hat man die Besonderheit dieses ganzen Gebietes darin erblickt, daß es sich um Wirkungen handle, welche nicht aus ihren Elementen durch Zusammensetzung aufgebaut werden könnten, welche also nicht additiver oder überadditiver Art sein sollen.

Diese letzte, wesentlich negative Bestimmung kann auch positiver formuliert werden, wenn man sagt, daß für die fraglichen Erscheinungen immer das Ganze eines Vorganges verantwortlich sei und daß dies Ganze sich durch seine Ganzheit geltend mache, indem es nur als Ganzes das besitze, was entscheidend ist: *eine Gestalt*. Die von v. EHRENFELS (1890, S. 249) zuerst gefundenen Definitionen beschränkten sich darauf, die große psychologische Selbständigkeit formaler Gestalten wie Figur, Rhythmus gegenüber den besonderen Empfindungsinhalten und Darbietungsweisen herauszuarbeiten. Ob und in welcher Weise diese Tatsache für die Physiologie verwertbar sei, hat er nicht entscheiden wollen. Viel später hat KOEHLER (1920) hier eine bestimmte Deutung versucht, die mir unzulässig erscheint. Er wies darauf hin, daß dieses überadditive Moment der Gestalt auch in zahlreichen Theorien und Theorieanwendungen der Physik auftrete, insofern auch dort die Wirkung z. B. einer elektrisch geladenen Kugel nicht verstehbar ist, wenn man von der Gestalt der Kugel absieht. Nichts freilich dürfte selbstverständlicher sein, da ja eben nicht von einer Ladung, sondern einer geladenen Kugel ausgegangen wird. KOEHLER scheint nicht bedacht zu haben, daß wir dieses Problem eben bereits unter der Voraussetzung einer ganz bestimmten und meistens optisch-anschaulichen Raumvorstellung aufstellen und dann lösen. Wir sehen auch heute noch die Physik, zumal die *anwendende* Physik, meist ausgehen von durch Raumwahrnehmungen gegebenen oder wenigstens im Prinzip wahrnehmbaren Dingen, Strukturen, Konstellationen, also von Gegebenheiten, die *unter* den Gesetzen der Wahrnehmbarkeit und innerhalb deren Grenzen gegeben sind. Es ist nicht gerade überraschend, daß wir dann das Strukturmoment wiederfinden. Gehen wir aber dabei weiterhin analytisch vor, so ist hier wie in der ganzen Physik die Aufgabe des Aufbaues aus Elementarkräften, die Integrierung des Vorganges möglich, und diese erfolgt, wird die Mathematik der Aufgabe Herr, additiv. Daß dabei z. B. der geometrische Ort einer Wirkung im Raume nur konstruierbar ist, wenn wir die Raumstruktur (»Gestalt«) kennen, ist selbstverständlich, bezeugt aber kein überadditives Moment, sondern bezeugt nur, daß man sich die Welt nur vorstellen kann, wenn man sie sich vorstellen kann. Wenn also die »physikalischen Gestalten« gar nichts anderes sind als unsere Vorstellungs- und Wahrnehmungsgestalten selbst, dann ist in der Tat für eine Psychophysik mit ihnen nichts gewonnen. Wir stoßen hier nur auf eine neue Variante der alten parallelistischen Theorien, welche mehr durch eine erkenntnistheoretische Tendenz als durch eine greifbare Sacherkenntnis bestimmt sind, und in diesem Sinne hat KOEHLER seinen Versuch mit einer gewissen Folgerichtigkeit als einen naturphilosophischen bezeichnet, freilich, wie ich fürchte, im Sinne einer nicht erkenntnistheoretischen, sondern einer realen Art der Naturerkenntnis. Gerade für diese aber liegt in der Wiederbelebung des Parallelismus von Makrokosmos und Mikrokosmos das Heil für die Biologie nicht, seitdem der Makrokosmos als Domäne der Physik unter die Herrschaft unbiologischer (mechanischer, elektrodynamischer, quantentheoretischer, relativistischer) Prinzipien gekommen ist. Die Gewinne der Phänomenologie würden auf diesem Wege, wie zu befürchten steht, verlorengehen, denn sie liegen ja gerade darin, daß sie statt einer mehr oder weniger auf abstrakte Kategorien bezogenen Psychologie eine Wesenslehre in die sinnlichen Wahrnehmungen hineintragen, welche eine neue und fruchtbare Verbindung zwischen geistigen Wesenheiten und natürlichen Vorgängen in Aussicht stellt. Eine solche neue Verschmelzung getrennter Lager der Wissenschaft kann nicht gelingen, wenn sie vom physikalischen Weltbild ausgeht, gerade in dem Augenblick, wo dieses Weltbild aufzuhören scheint, ein Bild zu geben, um zu einer nicht vorstellbaren Funktionentheorie zu werden. Sondern sie wird anheben müssen von dem Vorgange des Lebens, und in dieser Hinsicht erscheint das Zurückgehen von einer mechanomorph zu einer biomorph aufgestellten Kategorientafel der Wissenschaft als ein dringendes Erfordernis, ja als ein Programm. Daß in diesem Plane aber Grenzbegriffe der Mechanik, wie »überadditiv«, »Ganzheit« u. dgl., eine entscheidende Rolle spielen, erscheint nicht wahrscheinlich.

Ein beliebtes Beispiel für spezifische Gestaltprozesse ist das Herausspringen der gesuchten Gestalt (»wo ist der Fuchs?«) aus einem Vexierbild. Was nun hier sehr eindrucksvoll erlebt wird, weil es ein Moment der Überraschung und der Erstmaligkeit enthält, ist seiner allgemeinen Art nach wohl nichts anderes, als was bei *jeder* Wahrnehmung vorhanden ist, nämlich das, was wir als bestimmten Gegenstand bezeichnen müssen. Wir können dem Prinzip der Gestalt die Wendung geben: *jede Wahrnehmung steht unter einem Gesetz bestimmter Gegenständlichkeit*. Dieses Gesetz umschließt dann zugleich eine ganze Reihe der im Vorhergehenden mehr kursorisch gefundenen Einzelprinzipien. Ehe wir es abschließend darlegen und mit neuen Gedanken verbinden, müssen wir aber noch die zeitlichen Ordnungen kurz betrachten. Auch ein anderer meist im Zusammenhang mit räumlichen Figuren- und Gestaltproblemen erörterter Gegenstand betrifft die sog. geometrisch-optischen Täuschungen. Diese bieten aber nichts Wesentliches, was sich nicht auch auf nicht-optischen Sinnesgebieten fände und haben ihre allgemeine Beachtung mehr wegen des Problems der Täuschung gefunden. Auch dieses wird am besten dort behandelt, wo wir in allgemeiner Weise über Gegenständlichkeit und sinnliche Wahrheit zu sprechen haben. Dagegen kann ein diese sehr skizzenhafte Erörterung des sinnesphysiologischen Raumproblems abschließender Gedanke schon hier zu formulieren versucht werden. Es sollte nicht bestritten werden, daß unser Denken über Raumprobleme einen formalen Raumbegriff, der völlig einheitlich, völlig abstrakt, völlig unveränderlich feststeht, bilden und vielleicht niemals völlig entbehren kann. Aber ebenso entschieden mußte darauf hingewiesen werden, daß dieser Raumbegriff (etwa so, wie er auch in der »Raumvorstellung« von v. KRIES 1923 formuliert ist) nichts vorherzusagen gestattet über die Eigentümlichkeiten der Raumwahrnehmungen. Gehen wir nun auch hier davon aus, daß es sich um Raum*wahr*nehmungen, d. h. um Wahrnehmungen von etwas Wirklichem, Daseiendem handelt, daß dieses Zimmer, dieser Marktplatz, dieses Bergland so da ist, wie wir es mit den Sinnen sehen und erfahren, dann sind diese Räume unserer Wahrnehmung ganz gewiß von anderer Beschaffenheit, als jenem Raumbegriff entspräche. Denn dies Nah und Fern, dies Links und Rechts, dies Groß und Klein – all dies sind Bestimmtheiten, welche mit einem mathematischen Raumbegriff nicht adäquat beschreibbar und benennbar sind; es sind eben die Wahrnehmungsräume; wenn wir sehen, so sind es Sehräume, wenn wir tasten, Tasträume. Die Realität dieser Räume zu bezweifeln, ist Sache gewisser Formen der Philosophie, doch nicht Sache der Wissenschaft, welche wir hier im Auge haben. Um sie aber gegenüber mathematischen Raumbegriffen abzusondern, bietet sich als eine geeignete Benennung die der *Lebensräume* dar. Die von HERING (1879) eingeführten Bezeichnungen Sehraum, Sehding usw. haben den bedeutenden Vorteil, daß sie jene Abgrenzung gegen die Mathematik oder Physik ausdrücken. Aber sie haben den Nachteil, daß sie die Verführung nicht genug ausschließen, als sei damit etwas »nur

Subjektives«, »nur Psychologisches«, also etwas, gemessen an der Natur, die im wirklichen Raum sei, nur Vorgestelltes, eigentlich Unwirkliches gemeint. Diese Art von Auswirkung und eigentlich Umdeutung der idealistischen Philosophien in der Naturforschung ist nicht am Platze, und sie hat, wie besonders die gerade von SCHOPENHAUER gefundene Prägung: »die Welt ist meine Vorstellung« zeigt, völlig andere, nämlich sog. weltanschauliche Motive hinter sich stehen. Es sind das Motive, welchen unsere Naturforschung jedoch fern stehen muß. Sprechen wir aber von einem Lebensraum, so drücken wir zugleich die Realität, welche in einer Wahrnehmung nun einmal wesensmäßig gegeben wird, aus und auch die in der Sinnesphysiologie tausendfach erhärtete Tatsache, daß es sich nicht um die Welt der mathematischen und logischen Relationen handelt, in welcher sich der Gegenstand unserer Forschung befindet, sondern um die Welt des Lebendigen. Von ihr nimmt die Wissenschaft Kenntnis, wenn sie nicht sich beschränkt auf die Ermittelung materiell-nervöser Prozesse, sondern diese nur benutzt als ein Hilfsmittel in der Untersuchung der Sinne als der biologischen Träger der Wahrnehmungen.

VII. Zeitliche Ordnungen

Es ist interessant, daß in der Geschichte der Wissenschaften von Raum und Zeit diese beiden bald in allen wichtigen Beziehungen gleichartig behandelt, bald in scharfen Gegensatz zueinander gestellt wurden. In unseren Tagen hat es vielleicht den größten Eindruck gemacht, daß die Kritik der physikalischen Messungen die unentrinnbare Relation zwischen beiden bewiesen hat. Auf der anderen Seite ist der mathematischen homogenen Zeit ein Begriff der historischen Zeit gegenübergestellt worden (BERGSON 1896). Den Psychologen ist nicht entgangen, daß ebenso wie beim Raum auch bei der Zeit die reale Erscheinung – im Gegensatz zu psychischen Funktionen – nicht bloß als Verhältnis, sondern als ein Absolutes auftritt. Jener, wie wir statt Absolutheit lieber sagen, *Bestimmtheitscharakter* (als »rechts«, »oben« usw. beim Raum gegeben) kommt bei der Zeit in Bezeichnungen wie früher, später, vergangen, gegenwärtig, zukünftig, kurz, lang, ewig, schnell, langsam usw. zum Ausdruck. Ganz analog wie beim Raum sind die damit gemeinten Eigenschaften des Zeitlichen durch mathematische Ausdrücke nicht hinlänglich erfaßbar. Was in ihnen sich darbietet, ist mancherlei. Man kann in ihnen erkennen die einsinnige Richtung der erlebten Zeit, die unvergleichbare Stellung der Gegenwart zwischen zwei wiederum untereinander unvergleichbaren Zeiten, Andeutung eines Begriffes von einer Zeitgeschwindigkeit neben dem selbstverständlichen einer Geschwindigkeit des in der Zeit Vorgehenden, Eindrücke von verschiedenen Zeitdauern. Wir können das Ergebnis unserer Raumbetrachtung übertragend sogleich vorwegnehmen, daß sich hier neben den Lebensraum der Begriff einer *Lebenszeit* stellen läßt. Diese verhält sich zur mathematischen und etwa (nicht-relativistisch) homogen gedachten Zeit so, daß wir unsere Zeitwahrnehmungen nicht schlechthin durch eine solche objektive, d. h. durch Uhren, Gestirne u. dgl. gemessene bestimmt oder in sie eingeordnet sehen, sondern daß die erlebte oder wahrgenommene Zeit ihre eigenen Gleichheits-, Gleichzeitigkeits-, Längeneindrücke usw. besitzt, welche mit der objektiven Zeit nicht übereinzustimmen brauchen. Stimmen sie nicht überein, dann finden wir uns aufgefordert, den physiologischen Hergang dafür verantwortlich zu machen, so, indem wir eine Latenzzeit auf die verhältnismäßige Länge der Leitungsbahnen und die Trägheit der Erregungswelle zurückführen. Auch bei der Zeit ist dem Vorurteil entgegenzutreten, als dürfe die Zeit, die wir wahrnehmen, eine bloß relative genannt werden. Auch die Zeitwahrnehmungen sind der höchsten Bestimmtheit und Deutlichkeit fähig; *relativ* sind nicht die Wahrnehmungen, sondern ihr Verhältnis zur sog. objektiven, d. h. gemessenen Zeit; da diese nun einmal als die homogene *definiert* ist und diese Definition sich bewährt hat, ist die wahrgenommene in Beziehung auf sie inhomogen und nur relativ. Niemand vermöchte aber die Behauptung wirklich zu widerlegen, wenn jemand plötzlich erklärte, die objektive Zeit habe ihre Geschwindigkeit seit heute verdoppelt, weil er dergleichen erlebe. Nur ein Mehrheitsbeschluß derer, die dies Erlebnis nicht haben, nicht ein objektiv messender Beweis wäre hier überhaupt möglich. (Eine analoge Betrachtung ergibt sich für den Raum von selbst.) Sobald die Menschheit das Maß der Zeit nicht durch die Spanne zwischen Geburt und Tod, sondern durch Tage, Monate und Sonnen definiert, ist also zwischen Lebenszeit und objektiver Zeit derselbe Konflikt gegeben, welcher schon im Gebiet der Empfindungen, der Räume das sinnesphysiologische Problem aus sich hervortreibt.

Man übertreibt wohl nicht, wenn man unsere sinnesphysiologischen Kenntnisse über die Zeit gegenüber dem Raum als verhältnismäßig sehr geringe bezeichnet. Es scheint mir doch wahrscheinlich, daß der Grund dafür in einigen sehr tiefgehenden Besonderheiten der Zeit überhaupt liegt. Hierbei läßt sich anknüpfen an die in neuerer Zeit wohl meist von KANT (1787) ausgehende Behauptung, die Zeit sei die Form der *inneren* Vorgänge κατ' ἐξοχήν, ebenso wie der Raum die der äußeren, übrigens ebenfalls in der Zeit gegebenen Welt sei. So ist die Zeitanschauung von KANT direkt als innerer Sinn bezeichnet worden, vermöge dessen uns nicht allein eine äußere, sondern auch eine innere Welt gegeben sei, die demnach allerdings mit einer beschränkteren, weil eben nicht zugleich auch räumlichen Anschauung ausgestattet und darum auch ungleich schwieriger zu erforschen wäre. Viele Schwierigkeiten der Psychologie, so vor allem ihr Mangel an messenden Methoden, schien sich von hier aus einleuchtend verstehen zu lassen. Freilich könnte man sogleich fragen, warum wir eigentlich nicht ebenso, wie wir die äußere Welt unter Mitwirkung eines inneren Sinnes erkennen, ebenso umgekehrt die innere Welt unter Mitwirkung eines äußeren Sinnes sollten erschließen können, da uns doch auch die äußere nicht unmittelbar gegeben, sondern nur indirekt durch »subjektive Wahrnehmungen« erschlossen sei. Und der messenden Psychophysik scheint ja ein solcher Gedankengang ungefähr vorgeschwebt zu haben. Allein bestehen bliebe gerade auch hier die Hypothese, daß für das Psychische allein die Zeit diejenige objektive Form sei, in der wir seine Inhalte wissenschaftlich, d. h. hier in erster Linie mathematisch, zu ordnen vermöchten; denn das Psychische sei uns nur in der Zeit überhaupt gegeben. Da aber die psychologische Deutung des Wahrnehmungsbegriffes, nach der Wahrnehmung nichts anderes und nicht mehr wäre als ein psychischer Inhalt oder Vorgang, es mit sich bringt, daß das Äußere, um uns gegeben zu werden, ins Innere hineingehen müßte oder in Wahrheit selbst von Anfang an im Psychischen sei und uns (durch einen unbegreiflichen Vorgang) hinausprojiziert werde, so würde denn die Zeit in jedem Falle eine Priorität vor dem Raum besitzen und eigentlich jeweils die Vorbedingung darstellen, unter welcher diejenigen Assoziationen sich knüpfen, welche als Raum imponieren; Raum, so könnte man extrem sogar dann sagen, ist nur ein Gleichzeitiges.

Die Bedeutung solcher Spekulationen für die Sinnesphysiologie mag gering scheinen. Sie sind hier aufgeführt worden, weil die Tatsache, daß so entgegengesetzte Meinungen überhaupt möglich sind, offenbar darauf beruht, daß eine gewisse Entscheidung unter ihnen durch bloße psychologische Feststellungen nicht möglich ist. Denn psychologisch ist es keineswegs immer ohne weiteres evident, ob der Inhalt einer sinnlichen Wahrnehmung ein zeitlicher oder ein räumlicher oder beides genannt werden müsse. Wenn wir eine Sternschnuppe sehen, so können wir sicherlich sagen, daß durch Richtung und Ort am Sternhimmel eine räumliche Bestimmung gegeben ist, auch daß eine Bewegung in bestimmter Richtung erfolgte, macht das Erlebnis gerade charakteristisch; ob aber eine Zeitwahrnehmung vorhanden, ob dem Ereignis eine zeitlich vorstellbare Dauer zukomme, kann sehr fraglich bleiben. Der Eindruck ist ein »momentaner«, und es bedarf einer mathematischen Reflexion, um gewiß zu werden, daß eine Bewegung mit endlicher Geschwindigkeit auch eine gewisse Zeit daure. Fehlt das Zeiterlebnis wirklich, so stoßen wir auch hier auf einen mit der mathematischen Logik nicht verträglichen Sachverhalt. Ich möchte der Ansicht sogar zuneigen, daß beim *Sehen von Bewegungen* ein spezifisch räumliches Erlebnis vorliegt, welches, solange es erlebt wird, eine Einstellung auf die Zeit sogar verdrängt. Hier wird sehr deutlich, daß die Wahrnehmung von Zeiten eben eine Wahrnehmung sui generis ist, die wir in der Regel gar nicht haben, und die Behauptung, alles Psychische bewege sich in der Zeit, ist unzweifelhaft eine konstruierte, eine irgendwoher erschlossene, aber nicht eine im Fluß des psychischen Geschehens selbst als Phänomen aufweisbare. Nur wenn wir uns zur Zeit als Wahrnehmende verhalten, ist die Zeit überhaupt phänomenal vorhanden; in allen anderen Fällen ist sie im gleichen Sinne nicht vorhanden, wie mein Zimmerraum nicht vorhanden ist, wenn ich gerade einer logischen Denkoperation hingegeben bin.

Betrachten wir aber die eigentlichen Zeitwahrnehmungen, d. h. Wahrnehmungen zeitlicher Ordnungen von Empfindungen, so ergibt sich auch hier sehr deutlich eine Mannigfaltigkeit charakteristischer Leistungen. Sie zu bezeichnen hat die Sprache einige Mühe, und sie löst diese Aufgabe unter Verwendung aus dem Raum geholter und daher bildhafter Ausdrücke wie Zeitpunkt, Zeitort, Zeitstrecke; auch macht sich eine Eigentümlichkeit schon bei den Benennungen geltend, welche den Künsten vielleicht früher noch als den Wissenschaften offenbar wurde, nämlich, daß

ebenso wie der Raum besonders dem Auge, so die Zeit besonders dem Ohr, aber auch den Bewegungen verbunden ist. Melodie, Rhythmus, Takt und Tanz sind im Leben eng verschlungene Produkte der Sinne und Handlungen der Glieder.
Es würde eine dem engen Raum dieser Einleitung nicht entsprechende Folge von Wiederholungen ergeben, wenn alle die bei der räumlichen Ordnung des Sinnlichen besprochenen Fragen allgemeiner Natur bei der Zeit ebenfalls erörtert würden; zumal bei der vollkommenen Analogie der Hauptergebnisse darf hier davon abgesehen werden. Dagegen ist bei der Zeit ein Punkt von überragender Bedeutung, der ihr ganz allein eigentümlich ist, nämlich diejenigen Ordnungen, deren Verknüpfungen mit Sinneswahrnehmungen oft behauptet, aber oft auch bestritten wurden: die als Gedächtnis, Erinnerung und Erfahrung bezeichneten. Sie dürfen in einer allgemeinen Sinnesphysiologie nicht übergangen werden, weil sich eine sehr beträchtliche Gruppe von Erscheinungen gefunden hat, welche man nicht aus den im Augenblick der Wahrnehmungen gegebenen Sinnesreizen ableiten konnte, sondern aus sog. Dispositionen der Sinne, und viele dieser Dispositionen wiederum schienen sich verstehen zu lassen als Nachwirkungen früherer Sinnesvorgänge. Streng genommen würden hierher also schon die Adaptionen, Umstimmungen, Ermüdungen gehören. Aber über sie und ihre zeitlichen Maße hinaus wird auch zu weiter zurückliegenden Eindrücken, ja schließlich auf die Gesamtheit des individuellen und stammesgeschichtlichen Vorlebens des Organismus zurückgegriffen. Die Schwierigkeit, diese Momente richtig abzuschätzen, ist in den Debatten über nativistische und empiristische Erklärung zum Ausdruck gekommen. Zu wenig ist dabei wohl beachtet worden, daß, wenn das Lernen und das Erinnern eine physiologische Funktion ist, auch das Verlernen und das Vergessen eine solche sein dürfte. Es ist das Verdienst der Psychoanalyse Freuds, dies wenigstens in der Psychologie zur Geltung gebracht zu haben. Ferner ist eine phänomenologisch und physiologisch gleichwichtige Unterscheidung (Bergson) die strenge Trennung des Gedächtnisses, welches wir üben, wenn wir einen Vers lernen, von der Erinnerung, welche wir üben, wenn wir eine Begebenheit in der Zeit uns so erinnern, daß wir »an jene Zeit denken«, zu der sie passierte, also eine richtige Einordnung in die Vergangenheit zugleich vollziehen. Im ersten Falle handelt es sich um lediglich assoziative oder gestaltende Akte in der Zeit, im zweiten Fall um

identifizierende Akte, bei denen ein Geschehen in der ihm zukommenden geschichtlichen Zeit vorgestellt wird. Dieser Unterschied hat dann auch zu der erwähnten Trennung der mathematischen von der historischen Zeit geführt. Ich nehme z. B. einen mir bekannten und geläufigen Rhythmus (man denke z. B. an Trommler-Melodien, an das gewohnte Klopfen meiner Bedienung an der Tür) auch in Hinsicht auf seine zeitliche Gestalt, nämlich eben als eine charakteristische *Gestalt* anders wahr als einen mir völlig unbekannten Rhythmus (wenn ich z. B. zum ersten Male in die Morsetelegraphie eingeführt werde). – Die Einführung eines veränderten Stundenplanes, einer Sommerzeit u. dgl. bringt eine Menge von Zeiterlebnissen mit sich, welche, von Fremdheitsgefühlen begleitet, deutlich zeigen, daß wir die zeitlichen Ordnungen stets sowohl als rhythmische Ordnungen wie auch als Einordnungen in den Lebensablauf der Zeit erleben. Jede Dissoziation zwischen beiden kann in eigentümlicher Weise besonders erlebt werden, und wir drücken dies eben mit den Worten Gewohnheit und Fremdheit aus.
Höre ich z. B. zu ungewohnter Zeit einen sonst mir bekannten Gesang, sehe einen sonst mir bekannten Menschen, so kann mir zwar ihre Gestalt, Rhythmus, Geste völlig deutlich, als Gestalt usw. ein Ganzes der Wahrnehmung werden, aber eine zweite Zeitbestimmung kann noch fehlen und dann doch plötzlich hinzukommen: die Wahrnehmung als eines schon Bekannten, die sich in Worten etwa ausspricht wie »das ist ja das«, »das bist ja du«. Obwohl also die innere zeitliche Ordnung des Gegenstandes (Rhythmus, Geste) als Gestaltetes wahrgenommen wird, kommt ein *Wiedererkennen*, eine Anamnesis, in der Wahrnehmung hinzu und wir sehen jetzt auch evtl. Dinge, die wir vorher nicht sahen, z. B. eine Veränderung im Tempo, in der Kurve des Ablaufs u. dgl. mehr – eine Veränderung »gegen früher«. Hier zeigt sich also, daß eine historische Zeitwahrnehmung hinzukommt, ein Vermögen, das Wahrgenommene nicht allein als Zeitgestalt, sondern als bestimmten Ort in meiner Lebenszeit unmittelbar wahrzunehmen. Ganz deutlich wird die Mannigfaltigkeit derartiger historischer Zeitwahrnehmung, wenn man den Eindruck eines menschlichen Gesichtes erwägt, in dem ich, ist es ein Kind, die späteren Züge des Erwachsenen, ist es ein Alter, die früheren der Jugend spüre; oder wenn wir die Stätte unserer Kindheit, uraltes Spielzeug wiedererblicken und nun sehr bestimmt die Zeitdistanz in der Wahrneh-

mung erleben. Zwei Dinge scheinen hier eng zusammenzuhängen: die Identifikation, das Wiedererkennen und dann die feste Einordnung in meine Lebenszeit. Die letztere bewirkt, daß ich die Vergangenheit an einem bestimmten Zeitort erinnere, so z. B. »vor 5 Minuten, vor einer Stunde, vor 10 Jahren«, zugleich aber auch, daß ich das gegenwärtige Erlebnis eben als von diesem vergangenen Ort um solch bestimmten Betrag distanziert erlebe. Auch das Herannahen eines bedeutenderen Ereignisses kann bewirken, daß ich meine sinnliche Gegenwart in solchen Zeitbestimmungen erlebe: »noch so lange, noch 10 Minuten, 3 Sekunden«. Sind derartige Erlebnisse auch nicht sicher an Sinneswahrnehmungen gebunden, so können sie doch, wenn ich die Schläge der Uhr, das Rücken des Zeigers wahrnehme, als deren Zeitordnung wahrgenommen werden. Die beiden hier unterschiedenen Arten der Zeitwahrnehmung sollen nicht, wie es naheliegen könnte, als relative und absolute unterschieden werden, sondern als Zeitgestalt und als historische Zeit. Nur für die letztere eignet sich auch der Ausdruck Lebenszeit, der oben eingeführt wurde. Zeitgestalten haben, wie dies auch bei den räumlichen Wahrnehmungen bekannt ist, gewisse Grenzen, über die hinaus wir kein Ganzes und Einheitliches mehr wahrzunehmen vermögen; sie haben eine begrenzte Überschaubarkeit, und sie dürfen also keinen unbegrenzten Inhalt, keine beliebige Dauer haben. Die Zeit, welche überschaut wird und in diesem Sinn als Einheit erlebt wird, hat STERN (1897) auch als Präsenzzeit bezeichnet.

Die objektive Zeit der Physik ist, wie wir sehen, auch auf diesem Gebiete das gedankliche und zugleich methodische Mittel, um die völlig selbständigen phänomenologischen Zeitordnungen, Zeiterlebnisse auf den Seinskreis der äußeren Natur beziehen zu können. Die erlebten oder wahrgenommenen Zeiten sind nicht jene objektiven mathematischen, aber sie sind darum doch reale Zeiten und fest bestimmte Zeiten. Absolut nennen wir sie nicht, weil hierunter viel zweckmäßiger jener in einer Mathematik und Physik notwendige Gegensatz zu relativ bezeichnet wird: das Verfahren nämlich, bei Messung und Berechnung einen Punkt, ein Maß als festen Ausgangspunkt zu wählen. Phänomenologisch und historisch eignet sich hierfür Geburt und Tod, Erwachen und Einschlafen, die Mahlzeiten, die Lebensalter, die Krönungen und Kriege, mathematisch ein willkürlich gewählter und darum indifferenter Punkt und sein Abstand von einem zweiten Punkt der Zeit (z. B. Fallzeit schwerer Körper, Pendelzeit). Der Gegensatz von relativ und absolut ist viel zu arm, um den Reichtum von Zeitarten, Zeiterlebnissen hinreichend auszudrücken, enthält er doch nicht einmal die eindeutige Richtung der Zeit. Die Begriffe schnell, langsam, früh und spät, jung und alt, heute, gestern, morgen, vorher, nachher sind, weil sie eben Bestimmtheiten der Lebenszeit sind, in mathematischer Sprache nicht ausdrückbar.

Eine Hauptschwierigkeit ist nun, daß die im vorhergehenden beschriebenen sinnesphysiologischen Methoden zu einem großen Teile selbst wieder einer physiologischen Kritik unterworfen werden müßten, wenn es sich in Zukunft bestätigen sollte, daß es wirklich eine in Regeln, Gesetzen, Ordnungssystemen ausdrückbare Physiologie des Zeitsinnes gibt. Denn alle jene methodischen Operationen, bei welchen wir z. B. zwei sukzessiv dargebotene Wahrnehmungen zu vergleichen haben, würden dann ja selbst wieder unter den besonderen Zeitsinngesetzen stehen. Wir haben den von FECHNER (1860) schon erörterten »Zeitfehler« bereits erwähnt. Von psychologischer Seite ist vielfach dargelegt worden, daß bei Sukzessiv-Vergleichungen der zweite Reiz als der dem Urteilsvorgang zeitlich nähere eine fundamental verschiedene Einstellung vorfindet – nicht nur in bezug auf die Beurteilung, sondern auch in bezug auf sein Der-Zweite-sein. Auch ist bei sog. Simultanvergleichen nicht zu leugnen, daß während und nach der Darbietung der Reize ein Hin und Her, ein Alternieren der Einstellung den Zeitfaktor wieder hereinzubringen vermag. Ja, es kann unter gewissen Versuchsbedingungen eine objektive Sukzession zweier Reize in der umgekehrten Zeitfolge wahrgenommen werden, und es erschließt sich hier ein den geometrisch-optischen Täuschungen analoges Gebiet der Zeittäuschungen. Andererseits vermag die Zeitgestalt (Rhythmus u. dgl.) den Empfindungsinhalt eines Eindruckes wesentlich zu beeinflussen. Wenn ich nun in der Sinnesphysiologie zwei Eindrücke zu vergleichen habe, muß ich dann nicht jedesmal fragen, in welcher Weise diese Eindrücke etwa mitbestimmt sind durch die besonderen physiologischen Gesetze des Zeitsinnes, da sie mir doch in einer ganz bestimmten zeitlichen Ordnung oder Gestalt gegeben sind? Es ist, soviel ich übersehe, nicht abzusehen, was hieraus für die Methode des Vergleichens eigentlich folgt. Aber es ist interessant genug, sich hier prinzipiell darüber klar zu werden, daß das sogenannte Vergleichen zweier Wahrnehmungen sehr verschiedenes bedeuten kann. Einmal kann es sein das Wahrnehmen eines Unterschiedes (z. B. zweier angrenzender Farben). Hier ist das Vergleichen selbst eine Wahrnehmung. Ferner kann es sein ein Hin- und Hergehen zwischen Wahrnehmung und Vorstellung oder nur zwischen Vorstellungen. Hier erhebt sich die Frage, ob man den Akt des Vergleichens als eine vorstellungsmäßige Abart des Wahrnehmens eines Unterschiedes auffassen will oder grundsätzlich anders. Immer aber geraten wir in die Dialektik, daß Zeit einmal als die Form, in der und vermöge welcher wir Gegenstände geordnet wahrnehmen, genommen wird, und daß ⟨*wir*⟩ zweitens die Zeit *selbst* als eine Größe wahrnehmen und beurteilen. Wahrnehmungen in der Zeit und Wahrnehmungen der Zeit sind ebenso verschieden wie die Dinge im mathematischen Raum und Wahrnehmungen von Räumen. Alles beim Raum Gesagte gilt auch hier. Ebensowenig wie wir die Intensität oder die Größe einer Wahrnehmung (z. B. eines Farbflecks) messen können, ebenso können wir auch die Dauer eines Eindruckes einer Zeit nicht messen oder die Ordnung der Zeitstellen in einem Erlebnis objektiv festlegen. Zeitordnungen und -längen sind immer nur nach dem Modus der Physik durch ein mathematisches System objektivierbar; aber gerade für die Wahrnehmung der Zeiten ist dies außer dem Bereich, eben weil die wahrgenommene Zeit nicht die objektive Zeit ist. Jene ist ein Gegenstand unseres Wahrnehmens, diese ist eine begriffliche Funktion physikalisch-objektiver Ordnungen, welche, ganz ebenso wie die räumlichen, methodisch vom Koinzidenzerlebnis ausgehend, aus ihm nicht mehr entnimmt als eben die Koinzidenz.

Überblicken wir aber das für Raum und Zeit Gesagte im Zusammenhang, dann ergibt sich für die *Wahrnehmungen* von Räumen und von Zeiten, daß diese Wahrnehmungen selbst nicht mehr ⟨*als*⟩ Gegenstand einer solchen Bearbeitung durch den objektiven Verstand unterworfen werden können, wie dies in den Naturwissenschaften nach dem Vorbild der Physik sonst gefordert werden muß. Man kann also die Wahrnehmung in einem solchen Sinne überhaupt nicht als einen objektiven Gegenstand auffassen, und sie ist in diesem Sinne und aus diesem Grunde auch nicht ein *identischer* Gegenstand, sondern ein *einmaliges* Ereignis. Mit dieser Feststellung sind wir aber an die Schwelle einiger Probleme gelangt, welche nur im Zusammenhang des folgenden abschließenden Abschnittes dargelegt werden können.

VIII. Die Sinneslehre als Aufgabe der Biologie

Der Inhalt der letztvorhergehenden Abschnitte läßt die Frage berechtigt erscheinen, ob wir es hier noch mit den Prolegomena zu der Physiologie der Sinnesorgane zu tun haben, oder ob der Umfang und die Art der Probleme nicht eine eigene, und der speziellen Sinnesphysiologie am besten nicht vorangehende, sondern nachfolgende Wissenschaft notwendig mache. Der rein physiologisch Orientierte wird es jedenfalls höchst wünschenswert finden, durch die Arbeit anderer von den erkenntnistheoretischen und überhaupt grenzwissenschaftlichen Schwierigkeiten und Zweifeln entlastet zu werden. Soweit nun dieser Wunsch sich auf erkenntnistheoretische Fragen bezieht, ist er sehr berechtigt und auch erfüllbar. Die Erfahrung lehrt, daß Experimentierkunst und Naturbeobachtung Vorzügliches leisten können, auch wenn ein Forscher in erkenntnistheoretischer Hinsicht unwissend, ja von absurden Ansichten beherrscht ist. Dagegen muß eine gewisse Vertrautheit mit der Psychologie hier ebenso verlangt werden wie in der Lehre vom Stoffwechsel Kenntnis der Chemie, beim Kreislauf Kenntnis der Physik – obwohl angesichts der tatsächlichen Uneinigkeit im Lager der Psychologie diese Aufgabe viel schwieriger ist. Wichtiger noch als dies aber ist, daß die Sinnesphysiologie nicht etwa nur an der Psychologie »angrenzt«, diese aber wieder an Philosophie, Phänomenologie oder Logik »angrenzt«, daß vielmehr hier gegenwärtig eine Umformung in den Grundlagen dieser Wissenschaften stattfindet, welche die Grenzen oft aufzuheben scheint und zu einer neuen Einheit der Wissenschaften hintreibt, in der man jene alten Unterscheidungen am liebsten fallen lassen oder doch in völlig anderem Sinne treffen möchte. Das neue Bestreben, die völlige Einheit aller Wissenschaften wieder herzustellen, ist zwar weniger an greifbaren Ergebnissen wie Encyklopädien oder sonst kodifizierten Systemen abzulesen, aber es hat in der Arbeitsweise und Art der Gedankenbildung und Forschung Einzelner doch eine sichtbare und bewußte persönliche Vertretung gefunden. In diesem Sinne soll auch die sonst nicht immer motiviert erscheinende Ausdehnung der vorhergehenden und ebenso der folgenden abschließenden Betrachtung verstanden werden. Nicht davon freilich geht sie aus, daß die Wissenschaft das Ganze umspannen und begreifen könne oder solle, sondern davon, daß die volle Wahrheit nur beim göttlichen Ganzen sein kann, wogegen die Wissenschaft einen immer stückhaften unvollkommenen und dabei nur durch den Abglanz des Ganzen überhaupt möglichen und vorhandenen Versuch darstellt. Sie kann auch nicht einmal ein Versuch zur Totalität sein, wohl aber ein Versuch zur Teilwahrheit. Daß nun die Wahrheit der Wissenschaft *immer* nur eine bedingte, abhängige und unvollkommene ist, dies ganz grundsätzlich auszusprechen und anzuerkennen ist an dieser Stelle notwendig, weil die Frage nach der Wahrheit der Sinne geradezu ein Thema der Sinneslehren geworden ist. Man kann diese Wissenschaft und ihr Werden in neuerer Zeit niemals verstehen, wenn man übersieht, daß den meisten das sog. Gesetz der spezifischen Sinnesenergie die Wahrheit der Sinneseindrücke einzuschränken und damit ein in der Geschichte der Wissenschaften von jeher aufgetauchtes Mißtrauen gegen die Sinne neu zu bestätigen schien. Damit wird sozusagen ein unmittelbares menschliches Interesse berührt. Viele können und wollen nicht glauben, daß die Bäume nicht grün seien, sondern nur ein Gehirnprozeß das Grüne vorspiegle, wie es jene Lehre behaupte. Der Widerspruch zwischen ihr und dem natürlichen *Leben*, in dem Gelehrte und Nicht-Gelehrte sich gleichmäßig nach solchen Behauptungen niemals richten, sondern der Wahrheit der Sinne trauen, scheint unlösbar. Niemals auch konnte die Theorie *erklären*, warum wir die Gegenstände grün sehen. HERING betonte mit Recht gerade dieses und bestritt mit Recht, daß wir grüne Empfindungen hätten. Die Empfindungen sind nicht grün, sondern die Bäume sehen wir grün.

Und doch läßt sich dieser Widerspruch klären, sobald wir einsehen, daß eine wissenschaftliche Theorie niemals die Wirklichkeiten in unserem *Leben* erklärt, sondern daß unser Leben die Voraussetzung einer wissenschaftlichen Theorie ist und diese also von lebenden Wesen hervorgebracht wird. Eine z. B. kausale Theorie entsteht, wenn wir mittels des Verstandes die Wirklichkeit in bestimmter Weise anschauen und verarbeiten, ebenso wie wir sie im Experiment in bestimmter Weise zurichten, anordnen, leiten. So entsteht aus dem Leben und im Leben eine besondere Form des Lebens, eben die des experimentierenden und die des theoretisierenden Menschen. Die Form, welche die Wissenschaften hier wählen, wird auch die objektive genannt. Aber die objektive Wirklichkeit ist weder die einzige noch die ursprüngliche der Wirklichkeiten. Sie ist dasjenige an der Wirklichkeit, welches notwendig verläuft, also ein ganz Spezielles. Es kann nur im einzelnen dargestellt werden, nicht im Ganzen. Nicht-objektive Wirklichkeiten verlieren dadurch, daß es auch objektive gibt, nichts an ihrer Realität. Die Natur der Dinge ist so mannigfaltig, daß wir sie erfahren können durch Sehen und Hören, aber auch durch Experimentieren und Denken. *Wir* ändern uns, wenn wir vom einen zum andern übergehen und damit auch andere, neue Dinge gewahr werden. Nichts berechtigt uns aber, die Art und Weise der theoretischen Wissenschaft für wahrer als die der experimentierenden, diese wieder für wahrer als das bloße Schauen und Wahrnehmen mit den Sinnen zu halten. Trotzdem haben wir nicht immer und überall recht, trotzdem gibt es Irrtümer, Täuschungen. Dies geschieht vor allem dort, wo ich die verschiedenen Arten des Erkennens vermische, wo ich aus der einen Sphäre in eine andere übergehe, ohne gewisse Pflichten der Erkenntnismethode zu beobachten.

Meine Sehwelt und anderen Sinneswelten sind also nicht unwirklicher als meine objektive Verstandeswelt. Es ist aber ganz sinnlos, meine Sehwelt umzudeuten und zu sagen, sie sei »nur« meine Vorstellung, »nur« mein subjektiver Bewußtseinsinhalt, »nur« eine Empfindung und Wahrnehmung in meiner Seele. In dem Augenblick, wo ich mich so ausdrücke, habe ich alle die Wirklichkeiten, die ich sinnlich wahrnehme, verfälscht und zu etwas wesensmäßig anderem gemacht: zu Stücken oder Inhalten einer Seele. Nenne ich sie dabei zugleich subjektiv und meine damit noch etwas anderes als etwas Seelisches (das ja auch objektiv sein kann), nämlich einen Gegensatz zu objektiv, so bringe ich noch eine zweite Fälschung an, indem ja dem Baum oder Berg, die ich sehe, und so, wie ich sie sehe, irgend etwas Subjektives, Ichhaftes zunächst gar nicht anhaftet. Mein Ich aber, wie sollte es dazu kommen, die Welt der Dinge um mich herum verschlucken zu wollen, eine völlig ungehörige Usurpierung.

Nur eines ist richtig bei dem Gegensatz z. B. zu den objektiven, also nicht gesehenen, sondern berechneten Planetenbewegungen: daß die Welt der Bäume und Berge vor meinen Augen von mir gesehen wird, also von einer menschlichen Person. Ist sie darum nicht so, wie ich sie sehe? Sie ist doch darum nicht etwa anders, als ich sie sehe, weil ich lerne, daß die Experimentalphysik zur Annahme der Wellennatur des Lichtes geführt wurde. Denn als ich die Bäume sah, da sah ich ja die Bäume und durchaus nicht »Licht«, d. h. die gesetzmäßigen Beziehungen zwischen Strahlungen bestimmter Art. Auch der Umstand, daß ein anderer Mensch, etwa ein Farbenblinder, dieselben Dinge anders sieht als ich, beweist ja nicht, daß einer von beiden oder daß beide Unrecht haben über die Dinge, sondern jeder hat Recht, denn jeder sieht etwas Richtiges von den Dingen, aber niemals alles; die Dinge sind eben reich an Eigenschaften, und in den Dingen, die wir sehen, stecken noch andere Dinge, die wir nicht sehen, und ihren Reichtum vermögen wir auf keine Weise auszuschöpfen, vor allem nicht auf eine bestimmte Weise, wie die der Sinne oder die der objektiven Wissenschaft. Freilich, wer glaubt, daß alle Welt und Wissenschaft *eine* Uniform anhaben, kann nicht zugeben, daß nicht immer dasselbe gilt, daß im Wahrnehmen mit den Sinnen nicht das wahr sein kann, was im abstrahierenden Verstand wahr ist und umgekehrt. Aber weder ist die Welt uniform noch ist das Ich in dem Sinne immer dasselbe, daß ihm nur die eine nämliche, die verstandes-objektive Erkenntnis die Wahrheit näher bringen könnte[8].

Wenden wir dies auf die Bedeutung der spezifischen Sinnesenergie an, so ergibt sich sogleich, daß dieses berühmte Prinzip ja nur besagt, man könne Lichterscheinungen auch durch andere Kräfte als Licht erzeugen und so evtl. den *Verstand* täuschen, der gewohnt war zu schließen, daß da, wo wir etwas sehen, auch Licht (d. h. physikalisches Licht) sei. Die Einsicht, daß dies möglich ist, hat allerdings höchste Bedeutung, ebenso wie die Kenntnis der Umstände und Gründe, wie es möglich ist. Aber aus ihr folgt ja nicht, daß eine Täuschung auch dann vorliegt, wenn ich eine sog. adäquate Reizung der Sinne habe. Joh. Müller gab freilich seinen Thesen eine Form, in der die Herrschaft des mechanischen Weltbildes schon so stark ist, daß auch er eine andere Natur als die aus »Erzitterungen« im Raum bestehende nicht mehr für real gelten zu lassen scheint. Und es ist für den hier vorgetragenen Standpunkt eine große Schwierigkeit, daß dieses rein denkmäßige Identifizieren des physikalischen Weltbildes mit der Wirklichkeit schlechthin durch Bildung und Gewohnheit sich selbst im Laien so tief festgesetzt hat, daß er der Sprache der Sinne, der Sprache des natürlichen Alltags nicht mehr zu trauen wagt. Trotzdem ist die ungeheure und durch nichts gerechtfertigte Einseitigkeit dieses Wirklichkeitsbegriffes im Schwinden, und sie wird weichen müssen einer Auf-

8 Vgl. E. Landmann (1923).

fassung, die auch den Sinnen gibt, was ihnen gehört. Sind aber sinnliches Verhalten und verstandesobjektives Verhalten zwei nebeneinander stehende und in ihrem (möglichen) Wahrheitsgrad gleichgeordnete Verhaltungsweisen des Menschen, dann betreffen die im Gesetz der spezifischen Sinnesenergien ausgesprochenen Sätze nicht im geringsten den Wahrheitsgrad der Sinnlichkeit, sondern sie entdecken den Grund der Nichtübereinstimmung in den Feststellungen der objektiven Naturwissenschaft mit den Feststellungen der bloßen Sinnlichkeit: der Grund ist ein Geschehen in den lebendigen Wesen, welches, selbständig in gewissen Grenzen, von den physikalischen Vorgängen nur angeregt, gereizt wird. Das Prinzip der spezifischen Sinnesenergie erklärt also einen (scheinbaren) Widerspruch, der überhaupt nur entsteht, wenn wir das sinnliche Wahrnehmen vom verstandesobjektiven Erkennen nicht trennen, sondern eine Übereinstimmung beider postulieren. So kommt es übrigens, daß gerade die Behauptung vom Trug der Sinne schlechthin längst vor aller Sinnesphysiologie aufgestellt wurde; Joh. Müllers Erkenntnisse haben diese Behauptung aber nicht bestätigt, sondern ihre Überwindung herbeigeführt. Die Sinne trügen nämlich dann, wenn sie so genommen werden, als könnten sie das leisten, was die objektiv denkende Physik leistet. Aber sie trügen nicht, wenn sie das leisten sollen, was sie können: Biologisches, d. h. Wahrnehmungen der Welt, in der wir leben (nicht: in der wir als Physiker sind).

Das Ergebnis ist, daß eine erkenntnistheoretische Deutung des Gesetzes der spezifischen Sinnesenergien nicht zulässig ist. Vielmehr drückt es eine Reihe von experimentellen Befunden aus, die alle Bestandteil objektiver Naturwissenschaft sind: vor allem, daß sehr ähnliche Sinneserscheinungen durch verschiedene objektive physikalische Reize auslösbar sind und daß dies auf der Ähnlichkeit der Organprozesse beruhe. Daraus folgt nur, daß man, um gute Physik treiben zu können, sich der inadäquaten Reize womöglich enthalten sollte, wiewohl auch dies denkbar ist, wenn wir nur *wissen*, welcher Reiz vorhanden ist. Über eine Verfälschung der Umwelt durch die Sinne sagt das Gesetz überhaupt nichts, und es ist auch nicht statthaft, die Wahrnehmungen oder bestimmte Inhalte der Wahrnehmungen wie die Empfindungsqualitäten als Täuschungen zu bezeichnen. Insbesondere ist auch die *Vorzugstellung* der *räumlichen* und *zeitlichen* Bestimmungen, derzufolge sie wenigstens relativ objektiv gegenüber den bloß subjektiven Empfindungen gelten, durchaus unzulässig. Ein solcher Vorrang ist aus dem Gesetz der spezifischen Sinnesenergien ebensowenig ableitbar wie alle anderen erkenntniskritischen Annahmen. Die Vorzugstellung der »primären Qualitäten« Raum und Zeit ist kein Ergebnis der Sinnesphysiologie, sondern ein Erbteil der rationalistischen Philosophie, in der sie übrigens mit sehr ungleicher Entschiedenheit verteidigt, ja öfters ganz bestritten wurde.

Es kann nicht die Aufgabe hier sein, den philosophischen Rationalismus und Idealismus als die eigentliche Voraussetzung dafür aufzuzeigen, daß der Primat der Quantität gegenüber der Qualität, der ja im Interesse der exakten Naturwissenschaften lag, darüber hinaus auch philosophisch legitimiert wurde[9]. Es muß hier genügen, daß die Biologie, welche zu den exakten Wissenschaften nicht gehört, auch ein solches Vorrecht der quantitativen Methode nicht kennt. Ja, sie wird völlig unverständlich, wenn man davon ausgeht, ihre Aufgabe sei keine andere als die der Physik oder Chemie, deren Aufgaben sie unter ungeheuer erschwerten Bedingungen noch ein zweites Mal zu lösen hätte. Seit es eine Biologie gibt, entstehen auch die Versuche, die ihr eigentümlichen Gegenstände und Aufgaben zu charakterisieren und denen der nichtbiologischen Naturwissenschaften gegenüberzustellen. Der Einfluß dieser letzteren und der mit ihnen so eng verbundenen Philosophie aber bewirkte, daß man solche Versuche doch immer wieder irgendwie im Geiste der mathematischen und physikalischen Ideale durchführte. Waren früher vor allem Annahmen einer besonderen Lebenskraft – also doch wieder einer Analogie zum Kraftbegriff der Physik – an der Tagesordnung, so sind die neueren Versuche eines Vitalismus mehr davon ausgegangen, man müsse das Problem von den logischen Formen der Erkenntnis aus, also kategorial lösen. Dabei griff man mit Vorliebe zu KANTS Kategorie der Wechselwirkung oder einer Fortbildung derselben (Kategorie der Ganzheit; DRIESCH [1921]), also auch wieder zu einer innerhalb dieser Form des Rationalismus gebildeten Analogie. Dabei scheint man aber nicht bemerkt zu haben, daß man über die Schranken, die der Gebrauch des ganzen Begriffsystems auferlegt, niemals hinweg kam und daß dieses ganze System ein für den Gegenstand der Biologie ungenügend angepaßtes, ja unangemessenes sein könnte. Nicht daran lag die Schwierigkeit, daß man die richtige Kategorie

9 Vgl. z. B. CASSIRER (1907).

der Biologie noch nicht hatte, sondern daß man überhaupt Kategorien hatte und suchte. Um dies näher zu erläutern, können wir unmittelbar auf die vorhergehenden Abschnitte verweisen und daran erinnern, daß die Untauglichkeit der Kategorien, wie sie etwa schon die Tafel KANTS enthält, für die gestellte Aufgabe Schritt für Schritt hervortrat.

Zwei Hauptaufgaben können dort unterschieden werden. Die erste bezieht sich darauf, den Reiz und Erregungsprozeß in *Beziehung* zu setzen mit dem Inhalt unseres Wahrnehmens. Wir können dies zusammenfassend als das *Korrelationsproblem* bezeichnen. Die zweite besteht darin, die Inhalte unserer Wahrnehmungen zu *ordnen* und zu bestimmen, sei es unter Benutzung anatomischer, physiologischer, psychologischer, phänomenologischer, logischer Gesichtspunkte oder welche immer es seien und tauglich gefunden werden. Dies können wir kurz als das *Ordnungsproblem* bezeichnen.

Beim *Korrelationsproblem* scheitert die Behandlung gemäß einer der klassischen Kategorien ganz offenbar daran, daß der Vergleich von Reiz und Empfindung, ihre Verknüpfung unter einem Kausal- oder Parallelprinzip nur gelänge, wenn die Empfindung in gleicher Weise Objekt werden könnte wie der Reiz oder der nervöse Erregungsvorgang. Wir sahen aber soeben, daß jeder Versuch, sinnliche Wahrnehmungen zu psychisieren, eine Verfälschung mit sich bringt: es besteht nun einmal kein Recht, die »Empfindungen« grün zu nennen, es ist und bleibt eine Empfindung, ein *Akt der Transzendenz*. Ein Reiz ist etwas, aber eine Empfindung ist nie ein Etwas, sondern sie ist und bleibt nun einmal Empfindung *von* etwas; wir *haben durch* sie etwas, aber eben darum ist sie nicht etwas. Man kann dies auch so ausdrücken, daß jede Empfindung eine Wahrnehmung sei, daß es also Empfindungen überhaupt nicht »gibt«, weil es auch keine Wahrnehmungen »gibt«, sondern durch die Wahrnehmung Etwas gegeben wird. Dies ist zutreffend; nur muß man sich gegenwärtig halten, daß die Wahrnehmungen von vielen genauso illegitim wie die Empfindungen zu Etwas gestempelt, psychisiert worden sind. Wir halten es also für unzulässig, von Empfindungen und Wahrnehmungen so zu sprechen, wie man von Äpfeln und Birnen spricht; eine derartige Psychologie ist heute unhaltbar geworden. Was z. T. früher schon im einzelnen kritisiert und abgelehnt wurde: die messende Psychophysik (exakte Wissenschaft von den Beziehungen *zwischen* Leib und Seele), die physiologische Psychologie (exakte Wisenschaft von der *Seele*, sofern sie durch somatische Vorgänge bedingt ist), die physiologische Theorie der Sinne (exakte Erklärungen des *physiologischen* Geschehens, sofern es den Sinnes*wahrnehmungen* dient) – alle diese können wir jetzt deduktiv als unlösbare und falsch gestellte Aufgaben verstehen. Denn jede dieser drei Unternehmungen wird der Tatasche nicht gerecht, daß Empfindungen und Wahrnehmungen nicht objektivierbar sind und daher auch keiner irgendwie gearteten Korrelationstheorie zugrunde gelegt werden können. Denn das, wodurch mir die Objekte gegeben werden, kann niemals selbst Objekt sein.

Am auffallendsten mag hier erscheinen, daß auch nicht einmal eine Theorie der Sinne im physiologischen Sinne zugestanden wird. Man kann eine Theorie der Zersetzung des Sehpurpurs aufstellen, aber dann treibt man physiologische Theorie des Auges. Eine Theorie des Sinnes wäre, wenn man zu erklären unternähme, warum bei einem bestimmten derartigen Vorgang die Empfindung von etwas Grünem eintritt: dies eben ist nicht möglich, denn die betreffende chemische Zersetzung ist ein Vorgang, die *Empfindung* des Grünen ist aber kein Vorgang, vielmehr ist sie die *Wahrnehmung* eines solchen: nämlich des Auftauchens von Grün an einer bestimmten Stelle meiner Umwelt, und zwar derjenigen, die mir durch meinen Sinn gegeben ist[10].

Wenn also eine (erklärende) Theorie von den Sinnesorganen als völlig möglich und berechtigterweise vorhanden anerkannt wird, so ist eine Theorie der Sinneswahrnehmung ebenso entschieden abzulehnen. Ganz besonders muß dies von den räumlichen und zeitlichen Bestimmungen gesagt werden. Über LOTZE noch hinausgehend ist es als unzulässig zu erklären, wenn die räumlichen Verhältnisse des Wahrgenommenen zurückgeführt werden auf »objektive« Raumverhältnisse, weil das *Objektive* an den äußeren Dingen (seien es nun Gegenstände der Umwelt oder ihre Abbilder in physiologischen Erregungszuständen der Sinnesflächen usw.) zwar vielfach nur räumlich vorgestellt werden kann, vielfach aber auch zwar als »räumliche« Ordnung gedacht wird, aber trotzdem nicht mehr anschaulich vorgestellt wird. Der Physiker drückt also

10 Der Terminus »durch« darf selbstverständlich nicht als verkappter Kausalbegriff gedacht werden, sondern er soll das Gesagte (die Nichtobjektivierbarkeit des Aktes der Transzendenz) nur kurz ausdrücken.

die sog. räumlichen Objektverhältnisse zuletzt nur noch durch ein System von Symbolen, Gleichungen, mathematischen Beziehungen, Funktionen usw. aus, die zwar ursprünglich einmal von Raumanschauung und -wahrnehmungen ausgingen, zu deren Vollzug diese letzteren aber oft ganz entbehrlich geworden sind. Man kann sich (nur scheinbar paradox) so ausdrücken, daß der objektive Raum gar kein Raum ist, also mit dem Wahrnehmungsraum auch keine anschauliche Verwandtschaft oder Ähnlichkeit zu besitzen braucht. Beide hängen miteinander nicht geometrisch, sondern logisch-genetisch zusammen, insofern als die Physik mit Wahrnehmungen anhebt und zu Konstruktionen fortschreitet. Hierfür ist nun wichtig, daß die Physik nach dem Urteil ihrer eigenen Vertreter unter den Wahrnehmungen im Grunde nur die *Koinzidenzerlebnisse* benutzt (EINSTEIN[11]), also das Figürliche, das Gestaltete *als solches* gar nicht braucht. Wir müssen daher auch den Versuch KÖHLERS, die physischen Gestalten mit den Wahrnehmungsgestalten durch eine Korrelationstheorie zu verbinden, nur als eine Auffrischung der älteren parallelistischen Theorien betrachten, gegen welche die sämtlichen hier genannten Bedenken genauso zu erheben sind. Ich glaube, daß die physischen Gestalten KÖHLERS (1920) gar nichts anderes sind als eben auch Wahrnehmungsgestalten bzw. aus dem Stoff oder der Sphäre des Wahrnehmungs- und Vorstellungslebens genommene Gestalten. Sie mit den Wahrnehmungen vergleichen, heißt also im Grunde nur, Wahrnehmungen mit Wahrnehmungen vergleichen, und die Ziele der Physik und das, was in der Physik zur Objektivität führt, ist ja nicht die »physische Gestalt«, sondern eine denkprozeßmäßige Ableitung von Gesetzen, die an Gestalten demonstriert, nicht durch sie realisiert werden können.

Eine Korrelationstheorie ist demnach in keinem Sinne annehmbar. Aber wo keine *Theorie* möglich ist, da kann doch immer eine Wissenschaft, eine Einsicht in das Wesen und eine zur Lehre gewordene Erfahrung möglich sein. So wie GOETHE seine Versuche nicht als einzelne, sondern nur als mannigfaltige Vielheit bewertet wissen und aus ihnen nicht eine Theorie, sondern ein Urphänomen als eine Art höhere Erfahrung ableiten wollte, so und nicht anders dürfen wir, wie ich glaube, uns die Summe der sinnesbiologischen Forschungen und ein Prinzip wie das der spezi-

11 GERHARDS (1922), SCHLICK (1919).

fischen Energie vorstellen. Es ist ein Urphänomen, so kann man sagen, daß *die* Wirklichkeit, *die* Natur, welche wir die sinnliche nennen, eben durch den Gebrauch der Sinnesorgane erfaßbar ist, daß also etwas *da* ist, was diese Organe zu zeigen vermögen. Es ist dann eine Tautologie, daß das, was diese Organe nicht zeigen, eben auch da ist, ohne daß man es doch sinnlich wahrnehmen könnte. Aber es ist absurd zu sagen, das, was wir sehen oder tasten, sei nur infolge der Sinne da und daher eigentlich überhaupt nicht da, jedenfalls nicht dort und nicht so, wie es uns erscheine. Eine solche Ausdrucksweise ist jedenfalls für jede andere, etwa die objektiv-verständige Erkenntnis, ebenso unzutreffend, denn man kann ebensowenig sagen, daß das, was ich mit dem Verstand erschließe und denke (z. B. die Rückseite des Mondes), nur durch den Verstand da sei, also eigentlich gar nicht da sei. Niemals ist dies etwa die Meinung KANTS gewesen. Alle derartige, durch den Begriff des Dings an sich, das unerkennbar sein soll, hervorgerufene Ausdrucksweise wird zur wahren Verführung, wenn sie den weiteren Schluß zur Folge hat, daß, weil die Dinge ja doch nicht wirklich erkennbar sind, sie »also« von uns selbst hervorgebracht würden. Wer dies für die sinnliche Qualität zuläßt, wird es schließlich auch für die raumzeitlichen Ordnungen nicht bestreiten können, womit denn der »Herr der Schöpfung« in seiner Glorie endgültig hervortritt.

Zu ähnlichen Folgerungen gelangten wir beim *Ordnungsproblem*. Der Versuch, die »psychische Reihe«, die Mannigfaltigkeit der Empfindungen und Wahrnehmungen mit denselben Denkmitteln zu beherrschen wie die physische Natur, ist völlig gescheitert. Die Kategorien der Intensität, Quantität, Größe, die der räumlichen und der zeitlichen Ordnungen haben sich Schritt für Schritt als nicht anwendbar auf psychisches Material erwiesen, und es ist nicht ohne Interesse, dies anhand der Tafel KANTS sich im einzelnen klarzumachen. Wenn wir aber jetzt diesen Mißerfolg dahin formulieren, daß sich die klassischen Kategorien als eine unangemessene Denkform für die Ergreifung des Psychischen erweisen, so müssen wir den Grund dafür wenigstens anzudeuten suchen. Er liegt offenbar darin, daß die psychischen Vorgänge uns in der Sinnesphysiologie ja eigentlich nur als biologische Verhaltungsweisen interessieren und begegnen und daß das biologische Verhalten kein logisches oder mechanisches ist, folglich auch nicht in den logischen Formen gedacht werden kann.

An dieser Stelle muß es als das große Verdienst der sog. Gestalttheorie bezeichnet werden, daß sie für die Sinnesphysiologie der Gewohnheit entgegentritt, das, was man physiologisch nicht versteht, mit psychologischen Begriffen zu erklären. Dieses vor allem HELMHOLTZ zur Last gelegte und schon immer von v. KRIES und HERING gleichmäßig abgelehnte Verfahren soll nun durch etwas Positives ersetzt werden, nämlich die Theorie besonderer Gestalt- oder Ganzheitsfunktionen. Es sind Leistungen der physiologischen Substanzen, deren Eigenart ist, nur als ein Ganzes zu reagieren und jeden Einzelvorgang durch einen Gesamtvorgang zu determinieren. Man kann nicht sagen, daß diese Theorie im eigentlichen Sinne und direkt beweisbar sei; ihre Argumentierung ist vielmehr die negative: Erscheinungen zu zeigen, welche durch die Elementar- oder Komplextheorie unverständlich bleiben. Hier kann das schon heute erdrückende Material kaum mehr überboten werden. Die noch ungelöste Aufgabe aber ist, diese Dispositionen, Zustände, Leistungen des *Ganzen* nun auch näher zu charakterisieren, zu ordnen, zu individualisieren. Da sie nicht synthetisch aus der Summe der Teilvorgänge aufzubauen sind, so müssen sie als Ganzes irgendwie nennbar, deutbar, erfaßbar sein, sollen sie nicht jedesmal als ein Unbegreifliches hingenommen werden. Was sich hier darbietet, ist wiederum ein psychologischer Erfahrungsinhalt, der aber nun so wenig wie der physiologische elementar und bausteinhaft, atomistisch, komplexmäßig sein kann, sondern jedesmal ein einheitliches Gesamterlebnis, eine geschlossene Gesamthaltung zu einem Gegenstand sein muß. Mit anderen Worten, wir stehen wieder bei der *Phänomenologie* als der Wissenschaft, welche einer Gestaltphysiologie ebenso zu entsprechen scheint wie die Assoziationspsychologie der Elementenphysiologie.

Indes liegt hier doch eine entscheidende Differenz vor. Während die Assoziationspsychologie durch eine der Korrelationshypothesen (kausal- oder parallelpsychophysischer Art) mit der Physiologie verbunden zu werden pflegte, wäre ein analoger Versuch bei der Phänomenologie verfehlt. Als der eigentliche physiologische Kern der Gestalttheorie stellt sich nämlich immer wieder der heraus, daß wir den in einem bestimmten Moment ins Auge gefaßten Einzelvorgang zwar unvermeidlich isoliert betrachten müssen, um ihn nur überhaupt analysieren zu können, daß aber dabei das Absehen von anderen mehr oder weniger benachbarten, ja sehr entfernten Teilen der Substanz ein künstliches ist. Ob man diese entfernteren Bedingungen mit v. Kries (1923) als *akzessorische* bezeichnet und also gewissermaßen in eine zweite Linie stellt oder ob man sie alle zusammen als Gestalt bezeichnet und ihre *Totalität* als das den Einzelvorgang Determinierende an die Spitze stellt – das macht für die Analyse, die nun einmal das Ganze nicht überschaut, sondern zerpflückt, so sehr viel nicht aus. Auch bleibt es bei den Erörterungen über Gestaltfunktionen ja doch immer wieder eine gewisse Willkür, wo ich die Grenze setzen will für das, was man das Ganze zu nennen pflegt. Ist eine Retina, ist eine Tasthand ein solches Ganzes? Ist das physiologisch Ganze von anatomischen oder von funktionalen Kriterien aus zu bestimmen? Dies bleibt bis zu einem gewissen Grade doch immer beliebig. Wir kommen auf diesen Begriff des Ganzen und seiner Grenzen sogleich zurück und stellen zunächst nur dies fest: Nicht darin liegt der Vorteil einer richtig verstandenen Gestalttheorie, daß sie in die Physiologie der Sinnesorgane ein bisher unbekanntes Agens, wie »das Ganze« oder »die Gestalt«, als eine neue Funktion einführte, sondern darin, daß sie mit großem neuen Tatsachenmaterial die anscheinend im Nervensystem ganz unbegrenzte Kooperation *aller* Teile bei *jeder* Leistung aufzeigt; gewissermaßen also darf dies als ein *Prinzip der allgemeinen Synästhesie* aller Sinnesgebiete und Teilsinnesgebiete bezeichnet werden. Danach gäbe es eigentlich gar nicht die Sinne, sondern nur eine Sinnlichkeit, einen Sinn. Die andere Seite aber, nämlich das Zum-Ausdruck-Kommen dieses allgemeinen Zusammenhanges in der Bestimmtheit von Gestalten der Wahrnehmung, folgt aus einem solchen Prinzip der allgemeinen Synästhesie noch keineswegs. Die verbreitete, aber ganz unerwiesene Anschauung, daß überhaupt nur ein Teil der nervösen Vorgänge »zum Bewußtsein komme«, wurde schon früher zurückgewiesen. Wenn wir jetzt aber einen solchen Synergismus aller an den Sinnesfunktionen beteiligten Teile annehmen, dann kommt dieses Problem des nur partiellen Bewußtwerdens gewissermaßen von selbst in Wegfall, weil eben jeder Teilvorgang von allen anderen Teilvorgängen mit determiniert ist, also insofern das Ganze sogar repräsentiert. Nur in diesem Sinne ist es denn allerdings ein sehr bedeutungsvoller Zusammenhang, wenn wir zugleich mit dem »Prinzip der allgemeinen Synästhesie« darauf aufmerksam werden, daß auch die Phänomenologie uns lehren kann, die sinnlichen Eindrücke seien wesentlich immer etwas Einheitliches und Gestaltetes[12]. Man kann aber hier nicht von einer neuen Art von Korrelationstheorie zwischen Physiologischem und Psychischem sprechen, weil die Gesamtheit der physiologischen Vorgänge, d. h. ihre Totalität in der Wahrnehmung gar nicht zum Ausdruck kommt; sondern im Gegenteil: wollte man die unendliche Mannigfaltigkeit des Physiologischen denn doch mit der Wahrnehmung vergleichen, so zeigt gerade der sinnliche Eindruck ein vollkommenes Fehlen einer Totalität und statt dessen die Einfachheit und Überwindung der Mannigfaltigkeit in einer Gestalt. Hier zeigt sich, daß der Ausdruck »das Ganze« in der physiologischen und der phänomenologischen Anwendung völlig Verschiedenes zu bedeuten hat, aber leider zur Annahme einer Ähnlichkeit oder Parallelität verführt hat. Für die Untersuchung der physiologischen Prozesse, die immer rational und analytisch bleiben muß, hat der Ausdruck des Ganzen eben keine andere Bedeutung als die Summe oder Totalität aller Teile; etwas »Überadditives« kommt hier gar nicht in Betracht. Sprechen wir dagegen von der Ganzheit eines Figureneindruckes, einer Personenwahrnehmung u. dgl. m., so meinen wir nicht, daß *dieses* Ganze etwas lückenlos Vollständiges sei, sondern daß es die Eigenart besitze, ein individuelles Ding, ein Etwas, ein charakteristischer, wiedererkennbarer, in den Zusammenhang der Welt bedeutungsvoll einordenbarer Gegenstand zu sein. Ein solcher wird, wollte ich ihn analytisch als ein additives Ganzes betrachten, im gleichen Augenblick Gegenstand der objektiven Wissenschaft werden und alle Merkmale der Gestalt verlieren, und genau so geht es einem Netzhautbild, einem Gehirnvorgang, den ich, anstatt ihn sinnlich anzuschauen, als solchen zergliedernd untersuche.

Physiologische und phänomenologische Ganzheit sind also derart verschieden, daß man nicht hoffen kann, auf ihre Verwandtschaft eine neue psychophysische Korrelationstheorie zu gründen. Dies wird noch deutlicher, wenn man einige Eigentümlichkeiten der Wahrnehmungen und besonders der Gestaltwahrnehmungen noch genauer betrachtet. Die Unmöglichkeit, Psychisches gehörig zu messen, kategorial zu verarbeiten und so dem physischen Vorgang parallel oder kausal anzugliedern, ist vielfach ganz anders erklärt worden, als es hier geschehen ist. Unter den Psychologen hat z. B.

12 Von einem phänomenologisch-kritischen Standpunkt aus behandelt das Problem H. Plessner (1923).

James (1890), indem er die Seele mit einem fließenden Strom verglich, einer vielfach als zutreffend empfundenen Vorstellung Ausdruck gegeben, wonach die Natur des Psychischen so rasch enteilend, zerfließend, verschwimmend sei, daß darum eben keine feste Analyse und Ordnung zu gewinnen sei. In verwandter Weise hat v. Kries (1923) die Psychologie als eine Wissenschaft der »unbestimmten Begriffe« aufgefaßt; sie gestattet, Vergleichungen, Ähnlichkeiten, Analogien aufzustellen, die aber speziell für das Sinnliche nicht weiterführen als zur Aufstellung von »sinnlichen Gesamtbegriffen«, die als »synchytische« nur einen kollektiven, keinen erklärenden Wert haben. So ist für ihn von den psychologischen Ausgangspunkten für die Sinneslehre überhaupt nicht allzuviel zu erwarten. Indes muß hier darauf hingewiesen werden, daß sich heute auch eine scharf entgegengesetzte Richtung entwickelt hat, welche ein solch unbestimmtes oder zerfließendes Wesen nicht anerkennt und den Fehler lediglich bei der Psychologie selbst sucht, die ihre Anfänge eben noch gar nicht überschritten habe. Z. B. sei hier auf den fast als Kolumbusei anmutenden Versuch von W. Haas (1921) aufmerksam gemacht, die Anwendbarkeit des Dingbegriffes in der psychischen Welt zu begründen und die psychische Dingwelt als eine der physischen an Objektivität nicht nachstehende zu erweisen. Empfindungen und Vorstellungen sind hier keineswegs psychische Dinge, sondern lediglich Modi, Eigenschaften der psychischen Materie. Diese Lehre befreit also die Empfindungen usw. von der Belastung, diese psychische Materie selbst sein zu müssen. Zugleich erscheint, wenn hier physische und psychische Dingwelt als zwei koordinierte Dingsphären nebeneinander stehen, der Irrtum überwunden, als müßten die Dinge der physischen Welt, um überhaupt erfahren zu werden, in die psychische Welt und in *ihre Ordnung* zuerst eintreten. Dieser letzte Schritt geschieht nach Haas erst im besonderen Akte der »Psychisierung«; bis dahin bleibt die Wirkung eines Reizes als Empfindung bloßer Inhalt des allgemeinen Bewußtseins, ist aber damit doch entfernt nicht ein psychisches Ding. – Ein solches Ergebnis ist aber im Hinblick auf die Unmöglichkeit, sinnliche Bewußtseinsinhalte in logisch oder mathematisch bestimmter Weise zu erfassen, doch von Bedeutung. Denn die Welt der Objekte, die nun einmal Gegenstand der Forschung ist, fällt auch im Falle des Psychischen absolut nicht zusammen mit den Empfindungen und Wahrnehmungen; sondern diese sind eben nur ursprüngliches

Phänomen, von dem ausgehend wir durch ein wissenschaftliches Reinigungs-, Abstraktions-, Experimentier- und Schlußverfahren langsam zu den objektiven Gegenständen vordringen. In diesem Sinne stehen dann die Empfindungen usw. dem psychischen Gegenstande gleich fern wie dem physischen; *sie* sind dieser psychische Gegenstand genausowenig wie der physische, und im Verhältnis zu diesen beiden sind die Empfindungen eben nur phänomenaler Ausgangspunkt, gegebenes Zeichen. Die »Unbestimmtheit« ist also bloß ein Vergleichswert zwischen diesem Ausgangspunkt und dem rational vollkommeneren wissenschaftlichen Endprodukt, sie haftet nicht am Phänomen als solchem. Der Begriff des Bewußtseins aber wird vollkommen einer spezifischen Verknüpfung gerade mit dem Psychischen entkleidet. Bewußt sind uns nebeneinander Bäume, Berge, Sterne, ebenso aber ein Schmerz, eine Liebe, ein Gott. Und *wahrnehmen* kann man ja nicht nur, daß jemamd rote Wangen hat, sondern ganz ebenso unmittelbar, daß er sich schämt, lügt, liebt u. dgl.

Nicht die Beschaffenheit des Psychischen schlechtweg, wie v. Kries annimmt, wäre also der Grund bisherigen Mißlingens seiner strengen begrifflichen Erfassung; der Grund des Mißerfolges wäre vielmehr, daß man die ursprünglichen Gegebenheiten wie Empfindung und Vorstellung für das Objekt selbst nahm, statt dieses erst herauszuarbeiten, wie es ja auch die Physik tun muß, die ursprünglich ja ganz ebenso von einem »fließenden« Material, ja, von ganz denselben Bewußtseinsinhalten ausgehen mußte. Und es würde also der Kern der Frage nicht in der Fremdheit zwischen der ganzen psychischen Welt und den auf sie anzuwendenden Denkformen zu suchen sein, sondern vielmehr in der Fremdheit zwischen der psychischen Dingwelt und der physischen Dingwelt, die ja in einer Sinneslehre nun gerade aufeinander bezogen werden sollen. *Diese* Aufgabe erwiese sich eben als eine so völlig eigentümliche und von der einer Psychologie und einer Physik (oder Physiologie) so gleichmäßig abweichende, daß in der Tat ein ganz nur ihr gehörendes Erkenntnisproblem auftauchte.

Diese Einsicht in die erkenntnistheoretische Sonderstellung der psychophysischen Beziehungen ist nun gewiß ein wesentlicher Schritt vorwärts. Aber seine Behandlung wird zunächst dadurch so sehr erschwert, daß die Polarität: Sinnlichkeit und Verstand im Sprachgebrauch seit Kant beide Gegensätze umspannt: den zwischen der phänomenalen Ursprungswelt des Gegebenen und dem formenden Geist, aber auch den zwischen der angeblich subjektiveren psychischen und der angeblich objektiveren physischen Welt. Wir können es zu weiterer Klärung daher nicht umgehen, auf die in der Lehre Kants vorliegenden Ausgangspunkte noch einmal zurückzugreifen.

Hier also wurde alle Schwierigkeit in einer ursprünglichen Fremdheit des Denkens gegenüber dem »sinnlichen« Erleben gesucht. Kant überbrückt sie in seiner Lehre vom Schematismus. Erwägt man aber, daß im Grunde vielleicht jedes, mindestens aber jedes erfahrungswissenschaftliche Denken an einer Spannung zwischen ungeistigem Ursprung und geistigem Ziel nicht nur leidet, sondern auf ihr zugleich auch gerade beruht, so kann man auch ganz andere Ausgangspunkte der Betrachtung finden als gerade den von der Sinnlichkeit.

Zunächst wird man sich dabei aber erinnern müssen, daß Kant diese von ihm unablässig gewußte Spannung eben als den Ursprung der Antinomien aufgedeckt hat. Die Antinomien aber sind unvermeidlich einander widersprechende Aussagen über die als ein Ganzes gedachte Natur, den Kosmos, und sie entspringen daher der sog. kosmologischen Idee der äußeren Natur. Man hat nun bisher nie darauf hingewiesen, daß gewisse deskriptive Eigentümlichkeiten der Sinnesempfindungen und besonders ihrer Grenzen eine große formale Verwandtschaft mit dem Inhalt der Antinomien Kants zeigen: es ist ebenso zutreffend zu sagen, daß das Sehfeld begrenzt sei, wie daß es keine Grenze habe, ebenso zutreffend, daß das Wachbewußtsein zeitlich »einmal« angefangen habe, wie daß ein Anfang nie Bewußtseinsinhalt sei usw. (vgl. die früheren Erörterungen über Grenzen, Größen u. a. Bestimmtheiten). Die Erklärung Kants, daß der Widerspruch der Objektivität unserer Feststellungen darum keinen Abbruch tue, weil wir ja nicht Dinge an sich, sondern bloß Erscheinungen haben können, die, fälschlich als Dinge an sich genommen, zu bloßem Schein, zur Täuschung werden – auch diese Erklärung findet ihre Parallele in der die ganze Sinneslehre durchziehenden Feststellung, daß wir in der Tat gleichsam lediglich von Sinnestäuschung zu Sinnestäuschung leben, wenn wir uns bei jeder Wahrnehmung einbilden, das Außending sei genau so, wie die Wahrnehmung es vorspiegelt. Wir weisen dann nach, daß nur die Modifikationen des Sinnesapparates es waren, die zur Täuschung führten, ja überhaupt, daß nur ihre Organisation das Bild der Dinge erzeugt.

Jene eigentümliche Analogie, wie sie zwischen dem Prinzip der kritischen Transzendentalphilosophie und dem der spezifischen Sinnesenergie in erkenntnistheoretischer Beziehung zu bestehen schien, kehrt hier wieder in einer zweiten Form: in der Analogie zwischen den Antinomien KANTS und einer phänomenologischen Eigenheit der Sinneswahrnehmungen, die wir als ihre *Antilogik*[13] bezeichnen wollen. Und ebenso wie sich in den Antinomien das Unvermögen ausdrückte, die Natur als ein Ganzes in Verstandeskategorien zu denken, so erweist sich in der Aufdeckung der Antilogik der Phänomene das Unvermögen, sinnliche Phänomene in Verstandeskategorien zu denken (zu messen, zu konstruieren, zu deduzieren usw.). Die Bedeutung jener Analogien als solcher, der erkenntnistheoretischen sowohl wie der phänomenologischen, zu erörtern ist hier nicht der Ort; wir können nur davon ausgehen, nicht es begründen, daß wir in der Sphäre der Sinneslehre nicht erkenntniskritisch, sondern experimentell-forschend auf den antilogischen Tatbestand stoßen und damit auf den eigentlichen Kern dessen, was zum Scheitern der messenden Psychologie und zur Annahme einer Unbestimmtheit der psychologischen Begriffe geführt hat. Daher ist eine etwas eingehendere Erörterung der Antilogik der Phänomene notwendig. Betrachten wir hier nochmals das in den früheren Abschnitten Ausgeführte, so finden wir allerdings Schritt für Schritt die Unmöglichkeit, eine solche Ordnung der sinnlichen Erlebnisse unter Begriffen durchzuführen, daß die *Grenzen* des unter die Begriffe Fallenden scharf und feststehend seien. Auf der anderen Seite aber steht die Charakterisierung, die wir als den *Bestimmtheitscharakter* des Sinnlichen bezeichneten. Es gelingt nicht, den Begriff der Empfindung nach irgendeiner Richtung abzugrenzen, aber es wäre absurd zu leugnen, daß es etwas Bestimmteres gebe als ein sinnliches, ein Wahrnehmungserlebnis. Die Bestimmtheit kann also nicht in der Begrenzung liegen, sondern sie liegt in etwas anderem: sie liegt in der nur personell, nicht allgemeingültig, nur erlebbar, nicht konstruierbar vorhandenen Gewißheit einer deutlichen Gegenwart. Der Bestimmtheitscharakter ist eben darum auch nie von definitorischer, sondern, da es auch Begriffe gibt, die zwar höchst bestimmt, aber nicht definierbar sind, kasualer Art. Solche kasuale Begriffe sind z. B. Mensch, Leben, Erlebnis, Sinnlichkeit, Empfindung. »Undefinier-

13 Vgl. v. WEIZSÄCKER (1923).

bar« (wörtlich = unbegrenzbar), wie sie einmal sind, ist ihre Bestimmtheit und ihre Gewißheit eben auch nicht konstruierbar, nicht logisch oder mathematisch demonstrierbar. Vielmehr ist ihre Gültigkeit, wie schon bemerkt, überhaupt nicht eine Allgemeingültigkeit, sondern, und dies ist kein Nachteil und keine Minderung des Gültigkeits*grades*, eine Personalgültigkeit – eine Gültigkeit nur für den, welcher den betreffenden Gegenstand – in unserem Falle ein sinnlicher – erfährt. Der Versuch nun, solche Gegenstände sinnlichen Empfindens oder Wahrnehmens, solche phänomenal gegebene Gegenstände mit den Verstandeskategorien und mit den mathematischen Begriffen zu erfassen, deckt eben die sehr merkwürdige Eigentümlichkeit auf, daß wir im *Sinnlichen logisch Widersprechendes im Erlebnis einer Anschauung zu vollziehen vermögen*. So ist unser Sehfeld zugleich ohne Grenze und zugleich endlich, unser Wachbewußtsein gegen Geburt und Tod, gegen den Schlaf nicht abgegrenzt und doch endlich befristet, so haben alle sinnlichen Wahrnehmungen ihre Geschlossenheit und ihre Bestimmtheit und sind doch nirgends die Übergänge vom Etwas zum Nichts, nur die vom So zum Anders selbst erlebbar. Überall erscheint der Widerspruch in der Anwendung des Grenzbegriffes auf sinnliche Erlebnisse, wenn sich zeigt, daß man eine Grenze nur dort erleben kann, wo eine Realität an eine Realität grenzt, wo also gar nicht eine wirkliche Grenze, sondern nur ein Unterschied, eine Veränderung, aber nicht ein *Ende* vorliegt.
Wir finden dieselben Verhältnisse in genau derselben Weise beim Begriff der Ähnlichkeit, wo man ebensowohl von »teilweiser Gleichheit« wie zugleich von entschiedener Ungleichheit sprechen mußte; eine Ähnlichkeit sinnlicher Wahrnehmungen ist immer sowohl eine Gleichheit wie eine Ungleichheit, aber eben nicht so, daß ein Teil gleich, ein anderer ungleich wäre, sondern so, daß alle Teile, oder vielmehr das Ganze sowohl gleich wie ungleich sind: Antilogik der Ähnlichkeiten (man denke hier etwa an die Ähnlichkeit von Geschwistern oder an unser Antlitz auf verschiedenen Lebensstufen). – Die weitere Verfolgung dieser Dinge zeigt, daß bei allen Kategorien des Verstandesdenkens Antilogik auftritt, wenn sinnliche Phänomene als solche durch sie gedacht werden sollen, und daß ferner, und nur dies soll hier noch kurz verfolgt werden, ebensolche antilogischen Sachverhalte in der ganzen *Biologie* auftreten. Zeugung, Befruchtung, Entwicklung, Zellteilung sind als biologische Begriffe und als morphologische Phänomene

durchweg als antilogische und antimathematische nachweisbar. Wenn zwei Zellen eine werden, wenn eine Zelle sich teilt, wenn aus dem Embryo das Kind, aus dem Kind der Erwachsene wird, wenn ein Tier sich ernährt, sich erhält, so steckt in jedem dieser in einer Anschauung vollziehbaren Vorgänge ein antilogischer Gebrauch von Zahlen (aus 1 »wird« 2, aus 2 »wird« 1), von Identität und Nichtidentität (ein a »wird« ein b), von Kausalität (»Selbst«erhaltung = causa sui). Ebenso denken wir endlich im Begriff des *Sinnes* und *Sinnesorganes* den Begriff der Rezeptivität und der Spontaneität, der Passivität und der Aktivität zusammen; auch hier ist die logische Unvereinbarkeit beider antilogisch vereinigt in der Anschauung eines Mittels oder Instrumentes[14].
Die Phänomenologie, welche von Wahrnehmungen ausgehend die Eigentümlichkeit der Sinnenwelt im Gegensatz zu den physikalischen Objekten feststellen soll, gelangt so zunächst zum Merkmal der Antilogik dieser Sinnenwelt und ferner zu den *Lebens*vorgängen als denjenigen, mit denen diese Sinnenwelt jenes Merkmal teilt. Die Phänomenologie findet es in den Wahrnehmungen nur dann, wenn sie im Wahrnehmen sich von den wahrgenommenen *Dingen umstellt* auf das sog. *Erlebnis*. Sie bedeutet also einen Übergang der Einstellung von den Dingen der Sinnenwelt zu einem ganz besonderen neuen Gegenstand, eben dem *sinnlichen Erlebnis* als solchem. Erst nachdem ich diesen neuen Gegenstand habe, kann ich Phänomenologie der Sinne treiben. An diesem Erlebnis entdecke ich unter anderen auch das Merkmal des Antilogischen ganz unabhängig davon, daß ich es auch an den Lebensvorgängen entdecke. Die Übereinstimmung ermöglicht, beide der gleichen Wirklichkeit zuzuteilen, wesensmäßig zu vereinigen; es ergibt sich so, daß das sinnliche Erlebnis eben ein Lebensvorgang ist, so gut wie eine Zeugung, eine Atmung, ein Wachstum.
Es scheint mir nun zweckmäßig, das zum Gegenstand der Phänomenologie gewordene sinnliche Erlebnis überhaupt den Gegenständen der *Biologie* anzugliedern und damit von denen der Physik ebenso abzutrennen wie von denen der Psychologie. Es handelt

14 In Hegels Philosophie des lebendig beweglichen Begriffs war der Versuch gemacht, die von Kant aufgedeckte antinomische Struktur einiger Erkenntnisse auf die gesamte Wirklichkeit (bei Hegel = Logisches) zu übertragen. So wurde das Erkennen seiner Form nach dialektisch. Dieser Schritt gelingt aber nur durch einen *geheimen* Gebrauch der Anschauung, in der das Antilogische vollziehbar wird.

sich hier auch um eine möglichst korrekte Einteilung der Wissenschaften und ihrer Gegenstände. Mit der Einstellung, welche das sinnliche *Erlebnis* zum Gegenstand werden läßt, erreichen wir das Arbeitsfeld der Wissenschaft von den *Lebens*erscheinungen ganz im allgemeinen. Wir gewinnen damit, wie ich glaube, eine gewisse Unabhängigkeit von *der* Psychologie, die das wirklich ist, was sie meint: Wissenschaft von den seelischen Dingen. Wir überwinden aber auch jene Schwierigkeit, die darin bestand, daß im Akte der Empfindung und Wahrnehmung ja nicht Empfindungen empfunden werden, sondern Dinge, nicht Wahrnehmungen wahrgenommen werden, sondern Dinge. Wenn ich mich aber auf das sinnliche Erlebnis einstelle, so habe ich ein *neues* Phänomen, einen *neuen* Gegenstand sui generis, und bemerke, wie bekannt, jetzt tausend Dinge, welche ich bei der Wahrnehmung der Umwelt nie bemerkte. Es ist ein neuer Wirklichkeitskreis geschaffen, der sich ebensowohl vom psychologischen wie vom physikalischen unterscheidet und den wir jetzt den biologischen nennen. Das Korrelationsproblem findet seine Erledigung, wenn wir jetzt feststellen, daß der Satz: durch Organvorgänge *entstehen* sinnliche Erlebnisse, genau dieselbe Struktur hat wie der Satz: durch Zeugung entsteht eine neue Person, oder der Satz: durch Wachstum verändert die Pflanze ihre Gestalt. Die Identität der Person durch die Nichtidentität ihrer raumzeitlich-objektiven Bestimmungen hindurch ist eine logisch ebenso widersprechende, aber auch ebenso reale biologische Tatsache wie die Identität des sinnlichen Vorganges durch die Nichtidentität ihres physiologischen und ihres erlebnismäßigen Anteils hindurch. Die Sprache hat, wie oft, so auch hier, mit den Worten sinnliches »Erlebnis« und »Lebensvorgang« die sachliche Zusammengehörigkeit richtig erfaßt und der methodologischen Erkenntnis wirksam vorgearbeitet.

Die Annahme aber, daß das Erlebnis der Evidenz und Bestimmtheit entbehre, die wir von einer wissenschaftlich erforschbaren Sache verlangen müssen, bedarf danach kaum mehr der Widerlegung. Nicht allein kann ja auch die Physik, wie bemerkt, immer nur von sinnlichen Wahrnehmungen ausgehen, und auch ihr ganzes Wahrheitsgewissen beruht darauf, daß sie es tut. Die Einstellung aber auf das sinnliche Erlebnis als solches genießt den Vorzug der Deutlichkeit und der Präzision der Wahrnehmungen nicht minder. Aber als Bestandteil der Biologie schreitet sie freilich zu einer ganz anderen Art von wissenschaftlicher Erfahrung fort, die wir auch hier nochmals schwerlich kürzer und besser andeuten können als mit dem Namen Goethes. In diesem Sinne wird aber die Sinneslehre sich wohl auch begnügen müssen, die Sinnes*organe* als *Mittel* und *nur* als Mittel verstehen zu wollen. Die Frage nach ihrem *End*zweck – hierin folgen wir ganz gewiß wiederum Kant – soll nicht gestellt, kann nicht beantwortet werden. Schon die aus Kants Worten herausgelesene optimistische Färbung des Ausdruckes Zweckmäßigkeit, als *seien* die Organe wirklich mehr zweckmäßig als unzweckmäßig – schon diese Deutung gehört nicht ihm, sondern der von England ein Jahrhundert später erneuerten utilitären Denkweise. Die andererseits bei uns ebenfalls eingebürgerte Anschauung, der Zweck und die Einrichtung der Sinnesorgane sei auf die *Erkenntnis* der Umwelt abgestellt, läßt sich, wie ich glaube, mit nicht mehr, wenn auch mit nicht weniger Recht durchführen wie eine andere, die etwa von ihrer Brauchbarkeit für den *Genuß*, für den *Trieb*, also für irgendeine nichterkenntnisartige Seite des Lebens. Nur die innige Verbundenheit des objektiven Erkennens mit allen anderen Fähigkeiten und Abläufen sichert ihm unvermeidlich einen Platz unter den Lebensfunktionen, welchen die Sinne dienen. Aber zu einem spezifischen, menschlich gefärbten Intellektualismus der Sinneslehre ist schon im Hinblick auf die Ähnlichkeit der tierischen Organe kein Grund vorhanden, und die Forschung wird daher auch in der Wahl ihrer experimentellen Anordnungen sich nicht auf solche Leistungen der Sinne beschränken dürfen, bei denen andere als spezifisch intellektuelle Aufgaben gar nicht gestellt, darum begreiflicherweise auch nicht gelöst werden. Wie weit dafür freilich hier das *Tier* gegenüber dem Menschen den Vorzug verdienen wird, dies ist wohl heute noch nicht zu beurteilen. – Dagegen ist zu bezweifeln, daß die Möglichkeiten, das *pathologische* Geschehen für die Physiologie der Sinne heranzuziehen, noch nicht entfernt genügend ausgenutzt sind. Nicht nur ersetzt es beim Menschen das Experiment (ebenso wie das chirurgische Tierexperiment ja nur eine Pathologie liefert); pathologische Veränderungen und Erscheinungen erweitern den ganzen Begriff der Biologie auch insofern, als sie, den Zweckmäßigkeitsoptimismus Lügen strafend, das Lebensgeschehen auf der Grenzscheide zwischen Sinn und Unsinn, zwischen Harmonie und Katastrophe sich fortbewegend darstellen. Diese Grenze ist eine andere, als die im Schwellenbegriff eingefangene Leistungsphysiologie sie aufstellt, um die Schranken und Maße der

Sinnesfunktionen zu beschreiben. Denn immer wieder zeigt sich in der Pathologie, daß die bloße Leistungsmessung nicht hinreicht, um ein pathologisches Verhalten in seinem Wesen begreiflich zu machen. Auch hier lehrt die biologische Betrachtung, die nicht nur Funktionen mißt, sondern auch sinnliche Eindrücke ihrer Qualität, ihrer phänomenalen Wesensart, ihrem Lebenswert und -unwert nach versteht, daß mit quantitativen Leistungsminderungen und -änderungen auch Wandlungen des ganzen Geschehens einhergehen. Dabei kann der Gestaltungskreis und die Mannigfaltigkeit der sinnlichen Eindrücke eingeengt sein und trotzdem in der Wiederherstellung der lebendigen Einheit, in der Neuordnung eines geschlossenen Ganzen die produktive Art des Organismus sich bewähren. In raschem und übersichtlichem Ablauf erscheinen hier Stadien des wirklichen Defektes, der Reparation und der Neugestaltung – ein *Funktionswandel*, welcher gerade diejenigen Eigenschaften der nervösen Substanz und des biologischen Geschehens besonders auffällig und faßbar zeigt, an welche die ältere Sinnesphysiologie zwar überall angestoßen war, ohne sie doch mit ihren geistigen Mitteln bewältigen zu können. Indes ist eine scharfe Polemik der Vergangenheit noch nicht einmal eine Gegenwart, geschweige denn eine Zukunft. Zu einer solchen wird mehr erfordert.

Die Analyse pathologischer Bewegungen

Meine Herren! Es gibt bisher in der Neurologie hauptsächlich drei Wege, um eine motorische Leistung zu analysieren. In der Klinik benutzen wir Auge und Hand, um uns ein Bild solcher Vorgänge zu machen; dies ist die erste Methode. Zweitens hat man vielfach Bewegungen graphisch registriert und dabei auf eine Ebene projiziert, sie also vereinfacht bzw. entstellt; hierher gehört auch die Kinematographie. Und drittens hat man die Aktionsströme der Bewegungslehre dienstbar gemacht. Jede dieser Methoden beleuchtet das, worauf es ankommt, nämlich das Problem der Koordination, von einer gewissen Seite her. Keine liefert dagegen die Grundlage für eine *dynamische* Analyse. Zu einer solchen gehört vielmehr eine vollständige Raumkurve, eine vollständige Beziehung auf die Zeit und eine Aufnahme der in jedem Zeitmoment auftretenden Kräfte. Gelingt es, diese drei Komponenten objektiv festzuhalten, dann sind wir im Prinzip auch in der Lage, diejenigen Kräfte nach Richtung und zeitlichem Verlauf herauszuschälen, welche nicht von außen auf den Körper wirken und welche auch nicht von der Gravitation und von der Massenträgheit der Glieder herrühren, sondern welche physiologischen, also innervatorischen Ursprunges sind. Eine solche Analyse muß zwar zunächst Verzicht leisten auf eine Differenzierung der einzelnen an einem motorischen Effekt beteiligten Muskeln. Aber sie gewinnt dafür, daß sie diesen Effekt selbst objektiv und analytisch (nicht nur summarisch) kennenlernt. – Besonderer Wert ist dabei darauf zu legen, daß wir den zeitlichen Ablauf auch einer Kraftentwicklung kennenlernen, da von der Zeitkurve der Kraft die Bewegungsbilder entscheidend bestimmt werden, welche uns in der Klinik auffallen und interessieren. Zwar kann man, wenn man die Massen und ihre Verteilung in einem mechanischen System kennt, aus den Beschleunigungen, welche jeweils auftreten, die Kräfte berechnen. Indes ist diese ungeheuer komplizierte und schwierige Aufgabe beim menschlichen Körper bisher nur in gewissen wenigen und einfachen Fällen gelöst, besonders durch die glänzenden Untersuchungen von Braune und Fischer (1895). Schreibt man dagegen die an einem bestimmten Punkte der Körperoberfläche nach außen wirkende Kraft in jedem Zeitteilchen auf, so vereinfacht sich die Beurteilung eines motorischen Vorganges unter Umständen erheblich.

Zur Aufnahme einer Raumkurve können zwei in zueinander senkrechten Ebenen aufgestellte photographische Kymographien mit stehendem oder bewegtem Film benutzt werden. Herr Kollege BOHNENKAMP hat eine solche Einrichtung in unserem Laboratorium gebaut. Die zu registrierenden Gliedabschnitte werden mit Lichtpunkten armiert, ein Episkotister unterbricht die Lichtbahnen 100-200 mal in der Sekunde. Wir folgten hier also dem allgemeinen Prinzip der Untersuchungen von BRAUNE und FISCHER.
Zur Aufnahme der *Kraftkurve* dient ein Tonometer, dessen ausschlagender Zeiger ebenfalls mit einem Lichtpunkt armiert ist. Er wird zwischen das bewegte Glied und die zu bewegenden Massen so eingeschaltet, daß er die am Glied angreifende bzw. die von ihm ausgeübte Kraft anzeigt. Der Tonometer wird also mitbewegt und führt daher den Namen »Bewegungstonometer«. Trotzdem ist er so angeordnet, daß diese seine Mitbewegung in der Kurve nicht zum Ausdruck kommt. Die Abb. 1 zeigt den Kunstgriff, mit dessen Hilfe dies erreicht werden kann. Auch die Kraftkurve wird ebensooft unterbrochen wie die Raumkurve, so daß wir für jede Stellung des Gliedes die zugehörige Kraft ablesen können.

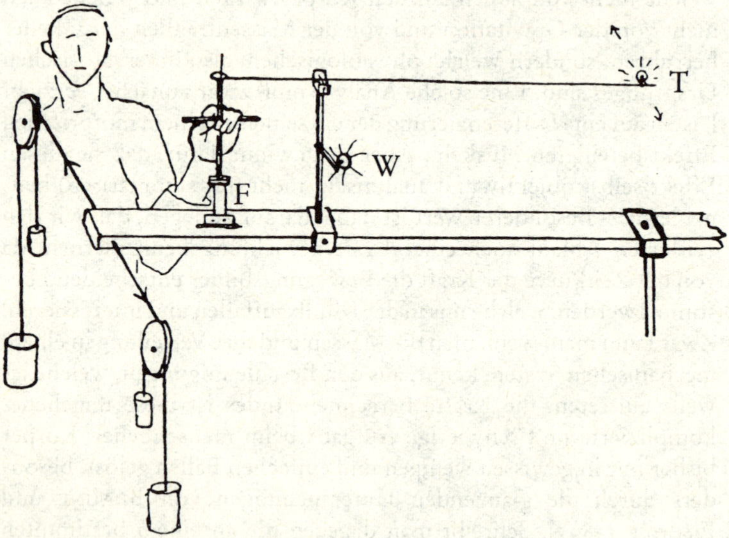

Abb. 1 (F = Feder des Tonometer; W = Lichtquelle der Wegkurve; T = Lichtquelle der Kraftkurve, senkrecht über dem Drehpunkte des den Arm führenden Hebels.)

Die Auswertung einer solchen Raum-Zeit-Kraftkurve für neurologische Fragestellungen steht noch in den Anfängen, und sie kann naturgemäß nach den verschiedensten Richtungen erfolgen. Für viele Fragen ist ein reduziertes Verfahren anzuwenden. Hier sollen nur einige Punkte herausgegriffen werden, welche sich einmal auf die Kritik gewisser klinischer und nur manueller Methoden beziehen und welche dann weiter die Erscheinungen des metencephalitischen Rigors angehen. Wenn wir in der Klinik einen Kranken auf seinen Muskeltonus derart prüfen, daß wir eine passive, oder, wie man besser sagt, geführte Bewegung seines Armes ausführen, so glauben wir im Falle eines sogenannten Rigors deutlich wahrzunehmen, daß zu einer solchen Änderung einer Gelenkstellung eine größere Kraft aufgewendet werden muß, weil ein größerer Dehnungswiderstand zu überwinden ist. Es wäre danach zu erwarten, daß ein Rigorarm bei geführter Bewegung auch größere Tonometerausschläge zeige. Zu unserer Überraschung fanden wir aber in einem ausgeprägt einseitigen Fall von Rigor, daß dies nicht der Fall zu sein braucht, daß die Ausschläge an der gesunden Seite sogar größer sein konnten. Die Analyse der Kurven ergab nun folgendes. In vielen Fällen von Rigor, die der Hand des klinischen Untersuchers schon den Eindruck sehr ausgeprägter Grade von wachsartiger Steifigkeit machen, ist dieser Eindruck nicht durch eine Erhöhung der zur geführten Bewegung erforderlichen *Kraft* bestimmt, sondern durch den eigenartigen Ablauf der zeitlichen *Schwankungen* der führenden Kraft; die Zeitkurve der Kraft hat ein charakteristisches *Bild* am gesunden und wiederum am kranken Arm. Soviel wir bisher übersehen, ist das Charakteristische am gesunden Arm nicht die Schlaffheit, sondern das etwas unregelmäßige und stoßweise Eingreifen von Innervationen, besonders bei Umkehrpunkten und bei (positiven oder negativen) Beschleunigungen der Bewegung. Man könnte nach den Bildern fast versucht sein, von einer Tonusataxie am gesunden Arm zu sprechen. Bei mehreren gesunden Versuchspersonen zeigte sich auch, daß diese Unruhe der Kraftkurve am rechten Arm größer ist als am linken – offenbar weil der rechte Arm den sog. automatischen Funktionsgebieten schon mehr entrissen und in die sog. willkürlichen emporgehoben ist; dies bedeutet im Falle der geführten Bewegung eine gleichsam schlechtere Adaptation. – Ebenso ist es aber offenbar so zu verstehen, daß der im Rigor befindliche Arm sich besser adaptiert, weil er dem sog. Willkürsystem mehr entzogen ist; auf die Gründe dafür kommen wir sogleich zu sprechen. Daher zeigt der Rigorarm besonders bei unregelmäßig geführter Bewegung geringere derartige Schwankungen (Abb. 2).

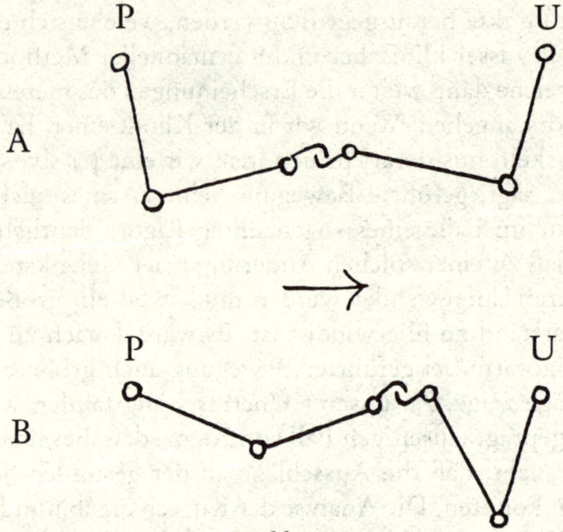

Abb. 2

Dazu kommt nun ein zweites. Wenn der Untersuchte sich durch freiwillige oder anbefohlene Einstellung der geführten Bewegung hingibt, dann überläßt er den Arm oder das Bein bis zu einem gewissen Grade den Kräften der Schwere und der Massenträgheit. Eine völlige Erschlaffung gibt es dabei freilich niemals; dafür lassen sich mehrere gute Gründe und Beweise anführen. Wie des genaueren sich diese Hingabe bzw. willkürliche Denervation mit adaptierenden und andererseits wiederum störenden Innervationen kombiniert, läßt sich zur Zeit noch nicht übersehen. Gewiß aber ist, daß der Gesunde die Wirkung der Schwere und der Trägheit in seinem Innervationsplan ausnutzt für die gewünschten Effekte. Das ist keine Selbstverständlichkeit; denn wir sehen nun, daß diese wohl sehr ökonomische Ausnutzung am Rigorarm fehlt. Bei seiner geführten Bewegung zeigt sich nämlich, daß die übermäßige Fixation nicht nur während einer Haltung, sondern auch während einer Bewegung besteht, so daß Schwere und Trägheitswirkungen in jedem Augenblick auch der Bewegung mehr oder weniger kompensiert werden können. Infolge davon gleicht ein solcher Arm einem, der gleichsam Schwere und Trägheit gar nicht oder vermindert besitzt; die führende Kraft hat es nur noch mit Deformationswiderständen zu tun. – Diese Deformationswiderstände stecken in den zu dehnenden Muskeln, und sie können nun in der Tat sehr groß sein, aber sie können auch sehr gering sein. Auch im letzteren Fall macht der Arm den Eindruck des »Rigors«, aber er ist dann eigentlich nur kataleptisch. Es sind nach dieser Ausführung also drei Momente da, welche den Verlauf der auf die führende Hand des Untersuchers wirkenden Kräfte bestimmen und damit auch wiederum von diesem zu überwinden sind: 1. die Schwere und die Massenträgheit des untersuchten Gliedes; 2. die Innervationen des Untersuchten, welche den Arm aus der geführten Bahn abziehen; 3. die Innervationen des Untersuchten, welche den Arm in jedem Augenblick in der Lage gegen Schwere und gegen Trägheit fixieren.

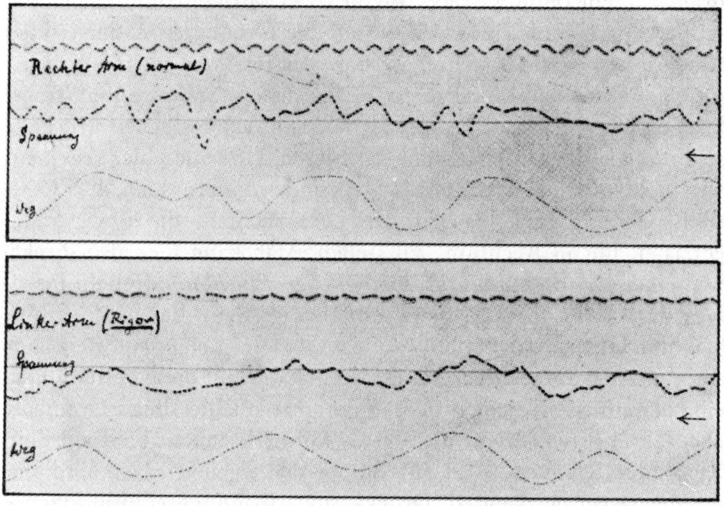

Abb. 3

Betrachten wir nun das Schema der Abb. 3, welches den Arm eines Kranken P. und eines Untersuchers U. bei dem Übergang einer Stellung A in eine Stellung B zeigt. Offenbar ist dazu eine gewisse Arbeit des Untersuchers erforderlich, die er selbst abschätzt nach den Wahrnehmungen von Druck auf die Weichteile seiner Finger und von Spannung in seinen Armmuskeln. Diese Arbeit und diese Empfindungsintensitäten werden um so größer sein, je stärker der

2., um so kleiner, je stärker der 3. Faktor wirksam ist. Da nun beim »Rigor« sowohl der Dehnungswiderstand (2. Faktor) wie die kataleptische Fixation (3. Faktor) erhöht sind, so haben wir eine Konkurrenz entgegengesetzter Mechanismen: eines, der die Führungsarbeit zu erhöhen, und eines zweiten, der sie herabzusetzen tendiert. Wo die Fixationsspannung überwiegt, kann daher sehr wohl die Tonometerkurve flach verlaufen.

Wahrnehmungspsychologisch ist nun interessant, daß die Zeitgestalt von Druck und Spannung am Arm des Untersuchers offenbar sehr fein und vollkommen in die Wahrnehmungsurteile, die wir reflexionslos auf unsere Sinneseindrücke aufbauen, eingeht. Wir »fühlen« den Rigor des Untersuchten, d. h. die in *seinen* Muskeln erhöhten Spannungen »heraus«, ohne daß die unseren *eigenen* Muskeln auferlegten Spannungen erhöht zu sein brauchen. Wir urteilen nicht ohne weiteres aus unseren Muskelspannungen und schließen aus ihnen nicht direkt auf die Größe der Widerstände, sondern wir trennen schon in unbewußter Analyse die Kräfte, welche aus rein physikalischen Verhältnissen (Schwere und Trägheit) resultieren, von denen, welche aus physiologischen Muskelspannungen des Untersuchten resultieren. Und auch hier scheinen wir nicht nur den Dehnungswiderstand, sondern auch die Fixationsspannung bzw. -arbeit des Untersuchten, die *uns* gerade entlastet, mit in Rechnung zu stellen. Man kann hier also direkt von einer *wahrnehmungspsychologischen Einfühlung* reden, insofern der Untersucher in gewissem Betrage mehr das herausfühlt, was der Untersuchte erlebt, als das, was als objektiver Reiz auf seine eigenen Sinnesorgane wirkt. Man kann, auf diese Verhältnisse einmal aufmerksam geworden, in geeigneten Fällen beim Untersuchen eines Rigors leicht die eigene Aufmerksamkeit bald auf den Rigor des Kranken, bald auf die an der eigenen Hand und im eigenen Arm wirkenden Druck- und Spannungsempfindungen lenken und dann leicht die scheinbare Paradoxie wiedererkennen und verstehen, welche darin lag, daß das Tonometer beim Rigor eventuell geringere, vor allem aber auch im zeitlichen Ablauf anders gestaltete Ausschläge zeigt als beim normalen Arm. – Goldscheider (1898) hat vor Jahren auf die eigentümliche Stoßempfindung aufmerksam gemacht, die wir haben, wenn wir ein an einer Schnur hängend gehaltenes Gewicht gegen die Erde stoßen lassen. Auch hier erfahren wir eine Entlastung paradox als Stoß, weil wir uns gleichsam in das Erlebnis des Steins einfühlen. Am

Schema der Abb. 3 kann man sich übrigens leicht klar machen, daß bei einer Überführung des dargestellten und aus zwei fremden Armen bestehenden Gesamtsystems aus der Stellung A in die Stellung B die hierzu nötige Arbeit sich in beliebiger Weise auf P und U verteilen kann. Leistet P viel, braucht U wenig zu leisten (und umgekehrt). Leistet P viel, so müssen sich auch seine Muskeln stärker spannen, während die von U sich schwächer spannen dürfen. Hier sehen wir deutlich, wie prekär der Begriff der »Hypertonie« wird, wenn man ihn von den Sinneswahrnehmungen eines Untersuchers aus bildet und nicht von einer objektiven Analyse aus.

Es geht hieraus hervor, daß wir bei der Wahrnehmung einer sog. Rigidität außerordentlich leicht einer Wahrnehmungstäuschung unterliegen. Nicht die Spannungserhöhung in der Muskulatur ist das den Zustand Charakterisierende, sondern die eigentümlichen Innervationsabläufe in den Muskeln in der Zeit. Wir sind noch weit davon entfernt, diese Abläufe wirklich zu kennen; wir können nur sagen: sie sind wesentlich anders als in der Norm, und teilweise sind die Spannungen auch erhöht, aber nicht immer und nicht entfernt in dem Betrag und in der Weise, welche nach der manuellen Prüfung zu erwarten wäre. Daß nun ein Moment erhöhter Adaptation an die jeweilige Stellung und damit auch an die in jedem Zeitpunkt *neu* erteilte Stellung eine Rolle spielt, auch dort, wo eine Katalepsie im eigentlichen und herkömmlichen Sinne nicht vorliegt, dies ist nicht überraschend. Es kommt in unseren Kurven darin zum Ausdruck, daß sehr viel weniger Schleuderungen und Schwingungen der bewegten Masse zustande kommen; der Muskelzustand wirkt im Sinne einer Dämpfung. Es kommt aber auch darin zum Ausdruck, daß der Rigor-Arm einer ablenkenden Kraft auch prompter und besonders anfangs mit weniger Widerstand folgt (Abb. 4). Darin liegt, wie ich glaube, daß nicht nur die Muskeln, deren Ansatzpunkte einander genähert werden, eine Kontraktion ausführen (WESTPHALS paradoxes Phänomen, FOERSTERS (1921) Adaptionsspannung), sondern daß auch diejenigen, deren Ansatzpunkte voneinander entfernt werden, denerviert werden. Dies ist in Analogie zu der von SHERRINGTON beschriebenen »Verlängerungsreaktion« (lengthening reaction) auch zu erwarten (LIDELL UND SHERRINGTON 1924).

Gerade nach diesen Ausführungen aber wird man Bedenken tragen müssen, diese Zustände von Rigor einfach als Zustände von To-

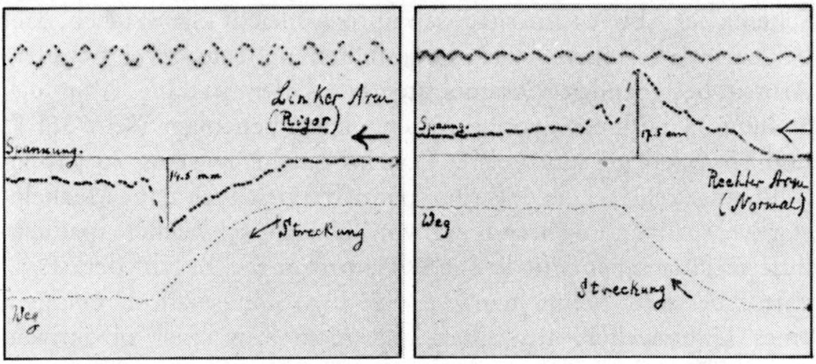

Abb. 4 Die passive Streckung erfolgt durch einen Stoß bekannter Größe mit der Atwood'schen Fallmaschine (vgl. Abb. 1).

nussteigerung zu charakterisieren. Es entspricht meines Erachtens nicht dem Stande unseres heutigen Wissens, eine solche vereinfachende Bezeichnung für eine besondere Form der Innervationsabläufe und Innervationsverteilung zu brauchen, an der Innervationen und Denervationen in gleicher Weise beteiligt sind. Und es ergibt sich die weitere Folgerung, daß es kaum mehr annehmbar ist, wenn in entsprechender Weise gewisse Hirnzentren in Bausch und Bogen als tonusfördernde und tonushemmende bezeichnet werden. Ich habe mehrfach schon früher betont, daß der Dehnungswiderstand, den man als Maß hier annimmt, eine funktionelle, höchst veränderliche und durchaus von der Form der Beanspruchung sowie der Art der Prüfung abhängige und reaktive Größe ist; so wurde der Einfluß der Geschwindigkeit der Führung auf den »Tonus« dargetan[1]. Und unsere Auffassung nähert sich daher vielmehr denjenigen Autoren, welche wie O. Foerster (1927) diese Zustände durch das Vorherrschen gewisser *reflektorischer* Verhaltungsweisen charakterisieren. Wie es nun auch mit dem Begriff des Reflexes hier stehen möge, gewiß ist, daß es gilt, die eigenartigen Innervationsverteilungen hier zu studieren, und gewiß ist, daß sie auch beim Rigor als höchst beweglich und als eine besondere Form der Funktion, daß sie als Leistung, nicht als Zustand, vorgestellt werden müssen. Ich kann daher z. B. Boström (1921) nicht zustimmen, der großen Wert auf die Unterscheidung von gebundener Bewegung (bzw. »rigorfreier Starre«) und von Rigor legt. Die Gebundenheit der Bewegungen ist nichts

1 v. Weizsäcker (1922), Leibowitz (1924).

anderes als die Innervationsverteilung, bei der Trägheits- und Schwerewirkungen weitgehend kompensiert sowie gewisse aktive Bewegungen durch eine eigentümliche Innervationsverteilung in aktive Haltungen umgewandelt sind; nimmt dieser Zustand zu, so erscheinen die Fixationswiderstände auch gegen passive Bewegungen merklich. Der sog. Rigor ist dann einfach der höhere Grad der sog. Starre.

Die Auffassung, daß die sog. Gebundenheit nicht ein Ausfall, sondern ein Formwandel der Innervationsverteilung ist, läßt sich nun ebenfalls durch gewisse *dynamische* Prüfungsergebnisse stützen. Vielfach hat man die Gebundenheit oder Hypokinese als ein Fehlen der Irradiation von Erregungen im Zentralnervensystem angesprochen und dann auch von Dissoziation, Spaltung der Einheit der motorischen Persönlichkeit gesprochen. Hier wäre aber doch erst zu untersuchen, ob es nicht statt einer solchen Dissoziation oder Blockade der Erregungsausbreitung vielmehr eine Formänderung der Reizausbreitung ist, welche statt Mitbewegungen Nichtbewegtheit der Teile bewirkt. Man kann nun diese Annahme, wonach beim Parkinsonismus *statt Mitbewegungen Mitversteifungen* auftreten, prüfen, wenn man etwa während eines Faustschlusses oder ⟨*einer*⟩ Kaubewegung an einer anderen Stelle, etwa einem Finger der anderen Hand oder einer Zehe, die Muskeldehnbarkeit durch einen plötzlichen Stoß oder Federzug prüft. Teilweise haben wir dazu eine einfache Methode von Ewald-Trendelenburg benutzt. Hier zeigte sich, daß von einer Herabsetzung der Irradiationen keine Rede sein kann, im Gegenteil. Im Rigor erfolgen sehr bedeutende Irradiationen, aber sie bewirken in der Regel statt Mitbewegung Mitversteifung und eventuell Tremor (Abb. 5).

Man kann auch diese Tendenz zur versteifenden Innervationsverteilung als ein Überwiegen besonderer Reflexarten auffassen. Indes ist der Reflexbegriff hier zunächst doch eine Aushilfe für etwas, dessen physiologische Grundlage wir noch nicht genügend übersehen. Das Phänomen besagt wohl vor allem, daß hier eine übertrieben gleichmäßige und gleichzeitige Innervation großer Muskelgebiete und insbesondere der Agonisten und Antagonisten eintritt. Und hier greifen nun die Ergebnisse ein, welche Herr Stein (1926, 1927) Ihnen soeben hinsichtlich der im Rigor gefundenen Chronaxiewerte vorgelegt hat. Die von ihm festgestellte pathologische Angleichung aller Chronaxiewerte eines ganzen Armes paßt nun ganz vorzüglich zu der Annahme, daß eine allgemeine *Entdifferen-*

zierung der spezifischen Innervierbarkeit im Rigor charakteristisch ist. Diese Entdifferenzierung läge dann eben der allzu gleichmäßigen und damit versteifenden Innervation zugrunde und macht die Annahme besonderer Reflexmechanismen vielleicht entbehrlich. Auch die vielfache *Koppelung von Tics* bei Encephalitis kann durch eine solche Entdifferenzierung leicht erklärt werden.

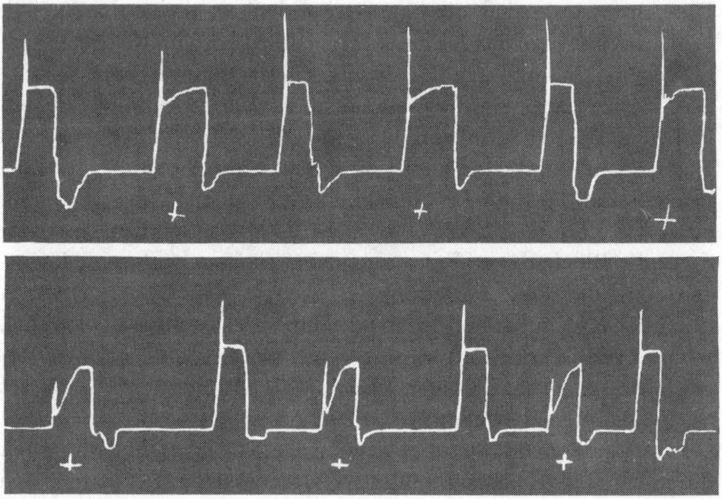

Abb. 5 Je kleiner der Ausschlag, desto geringer die Dehnbarkeit. Bei + erfolgt gleichzeitig Faustschluß der anderen Hand. Die Mitversteifung der oberen Reihe eines Gesunden ist geringer als die des unteren, die von einem Rigorkranken stammt.

Sie haben auch gehört, daß die Angleichung der Chronaxiewerte bei längerer Beanspruchung zunimmt. Dies führt auf einen weiteren Punkt, der hier als letzter berührt werden soll. Es gibt zahlreiche Beobachtungen beim Encephalitiker, welche darauf deuten, daß die mehrfache Wiederholung einer bestimmten Bewegung, daß die *Sukzessionen* gestört sind. Ich brauche Ihnen die bekannten Beispiele nicht aufzuzählen. Wiederholung, phasische Sukzession setzt nun voraus, daß nach einem Erregungsablauf der physiologische status quo ante der Erregbarkeit rasch wiederhergestellt wird. Wir haben uns auch mit diesen Sukzessionen eingehender befaßt und kommen zu dem Ergebnis, daß eine größere Gruppe von Erscheinungen leicht verständlich wird, wenn man annimmt, daß bei diesen Kranken dieselben Abweichungen im zeitlichen und räumlichen Erregungsablauf stattfinden, welche wir auch auf dem Gebiet der Sensibilität herauszuarbeiten versucht und dort unter dem Namen des »Funktionswandels« zusammengefaßt haben (Stein 1924; v. Weizsäcker 1923). Labilität und Erregungsschwelle, Nachdauer, verzögerte Umstimmung und Entdifferenzierung der räumlichen Verteilung sind dann elementarphysiologische Abwandlungen des Erregungsprozesses, die wie bei der Sensibilitätsstörung, z. B. vom Hinterstrangtypus, so auch ⟨*bei*⟩ den Motilitätsstörungen vom striopallidären Typus in analoger Weise vorliegen.

Auch diese Analyse weist meines Erachtens darauf hin, daß man eine größere Anzahl von Symptomen aus wenigen einfachen Prinzipien des Funktionswandels zu erklären vermag, ohne für jedes dieser Symptome getrennte Lokalisation oder besondere Reflexmechanismen annehmen zu müssen. Man kann sich bei manchen neueren Arbeiten des Eindruckes nicht erwehren, als gehe die Neigung zur Überlokalisation ebensoweit, wie sie eine Zeitlang z. B. in der Lehre von den Aphasien zu weit gegangen ist.

Der Abbau der sensiblen Funktionen
Eine sinnesphysiologische Analyse der Hypästhesie

Einleitung

Ein umfassendes und durchdringendes Verständnis der sensiblen Leistungen und ihres pathologischen Abbaues kann heute nur gewinnen, wer die psychologische, physiologische, anatomische und klinisch-pathologische Entwicklung unsrer Erkenntnis so gut es geht zu vereinigen sucht. Viele Einzelprobleme vereinfachen und klären sich, wenn man sie in den großen Zusammenhang stellt, aber die höchst verschiedene Art, mit der verschiedene Forscher an den Gegenstand herantreten, erschwert andererseits die Verständigung noch sehr und zeigt tiefgreifende Differenzen der Auffassung. Henry HEAD (1920) hat als erster eine Art von Koordinationslehre für die Sensibilität aufgestellt. Er geht dabei von jener durch die Anatomie scheinbar nahegelegten hierarchisch-architektonischen Idee des Nervensystems aus, wie H. JACKSON (1884) sie entwickelte, und er überträgt dessen Gedanken von den motorischen auf die sensiblen Funktionen. SHERRINGTONS (1906) von GOLTZ (1869) herkommende Physiologie des Reflexaufbaus hat dann neben JACKSONS Beobachtungen am stärksten auf HEADS Lehre eingewirkt. Danach ist eine pathologische Sensibilität ein Abbauphänomen und ein Ergebnis einer *Desintegration* des Gesamtsystems. Je nach dem Sitz der Läsion werden »niedrigere« von »höheren« Stockwerken (levels) getrennt, und es erscheinen nun die von der höheren Kontrolle befreiten Leistungen dieser niederen Symptome. So entsteht eine Art topographischer Pathophysiologie und zum ersten Mal überhaupt die Einsicht, daß die Funktions*weise* des sensiblen Organes je nach dem Sitz der Läsion physiologisch grundsätzlich verschieden ist. Dieser Fortschritt ist ein außerordentlicher und er besagt zugleich, daß die normale Funktion nie anders als durch ein *Zusammenwirken* mehrerer Systeme denkbar ist, selbst wenn es sich um die scheinbar allereinfachsten Leistungen handelt. Die erste (und, wie wir gegenwärtig wissen, nur vorläufige und der Modifizierung bedürftige) Formulierung dieser Tatsache war eine Trennung der »protopathischen« und der »epikritischen« Sensibilität. Damit war die naive Vorstellung, man könne sich eine sensible Leistung als eine von einem Rezeptor über eine Kette von 3 bis 4 Neuronen zu einer Rindenzelle fortgeleitete Erregung darstellen, ein für allemal widerlegt; denn der Eindruck eines noch so einfachen Reizes hängt eben vom Zusammenwirken mehrerer parallel und übereinander geschalteter Systeme ab. Daher gibt es nicht nur einfache Unterbrechungs- und Ausfallssymptome, sondern es gibt mannigfache Wandlungen von Qualität und Ablauf der Erregung, die uns im folgenden zu beschäftigen haben werden. Längst waren ja die vielen, dem Gesunden überhaupt fast unbekannten Phänomene der Parästhesien, Dysästhesien, Hyperpathien, Alloparästhesien, Mitempfindungen und vieles andere bekannt; aber HEAD gelang es zuerst, eine einigermaßen mit der allgemeinen Pathophysiologie und ihren spezifischen Abbaugesetzen übereinstimmende Erklärung zu geben und nicht nur für jedes solche Phänomen eine Hypothese *ad hoc* zu erfinden. Er kommt damit auch dem Anspruch der Pathologie entgegen, nicht als »Magd der Physiologie« zu dienen, sondern ihre eigenen Bedürfnisse zur Geltung zu bringen.

Heute müssen wir nun den Gedanken, daß es sich bei *jeder* sensiblen Leistung um den Ausdruck einer komplizierten Organisation und nicht nur um eine Erregungsleitung handelt, noch viel allgemeiner fassen. Denn unzweifelhaft ist schon die Absonderung der sensiblen Funktionen aus dem nervösen Gesamtgeschehen ein künstlicher Akt der wissenschaftlichen Abstraktion. Die Leistungen dieser Organe wirken sich nur zum kleinsten Teil im Erlebnis der *Wahrnehmung* oder der *Empfindung* aus, welches ihnen als ein eigentümlich *»sinnliches«* doch ihren Namen gab. Ein anderer Wirkungsort dieser Funktionen findet sich in der *Motorik* und ein dritter in den Bereichen des *vegetativen Daseins*.

Eine Abstraktion besteht aber auch darin, daß wir diese Leistungen z. B. von denen des Auges oder des Labyrinthes abtrennen. Beim Menschen ist das Tasten eines Gegenstandes von visuellen, die Wahrnehmung einer Körperlage im Raum von labyrinthären Funktionen bekanntlich überhaupt nicht abzulösen. Seitdem es ein noch kleines, aber exaktes Beobachtungsmaterial über die *Synästhesie* der Sinne gibt, müssen wir die Möglichkeit ins Auge fassen, daß der Zustand eines Sinnesgebietes dauernd von mehreren anderen mitbestimmt ist. Seit FECHNER (1860), HELMHOLTZ (1879), BLEULER (1913), URBANTSCHITSCH (1907), GRUBER (1892) und neuerdings GELB und GOLDSTEIN (1920), ANSCHÜTZ (1929),

MAYER-GROSS und STEIN (1926) ihre Aufmerksamkeit auf die Beziehungen zwischen Hören, Tasten und Sehen richteten, kann ein Zweifel nicht obwalten, daß es sich hier nicht nur um zufällige Assoziationen, sondern um wesentliche und gesetzmäßige Zusammenhänge handelt.

Endlich aber gilt für die von der Klinik herkömmlich als »Sensibilität« zusammengefaßten Leistungen der Satz, daß ihre *Einteilungen* bis heute nur mehr oder weniger zweckmäßige, nach ihrer objektiven Bedeutung aber keineswegs über alle Zweifel erhabene sind. Die praktisch bewährten Unterscheidungen von Schmerz-, Berührungs-, Druck-, Temperatur-, Lage- und Bewegungssinn, Lokalisation und Diskrimination sind Namen für *Technizismen*, aber vorläufig *nicht* für eindeutig gegeneinander abgegrenzte *funktionelle Organisationen*, und für einige der ebengenannten steht nicht einmal eine klare Sonderstellung des zugehörigen *Organs* fest; für einige ist gewiß, daß mehrere Organe der Rezeption sich an der betreffenden Leistung beteiligen. Wir müssen uns durchaus hüten, einer beliebig herausgegriffenen Leistung wie »Schmerz«, »Druck« oder gar »Lokalisation« usf. irgendeine organologische Bedeutung zu geben, bevor eine genaue Analyse eine solche Abgrenzung erzwingt. Wenn DÉJÉRINE (1914) in seiner ausgezeichneten Semiologie die Hinterstrangsysteme des Rückenmarks schematisch als Funktionsträger für Diskrimination, Gewichtschätzen, Vibration, Lokalisation usw. bezeichnet, so ist das eine Darstellung, die diagnostisch und pädagogisch erlaubt sein mag; wissenschaftlich ist sie irreführend.

Die Grundzüge der BROWN-SÉQUARDschen (1860) Erkenntnisse von der verschiedenen Bedeutung der sensiblen Hinter- und Seitenstränge stehen zwar heute noch fest. Aber es ist eine ganz andere Frage, wie weit *dieser* Duplizität eine Duplizität der periphersten Rezeptoren und ihrer zentripetalen Leitungsbahnen im peripheren Nerven entspricht, und eine andere Frage, welche physiologischen Leistungen wir organologischen Einheiten zuordnen dürfen, welche nicht. Immer wieder müssen wir betonen, daß die von ein und denselben Rezeptoren gewährleisteten Funktionen mannigfaltige sind und daß diese Funktionen einzeln und in pathologischen Fällen in mannigfacher Weise dissoziiert abgebaut werden. Die weitgehende Gleichsetzung von Hinterstrangstörung mit Störung der »Tiefensensibilität« erscheint uns als einer der Hauptirrtümer, die daraus entstanden, daß man für jede eigenartige

Leistung eine eigene Lokalisation postulierte, ein Versehen, das sich noch heute durch große Teile der neuropathologischen Literatur durchzieht.

Wir würden es auch für einen Fehler halten, wenn die Neurologie, wie es gegenwärtig oft geschieht, die Frage nicht einmal mehr diskutierte, ob die Leitungsbahnen für Schmerz, kalt, warm und Druck durchaus getrennte sind und ob nicht vielmehr, wie es die ältere Sinneslehre vor der Entdeckung der Sinnespunkte tat (Joh. Müller 1838), ein einheitlicher Hautsinn existiert, in dem die einzelne Faser verschiedene Qualitäten je nach ihrer Erregungs*weise* »fortzuleiten« vermag, so wie die Opticusfaser verschiedenen Farben dient. Die Tatsache der qualitativ ungleichen Erregbarkeit der verschiedenen Hautstellen für verschiedene Reizarten (»Sinnespunkte«) schließt eine solche Annahme für das Zentralorgan keineswegs aus. Wir kommen auf diese Frage zurück. Zweifellos bietet die Pathologie zahlreiche Gelegenheiten, für solche physiologischen Fragen wichtige Argumente beizubringen. Wir ziehen es aber an dieser Stelle vor, die Erscheinungen des pathologischen Funktionsabbaus einmal rein für sich zu überblicken und nur gelegentlich einem Rückschluß auf die normalphysiologischen Verhältnisse Raum zu geben. –

Wenn wir eine Nadelspitze in die Haut eines Kranken eindrücken und ihn auffordern, im Falle der Wahrnehmung »spitz« mit diesem Wort zu antworten, so können wir diesen Versuch entweder als eine Leistung des eindrucks-, urteils- und sprachfähigen *Menschen* betrachten oder als eine Testanalyse für die Funktion einer gewissen anatomischen Struktur, mithin als elementares, physiologisches Experiment. Beides ist in jeder sogenannten Sensibilitätsprüfung enthalten, beides kann aus ihr herausgehoben werden. So ergeben sich 2 polar entgegengesetzte Betrachtungsweisen, die aber nicht nur getrennt, sondern auch verbunden werden müssen. Von der Psychologie und Psychiatrie her gesehen erscheint das eben genannte Experiment mit der Nadel als Wahrnehmungsakt, als Gnosie, während es von der Physiologie der Rezeptorfunktion etwa als Teil einer Schwellenbestimmung eines Schmerzsinnespunktes aufgefaßt wird. Nun haben Verhältnisse, die man nur aus der historischen Entwicklung der Wissenschaften heraus klarlegen könnte, dazu geführt, daß man die erstere Betrachtungsform mehr bei den Erkrankungen des Gehirns, die letztere mehr bei denen des Rückenmarks und der Peripherie anzuwenden pflegte. Und doch ist gerade die Frage der Lokalisation bestimmter Leistungen und ihrer Anomalien die allerschwierigste und eben gegenwärtig wieder besonders im Flusse begriffen. Seitdem namentlich GELB und GOLDSTEIN (1920) eine völlig neue Art der Analyse cerebraler Agnosien eingeführt haben, ist klar geworden, daß die kortikalen Herde auch die scheinbar elementarsten Leistungen eines Sinnesgebietes so modifizieren, daß mit den der älteren Psychologie entlehnten Begriffen der Assoziation, Apperzeption, Aufmerksamkeit, Ermüdung usw. nicht auszukommen ist. Indem die Frankfurter Forscher sich an die neuere Psychologie der Gestaltwahrnehmungen anlehnten und diese damit wesentlich erweiterten, haben sie in der Entwicklung auch der Psychologie einen entscheidenden Schritt vorwärts getan. Mehr aber, als aus ihren ersten Deutungen ihrer Befunde hervorging, haben sie auch in den Bereich derjenigen physiologischen Leistungen eingegriffen, welche man bisher als »periphere« oder »centripetale« des betreffenden Sinnesorgans als *solchen* auffaßte. Wenn sie zeigen, in welch auffallendem Maße Leistungen wie Sehschärfe, Lokalisation, Intensitätsschwelle und dergleichen von demjenigen Faktor mitbestimmt sind, welchen sie als Gestalt- und Ganzheitsfunktion von dem eigentlichen und »peripheren« sinnesphysiologischen Geschehen abtrennen, dann erhebt sich doch der Zweifel, ob diese sogenannten peripheren Organleistungen überhaupt das sind, wofür man sie bisher hielt. In der Tat haben ja auch die gestaltpsychologisch orientierten Forscher an der elementarphysiologischen Sinneslehre scharfe Kritik geübt. Es liegt nun ein Widerspruch darin, wenn man bei einer optischen Agnosie die »peripheren« Funktionen, repräsentiert durch »Sehschärfe«, »Licht- und Farbenempfindung«, »Gesichtsfeld« u. dgl., als »ausreichend normal« erklärt, und andererseits die Analyse des Sehens von Gegenständen zeigt, daß kaum eine der optischen Wahrnehmungen in bezug auf Deutlichkeit, Farbe, Form, Lokalisation so wahrgenommen werden kann wie in der Norm. Die Frage ist, ob die Prüfungsmethoden der »elementaren, peripheren«, spezifisch optisch-physiologischen Leistungen *adäquat* und ausreichend *durchgebildet* sind, um zu entscheiden, ob *trotz* ihrer Integrität eine gnostische Sehleistung so schlecht werden kann, daß man eine übergeordnete und ganz besonders zu qualifizierende Funktion als für sich gestört annehmen muß. Kann es nicht vielmehr so liegen, daß jene Gestaltfunktionen überhaupt nichts anderes sind als die Funktionen des nervö-

sen Systems als *System* im Gegensatz zu einer einfachen Erregungswelle, die in sich keine Differenzierung mehr hat? Und woher nehmen wir die Berechtigung einer Trennung von Retina, Nervus opticus, Calcarina, Occipitalhirn, wenn wir konkrete Funktionen prüfen; wie kommen wir dazu, *einen* solchen Abschnitt überhaupt mit irgendeiner physiologischen Methode für *isoliert* prüfbar zu halten? Wird diese Möglichkeit verneint, dann ist *jede* Untersuchungsmethode des Sehens eine Methode der *Gesamt*funktion, und dann entfällt auch jedes Motiv zur Unterscheidung einer »elementaren« oder »peripheren« von einer »gnostischen« oder »Gestaltfunktion«.
Diese Frage wurde, wie wir glauben, durch die höchst bedeutenden und bahnbrechenden Arbeiten unserer Frankfurter Kollegen zum ersten Male brennend auch in der Pathologie. Und hier setzen nun unsere Bemühungen ein, die Funktionsanalyse zunächst wenigstens auf dem Gebiete der *Sensibilität der Haut und der Gliedmaßen* so auszubilden, daß wir einer Entscheidung jenes Problems näherrücken können. Denn für die *Tastagnosie* liegt der Fall ja in jeder Hinsicht analog. Seit jener Sitzung, in der Wernicke (1895) seine ersten Fälle vorstellte und Strümpell (1918) ihn auf das Vorhandensein von Sensibilitätsstörungen als mögliche Erklärung hinwies, schwankt ja die Diskussion zwischen Anerkennung und Ablehnung dieser Agnosieform, sofern sie eine durch Sensibilitätsstörungen nicht erklärbare sein soll. Déjérine (1914) z. B. hat sich der in Deutschland ziemlich siegreichen Lehre nie angeschlossen. Ist sie zu widerlegen, so erfährt damit der besonders den Psychiatern so geläufig gewordene Begriff der Agnosie einen schweren Stoß. Indem wir uns dem physiologischen Untersuchungsplan wieder viel intensiver zuwendeten als Gelb und Goldstein, welche vor allem durch Variation der gnostischen *Aufgaben* und der biologischen *Situationen* ihre Funde machten, haben wir uns auch dem Satze nicht ohne weiteres angeschlossen, den jene Forscher seinerzeit an die Spitze stellten: »die Psychologie muß die Führerin bei der Aufstellung physiologischer Theorien sein«. Vielmehr folgten wir methodisch zuerst ganz den von v. Frey (1896) für die Sensibilität geschaffenen Grundlagen, die wir dann freilich der klinischen Pathologie anzupassen und schließlich für völlig andere Fragestellungen umzuformen hatten. Der Vergleich zwischen den Gedankengängen Heads (1920) mit den hier zuletzt angedeuteten Fragen zeigt nun auch, daß der anatomisch so einleuchtende

Begriff eines hierarchischen oder in Ketten von Neuronen darstellbaren Stufenbaues der sensiblen Funktionen durchaus nicht so problemlos ist und nicht so unmittelbar in die Physiologie und pathologische Physiologie hineinprojiziert werden darf, wie es scheinen könnte und im Interesse der Anschaulichkeit jemand wünschenswert erscheinen mag. In dieser Hinsicht ist z. B. die an wertvollen Beobachtungen so reiche neue Monographie O. Foersters (1927) unbeschadet ihrer vielen glänzenden Einzeltatsachen doch manchem Kritizismus dort ausgesetzt, wo es sich darum handelt, etwas über die Bedeutung der anatomischen Topi für die Funktionen zu sagen. Wir kommen darauf später zurück. Die wichtigen, ja umwälzenden chronaximetrischen Messungen Lapicques (1926) über die funktionelle Einheit der motorischen Systeme von der Rinde bis zur Muskelsubstanz bedeuten, auf die Sensibilität übertragen, daß eine anatomische Läsion an *einer* Stelle eine physiologische Veränderung des *Gesamtsystems* bewirken muß – ganz im Sinne unserer oben skizzierten Kritik an der Lokalisationslehre überhaupt.

Wir sind uns bewußt, daß wir uns damit nicht im Gegensatz zu den letzten Intentionen der Frankfurter Schule befinden, deren Ergebnisse ja entscheidend für jeden weiteren systematischen Versuch einer Physiologie des Gehirns sein müssen. So, wie aber die Dinge gegenwärtig liegen, ist der Begriff der Gestaltfunktion mehr eine Aufgabe als ein Ergebnis. Denn so gewiß man darauf zu verzichten hat, eine Leistung wie die Wahrnehmung eines Dreiecks oder Baumes aus den Elementarerregungen der Sinneselemente zusammenzuaddieren oder zu synthetisieren, so unverkennbar ist, daß die Gestaltpsychologie bisher nicht imstande war zu präzisieren, welche Eigenschaften ein Gegenstand oder ein Reiz haben muß, um Gestaltfunktion anzuregen und wonach diese Anregungskraft sich bemißt. Und ebenso ist es bisher nicht gelungen (und kann wohl gar nicht gelingen), aus der allgemeinen Physiologie des Nervensystems, der Nervenfaser oder der Rezeptoren eine Funktion nachzuweisen, welche von Fall zu Fall erklärt und festlegt, was eigentlich zur Gestaltung, d. h. zur Abhebung einer »Figur« von ihrem »Hintergrund«, eines »Wesentlichen« aus einer »Situation« führt. An der Tatsache dieser Art von Leistungen ist nicht zu zweifeln, aber sofern sie nur das stets wiederkehrende Allgemeingut des Vorgangs bleiben und nicht gestatten, einen nervösen Prozeß zu charakterisieren, sofern bleibt auch die Gestaltfunktion mehr eine biologische Klärung als ein Prinzip der *Erklärung*. Eben darum aber ist zu fragen: wie steht es denn eigentlich mit jenen, ursprünglich als isoliert untersuchbar erachteten, sogenannten elementaren, in Wirklichkeit aber gar nicht einfachen, sondern ganzheitlich determinierten Leistungen der Sinnesphysiologie? Als wir uns zum ersten Male mit einer Tastagnosie im Sinne Wernickes (1895) beschäftigten, fiel uns auf, daß der Kranke schnell ausgeführte passive Bewegungen gut erkannte, langsame aber gar nicht – im Gegensatz zum Gesunden. Da nun Agnostische sehr langsam zu tasten pflegen, so drängte sich der Gedanke auf, man müßte diese sogenannte elementare Sensibilität viel ausführlicher und genauer, als bisher geschehen, untersuchen, um wie bisher behaupten zu können, die Sensibilität sei »normal« oder »so gut wie normal«. Daraus sind dann die Untersuchungen entstanden, über die wir im folgenden zusammenhängend nochmals kritisch berichten, nachdem ein vorläufiges Referat auf dem Kongreß für innere Medizin (1925) und eine methodische Übersicht (Stein und v. Weizsäcker 1926) bereits erschienen sind. In der folgenden Darstellung gilt als erster methodischer Grundsatz, *daß es nicht erlaubt sein soll, bei der Erklärung eines Phänomens oder einer Leistungsstörung in die Psychologie auszuweichen*. Es scheint nämlich so, als sei der Fortschritt der Gehirnpathologie durch nichts so sehr aufgehalten worden als dadurch, daß man Erscheinungen, welche man mit den jeweils bekannten physiologischen Gesetzen oder Ideen nicht erklären zu können glaubte, »psychologisch« erklärte[1]. Dabei blieb offenkundig ganz ungewiß, was wir eigentlich den nervösen Substanzen zutrauen dürfen und was nicht. Auf der anderen Seite aber dürfen wir keinen Augenblick vergessen, daß es kein einziges sinnesphysiologisches, d. h. mit Aussagen über ein Sinneserlebnis arbeitendes Experiment gibt, in dem nicht der *Mensch* als empfindender, wahrnehmender, urteilender, aussagender in die Methode mit eingeht. Es ist darum auch nicht erlaubt, solche Versuche zu behandeln wie objektive Reizexperimente an isolierten Nerven oder Muskeln eines Versuchstieres. So wenig wie wir, wie gesagt, bei der theoretischen Erklärung in die Psychologie ausweichen dürfen, *so wenig dürfen wir bei der*

1 Pawlow (1936) hat als einer der ersten hier einen zwar der Psychologie gegenüber wenig aufgeschlossenen, für die Physiologie aber notwendigen und höchst fruchtbaren Kampf durchgefochten.

Kritik des Versuchsergebnisses vom Gesamtorganismus des Menschen abstrahieren, der uns doch nicht nur psychisch, sondern auch physisch als ein ganzer gegeben ist.

Dabei wird sich vielleicht eine grundsätzliche Sonderstellung des Gehirns gegenüber den anderen Teilen des Nervensystems als unbegründet und unnötig herausstellen. Der Gedanke, daß der geheimnisvolle Sprung zur Psyche gerade in der Hirnrinde erfolge, hat nicht weniger als die vorher genannten methodischen Vorurteile zu einer immer schiefer werdenden Theorie der nervösen Funktionen beigetragen. So notwendig hier heute eine scharfe Revision geläufiger und allzu fixer Vorurteile ist, so wenig tastet natürlich eine solche Kritik den geschichtlichen Wert der in vorausgegangenen Epochen zutage geförderten Entdeckungen im geringsten an.

Nach diesen Ausführungen hat die möglichst weitgehende Verwendung quantitativer und in diesem Sinne exakter Methoden für uns hauptsächlich den Sinn, die angewandten Reize scharf definiert, gleichmäßig wiederholbar und gegen methodische Unsicherheit und Kritik gesichert zu machen. Die Gedanken der älteren Psychophysik, welche dabei auch die Aufdeckung psychophysischer Maßformeln und die Messung von »Wahrnehmungsfehlern« oder »Täuschungen« verfolgte, spielten daher gar keine Rolle. Und ebensowenig handelte es sich darum, die klinischen Untersuchungsmethoden zum Zwecke der besseren Diagnostik zu »verfeinern«. Dies ist in vielen Fällen ganz überflüssige Zeitverschwendung. Trotzdem wird unten gezeigt werden, daß wir durch unsere Methode imstande sind, eine Anzahl auch klinisch-diagnostisch wichtiger Befunde zu erheben, welche dem Beobachter bei der gewöhnlich üblichen Art zu untersuchen völlig entgehen.

Die Hypästhesien

Ein erstes Beispiel für diese einleitenden Bemerkungen ist die *taktile Hypästhesie* bei kortikalen Läsionen. Als HEAD und HOLMES (1911-12)[2] zum ersten Male mit v. FREYS Reizhaaren versuchten, die Reizschwelle solcher Hypästhesien zu bestimmen, stießen sie auf die Unmöglichkeit, einen eindeutigen Wert zu erhalten. Bei

2 S 147 ff. Vgl. Bd 41, 1918.

steigender Haarstärke nahm die Zahl der positiven Reizerfolge nicht zu, und HEAD formulierte halb psychologisierend diesen Befund dahin, daß diese Kranken die Fähigkeit, verschiedene Intensitäten zu *unterscheiden, lokal* verloren hätten. Er ließ außerdem Störungen durch »Halluzinationen«, Nachempfindungen und abnorme lokale Ermüdbarkeit zu. Es muß ein reiner Zufall sein, daß HEAD auf diese Störungen bei thalamischen und spinalen Läsionen nicht stieß; bei diesen hat er sie wohl gar nicht erwartet. Was man schon aus einem HEADschen Protokoll hätte vermuten können, gelang mit der Entdeckung der *»Schwellenlabilität«* (H. STEIN 1924[a]) nachzuweisen, nämlich daß hier nicht eine solche Summe verschiedenartiger und halb psychologisch zu formulierender Störungen vorlag, sondern *ein* gesetzmäßiger Befund: die Schwelle steigt bei oft wiederholter Beanspruchung derselben Hautgegend rasch bis zu einem oberen Grenzwert (Höchstwert) an, um in den folgenden Minuten oder Stunden wieder zur Norm abzusinken. Die Fähigkeit zur *Schwellenkonstanz* ist also verloren und nicht die Fähigkeit zur Unterscheidung als solche, wie HEAD meinte, wie denn auch solche Kranke einen schwachen und einen starken Druck zunächst unterscheiden können. Überdies geht in der Mehrzahl der Fälle die Schwelle für Reizhaare nicht über 5 bis 6 g in die Höhe, so daß bei dem gewöhnlich zum Gegenstandbetasten verwendeten Druck (über 10 g) eine Anästhesie nicht entsteht, wohl aber eine Hypästhesie, welche die *Abstufung* der Eindrücke verbietet und überdies eine Inkonstanz, einen mit der Zeit schreitenden Wechsel dieser Abstufungen herbeiführt.

Wir haben diese Schwellenlabilität als eine der allerverbreitetsten Störungen inzwischen erkannt. Sie findet sich bei allen Erkrankungen des Zentralnervensystems, bei denen eine Läsion des spinalen Hinterstrangsystems und seiner cerebralen Fortsetzungen sicher oder wahrscheinlich ist. Sie fand sich vor allem bei den Tabikern und den multiplen Sklerosen sowie besonders bei der FRIEDREICHschen Ataxie (STEIN 1924[a], 1926). Die Störung kann nun bei dem gewöhnlichen, bisher üblichen topographischen Absuchen der Haut durch Einzelreize gar nicht gefunden werden, weil die Schwelle einer Hautstelle hier primär normal sein kann und erst (je nach ihrer Schwere) bei 20, 50, 100 mal wiederholter Beanspruchung derselben Stelle ansteigt. Auch ist die Störung mit entschieden überschwelligen und nicht graduierten Reizen (man nimmt also Reizhaare) schwer aufzudecken. HEADS Annahme, daß es sich um Dinge, die für kortikalen Abbau bezeichnend seien, handle, war also nicht zutreffend. Dagegen wurde schon in der ersten Mitteilung ein Unterschied zwischen spinaler und kortikaler Labilität gezeigt, der sich auf die Irradiation der Störung bezieht. Diese Irradiation ins Umfeld der gereizten Hautstelle pflegt nämlich bei spinaler Läsion das entsprechende spinale Segment nicht zu überschreiten, obwohl die Ausbreitung dieser Störung nicht segmentären Charakter trägt; bei kortikaler Läsion umfaßt sie ein größeres Feld. Der erstere Befund ist eine Analogie zu der Beobachtung Goldscheiders (1916), der die irradiierende Hyperalgesie bei Anlegen einer Hautklemme am Normalen spinal-segmentär begrenzt fand und auf die funktionelle Einheit der spinalen Segmente schloß. Diese betont auch Dusser de Barenne (1911, 1913) nach seinen Strychnin-Hyperästhesierungen am Tier, und O. Foerster (1927) berichtet von dermatomalen Hyperalgesien bei traumatischen Hautnervenläsionen. Andererseits betont Foerster auch die funktionelle Einheit von Thalamus und Cortex und die allgemein große Ausdehnung der von ihnen abhängigen Hyperpathien und Ausfälle. Dem entspricht der erwähnte Befund (Stein 1924[a]) bei kortikaler Läsion. Umgekehrt weisen diese Irradiationsgesetze eben darauf hin, daß es sich um ein zentrales Phänomen handelt, und in der Tat haben wir eine Labilität noch nie bei einer peripheren Läsion gefunden, d. h. bei einer solchen, welche wie die Schuß- und Stichverletzungen *sicher* peripher ist. Eine Ausnahme würde sich freilich bei Fällen der sogenannten »Polyneuritis« der Klinik ergeben; bei ihren ataktischen und besonders den postdiphtherischen Formen ist die Schwellenlabilität gewöhnlich vorhanden. Aber unsere Auffassung geht auch aufgrund anatomischen Materials[3] dahin, daß es sich hier auch um *zentrale* Erkrankungen handelt. Bei allen peripheren Traumen aber und allen Mononeuritiden wird vielmehr eine andere Form der *Hypästhesie* gefunden: die dauernde und konstante Erregbarkeitsherabsetzung der *einzelnen* Sinnespunkte sowie deren Ausfall. Das letztere, die Verarmung eines Hautsinnesfeldes an Sinnespunkten für die verschiedenen Reizqualitäten, ist mehrfach beschrieben worden, so z. B. von Head (1920) bei seinen berühmten Versuchen nach Nervendurchschneidung im Randbezirk, ebenso von Trotter und Davies (1909), von Hacker (1914) nach peripherer toxischer (Lugol-

3 Neuere Literatur vgl. Oppenheims Lehrbuch ([7]1923) I, S 824.

lösung) Nervenlähmung, von v. FREY (1918) an Schußverletzten, von SUNDBERG (1921) bei FRIEDREICHscher Ataxie. v. FREY und sein Schüler HACKER nehmen im Gegensatz zu den englischen Untersuchern an, daß im Gebiete der Läsion bzw. Regeneration die Sinnespunkte durchweg normale Schwellen haben und daß die Annahme der Schwellenerhöhung durch Miterregung benachbarter Punkte vorgetäuscht sei. Dies gilt, wie schon aufgrund unserer Untersuchungen an zentral bedingten Hypästhesien des Drucksinns (FRANZ 1923) hervorging, für spinale, thalamische und kortikale Erkrankungen nicht. Hier findet man in großen hypästhetischen Gebieten zuweilen überhaupt keine normale Schwelle mehr. Wir sehen dies bei solchen Fällen besonders auch für Kaltreize und Warmreize sehr deutlich. Mit der Kupferknopfsonde ist dann eine Kaltempfindung nirgends auffindbar, während schon eine Metallfläche von Bruchteilen eines Quadratzentimeters regelmäßig »kalt« bewirkt. In Versuchen, die wir an einem Kranken mit Ulnarisneuritis anstellten und der in jeder Hinsicht den Typus der peripheren Verletzung aufwies, fanden wir für Kältereize genau dasselbe Phänomen und für isoliert stehende Druckpunkte nur abnorm hohe Schwellen (über 1,5 g). Dasselbe zeigte COHEN (1927) dann eingehender für Kalt- und Warmpunkte. HEADS Annahme, daß die Erregbarkeit im protopathischen Felde nur mehr an bestimmte Punkte gebunden sei, scheint also ebensowenig zuzutreffen wie die v. FREYS, daß alle Sinnespunkte im hypästhetischen Felde normale Schwellen besitzen.

Vielmehr nehmen wir an, daß doch im Regenerat neben den normalen auch hypästhetische »Sinnespunkte« vorhanden sind. Die Frage, was die Sinnespunkte eigentlich sind und ob neben der zirkumskripten auch eine diffuse Rezeptivität angelegt ist, wird damit noch nicht berührt. »Sinnespunkt« bedeutet ja nur die physiologische Tatsache, daß sich auf der Haut ausgezeichnete Stellen finden, welche konstant eine höhere Reizbarkeit, also eine niedrigere Schwelle aufweisen als ihre Umgebung bis zum nächsten Sinnespunkt. Aber v. FREYS Unterscheidung von echter Hypästhesie, bei der *keine* normalen Sinnespunktschwellen vorkommen und von »scheinbarer Hypästhesie«, bei der es sich nur um Rarefizierung der sonst normal erregbaren Schwellen handelt, besteht zweifellos zu Recht.

STEIN (1924[a])fand nämlich Rarefikation der Sinnespunkte bei zwei weiteren wichtigen Syndromen. Erstens besteht sie nach ihm bei der sogenannten neuralen Form der Muskelatrophie (CHARCOT-MARIE-HOFFMANN) in den distalsten Hautgebieten, entsprechend der distalen Verbreitung der Atrophie und im Einklang mit der neuralen Deutung dieser Krankheit durch J. HOFFMANN (1889, 1891). Und zweitens konnten wir bei der Entwicklung eines reinen Bildes von BROWN-SÉQUARDscher Lähmung – hier also bei einer *zentralen* Störung – die Rarefikation der Sinnespunkte auf der herdgekreuzten Seite nachweisen. Dasselbe fanden wir bei Syringomyelie und gewissen Thalamusherden. Wir müssen danach mindestens folgende Arten der Hypästhesie unterscheiden: 1. die Rarefikation der Sinnespunkte, bei der in dem gestörten Feld normalschwellige Sinnespunkte noch gefunden werden. Dieser Status (von v. FREY als »scheinbare Hypästhesie« bezeichnet) findet sich bei den peripheren Nervenläsionen und nach STEIN bei Syringomyelien und Seitenstrangläsionen auf der herdgekreuzten Seite, aber auch bei gewissen Thalamusherden. 2. Die konstante Schwellenerhöhung an den Sinnespunkten (»echte Hypästhesie«, von v. FREY für periphere Läsionen nicht anerkannt); sie kommt meines Erachtens bei peripheren Läsionen im Regenerat und bei zentralen Läsionen vor. 3. Die Schwellenlabilität (STEIN 1924[a]), bei der zunächst eine normale Schwelle besteht, die aber bei weiterer Beanspruchung in einem Irradiationsgebiet ansteigt bis zu einem Grenzwert oder völliger Anästhesie. Sie findet sich bei Erkrankungen der Hinterstränge des Rückenmarks, aber auch denen des Thalamus und Cortex. Diese 3. Gruppe gehört also eigentlich nicht in den alten Begriff der Hypästhesie und muß daher als labile Hypästhesie bezeichnet werden. Tatsächlich wird sie auch von dem Untersucher nicht entdeckt, der das Hautfeld nur absucht und nicht an derselben Stelle mit der Prüfung fortfährt[4]. Die Labilität leitet daher über zu dem Begriff des Funktionswandels.

Die Bedeutung der Fläche

In der Einleitung wurde bemerkt, daß unsere Methoden möglicherweise nicht hinreichend differenziert sind, um ein Urteil über den Grad einer Funktionsstörung zu erlauben. Wir sahen jetzt, daß

4 Eben weil dabei aber die Schwelle sich ändern kann, haben wir später die von FRANZ (1923) ausgearbeitete statistische Methode nur noch selten benutzt.

eine schwellenlabile Sensibilität beim absuchenden Prüfen mit Fingerbeere oder Wattebausch »normal«, mit örtlich fortgesetzter Reizhaarprüfung aber schwer gestört erscheinen kann. Der Begriff der Schwelle erhält dadurch einen *mehrdeutigen* Sinn. Man muß stets fragen: Schwelle für welche Reizart? Es ist nun schon seit Brückner (1901) und v. Frey (1911) bekannt, daß man bei gleichzeitiger Erregung zweier Stellen eines Feldes eine *pro Reiz* niedrigere Schwelle findet (»gegenseitige Verstärkung«) als bei Applikation nur eines Reizes. Es folgt schon hieraus, daß schwache Reize einen Sinnespunkt auch dann noch erregen, wenn eine Empfindung dabei nicht auftritt; solche »unterschwellige« Erregungen können sich aber zu einem überschwelligen Gesamtvorgang summieren. Wie man sich diese Tatsache auch des Näheren erklären möge, so ist jedenfalls gewiß, daß diese *Funktion des Zusammenwirkens* es ist, welche unter pathologischen Verhältnissen in besonders auffallender und leicht zu studierender Weise gestört wird. Im folgenden werden also besonders solche Leistungsstörungen betrachtet, welche sich nicht als Ausfall oder einfache Herabsetzung der Erregbarkeit, sondern uns als *Störungen im Aufbau eines mehrteiligen Erregungsvorganges darstellen*. Wir vermeiden dabei das Wort »Gestalt« oder »Ganzheit« und betrachten lediglich das in der Untersuchungsbedingung Gegebene. Die Methode der Untersuchung wird jedenfalls in mannigfacher Weise variiert werden müssen, wenn es richtig ist, daß wir einen eindeutigen Schwellenbegriff gar nicht haben und vielmehr die Schwelle mit der Reizart variiert. Wesentlich ist, daß der Reiz nicht als ein elementarer, einfacher, sondern als ein mehrteiliger, gegliederter oder teilbarer gesetzt wird. Geschieht dies, dann stoßen wir unter pathologischen Bedingungen auf einige sehr allgemeine Erscheinungen. Der Substanzabbau am Nervensystem führt nämlich, so kann man es ausdrücken, in weitestem Umfange nicht zu einem Zerfall der lokalen Erregungsprozesse in räumlicher und in zeitlicher Beziehung, sondern im Gegenteil zu einem innigeren Zusammenschluß der Partialvorgänge.

1. Das erste Beispiel dafür ist die soeben angeführte »gegenseitige Verstärkung«. Bei peripheren, spinalen und kortikalen Hypästhesien wird diese gegenseitige Verstärkung niemals herabgesetzt oder aufgehoben, sondern sogar häufig in erhöhtem Grade angetroffen, so besonders bei peripheren Störungen (v. Weizsäcker 1924). Daß

bei Hypästhesie der Temperaturpunkte die Flächenreize von hervorragender Wirkung sind, wurde schon oben erwähnt. Die Bedeutung der Flächengröße ist hier seit Weber (1851) beim Normalen allgemein bekannt. Messende Vergleiche über die Wirkung der Fläche in normalen und pathologischen Feldern liegen für Temperaturen noch nicht vor. Die Verhältnisse dürften bei optischen Störungen ähnlich liegen. Hier ist der Einfluß der Feldgröße auf Licht- und Farbenschwellen normalerweise nur mit einer minutiösen Technik nachweisbar (»Minimalfeldhelligkeiten«, Siebeck 1906). Bei Opticusläsionen (Hypophysentumor) z. B. dagegen fanden wir, daß im hemiamblyopischen Feld nur ganz große Farbpapiere (über 10-20 cm^2 am Perimeter) richtig erkannt wurden. Head hat allgemein aufgrund derartiger Beobachtungen angenommen, daß es im protopathischen Felde mehr auf die Extensität als auf die Intensität der Reize ankomme. Daran ist soviel sicher allgemein richtig, daß die gegenseitige Verstärkung oder simultane Summation unter pathologischen Verhältnissen erhalten und vor allem sehr leicht demonstrierbar ist. Aber messende Vergleiche fehlen noch vielfach, und Heads Satz, daß die Reizintensität wenig oder nichts für die Empfindungsintensität bedeute, ist in dieser Allgemeinheit falsch. Wir konnten vielmehr in dem oben erwähnten Falle (Neuritis) feststellen, daß im hypästhetischen Felde die relative Unterschiedschwelle für flächenförmige Druckreize dieselbe war; nur war, entsprechend dem Weberschen Gesetze, die absolute Schwelle und die Unterschiedschwelle etwa auf das Dreifache erhöht.

Man kann somit als gesichert festhalten, daß bei pathologischem Funktionswandel die schon in norma (freilich nur bei sinnesphysiologischer Technik aufweisbare) gegenseitige Verstärkung mehrerer räumlich distanter Reize *nicht* abgebaut wird, sondern wahrscheinlich auf größere Distanzen als sonst wirksam und dadurch auch leichter demonstrierbar wird.

2. Dieselbe allgemeine Verhaltungsweise treffen wir nun an, wenn wir nicht mehrere punktförmige Reize oder eine Reizfläche simultan, sondern einen Reiz sukzessiv wirken lassen. Die erste Art, dies zu bewirken, ist die *Bewegung* des Reizes. Auch hier findet, wie Ahringsmann und Buch (1926) zeigen, eine »Verstärkung« statt, d. h. ein Druck, der für die Druckpunktreizung unterschwellig ist, kann, über die Haut strichförmig hingeführt, eine Empfindung auslösen. Ist dies am Gesunden nur unter Anwendung einer

sehr verfeinerten Technik demonstrierbar, so ist es z. B. an Kranken mit Querschnittsmyelitis eine alltägliche und mit einfachen Mitteln aufzeigbare Erscheinung. Von BUCH (1926) später ausgeführte Messungen ergaben an solchen Kranken, daß diese *Bewegungsdruckschwelle* z. B. 60 mal niedriger liegen kann als die einfache Druckschwelle ohne Bewegung des Reizes. Hierher gehört aber offenbar auch die Wahrnehmung der Bewegungen der eigenen Glieder. Es war schon GOLDSCHEIDER (1889) aufgefallen, daß am Normalen und *deutlicher* nach Anästhesierung des Gelenkes die Winkelgeschwindigkeit solcher geführter Bewegungen ihre Merkbarkeit begünstigt. Versuche, die wir mit PANZEL (1924, 1925) ausführten, erwiesen das Phänomen am Kranken besonders ausgesprochen, und wir haben oben erwähnt, daß gerade dieser Befund den Anstoß zur Entwicklung dieser ganzen Arbeiten gegeben hat. (Protokolle sind in der Arbeit von STEIN (1926) über Hinterstrangstörung publiziert worden[5]). Obwohl die organologische Grundlage der Wahrnehmung von geführten Bewegungen von v. FREY früher (1918) wesentlich im Hautsinn, neuerdings (1926) wieder auch im Muskelsinn vermutet wird, so darf doch wohl in jedem dieser Fälle angenommen werden, daß der charakteristische und adäquate Reiz eine Erregung ist, welche eine Anzahl von Rezeptoren der Reihe nach ergreift und so in einer translatorischen Sukzession besteht. Er gehört also hierher, und wie im Falle der Strichbewegung läßt sich behaupten, daß bei Bewegungsreizen die pro Zeiteinheit vom Reiz eingeholte »Fläche« von größtem Einfluß auf den Reizwert ist: mit Zunahme dieser »Fläche« nimmt die Schwelle ab. Es war in diesen Versuchen sehr deutlich, daß bei langsamer Bewegung große, bei schnellerer Bewegung kleine Winkel gemacht werden mußten, bis die Versuchsperson die Bewegung (und bei größerer Exkursion auch ihre Richtung) wahrnahm.

Man kann diese Befunde auch so ausdrücken: im Zustande des Funktionsabbaus kann, was an Schwellenerregbarkeit eingebüßt ist, durch Vergrößerung der Reizfläche oder durch Verschiebung des Reizortes eingebracht werden. Drückt man aber den Tatbestand nicht vom Gesichtspunkte des Schwellenbegriffs her, sondern von dem der biologischen Leistungen her aus, so kann man sagen: der Kranke ist großflächigen und bewegten Reizen gegen-

5 S 116f.

über besser gestellt als kleinflächigen und unbewegten gegenüber; er verliert ferner lokale Leistungen eher als verbindende. Dieses Paradoxon wird uns später noch beschäftigen. Wir müssen uns jetzt den zeitlichen Verhältnissen der Erregung wieder näher zuwenden.

Der zeitliche Erregungsablauf

»Die Fähigkeit unter normalen Verhältnissen die Druckschwelle konstant zu halten, ist eine besondere Funktion des Drucksinnes« (H. Stein 1924). Man könnte gegen diese aus der Tatsache der Schwellenlabilität bei Kranken gezogene Folgerung einwenden, daß wir auch sonst in der Physiologie abnorme Ermüdbarkeit kennen, ohne deswegen auf eine besondere Funktion zu ihrer Aufhebung zu schließen. Wir haben aber Gründe beibringen können, welche dieser Deutung Nachdruck geben. Der Hauptgrund ist, daß die Labilität, soviel wir bisher wissen, nur bei den Erkrankungen der Hinterstränge, ihrer Anschlüsse und des Cortex cerebri und nicht bei den Läsionen der peripheren Nerven und der Hinterhörner bzw. Seitenstränge des Rückenmarks vorkommt (Stein 1926)[6]. Ein weiterer ist, daß diese angebliche »Ermüdung« zuweilen plötzlich verschwindet und umschlägt in einen Zustand normaler Erregbarkeit, der dann erneut in Labilität gerät. Ein dritter Grund ist die eigentümliche Art der Irradiation (s. o.) und die starke und regelmäßige Zunahme dieser Erscheinungen gegen die distalen Enden der Extremitäten zu. Endlich zeigt sich, daß, wenn man in einer Gegend durch Frottieren die Druckschwelle in die Höhe treibt, auch die Schwelle für Temperatur- und Schmerzreize ansteigt. Alle diese Erscheinungen sind als einfache Ermüdung, d. h. als eine einfache Leitungshemmung in einer beanspruchten Bahn durch lokale Blockade nicht verständlich.
Vielmehr ist am merkwürdigsten, daß offenbar eine lokale Läsion, nämlich im Hinterstrangsystem und seinen cerebralen Anschlüssen, statt eines Ausfalles einen allgemeinen Funktionswandel einer Region herbeiführt. Man möchte beinahe sagen: ein spinales Organ benimmt sich jetzt so wie ein Gehirnkranker, der perseveriert, iteriert und eine »Aufmerksamkeitsschwäche« hat. Sollte nicht in

6 Und weitere demnächst erscheinende Befunde mit anatomischen Belegen.

diesen beiden Fällen *derselbe* Abbauvorgang zugrunde liegen? Um diese Annahme zu prüfen muß unser Bericht zunächst vervollständigt werden. Zunächst hat Stein (1926) für Schmerz und Temperatur (und für die beiden Temperaturreize ausführlich Cohen 1927) dargetan, daß auch diese Qualitäten bei denselben Kranken und in denselben Bereichen Labilität, also Schwellenerhöhung bei wiederholter adäquater Reizung zeigen wie der Drucksinn. Gerade dort aber, wo, wie z. B. bei Syringomyelie und Halbseitenlähmung, diese drei Qualitäten im Sinne der Rarefikation bis zu Anästhesie hervorragend getroffen sind – gerade dort vermissen wir die Labilität. Wenn wir daraus etwas schließen dürfen, so kann es doch nur das sein, daß die Integrität des Hinterstrangsystems und seiner Anschlüsse die Bedingung schafft, wodurch die Erregbarkeit eines jeden qualitativen Erregungsvorgangs immer wieder rasch auf die konstante Normalhöhe zurückgeführt wird. Dieses System ist dann also überhaupt kein System zur Fortleitung von Qualitäten oder qualitativen Merkmalen, sondern eines zur Beherrschung oder Ordnung ihres zeitlichen (und räumlichen) Ablaufs. Damit rückt unser Ergebnis aber in die größte Nähe der Anschauung von H. Head und seiner Unterscheidung von protopathischer und epikritischer Sensibilität. Head, der ursprünglich darunter wohl nur eine grobschwellige und eine feinschwellige Einrichtung für je dieselbe Qualität verstand, ist später in seiner Auffassung der hier vertretenen näher gekommen (1921) und hat das epikritische System als ein kontrollierendes oder regulierendes über dem protopathischen aufgefaßt. Das phylogenetisch jüngere (Brouwer 1927) Hinterstrangsystem, das den Anschluß an die cerebralen Systeme in direkter, durch lange Bahnen vereinfachter Weise vermittelt, erscheint auch aus anatomischen Gesichtspunkten dafür hervorragend geeignet.

Die äußerst schwierige Frage aber, wie wir uns jenen Einfluß auf die raumzeitliche Ordnung der Qualitäten vorzustellen haben, rührt an die Grundprobleme aller Sinnesphysiologie. Wir erörtern zunächst den Erregungsablauf in der Zeit. Wir wissen vom degenerierten und von seiner nervösen Verbindung abgeschnittenen Muskel, daß er eine verlangsamte Erregung, eine verlängerte Nutzzeit und, wie Grund (1925) kürzlich wahrscheinlich machte, eine längere Zeit bis zur Wiederherstellung der Erregbarkeit aufweist. Wir kennen ferner rasche Abnahme der willkürlichen Bewegbarkeit bei Zuständen von sogenanntem striopallidärem Rigor, ohne daß der Muskel selbst dabei ermüdete, also als zentrales Phänomen. Wir kennen die Herabsetzung der oberen Tongrenze, die der Erregbarkeit für kurzwellige Lichter und für sehr frequente mechanische Stöße (Vibration) bei Erkrankung der entsprechenden Sinnesorgane. Verhältnismäßige Trägheit der physiologischen Erregung und ihres Zyklus scheint die gemeinsame Ursache solcher Befunde zu sein. Ihre genauere Analyse wird aber ergeben, daß unter dieser allgemeinen Formulierung sich doch verschiedene Dinge verbergen. Von der abnehmenden Schwellenerregbarkeit *(Labilität)* bei den 4 Hauptqualitäten war schon ausführlich die Rede. Sie ist die *erste* der hier zu unterscheidenden Zeitstörungen, sie ist eine Störung der *Erregbarkeit.*

Die *zweite* Form ist eine Störung der Erregungs*dauer.* Schwächere Druckreize führen, wenn sie liegen bleiben, auch beim Gesunden zu einer bald völlig abklingenden, also zeitlich begrenzten Empfindung. Dieses Abklingen ist, wie v. Frey (1913) annimmt, Folge eines besonderen Vorganges der Umstimmung. Stein (1924[b]) zeigt an pathologischen Fällen, daß diese Umstimmung wesentlich gestört, die Empfindung also von einer Nachempfindung gefolgt sein kann (wie sie ausführlich von Günther (1923) beschrieben wurde); deren Bestehen ist mit einer Erregbarkeitsminderung für neue Reize verknüpft, so daß Sukzessivreize nicht mehr getrennt oder in abnehmender Intensität wahrgenommen werden. Diese Nachempfindungen bilden einen Teil des früher unter dem Namen der Parästhesien vereinigten Komplexes.

Während also die erste (die in der Labilität gestörte) Funktion die nach einer Erregung verminderte Erregbarkeit *wiederherstellt* und so konstant hält, hat die zweite (die bei den Nachempfindungen gestörte) Funktion die Erregbarkeit *herabzustimmen* und so die Dauer der Empfindung bei Dauerreizen zu beschränken. Wir stoßen hier demnach auf zwei entgegengesetzte Leistungen: eine Erregbarkeit herstellende und eine Erregbarkeit mindernde und dementsprechend auf zwei entgegengesetzte Modi der Funktions*störung:* eine Empfindungen *blockierende* und eine Empfindungen *prolongierende.* Wir wissen noch nichts darüber, wann die eine, wann die andere Störung hervortritt; nur so viel ist gewiß, daß sie häufig auch vergesellschaftet und daß sie beide Hinterstrangsymptome sein können. Es liegt nahe, die prolongierende Störung zu den spastischen Symptombildern, die Labilität zu den abnormen »Ermüdbarkeiten« bei zentraler Lähmung in Analogie zu setzen, die ja gleichfalls getrennt und wiederum auch vereint beobachtet werden.

Was hier für den Drucksinn beschrieben ist, kehrt aber bei Schmerz- und Temperaturempfindungen wieder. Bei den sogenannten Spontanschmerzen und den Hyperalgesien (Hyperpathien) ist die abnorme Nachdauer sehr bezeichnend vorhanden, aber freilich nur eine der charakteristischen Erscheinungen. Daneben spielt eine große Rolle die Latenzverlängerung in Verbindung mit der Schwellenerhöhung (HEAD 1920) und in anderen Fällen wiederum die Schwellenerniedrigung für ganz übertrieben schmerzhaft und peinlich empfundene Reize (Dysästhesie, Überreaktion, Hyperpathie), dazu der Spontanschmerz ohne nachweisbaren äußeren Reiz. Während uns hier quantitative Analysen der Zeitverhältnisse unter pathologischen Bedingungen noch fehlen, besitzen wir solche für Störungen des *Temperatur*sinnes von COHEN (1927). Er findet analog zum Drucksinn sowohl Labilität wie Nachempfindung.

Im ganzen aber sind die dem Schmerz und der Temperaturempfindung zugrunde liegenden Vorgänge überhaupt sehr viel trägerer Art zu denken, da ihnen offenbar eine der *Vibrations*empfindung vergleichbare Fähigkeit zu frequenter Diskontinuität nicht eigen ist. Um so auffallender muß gerade die gestörte Umstimmung des Drucksinnes zur Verschmelzung sukzessiver Eindrücke führen, wie ja auch die Störung des »Vibrationsgefühls« einer der verbreitetsten und bekanntesten klinischen Befunde ist.

Während nun die Druckreize eine fast augenblicklich folgende Empfindung (Reaktionszeit unter 0,15 Sekunden) auslösen, ist dies bei den 3 anderen Hauptqualitäten nicht so regelmäßig der Fall. Sie haben eine bei geringer Reizstärke mehr oder minder längere Latenz. Auch hier lehrt uns die Pathologie, das Hauptgewicht auf zentrale Faktoren zu legen (vgl. NAUNYN 1889). Auch wenn die von v. FREY (1920) vertretene Lehre, daß die physiologische Schmerzlatenz kein Summationsphänomen sei, zu Recht besteht, kann doch zur Erklärung der pathologisch verzögerten Schmerzempfindung wohl nur ein zentraler Summationsvorgang in Betracht kommen, zumal nachdem eine Herabsetzung der Leitungsgeschwindigkeit in den peripheren Nerven unter pathologischen Verhältnissen in allen exakten Untersuchungen bisher vermißt wurde (Sehnenreflexe: F. A. HOFMANN 1916, Aktionsstrom: ADRIAN 1923). Der vielfach gebräuchliche Ausdruck »verlangsamte Leitung« hat daher keine strenge Bedeutung. COHEN (l. c.) hat bei Kranken für Temperaturreize ähnlich lange Latenzen (bis 50 Sek.) gefunden, wie sie beim Schmerz nach NAUNYN vorkommen. Verzögerte Temperaturempfindung hatten schon B. STERN (1886) und EWALD (1883) bemerkt.

Nun haben ALLEN und HOLLENBERG (1924) gezeigt, daß im Bereich eines Druckreizes Schwellenerniedrigung auch für nachfolgende Reize auftritt. Solche auf eine Beanspruchung des Drucksinnes folgende Schwellenerniedrigungen hat an Kranken wohl zuerst ROSENBACH (1889) und neuerdings COHEN (l. c.) mitgeteilt. Letzterer zeigte dann weiter für Temperaturreize, daß sie bei Funktionswandel in ihrer Umgebung eine Schwellenerniedrigung bewirken, auch wenn sie in loco durch Labilität oder Adaption schon unwirksam geworden sind. Er deutet dies als Analogon zu GOLDSCHEIDERS (1916) Befund einer irradiierenden Hyperalgesie bei lokalem anhaltendem Schmerzreiz und vermutet eine Art von Summation.

Daß übrigens die längere *Dauer* eines Reizes gegebener Intensität seine Wirkung begünstigt, tritt auch bei Amblyopien in Erscheinung. Ebenso wie die Feldgröße ist hier auch die Reizdauer von sehr merklichem Einfluß auf die Schwelle: je länger die Exposition, desto niedriger die Intensitätsschwelle (KÖLLNER 1912). Eigentlich alle Untersucher (GOLDSCHEIDER, HEAD, v. FREY u. a.) sind sich einig, daß bei peripheren Läsionen Schmerz- und Temperatursinn eine abnorme Trägheit des Erregungsablaufs und eine Neigung zur Summation dadurch verraten, daß die Empfindungen später eintreten und dann zu ganz abnormen Intensitäten und Unlustgraden anschwellen[7].

Wenn in allen diesen Fällen ein sukzessives Summationsphänomen vorliegt, so besagt dies, daß ein Reiz die Schwelle für einen folgenden herabsetzt. Dies geschieht nach COHEN in qualitätsspezifischer Weise, d. h. so, daß ein Warmreiz nur einen folgenden Warmreiz begünstigt usf. Man kann dieselbe Erwägung für die Schmerzreize anstellen und das Hervortreten vergrößerter Latenzen als eine verlangsamte Summation auffassen. Eine solche Deutung ist bisher nicht streng beweisbar, aber sie würde sich der an den motorischen Nerven und Muskeln im Funktionsabbau auftretenden *Nutzzeitverlängerung* recht gut angliedern.

7 Eine Arbeit über diesen Gegenstand erscheint jetzt aus unserer Klinik (STEIN und v. WEIZSÄCKER 1928).

Wie nun auch die theoretische Deutung zuletzt ausfallen möge – gemeinsam bleibt diesen Beobachtungen, daß im pathologischen Zustand Begünstigung der Wirkung solcher Reize auftritt, welche längere Zeit anhalten oder welche öfter wiederholt werden, besonders auch solcher, welche an benachbarter Stelle wiederholt werden. Es tritt hier eine *kollektive* Fähigkeit gegenüber Reizen hervor, die in der Norm weniger leicht zu beobachten ist und auf welche wir bei Besprechung der Bedeutung der Fläche und der bewegten Reize bereits gestoßen waren. Fassen wir demnach die Eigentümlichkeiten in der Pathologie des Zeitablaufs sensibler Erregungen nochmals zusammen, so fanden wir:

1. einen die Erregbarkeit bei Beanspruchung immer mehr hemmenden Zustand (Labilität),
2. einen den Erregungsvorgang prolongierenden Zustand (gestörte Umstimmung, Nachempfindung),
3. einen die Summation sukzessiver Erregungen begünstigenden Zustand.

Folgerungen

Wir gingen von der Frage aus, was uns der als Hypästhesie benannte und ausgesprochen oder stillschweigend als Schwellenerhöhung definierte Zustand über die Leistung des Nervensystems lehrt. Unsere Analyse der Hypästhesie ergibt, daß die Intensität eines Reizes gar nicht ausreicht, um den Funktionswandel einer pathologischen Sensibilität zu definieren, daß vielmehr die räumliche und die zeitliche Gestalt des Reizes von der größten Bedeutung ist, und zwar offenbar deswegen, weil die räumliche und zeitliche Ausbreitung der physiologischen Erregungsvorgänge in krankhaften Zuständen eine Reihe von charakteristischen Veränderungen erleidet, denen zufolge auch die optimale Eigenschaft der Reize (die optimale Reizgestalt) und damit die Reizschwelle sich in charakteristischer Weise verschiebt. Unter diesen Umständen ist die Frage, ob z. B. eine kortikale, spinale und periphere Sensibilitätsstörung je auf grundsätzlich verschiedenen Funktionsstörungen beruhen und ob z. B. die Abgrenzung der Agnosie als einer reiz- oder schwellenphysiologisch nicht erfaßbaren Störung berechtigt sei, mit den alten klinischen Methoden überhaupt nicht entscheidbar. Dagegen können wir heute so viel sagen, daß bei den gnostischen Störungen der Klinik ein Funktionswandel der Sensibilität vorliegt, der, wiewohl er keine Ausfälle im gewöhnlichen Sinne macht, doch eine Störung des sinnlichen Materials bewirkt, welche die sogenannte Gnosiestörung vollständig und ganz in dem Sinn erklärt, welchen etwa WERNICKE (1895) fordern zu müssen glaubte, um die Diagnose Agnosie auszuschließen. Immer schon ist der Kliniker an den Tatbestand der angeblich schlechten Untersuchbarkeit der Sensibilität bei solchen Kranken angestoßen; es war nur nötig, eben dieses Phänomen einmal vollständig zu analysieren, um zu entdecken, daß die Voraussetzung des Agnosiebegriffs, nämlich die normale Leistungsfähigkeit des Sinnesorganes selbst, eben gar nicht zutraf; vielmehr liegen gesetzmäßig faßbare Ablaufstörungen vor.

Dabei mußte sich aber zugleich herausstellen, daß diese Form der Störungen überhaupt viel verbreiteter ist, als man bis dahin wußte, und daß sie bei spinalen und subkortikal-cerebralen Herden in ähnlicher Form anzutreffen ist. Aber hier sind die klinisch-topographischen Syndrome natürlich entsprechend modifiziert; im Prinzip handelt es sich aber, soviel wir bisher wissen, um dasselbe veränderte Ablaufgesetz in räumlich-zeitlicher und dann auch qualitativer Hinsicht. Eine besondere »höhere«, »psychische«, »synthetische« oder »gnostische« Störung anzunehmen, würden wir daher weder im einen noch im anderen Falle, weder bei kortikalen, noch bei nichtkortikalen Läsionen unbedingt gezwungen sein. Unser auf anderem Wege gewonnenes Ergebnis trifft in dieser Ablehnung des Gnosiebegriffs mit den GELB- und GOLDSTEINschen (1920) (und vielfach auch den POPPELREUTERschen 1917-18, 1920) Ergebnissen zusammen, aber es macht ihre frühere Annahme eines *besonderen* physiologischen Gestaltvorganges für unsere Fälle entbehrlich. Genauer müssen wir sagen: jede, auch die sogenannte »elementare«, »periphere« Leistung bei einer Untersuchung ist schon das Ergebnis einer Struktur und eines ganz *bestimmten* räumlich-zeitlichen Funktionsablaufs im Organ, dessen Umformung unter pathologischen Verhältnissen den Leistungskreis einschränkt. In diesem Sinn könnte man auch sagen: jede solche Leistung ist eine Gestaltleistung, und darum eben ist keine Unterscheidung von Gestaltfunktionen und (untergeordneten) Elementarfunktionen möglich und nötig.

Es ist danach eine ganz andere Frage, ob das, was man unter Störungen der Gnosie oder der Gestaltungen verstanden hat, durch die bisher *hier aufgezählten* Eigentümlichkeiten eines pathologischen Funktionswandels schon hinreichend erklärbar ist oder nicht. Diese Frage ist ohne weiteres zu verneinen. Denn das Erkennen eines Gegenstandes beruht ja sehr oft nicht nur auf dem Zustandekommen eines *raumzeitlich* bestimmten Wahrnehmungsgebildes, sondern auf der Zusammenarbeit mehrerer Sinnesorgane, und wo nicht darauf, auf dem Empfindungsinhalt, den Qualitäten und ihrer Mannigfaltigkeit. Und das seit WERNICKE (1893) bekannte Vermögen, im Falle des Versagens der primären Identifikation zur sekundären Identifikation zu greifen, spielt, wie gerade aus den GELB-GOLDSTEINschen Fällen hervorgeht, eine gewaltige Rolle in der Pathologie. Aber nach dem, was hier bisher über den Funktionswandel dargelegt wurde, ist ein Gesichtspunkt von bisher übersehener oder unterschätzter Wichtigkeit der, daß bei Funktionswandel die Wahrnehmungsakte nicht nur »gestaltlos«, sondern *umgestaltet* werden können: dem Funktions*wandel* muß ein Gestalt*wandel* der Wahrnehmung entsprechen.

Einen besseren Überblick über die hiermit auftauchenden Fragen können wir erst gewinnen, wenn wir uns auch solchen Leistungen zuwenden, welche nicht im Rahmen des Schwellenbegriffs untersuchbar sind, sondern als noëtische gelten müssen.

Wir können uns jetzt die Frage vorlegen: welche Bedeutung hat ein irgendwo im Nervensystem lokalisierter Substanzverlust für die Funktion? Die Antwort darf nicht nur sein: es entsteht ein Funktions*ausfall*, sondern auch ein Funktions*wandel.* Denn wir sahen hier, daß in einem gestörten Sinnesfeld die Art der Untersuchung zwar *vortäuschen* kann, es handle sich nur um ein Plus oder Minus. Sobald man aber andere Methoden anwendet als die zufällig in der Regel geübten, andere Aufgaben stellt als die in der Klinik eingebürgerten, so stellt sich ein völlig verändertes Bild dar, und wir sind dann genötigt zu fragen, welche der Methoden oder Aufgaben denn eigentlich maßgebend für die Beurteilung der Funktionsstörung sein solle.

Hier soll nun zunächst an einigen Beispielen gezeigt werden, daß der Verlust nervöser Substanz die Leistungen auf eine Art und Weise verändert, welche vielen der herkömmlichen Vorstellungen zuwiderläuft. Es gibt nämlich eine große Anzahl von Phänomenen, denen zufolge die Läsion einer Substanz nicht eine Abnahme elementarer Vorgänge, sondern *nur* einen Wandel ihrer Differenzierung zur Folge hat. Ebenso wie einem Hemiplegiker oft nicht die Innervierung seiner Muskulatur, sondern nur die Differenzierung dieser Innervierung verloren geht, ebenso kann einem in seiner Sensibilität Gestörten nicht die Sensibilität, sondern nur deren *Differenziertheit*, abhanden kommen. Es gibt nun zahlreiche Gründe für die Annahme, daß in *dieser* Beziehung *nicht die Lokalität, sondern die Ausdehnung des Verlustes* nervöser Substanz der maßgebende Faktor ist. Wir versuchen hier, demgemäß diejenigen Abbausymptome herauszuheben, welche eben Kennzeichen einer Substanzverminderung schlechthin und nicht Kennzeichen einer Lokalisation sind. Gelingt uns dies, dann müssen wir nachher in einem Symptombild zutreffend unterscheiden können, was an Erscheinungen auf Rechnung der Lokalität der Läsion und was auf Rechnung ihrer Ausdehnung zu setzen ist: beides aber ist grundsätzlich zu trennen[8].

Diejenige Leistung nun, welche mit der Verminderung der Substanz als solcher vor allem beschränkt wird (ganz gleich, wo der Herd lokalisiert sei), ist die Differenzierung eines Funktionsteils aus seiner Umgebung. Und zwar gilt dies in räumlicher wie in zeitlicher Hinsicht. Mit fortschreitendem Abbau ergibt sich daraus eine Tendenz zu unitarischem und uniformem Verhalten des Gesamtsystems, eine Entdifferenzierung seiner Leistungen.

Wir beginnen, um dies zu erhärten, mit einer Kritik des WEBERschen Gesetzes. Bei ihm wird angenommen, daß ein gegebener Reiz um so weniger ins Bewußtsein einbricht, je größer die Gesamterregung ist. Die Wahrnehmung einer Qualität oder Intensität erfolgt nur jenseits einer »Schwelle«; diesseits der Schwelle bleibt der Reiz mangels genügender Stärke wirkungslos. Wir haben nun im pathologischen Zustande gesehen, daß diese Schwelle für einen lokalen Reiz *sinkt*, wenn in seiner Nachbarschaft ein oder mehrere andere Reize wirken, oder wenn seine Dauer verlängert oder wenn er wiederholt wird. Nicht die Intensität, sondern die Dauer und die Extensität sind jetzt die wesentlichen Faktoren einer Schwellenüberschreitung von Reizen. Dieses Verhalten fehlt zwar auch dem gesunden Organ nicht, aber beim kranken wird es von größerer Bedeutung. Was besagt dies? Es besagt, daß die integrale Substanz eine höhere räumliche und zeitliche Begrenztheit der Reize zuläßt, die verminderte Substanz eine größere räumliche und zeitliche Ausgedehntheit der Reize erfordert. Daraus folgt aber, *daß wir um so mehr nervöse Substanz brauchen, je schärfer und*

8 Vgl. v. WEIZSÄCKER (1926).

knapper wir einen wirksamen Reiz räumlich und zeitlich begrenzen wollen. Es folgt für unsere Methoden weiterhin, daß wir, um einen örtlich und zeitlich sehr begrenzten Reiz, wie er bei den gewöhnlichen Schwellenmethoden gefordert ist, wahrzunehmen, eine größere Substanzmenge, ein integraleres Gesamtorgan, brauchen, als um breitflächige, langdauernde, bewegte oder wiederholte Reize wahrzunehmen. Jene *Schwellenmethoden* beanspruchen demnach nicht ein nervöses Element, sondern ein Organ, sie sind nicht elementare, sondern integrale Untersuchungsmethoden, *sie bedeuten eine Untersuchung auf Integrität, nicht auf Elementenfunktion.* Nun wird im WEBERschen Gesetz stillschweigend vorausgesetzt, daß bei wachsender Reizenergie auch die Energie der physiologischen Erregung zunehme. Im Sinne unserer soeben angestellten Überlegung aber würde zu erwarten sein, daß gerade ein sehr schwacher Reiz (in Schwellennähe) eine um ihrer höheren Differenziertheit willen *größere* physiologische Arbeit erfordert. (Die physikalisch definierten Energiegrößen der nervösen Funktion kennen wir weder bei der einen noch der anderen Auffassung. Es handelt sich um den Begriff der physiologischen Leistungsgröße.)

Was ferner die Bedeutung der Reizstärke und ihre Schwelle anbetrifft, so ergibt sich folgendes. Immer, wenn wir finden, daß ein Reiz von gegebener Intensität, Extensität und Dauer unwirksam geworden ist (Hypästhesie oder Anästhesie), so muß die erste Frage sein, ob die Ursache eine einfache Vernichtung des Erregungszuganges (Rezeptorapparat) oder ein Funktionswandel ist. Denn die übergeordnete Bedingung aller »Schwellenwerte« ist ja die Integrität nicht nur des betreffenden Rezeptors (Sinneszelle, Nervenfasern), sondern die Integrität des Organs, des Organismus. Die Entscheidung fällt, wenn wir nachweisen, daß eine veränderte räumliche oder zeitliche Gestalt des Reizes eine Empfindung doch noch auslöst, wodurch bewiesen ist, daß der Erregungszugang noch offen ist und nur die Reizmethode gleichsam ein Filter von ungeeigneter Form war: es hielt etwas zurück, was eigentlich durchtreten könnte. Denn unter normalen wie unter pathologischen Verhältnissen ist die sogenannte »Schwelle« mehr noch eine Frage der Reizgestalt als der Reizstärke[9]. Die quanti-

9 Dasselbe gilt für die Reflexreize und ihre Schwellen. Zahlreiche Beispiele dafür siehe v. WEIZSÄCKER (1927).

tative Bedeutung des Weberschen Gesetzes besteht darum, wie wir glauben, nicht darin, daß ein Reiz mit der Gesamterregung zunehmen muß, um *wirksam* zu sein, sondern daß er zunehmen muß, um *differenziert* zu werden, um sich (qualitativ oder quantitativ) herauszuheben.

Über die Quantität der physiologischen Erregung im Nervensystem wissen wir bei unseren Versuchen bekanntlich nichts Genaueres. Es ist aber, wenn man überhaupt von einer solchen Erregungsgröße oder Arbeit des Nervensystems sprechen darf, nicht unwahrscheinlich, daß sie bei einer Untersuchung auf Reizhaarschwellen viel größer ist als bei einer Untersuchung mit überschwelligen Stößen eines Fingers. Wir verstehen aus dieser neurodynamischen Betrachtung jetzt ohne weiteres die Tatsache, daß cerebrale wie spinale Substanzverluste dazu führen, daß »Schwellenerhöhungen« auf allen Sinnesgebieten eintreten können, obwohl der Erregungszugang des Rezeptors freisteht. Diese Hypästhesien, die häufig erst bei Einengung der Reizfläche oder der Reizdauer (Tachistoskop!) oder bei höherer Differenzierung der Reizgestalt (»gnostische« Aufgaben!) nachweisbar sind, werden demnach offensichtlich falsch gedeutet, wenn man sie ohne weiteres als *»Leitungsunterbrechung«* verstehen möchte. Wie schon angedeutet (s. Vorbemerkung), ist es nicht zulässig, die pathologische Physiologie der Sensibilität nur auf diesem Begriff aufzubauen. Nicht Leitungen sind »unterbrochen«, die zu »psychischen« Endstellen führen, sondern Organsubstanzen sind eingeschränkt, was zu einer »Abfilterung« gewisser Reizarten und Reizgestalten durch Funktionswandel führt. Aus diesen Gesichtspunkten heraus haben wir schon vor Jahren Bedenken gegen die Hypothese der »Irradiation« im Nervensystem und die Annahme erhoben, daß mit steigender Reizintensität diese Irradiation zunehme (v. Weizsäcker 1923). Wenn wir z. B. finden, daß zwei einzeln genommene unterschwellige Reize zusammen überschwellig sind oder daß zwei benachbarte Reize verschmelzen zu einer »einheitlichen« Empfindung, so kann man dies freilich zunächst so zu erklären suchen, daß (etwa im Zentrum) zwei Erregungskreise sich überschneiden. Aber man kann auch sagen, daß, um den Einzelreiz aus dem Feld (als einem Hintergrund) zu differenzieren, um zwei Punkte als getrennte zu diskriminieren, eine größere physiologische Arbeit nötig ist und daß die ausgebreitetere Erregung nicht zur Verschmelzung, sondern im Gegenteil zur Differenzierung führt. Und wie vieles spricht für diese letzte, wie vieles gegen die erstere Annahme.

Welche Anwendungen unsere methodische Einstellung für die *klinischen Sensibilitätsprüfungen* findet, haben wir an anderer Stelle ausführlicher dargelegt (Stein und v. Weizsäcker 1926). Die *theoretische* Deutung andererseits ist mit den hier angeschnittenen Fragen der Hypästhesie, der Schwelle, der raumzeitlichen Reizgestalt, der Irradiation vorerst nur nach *einer*, und zwar einer sehr begrenzten Richtung hin vorbereitet. Die Frage der Qualitäten, die räumlichen Wahrnehmungen, die Beziehungen zur Motorik und vieles andere wird von ähnlichen Gesichtspunkten her zu erörtern sein. Hier kam es darauf an, vor allem einmal auf einem von mehreren möglichen Wegen zu zeigen, daß eine sinnesphysiologische Analyse nicht nur möglich, sondern notwendig ist, auch nachdem die gestaltpsychologisch orientierte Hirnforschung die Unhaltbarkeit der »anatomischen« und assoziationspsychologischen Lehre, wie sie in Wernicke ihren Höhepunkt erfuhr, aufgezeigt hat. Ebenso, wie dort bewiesen wurde, daß eine Leistung ihre Grenze nicht in einer Insuffizienz eines ihr streng zugeordneten lokalen Apparates findet, sondern in einer Abnahme des Beziehungsreichtums zu anderen Leistungen, in einer Abnahme ihrer Anpassungsfähigkeit, Differenzierung und Anregbarkeit gegenüber der Mannigfaltigkeit biologischer Situationen – ebenso zeigen unsere vorwiegend an subkortikalen und peripheren Erkrankungen vorgenommenen Analysen, daß die meisten Leistungen nicht gestört erscheinen durch ein einfaches Versagen der Erregbarkeit, sondern durch eine Einschränkung des Leistungskreises auf einen in seiner Gestaltung monotoneren und zugleich in seiner Form gewandelten Bezirk der an ihn gestellten Ansprüche. Der gestörte Apparat vermag, so kann man sagen, infolge seines nachweisbaren Funktionswandels nur noch auf eine kleine eingeengte Gruppe von Umweltvorgängen adäquat zu reagieren. Die ihm zugängliche Umwelt wird nicht etwa abgeschnitten, aber sie wird für ihn verändert. Bei ausgesprochen sinnes*physiologischer* Methode und bei Untersuchung ausgesprochen primitiver (»subkortikaler«) Läsionen müssen wir auf wesentlich primitivere und einfachere Definitionen dieses Funktionswandels stoßen als die Untersucher der hochzentralen (kortikalen) Agnosien. Aber wir glauben, den von Head (1920), Gelb und Goldstein (1920), Schilder (1924), van Woerkom (1919) u. a. entwickelten Anschauungen nahezustehen,

wenn wir sagen, daß auf dieser niedrigeren Funktionsebene, sicher schon im Rückenmark, wahrscheinlich aber im ganzen Nervensystem überhaupt der Satz gilt: pathologische Zustände an den Sinnen können niemals aus der Erschwerung oder Unterbrechung einer Erregungsleitung allein begriffen werden, sondern sie erweisen sich immer und ausnahmslos als Funktionswandel auch der nicht gestörten Substanz. Diesen Funktionswandel trafen wir bisher auf jedem überhaupt untersuchten spezielleren Leistungsgebiet; nicht nur auf dem, welches Gegenstand dieser Arbeit ist.
Was nun die Untersuchung und Beurteilung der klinischen Sensibilitätsstörungen betrifft, so wird man bei einer der vorstehenden Betrachtungsweise entsprechenden Untersuchung immer den Vorteil finden, der sich in einer besseren als der durch die üblichen Methoden gewonnenen Erkenntnis der gestörten Leistungen und ihrer Ausbreitung über das Sinnesfeld äußert. Uns hat die Erfahrung gezeigt, daß es auf diese Weise gelingt, weit eher und bestimmter eine sensible Störung aufzudecken und sicherer ihre Zuordnung zu bestimmten Abschnitten des Sinnessystems zu erkennen.

Kasuistische Beiträge zur Lehre vom Funktionswandel bei stato-opto-sensiblen Syndromen

Ein Beitrag zu diesem Festbande ehrt den Verehrten, dem er gewidmet ist, am besten durch eine wissenschaftliche Bemühung, welche genaue Beobachtung des Einzelfalles kritisch weiter führt zu einem Gesamtbilde, welches so fest in unserem sinnlichen Gedächtnis haftet, daß es niemals zersetzt werden kann durch Abstraktionen oder Theorien. Diese, obwohl notwendig, sind doch vergänglicher als jene Bilder selbst. Mit einem Wort: Kasuistik bleibt das Fundament der Klinik und der klinischen Pathologie, wie denn im Wandel der Erkenntnismethoden doch jede Epoche zu ihr zurückkehren muß. So widme ich ganz besonders gerne und dankbar eine Studie solcher Art dem Lehrer und Führer, dessen unerschöpfliche plastische Anschauungskraft immer gleich jung und überzeugend unter uns fortwirkt.

Freilich kann auch Kasuistik nicht immer auf dieselbe Weise getrieben werden. War es in den Kliniken CHARCOTS und ERBS, von denen auch Max NONNE ausging, die Methode der *Nosographie,* durch welche das immer von neuen Bildern gereizte Auge allmählich doch ein typisches, verdichtetes Urbild zu erschauen vermag, so hat die Entwicklung ätiologischer, physiologischer und psychologischer Analyse die Klinik vor die neue Aufgabe gestellt, den Krankheitstypus umfassender, biologischer und biographischer zu erfassen. Vieles, was jener Epoche stabil und endgültig geformt erschien (wie die monumentale Körperlehre, von der sie ausging: die Anatomie), erwies sich nun als Durchgangsform, als bloße Szene eines viel wandelbareren Dramas pathologischer Lebensgeschichte. Und so stehen wir am Anfang einer neuen Nosographie, welche, durch *Analyse* hindurchzugehen gezwungen, nicht hoffen kann, so schnell zu klinischen Einheiten von so handlicher Art und so zwingender Kraft zu gelangen wie jene ältere Epoche. Dagegen wird sie Ordnungen, Einheiten und Typen nicht nur auf dem Felde der mannigfaltigen und oft innerlich unverbundenen Symptome, sondern der biologisch notwendigen Funktions- und Lebenszusammenhänge zu bewähren haben. Ein Beispiel einer solchen Bemühung ist auch der folgende Beitrag.

In zwei früheren Mitteilungen (1919, 1924) sind zwei Fälle beschrieben worden, die hauptsächlich durch eine Ablenkung der *räumlichen Richtung* bei optischen und motorischen Leistungen charakterisiert schienen, dabei aber auch schon Anzeichen eines mehr als nur richtungsmäßigen Wandels in Wahrnehmungen und Bewegungen verschiedener Organgebiete aufwiesen. Diese kleine Kasuistik habe ich unterdessen erweitern können. Von der Beschreibung der neuen Fälle sei vorweggenommen, daß bei ihnen Dinge beobachtet wurden, welche den Formenkreis, um den es sich handelt, so erweitern, daß er sich teilweise überlagert mit Bildern anderer Autoren, so z. B. mit solchen, die zuerst Bárány (1908), und mit solchen, die Goldstein und Reichmann (1916) beschrieben haben. Andererseits haben Hoff u. Schilder (1928), sowie Ruffin (1930), Wilder (1928) einige Fälle mitgeteilt, welche meine eigenen Beobachtungen unmittelbar bestätigen und erweitern, so daß zusammen mit den älteren von Lenz (1909), Allers (1909) und Günther (1921) eine klinische Grundlage vorliegt, auf der schon ein gewisser Überblick möglich ist.

Fall 1. F. B., 55jähr. Flaschenbierhändler, der 12 gesunde Kinder hat, 28 Monate in vorderster Stellung den Krieg mitgemacht hat und bis 1927 gesund war. Juli 1927 Sturz auf den Hinterkopf im Verkehrsgedränge, drei- bis viertägige Bewußtlosigkeit. Nach ¼ Jahr konnte er wieder frei umhergehen. November 1927 erstmals Anfall: als ob »eine Perle durch den Kopf ginge«, alles ging im Kopf herum; mußte zwei Stunden sitzen bleiben und dann acht Tage zu Bett bleiben. Später noch zwei solche Anfälle, die mit Kopfschmerz, Angst und ohne Zuckungen bei erhaltenem Bewußtsein einhergingen. Februar 1928 (Aufnahme in die Klinik) klagt er dauernd über Kopfweh; nach ½ Stunde Gehen ist er fertig; alles, was er sieht, fängt plötzlich an zu wanken. Kein Drehen. Wenn er allein geht, weicht er immer nach links ab. Hat das Gefühl, als ob das r. Auge größer wäre wie das l. Hat Zeiten, wo er auf 70 cm niemand erkennt. Er sieht alles Senkrechte nach links geneigt. Kann in der Dunkelheit sich sehr schlecht orientieren. Die linke Hand, überhaupt die ganze linke Seite kommt ihm dünner, kleiner, schmächtiger vor. Trinkt ziemlich viel. Aus dem Status: Herz und Aorta verbreitert, 220 mm Hg, später um 150 mm Hg. Keine Albuminurie, aber leichte Niereninsuffizienz bei den üblichen Funktionsprüfungen. Blut-WaR. –. Radiologisch keine Schädelfraktur. Beim Blick nach links Einstellungsnystagmus mit rotatorischer Komponente. Auf dem l. Auge eine Sehschwäche, für die der Ophthalmologe keine Erklärung findet: Pupillen und Fundus normal. Normale Refraktion (rechts vielleicht unbedeutender Astigmatismus), normale Muskeln; Linksblick wird bevorzugt (vgl. Bemerkung über Torticollis); konjugierte Bewegungen nicht gestört. Sehschärfe rechts 5/7,5, links 5/35, Gläser bessern nicht. Gesichtsfeld links konzentrisch eingeengt (30-40 Grad) (Prof. ZADE).

Wir haben am Perimeter feststellen können, daß bei ohne Pause fortgesetztem Untersuchen eine typische *spiralige* Einschränkung entsteht. Reizt man längere Zeit nur im Bereiche eines Quadranten, so tritt eine auffallende Abnahme der Sehfähigkeit in diesem Gebiete auf.

Später häuften sich die fast immer nächtlichen Anfälle: er bekommt eine Gänsehaut, dann steigt ein dumpfes Gefühl am l. Bein oder Rücken zum Hals und Kopf hinauf; es fühlt sich an, als ob der Hals dicker als der Kopf würde; dann wird ihm schwindelig, alles dreht sich wechselnd rechts und links herum. Angst, Eindruck, als ob Männer (»Heinzelmännchen«), die er nur undeutlich sieht, auf ihn zu kämen. Unter Karell-Diät wesentliche Besserung im Gesamtzustande, aber in der Symptomatologie keine wesentliche Änderung. Es besteht eine Merkfähigkeits- und Gedächtnisschwäche; bei etwas stumpfem Verhalten ist der Kranke vollkommen geordnet und verständig. Zeichen eines Delirs fehlen; auch kann man von einer Wortfindungsstörung nicht sprechen, wenn man die allgemeine Verlangsamung in Rechnung zieht. Eine neurotische oder tendenziöse Einstellung fehlt.

Bei der neurologischen Untersuchung fallen auf der linken Körperhälfte erhebliche sensorische und motorische Anomalien auf, die sich immer gleich blieben und im folgenden analysiert werden. Die Eigenreflexe der linken Körperhälfte sind wohl etwas weniger lebhaft, ebenso der Korneal- und Konjunktivalreflex links. Die grobe Kraft erscheint ebenfalls links ein wenig herabgesetzt.

Gang ziemlich sicher, aber bei offenen und besonders bei geschlossenen Augen nach links abweichend (½ m auf 4 m). Im Sitzen macht der Kopf öfters eine tikartige Torticollis-Bewegung nach links, an der sich auch der Unterkiefer ein wenig beteiligt. Die r. Hand ist meistens in spielender Unruhe. Der Rumpf hängt etwas nach rechts, während der Kopf deutlich nach links gewendet getragen wird. Bei der Aufforderung, mit geschlossenen Augen beide Arme zu erheben, wird nur der rechte erhoben; der linke bleibt in Ruhe. Beim Öffnen der Augen nimmt der Kranke dies mit Erstaunen wahr und hebt auch den linken. »Haben Sie den vergessen?« »Das weiß ich nicht.« Bei Augenschluß sinkt der linke gleichmäßig und ziemlich rasch herunter. Bei Seitwärtsheben mit offenen Augen hebt er den r. Arm wesentlich höher. Spontane Äußerung: der l. Arm sei schwerer. Beim Gehen habe er das Gefühl, als ob er ein Bleigewicht am Hinterkopf habe, und Angst, nach rechts zu fallen; sein Körpergewicht liege auf der r. Seite. Romberg +, fällt rückwärts. Links starke Adiadochokinese. BÁRÁNYS Vorbeischlagen links ausgesprochen (8 cm) und ganz konstant bei offenen Augen; bei geschlossenen Augen unfähig zu diesem Versuch. Rechts kein Vorbeischlagen. – »Greifen Sie mit der l. Hand nach dem r. Ohr«: greift nach der r. Wange und korrigiert dann; »nach dem l. Ohr«: führt er gut aus. »Dasselbe bei geschlossenen Augen«: die l. Hand kommt nicht vom Fleck; Unruhe.

Auf optischem Gebiete bei linksäugigem Gehen:
Richtungen. Ein Stab von 1 m Länge wird gezeigt.

Objektiv: (vom Kranken aus)	linksäugige Wahrnehmung:
vertikal	nach l. geneigt
nach r. geneigt	vertikal
horizontal	l. tiefer
r. tiefer	horizontal

Die entsprechenden Neigungen betragen 10-15 Grad. Es besteht eine deutliche *Mikropsie* des l. Auges; *alle* Erstreckungen werden mit dem l. Auge kürzer gesehen als mit dem r. (um 25-50%).
Strich-Figuren. Ein Kreis wird als liegendes Oval gesehen. – Kreisförmige Objekte verschiedenster Art scheinen, wenn der Kranke sie ansieht, zu rotieren, entgegen der Uhrzeigerbewegung. Bei einem Kreuz in der Stellung: × äußert der Kranke: »Dreht sich wie eine Windmühle« (links herum). Ein aufrechtes Quadrat: »Schiefes Quadrat« (zeichnet zur Erläuterung einen Rhombus); es dreht sich nicht. Bei stereoskopischer Darbietung eines Quadrates vor dem r. und eines Kreuzes vor dem l. Auge: »Ein Quadrat und in der Mitte

ein Kreuz; dreht sich nicht.« – Wenn ein vertikaler Stab bei abwechselnd verdecktem r. und l. Auge dargeboten wird, so entsteht der Eindruck der Pendelbewegung. – Beim Durchblättern des MEGGENDORFERschen (1893) Bilderbuchs folgende, wohl ohne Kommentar verständliche Äußerungen: »Die Räder des Pferdewagens drehen sich«; »der Kreis auf der Schabracke dreht sich, es steht alles schief da«; »die Räder der Kanone und die Schießscheibe drehen sich.« Die Objekte des Zimmers werden, sofern sie nur rund und nicht stark mit andern Gegenständen verbunden sind, in Rotation gesehen. Dies erläutern noch folgende Versuche:

1 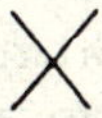 dreht sich wie eine Windmühle;

2 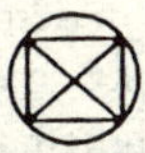 bewegt sich, in der Mitte bleibt etwas stehen;

3 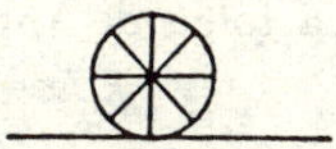 außen ein Kranz, der sich dreht, das andere bleibt stehen;

4 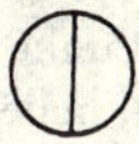 keine Drehung;

5 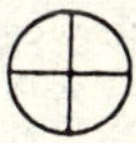 außen herum dreht es sich, das Kreuz dreht sich nicht;

6 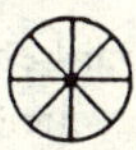 jetzt dreht sich alles, die Speichen drehen sich mit; jetzt verschwindet alles.

7 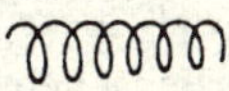 r. Auge: geschlängelter Strich; l. Auge: etwas kleiner, ein bißchen schief, geht so rum (beschreibt mit dem Finger eine Sprungfederform von vorn nach hinten).

Farbensehen. Rechtes Auge normal bei den folgenden Untersuchungen. Am linken Auge bei Fragen über die Farbe beliebiger Objekte im Zimmer auffallende Unsicherheit.
Osram-Nitra-Lampe 40 W. in 17 cm Entfernung. Natrium-Gelb bei Skalenteil 2500 des Okularrohres.

Die Untersuchung am NAGELschen Anomaloskop (Dr. STEIN[1]) ergibt folgende Werte:
R. Auge. Rayleigh-Gleichung.
Natriumspalt 23 = Rot-Grüngemisch 48.
L. Auge bei derselben Einstellung (23 und 48): Keine Farbe, »ganz grau«.
Die Rayleigh-Gleichung wird in folgender Weise eingestellt:

Natriumspalt	Mischspalt	Aussage
15-20	30-60	farbengleich
20-35	70-90	farbengleich

Bei Einstellung des Farbmischspaltes (Rot-Grün) von 30-90 gilt also die Rayleigh-Gleichung. Bei weiterer Fortsetzung der Untersuchung tritt dann ein Zustand des Auges ein, in dem jede beliebige Einstellung »Gleichung« bedeutet. Verdeckt man die obere (Misch-)Spalte und läßt bei maximaler Helligkeit (90) das ganze Spektrum vorbeiziehen, so erhält man u. a. folgende Angaben des l. Auges:

Skalenteil des Okularrohres	Angabe des Kranken
2533	rot, ein Punkt so grau,
2533	gelbgrün, heller,
2572	grau, weniger hell,
3310	allmählich weggegangen,
3529	nichts
3429	eine kleine Idee grünlich.

Das Helligkeitsmaximum dürfte für den Kranken bei gelbgrün liegen; aber die Fähigkeit der Helligkeitsunterscheidung ist offenbar gering und nimmt im Versuch noch ab, ebenso die Farbunterscheidung. – Man wird annehmen dürfen, daß diese Befunde auf einem schon hochgradigen Abbau des Farbensehens, der durch jede Beanspruchung noch zunimmt, beruhen. Wie in allen derartigen Fällen tritt zugleich eine Herabsetzung des Helligkeitsunterscheidens und über die Rot-Grün-Schwäche eine Dichromasie im Sinne der Rot-Grün-Blindheit und endlich eine Monochromasie ein. Dieser bei leichteren Fällen besser untersuchbare Ablauf dürfte auch hier vorliegen.

1 Vgl. zum folgenden J. STEIN (1928), S 364 ff.

Chronaxie der Augen:

	Rheobase	Chronaxie
Rechtes Auge	10 Volt	1,6 σ
Linkes Auge	32 Volt	8 σ
	–	12 σ
	–	16 σ
	34 Volt.	

Am linken Auge ist also die Chronaxie für optische Erregung erhöht und steigt mit der Beanspruchung weiter. Auch die Rheobase ist erhöht, steigt aber im Verlauf der Untersuchung nicht an, was die Zahlen der Chronaxie verbindlich macht.
Sensibilität: Besonders in den distalen Abschnitten des l. Armes und l. Beines enorme Schwellenlabilität mit starken Irradiationserscheinungen. Auch Summationserscheinungen und gnostische Störungen weisen auf hochgradigen *Funktions*wandel hin. Passive Bewegungen der l. oberen Extremität werden nur in Andeutungen richtig, sonst falsch oder gar nicht von der normalen Seite imitiert.
Gewichtschätzen: bei r. 1000, l. 300 g empfindet der Kranke das Gewicht links noch als das schwerere. Er hat auf der ganzen linken Körperhälfte ein ausgesprochenes Fremdheitsgefühl und gewinnt immer wieder den Eindruck, als sei diese Hälfte kleiner, dünner, schwächer und schwerer (s. o.). Gegenstände werden von der l. Hand durchweg zu klein wahrgenommen. Z. B. Bleistift: r. »Bleistift«; l. »Streichholz«. Finger des Arztes: r. »Finger«; l. »Finger eines 8-9jährigen Kindes« usw.
Der kreisrunde Rand eines Trinkglases wird beim Abtasten mit der l. Hand als ausgesprochenes Oval wahrgenommen. Ein Ehering: »ganz kleines ovales Ding; fast gar nichts«. Die Tastbewegungen sind recht geschickt und dies in auffallendem Gegensatz ⟨*zu*⟩ der Unfähigkeit, mit der l. Hand die üblichen Praxieprüfungen zu bestehen. Winken, Drohen, Grüßen werden sehr langsam, unsicher und unter optischer Kontrolle ausgeführt; unruhige Fingerbewegungen stören den Ablauf. Aber eine deutliche Apraxie ist so wenig vorhanden wie eine Tastagnosie.
Chronaxie der Sensibilität an der linken Mittelfingerbeere:
Rheobase: 85-90 Volt.
Chronaxie: etwa 4 σ; steigt bei der Untersuchung auf 8 σ an.

Fall 2. J.H., 37jähr. Gutsverwalter. In der Anamnese 1925 »Rotlauf« und Erkrankung des r. Knies. Seit Juli 1927 zunehmende Mattigkeit und Müdigkeit sowie 30 Pfd. Gewichtsabnahme, für die, abgesehen von einer Ascaridiasis, in der Medizinischen Klinik November 1927 absolut keine Ursache zu finden ist. Liquor und Nervensystem o. B. Auf der Rückfahrt von der Klinik nach Hause Kopfweh, Schwindel und Erbrechen. Nach einer Aufregung fiel er dann infolge plötzlichen Schwindels eine Treppe herab und blieb bewußtlos. Seitdem mehr Kopfschmerzen und dauernder Druck auf der r. Scheitelgegend. Beim Gehen muß er sich links halten, weil er sonst schief nach rechts abweicht. Der Schwindel tritt auch als Drehschwindel auf, bei dem sich alles von links nach rechts dreht. Ihm scheint, als seien die Füße größer geworden, denn ein paar früher passende Schuhe könne er jetzt nicht mehr anziehen. Auch klagt er viel über Durst. Bei Aufnahme Januar 1928 ist der Kranke blaß und sehr elend. Er hat eine Paradentose, leidet unter Kopfweh, Schwindel, Ermüdbarkeit, Schlaflosigkeit. Wagen- oder Bahnfahrten wagt er nur ungern wegen des Schwindels. Neurologisch: auf 5 m 70 cm Gangabweichung nach rechts, BÁRÁNYS Vorbeizeigen der rechten oberen Extremität nach außen. Die internistische Untersuchung ergibt auch jetzt normale Verhältnisse. Für eine Hypophysenerkrankung sind keine ausreichenden Anhaltspunkte vorhanden; die Sella ist etwas groß, aber durch Monate hin unverändert. Die Gesichtsfelder sind normal. In den folgenden Monaten verschlechterte sich das Befinden weiter. An der r. Hand traten zum ersten Male leichte »Hinterstrang«-Störungen der Sensibilität auf. Er selbst klagt über schlechteres Gefühl und geringere Kraft im r. Arm und r. Bein (r.:l. = 3:5 am Dynamometer). Es findet sich eine Hyperästhesie im r. Trigeminusgebiet. Eine früher vorhandene Neigung zu Nystagmus in den seitlichen Endstellungen ist jetzt nicht vorhanden. Augenbefund am 26. I. 28: Beide Augen reizlos, frei geöffnet. Objektiver Befund normal, besonders Pupillen, Augenhintergrund, Augenmuskeln. Nur beim Nahesehen besteht eine ganz geringe latente Divergenz von etwa 1 Grad. Hornhautkrümmung normal (am Astigmometer nach *Javal* beiderseits ½ D reguläre Differenz). Volle Sehschärfe für die Ferne (5/4) wie für die Nähe, gute Akkommodation. Leichte Hyperopie (+ 0.75 D). Dunkeladaptation normal (Prüfung mit BRAUNSCHWEIGS Adaptometer). Stereoskopisches Sehen normal. Bei der Prüfung der Augenmuskeln mit dem Maddoxstäbchen läßt sich erst bei wiederholter Prüfung feststellen, daß eine Höhenablenkung sicher nicht besteht. Es tritt bei der Prüfung, bei der mit einem Auge ein kurzer horizontaler Streif weißen Lichtes, mit dem anderen ein langer roter Lichtstreif gesehen wird, zutage, daß der mit dem einen Auge gesehene Streif schräg gesehen wird (Prof. Zade). Um diese Zeit werden die Störungen im Richtungsehen des r. Auges festgestellt (s. u.).

Im April 1928 ist Schwellenlabilität an beiden Beinen r. > l. und der r. Hand und eine distal zunehmende Hypästhesie der r. Körperhälfte vorhanden. Am r. Bein Ataxie, die grobe Kraft der r. Extremitäten ist herabgesetzt. Eigen- und Hautreflexe normal. Romberg zum ersten Male + mit Fallneigung nach rechts. Gangabweichung nach rechts. Beim Bárányschen Zeigeversuch schlägt der r. Arm 10 cm nach außen vorbei (mit Hand, Unter- und Oberarm).

Um diese Zeit wird deutlich, daß der Kranke hysteriforme Züge bildet. Während er früher immer einen sehr verständigen, objektiven, auch sehr intelligenten Eindruck machte, beginnt er in Gang, Haltung, aber auch in der Art der Klagen zuweilen neurotische Züge zu zeigen. Auch beginnt er auf die Möglichkeit einer Kriegsbeschädigung anzuspielen. Nach den Akten hat eine offenbar hysterische Störung im Bereich des r. Armes im Kriege eine Rolle gespielt. In unserem Gutachten bringen wir zum Ausdruck, daß eine organische, vielleicht cerebellare Affektion vorliegt, die sich neuerdings mit hysteriformen Reaktionen umkleidet. Später hat sich die neurotische Reaktion auf die Erkrankung und ihre wirtschaftlich-sozialen Folgen noch weiter entwickelt und wir verzichteten auf eine neurophysiologische Analyse im bisherigen Sinne.

Optische Wahrnehmungen:

Gegenstände, mit *beiden* Augen betrachtet, stehen rechts höher als links, so Fenster, Tisch, Decke. Mit dem *rechten* Auge allein ist es umgekehrt: sie hängen nach rechts, bewegen sich auf ihn zu und erscheinen außerdem, als ob sie sowohl näher wie größer wären. Mit dem *linken* Auge ist der Eindruck *normal* in allen Richtungen:

objektive	binokuläre	rechtsäugige Wahrnehmung
horizontal	rechtes Ende tiefer und näher	linkes Ende tiefer und näher (stärker als mit beiden Augen)
vertikal	oberes Ende nach rechts geneigt	oberes Ende nach links geneigt (stärker als mit beiden Augen).

Wie man sieht, ist der Eindruck von der Lage der Umweltobjekte im Verhältnis zur Erdschwererichtung nicht konform mit dem Richtungseindruck eines Stabes, der vielleicht nicht als ausgesprochen dreidimensionaler Körper wirkt. Aber auch gegenüber Strichfiguren auf einem Blatt Papier sind die Eindrücke nicht logisch übereinstimmend. Dies zeigen die Eindrücke eines Quadrates und eines Kreuzes. Während das Quadrat die rhombische Verzerrung zeigt, die wir von dem Kranken meiner ersten Mitteilung (1919) her kennen, zeigt sich beim Kreuz zuweilen die einfache Neigung, welche der ⟨*Kranke*⟩ der zweiten Mitteilung (1924) aufwies; zuweilen entspricht das Kreuz auch dem Rhombus. Beim Zeichnen oder Korrigieren von Figuren ergibt sich *stets*, daß das l. Auge allein normal sieht, während dem r. Auge ein mit der linken oberen Ecke nach links verzogener Rhombus als Quadrat erscheint. Beim binokularen Sehen erscheint dagegen ein mit der rechten oberen Ecke leicht nach rechts verzogener Rhombus als Quadrat. – Bei stereoskopischer Darbietung verhalten sich die Augen etwa wie bei binokularem Sehen.

Kreise werden mit dem l. Auge normal gesehen, mit dem r. Auge als liegendes Oval und in Rotation im Sinne des Uhrzeigers gesehen. Die rechte Hälfte des Kreises sieht stärker aus; sektorenweise fallen Stücke der Kreislinie aus (Gestaltzerfall). Auch bei binokularem Sehen kommt es zu Rotation im Uhrzeigersinn und Zerfall. Zuweilen kommt es zur monokulären Diplopie oder Triplopie. Beim Fixieren senkrechter Kreidestriche an der Tafel kommt es, je nach dem Fixationspunkte an verschiedenen Stellen, zu Knickungen, wie sie auch GOLDSTEIN (1916) beschreibt. Allgemein ist beim Sehen auf dem r. Auge eine Neigung zum Sehen von Bewegungen vorhanden, so zum Rotieren runder Objekte; ferner zum Zusammenrücken mehrerer Figuren im Gesichtsfeld, bis zur Verschmelzung oder Überdeckung. Die Phänomene sind ähnliche, wie sie im Falle 1 (F.B.) beschrieben worden sind.

Auch das *Farbensehen* ist bei dem Kranken auf dem r. Auge herabgesetzt. Gelb erscheint r. heller und weißlicher als l., rot und blau dagegen viel dunkler; gemischte farbige Punkte vermag das r. Auge nicht auseinander zu halten und zu zählen.

Bewegungsnachbilder sind auf dem r. Auge sehr leicht und bei einfachen Bewegungen etwa eines hellen Punktes auf rotierender Scheibe hervorzurufen. Farbennachbilder sind dagegen rechts weniger lebhaft wie links.

Nachbilddauer und TALBOTsche Verschmelzungsfrequenz wurde teils mit einer rotierenden Glühbirne, teils mit der schwarzweißen Sektorenscheibe geprüft. Im ersten Falle wurde die Verschmelzung zum Kreis, im zweiten zu »grau« geprüft. Ein fester Verhältniswert zwischen den Verschmelzungsgeschwindigkeiten des l. und r. Auges war nicht feststellbar; im allgemeinen verhielten sie sich zunächst wie etwa 4:3, d.h., im r. Auge tritt Verschmelzung sukzessiver Eindrücke schon bei langsameren Frequenzen ein. Auffallender war noch, daß bei wiederholten Versuchen am r. Auge die Verschmelzung immer leichter zustande kam. Dabei schien dem Kranken das rotierende Glühlämpchen eine immer enger werdende Spirale zu beschreiben.

Sensibilität: Außer dem schon erwähnten Funktionswandel der taktilen Sensibilität fand sich rechts eine Neigung, Gewichte (HITZIGsche Kugeln) zu überschätzen, besonders bei längere Zeit fortgesetzten Prüfungen. Die Kugeln erscheinen der r. Hand größer, wie auch die Distanz von Zirkelspitzen auf der Haut hier gegen links überschätzt wird. Dasselbe gilt für auf die Haut gezeichnete Striche, die bei gleicher objektiver Länge rechts etwa im Verhältnis 3:2 oder 7:4 größer erscheinen. Dasselbe beim Abtasten von Spitzendistanzen mit den Fingerspitzen. Auf dieselbe Hautstelle wiederholt applizierte Druckreize werden rechts regelmäßig auseinanderliegend wahrgenommen.

Intervalle zweier sukzessiver Hautreize erscheinen auf der r. Hand kürzer als auf der l.

Der Kranke hat ferner das Gefühl, als sei der r. Arm länger als der l. Beim Erheben der Arme erscheint ihm der r. auch schwerer als der l. An den Beinen fehlt dieser Unterschied.

Beim *Abtasten* der *Richtung* eines 1 m langen vorgehaltenen Stabes folgende Angaben: horizontal-frontaler Stab wird, um als horizontal-frontal getastet zu werden, links um 5 cm gehoben und 4,5 cm genähert. Vertikaler Stab wird, um als vertikaler gefühlt zu werden, oben um 13 cm entfernt und um 15 cm nach links geneigt. Sagittaler Stab wird am distalen Ende etwas (2 cm) gehoben.

Motorik. Aufgabe (bei geschlossenen Augen): 1. einen Stab mit der r. Hand vertikal halten: hält ihn stark nach links und vorn geneigt. 2. Stab mit beiden Händen horizontal halten: r. Ende steht 5 cm tiefer als l. 3. Stab mit der r. Hand horizontal halten: r. Ende 12 cm tiefer als l. 4. Stab waagerecht mit der l. Hand halten: l. Ende 2 cm

tiefer als r. 5. Stab senkrecht mit der l. Hand halten: neigt ein wenig nach rechts.
Bei gleichmäßig langsamem Anheben der Arme nach vorn bleibt der rechte dauernd etwas zurück; ebenso nach der Seite. Beim Auftrage, die Arme horizontal einige Zeit zu halten, sinkt der rechte ziemlich rasch ab (ZINGERLES Tonusverlust). Bei schräg nach l. und r. außen gehaltenen Armen nähert sich der rechte langsam der Mediane; aus starker Supinationsstellung der Hände weicht die rechte in halbe Pronation zurück (SCHILDERS Phänomen). Keine deutliche Adiadochokinese, keine Bradyteleokinese.
Die Gangabweichung nach rechts und BÁRÁNYS Vorbeizeigen mit der r. Hand nach außen sind oben schon erwähnt worden.
Symptomatologisch zeigen diese beiden Fälle ein Bild, in welchem das Syndrom meiner eigenen Fälle W. D. und H. B. von 1919 und 1924 mit dem Syndrom, das GOLDSTEIN und REICHMANN 1916 unter dem Titel »Symptomatologie der Kleinhirnerkrankungen« beschrieben, in demselben Kranken vereinigt ist. Meine neuen Fälle F. B. und J. H. zeigen nämlich einerseits die motorischen und optischen systematischen Richtungsstörungen, und andererseits zeigen sie halbseitige Störungen der Gewichts-, Raum- und Zeitwahrnehmung in der taktilen Sphäre. Während ich zunächst versucht hatte, jene systematisch-geometrischen Störungen aus raumkonstruktiven Funktionen der Vertikalität, Horizontalität usw. herzuleiten und einheitlich zu verstehen, gingen GOLDSTEIN und REICHMANN von dem Begriff des Muskeltonus und der Reflex- bzw. Reaktionszeiten aus. War jener Versuch durch die offenbare Erkrankung des linken Vestibularorgans bei meinen ersten Kranken nahegelegt, so war GOLDSTEIN bei seinen Fällen von der Vermutung einer Kleinhirnstörung geleitet. So haben gewisse *organphysiologische* Vorstellungen die Auffassungen geführt, die man den Fällen entgegenbrachte. Denselben Weg gingen auch HOFF und SCHILDER (1928) bei den »vestibulären« Störungen ihrer Fälle. Indes zeigt eine Überschau der Gesamtkasuistik dieses Gebietes, daß eine streng organsymptomatische Diagnostik in jedem von all diesen Fällen auf Hindernisse stößt und daß die Lokalisation, d. h. die Zurückführung aller Erscheinungen auf einen bestimmten Herd, höchst zweifelhaft, ja, als bedenklich zu bezeichnen ist. Ehe wir auf diese Fragen zurückkommen, seien daher eine Prüfung der *Symptomanalyse selbst* und einige allgemeinere Bemerkungen gestattet.

Solange die neurologische Diagnostik sich eines engbegrenzten Arsenals von Reflex-, Motilitäts- und Sensibilitätsprüfungen bedient, kann sie sich auch erlauben, von Reflexfunktionen, motorischen und sensiblen Funktionen und Funktionsbahnen bzw. -zentren zu sprechen. Eine sehr einfache Technik der Untersuchung definiert auch schon eine sehr einfach gedachte Funktion. Daß hierin aber eine unbewußte Naivität liegt, die einmal kritisch zerstört werden kann, wird in dem Augenblick deutlich, wo man die Untersuchungsmethoden vervielfacht und eine Mannigfaltigkeit der an den Organismus gerichteten Fragen einführt, an die man vorher nicht gedacht hatte. Und da die Antworten nicht weniger bunt ausfallen, so entsteht als ganz neues Problem: was ist denn überhaupt »eine Funktion«, und welches sind denn eigentlich die »Elementarfunktionen«, aus denen sich alle anderen aufbauen? Gibt es überhaupt sichergestellte solche Elementarfunktionen? Begriffe wie Reflex, Tonus, Schwelle sind nun nicht mehr Selbstverständlichkeiten, sondern Probleme.
In dieser Lage wird man einen anderen Weg gehen können, der etwa darauf hinausläuft, einem Organ wie dem Auge oder der Haut oder dem Arm zahlreiche variierte Aufgaben zu geben und in einem Überblick über die produzierten Leistungen nicht so sehr einer Elementarfunktion oder dem Ausfall einer solchen nachzuspüren, sondern einer formalen Gemeinsamkeit aller dieser Leistungen – insbesondere der pathologischen im Verhältnis zu den normalen. Während also die ältere Ära Symptome beobachtete und zu ihrer Deutung den pathologisch-anatomischen Befund und eventuell ein vergleichbares Tierexperiment heranzog, sollte nunmehr eine qualitativ und quantitativ so umfassende Leistungsprüfung vorgenommen werden, daß man die physiologischen und psychophysischen *Vorgänge* im veränderten Organismus übersehen könnte, nicht nur die Ausfälle.
Ein solches Verfahren wird um so mehr sich aufdrängen, wenn wir Syndrome vor uns haben, die ihre Einheit weniger durch ein lokales als ein funktionales Prinzip empfangen. In dieser Hinsicht standen in unseren Fällen nun anfangs die größten Schwierigkeiten im Wege, weil sie weder lokalisatorisch noch funktionell einheitlich erschienen. In dieser Richtung nun glaube ich jetzt einen kleinen Schritt weiter tun zu können. Zunächst sei erinnert an folgende Eigenheiten: in allen Fällen findet sich ein »vestibulocerebellarer« Komplex gekoppelt mit einem »optischen«, und in

einigen Fällen ist dieser vestibulo-cerebello-optische Komplex wieder vermehrt um einen im Bereich der »sensibeln« Wahrnehmungen. Die lokalisatorischen Schwierigkeiten bestehen nach verschiedenen Richtungen: 1. sind die genannten 3-4 Funktionsgebiete nicht topographisch auf eine bekannte Hirnstelle zu vereinigen, 2. sind die einzelnen Symptome nur teilweise identisch, teilweise aber ganz anders geartet als die, welche wir etwa bei Herden in den Sehbahnen oder welche wir bei Läsionen in den sensibeln oder vestibulären, sei es peripheren, sei es zentralen Organen, zu finden gewohnt sind, 3. findet sich ein Syndrom vor, welches allen gewohnten Anschauungen über die Zuordnung von Struktur und Funktion zuwiderläuft, nämlich die *monokulär-agnostischen* bzw. dysgnostischen Störungen.

Die Tatsache, daß in den Fällen H. B., F. B. und J. H. ein *monokulärer Abbau der Wahrnehmung* vorliegt, ohne daß am Auge selbst und an den Sehbahnen bis einschließlich zur Calcarina eine Läsion angenommen werden darf, ist in ihrer Paradoxie nach mehreren Richtungen bedeutsam. Denn einmal zeigt sich hier ähnlich wie etwa bei LIEPMANNS (1907) Entdeckung einseitiger Apraxie, daß Verhaltensweisen, die ihrem Typus nach viel eher auf (eventuell nur psychologisch erfaßbare) Allgemeinstörungen wie Verwirrtheit, Aufmerksamkeitsschwäche, Ermüdbarkeit zurückführbar schienen, sehr zirkumskript und organologisch gebunden auftreten können. Und ferner ist ein stufenweiser Abbau der optischen Wahrnehmung bis zu agnostischen Stadien hier verfolgbar, der, obwohl er weder hemiopisch, noch oculomotorisch, noch ocularsensorisch, noch aus der Refraktion begründet ist, doch *ein Auge* betreffen und das andere freilassen kann. Ein solcher Tatbestand ist, wie schon früher betont wurde[2], überhaupt nur verständlich, wenn es eine *gehirnphysiologische Repräsentation des Sehens mit einem Auge* gibt. Da wir aber sowohl die Innervation der inneren und äußeren Augenmuskeln wie die sensorische Erregbarkeit des gesamten Gesichtsfeldes bei unseren Fällen ungestört finden, so kann weder eine »motorische« noch eine »sensorische« noch eine etwa im Sinne WERNICKES (1874) aufgefaßte »gnostische« Störung zur Erklärung dienen. Hier führt vielmehr die Annahme einer Funktion besonderer Art weiter, die etwa mit der von HERING (1925) als *Aufmerksamkeits*hinwendung bezeichneten, aber *phy-*

2 v. WEIZSÄCKER (1924), in diesem Band, S 283.

siologisch verstandenen Funktion schon gemeint war und die bald als mehr motorisch, bald mehr willensmäßig, jedenfalls aber am Wahrnehmungsaufbau wesentlich beteiligt gedacht wird. Am entschiedensten hat Joh. STEIN (1928) diesen Gedanken neuerdings aufgenommen und mit Gedanken von PALAGYI und SCHELER verbunden. Er bezeichnet diese eigentümliche Tätigkeitsweise als »sensorische Bewegung« und vermag an vielen Beispielen die Unvermeidlichkeit ihrer Annahme zu zeigen. Mit dieser Annahme schiebt sich »hinter« oder »über« die Vorgänge zwischen Retina und Calcarina einerseits, Augenmuskelzentren und Augenmuskeln andererseits ein *neues Funktionsniveau,* welches aber noch nicht die ubiquitäre (oder raumlose) Natur des psychologischen Begriffes hat, sondern immerhin so extensiv gedacht werden muß, daß es in ein linksäugiges und ein rechtsäugiges »Feld« teilbar ist. Denn sonst wäre die monokuläre Erkrankung nicht möglich.

Schon der Fall H. B. und ebenso die hier beschriebenen zeigen, daß der Funktionsabbau auf *diesem* Funktionsniveau keineswegs mit der *räumlichen* Struktur der Wahrnehmung haltmacht. Mit dem fortschreitenden Abbau der räumlichen Wahrnehmungsstruktur von Neigungen, Verzerrungen über Primitivierungen der Gestalt und starke Lockerung der Eindrücke von Ruhe und Bewegung bis zur Agnosie kommt es, wie alle Fälle zeigen, auch zum Abbau der Empfindungen, ihrer Helligkeit und Farbe. Der fragliche Funktionsabbau trifft also das Ganze des Sehaktes in allen seinen Einzelheiten. Die funktionelle Trennung der motorischen und sensorischen, der räumlichen und der empfindungsartigen Elemente, wie sie in der klassischen Physiologie des Sehens einigermaßen durchführbar ist, scheint hier besonders stark in Frage gestellt. Wenn diese Überlegungen richtig sind, so erscheint ein pathologischer Abbautypus wie der vorliegende ganz besonders geeignet und verlockend, um in die Funktionsweise jener transmotorischen und transsensorischen Schicht Einblick zu gewinnen.

Dabei muß die Hoffnung leitend sein, auf bestimmte Gesetzmäßigkeiten oder wenigstens formale Übereinstimmungen zu stoßen, aus denen man die große Mannigfaltigkeit der Symptome einheitlich verstehen könnte. Aber ein solcher Versuch kann nur auf Ansätze hoffen. In größerem Stile wäre er verfrüht. Rekapituliert man die wichtigsten Erscheinungen, so sind es folgende: 1. Räumliche Struktur: Neigungen, rhombische und elliptische Verzerrungen, Mikropsie, Makropsie, Primitivierung der Gestalt mit vorzugsweiser Erhaltung orthogonaler, paralleler und vertikaler Richtungen, Neigung zu Gestaltzerfall, Scheinbewegungen und bes. Scheindrehungen; 2. Helligkeits- und Farbenabbau über Rotgrünblindheit zu Achromasie; 3. Nachbildschwäche, vermehrte TALBOTsche Verschmelzung, rasche Ermüdung der lokalen Empfindlichkeit, Chronaxieerhöhung (Labilität).

Wie bemerkt, ist die Verknüpfung dieser sehr verschiedenartigen Teilfunktionstörungen von besonderer theoretischer Wichtigkeit. Legt man sich daher die Frage vor, ob man die hier unterschiedenen drei Gruppen etwa aus *einem* Funktionsprinzip verstehen könne, so stößt man unvermeidlich auf ein sehr allgemeines: eben das des nervösen Erregungsvorgangs überhaupt. Denn von ihm wissen wir, daß er einen phasischen Verlauf hat und daß einerseits diese Phase langsamer oder rascher verläuft, andererseits und im Zusammenhang damit, daß der Vorgang verschiedene Frequenz haben kann. Daraus also würde einerseits eine pathologische Ablaufsgeschwindigkeit, andererseits eine pathologische Frequenz sich ergeben können; und nehmen wir z. B. an, daß im Abbau sowohl die Geschwindigkeit des Erregungsablaufs wie die Variabilität der Frequenzen, die verfügbar sind, *abnehmen,* so würden diese rein formalen Änderungen in der Analyse optischer Leistungen unverkennbar in ihren Wirkungen zutage treten müssen. Für die Durchführung dieses Gedankens im einzelnen verweise ich auf die Darstellung von STEIN (1928) sowie auf ein mit ihm gemeinsam verfaßtes Referat (1928). Bei den hier mitgeteilten Fällen sind nun zahlreiche Beobachtungen angeführt worden, welche auf die Verlangsamung des Erregungsablaufs hinweisen, so z. B. das Ansteigen der Chronaxie, die vermehrte Verschmelzung.

Besonders beweisend ist, weil irgendwelchen Einwendungen und Hinweisen auf etwaige suggestive oder aus allgemeiner Insuffizienz stammende Wirkungen völlig entzogen, ein Versuch, der bei beiden Fällen angestellt wurde und der hier besonders angeführt sei:

Der Kranke (J. H.) betrachtet binokular ein in Frontalebene zu ihm schwingendes Pendel. Dabei machte er folgende, natürlich vollkommen durch Fragen unbeeinflußte Angaben (er hatte nur zu sagen und zu zeigen, wie ihm die Bewegung vorkomme) über die Pendelbewegungen:

1. Gelbscheibe vor dem r. Auge: in einer Ellipse, die sich einem Kreis nähert.
2. Gelbscheibe vor dem l. Auge: flache Ellipse.

3. Grauscheibe vor dem l. Auge: fast in einer Ebene schwingend.
4. Unbewaffnete Augen: flache Ellipse.

Wir verstehen diese Versuchsergebnisse nach PULFRICH, dessen Theorie durch v. KRIES (1923) bestätigt wurde, wenn wir in Rechnung ziehen, daß unter bestimmten, auch in unserem Versuch gegebenen Bedingungen derselbe Lichtreiz die eine Retina mit geringerer Intensität trifft als die andere. Nimmt man an, daß dann auch die Erregungsfortpflanzung am schwächer gereizten Auge langsamer erfolgt, so treffen die Erregungen identischer Stellen gleichzeitig am Ort der binokularen Vereinigung ein, woraus sich jenes räumliche Phänomen ableiten läßt. Es tritt beim Normalen ein, wenn man vor ein Auge ein Grau- oder Gelbglas setzt. Unsere Kranken haben es schon ohne Vorsatzglas; durch Vorsatz wird es verstärkt oder ausgeglichen, je nachdem man das Glas vor das kranke oder das normale Auge setzt. Wir dürfen also nach der Theorie schließen, daß auf der kranken Seite eine Verzögerung der Erregungsleitung besteht – was zu beweisen war.

Der Abbau des Farbensehens könnte gleichfalls als das Ergebnis einer Entdifferenzierung der Phasen*frequenz*, einer allmählichen Reduktion ihrer Variabilität auf nur *eine* Frequenz entsprechen, wenn wir die Hypothese annehmen, die v. KRIES[3] vertreten hat.

Besonders interessant wäre aber die Frage, ob die eigentümlichen und sehr regelmäßigen Neigungen und Verzerrungen der Hauptrichtungen im Sehraum gleichfalls auf eine derartige formale Änderung des Erregungsvorganges zurückführbar sind. Denn hier wäre ein Beispiel gegeben, wie sich ein *zeitlicher* Faktor der neurophysiologischen *Erregung* in eine *räumliche* Eigenschaft der Wahrnehmung übersetzt. Hier sei die Hypothese gestattet, daß z. B. das Sehen einer *vertikalen* Linie ganz ebenso das Resultat eines rechts- und eines linksseitigen *dynamischen Momentes* ist, wie das Zeichnen eines vertikalen Kreidestrichs nur zustande kommt durch eine dynamische Seitengleichheit motorischer Muskelkräfte der Abduktoren und der Adduktoren des Armes. Übertragen wir dieses Bild des Muskelantagonismus und seines dynamischen Effektes auf das physiologische Zustandekommen eines vertikalen Eindrucks beim Sehen, so wird sehr leicht verständlich, daß die gewöhnliche Vertikale eine Neigung nach links bekommen muß, wenn die Impulse etwa von der »linken« Seite dieser Optodynamik jeweils

3 (1923), bes. Kapitel 3.

etwas verspätet (oder etwas abgeschwächt) eintreffen. Mit dieser Hypothese gelingt es in der Tat, auch die auffallenden raumsystematischen Störungen einzubegreifen in eine ganz einheitliche Grundstörung rein erregungsphysiologischer, und zwar zeitlicher, Art. Es macht auch keine Schwierigkeit, Mikro- und Makropsien in einem solchen Erklärungsschema unterzubringen, da ja der Eindruck der absoluten Größe ganz ebenso Resultat einer dynamischen Zusammensetzung von zeitlich umstimmbaren Erregungsabläufen sein muß. Doch soll, wie gesagt, eine systematische Theorie hier noch nicht gewagt werden; sie gehört vorläufig in den Schreibtisch. Mit den letzten Ausführungen ist aber auch die Basis für die Analyse der motorisch-tonischen und der sensibeln Syndrome gegeben. Denn hier kehrt ja gerade dasselbe wieder: Abweichungen von der Vertikalität (»Vorbeizeigen«), der Sagittalität (Gangabweichung), zu klein und zu groß Erscheinen, zu leicht und zu schwer Erscheinen getasteter Objekte, gefühlter oder motorisch produzierter Erstreckungen, verbunden mit Verschmelzungen und sensiblem Funktionswandel, den wir schon längst im wesentlichen als Folge eines veränderten zeitlichen Erregungsablaufs gedeutet und der Entartungsreaktion des Muskels verglichen haben. Schon in meiner 1. Mitteilung (1919) wurde darauf aufmerksam gemacht, daß z. B. die Abweichung bei raschem Schlagen nach Bárány viel größer ist als bei langsam zielendem Zeigen. Die Differenz ist leicht zu verstehen, wenn man das Phänomen ähnlich wie bei dem Pulfrichschen Phänomen und dem Schiefsehen auf eine zentrale Verzögerung der Impulse der kranken Seite sich zurückgeführt denkt.

Da es an dieser Stelle nicht nur auf die Theorie der Symptome, sondern auf einen Beitrag zur klinischen Kasuistik und einen Überblick ankommt, beschränken wir uns auf einige abschließende klinisch-pathologische Bemerkungen. Leider liegt in der bisherigen Literatur kein eingehend studierter Fall mit autoptischem Befund vor. Daß Goldstein und Reichmann ihre Fälle aus dem damaligen Stand unserer Kenntnisse heraus als cerebellare Erkrankungen ansprechen konnten, ist verständlich; aber man muß zugeben, daß mit einigem Recht eingewendet wurde, daß sichere Kleinhirnherde solche Symptome doch gewöhnlich nicht zeigen und daß andererseits jene Fälle, besonders die wichtigsten Nr. 4, 5 und 6 nicht sichere oder nicht sicher ausschließliche Kleinhirn-

herde hatten, zumal es sich bei 5 und 6 ebenso wie in meinem Fall F. B. um *Traumen* handelt.
Der Kranke von GÜNTHER (1921), bei dem Neigungen der Hauptrichtungen des Sehraumes vorlagen, hatte einen Kleinhirnabszeß. Dafür, daß *dieses* Symptom bei Kleinhirnerkrankungen vorkommt, kann ich meinerseits einen neuen Fall beibringen.

K. v. L., 74 Jahre. Vor einigen Tagen bemerkte der Kranke, daß er beim Aufstehen vom Stuhl nicht stehen konnte; er fiel hin, war aber ganz klar und auch nicht gelähmt. Er hatte keinen Schwindel, keine Kopfschmerzen, auch keine geistige Veränderung bemerkt. Schwindel hatte er lediglich vier Tage vorher auf einem Spaziergang bemerkt, so daß er beim Gehen ein wenig unterstützt werden mußte; ein großes Müdigkeitsgefühl hatte sich angeschlossen. – Status: r. Pupille > l. Kein Nystagmus. Beim Finger-Finger- und Finger-Nasen-Versuch sowie beim Kniehackenversuch Ataxie des l. Armes und Beines. Der BÁRÁNYsche Zeigeversuch fällt normal aus. Kann stehen und einige Schritte gehen; dabei Linksabweichung. Der Kranke hat bei Vorhalten eines vertikalen Stabes den Eindruck eines etwa 15 Grade nach rechts geneigten Stabes, während ein horizontaler Stab um ebensoviel nach links herabhängend erscheint. Genauere Prüfungen wegen einer hochgradigen (schon seit Jahren bestehenden) Sehschwäche (schwere Myopie) nicht möglich. An den folgenden Tagen weiter cerebrale Insulterscheinungen. Ataxie nach rechts, rechtsseitige Facialisparese, aber keine Reflexveränderungen. Pneumonie und Exitus.
Obduktionsbefund (Prof. FROBOESE) (Formolfixierung): Das Großhirn zeigt mit Ausnahme einer geringfügigen braunen Verfärbung am Gyrus temporalis inferior sinister keine Herde. Mikroskopisch an dieser Stelle reichlich perivaskuläre intrazelluläre Hämosiderinspeicherung sowie schattige Kalkniederschläge in der Pia. Stärkere Zerstörungen der Hirnrinde sind nicht nachweisbar. Im ganzen ist das Großhirn klein, die Gyri sind ziemlich stark gewölbt. – Ein Schnitt durch den ventralen Teil des *Kleinhirns,* der eine 1 cm dicke Kalotte abschneidet und durch die Medulla oblongata geht, zeigt eine große, den Kalottenkreis ausfüllende, graugelbe und rötlichgraue, streifige Verfärbung der Kleinhirnsubstanz der *linken* Seite. Das dazugehörige, 1 mm dicke Gefäß ist auf dem Querschnitt durch dunkelrote Massen verschlossen. In diesem Herd kann man die Gyri des Kleinhirns noch durchaus erkennen,

nur sind sie verfärbt, verhärtet und bröckelig. – Mikroskopisch findet sich eine parallel zur Körnerschicht gerichtete diffuse *Erweichung* der weißen Substanz mit hochgradiger Fettkörnchenzellanhäufung. – Die Felsenbeine sind makroskopisch unverändert. – Allgemeine Arteriosklerose und senile Atrophie der Organe.

Diese an sich nicht unwichtige Beobachtung von Schiefsehen bei einseitiger Kleinhirnerweichung weist also wieder auf das Cerebellum hin, wie der Fall von GÜNTHER. Aber das Senium muß davor warnen, ein so subtiles Symptom in irgendeine notwendige Verbindung mit der Kleinhirnveränderung zu bringen, da wir es doch bei den wenigsten Kleinhirnkranken zu sehen bekommen.
Es spricht ferner die Tatsache, daß in dem LENZschen Fall (1909) das Schiefsehen bei Hemianopsie auftrat, dagegen, daß das Symptom an Läsionen des vestibulo-cerebellaren Apparats gebunden ist. Auch die Fälle 1, 3 und 9 von HOFF und SCHILDER (1928), von denen 1 und 9 Traumafälle sind, können nicht als »vestibuläre Erkrankungen« im strengen Sinne rubriziert werden. Sie stehen zwar symptomatisch meinen Fällen nahe, aber sie eignen sich so wenig wie alle anderen zur Konstituierung einer streng *organ*pathologischen Symptomatik. Andererseits sind die von WILDER (1928) mitgeteilten Fälle 5-9 zwar teilweise mit sicheren Labyrintherkrankungen verknüpft, berühren sich aber wiederum so sehr mit allgemeinfunktionellen Störungen, daß auch hier kein Anlaß besteht, ein bestimmtes Organ in den Mittelpunkt zu stellen. Zuletzt bestätigt diese Auffassung der von RUFFIN (1930) mitgeteilte Fall, in dem linksseitig betonter Funktionswandel auf allen Sinnesgebieten sehr sorgfältig festgestellt wurde, Gang- und Zeigeabweichung und Schiefsehen (Verzerrung) bestand und bei dem weder periphere Organläsionen noch zentrale Herderscheinungen vorlagen.
Alle diese Gründe, die noch vermehrt werden könnten, sprechen dafür, daß wir es mit einem physiologisch gesetzmäßigen Abbau eines spezifischen Funktionsgebietes zu tun haben und daß wir hier ein Recht bekommen, nicht so sehr von *Herderkrankungen*, sondern von *Funktionserkrankungen* gesetzmäßig erfaßbarer Art zu sprechen. Zweifellos ist diese Funktionserkrankung in gewissen Richtungen sozusagen organologisch zugespitzt; das vestibulocerebellare, das optische, das taktile und das tonisch-motorische Gebiet sind mehr oder weniger deutlich betont. Aber alle diese

Gebiete sind doch nicht in der Form beteiligt, wie sie es bei lokalen Herden wären. Sondern es entsteht der Eindruck, als sei eine hinter den Organapparaten liegende und sie untereinander verbindende Funktionsschicht betroffen: ein metaorganisches Funktionsgebiet, wie es bei den optischen Störungen oben näher besprochen wurde. Man hat an solche Funktionsbereiche oftmals appelliert; ich erinnere z. B. an ähnliche Annahmen von v. KRIES[4] auf dem Gebiet des optischen Raumsinnes und verweise nochmal auf STEINS »sensorische Bewegung« (l. c.). Der in unseren Fällen berührte Funktionsbereich kann nun zwar *auch* ein allgemein »raumsinnlicher« genannt werden, und er wird auch durch die allgemeine Annahme der sensorischen Bewegungen verstehbarer; aber er wird dadurch noch nicht hinreichend charakterisiert. Vielmehr darf man erwarten, daß wir durch derartige Fälle und ihre Analyse etwas viel Spezielleres über den Funktionsbau des Gehirns erfahren. Es wird viele Leistungen geben, für die die funktionelle Verknüpfung der statischen, optischen und sensibeln Sphären nicht erforderlich ist; daß in unseren Fällen z. B. die Sprache normal ist (auch bei den rechtsseitigen Syndromen), gehört hierher. Andererseits hebt der Funktionswandel auch auf den Gebieten der Statik, des Sehens und Fühlens die primitiveren Leistungen noch nicht auf. Sondern er baut ihre *Differenzierung* Schritt für Schritt ab und erzeugt so etwas, was eine oberflächliche Betrachtung etwa als »Funktionsschwäche« oder »Funktionsermüdbarkeit« bezeichnet, wie man sie so oft bei Kranken dort feststellt, wo die traditionellen Funktionsprüfungen keinen »objektiven« Befund ergeben und man dann allzuleicht von »subjektiven« Störungen spricht, wie das auch in unseren Fällen solche Untersucher zuweilen taten, welche der Geduld und Technik einer Funktionsprüfung auf Funktionswandel sich zu unterziehen nicht Lust hatten. Und obwohl eine genaue Prüfung der Kasuistik einige und zum Teil ganz sichere Anhaltspunkte für grobanatomische Defekte besonders am Ohrlabyrinth und Cerebellum ergibt, so irradiiert doch das Syndrom weit über die in Organfällen gewohnte Symptomatik hinaus, und es bietet sich der Begriff der »funktionellen Überlagerung« an. Einige, aber keineswegs alle Fälle zeigen auch mit fortschreitender Erkrankung diejenigen seelischen Merkmale, welche man psychogen oder hysterisch nennt; auch indem sie, zumal als Kopftraumatiker, in eine

4 (1923), Kapitel 7.

veränderte Haltung zur Umwelt, in Rentenbegehren und in die Bildung relativ ungesetzmäßiger und stark wechselnder Symptome gleichsam hineinwuchsen. Daß kaum eine Organaffektion wie die des Ohrlabryrinthes einen so prädisponierenden Boden für die seelischen Spaltungen der Hysterie abgibt, das ist gerade den Otiatern ganz geläufig, und ich stimme darin mit den Auffassungen SCHILDERS (1939) weitgehend überein. Dies alles bedeutet aber nicht, daß die materiell physiologische Natur der hier hauptsächlich beschriebenen Phänomene deswegen in Frage gestellt wäre. Sie sind auch in der bei »reiner« Hysterie üblichen Weise nicht suggestiv beeinflußbar. Wohl aber kann es bedeuten, daß wir hier ein nicht *anatomisch*-pathologisch, aber ein *physiologisch*-pathologisch faßbares Gebiet in den Griff bekommen, das die gewünschte Zwischenstufe zwischen den defektbedingten und den nicht-defektbedingten Gehirnstörungen darstellt. Daß diese Funktionsschicht sich einmal als wesentlich anders strukturiert herausstellen wird wie die auf »Reflex«, »Willkür«, »Leitung«, »Zentrum« aufgebaute Gehirnphysiologie, kann nach der Entwicklung der ganzen neueren Gehirnpathologie nicht mehr bezweifelt werden; doch fällt dies nicht in den Bereich dieser Mitteilung.

Nur soviel sei in dieser Richtung nochmal hervorgehoben: 1. Streng, d. h. messend und gesetzmäßig erweisbar ist eine Änderung der Funktionsabläufe in der Zeit, die wir als Funktionswandel bezeichnen und die wissenschaftlich den Vorzug hat, einerseits von sehr formaler Definierbarkeit zu sein, andererseits einen unmittelbaren Anschluß an die allgemeine Nervenphysiologie des Erregungsvorganges zu gestatten. 2. Diese Störung ist ferner abgrenzbar von den Symptomen einerseits der organisch-lokalistischen Defektpathologie und andererseits von denen, die man als wesentlich hysterisch oder psychogen bezeichnet hat. 3. Die klinische Kasuistik liefert uns Krankheitsfälle, welche eine Erkrankung dieser Funktionsschicht sui generis in verhältnismäßig reiner Form darbieten und so ein Recht begründen, von einer Funktionserkrankung bestimmter Funktionsbereiche zu sprechen, deren Abgrenzung von dem weiteren Fortschritt der analysierenden Beobachtung abhängen wird.

Ataxie und Funktionswandel
(mit Bemerkungen zur Frage der Eigenreflexe)

Einleitung

In der Geschichte der Ataxielehren lassen sich drei Stadien unterscheiden. Das *erste* Stadium beginnt mit den berühmten Experimenten von BELL (1830), die beweisen, daß eine Läsion der afferenten Nerven hinreicht, um auch die Motilität empfindlich zu stören. In langer Reihe folgen die Versuche und Beobachtungen, welche die Lehre von der sogenannten Sensomobilität (EXNER 1891) begründen und die sensorische Theorie der ataktischen Koordinationsstörung unterstützen: Ataxie ist mindestens zum Teil die Folge der Störung in afferenten Systemen.
In einem *zweiten* Stadium sucht man diesen Einfluß der Afferenz zu analysieren. Die Hauptfragen, die man zu lösen versucht, sind etwa die folgenden: Sind es bewußte oder unbewußte Eindrücke der afferenten Organe, auf welche es ankommt? Sind es spinale, cerebellare oder cerebrale Systeme, welche wesentlich sind? Sind es oberflächliche Hautreceptoren oder tiefe, in Gelenken, Muskeln liegende Empfangsorgane, die gestört sein müssen? Sind es Reflexfunktionen oder andersartige Reaktionen, deren Versagen die Störungen erklärte und welche normalerweise regulierend wirken?
Ob daneben die sogenannte motorische Theorie gewisser, z.B. frontaler und cerebellarer Inkoordinationen noch haltbar ist, hängt auch davon ab, was wir unter Sensibilitätsstörung verstehen; ob wir etwa die Störung der Gewichtschätzung bei manchen cerebellaren Fällen in sie einrechnen; ob wir das mit unseren Methoden an Empfindungsstörung Auffindbare so zulänglich finden, daß wir bei »negativem« Befund es wagen zu folgern: »Keine Sensibilitätsstörung vorhanden«. Man bedenke die Grobheit und Begrenztheit der meisten Methoden! Wir stellen den gegenwärtigen Stand der Frage nur dann richtig dar, wenn wir hier Beobachtung und Folgerung wieder sehr scharf trennen. Es ist leicht zu zeigen, daß dann das Beweismaterial für alle die üblichen Theorien äußerst bescheiden ausfällt – selbst für die als gesichert geltenden »sensorischen« Ataxien der Tabiker. Die Erkenntnis, daß eine überzeugende Erklärung der ataktischen Bewegungen aus afferenten Stö-

rungen trotz so vieler Bemühungen immer noch aussteht, führt zu einer
dritten Phase der Forschung, in der Kritik an der Form der bisherigen Fragestellung geübt wird. Bisher nämlich pflegte man vorauszusetzen, daß ein beobachteter Ausfall einer bestimmten Struktur oder bestimmten Funktion die pathologisch veränderte Leistung erklären könne. Man setzt also voraus, daß die »fehlende Funktion« eine sei, welche normalerweise vorhanden ist, daß also z. B. ein bei der Tabes fehlender Reflex etwas ist, was in den normalen Leistungen des Ganges *vorhanden* sein müsse. Dies ist aber so wenig gewiß wie die Erwartung, daß eine in einer Wahlversammlung fehlende Person, wäre sie nur anwesend gewesen, mitgestimmt hätte. Diese Erwartung läßt sich aber leider niemals erhärten – so wenig man jemals sagen kann, was in einer Geschichte erfolgt wäre, wenn bestimmte Ereignisse eingegriffen *hätten.* Offenbar liegt hier eine ganz falsche Denkrichtung zugrunde, und vielleicht haben wir in der Theoriebildung das Beobachtete nicht richtig verwertet. Man kann aus einer Gruppe pathologisch abgeänderter Phänomene nicht immer auf das normale Geschehen zurückschließen, sondern man kann zunächst nur das normale und das pathologische System vergleichen und nun die Richtung oder die Gesetze dieser *Veränderung* bestimmen. In einem Schlagwort: es lassen sich aus den Beobachtungen nur Abbau-, aber keine Aufbautheorien bilden. Dieses ziemlich weitgehende Präjudiz über unser wissenschaftliches Erkennen ist, wie ich glaube, eine Folgerung aus einer geschichtlichen Problementwicklung, deren ausführliche Darlegung hier aber zurückgestellt werden soll.

Daraus ergibt sich aber die Pflicht, sich in der Analyse der afferenten Störungen nicht damit zu begnügen, Vorhandensein oder Fehlen einer Empfindung oder eines Reflexes festzustellen; sondern wir müssen die Funktionsweise analysieren, um zu erkennen, ob die veränderte Funktionsweise des Organs geeignet ist, auch die veränderte Leistung der ataktischen Bewegung verständlich zu machen. Um die Ataxie bei Störung in afferenten Systemen in diesem Sinne zu verstehen, boten sich zwei Wege an, da ja auch den afferenten Systemen zwei Funktionen zugeschrieben werden: das Studium der Reflexe und das Studium der Sinneswahrnehmungen. Die Autoren neigten bald zur Betonung des einen, bald des anderen Funktionsgebietes; durchsetzen konnte sich keine dieser

Einseitigkeiten, und es ist nicht gelungen, die Ataxien nur aus der Areflexie oder nur aus dem Sensibilitätsausfall zu erklären. Ich verweise hier nochmals auf frühere Arbeiten, besonders die von J. Stein (1926), deren Ergebnis man so ausdrücken kann: bei den Ataxien vom tabischen und Friedreichschen (Hinterstrangs-)Typus ist charakteristisch überhaupt nicht der Wegfall afferenter Erregungen, sondern ein *Funktionswandel* bei ganz bestimmten Leistungen. Dieser Satz ist damals durch unsere Untersuchungen für die *sensiblen* Funktionen erhärtet worden.
Hier soll nun versucht werden, derselben Frage für die reflektorischen Funktionen nachzugehen, wobei ich mich vorzugsweise auf die in dieser Zeitschrift voraufgehenden neuen Arbeiten von Kahn (1930), Sexauer (1930), Eismayer und Kurella (1930) und Eismayer und Müller (1930) stütze. Es wird also zu prüfen sein, welche Momente sich aus dem Verhalten von Reflexen für das Verständnis einerseits normaler, andererseits pathologischer (ataktischer) sogenannter Willkürbewegungen gewinnen lassen. Dabei greifen die Versuche naturgemäß über die Ataxiefrage auch hinaus; wir vergleichen mit anderen pathologischen Zuständen. Eine Einschränkung liegt dagegen darin, daß vorläufig *nur* das Verhalten der Eigenreflexe in Betracht gezogen wurde. Ihnen und überhaupt den proprioceptiven oder »tiefen« Funktionen ist ja auch immer ein besonders wichtiger Anteil an der Reflexsteuerung zugeschrieben worden, so sehr, daß z. B. die englische Physiologenschule die Theorie des Ganges auf dem Wege der Reflexanalyse und -synthese erstrebt hat.

Beobachtungen und Bemerkungen zur Frage: Periostreflexe oder Eigenreflexe

Man kann dieses Gebiet nicht betreten, ohne auch die jüngste Kontroverse zwischen O. Foerster (1927) und P. Hoffmann (1929) zu berühren. Denn nach O. Foerster könnte man meinen, daß die Definition des Eigenreflexes als einer durch Zerrung von Sehne und Muskel erzeugten Zuckung dieses Muskels mit den Sehnen- und Periostreflexen der Kliniker nichts zu schaffen habe. Wäre dem so, dann wäre fast das ganze klinische Beobachtungsmaterial der Reflexstörungen ohne Bedeutung für eine Reflextheorie der Ataxien; denn diese geht ihrerseits von dem durch die Physiologen definierten proprioceptiven Reflex aus und besagt etwa: der Muskel antwortet auf Dehnungsveränderungen in bestimmter, die Bewegungen regulierender Weise; ist dieser Reflex gestört, so muß Ataxie entstehen. Unsere klinischen Sehnen- und Periostreflexe wären aber etwas völlig anderes als diese Funktion: ihr Fehlen besagt dann gar nichts. Denn bekanntlich wird unser normales Gehen und Stehen nicht durch Beklopfung von Sehnen- und Perioststellen reguliert. Wer die von O. Foerster für einen großen Kreis auch Fernstehender geschriebene Darstellung der Reflexpathologie in Bethes Handbuch der normalen und pathologischen Physiologie liest, muß den Eindruck eines deprimierenden Zerfalls zwischen Physiologie und Klinik bekommen. Es scheint mir erwünscht, daß der Vermutung, dies sei eine allgemeine Meinung der *klinischen* Neurologie, vorgebeugt werde. Da ich mich seit 1920 wiederholt zu P. Hoffmannschen Ansichten bekannt habe, will ich mir gestatten, dies zu tun. Wichtiger ist dann das Motiv, Mißverständnisse allgemein zu beleuchten, welche im Vergleich physiologischer und pathologischer Ergebnisse in dieser Kontroverse auftauchen. In ihr liegt nämlich der seltene Fall vor, daß der Experimentalphysiologe am ganzen Menschen (nicht am schwer defekt gemachten Versuchstier) arbeitete, der am Defekt beobachtende Pathologe dagegen geneigt scheint, seine Beobachtungen auch dem Physiologen zur Theoriebildung aufzudrängen. Es liegt aber am Tage, daß O. Foerster und P. Hoffmann mit ganz verschiedenen und gar nicht vergleichbaren Methoden arbeiten. Ich weiß nicht, wie man beim Beklopfen von Radius und Ulna an den bekannten Stellen die darüberlaufenden Sehnen sicher meiden will. Ich zweifle nicht, daß man vom Periost Reflexe auslösen kann. Die Frage ist, ob wir Kliniker, wenn wir die Gegend der Vorderarmknochen beklopfen, den Reizerfolg eines *Periost*reizes erhalten? Haut, Unterhaut, Sehnen, Periost, Knochen werden doch dabei mechanisch gepreßt, der ganze Arm erschüttert, bestimmte Muskeln (fast immer mehrere) gezerrt – liegt dieser Fall wirklich so klar, daß man absolute Überzeugung haben kann, von wo der Reiz ausgeht? Niemand hat bestritten, daß es beim Beklopfen einer der typischen Körperstellen auch Fremdreflexe geben kann, d. h. daß neben einem adäquaten Zerrungsreiz auch noch andere Reize, namentlich auch Schmerzreize, gesetzt werden, die reflektorisch wirksam werden können und die als Fremdreflexe zu bezeichnen wären.

O. Foerster diskutiert die Frage, ob in seinen drei Fällen, wo Muskelkontraktionen in deafferenzierten Gebieten von der gleichen oder der anderen Körperseite her auslösbar waren, nicht Hautreflexe vorlagen, überhaupt nicht. In dem zweiten Falle z. B. ist diese Möglichkeit aber ganz deutlich nahegelegt (Erregung von der Planta aus). Die Kriterien der Eigenreflexe bzw. Fremdreflexe: Reflexzeit, Summation, Aktionsstrombild sind von ihm dabei offenbar nicht untersucht worden. Wir haben bei der klinischen Untersuchung mit Beklopfen allen Anlaß, sowohl an Eigen- wie an Fremdreflexe zu denken. Sind letztere leicht erregbar, so erscheinen sie (als Beuge- oder Strecksynergien) auch beim Beklopfen von »Sehnen« und »Periost« (d. h. aber doch auch von Haut, Unterhaut usw.), wie ich mich oft überzeugt habe. Ferner gibt es bekanntlich auch für den Experimentalphysiologen proprioceptive Fremdreflexe, d. h. auf Dehnung eines Muskels in anderen gleichseitigen und kontralateralen Muskeln einsetzende Reaktionen. Solche Beobachtungen gehen bis auf Freusberg (1874) zurück. O. Foerster scheint zu übersehen, daß der Sehnen- oder Muskeleigenreflex nicht nur topisch definiert ist, sondern durch physiologische Kriterien. Ich halte bis auf weiteres für wahrscheinlich, daß er, als er deafferenzierte Muskeln erregte, Fremdreflexe auslöste, die klinisch und experimentell bereits bekannt sind.
Damit ist die Frage der sogenannten Periostreflexe der Klinik noch nicht entschieden. Wenn beim Beklopfen der Gegenden, an denen Knochen unter der Haut liegt, namentlich übererregbare Fremdreflexe auftauchen können, so schließt das nicht aus, daß der normale Reflexerfolg dabei doch in der Regel ein Eigenreflex ist. Warum wird dies von O. Foerster, der doch die Muskelzerrung dabei zugibt, bestritten? Es kann doch, wenn er es zugibt, ein »Dehnungsreflex« (nach seiner Nomenklatur) auftreten. Es bleibt also die Frage, ob außerdem Periostreflexe auftreten. Als Beweis, daß es keine solche gibt, sollen P. Hoffmann und andere Untersucher »buchstäblich kein Argument« beigebracht haben. Ich meine, es ist immer schwer zu beweisen, daß es etwas *nicht* gibt, und verweise auf die Tabelle auf S. 13-15 in P. Hoffmanns Monographie (1922), weil er sie selbst nicht nochmals erwähnt; dann auf die Arbeit von Dumpert und Flick (1922). Ich kann ihr Ergebnis nur bestätigen, daß der Schlag auf die Radiusgegend Reflexe in den Muskeln auslöst, welche der Schlagrichtung parallel ausgespannt sind, und in anderen nicht oder weniger. Auch habe ich diese Versuche noch

erweitert. Man könnte gegen DUMPERT und FLICK noch einwenden, daß der Schlag dabei gegen verschiedene Stellen des Radiusperiost geführt wurde, also verschiedene Reflexbögen untersucht wurden. Aber es läßt sich zeigen, daß es sich nicht um eine spezifische Verknüpfung bestimmter Perioststellen mit bestimmten Erfolgsmuskeln handelt, wie aus folgenden Beobachtungen hervorgeht:

1. Beklopfen des dorsalen Radiuskopfes bei rechtwinklig gebeugtem proniertem Unterarm: Ellbogenbeugung besonders durch Brachioradialiskontraktion.
2. Beklopfen des dorsalen Radiuskopfes bei supiniertem Unterarm: Kein Beugereflex.
3. Beklopfen des volaren Radiuskopfes bei proniertem Unterarm: Kein Beugereflex.
4. Beklopfen des volaren Radiuskopfes bei supiniertem Unterarm: Ellbogenbeugung durch Biceps- und Brachioradialiskontraktion.

Nicht der Reizort, sondern die Schlagrichtung entscheidet also, ob ein Reflex eintritt oder nicht. Und nicht der Reizort, sondern die Schlagrichtung bedingt, *welche* Muskeln nicht kontrahieren. Man ist berechtigt, daraus zu schließen, daß eben nicht am Orte des auftreffenden Schlages, sondern an einem anderen Orte der Reiz *wirksam* wird: identische Wirkungen lassen wohl auf einen identischen Ursprungsort schließen. Das Gemeinsame der Fälle 1 und 4 liegt eben in der Ellbogenstreckung durch den Schlag, das Gemeinsame der Fälle 2 und 3 in der Ellbogenbeugung durch den Schlag. Daher die Übereinstimmung der Reizerfolge. Leider liegen aber die Dinge noch etwas komplizierter: Ein Reflex ist auch abhängig von »Hemmung oder Bahnung«. Am bekanntesten ist die Abhängigkeit vom Zustande der Antagonisten. Die reziproke Hemmung des Patellarreflexes durch gleichzeitige Beugung des Knies ist schon von SHERRINGTON (1906) beschrieben worden, ebenso die Hemmung durch gleichseitige Ischiadicusreizung (Schmerzhemmung im Spiele). P. HOFFMANN legt großen Nachdruck auf die Bahnung durch gleichzeitige anderweitige reflektorische oder willkürliche Innervation, also aus anderen Orten als den Receptoren des betreffenden Muskels und seiner Sehne können Erregungen fließen und bahnend wirken. Wie steht es mit diesen Dingen am Krankenbett? Was die Wirksamkeit der gleichzeitigen Willkürinnervation anlangt, so habe ich schon 1922 gesagt (1922[c]), daß man an Stelle der geläufigen JENDRASSIKschen und ähnlicher Handgriffe eine leichte Willkürinnervation des untersuchten Muskels benutzen kann, um schlecht auslösbare Sehnenreflexe manifest zu machen. Wir haben dies in zahlreichen Fällen immer wieder gesehen: Es gibt Kranke, bei denen nur auf diese Weise ein sichtbarer Eigenreflex auslösbar ist. Wir gehen so vor:

Für den Patellarreflex sitzen die Patienten mit hängenden Unterschenkeln. Auf der zu untersuchenden Seite muß der Patient den Unterschenkel um 10-20° anheben, dann wird die Sehne beklopft. Für den Achillessehnenreflex läßt man die Fußspitze im Liegen mit sehr leisem Druck gegen die Hand des Untersuchers drücken, dann kann ein »fehlender« Reflex auslösbar werden. Diese P. HOFFMANNS Ansichten bestätigende Tatsache gehört hierhier, weil sie auf die Untersuchungstechnik Einfluß hat: besonders an den Armen hat jede Stellung eine andere Innervationsverteilung im Gefolge, und jede Unterstützung, ja jede Berührung kann sie verändern. Davon hängen aber gerade am Arm die Reflexerfolge ab! Bei hängendem Ober- und horizontal gebeugtem Unterarm ist der Schwere wegen die Biceps-Brachioradialisgruppe, bei »Fechterstellung« die Tricepsgruppe mehr innerviert. Tatsächlich ist nun zu beobachten, daß am Arm die Periostreflexe besonders leicht in denjenigen Muskeln auftreten, in welchen die freie Haltung des Armes im Raum schon vorher zur Innervation zwingt und in deren Spannungsrichtung nun die Kraft des Hammers sich auswirkt. »Vorderarmperiost«-Tricepsreflex also ist in Fechterstellung, »Vorderarmperiost«-Beugereflex in Horizontalstellung des gebeugten Vorderarmes am sichersten oder nur auslösbar. Ein weiteres Moment ist folgendes: Nicht nur die freie Haltung im Raum bedingt eine bestimmte Tonusverteilung, sondern jedes andere mechanische Verhältnis der Unterstützung oder der intentionalen Einstellung auch. Ich gebe unten Beispiele dafür. O. FOERSTER hat uns eine der genauesten Analysen der Mitinnervation geschenkt, und ihre Beachtung wird nun gerade hier zur Pflicht. Die »JENDRASSIKschen Griffe« sind sozusagen *immer* im Spiel, d.h. jeder Mensch hat jederzeit sein Innervationsbild; mit Mitinnervationen ist immer zu rechnen.

Ich komme zu dem von P. HOFFMANN behaupteten Phänomen, daß der vorher vorhandene »Periostreflex« fehlt, wenn man den Arm z.B. durch Gipsschale fixiert, so daß keine Zerrung der Muskeln möglich ist. O. FOERSTER bestreitet das Phänomen, ich kann es bestätigen, es ist so! Ich komme auf Ausnahmen nachher zu sprechen. Aber das beschriebene Phänomen existiert. Es bedarf, auch wenn Ausnahmen vorkommen, der Anerkennung und Erklärung. Einen möglichen Einwand gegen dieses Argument hat übrigens P. Hoffmann nicht erwähnt. Wenn man den vorwärts gebeugten Unterarm an der Tischkante unterstützt, verschwindet der Beugereflex. Aber gleichzeitig erschlaffen die Vorderarmbeuger; die Reflexerregbarkeit sinkt also darin voraussichtlich. Durch eine leicht zu lernende Einstellung kann man aber diese Erschlaffung, die beim Auflegen prompt wie ein Reflex einsetzt, willkürlich verhindern und doch dabei die Unterstützung einführen: auch dann verschwindet der Reflex. Hebt man den Arm von der Unterlage, so erscheint er sofort.

Ein weiteres Moment: Es kann gar keine Rede davon sein, daß wir jede Reflexzuckung nach Beklopfen aus dem Prinzip der mechanischen Zerrung verstehen können. Es ist überhaupt nicht möglich, jeden der von O. Foerster angeführten Fälle, wo dies nicht der Fall ist, einer *Analyse* zu unterziehen, denn dazu fehlen sämtliche Unterlagen. Ist uns die Fortpflanzung einer Stoßwelle, ist uns die Form der Stoßdeformation, die sich im ganzen Körper ausbreiten können, sind uns die Einzelkräfte, die an den entscheidenden Receptoren gewirkt haben, auch nur im entferntesten bekannt? Und was wissen wir in pathologischen Fällen über Grad und Verteilung der Erregbarkeitssteigerung? Es gibt nicht einzelne, sondern Massen von Phänomenen, die man nach dem Zerrungsprinzip nicht ohne weiteres versteht, aber daraus folgt wenig für und vieles gegen die Annahme von Periost- oder Knochenreflexen. Den Pronationsreflex z. B. von dem distalen Ulnaende, der normal ist, kann auch ich nicht durch Zerrung verstehen. An jener Stelle setzt immerhin der Pronator quadratus an; aber auch der Pronator teres kontrahiert sich, und Klopfen an der Ulnarseite des ganzen Unterarms bis zum Epicondylus lat. humeri kann Pronation auslösen; warum? Es wäre wohl möglich, daß die die Pronation unterstützende Wirkung des Ext. carpi ulnaris auch in einer Reflexkoppelung ihren Ausdruck fände, und mir scheint die Beklopfung des Ext. carpi ulnaris besonders wirksam auf den Pronator zu sein. Aber das sind Hypothesen. Es wäre auch möglich, daß Massenträgheit des beweglichen Radius zu einer Art Rückstoß des Radius und so zur Zerrung der Pronatoren führt. Tatsächlich gelingt dieser Reflex in Supinations- (und Pronations-)Stellung nicht und sehr deutlich nur in Mittelstellung der Hand. Aber in vielen anderen Fällen ist wiederum das mechanische Prinzip nicht zu verkennen. Beispiel: Schlag auf den Radiuskopf von außen in horizontaler Richtung bei gerade vorwärts gebeugtem und stark supiniertem Unter- und ganz leicht abduziertem Oberarm im Stehen: es kontrahieren sich die mittlere Deltapartie und der M. brachialis. Ganz offenbar hat eine Komponente im Sinne der Adduktion des Oberarms gewirkt, also den Abduktorteil des Delta erregt; eine andere Komponente hat im Sinne der Vorderarmstrekkung gewirkt und den Brachialis, der bei der Supination mit innerviert und daher gebahnt ist, leichter erregen können. Ich sehe nun keinen Grund, die unklaren Fälle gegen solche klaren ins Feld zu führen. Wir dürfen froh sein, wenn wir wenigstens einige Erscheinungen verstehen, und eine unbefangene Prüfung wird jedem Untersucher die Bedeutung des Zerrungsprinzips zeigen. Wenn, wie jene Beispiele zeigen, der Reflexerfolg nicht von der Perioststelle, die man beklopft, sondern von *Tonusverteilung, Haltung, Klopfrichtung* abhängt, und wenn man ein gut Teil dieser Abhängigkeiten aus dem Eigenreflexprinzip und dem von Bahnung und Hemmung versteht, dann muß man das als Argument gegen und nicht für den Begriff des Periostreflexes erkennen. Immer aber sind Zweifel berechtigt, ob die Beschränkung des Eigenreflexes auf den gesperrten Muskel im pathologischen Zustand gilt. Bewiesen ist neuerdings sogar von P. Hoffmann (1930) selbst am operierten Tier, daß minimale Irradiation auf Synergisten und Muskeln der anderen Körperseite erfolgt. Bestimmt kann man aber erklären, daß es bisher keine zulängliche Untersuchung zur Entscheidung dieser Frage gibt. Der gekreuzte Adduktorenreflex beim Spastiker spricht wohl für eine »Irradiation«, wenn er viel stärker ausfällt als der gleichseitige. Es gibt viele solche Beispiele, die für einen solchen pathologischen Massenreflex sprechen. Man muß aber, wie wir sahen, bei diesen und den paradoxen Phänomenen doch sehr vieles in Rechnung stellen, um den zwingenden Beweis zu liefern, daß nicht periphere mechanische, sondern zentrale Gründe an der »Irradiation« schuld sind. Das Beklopfen kranker Menschen mit einem Hammer ist nicht die Bedingung der Natur gewesen, unter der die Entstehung höherer Organismen erfolgt ist. Dieses Experiment ist zu arm, um die physiologischen Funktionen klarzustellen; es muß variiert und verfeinert werden. Daher beschränke ich mich auf diese Bemerkungen; es würde nicht viel weiter führen, die Beobachtungen mit primitiver Methodik zu häufen.

Ich fasse zusammen: Zahlreiche und eindeutige Beobachtungen mit der einfachen klinischen Methode lassen sich am besten oder nur verstehen, wenn man die Klopfreflexe durch Zerrung bestimmter Muskeln, also als Eigenreflexe erklärt. Keineswegs alle durch Klopfen erzeugten Reflexe sind nach dieser Erklärung schon durchsichtig. Man muß die Entscheidung, ob es auch die physiologisch uninteressantesten Periostreflexe gibt, daher vorerst offen lassen. Manches spricht ferner dafür, daß unter pathologischen Bedingungen Eigenreflexe irradiieren. Ein strenger Beweis dafür steht aus. Sicher gibt es proprioceptive Fremdreflexe; sie sind von den Physiologen experimentell erwiesen. Zur Definition von Reflexen kann eine klinische Deskription, welche Eigenschaften wie Reflexzeit, Summation, Refraktärphase, Ausbreitungsgebiet usw. nicht analysiert, heute nicht mehr als zureichend anerkannt werden.

Eigenreflexe im pathologischen Abbau

Wenden wir uns jetzt der Frage zu, was die experimentelle Analyse für den pathologischen Abbau leistet, so verschiebt sich in der Tat das Bild. Zunächst seien in diesem Sinne einige Ergebnisse aus in der Literatur vorliegenden Arbeiten kurz wiederholt. Dabei sind bis jetzt in der Hauptsache zwei Methoden benutzt worden: Registrierung der Aktionsströme im Erfolgsorgan und mechanische Analyse der Bewegungen.

Die Auslösbarkeit eines sichtbaren Reflexes durch den Klopfhammer sagt an sich *nichts* aus über die funktionelle Wertigkeit der eigenreflektorischen Funktion, denn

a) äußerlich unsichtbare Eigenreflexe können in einer bestehenden stärkeren Innervation oder Versteifung (Agonist und Antagonist sind kontrahiert) versteckt sein und galvanometrisch nachgewiesen werden (P. Hoffmann 1922).

b) Muskeln, die nach dem klinischen Beklopfen auf jede Weise areflektorisch scheinen, zeigen im Aktionsstrombild, daß diese Funktion dabei nur herabgesetzt sein kann, aber nicht fehlen muß (Eismayer und Kurella 1930).

c) Die pathologischen Steigerungen der Eigenreflexe beim Pyramidensyndrom äußern sich in Verkürzung (Hansen und Hoffmann

1922), die Abschwächung beim Cerebellarsyndrom in Verlängerung der Refraktärphase (durch bloßes Beklopfen nicht festzustellen) (HANSEN und RECH 1925).

d) Die tabische Reflexstörung äußert sich in zeitlicher Dispersion des Reflexes: verschiedene Muskelgebiete werden zu verschiedener Zeit vom Reflex erreicht (EISMAYER und KURELLA 1930).

e) Die beim normalen Reflex vorhandene Beziehung zwischen Aktionsstromhöhe und Gelenkstellung (aktiv oder passiv) ist beim Tabiker verändert (EISMAYER und MÜLLER 1930).

f) Die beim normalen Reflex vorhandene Steigerung der Aktionsströme durch vorgehende Belastung ist beim Tabiker nicht nachweisbar (EISMAYER und MÜLLER 1930).

g) Die sogenannte Steigerung sowohl wie die sogenannte Abschwächung der Eigenreflexe ist bei Tabes, Pyramidensyndrom, extrapyramidalem Rigor mit *Verzögerung* der Kompensation mechanischer Störungen der Willkürbewegung verknüpft (KAHN 1930, SEXAUER 1930). Beide lassen sich ja selbst als eine mangelhafte Form der Kompensation betrachten.

h) Die Aktionsstrombilder der Willkürbewegung zeigen bei schweren Hinterstrangerkrankungen Zackenarmut (GREGOR und SCHILDER 1913, v. WEIZSÄCKER 1921), ebenso bei Novokainwirkung (DUSSER DE BARENNE 1926), oder erhöhte Zackenzahl (ALTENBURGER 1928).

i) Die Abhängigkeit der Innervationsfrequenz (Aktionsströme) der Muskeln von Eigenreflexen kann verändert werden. Bei Strychnin ist sie ganz aufgehoben, unter Tetanustoxin wird die Muskelerregung ganz und gar reizabhängig (P. HOFFMANN 1927).

Aus diesen Feststellungen folgern wir, daß die Beurteilung des klinisch üblichen Klopfreflexes ungenügend ist für Aussagen über die Reflexstörung selbst und die dadurch bedingte allgemeine Leistungsstörung eines Kranken. Es wäre für diese Fragen an sich nicht allein entscheidend, von wo der Reflex ausgeht und ob er irradiiert. Es ist klar, daß wir erst in den Anfängen einer Funktionsanalyse des pathologischen Abbaues stehen. Immerhin darf versucht werden zu formulieren, in welche Richtung das bisher Bekannte weist. Dann kann man sagen: Reizbeantwortungen, welche nach der Art des Reizes, der Reflexzeit und des Reflexerfolges als Eigenreflexe angesprochen werden dürfen, zeigen bei Hinterstrangerkrankungen und bei Pyramidensyndromen Abwandlungen

1. im Sinne der Intensitätsminderung oder -steigerung,
2. im Sinne der Verkürzung oder Verlängerung der Refraktärphase,
3. im Sinne der Ungleichförmigkeit der Reflexzeit (Dispersion),
4. im Sinne der Abhängigkeit des Reflexes von Gliedstellung und Gliedbelastung,
5. im Sinne der Beeinflussung des Aktionsstrombildes bei Willkürinnervation,
6. im Sinne der Verzögerung kompensatorischer Leistungen, bei Störung willkürlicher Bewegungen und Haltungen.

Die drei erstgenannten Punkte weisen auf Störungen von Stärke und Zeit im Erregungsablauf hin. Wir kennen Phänomene dieser Art bereits recht gut aus der Analyse der Sensibilität, und sie bilden einen Teil der als Funktionswandel definierten Veränderungen. Mit diesen haben sie jedenfalls gemeinsam, daß sie die Unordnung im Zustandekommen einer Bewegung bis zu einem gewissen Grade *verständlich* machen, *wenn* diese Bewegung auch durch Eigenreflexe zustandekommt. Mit dem 4., 5. und 6. Punkte dagegen treten wir in die Diskussion ein: Was hat eine Störung der Eigenreflexe zu bedeuten für eine Störung anderer als rein eigenreflektorischer Bewegungen?

Zunächst sei nochmals mit Nachdruck gesagt, daß Patienten mit klinischer Areflexie keine Ataxie des Ganges oder der Ziel- und Fertigkeitsbewegungen zu haben brauchen. Das ist längst bekannt. Aber seitdem wir wissen, daß diese Patienten in vielen Fällen bei Untersuchung der Aktionsströme gar nicht areflektorisch sind, läßt sich daraus nicht mehr schließen, daß die Ataxie also *nicht* von der Areflexie komme. Wenn auch die scheinbar areflektorischen Muskeln in Wirklichkeit reflexfähig sind, so müssen wir jetzt sagen: wenn die Ataxie etwas mit den Eigenreflexen zu tun hat, so ist nicht ihr Vorhandensein oder Fehlen das, worauf es ankommt, sondern andere Momente. Sie können, wie gezeigt wurde, im zeitlichen Erregungsablauf, in der Erregungsausbreitung, in der intensiven Abstufung des motorischen Effektes oder in Verhältnissen, die bisher noch nicht zur Sprache kamen, liegen. Die Frage aber, ob die Ataxie etwas mit der Funktionsänderung der Eigenreflexe zu tun hat, hängt ganz offenbar mit der allgemeinen zusammen, was die Eigenreflexe mit dem Aufbau anderer als reflektorischer Bewegungen zu tun haben. Gerade in dieser Hinsicht nun scheinen mir die Verhältnisse noch hervorragend unklar zu liegen, und zwar nicht nur in experimenteller, sondern auch in begrifflicher Hinsicht. P. Hoffmann (1929) formuliert seinen Gegensatz zu den Breslauer Untersuchern dahin, daß er den Eigenreflex als einen für sich allein zwecklosen Teil der willkürlichen und koordinierten fremdreflektorischen Bewegungen ansehe, während diese ihn, den Dehnungsreflex, selbst schon für einen koordinierten halten. Hinzu kommt, daß P. Hoffmann sich nur auf normale, seine Gegner sich auch auf pathologische Fälle stützen (wobei zuweilen übersehen wird, daß tieroperative und Vergiftungsversuche natürlich pathologisch sind). Diese beiden Fragen, die Vergleichbarkeit von Eigenreflexen mit anderen Leistungen und die Vergleichbarkeit normaler und pathologischer Zustände, hängen aber wieder zusammen; denn der pathologische Ausfall einer Funktion wird von vielen benutzt, um eben eine Funktion zu *definieren;* so, wenn O. Foerster folgert, der Ausfall des Sehnenreflexes bei erhaltenem Dehnungsreflex *beweise,* daß zwei verschiedene Funktionen vorliegen. P. Hoffmann andererseits fordert, daß eine Funktion durch Reflexzeit, Refraktärphase, Summation, Ausbreitungsgebiet definiert sei. Wie nun, wenn in pathologischen Zuständen gerade diese Merkmale sich ändern? Offenbar gerät dann die ganze Definition ins Wanken, und wir stehen vor der Alternative, die Pathologie als eine Störung der Physiologie auszulassen oder – unsere Physiologie zu revidieren. Das Problem, ob es gestattet sei, überhaupt streng definierte Funktionen so scharf zu trennen, muß jetzt erörtert werden, denn es ist von einschneidender Bedeutung. Die seit 2 Jahrzehnten in der Wahrnehmungslehre geführte Diskussion, welche Funktionen überhaupt den Namen »elementar« verdienen, und die von der Gestalttheorie begründete Ablehnung der Elementarlehre findet in der Bewegungslehre ein genaues Analogon. Es kann nach diesem Abschnitt für die Reflexe jedenfalls behauptet werden, daß es bei ihnen ebenso wie bei der Sensibilität einen *Funktionswandel* unter pathologischen Bedingungen gibt, der ihre physiologische Definition beeinflussen muß.

J. Stein (1926) hat in einer Studie über »Hinterstrangstörungen usw.« unternommen, der »sensorischen Theorie« Friedreichscher und tabischer Ataxien eine neue Unterlage zu geben, indem er die Bewegungsstörung nicht mehr auf den Ausfall, sondern auf den *veränderten Erregungsablauf* zurückführte, den er beim Studieren sensibler Störungen genauer analysiert hatte. Die älteren Beobachtungen von Naunyn (1889), Head (1920) u. a. wurden zu einer einheitlichen Theorie ausgebaut. Nun haftet dem Schluß von der sogenannten bewußten Sensibilität auf die Vorgänge bei sogenannter unbewußter sensibler Regulation eine gewisse Unsicherheit an. Auch wissen wir über die *verhältnismäßige* Bedeutung von hautsensiblen Erregungen einerseits, proprioceptiven und tiefenreflektorischen andererseits trotz mancher Versuche, diese Frage zu entscheiden, nicht allzuviel. Die Ansicht, ob die Eigenreflexe oder die hautsinnlichen Erregungen wichtiger seien, muß ja auch schwanken, solange man nicht sehr scharf bestimmt, *wofür* ein solcher Faktor wichtig sein soll. Denn der Begriff »Ataxie« läßt sich in sehr viele Einzelleistungen auflösen. Man wird in Zukunft die Definition des motorischen Effektes daher immer präziser fassen müssen.

Einen Versuch nun, die motorische Analyse zu verfeinern und statt der Untersuchung der Sensibilität die der Reflexe für unsere Frage zu verwerten, stellt die vorstehende Zusammenfassung dar. Sie trägt einige Beobachtungen zusammen, die zeigen, daß auch auf motorisch-reflektorischem Gebiete sich im pathologischen Abbau eine solche Veränderung des Erregungsablaufs zeigen läßt. Man wird danach annehmen dürfen, daß nicht nur die Einzelleistung, die wir im Experiment prüfen, sondern auch das ganze *Erregungsbild,* welches, in einem gegebenen Moment von der Peripherie herkommend, im Zentralorgan die motorischen (efferenten) Gebilde trifft, entstellt, verändert konfiguriert ist.

Insoweit sind also auch diese Erwägungen einem modifizierten Ausbau der alten Lehre der »centripetalen Ataxie« gleichzusetzen. Modifiziert insofern, als der Nachdruck nicht mehr auf dem Ausfall, sondern auf dem Formwandel der Funktionen liegt. In anderer Hinsicht aber führt diese Darstellung zu einer von der älteren grundsätzlich abweichenden Lehre. Wenn nämlich es nicht darauf ankommt, ob eine bestimmte Einzelerregung durch Degeneration der Nervenfaser ankommt oder nicht, sondern darauf, ob das ganze Erregungsbild eines Abschnittes (z. B. eines Beines) sich ändert oder nicht, dann taucht die weitere Frage auf, ob vielleicht es für gewisse Leistungen überhaupt *nur* auf dieses *Bild*, nicht so sehr oder gar nicht aber auf den *Ort* oder die Region ankomme, welche erregt ist. Mit anderen Worten: wir bekommen ein Leistungsprinzip zu fassen, welches überhaupt nicht ortsgebunden ist, weil es rein formaler, nicht struktureller Natur ist: die Möglichkeit einer Physiologie ohne Anatomie. Man wird nicht bestreiten können, daß Telephonie oder Radiotelegraphie gleichfalls ein solches Prinzip einschließen: man kann auf jedem Draht, über den ganzen Äther jedes Wort überallhin übermitteln.

In dieser Hinsicht weicht diese Auffassung also grundlegend von derjenigen ab, welche annimmt, die Bedeutung der Afferenz bestehe darin, daß auf einer gewissen Anzahl bestimmter Einzelbahnen eine gewisse Anzahl bestimmter Einzelerregungen im Zentrum eintreffe und nun auf bestimmten Einzelwegen die Koordination der Muskeln »reguliere«, d. h. den motorischen Kernen solche positive oder negative zusätzliche Impulse verleihe, daß die feinere Gestalt der Bewegung dem Zwecke der Bewegung angepaßt wird. Dieser Vorstellung gegenüber stellen wir nun die andere, daß nicht die einzelnen Orte und Wege der Erregungen hier von Wert sind, sondern daß ein bestimmtes Erregungsbild zustandekommt, welches sich unter Umständen ganz beliebiger Bahnen, Zellen oder Netze bedienen darf, um wirksam zu werden. Dies ist nun keineswegs eine andere Ausdrucksweise für die alte sensomotorische Theorie, sondern eine Annahme, welche durch Beobachtungen gestützt oder widerlegt werden muß. Gestützt wird sie, wenn wir finden, daß die physiologischen Eigenschaften der Einzelerregung unter pathologischen (oder auch schon physiologischen) Bedingungen ihrer *Form* nach verändert sind. Erst wenn sie es sind, dann ist die *Voraussetzung* dafür gegeben, daß ein Erregungsbild nicht einfach ausfällt, sondern sich bildhaft verändert. Finden wir dagegen die physiologischen Eigenschaften wie Reflexzeit, Refraktärzeit, Summation, Irradiation auch im Abbau unverändert, dann sind solche Voraussetzungen für die Bedeutung des Erregungsbildes nicht erwiesen. Hier wurde nun ein Stück Beobachtungsmaterial vorgeführt, welches diese Voraussetzung erfüllt.

Selbstverständlich sind diese Voraussetzungen nur *eine* Stütze unserer Annahme. Es sind noch mehr und andere Wege beschreitbar, um sie zu prüfen. Immer aber wird man den Beweis antreten müssen, daß und in welchem Umfange die nervöse Substanz diejenige Fähigkeit zum Funktionswandel auch wirklich besitzt, ohne welche ein solches Übergewicht des Prinzips der Form über das des Ortes gar nicht möglich ist. Sonst dürfte dieses Prinzip keinen Eingang in die Neurologie finden.

Leitung, Form und Menge in der Lehre von den nervösen Funktionen

Die Schwierigkeiten, eine vollständige Lehre von den Beziehungen zwischen Struktur und Funktion des Zentralnervensystems auszubilden, sind nur zu bekannt. Aber von einem Kampf zwischen Lokalisten und Lokalisationsgegnern (besonders beim Gehirn) zu sprechen, ist heute nicht mehr erlaubt. Es gibt niemand, der die Möglichkeit und Notwendigkeit, die Lokalisationslehre immer mehr auszubauen, bestreitet. Nicht einmal FLOURENS, den man so oft als Antilokalisten beruft, war ein solcher. Wenige haben so unermüdlich und erfolgreich an der Lokalisationsfrage gearbeitet wie FLOURENS. Aber seine Formulierungen enthüllen bereits die tieferen Probleme, wenn er etwa sagt: »Das Organ, welches *will* und *empfindet*, *verknüpft* die Bewegungen und *erregt* sie nicht. Das, welches sie verknüpft, erregt sie nicht, und umgekehrt, das, welches sie erregt, verknüpft sie nicht« (1825). Er dachte hier an den Gegensatz von Gehirn und Rückenmark. Aber nicht, daß er in der Beurteilung dieser beiden *Organe* noch irrte, ist heute wichtig, sondern daß er einen *Gegensatz der Funktionen* aufstellte, der heute wie damals selbst Problem ist. Nicht *daß* man lokalisiert, sondern *was* man lokalisiert, müssen wir kritisieren. Denn man muß sogleich fragen: ist nicht jede Erregung auch eine Verknüpfung von Teilen, ist nicht jede Verknüpfung, wo nicht direkt, so doch indirekt, eine Erregung?

Wie überall, so zeigt sich hier, daß das, was man in einem Experimente *sieht* und die Art, wie man sich eine Funktion *vorstellt*, so verschieden ist wie *zwei Welten*. Die Annahme, daß die willkürliche Innervation des Extensor indicis ebenso zustande komme wie die durch Reizung der Area giganto-pyramidalis, war zuerst fast selbstverständlich und ist jetzt allgemein verlassen. Man darf nicht von einem Experiment auf einen nicht experimentell geleiteten Vorgang schließen. v. MONAKOW (1905) hat (wie zu befürchten ist, mit Recht) sehr hart über diese unvorsichtige Art, Allgemeinvorstellungen zu bilden, geurteilt. Es ist allerdings nicht zu übersehen, daß auch v. MONAKOW schließlich mehr zur Fülle der anatomischen Befunde als zur schärferen Definition dessen, *was* man eigentlich lokalisieren darf, beitragen konnte.

Offenbar war der Mittelpunkt der Schwierigkeiten immer wieder der, daß man an die eigentümliche Einheit und Geschlossenheit biologischer Akte mit der Funktions*analyse* so wenig herankommt wie mit der anatomischen Aufklärung der Struktur. Dies hat zur Folge, daß wir unausrottbar Vorstellungen auftauchen sehen, welche eigentlich ihre exakt-naturwissenschaftliche Illegitimität an der Stirne tragen. Das gilt von dem *hierarchischen* Regulationsprinzip Hughlings Jacksons (1884) und von der »*integrative* action« Sherringtons (1906) ganz ebenso wie von den Assoziations*zentren*, der *Gestalt*funktion und dem *teleologischen* Prinzip der deutschen Schulen. Trotz aller tiefen Verschiedenheiten wird jedesmal in gleicher Weise ein Prinzip aufgestellt, welches nicht anatomisch oder physiologisch, sondern *konstruktiv* die geheimnisvolle Originalität oder Synthesis ausdrückt, welche wir von den biologischen Akten ablesen können. Diese treten uns entgegen wie eine schöpferische Tat, nicht wie ein Naturgesetz. Es ist gar nicht wünschenswert, daß diese Grenze des Erkennens verwischt werde, indem man pseudomechanistische Erklärungen aufstellt.

Diese Situation hat die Gehirn- und Rückenmarksphysiologie in ihre schwierige Lage gebracht. Da der Reflex von der natürlichen Bewegung verschieden ist und da jener am verstümmelten, diese am unversehrten Organismus deutlicher erscheint, so kam es zu der Vorstellung, der Unterschied zwischen Reflex und natürlicher Bewegung sei der zwischen *Teil* und *Ganzem*. Diese Vorstellung wiederum drückte man vielfach so aus: normalerweise sei eben immer das ganze Nervensystem an einem Akt beteiligt. Aber wissen wir das alles wirklich? Ich meine, wir wissen *viel* weniger. Aber man kann die Vorstellung von der Komposition aus Teilen doch prüfen. Genauer: man kann die Frage aufwerfen, was unter »Teilen« eigentlich zu verstehen sei. Denn es hat zunächst keinen recht verständlichen Sinn zu sagen, der Kniesehnenreflex sei ein »Teil« des natürlichen Ganges. Greifbar wird dieser Sinn dann, wenn sich zeigen kann, *daß zu einer bestimmten Struktureinheit immer eine bestimmte Funktionseinheit gehört und daß aus solchen Strukturfunktionen sich Abbau und Aufbau der organischen Erscheinungen verstehen läßt.* Diese *Hypothese* nämlich läßt sich experimentell bestätigen oder widerlegen. Wenn z. B. die Struktureinheit, gerechnet von einem Reizfeld der Area giganto-pyramidalis bis zum M. extensor indicis, mit der Funktion »Zeigefingerstreckung« so fest verbunden ist, daß sie gemeinsam im Abbau vernichtet werden, im Aufbau wiedererscheinen, so hat die Hypothese recht. Wie man sieht, verdankt diese Vorstellung ihr Dasein dem *Leitungsprinzip in der Lokalisationslehre.*

Es braucht wohl nicht ausdrücklich gesagt zu werden, daß es ebensoviele Beobachtungen gibt, welche eine solche feste Verknüpfung von Struktur und Funktion nach dem Leitungsprinzip demonstrieren, wie es auch andere Beobachtungen gibt, welche uns zwingen, von diesem Leitungsprinzip abzugehen. Weil nun bis in die jüngste Zeit viele Forscher dazu neigen, nur die erste Erscheinungsreihe, die also, welche wir dem Leitungsprinzip unterwerfen können, als klar, wichtig und positiv hinzustellen, die andere Gruppe aber, welche gegen ein solches Prinzip spricht, als bloße Komplikation des Leitungsprinzips in zweite Linie zu stellen oder ganz wegzulassen – darum sollen hier einmal gerade diese letzten Beobachtungen gesammelt und auf ihre Bedeutung untersucht werden.

Wir versuchen also, Beobachtungen zu sammeln, welche zeigen, daß bestimmte Funktionen oder Leistungen nicht darauf beruhen können, daß zwei ihnen dienstbare bestimmte Organe, z. B. eine Nervenzelle und ein bestimmter Muskel, erregungsleitend verbunden sind, sondern etwa darauf, daß eine (mehr oder weniger ausgedehnte) Substanzmenge das eine Mal auf eine Art, das andere Mal auf eine andere Art erregt wird. Nicht auf den *Ort,* sondern auf die *Art* der Erregung käme es dabei also an und es wäre dies eine ähnliche Frage wie die, welche Johannes MÜLLER (1838) stellte, als er diskutierte, ob die Sinnesnerven immer nur *eine* ihnen »spezifische Sinnesenergie« erzeugten oder etwa (je nach der Reizart) *verschiedene.* Wir wiederholen hier J. MÜLLERS Frage, nur in einer viel allgemeineren Form, indem wir sie nicht auf die Sinnesenergien einschränken. Das erweiterte Prinzip der spezifischen (Sinnes-)Energien können wir dann kurz als das *Leitungsprinzip* bezeichnen. Das Prinzip der unspezifischen, d. h. multiformen Erregbarkeit wollen wir kurz als *Formprinzip* bezeichnen. – Selbstverständlich werden die Argumente nicht entfernt vollständig aufgezählt sein. Aber alle werden Argumente gegen das Leitungs- und für das Formprinzip sein.

Dabei behalten wir im Auge: nach dem Leitungsprinzip wäre zu erwarten, daß ein lokaler anatomischer Defekt einen Ausfall einer Teilfunktion, die diesem und nur diesem Strukturelement zugehört, nach sich ziehen müßte. Nach dem Formprinzip wäre dagegen zu erwarten, daß ein lokaler anatomischer Defekt nicht einen Ausfall einer, sondern einen Formwandel mehrerer oder aller einer gewissen größeren Substanz zugeordneten Leistungen zur Folge haben müßte.

Wir können diesen Stoff nun in drei Gruppen teilen. Die erste Gruppe ist der Pathologie zu entnehmen und handelt von Erscheinungen, die bei Verminderung der zentralen nervösen Masse, bei Substanzdefekt auftreten. Die zweite Gruppe handelt von den Leitungsregeln, die wir beim unversehrten Organismus analysieren können. Die dritte Gruppe endlich handelt von gewissen entwicklungsmechanischen, besonders experimentellen Beobachtungen.

A. Abbauerscheinungen

1. Wenn »oberhalb« der motorischen Kerne der letzten gemeinsamen Strecke eine circumscripte Läsion eintritt, so resultiert in der Regel nicht eine Lähmung schlechthin, sondern eine *veränderte Anregbarkeit:* der Muskel ist dann auf andere Weise und nicht mehr genau durch dieselben Reize erregbar wie vorher; aber er ist nicht nervös unerregbar. Es erfolgt also nicht der Ausfall der Funktion, sondern eine Umformung der Anregbarkeiten der Funktion.

2. Bei circumscripten supranucleären Läsionen resultiert in der Regel nicht eine auf *eine* letzte gemeinsame Strecke beschränkte, sondern eine *globale* motorische Störung einer größeren Muskelgruppe. Die peripheren Funktionseinheiten sind bei den zentralen supranucleären Läsionen nicht mehr (positiv oder negativ) repräsentiert.

3. Die supranucleäre Läsion bewirkt den Funktionsabbau nicht nur im Sinne einer Anzahl von Ausfällen, sondern im Sinne einer *Umformung der Koordination.* Es herrscht hier also nicht ein Prinzip, wonach Steine aus dem Mosaik der einzelnen Muskelerregungen ausfallen, sondern das Bild wird in seinen Zügen einfacher, gröber, verzeichnet, so als ob ein primitiveres archaisches, nicht aber ein durchlöchertes und daher defektes Bild vorläge. Statt einer Fragmentierung in Elemente sehen wir eine Konsolidierung eines Kollektivs (Verlust der Einzelbewegung der Muskeln, Massenreflexe, Angleichung der Chronaxien).

4. Das Prinzip der letzten gemeinsamen Strecke (Sherrington

1906) ordnet die Mannigfaltigkeit der Reize nach einem gemeinsamen Erfolge (rezeptives Feld). Man kann aber auch die mannigfaltigen Reizerfolge nach einem gemeinsamen Reize hin ordnen, denn derselbe Reiz kann sehr verschiedene Erfolge haben: *Prinzip der ersten gemeinsamen Strecke*. Offenbar ist es nicht möglich, den Reizerfolg aus der Konkurrenz einer Anzahl von Reizen bzw. Reflexen *eindeutig* abzuleiten, wenn ein bestimmter Reiz ebenso vieldeutig in Beziehung auf seinen Effekt ist wie ein bestimmter Effekt vieldeutig in Beziehung auf den vorhergehenden Reiz. Von welcher Seite sollen wir die feste Einheit nehmen? Von der Seite der letzten oder der ersten gemeinsamen Strecke? Wenn aber beides gleichberechtigt ist, so wird dadurch die feste Einheit, das Element der Strukturfunktion aufgehoben.

5. Es ist auf keine Weise bewiesen oder auch nur wahrscheinlich, daß an jeder motorischen Leistung das *ganze* Zentralnervensystem beteiligt sei, sofern Leistung heißt: Änderung im Funktionszustand. Dagegen: bei zentralen Läsionen tendiert das Restsystem zur Irradiation, die Fähigkeit zur funktionellen Abschaltung nimmt *ab* (vgl. Nr. 2), und zwar in den nicht lädierten Substanzteilen. Der *Einheitscharakter nimmt* also mit der Verminderung der Substanz nicht *ab* (wie nach dem Leitungsprinzip zu erwarten wäre), sondern *zu*. Dies spricht *dagegen, daß das Lokalisierbare eine Teilfunktion* im Sinne der »Strukturfunktion« ist. Das Beobachtungsmaterial finden wir in der Lehre von den Mitbewegungen, den induzierten Tonuserscheinungen, den globalen Synergismen. Es handelt sich beim Funktionsabbau der Motorik nicht um das Verhältnis des Ganzen und der Teile, sondern um das Verhältnis der Differenzierung und der Unifizierung: Abbau bedeutet Entdifferenzierung und Unifizierung, nicht Isolierung der Elemente.

6. Es ist auf dem Gebiet der sensorischen Leistungen gezeigt worden, daß die zentrale Läsion in den meisten Fällen nicht nur Ausfälle lokaler Erregbarkeit, sondern Funktionswandel, d. h. Änderungen der zeitlichen, örtlichen, räumlichen und qualitativen Eigenschaften der Empfindung oder Wahrnehmung erzeugt. Der Zeitablauf erscheint verlängert, die örtliche Bestimmung unbestimmter, die räumliche Gestalt entstaltet und primitiver, die Qualität verändert oder dem Affekt nähergerückt. Auch hier wird also im Abbau nicht eine Elementarfunktion *isoliert*, nicht die Zahl der Elementarfunktionen vermindert, sondern die *Form* der Eindrücke abgewandelt. Der zentrale Abbau der Sensibilität eines Feldes ist

im Funktionswandel nicht eine Frage des Ausfalls, sondern des Formwandels, nicht des Orts, sondern der Art; die Sensibilität erscheint nicht nur »dissoziiert«, sondern auch solidarisiert.
7. Während die bisher erwähnte Gruppe von Abbauerscheinungen durch eine erhöhte Solidarität der Muskeln und der Sinneselemente charakterisiert ist und dadurch dem Defektschema des Leitungsprinzips zuwiderläuft, ist eine andere Gruppe dadurch gekennzeichnet, daß die peripher gelegenen Elemente nicht in extensiver Hinsicht kollektiviert werden, sondern daß sie alle *raumrichtungsmäßig umgestimmt werden.* Diese Umstimmung erfaßt also *nicht* eine kleinere oder größere Anzahl *bestimmter* Muskeln, sondern sie abstrahiert von der letzten gemeinsamen Strecke und betrifft jeweils *den* (beliebigen) Muskel, welcher ein Glied nach seiner bestimmten *Richtung* des Körpers führt. Ein sehr gutes Beispiel ist die Umstimmung des »Richtungstonus«, welche in Báránys Vorbeizeigen zum Ausdruck kommt. Sie ist durch das Leitungsprinzip nicht erklärbar, weil sie sich je nach der Gliedstellung an jedesmal anderen Muskeln äußert. Dies kann also nicht durch den Ausfall bestimmter Leitungen, sondern nur durch Umformbarkeit eines Erregungsbildes erklärt werden.
Dieser bei cerebellaren und vestibulären Läsionen gewohnte Typus leitet über zu der zweiten Gruppe.
8. Die Vorstellung fester Strukturfunktionen ist besonders bestärkt worden durch die Entdeckung der kortikalen Projektionen der peripheren Sinnesfelder und der Muskeln (wir wollen zusammenfassend vom peripheren Muskelfeld sprechen). Die genauere Untersuchung der kortikalen Projektionsfelder lehrte aber eine große *»Instabilität«* und Umstimmbarkeit dieser fokalen Stellen kennen. Graham Brown (1929) hat alles hierüber Bekannte besonders sorgfältig gesammelt. Andererseits sind die *mehrfachen* Vertretungen der Muskeln und Muskelgruppen hier zu betonen, und zwar sowohl im Cortex wie in den zahlreichen subkortikalen Gebieten. Während man nun gewöhnlich fragt, ob und auf welche Weise es möglich ist, daß mehrere zentrale Repräsentanten zusammenarbeiten, kann man ebensogut dies bei der vielfachen leitenden Verbindung als selbstverständlich voraussetzen und eine Erklärung verlangen, warum trotzdem einige wenige kortikale Stellen öfters, wenn erregt, nur in einem Muskel oder gar Muskelteil Zuckung ergeben haben u. dgl. Dies ist schwerer zu erklären als das andere, nämlich, daß die Erregung sich ausbreitet. Es ergibt sich als

wahrscheinliche Annahme, daß die Beschränkung der Erregung auf einen *kleinen* Bezirk einen *größeren* Aufwand an nervöser Substanz und nervöser Energie erfordert als die freie Ausbreitung der Erregung. Daraus würde folgen, daß ein reziprokes Verhältnis zwischen Substanzmenge und Spezialisierung der Erregung besteht – eine Regel, die mit dem Leitungsprinzip wiederum nicht in Einklang zu bringen wäre (weiteres s. unten).

B. Leitungsregeln beim Unversehrten

1. Zuerst in der Wahrnehmungslehre ist betont worden, daß nach dem Leitungsprinzip nicht zu verstehen wäre, wie wir ein auf den verschiedensten Netzhautteilen in verschiedensten Größen und Stellungen abgebildetes Quadrat immer als dasselbe, nämlich als »Quadrat« erkennen können. Man half sich mit der Annahme, daß für dieses Erkennen oder Wiedererkennen eben die *Form* des Erregungsbildes in der nervösen Substanz, nicht der Ort der Erregung maßgebend sei (z. B. v. Kries, »Parallelfundierung der räumlichen Ordnungen«[1]). Aber wir suchen hier keine psychophysische, sondern eine gehirnphysiologische Erklärung des Tatbestandes, daß man von den verschiedensten Erregungsorten (Augen, auch Haut) her eine immer gleiche motorische Reaktion, wie sie z. B. im Hinzeichnen eines Quadrates oder auch im Aussprechen des Wortes »Quadrat« besteht, bekommen kann. Auch diese Erfahrung führt auf die selbständige Bedeutung eines Formprinzips unabhängig von Ort und Leitung.

2. Während die ebengenannte Beobachtung fordert, daß von den verschiedensten Sinnesfeldern her vermöge des Formprinzips der gleiche motorische Effekt erzielbar ist, weist eine zweite Tatsachenreihe darauf hin, daß umgekehrt von einer Stelle her formgleiche oder formähnliche motorische Effekte in den verschiedensten Bezirken des peripheren Muskelfeldes erzielbar sind. So, wenn wir dieselbe gehörte Melodie bald mit der linken, bald mit der rechten Hand spielen. – Hieraus ergibt sich, was Leitungs- und Formprinzip anlangt, genau dieselbe Folgerung wie vorhin.

Im ersten Falle kann man von *Konvergenz*, im zweiten von *Divergenz* der Erregungsbilder sprechen.

1 v. Kries (1923), S 203, 220.

3. Viele Beobachtungen zeigen, daß in der nervösen Funktion bestimmte *Transformationen* sehr wichtig sind, so etwa wenn durch Summation von Reiz- bzw. Erregungsenergien ein ursprünglich *zeitliches* Phänomen (wiederholte Reize) eine rein *intensive* Bedeutung bekommt, z. B. als Schwellenbedingung eines Reflexes oder seiner Intensität. Es läßt sich dasselbe von den *örtlichen* Bestimmungen zeigen. Auch an verschiedenen Orten erzeugte Reize können durch gegenseitige Verstärkung statt des räumlichen einen *Intensitätswert* von physiologischer Bedeutung bekommen. – Andererseits setzen sich Intensitätswerte und -differenzen der Reize in räumliche oder zeitliche Phänomene um, so z. B. beim Betasten eines Würfels mit den Fingerspitzen, wo 2 oder 3 sehr kleine Hautfelder durch ihre wechselnd-intensive Erregung in der Zeit zur Grundlage des Formeindruckes eines Kubus werden. – Alle solche Transformationen belehren uns, daß »Erregungsbild« im Nervensystem nicht im Sinne einer nur extensiven geometrischen Ordnung verstanden werden darf, wie man das allenfalls bei der retinalen Erregung sich vorstellen könnte, sonst aber vielleicht in keinem Fall. Vielmehr muß es sich dabei um bestimmte, uns noch nicht näher bekannte dynamisch-physiologische Gebilde handeln, die ihre eigene Sprache, ihren eigenen Formdialekt haben und durch jene Transformationen hindurch zu bewahren vermögen. Wir können sie kurz als *Funktionsstrukturen* bezeichnen, um den Unterschied gegen anatomisch gebundene und nicht transformierbare Strukturfunktionen (s. oben) zu unterstreichen.

4. Um die Tatsache zu erklären, daß wir je nach den Umweltsbedingungen sehr verschiedene Muskelkoordinationen beim Gehen, Laufen, Greifen usw. benutzen, pflegt man von deren Regulation zu sprechen. Ob man nun dafür besondere neue regulierende Reflexe oder übergeordnete neue Regulationszentren in Anspruch nimmt – die Fülle der möglichen *Variationen* wird in beiden Fällen durch *zusätzliche Strukturen* zu erklären versucht, also durch vermehrten Anspruch an nervöse Substanzmenge. Variationsbreite und Substanzmenge scheinen auch im Abbau sich parallel oder wenigstens gleichsinnig zu ändern. Und dieselbe Beziehung scheint die vergleichende Anatomie und Physiologie zu bestätigen. Ist nun diese Bedeutung der Substanz*menge* besser durch das Leitungsprinzip oder besser durch das Formprinzip zu erklären? Wir können zunächst feststellen, daß die sog. Anpassung an die

Umweltvariationen (z. B. Gehen auf hügeligem oder holperigem Gelände) nicht nur eine *ähnliche* Variation der Innervation des Muskelfeldes, sondern einen Form*wandel* fordert: beim Steigen z. B. *strecken* wir das Bein durch Innervation der »Extensoren«, beim Bergabgehen *beugen* wir das Bein durch Innervation der »Extensoren«. Dieselben Kerne müßten also in einem Augenblick »Beuge-« und im nächsten Augenblick »Streckzentren« heißen. Das will sagen: die in einem gegebenen Augenblick erfolgenden Innervationsbilder gehorchen nicht nur einem Gesetze der Struktur der nervösen Substanz, sondern auch einem Prinzip der *äußeren Leistung*, z. B. der Lokomotion, des Gleichgewichtes usw. Dieselbe spinale Zellgruppe ist Sitz einer nicht genau übersehbaren Anzahl von Innervationsbildern sowohl simultaner wie sukzessiver Ordnung, die je nach der äußeren Leistung verschieden geformt sind. Wir können diese Regel als *Leistungssatz* bezeichnen. Trotzdem ist *diese* Variationsbreite der Innervationsbilder nicht unbegrenzt, indem die Leistung, wenn sie »zu schwierig« wird, versagt. Es gibt also einen endlichen *Leistungskreis*. Wir verstehen dies gut, wenn wir diese Begrenzung auf die Menge der nervösen differenzierten Substanz beziehen; denn man kann mit 10 Mosaiksteinen viel weniger verschiedene Figuren legen als mit 100 oder 1000. Dagegen verstehen wir nicht, wie die Umwandlung eines Bildes in ein anderes durch einen Reflex oder ein anderes Zentrum »reguliert« werden soll, wenn wir nicht verstehen, wodurch dann dieser Reflex oder dieses Zentrum reguliert wird. Der Regulationsbegriff bedeutet einen Regressus in infinitum, wenn er ein Formproblem lösen soll.

5. Konvergenz, Divergenz, Transformation und Leistungssatz können die einander ablösenden Erregungsbilder als solche so wenig erklären, wie die Reflex- oder Regulationslehre es kann. Ihre Bedeutung ist vielmehr die, daß aus ihnen eine bestimmte Eigenschaft der nervösen Substanz *postuliert* werden muß, nämlich die Aufnahmefähigkeit für *verschiedene* Erregungsformen. Die weitere Frage lautet also: an welchen Gebilden können wir solche Verschiedenheiten der Erregungsweise nachweisen, und worin besteht diese Verschiedenheit? Umgekehrt aber kann man sagen: wenn sich eine *formale* (funktionale) und *nicht lokale* Erregungsverschiedenheit an einem Gebilde nachweisen läßt, so ist ein Baustein zur Theorie des Formprinzips damit geliefert. Dieser direkte Nachweis ist nun vor allem unter dem Namen der *Umstim-*

mungen und der Erregbarkeitsänderungen erbracht, so z. B. auf dem Gebiete der Farbenempfindungen, der Temperaturempfindungen, der Adaptation für Helligkeit, Hautdruck, der elektrischen Erregbarkeit der Muskeln und Nerven, der motorischen Region des Cortex u. v. a. Die Umstimmung bezieht sich z. B. auf die Zeitform der Erregbarkeit (Chronaxie, refraktäre Phase), der Transformationen (s. oben).

Der Vorteil dieser Feststellungen ist, daß sie, weil sie formaler Natur sind, durch *messende* Verfahren erfolgen und so in Verbindung mit der allgemeinen physiologischen Theorie des Erregungsvorganges gebracht werden können.

6. Um Reflexe und »willkürliche« Bewegungen zu unterscheiden, bedient man sich zur Vermeidung psychologischer Gesichtspunkte vor allem zweier physiologischer Kriterien: der Variabilität, von der vorhin (B, 4) die Rede war, und der *Geschwindigkeit,* die jetzt zu betrachten ist. Eigenreflexe z. B. brauchen beim Menschen 10-15 σ, Reaktionen auf Signale 100-150 σ. Diese letztere, lange Zeitspanne ist auch dieselbe, welche in der Sinnesleistung zum Entstehen einer »Gestalt«, z. B. einer stroboskopischen Bewegung, erforderlich ist. Wenn nun Reflexe und natürliche (»willkürliche«) Leistungen sich verhalten würden wie die Teile zu einem Ganzen, dann wäre die Leistung des Ganzen an längere Zeiten (vielleicht auch größere Wege über das Gehirn) gebunden. Umgekehrt: je schneller ein Vorgang erfolgt, um so mehr hätten wir zu erwarten, daß er reflexähnlich in seiner Form wird; es müßte bei Beschleunigung eine Art Abbau zum Formniveau des Reflexes erwartet werden. In Wirklichkeit zeigt sich aber etwas anderes, nämlich daß *das Formniveau und die Zeit* zwar in einer sehr festen Beziehung stehen, aber in einer Beziehung des Leistungs*wandels,* nicht der Leistungs*fragmentierung* in Reflexe. Wenn wir z. B. übermäßig schnell schreiben (sudeln), so entsteht nicht ein Armklonus, sondern eine unleserliche Verunstaltung; wenn wir übermäßig langsam schreiben, so entsteht nicht eine individuellere und formreichere (variablere) Handschrift, sondern – die der Elementarschule. Derartige Beispiele lassen sich beliebig häufen. Sie sprechen dagegen, daß der Reflex einen Teil der Handlung darstellt. –

7. Indem man versuchte, die Leistungen aus Reflexen aufzubauen, bediente man sich der Vorstellung, daß die Reflexe bei gewissen gewohnheitsmäßigen oder originellen Leistungen mittels eines über dem Reflexbogen liegenden höheren Zentrums durch Bah-

nung oder Hemmung verstärkt oder abgeschwächt werden. Obwohl es etwas Derartiges gibt, würde diese Vorstellung für die Erklärung der Leistungen nur etwas nützen, wenn eine solche dynamisch-quantitative *Hierarchie* des Nervensystems einen Begriff von dem Formniveau, der Einheitlichkeit und der Mannigfaltigkeit der *Leistungen* zu geben vermöchte. Das Prinzip der Über- und Unterordnung vermag dies aber nur, wenn die übergeordnete Zelle solche Eigenschaften besitzt, welche die untergeordnete Zelle nicht besitzt; das Leitungsprinzip allein vermag hier nichts zur Lösung des *Form*problems. Wir haben aber keine Gründe zu der Annahme, die übergeordneten Zellen hätten irgendwelche besonderen und höheren Eigenschaften. Mit anderen Worten: indem man das Regulations- oder Formproblem an eine andere Stelle *verschiebt*, wird es nicht *gelöst*. Die besonders von JACKSON (1884) benutzte Vorstellung der Hierarchie durch Bahnung und Hemmung paßt zwar teilweise für die Analyse des pathologischen Funktionsabbaues, aber sie ist ungeeignet, die verschiedenen Arten von normaler Leistung, ihr Formniveau, ihre Transformation, Divergenz und Konvergenz zu beschreiben und zu erklären. Durch Zusammensetzung von Reflexen erhält man immer wieder nur einen Reflex – nicht mehr; durch »zentrale Regulierung« von Reflexen disloziert man eine *Frage* – nicht mehr.

Hieraus müssen wir folgern, daß es eine Eigenschaft der nervösen Substanz geben muß, wodurch sie sich von der Bindung an die feste Struktur und ihr Leitungsprinzip emanzipiert. Was das Prinzip der anatomischen Hierarchie leisten sollte und nicht konnte, kann nur von einer Fähigkeit zur Einverleibung *strukturfremder Ordnungen* erwartet werden.

8. Es war schon davon die Rede, daß unter verschiedenen Verhältnissen des äußeren Milieus eine motorische Zellgruppe Sitz verschiedener Erregungsbilder wird je nach der Leistung z. B. des Steigens, Kletterns bei verschiedenen Umweltbildern (Leistungssatz, B, 4). Nehmen wir jetzt hinzu, daß uns diese Tatsache nicht verständlicher wird, wenn wir solche Variation auf die Aktivität einer *anderen* Zellgruppe zurückführen, so müssen wir die notwendige Eigenschaft der Umformbarkeit in der gegebenen nervösen Substanz selbst suchen, ohne zusätzliche Einwirkung von anderer nervöser Substanz her. Diese Eigenschaft kann nicht nur eine in dem Sinne flüchtige sein, wie es die Schrift auf einer Schultafel ist; dann müßten wir erwarten, daß der Organismus der

widerstandslose Spielball oder der völlig refraktäre Spiegel seiner Umgebung wäre. Nun ist es gewiß, daß die nervöse Substanz der Sitz eines Abbildes von Umweltformen wird und die Formgesetze etwa eines getasteten Gegenstandes irgendwie in sich aufnehmen kann: es können metaorganische Ordnungen in ihr Platz nehmen. Andererseits müssen sich solche metaorganischen Ordnungen oder Formen eine Transformation nach den Regeln des Organismus und seiner Struktur gefallen lassen. Die Vereinigung dieser beiden, der metaorganischen und der organischen Ordnungsreihe, ist nun überhaupt nur zu verstehen, wenn die nervöse Substanz, sofern sie Funktionsträger ist, nicht nur eine konstante Struktur, sondern auch eine in fortwährender Entwicklung befindliche *Labilität* hat. Daraus folgt dann weiter, daß es nicht möglich ist, irgendein Erregungsbild als die kausale Folge des ihm vorausgehenden zu erklären. Denn offenbar entstehen die wirklichen Leistungen in einer fortgesetzten *kreisartigen* Verbundenheit von Organismus und Umwelt, Umwelt und Organismus, doch nicht so, daß man beide zusammensetzen könnte wie die zwei Teile eines Ganzen. Denn immer bestimmt auch der Organismus, *was* von der Umwelt auf ihn einwirkt, immer die Umwelt, *was* vom Organismus erregt wird. Jeder »Reiz« ist schon eine Wahl, also eine Formung, jede Erregung schon eine Umstimmung, also wieder eine Formung. Wir können diese kreisartige Verbundenheit als *Gestaltkreis* bezeichnen.

C. Entwicklungsmechanische Beobachtungen

Hier soll höchstens eine Andeutung versucht werden auf einem Gebiete, welches nur ein genauer Sachkenner behandeln sollte. Verschiedene Forscher, z. B. Buytendijk (1931), Coghill (1929, 1930), Lashley (1929, 1931, 1937) u. a. weisen darauf hin, daß in der Entwicklung die einheitliche Reaktion das frühere, der isolierte Reflex das spätere ist, ferner, daß das Primäre nicht Reflexivität oder Reaktivität, sondern Totalaktivität ist, und endlich, daß jede Teilhandlung symbolischer Ausdruck einer Gesamtaktivität ist (Buytendijk). Versuchen wir zu sagen, was in diesen Formulierungen für unser Problem steckt, so ist es dies, daß beim Wachstum der Substanz und der Vermehrung ihrer Strukturelemente sich nicht eine Entwicklung von einfachen und wenigen zu komplizier-

ten und vielen Reflexen (oder anderen Bausteinen) ermitteln läßt. Wie diese negative Feststellung positiv auszudrücken wäre, kann hier unerörtert bleiben.
Es scheint, daß diese Revolte gegen die Reflextheorie in einer tieferen Beziehung steht zu den besonders von SPEMANN (1933) zum Abschluß gebrachten entwicklungsmechanischen Experimenten, wonach auch eine so feste Beziehung zwischen Substanz und *morphologischer* Entwicklung nicht besteht. Ebenso, wie *eine* Substanz Träger *verschiedener* Erregungsbilder werden kann, ebenso kann sie Material verschiedener Organdifferenzierung werden. Besonders nahe gerückt erscheinen Entwicklungsmechanik und Funktionsanalyse z.B. in den Versuchen von P. WEISS (1928), wo gezeigt wurde, daß im wachsenden Organismus besonders leicht dieselbe nervöse Zellgruppe verschiedene Muskelfelder und verschiedene koordinierte Innervationen übernehmen kann.
Umgekehrt zeigen z.B. LASHLEY, BUYTENDIJK, daß man Leistungen herausheben kann (z.B. das Finden eines Weges), deren Erfüllung bzw. Versagen nicht vom *Orte,* sondern von der *Menge* der vorhandenen Großhirnrinde abhänge. Damit finden diese Forscher Sätze, welche den vorhin entwickelten sehr ähnlich sind. RANSON (1924) hat in dieser Zeitschrift eine solche Folgerung allgemein ausgesprochen.

*

Es ist merkwürdig, daß die Rindenreizungsversuche von FERRIER (1876) und HITZIG (1874) als Fundamentalversuche gelten, während ein so wichtiges Experiment wie das von SCHIFF (1894) fast nie erwähnt wird. SCHIFF fand, daß man die Semisektion des Dorsalmarks 2- oder 3mal von links und rechts ausführen kann, ohne daß eine dauernde Lähmung der Hinterbeine des Tieres eintritt. Die Reizversuche werden durch ein Leitungsprinzip, die Hemisektionsversuche durch ein Formprinzip am leichtesten verständlich. Es ist auch ein großer Unterschied, ob man die Gravitation elektrodynamisch oder die Elektrodynamik mechanisch erklärt. Ebenso ist ein Versuch wie der von SCHIFF zunächst eine Desavouierung der Alleinherrschaft des Leitungsprinzips, ein Argument für ein Formprinzip.
Zunächst ergibt sich hier ein Dualismus, dessen Bedeutung für die Lehre weit davon entfernt ist, klar zu sein. Aber die Deutung dieses Dualismus ist unverkennbar die nächste Aufgabe der Funk-

tionslehre. Annahmen wie »Bahnung neuer Wege« oder »Funktionsübernahme durch andere Elemente« sind nicht Erkenntnisse, sondern Fragezeichen: unverkennbar versuchen sie den Dualismus von Leitungs- und Formprinzip durch ein bloßes *Wort* zu überwinden. Ähnliches gilt von der sog. »größeren Empfindlichkeit« gewisser motorischer oder sensibler Bahnen, denen man solche Empfindlichkeit nur zuschrieb, weil der Funktionsausfall sich gar nicht erwartungsgemäß mit dem anatomischen Defekte so streng deckt, wie der Begriff der Strukturfunktion es fordert. Wir haben dann ein gleiches, ja ein überwiegendes Recht, in diesem Falle nicht eine größere Empfindlichkeit bestimmter *Bahnen*, sondern eine größere Empfindlichkeit bestimmter *Funktionen* einer und derselben Bahn zu vermuten, und dies im Einklang mit anderen Gründen für die multiforme Erregungsart der Bahnen, Zellen oder Netze.

Hier handelt es sich also um Verhältnisse, unter denen man eine Beobachtung auf verschiedene Weise deuten kann und wo man (nach einem zwar trügerischen und daher immer nur vorläufigen Grundsatz der Ökonomie) diejenige Deutung vorzieht, welche die kleinste Zahl von Hypothesen fordert. Die Versuche von SCHIFF, welche von anderen bestätigt wurden, verstehen wir sofort, wenn wir annehmen, daß die Leistung des Ganges nicht nur (was selbstverständlich ist) davon abhängt, daß nervöse Impulse das periphere Muskelfeld erreichen, sondern daß dazu eine vom *Wege* unabhängige, von der verfügbaren nervösen Substanz*menge* abhängige Erregungs*form erforderlich* ist.

Ein anderer Gesichtspunkt ergibt sich aus der Betrachtung der nervösen Strukturen. Auch sie regen an, einen gewissen Dualismus zu vermuten. Denn auch sie zeigen die große Zahl von oft ungemein langen *leitenden* Elementen von und zu gewissen scharf individualisierten Gebilden und auf der anderen Seite jene Netzstrukturen – sowohl zentral wie peripher –, welche wohl geschaffen sein könnten, Träger höchst wechselnder Erregungs*formen* zu sein. Auch ist nicht zu verkennen, daß neben sehr monotonen Strukturen, wie sie besonders die Kleinhirnrinde zeigt, so auffallend der Differenzierung zustrebende wie die der Großhirnrinde einen starken Eindruck auf uns machen müssen, wenn wir einmal die Antithese von Form und Ort uns zu eigen machen.

Indes sollte ein Versuch, gewisse Ergebnisse in Thesen und Begriffen anzusprechen, nicht zu weit getrieben werden. Wirksamer wird es sein, darauf hinzuweisen, daß hier nur einige Ergebnisse zu formulieren versucht wurden, welche jetzt von vielen Seiten gleich, ähnlich oder wenigstens vereinbar gesagt werden. Mit bewußtem Nachdruck haben z. B. BETHE, BUYTENDIJK, COGHILL, GELB, GOLDSTEIN, BOUMANN und GRÜNBAUM, STEIN, P. WEISS u. a. auf die grundsätzliche Bedeutung hingewiesen. Hier sollte nun immer deutlicher werden, daß wir es mit den vorsichtigen Anfängen einer *Funktionenlehre* zu tun haben, welche die ursprünglichen Lokalisations- und Leitungstheorien nicht aufheben, sondern von ihrem einseitigen Charakter reinigen soll.

Was lehrt die neuere Pathologie der Sinnesorgane für die Physiologie der Sinnesleistungen?

Die Absicht dieser Zeilen ist, dem Sinnesphysiologen einige Ergebnisse einer besonderen Gruppe pathophysiologischer Forschungen im Überblick vorzuführen, die für die Überprüfung seiner Anschauungen von Nutzen sein können. Diese Übersicht kann auch als Einleitung für einige weitere Veröffentlichungen an dieser Stelle gelten; sie bemüht sich aber darüber hinaus, einer bestimmten nervenphysiologischen Grundanschauung Geltung zu erwerben. Es handelt sich dabei zunächst um die Frage, wie weit wir mit der Annahme elementarer Beziehungen zwischen spezifischen Rezeptoren und spezifischen Empfindungen oder Wahrnehmungen auslangen; daran schließt sich dann eine Diskussion der Frage, ob der Erregungsvorgang selbst als festes Element, aus dem man mannigfache Kombinationen aufbauen kann, gelten kann; und endlich wird nach einem wissenschaftlichen Schema gefragt, welches uns gestattet, die Erscheinungen im pathologischen Abbau mit der physiologischen Erregungslehre in Einklang zu bringen. Die kurze Darstellung bestrebt sich nicht, diese Probleme theoretisch durchzuführen und mit Ergebnissen anderer Autoren zusammen zu verarbeiten; sie soll lediglich einen leichteren Zugang zu unserem eigenen Beitrag, wie er literarisch bereits niedergelegt ist, ermöglichen. Ein vollständiges und geordnetes Referat würde den hier verfügbaren Raum bei weitem überschreiten, und das Folgende kann und soll die Kenntnisnahme der Literatur selbst nicht ersetzen.

I. Die Sinnesphysiologie hat in ihren vornehmsten Vertretern niemals einer bloßen Leitungs-, Elementen- oder Assoziationslehre gehuldigt. Das liegt eigentlich schon darin, daß sie die Qualität der Empfindungen und die Wahrnehmung, also ein Stück psychische Erscheinung, in die Wissenschaft mit aufnimmt. Den entschiedensten Standpunkt, daß das Leitungsprinzip die Erscheinungen nicht erklären kann, hat v. Kries in einer älteren Schrift (1898) durchgeführt. Er führt aus, daß nicht das Leitungsprinzip, sondern ein Formprinzip den Erscheinungen zugrunde liegen müsse. Ohne dieser Erkenntnis eine spezielle Anwendung zu geben, hat er sie vielfach doch mit denselben Argumenten gestützt wie vor ihm der Philosoph v. EHRENFELS (1890) und nach ihm die gestaltpsychologische Experimentalforschung. Wie denn nun das Formprinzip nervenphysiologisch erfaßt werden soll, dafür, so müssen wir bekennen, sind auch seitdem zwar wichtige Ansätze, aber noch keine sicher gangbaren Wege gefunden worden. Auch v. KRIES vermochte in seiner »Allgemeinen Sinnesphysiologie« (1923) weder das Leitungsprinzip noch die Elementarfunktionen wirklich zu überwinden. Daß er dies aber für notwendig hielt, ist nicht zu bezweifeln. Psychologische Untersuchungen (F. KRUEGER 1926) haben die Ganzheitsbetrachtung zur Geltung zu bringen versucht, und die *gestaltpsychologische* Schule hat die »Konstanzannahme« der klassischen Sinnesphysiologie zu widerlegen vermocht.

Einer Kritik der Elementenlehre, des Leitungsprinzips und der Spezifität in der Sinnesphysiologie und -pathologie haben auch wir uns seit 1919, von neurologischen Beobachtungen ausgehend und auf Grund von messenden Untersuchungen an Gesunden und Kranken, mit Entschiedenheit zugewendet. Während v. KRIES in seiner allgemeinen Sinnesphysiologie an dem bekannten Grundschema von Erreger, Übermittler und Empfinder festhält und Einflüsse wie vom Umfelde her durch Kontrast oder von entfernteren Stellen her durch Stimmung insgesamt als »akzessorische Bedingungen« zusammenfaßt, gingen wir (v. WEIZSÄCKER 1923[b]) von einer Kritik der Begriffe Verschmelzung, Irradiation, Verstärkung selbst aus. Denn diese Begriffe setzen voraus, daß einem Sinnesakt physiologische lokale Teilprozesse zugrunde liegen, die, in verschiedene Relation zueinander geratend, jeweils einen neuen Gesamtvorgang ergeben: so soll die Erregung mehrerer Sinnespunkte etwa den Gesamteindruck einer bestimmt figurierten Bewegung ergeben u. dgl. Die Einzelerregung eines Sinnespunktes, diese *sinnesphysiologische Spezifikation* galt dabei als der einfachste, lokalste und schlechthin primäre Vorgang. Demgegenüber schlugen wir vor, »daß versuchsweise einmal die sinnesphysiologische Spezifikation immer als der *tätigere, höherwertige und sekundäre* Vorgang aufgefaßt werden soll, und nicht der der Verschmelzung, Irradiation, Verstärkung usw. ... Denn gerade wenn wir auf die Beziehung mit den anatomischen Tatsachen nicht völlig verzichten wollen, werden wir genötigt sein, streng zu prüfen, ob der pathologische Funktionswandel wirklich die Form hat, wie sie die ältere synthetische Theorie fordern würde.« (v. WEIZSÄCKER

1923b) Unter Hinweis auf eine erste Reihe von Einzeluntersuchungen wird diese letzte Frage dann verneint. Bei zentralen Sensibilitätsstörungen im Sinne der Hypästhesie zeigte Franz (1923), daß sie nicht in einer Rarefikation der Sinnespunkte, wie sie nach v. Frey bei peripheren Läsionen gefunden wird, bestehen können, sondern auf einem gestörten »Zusammenwirken des Gesamtapparates« beruhen müssen. Eine weitere Untersuchung über gegenseitige *Verstärkung* weist nach, daß diese im Abbau nicht nur nicht ab-, sondern sogar eher zunimmt, und zwar bei peripheren wie bei zentralen Läsionen (v. Weizsäcker 1924). Nach einer Theorie der Elementarfunktionen der Sinnespunkte wäre aber gerade das Gegenteil zu erwarten gewesen. Denn es ist ohne neue Hilfsannahmen nicht einzusehen, wie durch Rarefizierung und Substanzverlust die Wirkung der die Elemente synthetisierenden Funktion begünstigt werden soll. – Weitere Untersuchungen gelten dem Nachweis, daß insbesondere die *»raumsinnlichen«* Leistungen der Lokalisation, Diskrimination, Größenschätzung im Abbau nicht in irgendeinem Sinn elementarer werden, wohl aber, wie schon lange bekannt, vielfach unbestimmter oder ungenauer. Dies war angeregt durch einige pathologische Fälle, in denen systematische Raumsinnstörungen sich so verhielten, »daß die Logik des Sehraumes insofern umgestoßen war, als feste Körper je nach ihrer Stellung im objektiven Raum verschiedene Formen annahmen« (v. Weizsäcker 1919, 1925b). Untersuchungen über die Simultanschwelle von Kronenberger und v. Weizsäcker (1925) u. a. zeigen auch für diesen Fall die Unanwendbarkeit einer geometrischen Darstellungsform (Ahringsmann und Buch 1926, Buch und Malamud 1926). Die Lehre der »Lokalzeichen« kann also keinesfalls auf Sinnes- und Leitungs*elemente* angewandt werden, und umgekehrt: die Erscheinungen der Lokalisation können eine Elementenlehre nicht stützen, eher widerlegen. Zusammenfassend über all diese Untersuchungen schreiben Stein und v. Weizsäcker: (1928) »es gelingt absolut nicht, ein geometrisches Prinzip der Leistungen aufzufinden«. »Diejenige Leistung, welche in konstruktiver Geometrie jeder anderen vorauszugehen hat und deren Genauigkeit also die Voraussetzung jeder anderen ist und jede andere dafür zu übertreffen pflegt, da sich die Konstruktionsfehler höchstens durchschnittlich kompensieren werden, ist im physiologischen Leistungsraum die letzte und die 80- bis 100 mal schlechtere als die Leistung einer einfachen Bewegungswahrnehmung als solcher«. STEIN (1925) hat dann auch Beobachtungen beigebracht, welche gegen die nach der Sinnespunktlehre postulierte strenge Spezifität der Hauptqualitäten von Druck, Schmerz, Wärme, Kälte sprechen. Gegenüber den klinischen Neurologen hatte übrigens selbst v. FREY (1925), der sonst an den 4 Hauptqualitäten festhielt, schlüssig gezeigt, daß der sogenannte »tiefe Drucksinn«, der »Vibrationssinn« und die sogenannten Gelenk- oder Lageempfindungen in der Hauptsache besondere Leistungen des einen oberflächlichen Drucksinnes sind und damit die allzuweit vorgetriebene Leitungsspezifität der Sensibilität selbst eingeschränkt.

STEIN und v. WEIZSÄCKER (1926, 1927) und v. WEIZSÄCKER (1925[a], 1928) gehen dann weiter und stellen der Erklärung der pathologischen Sensibilität und Ausfälle, die sie nur für periphere und spinothalamische Läsionen in gewissem Umfange gelten lassen, allgemein eine Erklärung durch einen *Funktionswandel der Sensibilität* gegenüber. In ausdrücklicher Übereinstimmung mit GELB und GOLDSTEIN (1920) lehnen sie die Agnosielehre WERNICKES für viele bisher unter dieses Bild eingereihte Fälle ab. COHEN (1926) zeigt, daß bei einem bestimmten Untersuchungsverfahren ein solcher Funktionswandel gerade bei sogenannter Tastblindheit auch für die bis dahin als elementar normal bezeichneten Funktionen deutlich nachweisbar ist. Voraussetzung dafür war die Entdeckung STEINS (1924[a,b]), daß bei mehrmals wiederholter Inanspruchnahme derselben Reizstelle die Änderung des zeitlichen Ablaufes der Erregungsprozesse herauszustellen ist. Da mit einer Verzögerung der Restitution nach Beanspruchungen auch die Erregbarkeit immer mehr sinken kann, kommt es einerseits zu erheblichen Schwellenerhöhungen, was als »Labilität« der Funktion bezeichnet wird, während andererseits bei iterativer Reizung auch gewisse sukzessive Verschmelzungen und Summationsphänomene in Erscheinung treten. So konnten zahlreiche, sonst apperzeptiv oder assoziativ als agnostisch beurteilte Störungen auf einen solchen Funktionswandel zurückgeführt werden, der ja auch Leitungs*unterbrechungen* einerseits, *intakte* Erregbarkeit andererseits *vortäuscht*, wenn man eine Stelle gerade entweder zu *sehr* oder zu *wenig* beansprucht hat. Diese sogenannte Schwellenlabilität wurde für Druck, Schmerz, Kälte und Wärme (STEIN 1926, COHEN 1927), Bewegungswahrnehmung, Gewichtswahrnehmung (STEIN 1926, PANZEL 1925), aber auch für den Widerstand bei passiven Bewegungen (LEIBOWITZ 1924) erwiesen. Diese Bedeutung des *Zeit*faktors gilt also einmal für die Schwellen-(Intensitäts-)werte, die sowohl von der Schnelligkeit der einzelnen Reizentwicklung wie von der Häufigkeit ihrer Wiederholung abhängen, ferner aber auch für die Form, in der wir nunmehr räumliche Figuren wahrnehmen, für die Stärke, welche eine Empfindung bekommt, und für den Umkreis der Leistungsarten, die überhaupt noch möglich sind. Im pathologischen Abbau wird nach der Erklärung der Autoren dieser Leistungskreis also nicht nur eingeengt, weil ein Teil der Elemente funktionsuntüchtig ist und ausfällt, sondern weil eine andere Ablaufform der Erregung eine Gesamtleistung entweder einfach »abfiltert« oder »deformiert«. Dies wird sowohl für den sensorischen Vorgang wie für den motorischen Akt der sogenannten sensorischen Ataxie durchgeführt (Stein 1926, v. Weizsäcker 1931[b])[1]. In einer sinnesphysiologischen Analyse der Hypästhesie (Stein und v. Weizsäcker 1927) stellen die Autoren ihre Anschauungen besonders denen von Gelb und Goldstein (1920) gegenüber; dem früheren Satz dieser Autoren, »die Psychologie muß die Führerin bei der Aufstellung physiologischer Theorien sein«, stellen sie die methodische Möglichkeit gegenüber, unter Anwendung der Schwellenuntersuchung diejenigen Eigenschaften der nervösen Funktion zu bestimmen, welche angesichts der pathologischen Leistungen und vor allem deren Grenzen postuliert werden müssen. Schon Steins Formulierung, daß »die Fähigkeit, die Druckschwelle konstant zu halten eine besondere Funktion des Drucksinnes« sei (1924), zeigt die hierbei erreichte Umwandlung des früheren Funktionsbegriffes. Unverkennbar vollzog sich schon hier die Funktionalisierung des Begriffes »Erregbarkeit«, die von Lapicque (1926) heute in dem der »Subordinationschronaxie« zusammengefaßt wird. Indem auf diese Weise früher die angenommenen Eigenschaften von Organelementen sich immer mehr in Funktionen ganzer Systeme auflösen, erreicht die Lehre vom Funktionswandel eine fortschreitende Emanzipation von dem anatomischen Bild der leitenden Systeme: »Wir bekommen ein Leistungsprinzip zu fassen, welches überhaupt nicht ortsgebunden ist, weil es rein formaler, nicht struktureller Natur ist: die Möglichkeit einer Physiologie ohne Anatomie« (v. Weizsäcker 1931[a]). Auch die Einführung der Chronaximetrie in die Analyse der pathologi-

1 Vgl. dazu auch Kahn (1930), Sexauer (1930), Eismayer und Kurella (1930) und Eismayer und Müller (1930).

schen Erregbarkeit, der dynamischen Analyse der Bewegungen und der Aktionsstromuntersuchungen in die Nervenklinik hat ein beträchtliches Material zutage gefördert, an dem die funktionelle *Umstimmbarkeit* der Erregungen an Stelle der Ausfalltheorie auch durch sogenannte rein objektive Methoden klar geworden ist. Insbesondere sind die Untersuchungen am *Auge* in ähnlicher Weise durchgeführt worden, und sie treffen hier wie an weiteren Sinnesorganen mit den allgemeinen Ergebnissen der GOLDSTEINschen Untersuchungen zusammen (1931). Auch hier fand sich bei zentralen Sehstörungen Abnahme der Erregbarkeit am gereizten Ort und Veränderung der Erregbarkeit in der nächsten Umgebung desselben sowie eine Veränderung der Dunkeladaptation durch Labilität der Schwelle. Die Beanspruchung durch Farben bewirkt gleichfalls einen Abbau des Farbensehens im Sinne der sog. Anomalen (v. KRIES 1923) bis zur Monochromasie. Wie bei den Qualitäten des Hautsinnes greift die Labilität auf Qualitäten über, mit denen nicht gereizt wurde. Die Chronaxie steigt an. Auch bei sog. »reiner« Alexie fand sich optischer Funktionswandel, und in manchen Fällen erscheint dieser auf mehreren Sinnesgebieten als das Gemeinsame der Störung (v. WEIZSÄCKER 1931[b], BERINGER und STEIN 1930, STEIN und BÜRGER-PRINZ 1932). Allgemein zeigt sich, daß im pathologischen Abbau die Sinnesleistung bei Läsion nervöser Substanz nicht, wie es nach dem Elementen- und Leitungsprinzip zu erwarten wäre, unzusammenhängender, elementarer und spezifischer wird (weil Synthese, Verschmelzung und Irradiation gestört wären), sondern daß sie im Gegenteil diffuser, globaler und einheitlicher ⟨*wird*⟩. Von hier aus ergab sich naturgemäß eine Kritik aller jener Funktionsgesetze, welche, wie etwa das WEBER-FECHNERsche Gesetz, voraussetzen würden, man könne einen lokalen Reiz in eindeutige Beziehung mit einer Empfindung setzen. So unangefochten die Ergebnisse der Messungen dabei bleiben, so unzulässig wird die Formulierung eines Gesetzes, welches dann in sogenannten »komplizierteren« Fällen deren Analyse zugrunde gelegt werden könnte; denn was »einfach« und was »kompliziert«, was »elementar« und was »komplex« sei, das eben wird ja hier kritisiert und bleibt nicht Ausgang, sondern wird Ziel der Forschungen. Dabei kommt es dann aber zu einer überaus tiefgreifenden Grundlagenkritik der Forschung überhaupt, auf welche noch etwas näher einzugehen ist.

II. Während die erste Gruppe von Untersuchungen zeigte, daß eine elementare und geometrische Betrachtung nervöser Sinnesfunktionen nicht durchführbar ist, wurde in der zweiten Gruppe erwiesen, daß das, was man Elementarfunktionen genannt hatte, nämlich die zwischen einem »einfachen« Hautreiz und einer »einfachen« Empfindung oder ⟨*einen*⟩ »einfachen Reflex« liegende Erregungswelle, höchst wandelbar ist. Diese Theorie löst also erstens die Vorstellung einer Zusammensetzbarkeit von Leistungen aus konstanten Elementen auf, indem diese »Elemente« variable Funktionen werden; sie erklärt zweitens eine Anzahl von deformierten Leistungen und Leistungsaufhebungen ohne Zuhilfenahme besonderer höherer Ganzheits-, Gestalt- oder Hintergrundsfunktionen oder die Einführung psychologischer Einwirkungen bzw. Begriffe in die Theorie; und auch sie liefert drittens neues Material für die Annahme, daß die zentralen Substanzen als in irgendeinem Sinne hochveränderlich, »plastisch« und nicht an starre Leitungswege und feste Erregungsabläufe gebunden betrachtet werden dürfen. In letzter Hinsicht hat die Theorie vom Funktionswandel im pathologischen Abbau zunächst einem bestimmten Faktor eine ganz besondere Bedeutung zuerkannt: dem *zeitlichen*. Die »Plastizität« schlechthin A. Bethes (1931) ist hier zunächst (aber keineswegs ausschließlich) als zeitliche Plastizität näher spezifiziert worden, was für die weitere Entwicklung nicht ohne Bedeutung sein wird. Neuere Untersuchungen ergaben, daß der Funktionswandel in Andeutungen auch beim Normalen (Tschlenoff 1931, Beringer und Ruffin 1932), deutlicher schon bei Vergiftungen (bes. Meskalin, Mayer-Gross und Stein 1926) vorliegt, also nicht an anatomische Destruktion gebunden ist; es ist also im pathologischen Geschehen nur eine Übertreibung eines normalen Verhaltens.

Unsere Untersuchungen sind demnach in gewisser Beziehung umgekehrt verfahren wie etwa die von Bethe (1931) und Goldstein (1931). Indem diese Forscher im Experiment und bei der Erkrankung durch immer wieder veränderte Arten und Formen der Leistungsaufgabe sich ein Bild von der Wertigkeitsskala der Leistungen und der Reihenfolge ihrer Wandelbarkeit und Vernichtbarkeit machten, konnten sie zeigen, daß dasselbe nervöse Substanzgebiet unter verschiedenen Bedingungen ganz verschieden reagiert und ganz verschiedene Koordinationen leistet. Daran ermessen sie den Grad seiner Plastizität und postulieren sie, wessen

diese Substanz fähig sein muß, damit eine solche Variation möglich sei. Wir dagegen variieren nicht so sehr die *Arten* der Aufgabe, sondern messen *quantitative Grenzen einer bestimmten Leistung*. Damit erreicht man eine Ermittelung der Ursache, warum eine bestimmte Leistung *versagt*, nicht – warum sie zustande kommt. Wir werden dadurch zunächst nicht genötigt, andere als quantitative Änderungen an dem Begriff der Funktion oder der Erregung anzunehmen, wie er in der allgemeinen Erregungsphysiologie ausgebildet wird. Auch wir kommen aber für die Struktur und ihre Eigenschaften dabei zu Resultaten, welche denen der genannten Forscher nahestehen. Denn wie mehrfach hervorgehoben wurde, erweisen auch unsere Untersuchungen die *Unzulänglichkeit der älteren Elementenlehre*, die *Umformung der Funktion im verstümmelten Organ*, die *Undurchführbarkeit einer geometrischen Darstellungsweise* (wie sie P. WEISS (1931) später besonders betont hat), die *relative Unspezifität der Funktionen* bestimmter Gebilde. Indem die Theorie des Funktionswandels die Variabilität der an einer lokalen Struktur ablaufenden Vorgänge erhöht, kann sie die Spezifität verschieden lokalisierter Strukturen einschränken.
Alle diese negativen oder positiven Bestandteile der Theorie könnte man aber zunächst noch als eine bloße Erweiterung der älteren Vorstellungsweisen auffassen, wie dies z. B. v. FREY getan hat. Eine an ein leitendes Element gebundene Erregung sei, so könnte man sagen wollen, weil sie variabel ist, doch immer noch ein Teil, aus dem sich dann ein Ganzes aufbauen läßt. Die Tatsachen der Umstimmung sind ja auch längst bekannt gewesen, ohne daß sie an sich schon zu einer Aufgabe der Grundvorstellung des Elementarprinzips gezwungen hätten. Dies ist nun aber doch nicht so: In verschiedener Weise, aber mit derselben Begründung, gehen wir über die klassische physiologische Wahrnehmungslehre hinaus. STEIN (1928) führt aus, daß die Tatsachen der Wahrnehmung nicht als Ordnung von Empfindungen im raumzeitlichen Schema verständlich sind, sondern ein physiologisches Moment enthalten, welches, ob man es nun an unbestimmte triebmotorische Gebiete anknüpft oder mehr strukturhaltig auffaßt, doch als besonderer Prozeß neben der Empfindung anerkannt werden muß. Er nennt es »sensorische Bewegung«. Hier finden also Tendenzen, die schon immer eine Rolle gespielt haben, einen neuen Ausdruck. Wir erinnern an die in der HELMHOLTZschen Wahrnehmungstheorie beinahe verhängnisvolle Annahme urteilsähnlicher Vorgänge, an

die von v. KRIES postulierten »veränderlichen Zwischenmechanismen« zwischen Reizgegebenheit und Wahrnehmung, an HERINGS Aufmerksamkeitshinwendung, an PALAGYIS »eingebildete Bewegungen« und SCHELERS »triebmotorische Bedingtheit« sowie an die »Gestaltfunktion« von v. EHRENFELS (1890), WERTHEIMER (1925), KÖHLER (1920, 1933) usw. STEIN macht nun klar, daß seine »sensorische Bewegung« nicht in den Anschauungsformen von Raum oder Zeit darstellbar ist, sondern daß diese, ebenso wie die »Intensität«, untergeordnete, »besondere Erscheinungsformen des Bewegungsvorganges« sind. Damit würden an die Methoden, nach welchen wir die Vorgänge wissenschaftlich darstellen, neue Anforderungen gestellt, welche bisher noch nicht erfüllbar sind. Daß aber jene veränderlichen Zwischenmechanismen auch in der Pathologie eine wachsende Bedeutung gewinnen, ist auch nach der Entwicklung der Agnosielehre bei PÖTZL (1928), GELB und GOLDSTEIN (1920), GRÜNBAUM (1932), SCHILDER (1931) nicht zu bezweifeln. Wenn wir selbst dabei an den messenden Methoden der Reiz- und Erregungsphysiologie weit mehr festhalten, so geschieht es, weil nur auf diesem Wege, wie wir glauben, ein methodisches Schema für die Untersuchung zu gewinnen ist, welches dem der sog. klassischen Physiologie ebenbürtig ist. Wenn wir auch zu einer Ablehnung der Zentrenhierarchie (v. WEIZSÄCKER 1931[d]) und des reinen Leitungsprinzips (v. WEIZSÄCKER 1931[c]) kommen und damit die »Plastizität« und die selbständige Bedeutung des *formalen* Ablaufs und der bloßen Substanz*menge* neben der der Erregungswelle als solcher betonen, so halten wir doch an dem Grundsatze fest, daß eine vollständige Analyse von Leistungen nicht möglich ist, ohne die Möglichkeitsbedingungen bestimmter zugrundeliegender Funktionen festzustellen. Um das hier Gemeinte zu verdeutlichen, haben wir auch eine scharfe terminologische Trennung von physiologischer »*Funktion*« und biologischer »*Leistung*« eingeführt (STEIN und v. WEIZSÄCKER 1928)[2], welche auch GOLDSTEIN in seinem letzten Artikel[3] anzunehmen scheint. Es ist nicht so, wie GOLDSTEIN sagt, daß man mit »physiologischen« Methoden (z. B. Chronaximetrie) die Tätigkeit des Nervensystems »direkt« bestimmen möchte, aber nicht kann, und daß darum solche Methoden nur bestätigen können, was man in der

2 S 682.

3 (1931), S 1146, Anm.

Leistungsanalyse der Sinnesprüfungen schon gefunden hat. Gewiß gibt es ein »direktes« Erkennen nirgends, wenn man damit eine Art von »Ding an-sich« meint. Aber man muß außerdem auch sich klar sein, daß es ebensowenig eine »direkte« Erkenntnis von Leistungen usw. gibt. Wenn wir von Gehen, Greifen, Sprechen, von Angst, Katastrophenreaktion, Anpassung u. dergl. sprechen, so haben wir ebenfalls Erscheinungsreihen nach einem *Begriffe* geordnet, dem zwar gleichfalls etwas Wahrnehmbares entspricht und der doch wissenschaftlich lediglich einen hypothetischen, wenn man will, heuristischen Wert hat. Was also für Funktionen wie Leitungsgeschwindigkeit, Schwelle, Intensität und dergl. gilt, das gilt auch für Leistungen wie Greifen, Erkennen, Wesentliches-Herausheben, Bevorzugen usw. In beiden Fällen haben wir die wissenschaftliche Brauchbarkeit (heuristisch) und die logische Haltbarkeit (Richtigkeit) zu prüfen. Hier nun ist man, historisch betrachtet, bald von anatomisch-physiologischen, bald von biologisch-psychologischen Tatsachen oder Bereichen ausgegangen. Offenbar handelt es sich immer wieder darum, neue Methoden zu finden, welche uns ihrer Natur nach erfahrungsbereit für eine einheitlichere Forschung machen.

Es war schon davon die Rede, in welcher Richtung die Sinnesphysiologie hier Dienste zu leisten bestrebt ist. Steins »sensorische Bewegung« ist eine Fortbildung der Versuche, *Wahrnehmung* in einer einheitlichen Weise den *aktiven* Leistungen des Organismus zuzuordnen und damit die bloß photographische Auffassung in eine wirkliche Funktionenlehre umzubilden, welche den Tatsachen gerecht wird. Einen anderen Schritt tue ich selbst in dem Bemühen, einen methodischen Weg zu finden, welcher die beiden Möglichkeiten eines Reizerfolges, die *Wahrnehmung und* die *Bewegung* als eine Einheit nach ihren Gesetzmäßigkeiten zu bestimmen ⟨*erlaubt*⟩. Ich gehe davon aus, daß z. B. beim Abtasten eines Gegenstandes zwar der Reiz die Bewegung, aber die Bewegung auch den Reiz in so unauflöslicher Verflechtung determiniert, daß eine solche kreisartige Verbundenheit, die man als »*Gestaltkreis*« bezeichnen kann, sich dem einfach kausalen Schema: »Reiz-Reizerfolg« widersetzt. Der Gestaltkreis ist auch für mich nicht anschaulich und nicht normallogisch darstellbar (v. Weizsäcker 1927)[4] und fordert offenbar eine neue wissenschaftliche Grundlegung.

4 Vgl. »Das Antilogische« (1923) (v. Kries-Festschrift).

Soweit dies in der psychophysiologischen Methodik erreichbar ist, kann als erster Versuch der genannt werden, in welchem man zu Gesetzmäßigkeiten durch die Verbindung von 1. Reiz, 2. Wahrnehmung und 3. Bewegung in *einem Experiment* gelangt. Als solcher ist die Untersuchung des Schwindels mit seinen optischen und motorischen Reaktionen auf Drehreize geeignet, und hier ist es P. Vogel (1931[a,b,c], 1932[a,b,c], 1933) in der Tat gelungen, in der gleichzeitigen Beobachtung jener drei Momente eine Gesetzmäßigkeit im Sinne der Gestaltkreistheorie aufzuzeigen. Diesen Schritt und seine Vorteile werden die Autoren in Kürze weiter darlegen (v. Weizsäcker 1933). Im Sinne der hier besprochenen Zusammenhänge liegt der Vorteil auch hier 1. in einer Verbindung messender Bestimmung von Funktionen, welche die Bedingung einer echten Leistung festzustellen erlaubt, und 2. in einer Herausarbeitung eines »ganzheitlichen«, besser jetzt »*geschlossenen*« Leistungs*begriffes*, welcher nicht *nur* psychologisch oder *nur* physiologisch definiert worden ist.

III. Wenn die als Funktionswandel beschriebenen Erscheinungen nicht eine spezifisch pathologische Abbauerscheinung, sondern der vergröberte Ausdruck einer funktionellen Labilität sind, die nur zufolge einer hochvollendeten Ordnung normalerweise nicht stärker in die Erscheinung tritt, so wendet sich das Interesse naturgemäß den Bedingungen dieser Ordnung zu. Das, was die im II. Abschnitt erwähnten Untersuchungen von klassischer Sinnesphysiologie unterscheidet, ist offenbar, daß die letztere hier sich auf die anatomischen Strukturen verlassen zu dürfen glaubte, während die neuere Entwicklung Funktionsgleichgewichte herausarbeiten möchte. »Neuroregulationen«, wie sie vor allem in motorischen Akten angenommen werden, dürfen dann nicht nur als zusätzliche Bahnungen und Hemmungen an strukturell festliegenden Reflexbögen betrachtet werden; diese Betrachtungsweise versagt, wenn der »Reflexbogen« selbst nichts ist als »*eine*« Funktionsordnung neben anderen möglichen. Ins Sinnesphysiologische übersetzt: eine auf einen Reiz folgende Empfindung wird nicht durch »akzessorische Bedingungen« oder »veränderliche Zwischenmechanismen« modifiziert, sondern sie ist selbst nur gültiger Ausdruck *einer* bestimmten Erregungskonstellation neben *anderen*. Erfolgt eine Störung dieses Funktionsgleichgewichtes durch chemische oder grobmechanische Eingriffe, so erhalten wir andere,

meist primitivere, entdifferenzierte Gleichgewichte und entsprechende Leistungen. Nur unter Voraussetzung dieser Grundvorstellung ist es zu verstehen, daß die Pathologie der Sinnesleistungen *völlig versagt* hat, wenn man sie heranziehen wollte, um die wichtigsten Lehren der klassischen Sinnesphysiologie zu erhärten. Sobald man von den peripheren Läsionen zum Studium der zentralen überging, erwies es sich, daß die Lehren von den spezifischen Qualitäten, den spezielleren raumsinnlichen Funktionen, wie sie die normale Physiologie ausgebildet hatte, nicht einfach anwendbar war⟨*en*⟩ und auf Schritt und Tritt neuartige Hilfsannahmen herausforderte⟨*n*⟩. Ein unbefangenes Studium der pathologischen Ergebnisse wird dem Physiologen reiches Material für diese Behauptung liefern und ihn, wie wir glauben, vor ein ernstes Problem stellen, dem heute nicht mehr auszuweichen ist. Nirgends wird er eine glatte Bestätigung seiner Erwartung finden, daß ⟨*er*⟩ im pathologischen Abbau von Leistung und Funktion nun die Elementarfunktionen, mit denen er zu rechnen sich gewöhnt hatte, gleichsam in Reindarstellung zu sehen bekomme. Statt dessen kommen paradoxe oder neue Empfindungsqualitäten, antilogische und antigeometrische Raumwahrnehmungen und »Täuschungen« zum Vorschein, die auf bisher unbekannte Funktionsschichten hinweisen und die auf keine Weise befriedigend durch Synthese der bisher angenommenen normalen zu erklären sind.
Müssen wir uns mit diesen ganz allgemeinen Andeutungen hier begnügen, so hoffen wir doch, eine Anregung zur neuen Bearbeitung dieser Fragen gegeben zu haben.

Zur Klinik der Schmerzen

Es ist noch nie gelungen, von der Hirnrinde des Menschen aus mit Hilfe elektrischer oder anderer Reize zuverlässig und regelmäßig Schmerzen hervorzurufen. Eine ausführliche Entwicklung dieser Frage würde zeigen, daß die Gleichsetzung von Bewußtsein und Tätigkeit der Hirnrinde wie überhaupt, so besonders beim Schmerz, nicht durchzuführen ist. Man hat dann bekanntlich als die eigentliche Schmerzstätte den Thalamus bezeichnet und der Rinde nur einen den Schmerz regulierenden Einfluß zuerkennen wollen. Demnach gäbe es sozusagen zentrifugale Schmerzbahnen neben den gewöhnlichen zentripetalen. Hören wir dann aber zwei so hervorragende Forscher wie FOERSTER (1927) und WALLENBERG (1928), so will der erstere solchen absteigenden Bahnen einen hemmenden, der zweite aber einen fördernden Einfluß zuschreiben. Es steht also nicht gut um die Sicherstellung unserer neuroanatomischen *Grundvorstellung* in der Schmerzlehre. Gemeinsam ist diesen Klinikern nur das Bedürfnis, neben den von der Peripherie zum Zentrum ziehenden Schmerzbahnen noch andere zu fordern, welche den Schmerz nicht leiten, sondern regulieren, worauf wir noch zurückkommen. Dieses Ergänzungsbedürfnis aber kommt für den Kliniker daher, daß ihm Schmerz vor allem auch dort begegnet, wo ein äußerer Schmerzreiz gar nicht auffindbar ist; daß er sich nicht erklären kann, warum ein und derselbe Prozeß das einemal von Schmerzen begleitet ist, das andere Mal nicht. Wenn aber der Reiz auf die nervöse Substanz nicht genügt, wo ist dann die Schmerzbedingung? Die Klinik fordert von der Physiologie eine Schmerzlehre, welche dieses Mißverhältnis wenigstens zuläßt, wenn sie es auch nicht erklären kann. Aber die streng genommene Reiz-Erregungs-Empfindungslehre der älteren Schmerzphysiologie würde solchen Widerspruch nicht einmal zulassen oder aber so unvollständig sein, daß sie noch gar keinen Anspruch hat, eine richtige Schmerzlehre zu sein. Nervöses Gewebe, das wissen wir heute, gibt es überall in den Organen, ja, es reicht als ultraterminales Reticulum bis in die Zelle. Riesige Destruktionen der Lunge, der Haut, des Gehirns können schmerzfrei verlaufen; gewaltige Schmerzsummen können bei Trigeminusneuralgien oder Visceralgien entbunden werden, ohne daß ein greifbarer anatomischer Befund auffindbar oder auch nur wahrscheinlich wäre.

Die neuere und neueste Physiologie[1] leistet uns bereits einen großen Dienst, wenn sie uns vom Dogma der Allgeltung der spezifischen Sinnesenergie befreit und wir erfahren, das Substrat des Schmerzes sei nicht der Schmerznerv oder seine Erregung, sondern eine gewisse Funktions*form*. Schmerz entsteht dann nicht durch jedweden Reiz auf den Schmerznerv, sondern wenn eine bestimmte Funktionsform zustande kommt. Auch die Klinik sucht angesichts des wissenschaftlichen Versagens der Reiztheorie nicht nur nach dem Reiz des Schmerzes (der gewiß ein hervorragendes Leitseil zur Auffindung eines lokalen Prozesses ist), sondern nach der *Bedingung, worunter ein Reiz schmerzwirksam* wird. Wo aber die Behandlung des Schmerzes selbst Zweck ist – und davon soll hier die Rede sein –, da brauchen wir ein anderes Rüstzeug als die Lehre vom örtlichen Reiz, von der lokalen Irritation.

Ich habe nichts dagegen, wenn man von Schmerzhemmung und Schmerzförderung in einem *funktionalen* Sinne spricht; aber wir müssen eine bestimmte Vorstellung wie die der Hemmungsbahnen oder -zentren als ganz unbewiesen ablehnen. Der Vorteil der funktionalen Betrachtungsweise liegt vielmehr in einer ganz anderen Richtung. Er gestattet, die sog. psychogenen, so z. B. die hysterischen, Schmerzerscheinungen mit den sog. organischen einheitlich aufzufassen, und ich gestehe, daß die Überwindung dieses Dualismus mir von jeher als Ziel vorschwebt.

Wenn man eine *hysterische Kontraktur*, z. B. einen Faustschluß, mit einiger Gewalt löst, so äußert der Kranke regelmäßig einen heftigen und von starkem Affekt, manchmal von einer wahren Katastrophe begleiteten Schmerz. Von einem solchen Kranken kann man eigentlich nur soviel sagen: er besitzt anstatt eines harmonischen oder leistungsgerechten Innervationsgleichgewichtes ein bestimmungswidriges; zwingt man ihn, dieses aufzugeben und ein neues, bestimmungsgerechteres einzunehmen, so bewirkt *dies* Schmerz. Schmerz steht hier am Übergang von einem pathologisch fixierten zu einem harmonischen Innervationszustand. Dieser merkwürdige Schmerz ist eigentlich als ein *Gesundungs*schmerz in eine Lücke zwischen den kranken und den gesunden Status gestellt.

Von diesem Phänomen möchte ich zunächst den Blick auf eine Gruppe lenken, die wohl meist unter dem Namen der *Myalgie*

1 Vgl. Referat von D. ACHELIS (1936).

oder des *Rheumatismus* erfaßt wird, wobei offenbar die *Schmerzhaftigkeit* der *Bewegungen* maßgebend ist, da vermutlich vor allem durch Dehnung bzw. Anspannung der Muskeln Schmerz entstehe. Es gibt zahlreiche Menschen, die entweder gar nichts oder aber eine Fraktur oder Luxation, Neuritis, Poliomyelitis, Ischias, Spondylitis, Pleuritis, einen Plattfuß oder andere Adynamien hatten, und diese werden nun »chronisch«. Dieser chronisch gewordene Fall nun unterliegt dann für den Arzt unwillkürlich denselben pathogenetischen Vorstellungen wie die Primärerkrankung; und die Therapie als Kausaltherapie spiegelt diese Vorstellung wider. Man verordnet weiterlaufend Ähnliches wie bei der Primärerkrankung. Schmerz aber kann jetzt als das führende Symptom erscheinen. Ein klinisches Studium solcher Fälle hat uns nun aber ergeben, daß hier sich *etwas Einheitliches* herausschälen läßt. Diese »Myalgien« oder diese »Rheumatismen«, d.h. diese chronisch-sekundären Zustände, können eine insofern einheitliche Genese haben, als die *Gewohnheit gewordene unharmonische* Form der Innervation und des Muskelgleichgewichtes hier entscheidende Bedeutung hat. Die sekundäre Krankheit ist dann nicht die chronisch gewordene primäre, sondern ist eine *zweite Krankheit*, die nur an den primären Defekt anknüpft. Wesentlich ist bei ihr: der pathogenetische Grund liegt nicht in dem, was vorherging, sondern in dem, was kommen soll, aber nicht kommt, in dem Mißlingen der Anpassung an die geforderte neue Leistung. Wo ein irreparabler Defekt, etwa eine Parese mit Atrophie, eine Versteifung oder Deformierung vorliegt, erzwingt sie ja neue Innervationsbilder (Koordinationen), und wo diese nicht entstehen, bekommen wir das Symptom, die Chronizität. – Einen Hauptbeweis dieser Auffassung aber finden wir in den speziellen Befunden und in der Wirksamkeit der *heilgymnastischen* Therapie, insbesondere der Form der sog. Entspannungstherapie.

Die zwei wichtigen Punkte dieses Sachverhaltes sind also: 1. *Pathogenese in zwei Akten*, die aber wesensverschieden sind, nämlich zuerst ein gewebstraumatischer Prozeß, dann die Fixierung falscher, d.h. aufgabewidriger Motorik. 2. Die Verflechtung des passiven Schmerzphänomens überhaupt in die *aktive Motorik*, des sensorischen in den motorischen Bereich. Fragen wir nun, wo die Schmerzempfindlichkeit eintritt. Offenbar immer da, wo ein Muskelgebiet ausgezeichnete Bedeutung erlangt hat, sei es durch die Motivation psychologischer Art wie bei der Hysterie oder Neurose, sei es durch den Zwang zu einer Umformung des Innervationsbildes im Gefolge des stattgehabten Organprozesses. Der *Grund* nun solcher *Nichtanpassung* an die neue motorische Anforderung verhält sich zur prima causa völlig heterogen. Es läßt sich sicher nicht sagen, daß die abnorme Fixierung durchweg auf dem Wege der hysterischen oder neurotischen Symptombildung liegt. Es gibt in der Biographie eines Menschen doch so viele Möglichkeiten, zum Versagen zu gelangen. Die *Entmutigung* kann aus vielen Windrichtungen kommen, aber *immer* ist sie auch ein *Akt des Subjektes*. Der Bewegungsapparat aber ist hier das *große Ausdrucksorgan* und der Schauplatz des Nichtvollzugs neu geforderter Leistung, aber eben darum der Verewigung nicht wirklichkeitsgerechter motorischer Haltungen, Spannungen und Erschlaffungen. Es handelt sich also um ein persönliches Verhalten in der Wiederherstellungsphase, und es ist dies nun genau der Punkt, wo auch alle die Zusammenhänge einsetzen, die wir früher aus dem Neurosenstudium, dann aus sozialpolitischem Interesse kennenlernten, die aber hier in viel allgemeinerem pathogenetischem Sinne anzuwenden notwendig wird.

Wenn dies Allgemeine mit dem Worte Disharmonie bezeichnet wird, so mag man darin eine pathophysiologische Präzision vermissen. Aber das Wesen des Sachverhaltes ist in diesen Fällen gerade dies: der anatomische und physiologische Befund allein erklärt die Pathogenese, die Beschwerden nicht. Von diesem ebenfalls unpräzisen Gesichtspunkt macht jeder von uns täglich Gebrauch, ohne sich darum anzuklagen. Es ist ein Verdienst des schwedischen Klinikers LINDSTEDT (1929), diesen Sachverhalt herausgearbeitet zu haben, und es war die Erfahrung der Heilgymnastik, welche uns, vertreten durch unsere Heidelberger Mitarbeiterin GERTRUD SCHÖNBORN, die Natur des motorischen Schmerzes näher brachte. Eine seiner Eigentümlichkeiten ist, daß er nicht dann auftritt, wenn die Bewegung einen festen Grenzwinkel des Gelenkes erreicht. Sondern er tritt bei stufenweise durchgeführter Dehnung nur in der Phase der Winkel*änderungen* auf, um – bis zur nächsten Änderung – sogleich wieder abzuklingen.

Die *Schmerzbedingung* ist also beim motorischen Schmerz gebunden an eine an sich *verschiebliche raumzeitliche Funktionsgestalt*, und der an sich verschiebliche *Entstehungsort* fällt zusammen mit dem Ort, welcher *ausgezeichnet ist durch die Anpassungsstörung*.

Der Schmerz kommt hier, pathogenetisch gesprochen, nicht von einer mechanischen Ursache – die sich schließlich immer hinzufindet –, sondern er ist der Abkömmling stattgehabter Ereignisse und der Ankläger versagender Anpassung. Er ist nicht die verlängerte Nachwirkung des organtraumatischen Reizes, sondern er meldet eine Fehlleitung in der Readaptation. Wir nennen dies eine Disharmonie oder Mißgestaltung von Funktionen um klarzustellen, daß der Schmerz genau an der Stelle entsteht, wo eine andere, die rechte Funktionsgestalt, stehen müßte. Er ist demnach das Äquivalent einer Nicht-Leistung: *weh tut das, was man zu tun unterläßt.* Vielleicht darf man das nicht als Schmerz*theorie* bezeichnen; man kann sich begnügen, unsere Annahme als *Äquivalenzannahme* zu bezeichnen, und wird sich zu bemühen haben, diese an den klinischen, psychologischen und physiologischen Tatsachen zu prüfen. Ich kann mir denken, daß der physiologisch Geschulte, der Abneigung gegen derartige Formulierungen empfindet, vor allem auf die Fälle hinweist, in denen Schmerz anscheinend eindeutig entsteht wie auf Stich oder Druck, wo er eindeutig verschwindet auf Leitungsunterbrechung. Aber das Experiment an der Peripherie bestimmt zu ausschließlich sein Denken. Immer will Schmerz nicht nur erregt, sondern auch zum Bewußtsein gebracht sein, und immer ist daran das Zentralorgan beteiligt. Es kann keine Schmerzlehre geben, welche sich mit dem der Peripherie entnommenen Leitungsprinzip begnügt.

Allgemein kann man die neuere *Pathophysiologie der Sinne* dahin charakterisieren: die Lokalisationslehre verliert an Boden, insoweit sie glaubte, Elementarfunktionen lokalisieren zu können. Und man hielt den Schmerz für eine solche Elementarfunktion. Was so genannt wurde, erwies sich aber als hochwertig differenzierte Leistung, die nicht eine einzelne Stelle, sondern die Tätigkeit großer Substanz- und Strukturmengen voraussetzt. Hier befinde ich mich in Übereinstimmung mit Achelis (1936), aber im Gegensatz zu Kleist (1934), dessen Syndromforschung ich nicht anfechten möchte, dessen Lokalisationslehren wir aber nicht folgen können. Wir finden nämlich, daß z. B. die *Dissoziationen* der Empfindungsstörungen und Leistungsausfälle, worauf er, ebenso wie übrigens Foerster (1936) u. a., die Lokalisationen gründet, nichts beweisen. Jene Rindenkarten ziehen nicht genügend in Betracht, daß eine Funktion auch ausfallen kann, weil im Zusammenwirken der Systeme bestimmte Funktionsformen nicht mehr zustande kommen. Die Befunde und Ideen insbesondere Heads (1916) hatten schon die Erkenntnis vorbereitet, daß im pathologischen Abbau es sich vor allem um Funktionsänderungen, nicht um Ausfälle handelt, und dies um so mehr, je höher zentral die Läsion sitzt. Das den peripheren Verhältnissen entnommene Funktionsschema ist daher auf das Gehirn und Rückenmark nicht anwendbar. Ein großer Teil der Schmerzen der Klinik gehört ferner dem *Gebiet der Hyperpathie* an, bei der also eine einfache Berührung oder breiter Druck bereits Schmerzen auslöst. Vermutlich gehört auch der oben behandelte motorische Schmerz dazu. Allein die Tatsache der unspezifischen Schmerzerregung entzieht der ursprünglichen Lehre von den »Schmerzbahnen« eines ihrer Hauptfundamente: die Adäquatheit des Reizes. Wir können übrigens auch schon beim Gesunden sehen, daß z.B. ein zwischen zwei räumlich distanten Stichen auf der Haut angebrachter Berührungsreiz als Schmerz empfunden wird. Auf der anderen Seite löscht ein hysterischer Zustand bekanntlich den Schmerz völlig aus. Der Schluß, daß also Schmerzentstehung und -verschwindung allgemein von zentraler Stimmung der Systeme abhängt, ist unausweichlich. Selbstverständlich sind einige Stellen, so die Haut, gewisse Stellen der Schleimhäute und serösen Häute, die spinalen Wurzeln, die Regio thalamica, vielleicht vermöge einer riesigen Anhäufung sensibler Systeme als algogene ausgezeichnet. Aber auch an der Haut spielt bekanntlich die Abhängigkeit der Schmerzentstehung von dem gleichzeitigen Zustand der taktilen Systeme eine bedeutende Rolle, wie Head (1916) erkannt hat. Auch die experimentelle Strychninhyperpathie ist unseres Erachtens ein Beweis gegen, nicht für die Auffassung, wonach nur der Ort und nicht die Form der Erregung über das Entstehen von Schmerz letzthin entscheidet.

Unsere Untersuchungen über den Funktionswandel im Abbau (1923) fordern als physiologisches Äquivalent eines Schmerzes demnach nicht nur die Erregung einer spezifischen Schmerzbahn, sondern die Existenz eines weitverzweigten Bedingungssystems für das Zustandekommen einer gewissen, noch nicht näher bekannten Funktionsform. Eine fruchtbare Entwicklung der Schmerzlehre wird nur dann möglich sein, wenn das lokale mit dem formalen Prinzip verbunden wird.

Richten wir an die *Klinik* also die Frage, was sie über dieses Bedingungssystem und diese eigentümliche Funktionsform auszusagen habe, so ist es gar nicht so sehr wenig. Ich möchte einige Schmerzkrankheiten am Kopf herausgreifen, dessen Organisationen in der Hauptsache 3 klinische Schmerzgruppen entstehen lassen: die Neuralgien, die Migräne und eine dritte, die man atypische oder sympathische zu nennen pflegt.

Die *Neuralgien*, an ihrer Spitze die Trigeminusneuralgie, daneben die Occipitalis-, Glossopharyngeus-,[2] Intermediusneuralgie und die Neuralgien im oberen Cervicalgebiet sind ja durch den relativ häufigen Vorläufer einer Zahnerkrankung, Tonsillitis, Herpes u. dgl. charakterisiert. Zur Typik gehört der exquisit rhythmische, der Anfallscharakter, die große Bedeutung äußerer Reize bei dessen Auslösung (Sprechen, Essen, thermische Reize usw.), die dem Anfall folgende Refraktärphase, die schlechte Beeinflußbarkeit durch Medikamente und Psychotherapie, die vergängliche Wirkung der chirurgischen Eingriffe am peripheren Nerven. Der Schmerz ist topographisch meist (aber nicht immer) eindeutig an die Region eines sensiblen Astes gebunden. Um so bemerkenswerter ist folgende Reihe von Phänomenen, deren Beobachtung uns vor allem das Material von KIRSCHNER (1936) erlaubte: 1. Es kommt vor, daß eine Neuralgie in V_2 aufhört, wenn V_3 durch die Operation vernichtet wurde. 2. Es kommt vor, daß nach Zerstörung des Ganglion Gasseri eine Randneuralgie in den angrenzenden Cervicalgebieten auftritt. 3. Es kommt vor, daß trotz praktisch erreichter Anästhesie nach Ganglionzerstörung die Neuralgie fortbesteht, und umgekehrt, daß sie bei minimaler Zerstörung aufhört. 4. Es gibt Fälle bei multipler Sklerose und Syringomyelie, bei denen periphere Eingriffe helfen[3]. Derartige Neuralgien können spontan aufhören, wenn der zentrale Prozeß schwere Sensibilitätsausfälle zu machen beginnt. Ähnliches scheint bei tabischen Schmerzen vorzukommen. 5. Dies alles und die Tatsache des wochen- und monatelangen Verschwindens und dann Wiederauflebens der Neuralgie nach chirurgischer Behandlung legt unseres Erachtens die Ansicht am nächsten, daß diese in all diesen Fällen nicht vermöge der Beseitigung einer irritativen Noxe, sondern als Funktionsshock, als mehr oder weniger ausgedehnte *Umstimmung* im Wortsinne der Sinnesphysiologie gewirkt hat. Das sensible

2 Der ziemlich seltenen Glossopharyngeusneuralgie dürften wegen ihres quälenden Charakters und der Ähnlichkeit mancher ihrer Symptome die relativ häufigeren Glossopharyngeusparästhesien anzugliedern sein.

3 Neue Beispiele bei HARRIS (1936).

Schmerzsystem muß als im höchsten Maße umstimmungsfähig beurteilt werden, und überdies als eine große Systemeinheit, sagen wir als ein physiologisches Syncytium – nur unter dieser Annahme werden alle vorhin aufgezählten Irradiationen usw. überhaupt verständlich. Wir erlangen damit Anschluß an die Beobachtungen von H. HEAD (1916), ALAJOUANINE (1933) u. a., welche sich mit dem verwandten Begriff der Reflexneuralgie geholfen und damit ebenfalls die reine Irritationslehre aufgegeben haben.

Eine solche Einheit der Schmerzorganisation tritt nun in anderer und noch interessanterer Weise bei der II. Gruppe, der *Migräne des Kopfes*, in Erscheinung. Unsere Erfahrung kann sich hier besonders an jene schon alten Beobachtungen anschließen, welche zu Ausdrücken wie ophthalmische, abdominelle, kardiale, vestibuläre, epileptische Migräne geführt haben, also das, was CHARCOT (1890) in seiner prägnanten Sprache Migraine accompagnée genannt hat. Ein Beispiel: Jemand hat als Kind Flimmerskotome mit regelmäßig folgender Migräne und Erbrechen. Später löst sich diese Koppelung, die Migräne tritt selbständig auf, das Flimmerskotom ebenfalls, also ohne Migräne; das Brechen fällt überhaupt weg. Anderer Fall: Jemand leidet an Migräne; später verschwindet diese, aber es entstehen tachykardische Anfälle. Oder: jemand leidet an abdominalen Schmerzkrisen; als sie verschwinden, kommen tachykardische Anfälle. Die *Dissoziation* und die *Verschiebung* dieser episodischen Krisen, womit die eine Form als *Stellvertreter*, als Äquivalent der anderen erscheint, ist eine sehr verbreitete Erscheinung, und sie umfaßt auch vestibuläre, stenokardische, epileptische Äußerungen. Zahlreiche schöne Belege wurden erst kürzlich aus der Migräneklinik in New York wieder mitgeteilt (RILEY et al. 1935). Wir gehen aber über deren Ergebnisse hinaus, wenn wir in *Verschiebung* und *Stellvertretung* noch mehr sehen. Denn die unter unseren Fällen, welche psychologisch sehr genau beobachtet werden konnten, haben uns gelehrt, daß an der psychologischen Einbettung und der biographischen Bedeutung des *wann*, des *wo* und des *wie* der Anfallkrisen kein Zweifel erlaubt ist, und ich bestreite ganz entschieden die Behauptung von der psychologischen oder biographischen Sinnlosigkeit der Anfälle.

Eine begründende Darlegung aus der Analyse solcher Fälle kommt in diesem Referat nicht in Frage, sondern nur zwei Anmerkungen zu ihnen. Die eine betrifft die organische Seite, die andere die psychologische. Es ist selbstverständlich kein Widerspruch, daß die Migräne hervorragende psychologische Ausdrucksbedeutung hat und gleichzeitig materielle Anlässe aller Art den Anfall auslösen. Es wird verschiedenen unter Ihnen bekannt sein, daß die als Kater bezeichnete Form der Migräne nach einem glücklich verlebten Feste fehlen, nach einem unfreiwillig und verlogen erlebten aber stürmisch auftreten kann.

Interessant sind andererseits die Fälle, in denen 20 oder 30 Jahre lang Migräne bestand, bis hinter dem Schleier nun gehäufter Anfälle die ersten Symptome eines Hämangioms der Falx oder einer Cyste des 3. Ventrikels vortraten. Es wird künftig notwendig sein, Art und Ort des Kopfschmerzes bei Hirntumor und Liquorstauung viel systematischer zu beobachten, zumal Fälle von erstaunlich treffender Lokalisation durch den Kranken selbst vorkommen. Die *Erblichkeit* der Migräne, die in 3 von 4 Fällen von der Mutter stammt, die *allergische* Konstitution, die, ebenso wie die Beziehung zum Bronchialasthma, bisher wenig klar liegt, ihr Vorkommen bei Paralyse, Encephalitis, Lues, Arteriosklerose, Insulten, die alle Erwecker der Anfälle sein können – dies alles zwingt uns zu schließen, daß eine einseitige Theorie hier nicht in Frage kommt, sondern ein *Gesetz der Konvergenz* vieler Momente zu einem einfachen Ergebnis die mannigfachen Erscheinungen beherrscht. Nur so ist verständlich, daß Pituitrin, Ephedrin, Ergotamin so entgegengesetzt und von Fall zu Fall verschieden beurteilt werden mußten.

Während für die Trigeminusneuralgie die chirurgische Therapie heute den unbestrittenen Vorsprung hat und für die Migräne nur der Internist, Neurologe und Psychotherapeut unbestritten zuständig ist, befinden wir uns bei der Masse der »atypischen« Fälle, die dann oft auch durch das Syndrom auf den *Sympathicus* hinweisen, und bei den Visceralgien auf dem Felde, um welches gekämpft wird. Nach meiner Ansicht hat sich die Sympathicuschirurgie hier viel zu weit vorgeschoben. Ich finde es sehr verdienstlich, daß FRAZIER (1928) mitteilte, daß von seinen 13 mit Sympathicusoperationen behandelten Fällen *einer* geheilt wurde, nämlich durch die Christian-Science. Der Leidensweg der Therapie und der Kranken hängt auch mit der großen Unsicherheit der Indikationen, diese mit der Unsicherheit der Deutung der Syndrome, der kranken Persönlichkeit zusammen. Dieses höchst widerspruchsvolle und spröde Gebiet verträgt allgemeine Aussagen heute nicht; wir können unseres Erachtens höchstens kasuistisch diskutieren. Schon die

Art, wie der Chirurg sein Material *beurteilt* und *mitteilt*, ist sehr verschieden von der des Internisten, der dazu Psychologe ist.
Ich möchte daher einige Worte sagen über die *psychologisch* betonte Therapie von Neuralgien. Ein Mann wie DÉJERINE (1977) beurteilte sie als sondergestellt und besonders ungünstig; ADLER (1910) beging den Fehler, die Heilbarkeit der Trigeminusneuralgie durch Psychotherapie zu verkünden. Wir haben uns überzeugt, daß die Zahl der psychologisch angehbaren Neuralgien sehr groß ist; grundsätzlich ist ihre Heilbarkeit nicht kleiner als die der hysterischen Analgesie. Der Erfolgsbereich reicht von hysterischen Syndromen bis weit hinein in die ganz unneurotischen atypischen Neuralgien, und er endet hier erst bei Fällen, die man mit MINGAZZINI u. a. (1899) als Schmerzpsychosen bezeichnen muß. Nach manchen Zweifeln glaube ich des klinischen Beweises jetzt ganz sicher zu sein: es gibt genug Fälle, die nach langer chirurgischer Odysseusfahrt durch einen überlegenen Einsatz der Hilfsmittel der Psychotherapie zur Heilung gebracht werden.
Da unser Problem hier wieder einmündet in den ersten, den psychophysischen Ansatz, soll wenigstens eine Bemerkung zur Frage der sog. Psychogenie gestattet sein. Der Schmerz ist zwar nach unserer Auffassung eine Funktion eines unbekannt großen nervösen Systems – nicht Wirkung eines erregten Elementes. Er ist verschieblich, er ist vertretbar, er selbst vertritt eine Krise im System. Aber er bleibt dabei immer noch organisch gebunden – daran zu zweifeln ist kein einziger Grund. Und ebenso fehlt jeder triftige Grund, sich das physiologische Substrat bei sog. psychogenen Schmerzen grundsätzlich anders vorzustellen als bei sog. organisch bedingten. Nur wer an der Vorstellung lokal umschriebener Erregung festhält, müßte eine solche Zweiteilung vornehmen. Er wird von der Faszination: »irgendwo muß doch die Noxe sitzen«, leicht verführt, das Heil in immer tiefer greifender chirurgischer, aber erfolgloser Prozedur zu suchen. Denn was bei der echten Trigeminusneuralgie gilt – die Erfaßbarkeit am Ganglion – das gilt bei der Herpes-Neuralgie, bei den sog. Sympathicusschmerzen, bei Schmerzneurosen eben nicht. Vieles spricht nun dafür, daß der Unterschied weniger an dem mehr peripheren oder mehr zentralen *Sitz* der Noxe, sondern an dem Weg der *Pathogenese* und an der *Art* der ursprünglich gestörten *Leistung* liegt. Schmerz kann entstehen sowohl, wenn ein Kopfarbeiter an seiner intellektuellen Aufgabe verzagen muß, wie wenn das primitive

Leben der Gewebe durch Entzündung oder Zirkulationsstockung gestört ist. Psychophysisch ist die eine wie die andere Leistung gebaut, periphere und zentrale Funktionen müssen immer zusammenwirken; aber der Weg, auf dem es zum Schmerz kam, ist je nach der gestörten Leistung sehr verschieden. Dazu stimmt gut die große phänomenale Verschiedenheit der Schmerzen, von denen HAHNEMANN (1810) 72 Arten unterscheiden wollte.

Trotzdem genügt diese Mannigfaltigkeit nicht zu sicheren Schlüssen auf die zugrundeliegende Pathogenese. Die Klage »Kopfweh« kann Myopie, menschlichen Konflikt oder Hirntumor bedeuten. Diese Vieldeutigkeit sagt, der Schmerz sei mehr ein Signal als ein Symbol, mehr eine undeutliche Aktion als eine deutliche Wahrnehmung. Wir haben beim Studium der Schmerzkranken wenig davon gesehen, daß uns durch psychologische Einsichten der Sinn des Schmerzes *als solcher* immer deutlicher würde. Gerade umgekehrt aber haben wir durch ein Schmerzphänomen recht oft erfahren, daß in dem psychischen Zusammenhang eine Lücke, eine Fehlentwicklung, ein verborgenes Versagen vorliegen müsse, und dieses haben wir dann später gefunden[4]. Der Begriff der Psychogenie wird hier in seiner ganzen Unklarheit sichtbar: eine Körperfunktion soll psychisch bedingt sein und steht doch genau an der Stelle, wo das psychisch Sinnvolle in das Sinnlose umschlägt. Es ist daher angemessener, nicht von einem Sinn der Schmerzen zu reden, sondern dem Auftrag nachzugehen, den dieser König der Unlust uns stellt.

Wenn hier der Schmerz in gewissem Gegensatz zur älteren Sinnesphysiologie vor allem als von innen nach außen vorbrechender Akt gefaßt und sowohl in seiner Beziehung zur Motorik wie als Geschehnis in einem ganzen System dargestellt wurde, so ist damit auch eine Forschungsaufgabe gestellt, deren Lösung noch weit entfernt ist. Man wird die Pathologie der Schmerzen nicht nur nach den vermuteten Schmerzbahnen, sondern am Leitfaden der Pathogenese verschiedenster Leistungskreise zu studieren haben. Vom Sinn des Schmerzes aber kann wohl nur ad personam gesprochen werden. Eine allgemeine Sinnlehre vom Schmerz gibt es nicht. Nur wer ihn hat, kann wissen, was er ihm erschlossen, was er vernichtet hat. Wer vor unbekämpfbaren Schmerzen steht, weiß das eigentlich.

4 Vgl. die von HAUERT (1935) auf dieser Tagung mitgeteilten Fälle.

Man muß wohl feststellen, daß eine ganz hervorragende Entdekkung auf dem Gebiet der Schmerzbekämpfung, etwa von der Art der Lokalanästhesie, heute nicht mitzuteilen war. Uns fehlt ohne Zweifel, trotz des Morphins, das hochspezifische Mittel gegen Schmerz als solchen, und es bleibt ein Geheimnis der Natur, ob sie diesen unseren Wunsch überhaupt erfüllen kann und darf. Wir werden unseren Geist trotzdem nicht nachlassend anstrengen und ihn durch Intellekt, Chirurgie, Chemie und Psychologie hindurch zur Wirkung bringen. Wie man diesen *Geist* als Widersacher der *Seele* hat verklagen können, verstehe ich nicht und will ich vielleicht nicht verstehen. Im Kampf gegen die Schmerzen ist *er*, meine ich, *ihr* Freund.

Die Tätigkeit des Zentralnervensystems

Unsere Aufgabe wird zunächst darin bestehen zu erfahren, welche Bedeutung den einzelnen materiellen Teilen oder Regionen von Gehirn und Rückenmark zukommt, diese also als eine Anhäufung von Organen zu verstehen. Es wird ferner zu untersuchen sein, was wir über die Tätigkeitsweise solcher Organe allgemein sagen können. Die Aufgabe geht also von der Frage nach Substanz und Ort, aber auch nach Funktion und Erfolg aus. Was wir so gegenüberstellen, sind viel eher zwei methodische Prinzipien als zwei in der Natur gegebene Verschiedenheiten des Gegenstandes selbst. Lokalisationsprinzip und Leistungsprinzip waren geschichtlich nur zwei Methoden, welche *einen* Gegenstand von verschiedenen Seiten beleuchten konnten. Wo man etwas zu lokalisieren unternahm, da suchte man ja auch schon etwas wie eine Leistung abzugrenzen. Die Entwicklung dieser Forschung lehrt dann, wie unzulänglich diese ersten Abgrenzungsversuche ausfielen. Es geht darum, in mühsamer Arbeit zu ermitteln, welche Leistungen denn überhaupt existieren und an welchen Orten und auf welche Weise sie eigentlich zustande kommen. Die künftige Gehirnphysiologie muß daher eine Leistungslehre sein. Hier soll nun, ausgehend von den wichtigsten der herkömmlichen, aber vielfach zu überwindenden Begriffen der Neuropathologie und -physiologie, gezeigt werden, was man unter *Leistung* zu verstehen hat.

Daß die Teile des Zentralnervensystems ungleichartig gebaut und ungleichartig tätig sind, ist heute völlig gewiß. Eine weitgehende Gleichartigkeit gilt nur im Sinne der Symmetrie: die linke und die rechte Hälfte sind gleichartig. Aber die sog. Überwertigkeit der *linken* Hemisphäre für alles, was die Sprache, die Schrift und die Sonderleistung der rechten Hand des Rechtshänders angeht, durchbricht auch diese strenge Regel der Symmetrie und bedeutet eine Differenzierung. So darf man sagen: Gehirn und Rückenmark sind eine Verbindung von vielen einzelnen Organen. Stellt man nun die Frage, welche Leistungen diesen Einzelorganen zugeschrieben werden müssen, so hat man die sog. Lokalisationsfrage gestellt. Der eigentliche Sinn der Lokalisation wird nur klar, wenn man sich die klinischen und experimentellen Beobachtungen vorhält, und zwar sind drei Gruppen hier zu nennen, nämlich die sog. *Reiz*erscheinungen, die sog. *Ausfalls*erscheinungen und die Tat-

sachen des Funktions- und Leistungs*wandels*. Mit elektrischen Reizen kann man von der Hirnrinde bis zum peripheren Nerven an zahlreichen bestimmten Stellen bestimmte Bewegungen und bestimmte Empfindungen auslösen. Durch Zerstörung bestimmter Partien kann man Lähmungen bestimmter Muskeln, Unerregbarkeit bestimmter Sinnesfelder bewirken. Durch ebensolche Defekte kann man aber auch bewirkt sehen, daß Leistungen motorischer oder sensorischer Art anders als zuvor ablaufen; dies nannten wir »Wandel«. Es würde eine große Vereinfachung der Lokalisation bedeuten, wenn alle diese Tatsachen in dem Sinne eindeutig wären, daß es jeweils dieselben Funktionen oder Leistungen sind, welche bei der Reizung einer gewissen Stelle stattfinden, bei ihrer Zerstörung ausfallen und bei ihrer bloßen Schädigung sich wandeln. Leider ist eine solche Einhelligkeit nur in beschränktem Umfange festzustellen, und es müssen daher auch die Schwierigkeiten und die Abweichungen von diesem Wunschbilde der älteren Physiologie des Zentralnervensystems betrachtet werden.
Wenn man sich die Vorstellung zu eigen macht, daß das Zentralnervensystem dem übrigen Körper übergeordnet ist wie eine Führungszentrale einem Erfolgsorgan, so hat man bestenfalls nur die eine Seite seiner Tätigkeit erfaßt; denn ebenso ist ja das Zentralnervensystem Empfangsstätte für alle Sinnesfunktionen (vielleicht auch für »Blutreize«, d. h. aus dem humoralen Strom ihm zukommende Einflüsse), und in diesen Fällen wäre es also ein untergeordnetes Organ. Wer sich vorstellt, daß Bewußtseinserscheinungen ein »Erfolg« der Gehirntätigkeit sind, muß darin noch eine dritte Bedeutung, die eines Eigenlebens des Organs anerkennen. Motorische, receptorische und psychische Leistungen sind jedenfalls normalerweise nur in irgendeiner wesentlichen Verbindung mit dem Zentralnervensystem möglich, wenn auch gewisse vegetative Ganglien außerhalb des cerebrospinalen Raumes zu beträchtlicher Unabhängigkeit gelangen können. Aber gerade für die vegetativen Bereiche des Kreislaufes, des Stoffwechsels, der Wärmeregulation, der Sekretionen, Exkretionen und Inkretionen, des Wachstums hat sich ergeben, daß sie nichts weniger als »autonom« sind, sondern ebenfalls in enger Verbindung mit zentralnervöser Tätigkeit stehen. Aus alledem ergibt sich eine so vielfache Verflechtung und eine so gegensätzliche Richtung der zentralnervösen Beziehungen zum übrigen Organismus, daß wir eine überaus reiche Gliederung und daher eine breite Anwendbarkeit des Lokalisationsprinzips

erwarten können. Irgendwo müssen ja schon die von der Körperperipherie kommenden, die zu ihr gehenden Verbindungen ins Zentralnervensystem eintreten, irgendwo in ihm weiterlaufen und enden. Es kann daher nicht ausbleiben, daß wir so etwas wie eine systematische Fortsetzung der Körpergliederung ins Zentralnervensystem hinein finden müssen: die *somatotopische Gliederung* oder die sog. *Projektionen* der Peripherie im Zentralorgan. Das bemerkenswerte ist aber, daß wir diese Gliederung und Projektion bis herauf zur Hirnrinde in teilweise recht differenzierter Weise antreffen. Offenbar ist dies auch der Tatsache zu verdanken, daß gewisse überaus lange Bahnen die Strecke zwischen Cortex und Rückenmark mit wenigen oder gar keinen Unterbrechungen durchlaufen. Dabei sind zur allgemeinsten Orientierung besonders drei Ordnungen festzuhalten: 1. Die Verbindungen zwischen Großhirn und Körperregionen laufen zum größten Teil gekreuzt, ein kleiner Teil auch ungekreuzt, 2. die zwischen Kleinhirn und Körperregion überwiegend ungekreuzt, 3. die motorischen Organisationen liegen überwiegend frontal und ventral, die sensorischen vorzugsweise occipital und dorsal im Gehirn bzw. Rückenmark, 4. die caudalen Projektionsfelder der Körperteile liegen oben medial und parietal, die oralen unten und mehr temporal auf der Rinde der Zentralgegend, 5. die optischen Bahnen erreichen die Rinde hälftig gekreuzt und ungekreuzt (s. Chiasmakreuzung). – Die Reizung oder Unterbrechung der langen Bahnen hat offenbar ziemlich ähnliche Folgen, gleichviel an welcher Stelle ihres Verlaufs der Eingriff erfolgt. Von einer wirklichen Gleichheit des Effektes kann freilich keine Rede sein. Außerdem zeigen verschiedene Tatsachen, daß für den Eintritt einer pathologischen Störung nicht nur der Ort, sondern die Menge der zerstörten Substanz von Bedeutung ist. So ist z. B. der Differenzierungsgrad der somatotopischen Gliederung im Verlauf der Pyramiden- oder der Hinterstrangbahnen, noch keineswegs klargestellt, und wir haben es, wie später zu erörtern ist, neben dem Lokalisationsprinzip auch mit einem alokalisatorischen Prinzip zu tun. Am weitesten gelingt der Nachweis somatotopischer Projektion in der motorischen Region der vorderen Zentralwindung (FRITSCH und HITZIG 1870, 1874, FERRIER 1876); gut begründet ist sie bei der Projektion der Netzhaut in der Sehregion der Calcarina (HENSCHEN 1923), unvollkommen ist noch ihr Nachweis für die Sensibilität der Haut (hintere Zentralwindung), nur zweifelhaft ist sie für die Hörsphäre

(Heschlsche Windung) und unbekannt für die olfaktorische Region; eine somatotopische Gliederung im groben ist für die motorischen Zentralganglien (Striatum) erweisbar, wie sie auch für das Kleinhirn uns sehr summarisch zu gelten scheint. Eine richtige Einschätzung des Lokalisationsprinzips gewinnen wir nur, wenn wir beachten, daß es auf der Hirnrinde nur ein sehr kleiner Bruchteil dieses gewaltigen Gebildes ist, welcher einer somatotopischen Hochdifferenzierung unterworfen ist. Es sind eben eigentlich nur die Stellen mit unmittelbaren Verbindungen zur Peripherie, welche so differenziert erscheinen, und das eigentlich Bezeichnende für die Zentralapparate ist gerade das Fehlen der projektiven, das Herrschen der verbindenden und verflechtenden Funktion. – Bisher sprachen wir nur davon, daß »irgendeine« Beziehung zwischen Struktur und Funktion bestehe.

Welche Funktionen oder Leistungen der Peripherie sind es nun aber, von denen man eine zentrale Lokalisation aussagen darf? Diese Frage geht weit hinaus über die Feststellung der somatotopischen Gliederung und der Projektion; sie enthält eigentlich das Problem der sog. Zentren. Man spricht von Zentren »für« Tonus, »für« Blutdruckregulierung, »für« die Hand, »für« die Sprache, »für« die Atmung usw. Dieser *Begriff der Zentren* hat sich historisch sehr unbestimmt entwickelt, und es verbergen sich hinter ihm recht verschiedene Dinge, die wir auseinanderzuhalten haben.

1. Die Gruppen von Ganglienzellen, deren Fortsätze (Neuriten) die Muskeln innervieren oder bestimmte sensible Endorgane tragen, gewöhnlich als *Kerne* bezeichnet, können als Zentren unterster Ordnung aufgefaßt werden. Es wären logisch auch die Nervenzellen der Retina, der Spinalganglien, der sympathischen Geflechte ihnen zuzuzählen, da sie zwar außerhalb des sog. Zentralnervensystems liegen, aber ähnliche Aufgaben haben. Eine motorische Vorderhornzelle kann über 150 einzelne Muskelfasern versorgen; andererseits werden die einzelnen Skeletmuskeln gewöhnlich von mehreren Kerngruppen bzw. Spinalsegmenten versorgt. Schon hier liegen also komplexe Verhältnisse vor, welche ein Zusammenarbeiten vieler Zellen voraussetzen (s. u.).

2. Die Tatsache, daß auf bestimmte Sinnesreize regelmäßig bestimmte motorische Effekte eintreten und daß diese sog. Reflexe an ganz bestimmte Stellen des Zentralorgans, z. B. spinale oder Oblongata-Kerne gebunden sind, begründete den Begriff des *Re-*

flexzentrums. Allgemein ist dieses Zentrum aber nur eine Conditio sine qua non neben mehreren anderen Bedingungen für das Zustandekommen des Reflexes.

3. Die große Fülle von experimentellen und klinischen Beobachtungen, wonach die Zerstörung oder die Reizung einer bestimmten Stelle der zentralen Substanz irgendein physiologisches Phänomen hervorrief, war und ist zunächst gar nicht anders zu bewältigen als dadurch, daß man jener Stelle den Namen gibt, welchen diese physiologische Funktion trägt. Wir nennen z. B.: Zuckerspiegel, Grundumsatz, Wasserausscheidung, Salzausscheidung, Sekretion von Schweiß, Hormonen, Speichel, Verdauungssäften, Körpertemperatur, Herzfrequenz, Tiefe und Frequenz von Inspiration, Exspiration, Vasomotorik; koordinierte oder unkoordinierte Bewegungen kleiner oder großer Teile der Skeletmuskulatur, Lähmungen, Empfindungen der Sinne, Gleichgewichtsleistungen, Schlaf u. v. a. Hierher zählen auch die Erscheinungen von seiten der Projektionsfelder der Rinde (s. o.). Dieselbe vorläufige und nur benennende Ausdrucksweise sehen wir z. B., wo klinische Symptome wie Krämpfe, Zuckungen, Blicklähmungen bei bestimmt lokalisierten Herden gesehen werden. Auf diese Weise entstanden dann Worte wie Zuckerzentrum, Wärmezentrum, Atemzentrum, Schlafzentrum, Krampfzentrum, Tonuszentrum. All dies sind lediglich Abkürzungen oder Notbehelfe für experimentelle oder pathologische Tatsachen, bei denen zunächst ganz unbekannt bleibt, *welcher* Art die Beziehung denn nun eigentlich zwischen dem Locus und der betreffenden, wie man sieht, ebenfalls nicht immer ganz klar definierten peripheren Funktion ist. Auch sind diese Funktionen so wesensverschieden wie möglich, und eine Übertragung des am Nerv-Muskelpräparat gewonnenen Erregungsbegriffs ist bei den meisten von ihnen von vornherein nichts als eine unbewiesene Hypothese.

4. Als letzte Gruppe heben wir die Zustände heraus, bei welchen nicht wie bisher eine physiologische Funktion, sondern eine *geistige oder seelische Eigenschaft* oder *Leistung* regelmäßig gestört erscheint, wenn bestimmte Partien lädiert sind. Wir meinen z. B. das Sprechen, Schreiben, zweckvolle Handeln, erkennende Wahrnehmen mit Augen oder Ohr, das Träumen, die Phantasie, das Temperament. Der Ausdruck Sprachzentrum ist heute zwar meist verlassen, weil es sich hier nicht um eine greifbare physiologische Funktion handelt. Aber er hatte den Wert, an die große grundsätz-

liche Bedeutung der Entdeckung der Aphasieherde für jede Gehirnforschung immer wieder zu mahnen.
5. Wir werden der Lokalisationsfrage nicht gerecht, wenn wir sie mit der der sog. Zentren gleichsetzen. Die großen Partien des Stirn-, Schläfen-, Scheitel- und Hinterhaupthirnes, die man früher stumme Regionen nannte, um zu sagen, daß sie dem Lokalisationsprinzip nicht zugänglich seien, sind ebenfalls durchaus ungleichwertig. Auch Balken, Kleinhirn, Marklager, Zentralganglien können hier genannt werden. Die lokale Differenzierung für diese Teile zu ermitteln, ist besonders mühsam und noch wenig gelungen; es sind vor allem gewisse *Syndrome*, d. h. ein Zusammenvorkommen von klinischen Zeichen verschiedenster Art, welche die Erfahrung allmählich kennenlehrte. Meist handelt es sich dabei um gewisse, nur durch psychologische Untersuchung ermittelbare Veränderungen, die zusammen mit organischen Leistungsstörungen auftreten, von denen ein Teil dann einfach auf der bloßen Nachbarschaft, etwa der Zentralwindung, der Sehbahn und dgl. beruht, die dann mitbetroffen ist und deren Lokalisation einfacher ist. Der Ausdruck Zentrum ist hier seltener gebraucht worden; aber die Phrenologie von GALL bleibt denkwürdig, weil sie eine berechtigte Forderung enthielt, dem Prinzip der Lokalisation im ganzen Zentralnervensystem Rechnung zu tragen.
Die Aufgabe, am Krankenbett den Sitz eines Tumors, den Umfang einer Verletzung, den Ort eines Gefäßherdes, eines Abszesses festzustellen, gründet sich demnach auf mehrere Prinzipien der zentralnervösen Organisation.

A. Funktionen

Wäre die Forschung ausschließlich von der Tätigkeit des Zentralnervensystems ausgegangen, so hätte sie kaum auf den Gedanken kommen können, daß es ein aus Erregungsleitern zusammengesetzter Apparat sei. Diese Vorstellung stammt vielmehr aus dem Studium der peripheren Nerven; sie ist vor allem am Nerv-Muskelpräparat entwickelt und auf die Zentralorgane übertragen worden, wo sie dann als *Leitungsprinzip* (v. KRIES 1923) verwendet wurde. So wenig aber die Tätigkeit der Zentralorgane ohne die peripheren Systeme verständlich ist, so wenig die periphere Funktion ohne die zentrale. Die gewaltige Mannigfaltigkeit der nervös beherrschten Bewegungen ist nur vom zentralen Organ her möglich, aber die genau abgegrenzte Erregung des einzelnen Muskels nur von der spezifisch isolierten Erregung durch die peripheren Nerven. Das einfachste Schema, welches dieser doppelten Verankerung des Geschehens in der nervösen Struktur gerecht zu werden suchte, ist der Begriff des *Reflexes*. Er ist der eigentlichste Vertreter aller derjenigen Ideen, welche der nervösen Substanz eine *einfache Funktion* als ihr Attribut zuerkennen möchten. In ihm ist Leitungsprinzip und Mannigfaltigkeitsprinzip vereinigt. Der Reflex sollte ebensowohl fähig sein, die bestimmte und eindeutige Ordnung oder Gesetzmäßigkeit der Reaktionen darzustellen, wie er auch als ein Element oder Baustein verwertbar sein sollte, aus welchem sich komplexe und mannigfaltige Variationen – die sog. Koordinationen – sollten aufbauen lassen. Damit fügte er sich zugleich jener ganz umfassenden Form der Wissenschaften ein, welche Erscheinungen als Resultat elementarer Kräfte und Teile verstehen möchte: der analytischen Wissenschaftsform. Wir wissen aber jetzt, daß er diesen Dienst eines Elementes nicht leisten konnte. Treten wir in eine Betrachtung der Erscheinungen selbst ein, so fällt sie, wollen wir nicht auf alle Anknüpfung an geschichtlich gewordene Theorie verzichten, unvermeidlich als eine Kritik der Reflextheorie aus. Gerade auf diesem Wege gelangen wir aber am besten auch zu neuen und anderen Vorstellungen. Beruht doch ein Hauptteil der neurologischen Diagnostik darauf, daß Reflexe gesteigert, abgeschwächt oder verschwunden sind, daß ihre Erregbarkeit nach Intensität (Schwelle), Extensität (receptorisches Feld) und Qualität (Inadäquatheit) sich ändert, daß der Reflexerfolg eine andere Gestalt annimmt, daß normalerweise unbekannte Reflexe neu auftauchen. Die Pathologie selbst ist also das anschauliche Museum der Wandelbarkeit der Reflexe, die doch »Elemente« sein sollen. Nur ein kleiner Teil der Erscheinungen beruht auf der groben Zerstörung der eigentlichen Reflexbahn mit dem selbstverständlichen Erfolg des Reflexausfalls. Das Häufige und Interessante ist der Erweis, daß die Funktion des Reflexbogens im zentralen Abschnitt abhängig ist von suprareflektorischen Bedingungen, die hemmend, fördernd und wandelnd eingreifen. Diese Bedingungen sind aber selbst wieder recht verschiedener Art und so groß an Zahl, daß von vornherein der Gedanke auftaucht, diese sog. akzessorischen Bedingungen seien überhaupt das Wesentliche, der Reflex selbst aber sei nur eine bestimmte Abstraktion oder Abkürzung für eine ziemlich spezielle Verhaltungsweise, nämlich die, bei welcher eine relativ große Gesetzmäßigkeit oder Konstanz von Reizerfolgen eintritt – ein biologischer Fall, der für die Lebensvorgänge von ziemlich untergeordneter, ja sogar bedenklicher Bedeutung ist. Wir kommen darauf zurück. Wenn wir daher zunächst die allgemeine Pathologie der Reflexe kurz betrachten, so müssen wir im Auge behalten, daß alles hier Gesagte nicht sozusagen einem Eigenleben der Reflexe entstammt, sondern Ausdruck von außerhalb des Reflexbogens und im Zusammenhang des Ganzen wirksamer einschneidender Veränderungen ist. Ein gutes Beispiel ist die sog. Steigerung der Sehnen- (Eigen-) Reflexe bei Läsion der Pyramidenbahn, ihre Abschwächung bei Läsion des Kleinhirns oder (wie bei Chorea minor) gewissen anderen, extrapyramidal entstandenen Hypotonien. Weit entfernt vom Reflexbogen liegt die Störung. In solchen Fällen kann sich eine Änderung der Reizschwelle, der Latenzzeit, der Fähigkeit, wiederholte Reize zu summieren, des receptorischen Feldes, der Ablaufgeschwindigkeit der Reflexbewegung, ihres Aktionsstromes, der refraktären Phase, also vor allem des feineren zeitlichen Ablaufs einstellen. Meist handelt es sich um eine Verzögerung desselben. Man kann dies als Varianten des von der Physiologie als »Erregungsvorgang« ausgearbeiteten Geschehens auffassen, wobei sich die sog. Leitungsgeschwindigkeit im peripheren Nerven auch bei Kranken nicht zu ändern scheint, während der zentrale Vorgang erheblichen Umbildungen unterworfen ist.

Nicht immer hat derselbe Reiz den gleichen Reizerfolg, nicht immer geht derselben Reflexbewegung der gleiche Reiz voraus. Die Varianten des Reizerfolges können auf folgende Weise entstehen: 1. Es wird gleichzeitig ein anderer Reflex ausgelöst, der auf dieselbe Muskelgruppe wirkt: gleichzeitiger Beuge- und Streckreiz kann z. B. zu einem Kompromiß oder zu rhythmischer Bewegung führen (Sherrington 1905). 2. Das System wird von verschiedenen Ausgangsstellungen der Glieder aus gereizt: ein typischer Beugereiz bewirkt am gebeugten Bein unter Umständen Streckung, wie am gestreckten Bein der Streckreiz beugend wirken kann. Diese Änderung der Gliederlage wirkt offenbar auf den Zustand des Zentrums und wird dort als *Schaltung* bezeichnet. 3. Man kann durch fortgesetzte Übung oder Dressur, eventuell unter Benutzung starker Affekte (Hunger, Angst) eine neue Kuppelung eines Reizes und einer Reizbeantwortung stiften; man nennt dies dann nach Pawlow (1926) einen *bedingten* Reflex, ein Typus, der besonders an den vegetativen Organen vorkommen kann. 4. Der allgemeine Zustand des Nervensystems bei Schlaf, Ermüdung, schwerer Krankheit (z. B. Infektion) kann in noch nicht bekannter Weise die Reflexbereitschaft (Vigilanz, H. Head) (1920) herabsetzen oder auch erhöhen. 5. Schwere akute Erschütterung oder Zerstörung nervöser Substanz verändert die Reflexfunktionen benachbarter oder ferner Abschnitte. Regelmäßig ist die Wirkung am stärksten in der caudalen Richtung vom Herde aus. Während die erste Folge meist im Darniederliegen der Reflexe besteht, erfolgt bei dauernder Läsion in der zweiten Periode eine Neugestaltung mit veränderten Reflexen und motorischen Leistungen. Die Worte Schock und Restitution sollen diese zwei Stadien bezeichnen, drücken aber den biologischen Sinn und Reichtum der Vorgänge nur unvollkommen aus. Denn im Schock handelt es sich zweifellos um eine elektive Stillegung von Funktionsgebieten unter relativer Schonung der vital unentbehrlichsten, wie besonders der Atmung. Aber auch die Wiederkehr der Funktionen in der Restitutionsphase folgt gewissen Regeln; die Fremdreflexe (z. B. sog. Fluchtreflex) erscheinen früher als die Eigenreflexe (z. B. Patellarreflex), und die Funktionen nehmen bei Dauerläsion ganz bestimmte Formen an, wie z. B. der spastische Gang, der Automatismus der Blase und dgl. zeigen.

B. Leistungen

Wir haben uns beim Reflexprinzip daran halten dürfen, daß auf typische Reize typische Bewegungen regelmäßig eintreten. Aber die experimentelle und die pathologische Veränderlichkeit dieses Zusammenhanges lehrt die Abhängigkeiten des Reflexes kennen, als sei er gleichsam nur existent in Abhängigkeit von Bedingungen, mit denen er selbst kommt, geht und sich verändert. Einige, aber längst nicht alle Bedingungen, sind selbst Reflexe. Einige Bewegungsvariationen kann man daher als Varianten einer Reflexzusammensetzung zu verstehen suchen, aber längst nicht alle. Und der Fall der Schaltung, in dem der Reflex bei gleichem Reiz durch eine ganz andere Bewegung ersetzt wird, gehört bereits zu den Erscheinungen, die man strenggenommen nicht mehr als Reflexe bezeichnen kann. Hier handelt es sich nicht darum, daß die

Erregung durch das Zentrum hindurchläuft nach einem bestimmten Erfolgsorgan – wodurch also Reizart und Erfolgsorgan verbunden werden –, sondern es zeigen sich Funktionen, welche das Zentrum als ein nicht nur verbindendes, sondern Verbindungen schaffendes und lösendes, ein in fortwährender funktioneller Veränderung befindliches Organ erweisen. Diese Labilität oder Plastizität der zentralen Substanz ist es dann, welche ermöglicht, den außerordentlich wechselnden Umweltverhältnissen, in die freilebende Organismen geraten, Rechnung zu tragen. Während der Erfolg des Reflexes in der Erregung eines bestimmten Muskels besteht, kommen jetzt Tätigkeitsformen zur Erörterung, deren Erfolg in einer bestimmten Veränderung der *Umwelt* oder des *Verhältnisses zwischen Organismus und Umwelt* besteht, was etwa dasselbe bedeutet. Wir bezeichnen sie gerne im Gegensatz zu den bisher betrachteten Funktionen als *Leistungen* und verstehen darunter z. B. Aufrechtstehen, Gehen in einer Richtung, Heben einer Last, handwerkliche und künstlerische Verrichtungen usw.

Am leichtesten läßt sich diese Gruppe nervöser Tätigkeiten erläutern, wenn wir zuerst etwas auf die *räumliche* Seite der Sache eingehen. Es ist bekannt, daß wir imstande sind, auch bei Augenschluß einen bestimmten Ort der Umgebung, z. B. mit der rechten Fingerspitze, ziemlich sicher zu erreichen, ganz gleich, von welcher Stellung des Armes wir ausgehen. Ein in 30 cm vor mir auf dem Tische liegendes Objekt kann ich von links durch Abduktion, von rechts durch Adduktion, von meinem Körper her durch Strecken, auf meinen Körper zu durch Beugung erreichen usf. Diese Leistung kann also mit beinahe unbegrenzt vielen Kombinationen von Muskelinnervationen vollzogen werden. Diese Varianten sind nun nicht durch einen intellektuellen Eingriff »bewußter Faktoren« möglich, sondern sie sind durch ganz bestimmte, anatomisch-physiologisch angebbare, teilweise sogar lokalisierbare Funktion gewährleistet. Die Hinterstränge, das Kleinhirn sind z. B. wesentlich daran beteiligt und nicht zu entbehren, denn ihre Läsion stört diese Leistung. Das Organ verhält sich also so, daß die Ausgangsstellung des Gliedes bei der Ausführung der Bewegung verwertet wird (vgl. »Schaltung«), und je nach dem »Stellungsfaktor«, wie man (ursprünglich bei den Augenbewegungen) diese Verwertung nennt, erfolgt dann diejenige Innervation, welche das Glied zu jenem Orte im äußeren Raume führt. Solche Raumleistungen haben ohne allen Zweifel also eine anatomisch-physiologische Grundlage, deren Kenntnis freilich noch bruchstückhaft ist. Immerhin weist die sog. spinale, cerebellare und frontale Ataxie in bestimmter Richtung. Auch das raumsystematische Vorbeizeigen bei Kleinhirnläsionen, die Verwechslung von links und rechts bei Parietalläsion, die motorischen Störungen bei Vestibularisaffektionen u. a. lassen uns einiges vom Aufbau dieser anatomisch-physiologischen Grundlage erkennen. Wir können sie als eine gut abgrenzbare Gruppe von Funktionen unterscheiden, der bestimmte Eigentümlichkeiten zukommen und dürfen also von einer besonderen Funktionsschicht sprechen, die sich von der der Reflexe abhebt.

Die Wirkung des Stellungsfaktors ist eine in allen alltäglichen Verrichtungen so sichere, daß seine Bedeutung meist erkannt und beachtet wird, wenn diese Funktion einmal versagt, wenn wir uns also etwa vergreifen, stolpern, fallen, hängen bleiben und dgl. Dabei können dann zwei verschiedene Seiten dieser Funktion bemerkt werden. Es kann z. B. vorkommen, daß jemand in immer wiederkehrender Weise in einer Richtung vorbeizeigt, ganz gleich, ob der Zeigeversuch nach einem näheren oder entfernteren, mehr links oder rechts, höher oder tiefer liegenden Gegenstand ausgeführt wird (so im Falle des BÁRÁNYschen Symptoms). Wir dürfen hier annehmen, der Stellungsfaktor des Arms in bezug auf den eigenen Körper sei gestört. Wir sehen aber auch Fälle, wo ein Vorbeizeigen immer so erfolgt, als würden die Umweltsobjekte in ihrer Gesamtheit verlagert vorausgesetzt, und das Vorbeizeigen erfolgt also immer in einem bestimmten Raumwinkel von der Sagittalrichtung aus nach einer Seite, so etwa bei Augenmuskellähmungen oder bei Drehschwindel. Der Stellungsfaktor läßt sich also in zwei Bestandteile auflösen: das räumliche Verhältnis der Körperteile zueinander und das räumliche Verhältnis des Körpers zu den Objekten der Umwelt. Nur wenn diese beiden Teilfaktoren in der Innervationsgebung richtig wirken, kann eine Leistung zustande kommen. Wir müssen daraus schließen, daß erstens eine physiologische Organisation für die Verwertung der Stellungen der Körperteile untereinander vorliegt, und wir nennen diese im Anschluß an H. HEAD (1920) das *Körperschema*; zweitens muß eine physiologische Organisation für die Verwertung der Raumverhältnisse unserer Umwelt bzw. ihrer Gegenstände vorhanden sein, und ich schlage vor, diese als *Umweltschema* zu bezeichnen. Da sich sowohl die Körperstellungen wie die Umwelt fortwährend ändern können, müssen auch diese Schemata als höchst bewegliche Einrichtungen gedacht werden.

Das Prinzip des Schemas ist nun aber keineswegs beschränkt auf räumliche Leistungen. Es hat in gleicher Art Geltung für die Leistungen der *Kräfteverschiebung*, die einerseits mit jeder Bewegung der Glieder schon durch deren Schwere und Trägheit gegeben ist, andererseits aber mit der Bewegung von Massen in der Umwelt gefordert ist. Dies bedeutet doch gleichfalls, daß die Intensität der Innervation (und Denervation) jedes beteiligten Muskels jeweils dem Stellenwert in einem dynamischen Gleichgewicht entspreche. Soll z. B. ein Gewicht von 2 kg senkrecht gehoben werden, so muß zugleich das Gewicht des hebenden Armes mitgehoben werden. Soll diese Kraft von 2 kg dagegen in horizontaler Richtung, z. B. von links nach rechts, überwunden werden, so fällt für diese Leistung das zusätzliche Armgewicht weg. Wir können nun feststellen, daß das nervöse Organ diese Leistung, nämlich Verschiebung einer äußeren Kraft um eine bestimmte Strecke mit einer bestimmten Geschwindigkeit, in ganz gleicher Weise ausführt, obwohl die Intensität der Innervation in den beiden Fällen ganz verschieden ist. Ganz augenfällig ist diese Fähigkeit z. B., wenn wir sehen, wie jemand imstande ist, ein senkrecht aufgestelltes, gleichmäßig gebremstes Rad gegen seinen gleichgroßen Widerstand mit gleichmäßiger Geschwindigkeit zu drehen. Dies ist nur möglich, weil der Stellungsfaktor des Armes jederzeit bei der Innervation in bezug auf sein Eigengewicht »in Rechnung gestellt« ist: bei der Aufwärtsbewegung als zusätzliche, bei der Abwärtsbewegung als abzügliche Leistung (Tara).

Die vollständige Analyse dieser Fälle führt endlich auch noch auf den *Zeitfaktor*. Man beobachte den Geigenvirtuosen, der sowohl den Auf- und Abstrich des Bogens vollzieht wie auch, unabhängig davon, die Geige selbst bald nach oben, bald nach unten bewegt. Die Geschwindigkeiten und Längen des Bogenstriches werden also auf ein Instrument getragen, welches selbst nicht ruht, sondern bewegt wird. Soll nicht völlige Unordnung eintreten, so muß dem rechten Arme jederzeit auch noch jene zusätzliche oder abzügliche Geschwindigkeit erteilt werden, welche die Bewegungen des linken Armes der Geige erteilen, sonst würde der Rhythmus und die Dynamik des Spiels verzerrt. (Ähnliches sehen wir z. B. beim Greifen nach Gegenständen, die Eigenbewegung haben, wie Bälle, Tiere und dgl.) Allgemein aber läßt sich sagen, daß jede Leistung, die einen bestimmten dynamischen Erfolg hat wie Gehen, handwerkliche Arbeit, Spiel usf., ihren Erfolg nicht erreichen würde, wenn nicht in Beziehung auf Raum, Intensität und Zeit die Innervationen nach dem Prinzip des Schemas so transformierbar wären, wie wir es zu schildern hatten. Man kann ebensogut von einem Kraftschema und einem Zeitschema wie von einem Raumschema sprechen; eine eingehende Diskussion zeigt dann, daß die Trennung dieser drei Funktionen nur in der Abstraktion möglich ist. Die motorischen Störungen der Ataxie, der Dysmetrie, des Vorbeizeigens, der Apraxie, der Orientierung sind nun charakteristische Vertreter jener Gruppe der Leistungen, welchen nicht Reflextätigkeit, sondern Schematätigkeit zugrunde liegt. Die Störung des Leistungserfolgs ist so augenfällig wie möglich. Aber es hat bisher große Schwierigkeiten bereitet, eine genauere Vorstellung von der Tätigkeitsweise der Schemata zu erlangen.

Es scheint aber, daß hier wenigstens nicht nur ein vereinzeltes Gebiet vorliegt, sondern daß wir einen Zugang zu diesem so wichtigen Teil der Gehirnphysiologie noch auf einem zweiten Wege bekommen können, nämlich durch die Leistungen der *Sinne*, die wir als *Wahrnehmungen* bezeichnen. Dieses Gebiet ist von besonderem Interesse, weil man sagen darf, die Erforschung der Tätigkeiten der Sinne sei eine hervorragend erfolgreiche gewesen, obwohl ihr von der Seite der Anatomie des Zentralnervensystems verhältnismäßig wenig Hilfe zugekommen ist. Man mache sich klar, daß die wichtigsten Theorien, wie etwa die YOUNG-HELMHOLTZsche Farbentheorie, ohne die Neuronenlehre entwickelt werden konnten. Hier liegt das Beispiel einer »Physiologie ohne Anatomie« bereits vor und beweist, daß wir wichtige Funktionen abgrenzen können, ohne sie lokalisieren zu müssen. Trotzdem hat sich auch hier ein Gegensatz entwickelt, der dem von Reflex und Leistung, von Element und Ganzheit bei der Motorik etwa entspricht. Auch hier konnte man davon ausgehen, daß eine bestimmte Erregung des Sinnesorgans durch Reize an seinem peripheren receptorischen Felde beginne und durch Leitung zu einem Vorgang an seiner zentralen Endstätte führe, von dem wir allerdings lediglich durch die Empfindung des betreffenden Lebewesens Kunde erhalten (ganz ebenso, wie wir lediglich durch die motorische Aktivität, die auf einen solchen Reiz hin eintritt, Kunde von der zentralen reflektorischen Tätigkeit bekommen können). Diese Vorstellung eines vorhandenen einfachen Zusammenhanges ist also, ähnlich dem des Reflexbogens, unschwer auf einer nervösen Struktur abzubilden, die aus Erreger, Übermittler und Empfinder bestehen soll (v. KRIES 1923). Der Einfachheit des Reflexes entspricht hier die einfache Zuordnung von Reiz, Übermittlung und Empfindung. Aber die Erscheinungen des Kontrastes, der Induktion, der Nachbilder, der Verschmelzung, der Stroboskopie usw. beweisen dann auch hier, wie viele »akzessorische« Bedingungen diese angeblich elementare Zuordnung modifizieren – ganz ebenso wie die Bedingungen der »bedingten« Reflexe. Und ähnlich bleibt es auch bei der weiteren Entwicklung der Sinnesphysiologie.

Die *Empfindungen*, als Funktionen des Zentralnervensystems betrachtet, können ohne große Mühe eingeteilt werden in Modalitäten (Gesichtsempfindung, Gehörsempfindung, Hautempfindung usw.) und Qualitäten (blau, rot, gelb usw., c, fis, g usw.), und man kann sich dabei teils an die anatomischen Organe und ihre Differenzierung, teils an die subjektive Eigenart des Sinnlichen anlehnen. Gemeinsam ist dieser Funktionsgruppe aber, daß die Qualität oder Modalität der Empfindung in keiner wesentlichen Beziehung der Ähnlichkeit oder Gleichheit mit der Art des *Reizes* steht; die Empfindung soll lediglich der funktionellen Eigengesetzlichkeit der nervösen Erregung zugeordnet sein, gleichviel durch welchen Anstoß es zu dieser Erregung kommt. Dies ist der Hauptinhalt des Gesetzes der spezifischen Sinnesenergie Joh. MÜLLERS, dessen Bedeutung HELMHOLTZ so hoch schätzte, daß er es dem Gravitationsgesetz von NEWTON gleichgesetzt sehen wollte. Nachdem wir die Frage, ob eine gewisse Substanz auf nur eine oder auf mehrere Arten tätig sein könne, bereits in der Motorik kennengelernt haben, ist jetzt leicht zu sehen, daß das sog. MÜLLERsche Gesetz nur eine spezielle Anwendung der allgemeinen Annahme einer spezifischen *Beschränkung* der Tätigkeitsweise auf die Sinne ist. Allgemein wird gefragt: ist es der Ort der Erregung oder die Form des Erregungsvorganges, wovon die Qualitäten, Modalitäten, Lokalisationen usw. der Empfindungen abhängen? *Daß* aber irgendeine derartige Spezifizierung da sein müsse, gilt als selbstverständlich. Das Bedenkliche dieser Lehre war nur, daß man bei solcher Zuordnung von Empfindung und spezifischem lokalem oder funktionalem nervösem Erregungsvorgang sich *elementare* Vorstellungen machte, obwohl, wie schon bemerkt, die »Nachbarschaft«, die »Einstellung«, die »Stimmung« des Organs von zuweilen übermächtigem Einfluß auf diese »Elemente« erschien, sie also gar keine wahren Elemente waren.

Wir entwickeln dies am besten an dem Beispiel der Intensitätsschwelle. Der eben noch eine Empfindung auslösende Wert eines Reizes wird bekanntlich als Schwelle bezeichnet und man nahm stillschweigend an, er bezeichne den Erregbarkeitszustand des gereizten Sinneselementes, dessen Zustand man sich ungereizt als ruhend und nun durch den Reiz als erregt vorstellte. Die Verhältnisse im pathologischen Abbau zeigten indes, daß diese Schwelle kein fester Wert ist, sondern bei gewissen zentralen Läsionen (bes. Hinterstränge, Thalamus, Cortex) labil ist. Er kann ansteigen, sich wiederherstellen, auch dauernd erhöht oder erniedrigt sein. Wir schließen daraus, daß die Schwellenkonstanz des Normalen nicht eine Eigenschaft des ruhenden Elementes ist, sondern die Funktion eines tätigen, aber im Gleichgewicht befindlichen Zusammenhanges, der durch den Reiz ins Ungleichgewicht kommt und sich dann rasch wiederherstellt. Ist der Zusammenhang durch Läsion dauernd gestört, so muß die »Schwelle« sich ändern und ihre Wiederherstellung verzögert werden, und diese Art von Änderungen nennen wir *Funktionswandel.* Ein solcher Funktionswandel im pathologischen Zustand ist nicht nur für Intensitätsschwellen, sondern auch für die Qualität und Modalität der Empfindungen am Auge, den Hautsinnen usw. nachweisbar. Er bedeutet, daß das, was wir als Elementarfunktion anzusehen gewohnt sind, wie die in bestimmter Weise auftretenden Empfindungen (z. B. von warm, kalt, Berührung, blau, weiß), in Wirklichkeit Produkt einer hochdifferenzierten Organtätigkeit ist. Empfindungen also sind nicht etwa Elemente, aus denen sich Funktionen oder Leistungen zusammensetzen lassen, sondern sie selbst sind das Ergebnis einer solchen Zusammensetzung. Wie einschneidend dieser Unterschied ist, werden wir sogleich sehen, wenn wir die Leistungen der Sinnesorgane selbst betrachten, und zwar sowohl im gesunden Verhalten wie im Abbau. Wenn wir jetzt nämlich nicht darauf allein achten, daß wir eine bestimmte Lichtempfindung *haben*, sondern daß wir ein bestimmtes *Ding sehen,* dann haben wir auch hier den Schritt von der Funktion zur Leistung getan, und man nennt diese Art Leistung am besten eine *Wahrnehmung*. Eine Wahrnehmung wäre also eine sinnliche Tätigkeit mit dem Erfolg der Wahrnehmung eines bestimmten außer uns, also in der Umwelt, befindlichen Gegenstandes (ganz entsprechend der motori-

schen Leistung, welche im Gegensatz zum Reflex eine bestimmte Umweltveränderung erzeugt).
Schon lange war darauf aufmerksam gemacht worden, daß wir ein Papierquadrat *als solches* wahrnehmen, ob es sich kleiner oder größer, mehr temporal oder mehr nasal auf der Netzhaut abbildet. Fast beliebig viel verschiedene Kombinationen der nervösen Elemente vermögen also auch hier den gleichen Erfolg zu erzielen. Ebenso aber wissen wir, daß diese Leistung (die wir ohne weiteres der des Körper- oder Umweltschemas vergleichen können) ihre Grenzen hat und daß sie also physiologisch bedingt ist. So ist ein auf die Spitze gestelltes »Quadrat« für die Wahrnehmung typisch »anders«: wir nennen die Figur jetzt eine »Raute«.
Es war dann das Verdienst der Gestaltpsychologie, die besondere Funktionsschicht, auf die wir hier wieder stoßen, erkannt, abgegrenzt, erforscht zu haben. Die Gestaltfunktionen leisten eben dies: nicht nur Aggregate oder Summen scheinbarer Elemente zu liefern, sondern sog. Ganzheiten, besser wohl Dinge oder Gegenstände, welche unter den verschiedensten Bedingungen der Wahrnehmung, innerhalb ganz bestimmter Grenzen freilich, ihre Identität bewahren. Man sieht, daß die Analogie mit den motorischen Leistungen eine vollständige ist. Wir erfahren dann, daß zum Vollzug dieser Leistungen meist eine bestimmte Zeit erforderlich ist, z. B. für stroboskopisches Sehen von Bewegung (Prinzip des Kinematographen) etwa 0,1 Sekunden – dieselbe Zeit, welche auch eine Reaktionsbewegung auf ein optisches Signal braucht (dagegen Sehnenreflexzeit = 0,01 Sekunden). Die Gestaltfunktionen dürfen wegen solcher physiologischen Eigentümlichkeit als eine eigene Funktionsschicht angesehen werden, und dies wird dann bestätigt durch die Tatsache, daß auch bei ihnen eine gewisse lokale Gebundenheit an zentralnervöse Regionen durch Experiment und Klinik erwiesen ist.
1. Vor allen Dingen sind es die sog. *Agnosien* des Gesichts, Gehörs und Tastens, durch welche wir erfahren, daß ein Organ zwar Empfindungen liefern kann, die nach Intensität und Qualität bestimmt sind, daß aber mit diesem Organ kein Bild mehr erkannt, kein Wort mehr verstanden, kein Gegenstand mehr getastet werden kann. Es sind die den kortikalen Projektionsfeldern dieser Sinnesbahnen benachbarten occipitalen, temporalen und parietalen Rindenpartien, deren Zerstörung vorzüglich diese Zustände hervorruft. Wenn nun die Wahrnehmungen aus elementaren Empfin-

dungsprozessen zusammengesetzte Komplexe wären, so hätte man wohl erwarten dürfen, daß bei umschriebener Läsion der Zentren ein Abbau nach dem Prinzip des Wegfalles von Elementen oder Elementengruppen eintrete. Wir sehen aber eine Fülle von Erscheinungen gerade ganz anderer Art und die eben skizzierten Agnosien sind ein erstes Beispiel dafür.

2. Betrachtet man die *Raum*leistungen, so findet man statt eines chaotischen Zerfalles in einzelne Raumbestimmtheiten im Gegenteil eine Vereinfachung, eine Reduktion des Raumbildes. Getrennt Empfundenes erscheint verschmolzen, statt vieler Raumrichtungen werden nur noch 2 oder 3 wahrgenommen.

3. Auch die *zeitliche* Differenzierung nimmt ab; z. B. die Verschmelzung sukzessiv getrennter Reize nimmt zu, was an die gesteigerte Fähigkeit zur »Summation« bei Reflexreizen im Abbau erinnert.

4. Erkrankungen der Hinterstränge oder der cerebralen sensiblen Regionen bedingen keineswegs, daß die Synthese von mehreren Reizqualitäten zu komplexen Empfindungen gestört und nur noch die angeblichen Elementarqualitäten empfunden werden. Sondern es zeigt sich im Gegenteil, daß Qualitäten auftreten, die sich inadäquat zum Reiz verhalten (z. B. Heißempfindung auf Kaltreiz), die sonst nur durch Kombination zustande kamen oder die überhaupt neu sind.

Die Tatsachen lehren also, daß der zentrale Substanzverlust an bestimmten Stellen einen Abbau der Leistungen bewirkt, den man viel eher als eine gesteigerte Integration bezeichnen möchte denn als einen Zerfall in Elemente oder eine Desintegration. Wir finden dies so wichtig, da es eine Revision unserer Grundvorstellungen einleitet. Es ist übrigens bemerkenswert, daß man diese Tatsache der gesteigerten Integration schon lange kennt, ohne sie gegen die Elementen- und Reflexlehre anzuführen, nämlich bei der auf die Läsion der Pyramidenbahn folgenden spastisch-paretischen Hemiplegie. Hier ist das Unvermögen, Einzelglieder, z. B. einzelne Fingergelenke, zu bewegen, und das Vermögen, dem ganzen Arm eine koordinierte Bewegung in allen Gelenken zu erteilen, besonders eindrucksvoll. Was hier verloren geht, ist also einmal die Fähigkeit zu Einzelbewegungen, dann die Fähigkeit zu verschiedenen Bewegungen mit gleichem Enderfolg (die Schemafunktionen); nicht verloren ist aber die Fähigkeit, eine gemeinsame Bewegung vieler Muskeln auszuführen. Auch aus der Pathologie der Wahrnehmung kennen wir Beispiele von im Abbau kräftig wirksamer, vielleicht erhöhter Integration. So ergänzt das Sehorgan des Hemianopischen einen ihm im erhaltenen Gesichtsfeld gebotenen Halbring zu einem Vollring. Viele Beispiele sprechen ja für eine solche ergänzende oder ersetzende Tätigkeitsweise in der Restitutionsphase nach groben zentralen Läsionen, und die wissenschaftliche Debatte geht dann um die Frage, ob es Teile des Nervensystems sind, welche schon immer an den betreffenden Leistungen ihren Anteil hatten, oder ob die nervöse Substanz fähig ist, ganz neue Funktionen »stellvertretend« zu übernehmen. Solche Fragen bekommen gewöhnlich erst dann einen greifbaren Sinn, wenn man genau angibt, welche Leistungen eigentlich verlangt werden. Die allgemeinste Leistung »Ortsveränderung durch Gehen« kann z. B. das Bein eines Residuär-Hemiplegischen gut ausführen; es ist nicht schlechter als ein Stelzbein aus Holz. Aber Springen, Reiten oder Fußballspielen kann sein Inhaber damit nicht. – Ein Problem nun wie das der Restitution führt noch einmal zu einer Seite des Lokalisationsprinzips zurück, die früher nicht berücksichtigt worden war, nämlich zu dem *Verhältnis der Teile des Zentralnervensystems untereinander*.

Wir sahen einleitend, daß es zwar einen guten Sinn hat, dem nervösen Zentralorgan einen ordnenden Einfluß auf die übrigen Organe des Körpers zuzusprechen, ihm also eine korrelative Funktion zuzutrauen, daß aber dies eigentlich eine Eigentümlichkeit aller Organe ist und daß überdies das Zentralnervensystem den ihm zufließenden afferenten Impulsen der Sinne, vielleicht auch, mehr als wir wissen, der im Blut herangebrachten Stoffe untergeordnet ist (wir denken z. B. an die Wirkung der Kohlensäure auf das Atemzentrum, an die Stimmungsschwankungen, die Ermüdung, den Schlaf usw.). Wenn nun, dies ist ein Ergebnis des bisher Dargestellten, der Versuch gemacht wurde, die Tätigkeit des Zentralnervensystems inmitten der übrigen Organe wesentlich als eine *Regulation* ihrer Tätigkeit darzustellen, so stellt sich nun heraus, daß dies bestenfalls eine Umschreibung, niemals aber eine Erklärung war. Denn klar ist: wenn das Zentralnervensystem die Organe (einschließlich der Skeletmuskulatur) reguliert – wer reguliert das Zentralnervensystem selbst? Das Regulieren als solches, nämlich das Zustandebringen von Leistungen unter den verschiedensten äußeren und inneren Bedingungen, wird nicht im geringsten verständlicher, wenn man es von der »Peripherie« aufs Rük-

kenmark, vom Rückenmark aufs Gehirn, vom Gehirn eventuell noch auf die Psyche verschiebt. Man soll aber auch nicht fordern, daß die Prinzipien der Leitung und des Reflexes alles erklären *sollen*. Freilich gestehe man dann auch zu, daß sie nur einen beschränkten Teil der uns bekannten Funktionen erklären *können*. Und ferner muß man dann zugestehen, daß das Prinzip der Regulation und des hierarchischen Aufbaues der Funktionen, wie es JACKSON (1931) entwickelt hatte, ungeeignet ist, die Funktionsschicht der Schemata und der Wahrnehmungen zu beschreiben.
JACKSONS Vorstellungen waren die beste Form, die Reflextätigkeit zu beschreiben; sie sind ungeeignet, die Leistungen zu beschreiben. Versuchen wir die Eigenschaften dieser Gruppe noch näher zu entwickeln, so müssen folgende Punkte genannt werden: 1. Es gibt eine Regel, derzufolge es nicht ohne weiteres möglich ist, mehr als *eine* Leistung zu vollziehen. Ein gutes Beispiel ist der sog. *Wettstreit* der Sehfelder. Wenn durch Augenmuskellähmung ein Strabismus eintritt, so sieht der Kranke entweder nur mit einem Auge und verdrängt das Bild des anderen, oder er sieht statt eines Gegenstandes zwei nebeneinander. Unfähig aber ist er, zwei ganz *unabhängige* Bilder zugleich zu sehen, denn das sog. Doppelbild ist *ein* Bild. – Sollen nun zwei Leistungen, z. B. Schreiben mit der rechten und Klavierspielen mit der linken Hand, zugleich erfolgen, so ist dazu eine besondere »Übung«, d. h. eine bestimmte Umformung der nervösen Tätigkeiten notwendig, die keineswegs immer von Erfolg begleitet ist. Sie setzt voraus, daß irgendeine Art von neuer Einheitlichkeit in die Tätigkeit des Nervensystems kommt, welche die beiden Leistungen gleichmäßig einschließt. Das zunächst vorhandene *aus*schließende Verhältnis zweier Leistungen kann aber auch darin zum Ausdruck kommen, daß eben vermöge dieses entweder-oder, die eine Leistung die andere *verdrängt*. Dieser überaus häufige Fall wird in der Gesundheit dann auffallend, wenn etwa ein Affekt wie Zorn oder Angst durch seine Äußerungen jede andere Arbeits- oder Gewohnheitsbewegung unterbricht oder ausschließt. Auch Niesen, Husten und dgl. sind Beispiele für diesen Vorgang vorübergehenden Ausschlusses.
2. Besonderes Interesse hat dieses *Verdrängungsprinzip* für die Pathologie gewonnen. Wir wissen, daß jemand nicht zwei Infektionskrankheiten der Gruppe der akuten Exantheme zugleich bekommt; ebenso können wir beobachten, daß zwischen Neurosen und organischen Krankheiten nicht selten ein Verhältnis gegensei-

tigen Ausschlusses oder der Abwechslung eintritt. Tiefer eindringend zeigt dann die Psychoanalyse der Neurosen, daß solche Beobachtungen nicht zufällig sind, da sich hier beweisen läßt, daß hysterische Symptombildungen aus der Verdrängung einer meist mit starken Affekten verbundenen psychischen Leistung hervorgehen. Wenn auch der Zugang zu solchen Vorgängen zunächst leichter im Felde der psychologischen Beobachtung zu gewinnen ist, so ist doch nicht zu verkennen, daß den psychischen Geschehnissen jeweils körperliche Vorgänge zugeordnet sind und daß an diesen derselbe Vorgang abläuft. Mit der Verdrängung erscheint dann anstatt eines normalen Schluckaktes ein Brechakt, statt einer Miktion eine Retention, statt einer Gangbewegung eine Lähmung usw. Die zweite Handlung kann jedesmal als *Ersatz* der ersten gelten. Die neurotische Symptombildung ist ein besonders schwieriges Gebiet, und die Neurosenpsychologie erschließt den Zugang zum Körpergeschehen nur unvollständig. Die Lehre von den Tätigkeiten des Gehirns kann ihr aber in der Verdrängung einen Fundamentalbegriff entnehmen, der sie fördert. Entscheidend bei der Verdrängung ist nicht nur, daß eine Tätigkeitsform einer anderen Platz macht (*Ersatzprinzip*), sondern daß sie auch in der Verdrängung fortfährt, eine Kraft auszuüben. Der Kranke steht daher unter der Herrschaft eines Zwanges zu bestimmten Handlungen oder Unterlassungen, und eben dieser Zwang ist das Ergebnis einer Machtübung des Verdrängten, wie die Vorgänge bei der Wiederherstellung beweisen.

3. Durch dieses latente Fortleben unterdrückter Leistungen tritt nun aber eine Integration besonderer Art auf den Plan. Sie hat offenbar Beziehung zu der eigentümlich *periodischen* Tätigkeitsweise des Zentralnervensystems. Schlafen und Wachen, Wahrnehmen und Handeln, Ruhe und Bewegung lösen einander ab; in der Nervenklinik ist am eindrucksvollsten die Gruppe der periodischen Symptome: der epileptische Anfall, die Migräne, die MÉNIÈREsche Krankheit, die Neuralgien, die Flimmerskotome, die gastrischen Krisen usw.

4. Das Problem der Regulationen, d. h. der Anpassung an verschiedene Ausgangspunkte oder Situationen mit dem Erfolg gleicher Leistung, ist durch die Reflextheorie nicht lösbar; die teleologische oder vitalistische Betrachtungsform ist nicht einmal ein Lösungsversuch. Wir können aber etwas zur Förderung unserer Erkenntnis tun, wenn wir die Eigenschaften und Besonderheiten der nervösen

Substanzen und Funktionen erforschen, auf welche die Tätigkeit des Zentralnervensystems schließen läßt. Wettstreit, Verdrängung, Ersatz, Periodizität sind solche Besonderheiten. Erfahren wir jetzt weiter, daß diese zusammen so etwas wie eine Zusammenordnung oder Integration mannigfacher Tätigkeiten oder Funktionen bewirken, so haben wir etwas erreicht, was die Reflextheorie nicht leisten konnte.

Auf der anderen Seite ist es nicht ein wirklichkeitsgerechtes Verfahren, wenn man nur davon ausgeht, daß das Zentralnervensystem eben ein »System« wohlgeordneter Funktionen sei. Diese Idee entspricht mehr dem Bedürfnis einer vernünftigen und die rationelle Ordnung liebenden Epoche als den Tatsachen. Kein Organ scheint vielmehr so geneigt zu *Krisen* und *Katastrophen*, welche den Bestand dieser Ordnung aufheben können. Eine Ohnmacht, ein epileptischer Anfall, aber auch schon der Wutanfall des Gesunden, seine Fehlleistungen sind Beispiele dafür, daß wir ⟨*es*⟩ hier mit etwas zu tun haben, was als beständige Möglichkeit die Funktionen unterbaut und nicht nur als organfremde Gewalt in sie einbricht, sondern wesentlich und konstitutiv ist. Wir verstehen dies am besten, wenn wir beobachten, wie sich die Tätigkeit des Zentralnervensystems im Laufe des Lebens entwickelt.

5. Vergleichen wir etwa die Motorik des Embryo mit der des Neugeborenen, des Kleinkindes, des Spielalters, des Schulalters, der Pubertät, der Reife, des Alters, so finden wir eine reiche Folge von umschriebenen Bildern. Nicht anders steht es mit den Sinnesleistungen, den vegetativen Leistungen. Ein Funktionswandel ist auch im einzelnen, z. B. für die Chronaxie der Muskeln, für die Ermüdungsvorgänge, die Regulationen der Körpertemperatur und vieles andere erwiesen. Die Herrschaft über Schluckakt, Harn- und Stuhlentleerung sowie über die im Spielen, Schreiben, Handwerk, Kunst, Sport weiterentwickelte Muskulatur geschieht nun, wie wir uns ausdrücken, durch Gewohnheit, Übung, Erziehung, Erfahrung. Was ist dies aber? Die genaue Untersuchung lehrt, daß es über Krisen laufende, in der Regel sprunghaft eintretende Neuordnungen der Koordination sind. Vergleicht man das Vorher mit dem Nachher, so ist der Unterschied eine Neuheit der Bewegungsform, eine Neuheit im Kreis der möglichen (gekonnten) Leistungen, nicht selten auch ein Verlust einer solchen und eine neue Verteilung zwischen willkürlichem und unwillkürlichem Anteil der Leistung, eine Unterscheidung, auf die wir noch zurückkom-

men. Solche *Wandlungskrisen* sind wiederum in der Pathologie von hoher Bedeutung; wir erkennen sie ebensowohl in der Stiftung neurotisch fixierter Symptome wie in den Vorgängen bei organischer Läsion des Nervensystems oder bei Intoxikation. Wir dürfen die Entwicklung als eine solche Abfolge von Wandlungskrisen ansehen, die man auch als ein Gewebe von Verlusten und Gewinnen betrachten kann.

6. Wettstreit, Verdrängung, Periodizität, Krise, Wandlung, dies sind die Erscheinungen, welche dazu führen, daß man dem Zentralorgan eine Beweglichkeit oder Veränderlichkeit, aber zugleich auch wieder eine gewisse Trägheit zuschrieb, für die der Name »Plastizität« (Bethe 1931) anschaulich gewählt ist. Wenn nun ein solcher, von einem bestimmten Aggregatzustande genommener Begriff auch auf Eigenschaften der nervösen Substanz hinweist, welche die Voraussetzung der beschriebenen Phänomene ist, so ist damit doch noch zu wenig gesagt. Wenn wir auf den Reflexbegriff verzichten müssen, so bald es sich darum handelt, eine wirkliche Leistung wie Gehen, Stehen usw. zu erklären, so wünschen wir dafür eine andere Darstellung zu bekommen, durch welche wir die Erscheinungen ordnen und ableiten können. Auch hier wird man sich aber zu hüten haben vor der Erwartung, daß es sich um irgendetwas wie Vollständigkeit, Totalität oder Abgeschlossenheit des Bildes handeln könne. Nicht nur in der Unvollkommenheit unserer Forschung und Erkenntnis, sondern in der Beschaffenheit des Zentralnervensystems selbst haben wir einen Grund, dies abzulehnen. – Dieses Organ muß unter allen Umständen als ein im *fortschreitenden Werden* befindliches gedacht werden, und es läßt sich behaupten, daß jede Vorstellung, die es als etwas Fertiges, unter unseren Händen gleichsam Unveränderliches voraussetzt, falsch sein muß. Niemals wird es gelingen, den Hauptteil unseres Wissens hier in der Form fester mechanischer Gesetze darzustellen; immer müssen wir dazu eine mit der Zeit sich ändernde Realität annehmen, und dann erst erschließen sich die charakteristischen und typischen Zusammenhänge.

Nach alledem ist es klar, daß der Eindruck, den uns die Tätigkeit des Zentralnervensystems macht, dahin drängen muß, die elementaren Reflex- und Empfindungslehren zu überwinden. Wir erwarten von der nervösen Substanz Eigenschaften, welche es begreiflich machen, daß der Transport des nervösen Impulses auf den Bahnen der Nervenfasern nicht stets die gleichen Wege zu den gleichen

Zielen geht, sondern vermöge irgendeiner Schaltung bald hierhin, bald dorthin geleitet wird. Der bedeutendste physiologische Versuch, diese Veränderlichkeit, die sich besonders an den Synapsen, den Berührungspunkten der Fasern verschiedener Herkunft vollziehen muß, nachzuweisen, ist der von LAPIQUE (1926). Er läuft darauf hinaus, die *zeitliche* Form des Erregungsablaufes, wie er durch Messung der Chronaxie zu bestimmen ist, als den Faktor zu erweisen, der durch seine funktionelle Variabilität im Dienste der Schaltung steht. Das Zentralnervensystem ist danach bis in die Peripherie der Muskulatur hinein fähig, diese Chronaxie zu verändern. Besteht nun zwischen zwei Leitern das Verhältnis des Isochronismus, dann kann die Erregung passieren. Besteht Heterochronismus, dann ist der Durchgang versperrt (sog. Hemmung). Die Labilität der Schwellen, der Funktionswandel (s. o.) wäre damit physiologisch unterbaut.
Eine solche Eigenschaft der Nervenfunktion erklärt aber eigentlich nur die »Plastizität«. Sie erklärt noch nicht, wie es möglich ist, daß eine bestimmte Konfiguration von Erregungen, ein *Erregungsbild*, wie wir es nennen wollen, immer wieder als eine Leistungseinheit zustande kommt, obwohl sie bald von diesem, bald von jenem receptorischen Felde ausgeht, bald an dieser, bald an jener Effektorengruppe eintrifft. Diese Fähigkeit fordert mehr als Öffnen und Schließen einer Durchgangsstelle der Erregung. Hier liegen die eigentlichen Aufgaben künftiger Arbeit. Man kann sie nur lösen, wenn über die Herkunft und das Schicksal der Erregungsbilder, *ihre* Umwandlung und *ihren* Transport mehr bekannt sein wird. Der nervösen Substanz wird damit zugemutet, daß ein und dieselbe Gruppe von Zellen und Fasern recht verschiedene Erregungsbilder in sich aufnehmen kann und so der Träger sehr wechselnder Leistungen wird. Besonders bekannte Beispiele sind z. B. die sofortige Umstellung der Gangart bei Erkrankung, Amputation oder sonstiger Ausschaltung einer oder eventuell mehrerer Extremitäten; bekannt die Umschaltung der Innervation nach Nerven-, Sehnen- oder Muskeltransplantationen. In diesen und anderen Fällen erweist sich eben die Organisation des Zentrums als umstellbar auf neue Erregungsbilder. Auf den ersten Blick hat es den Anschein, als genügten dieser Anforderung jene Netzstrukturen des Nervensystems, welche seit APATHY und BETHE (1897, 1903) immer bekannter wurden, besser als die Neuronenlehre WALDEYERS (1891). Indes kann uns die Vorstellung eines netzför-

migen Kanalsystems mit freien Kommunikationen auch nicht weiter bringen, wenn wir kein Prinzip haben, wonach der Erregungstransport oder die Spannungsverteilung in solchen Netzen nun gesteuert wird. Hier liegen also nach wie vor die größten Schwierigkeiten. Aber es bedeutet doch eine Klärung, wenn wir erkennen, daß mindestens zwei Einrichtungen von jeder Theorie berücksichtigt werden müssen: *1. das Vorhandensein spezifischer Verbindungen zwischen den peripheren Organen und bestimmten zentralen Stellen und 2. die Vollbringung verschiedener Akte durch dieselbe nervöse Struktur*. Eine Darstellung, welche nicht diesen beiden Grundtatsachen gerecht wird, hat keinen Anspruch, eine wirkliche Theorie vorbereiten zu können.

Die zweite genannte Fähigkeit, nämlich die zu verschiedenen Akten, darf nun keineswegs als eine unbegrenzte Plastizität vorgestellt werden; wir können nicht alles leisten, sondern nur *Bestimmtes* und *in Grenzen*. Die Natur dieser Grenzen ist noch wenig untersucht. Eine zweite Frage lautet dann, was man unter Verschiedenheit der Akte zu verstehen hat. Am nächsten liegt der Analyse eben die *formale* Variation nach Raum, Zeit und Intensität. Man vergleiche beim Arm den Schlag mit dem Hammer und das Drehen einer Kurbel, am Auge die Wahrnehmung eines Quadrates und die eines laufenden Hundes. Die Analyse solcher Leistungen lehrt, daß sie eine Aufgabe stellt, welche sich die ältere Neurophysiologie überhaupt nie stellte: wir müssen, um Struktur und Funktion aufeinander beziehen zu können, nicht nur die nervöse Struktur (Nervenbahnen und Zellen), sondern auch die *Struktur der Umwelt* heranziehen. Das Problem der Leistungsanalyse ist: wie kommt das Organ zu einer Aufnahme von Umweltstrukturen, wie zu einer Hervorbringung von Umweltstrukturen? Die spezifische Sinnesenergie, die Lokalisationslehre, stellt sich nur die Frage: welcher nervösen Struktur muß diese *nervöse* Funktion zugeteilt werden, oder: welche nervöse Funktion übt diese nervöse Struktur aus? Die Leistungslehre dagegen fragt: welcher Umweltvorgang ist diesem Organ mitgeteilt worden, welches Organ hat der Umwelt diesen Vorgang mitgeteilt? Und auf welche Weise geschieht dies? Wir sehen leicht, daß es auch die makroskopischen Strukturen sind, welche hier wieder in ihre Rechte treten. Das Vestibularorgan ist Träger solcher Zuordnung zu der Umweltstruktur »Raum- und Schwererichtung«; die Beziehung lautet: Einordnung in die räumliche Ordnung der Umwelt und das Kraftfeld der Erde. Das Auge ist Träger der Einordnung in die Strahlenwelt; die Extremitätenmuskulatur ist Träger der Massenbewegung bzw. der Massengleichgewichte, also der Einordnung in die mechanische Umwelt usw.

Es ist selbstverständlich, daß eine unbewegte Struktur, wie sie Bilder der Neurohistologie vorstellen, diese gegenseitige Durchdringung von Umwelt und Nervensystem nicht gestatten würde. Wären wir nur eine Reflexmaschine, so müßten wir bei der geringsten Veränderung der Umwelt scheitern; hätten wir nur spezifische Empfindungen mit festen Ortswerten, so wären wir nicht imstande, denselben Gegenstand in zwei verschiedenen Stellungen oder Beleuchtungen wiederzuerkennen; verschwände jeder Eindruck, jeder Erregungszustand nach seinem Ablauf, ohne Spuren in der nervösen Substanz zu hinterlassen, so gliche unser Leben einem zusammenhanglosen Chaos von Zufällen. Es ist klar, daß hier nur diejenigen Forschungen weitergeführt haben und weiterführen werden, welche zeigen, daß eine ganz andere Zusammenhangsordnung als die nur strukturelle oder die nur physiologische existiert.

Die einzige Ordnung, welche dieser Forderung einigermaßen Genüge tat, ist nun die, welche wir kurz die *psycho-physische* nennen können. In der Gehirnforschung haben denn auch von jeher die physiologische und die anatomisch-physiologische Betrachtungsform miteinander gerungen; doch ist der Sinn dieses Kampfes nicht ein Entweder-Oder, sondern ein Suchen neuer Einheit. Es entsprach freilich der neuzeitlichen Überbetonung von Sinnlichkeit und Erkenntnis gegenüber Handlung und Wirkung, daß fast nur eine Psychophysik der Sinne, kaum eine Psychophysik der Bewegungen entstand. Allein die Psychophysik der Sinnesleistung lehrt in ihrer schließlichen Entwicklung schon deutlich genug, daß wir ein zutreffenderes Bild von den zentralen Fähigkeiten nur bekommen, wenn wir nicht den Zusammenhang von nervöser Erregung mit nervöser Erregung, sondern die *Ordnung von Empfindung, Bewegung und Umwelt* ins Auge fassen. Die Sinnesphysiologie war es vor allem, welche einen Versuch in dieser Richtung bedeutete. Und hier wurde dann auch deutlich, daß mit dem bloßen Schema Reizempfindung ebenfalls nicht auszukommen ist, da wir ja vor allem das empfinden, was eine auswählende, hervorhebende, suchende, gestaltende *Bewegung* aus der Unmasse einwirkender Reize herausholt, wobei durch denselben Akt eine große Menge von Reizen nicht oder anders verwertet, also gedrosselt oder verdrängt wird, im »Hintergrund« bleibt usw. Daneben ist freilich durch die Entwicklung der Reflexlehre in PAWLOWS (1926) Händen wenigstens erreicht worden, daß auch hier, in der Bewegungslehre, die Bedeutung der spezifischen Sinnestätigkeit für die Bewegungen anschaulich, die Unvermeidlichkeit der subjektiv-psychischen Sphäre also wenigstens diskutabel wurde, wiewohl PAWLOW selbst dies ablehnte. PAWLOW selbst gräbt gleichsam nach einem Stein, den zu finden er ablehnt. Er zeigt, daß man neue Reflexe ausbilden kann, wenn man nur einen gehörigen Affekt ins Spiel bringt und einen eigenartigen Sinneseindruck dazu gibt; und doch möchte er von einer psychologischen Erklärung nichts wissen. Wenn hier nicht weit genug gegangen wird, so läßt sich von der psychiatrischen Gehirnforschung sagen, sie sei zu weit gegangen, indem sie mit einer gewissen Kopflosigkeit zu überlegen aufhörte, *was* eigentlich »lokalisiert« werden soll, wenn man von Lokalisation einer Assoziation, eines Begriffs, der Sprache, der Musik oder, wie wir jetzt wieder hören, des Ichs, der Persönlichkeit spricht. Strenge Kritik und Ablehnung ist hier unvermeidlich; denn die ungeheure Schwierigkeit der Materie und die Größe des Geheimnisses fordert größere Zurückhaltung.

Offenbar ist nun sowohl der anatomisch-physiologisch wie der psychologisch orientierten Forschung eine gemeinsame, aber stillschweigende Voraussetzung zugestanden gewesen, welche sich nicht halten läßt; und sie lautet kurz formuliert dahin, daß nicht nur das Denken im Gehirn, sondern auch das Gehirn im Denken sei. Das bedeutet, daß man in den Anschauungsformen von Raum und Zeit die Gehirntätigkeit darstellen zu können erwartete. Das eine ist aber so wenig der Fall wie das andere.

Was dies im einzelnen bedeutet, kann an drei Punkten erläutert werden. Der erste ist bereits genannt; es ist das Prinzip, wonach das Ganze der Organisation sich jeweils psychophysisch in der Weise ordnet, daß ein hervortretender, repräsentativer Anteil einem zurücktretenden gegensätzlich gegenübersteht. Wir bemerken auf der Straße einen Bekannten und vernachlässigen alle anderen Leute. Wir schreiben mit der rechten Hand und »regulieren« alle anderen Muskeln auf »Ruhe«. Wir wollen dies das *Prinzip der Repräsentanz* nennen.

Die zweite Ordnungsregel ist dann überall dort abzulesen, wo sich zeigt, daß Einzelfunktionen von wesentlich psychophysischen Lei-

stungen abhängen. So kommt eine Magensaftsekretion in einer Abhängigkeit von psychischem Appetit und damit von der Leistung Essen zustande; so setzt eine Wortfindung eine psychische Sphäre der Zuwendung zu einem Objekt voraus; so können wir einen Muskel nur innervieren, wenn eine bestimmte Haltung oder Handlung in einer Umwelt vorgegeben ist. Wir nennen dies das Prinzip der *Dependenz* und stellen mit ihm fest, daß die Funktionen abhängig sind. Das bedeutet aber, daß allgemein für unser Erkennen das Unrationale nicht aus dem Rationaleren hervorgeht, also auch nicht aus ihm verstehbar oder erklärbar ist, sondern gerade umgekehrt sich das Rationalere aus dem Unrationaleren abhebt und auch so verstanden werden muß.
Was dies für unsere Aufgabe bedeutet, ist nicht ohne weiteres schon zu übersehen. Jedenfalls schließt es ein, daß wir das Scheitern der mechanistischen Biologie anerkennen, ohne die Mechanismen im Organismus damit anzutasten. Diese sind sogar um ihrer experimentellen Angehbarkeit willen das einzige Mittel, wodurch wir uns der Realität versichern können. Aber gerade die experimentelle Erforschung der Mechanismen beweist: wir erkennen nur, wo wir selbst handeln. Ist dies auch ein ziemlich anerkannter Grundsatz des neuzeitlichen Empirismus, so bedarf er doch jetzt einer Ergänzung durch sein Gegenstück: wir *handeln* nur, wo wir zuvor ein Bewußtsein davon gehabt haben. Es ist eine entscheidende Irrung der Biologie, daß sie diese psychische Vorwegnahme (Prolepsis) glaubte, beim Verständnis der Erscheinungen vernachlässigen zu können. Die pathologischen Phänomene zeigen die Unordnung und das Versagen der Prolepsis auf Schritt und Tritt. Im Grunde ist es überhaupt der unsinnige und fremde Charakter jenes Einbruchs, mit dem wir den Begriff »Krankheit« unwillkürlich ausstatten. Dieser Überfall heißt ungefähr: kein Erlebnis ist vorher gewesen, dem der Sinn oder der Grund dafür zu entnehmen wäre. Wenn wir also nur dort erkennen, wo wir auch Handelnde sind, so sind wir auch nur dort Handelnde, wo wir (in einem tief umfassenden Sinne –) erkannt haben. Die Leistungen sind also in diesem Sinne ausnahmslos »psychogen«, und wir brauchen uns nicht zu scheuen, hier als drittes ein *Prinzip der Psychogenie* zu nennen.
Repräsentanz, Dependanz und Psychogenie machen zusammen das aus, was wir zur wissenschaftlichen Überwindung des Psychologismus wie des Mechanismus in der Lehre von den zentralnervö-

sen Tätigkeiten fordern müssen, die eine *psychophysische* sein wird oder nicht sein wird. Die repräsentative Eigenart, die Abhängigkeit der rationalen Funktion und die psychische Vorbereitung der Leistung in allen nervösen Geschehnissen drückt auf verschiedene Weise doch ein und dasselbe aus: daß das Leben des Organismus nicht in sich selbst rotiert oder verebbt, sondern sich in Richtung auf seine ferne Bestimmung selbst aufhebt. Diese Einsicht ist aber nicht ablösbar und in einer außerwissenschaftlichen Provinz zu verbannen – so groß die Versuchung dazu sein mag –, sondern sie muß die Forschung auf Schritt und Tritt begleiten, bewachen und erhellen. Überall ist zu fragen: was wird hier dargestellt, überall: welche Abhängigkeit entscheidet über die Funktion, überall auch: welches Erlebnis ist hier Handlung geworden. Wo wir diese Fragen nicht beantworten können, wissen wir auch nicht genug, um richtig und ärztlich eingreifen zu können.

Der Arzt und der Kliniker nimmt sich von diesen Bruchstücken, was er brauchen kann, wie der Wanderer und Entdecker in einem Lande, dessen Karte noch zum größten Teile aus weißen Flächen besteht. Nur wer mitwandert, hat die richtige Achtung vor denen, welche wenigstens einige Buchten und Stromläufe fürs erste festgelegt haben, ohne die Geduld des Wartens zu verlieren. Die anatomische Forschung ist am weitesten vorgedrungen. Aber die Tätigkeit kann nur erkennen, wer die drei Fragen der Lokalisation, der Funktion und der Leistung mit gleichem Eifer würdigt. Die Biologie und die Medizin werden erst mit dem Erfolge einer Leistungslehre zufrieden sein können, welche den *Organismus in seiner Umwelt* darstellt.

Funktionswandel der Sinne

Mit 4 Textabbildungen

Zunächst bin ich schuldig darzustellen, was man unter Funktionswandel versteht.

Stellen wir uns vor, wir haben eine bestimmte Gegend der Haut auf ihre Druckempfindlichkeit zu untersuchen. Wir wollen das nach dem Gedanken von Ernst Heinrich WEBER (1851) und Gustav Theodor FECHNER (1860) in der Weise tun, daß wir den schwächsten Reiz aufsuchen, der eben noch eine Empfindung auszulösen vermag; wir machen also eine sog. Schwellenbestimmung. Wir benutzen dazu die von dem Würzburger Physiologen Max v. FREY (1896, 1926) so vorbildlich geschaffene Methode der Reizhaare und werden dann die Genugtuung haben, beim Normalen einen ziemlich konstanten Wert, z. B. 1 mg, zu finden.

Bei gewissen Nervenkranken gelingt dies nicht. Ich entsinne mich, das zum erstenmal bei einem kriegsverletzten Theologen gesehen zu haben, der infolge einer parietalen Rindenläsion nicht imstande schien, schwächere und stärkere Reize zu unterscheiden; eine feste Schwelle konnte man nicht herausbekommen. Das hatte schon Henry HEAD (1920) gesehen, aber ihm war entgangen, was dann STEIN (1924) an meiner Klinik entdeckte; die Schwelle steigt infolge einer wiederholten Beanspruchung immer mehr an, z. B. auf das 60fache des Ausgangswertes. Später fällt sie wieder ab. Es handelt sich dabei um keine allgemeine Ermüdung, denn das Phänomen der »Schwellenlabilität«, wie es genannt wurde, betrifft nur die pathologisch veränderte und gereizte Gegend. HEAD hat sich etwas gehirnmaterialistisch vorgestellt, es handle sich um so etwas wie einen kortikal bedingten Verlust des Unterscheidungsvermögens, also eigentlich einer Verstandesfunktion. Aber er wußte noch nicht, daß auch Rückenmarkskranke das Verhalten zeigen, und nicht, daß *die Tätigkeit des Organs selbst* das ist, was die Schwelle verändert. Indes hätte man denken können, es handle sich um eine lokale Ermüdung, die beim Kranken übermäßig sei. Auch diese Deutung mußte man verwerfen, als sich zeigte, daß der charakteristische Befund vorwiegend an die Läsion bestimmter Systeme (nicht an Läsion überhaupt) geknüpft ist, nämlich der Hinterstrangbahnen, des Thalamus und der Parietalrinde. Für die

Diagnostik haben wir daraus beträchtlichen Nutzen gezogen. Danach war zu schließen: es handelt sich um die Störung einer besonderen Funktion. Wie kann man sie beschreiben? Offenbar bewirkt erst diese Funktion die Konstanz der Schwelle und daraus folgt, daß diese Konstanz Ergebnis einer besonderen Funktion ist. Abgekürzt: Die Schwelle ist selbst Funktion.
Mittlerweile fand sich, daß in einem solchen Gebiet der Haut noch vieles andere zu finden ist. Nicht nur die quantitative, auch die qualitativ-spezifische Erregbarkeit für Druck, Schmerz, Warm und Kalt kann in Unordnung kommen, so daß einfacher Druck z. B. Kaltempfindung, leichte Berührung Schmerz auslöst. Auch nehmen die Qualitäten an der Labilität der Schwellen teil. Man gerät damit in Widersprüche mit der klassischen Sinnespunktlehre, mit der spezifischen Sinnesenergie der Sinnespunkte. Wir mußten das einstweilen hinnehmen; in einem bekannten Streit zwischen v. Frey und Goldscheider (1898) um die Sonderstellung der Schmerznerven neigten wir zu Letzterem, ohne Entscheidendes beibringen zu können. Heute ist m. E. durch Achelis (1936) bewiesen, daß die Grundlage des Schmerzes eine bestimmte Erregungsform, nicht eindeutig nur eine bestimmte *Bahn* ist. Diese Entwicklung schränkt das sog. Gesetz der spezifischen Sinnesenergie der Empfindungen Joh. Müllers (1838) stark ein, und das ist interessant genug. Hatte doch Helmholtz die Bedeutung dieses Gesetzes der Gravitation des Newton verglichen. Aber in der Theorie des Funktionsbegriffes war noch förderlicher das, was nun die Analyse der räumlichen und zeitlichen Ordnungen, die man nach Helmholtz (1879) als Wahrnehmungen zu bezeichnen pflegte, ergab. Das Wahrnehmen also eines auf die Haut geschriebenen Kreises, Kreuzes, einer arabischen Ziffer oder einer Richtung erfolgt bei solchen Kranken mit jeder Wiederholung der Beanspruchung immer schlechter und unter erheblicher Deformation der wahrgenommenen Figur. Da wird ein Kreuz wie eine Schleife, eine 4 wie eine 6, eine Delle wie ein Höcker wahrgenommen. Die Erkennung zeitlicher Serien von Drucken oder von Rhythmen ist ebenfalls gestört; etwa so, daß die Wahrnehmung repetierter Druckreize in eine glatt kontinuierte Dauerempfindung übergeht, oder so, daß ein Rhythmus wie der Daktylus nicht zeitlich, sondern ins Räumliche transponiert wahrgenommen wird.
Nachdem klar war, daß die pathologische Veränderlichkeit nicht

nur die Intensität, sondern auch die Qualität und die raumzeitliche Ordnung der Sinnesfunktionen ergreift, war es berechtigt, dieser Form des Funktionsabbaues einen eigenen Namen, eben den des Funktionswandels, zu geben[1]. Die Krankheiten, an denen sich das Dargestellte besonders leicht zeigen läßt, sind die Tabes, die FRIEDREICHsche Ataxie, die funikuläre Myelose, aber auch zuweilen die multiple Sklerose und andere Störungen, welche die Hinterstrangbahnen und ihre cerebralen Anschlüsse im Thalamus und im Parietalhirn betreffen. – Hinzu kommt, daß die Untersuchung zentraler Sehstörungen ganz Analoges ergibt. Hier ist z. B. die sog. spiralige Gesichtsfeldeinschränkung zu erwähnen, bei der im Verlauf einer fortgesetzten Perimeteruntersuchung das Gesichtsfeld maculawärts schrumpft: auch hier die Schwellenerhöhung im Gefolge einer Beanspruchung. Zu erwähnen ist die verstärkte Verschmelzung von optischen Successivreizen (TALBOT), die Störungen des Formwahrnehmens bei kurzer Exposition und kompliziertere Fälle der Dysmorphopsie, auf die ich nicht eingehen kann. Es bestehen freilich noch ganz erhebliche Lücken in der Erforschung dieser Dinge. Aber das Prinzip ist gesichert, und noch wichtiger und lockender als die Auffüllung der Materialsammlung ist die weitere Entwicklung der Theorie oder wenigstens die biologische Deutung des Funktionswandels, der ich mich jetzt zuwende.

Bewegte man sich zunächst auf den Gleisen der Physiologie, genauer der Theorie des nervösen Erregungsvorganges, dann bot sich eigentlich nur ein Gesichtspunkt, der die Ansprüche auf Exaktheit befriedigte: die Beziehung zwischen dem zeitlichen Verlauf des Erregungsablaufs und der Erregbarkeit. Tatsächlich, das hatte schon die so häufige Störung des sog. Vibrationssinnes gezeigt, ist die Wahrnehmung der Succession im Funktionswandel schwer gestört; es läßt sich eine übermäßige Nachdauer, aber auch eine dem Reiz folgende Unerregbarkeitsphase nachweisen. Man konnte sich nun recht vieles im Funktionswandel erklären, wenn man als die *Grundstörung* eine Verzögerung des Erregungsablaufes und damit eine Verzögerung der jedesmaligen Wiederherstellung der Erregbarkeit vorstellte. Es entspricht das etwa einer verlängerten Refraktärphase am Herzen. Es ist z. B. zu verstehen, daß aus einem Kreuz eine Schleife in der Wahrnehmung wird, wenn die

1 Zusammenfassungen: STEIN, v. WEIZSÄCKER (1928), v. WEIZSÄCKER (1926, 1931, 1933).

Diskrimination zeitlich getrennter Reize nicht mehr erfolgt: das Absetzen des Reizes zwischen den beiden Strichen wird nicht wahrgenommen und so entsteht das Kontinuum der Schleife: die Zeitstörung wäre die Ursache der Raumstörung. Es war dann die offenbar sehr exakte Methode der Chronaxiebestimmung, welche reiche Bestätigung dafür brachte, daß die Verzögerung des Zeitablaufes eine fundamentale Erscheinung des nervösen Abbaus sei. Was wir von der altbekannten Entartungsreaktion des Muskels kannten, erschien jetzt als eine ganz allgemeinere Charakteristik des Funktionsabbaues.

Dieser Weg, die Erregungstheorie der allgemeinen Nervenphysiologie in das Verständnis der pathologischen Erscheinungen einzuführen, ist ein Teil der pathologischen Physiologie überhaupt. Die Verlockung, aber auch die Grenzen dieses Weges möchte ich noch an zwei Problemen, zunächst an dem der sog. *Tastagnosie*, dann dem der *Ataxie*, erläutern, um dann den Weg der Erregungsphysiologie zu verlassen. Tastagnosie wurde nach WERNICKE (1895) jene Unfähigkeit zum Tasterkennen von Gegenständen genannt, bei der keine nennenswerte Sensibilitätsstörung vorliege und zur Erklärung ausreiche. Nachdem wir erkannten, wie bei Kranken mit anscheinend ganz normaler Sensibilität die Prüfung auf Funktionswandel ganz schwere Labilität, Defigurierung, raumzeitliche Störungen ergeben kann, nachdem wir also *Ausfall* und *Wandel* der Funktion unterscheiden gelernt hatten, machten wir uns daran, die sog. Agnosien zu untersuchen, und es ergab sich, daß mindestens ein Teil derselben (wie STRÜMPELL (1918) übrigens schon vermutet hatte) als Grundlage eben einfach eine Störung dieser physiologischen Funktionen ergab, die man früher zu wenig untersucht hatte. Das ist also ein Fall, in dem es gelang, eine mehr hirn*psychologische* Theorie, nämlich die Erklärung mit einer Art von Erkenntnisstörung – das Wort Agnosie sagt es –, aus dem Felde zu schlagen und zu ersetzen durch einen physiologischen, vorher übersehenen Zusammenhang der *Bedingtheit höherer Leistungen durch elementare Funktionen*. – Einen ähnlichen Erfolg glauben wir ferner bei einem anderen berühmten Problem, dem der *Ataxie*, zu sehen. Immer schon hat es Schwierigkeiten bereitet, die schönen Entdeckungen und Gedanken von BELL (1830), von LEYDEN (1874) recht zu Ende zu führen. Denn deren Theorie forderte, daß bei den Ataxien, die dann, wie die tabische, als sensorische bezeichnet werden, eine entsprechende Störung zentri-

petaler, sensibler Funktionen vorliege. Aber im Einzelfall fehlte eben oft viel oder alles zu einem wirklichen Parallelismus sensibler und ataktischer Erscheinungen. Ich kann dies nicht im einzelnen ausführen. Aber auch hier zeigt sich nun, daß man, wenn man nicht nur die groben Ausfälle, sondern den sensiblen Funktionswandel untersucht, und das ist gar nicht so besonders mühsam, man doch in Fällen, welche früher negativ und der sensorischen Theorie widersprechend gegolten hatten, eben eine schwere Störung gerade der räumlichen und zeitlichen Ordnung der Funktionen zeigte. Ich halte das auch heute für eine kräftige neue Stütze der sensorischen Theorie vieler Ataxien. Es leuchtet gewiß ein, daß, wenn die centripetalen Impulse bei der Tabes nicht etwa gar nicht, sondern vielmehr äußerst ungeordnet auf die motorischen Systeme einwirken, diese ebenfalls höchst ungeordnet werden müssen. Dieser Fall ist dann schlimmer für die Koordination, als wenn diese sensiblen Impulse überhaupt nicht einträfen, wie das bei einer glatten Unterbrechung mit Anästhesie der Fall ist. Das dafür oft gebrauchte Bild ist: eine vollzählige, aber disziplinlose Kompanie ist schlimmer als ein paar wenige Mann, die aber Zucht halten. Auch hier bedeutet der Funktionswandel, daß für die Erklärung der Ataxie es überflüssig wird, eine psychische Regulation oder unbewußte Empfindung zu Hilfe zu nehmen.
Alles bisher Betrachtete konnte von der naturwissenschaftlichen Denkweise her eine Befriedigung gewähren; wir haben Genugtuung empfunden, wenn die in der Gehirnpathologie auch heute so reichlichen pseudopsychologischen Erklärungen an *einer* Stelle einmal als überflüssig, als verfehlt erwiesen waren. Wurde doch damit zugleich Raum frei für eine Psychologie, die weniger materialistisch verankert, weniger abstrakt erfunden, aber dafür menschlicher war, eine Psychologie, auf welche die Klinik, der Arzt und der Kranke doch auch einen Anspruch haben.
Auch sind diese Befunde in der Folge im allgemeinen bestätigt worden. Für die funktionelle Auffassung der Schwelle war wichtig, daß man auch am Gesunden in der Ermüdung, unter Alkohol und besonders in dem so interessanten Meskalinrausch den Funktionswandel fand; denn dies bestätigte die Auffassung, daß die Konstanz der Schwelle nur das – leicht störbare – Resultat eines Funktionsgleichgewichtes sei. Einschränkungen kamen andererseits daher, daß es Agnosien und Ataxien gab, für welche auch der Funktionswandel keine zureichende Erklärung abgibt. So drin-

gend erwünscht es ist, wenn die Durcharbeitung des Tatbestandes weiter vervollständigt wird, so sind doch die Rückwirkungen dieser Dinge auf unsere Grundvorstellungen noch wichtiger, und dies nötigt uns zu einer etwas veränderten Fragestellung, welche zugleich ein Abgehen von jener nur physiologischen Grundstellung bedeutet.

Welches war denn jene sinnesphysiologische Grundvorstellung? Sie ist am reinsten in dem von Joh. v. Kries (1923) durchgeführten Schema enthalten, wonach im Sinnesprozeß zuerst der äußere Reiz einen »Erreger« trifft (unter dem man sich eine Sinneszelle der Peripherie denken mag), alsdann einen »Übermittler« durchläuft (dem etwa die Sinnesbahn entspricht), um in dem »Empfinder« zu enden (welcher in einem Rindenfeld wie etwa der Calcarina liegen mag). Die Konstanz der Erregbarkeit nun war dabei an die primären Eigenschaften und die Integrität eines solchen Organelementes oder Elementarvorganges geknüpft. Die Gesamtleistung setzte sich aus den Einzelfunktionen dieser Elemente zusammen.

In der physiologischen Deutung des Funktionswandels nun sind wir von dem allgemeinsten Prinzip zunächst nicht abgewichen: alles soll sich auch hier aus der allgemeinen Reiz- und Erregungsphysiologie ableiten lassen. Und doch: mit der Funktionalisierung der Konstanz der Schwellenerregbarkeit geht auch der Begriff eines Elementarorgans *praktisch* zugrunde. Warum das?

In der ganzen klassischen Sinnesphysiologie hat man eine Einzelstelle des Sinnesfeldes so behandelt, als könne sie für sich als ein Element gelten. Bei diesem isolierenden Verfahren war vorausgesetzt, daß der Reizerfolg von dem Element und eventuell von gewissen akzessorischen Einflüssen abhänge. Wie aber, wenn der Reizerfolg von vorneherein ein Erfolg des Gesamtfeldes, des ganzen Organes – ja, des ganzen Organismus wäre?

Der Einfluß des Umfeldes wird schon lange in steigendem Maße erkannt. Die sog. Gestalt- und die Komplexpsychologie nehmen ihn aber zu einem Hauptthema; er wird hier prinzipiell. Auch im Funktionswandel erscheint die vermeinte Naturkonstante des physiologischen Elementes selbst als Funktion: aus einer Funktion wird die Funktion einer Funktion usw. Das wirkt sich dann wieder so aus: die Integrität des neuronalen Elementes genügt nicht, denn ein unbekannt großer Teil des ganzen Organs oder Organismus gehört *auch* zu der Leistung, die bisher als eine elementare betrachtet war. Das heißt aber, daß nicht nur die Leitung, sondern auch

die beteiligte *Menge* oder *Masse* nervöser Substanz Bedingung wird. Tatsächlich sind die berühmten WEBER-FECHNERschen Gesetze ohne jede Rücksicht hierauf aufgestellt worden.
Eine andere Konsequenz des Funktionswandels ist aber die: eine Schwelle hängt nicht nur von dem Reiz und der Eigenschaft des Organs ab; wir sahen, daß die Funktion selbst das Organ derart umstimmte, daß die vorhergehenden Leistungen, also die *Vorgeschichte* des Organs ebenso entscheidend wird. Aber auch diese Vorgeschichte hat eine Vorgeschichte usw.
Die Bedeutung der Masse und die der Vorgeschichte zu Ende denken, heißt aber, überhaupt die klassische Elementarbetrachtung auf eine enge und rein theoretische Bedeutung einschränken. Ich glaube, daß diese Entwicklung beinahe als zerstörend für den Elementarismus anzusehen ist. Welche aber sind dann die Ordnungen, welche doch offenbar die biologische Leistung beherrschen? Der Gedankengang, welcher sich hier von selbst einstellt, ist der folgende.
Wir haben gesehen: im pathologischen Abbau erweist sich die Funktion als labil; keine Schwellenkonstanz, keine absolute Trennung der Qualitäten, keine fixierten Raum-Zeit-Entsprechungen mehr. In der Ermüdung, Vergiftung ist es ebenso. Ist nicht der sog. normale Zustand selbst nur ein Gleichgewicht, das jede Störung erschüttern kann, ja muß? Ich bin überzeugt, daß dem so ist und daß der Funktionswandel nur eine Steigerung, eine Bloßlegung der schon normalerweise bestehenden Funktionsbewegung ist.
Diese Beweglichkeit der Funktion ist nicht neu oder unbekannt. Die »Umstimmung« der Sinnesphysiologie, Phänomene des Kontrastes, ja, sogar das berühmte WEBER-FECHNERsche Gesetz selbst sind nichts anderes als dies: ein jeder Funktionswert kann bestimmt werden durch die Vorgänge der räumlichen und zeitlichen Nachbarschaft.
Eigentlich muß HERING (1925) als der genannt werden, der für die Sinneslehre wenigstens die Bedeutung der Umstimmungs- und Kontrastphänomene am besten erkannt hat. Eines seiner bekanntesten Beispiele war: ein Briefbogen in einem dunklen Zimmer sendet weniger Licht in mein Auge als das sonnenbeschienene Schieferdach vor meinem Fenster. Trotzdem erscheint der Briefbogen hellweiß, das Dach einfach schwarz. Es ist sozusagen eine Sinnestäuschung, daß das Papier »heller« erscheint als das Dach. Aber was wird durch diese Täuschung erreicht? HERING nennt es

die Konstanz des Sehdinges: nur dadurch bleibt weißes Papier weißes Papier, daß der Eindruck unabhängig von der Beleuchtungsstärke bleibt. Ich würde den Namen »Identität des Dinges« vorziehen. Wir können dieses Prinzip gar nicht wichtig genug nehmen; nur *wenn* die sinnesphysiologischen Funktionswerte umstimmbar sind, können wir ein Ding im Wechsel seiner Erscheinung als identisch, als ein und dasselbe wahrnehmen. Die Nicht-Konstanz der Relation von Reiz und Empfindung ist geradezu die Voraussetzung jeder Ding-Identität in der Wahrnehmung. Wir müssen allgemein behaupten, daß die biologische Ordnung überhaupt nicht *dafür* gesorgt hat, daß wir konstante Entsprechungsgesetze von Reiz und Empfindung und dadurch und in diesem Sinne objektive Wahrnehmungen bekommen (die Physik wäre überflüssig, wenn schon die Sinne uns die Welt so zeigten, wie sie physikalisch-objektiv ist); sondern die Organe sind eingerichtet, daß wir ein Objekt als ein und dasselbe *Ding*, einen *Vorgang*, als ein und dasselbe *Ereignis* vergegenwärtigen. Die Sinne zeigen uns die Welt nicht, wie die Physik in Raum und Zeit, sondern zeigen uns die Dinge, die uns interessieren, *durch* Raum und Zeit *hindurch*, also trotz ihrer Veränderlichkeit in Raum und Zeit. Die Sinne besorgen das, und nicht, wie man im Kantianismus gemeint hat, der Verstand.

Die nähere Betrachtung dieser Verhältnisse soll nun aber zeigen, daß wir damit wirklich über die destruktive Seite des Funktionswandels, die ja auch, nach der Literatur zu schließen, als Gefahr gefürchtet worden ist,[2] hinausgelangen, ja, daß wir erst jetzt auf die produktive Leistung der Sinne kommen.

Wir können dabei ausgehen von der auch in der Neurologie bekannten Sinnesleistung der *Lokalisation*. Es ist bekannt, daß der Gesunde eine berührte Hautstelle ziemlich sicher mit dem zeigenden Finger angeben kann; offenbar, weil er sie im Raume, oder wenigstens im eigenen Körperraum, oder doch im Verhältnis seiner Gliederstellung wahrzunehmen vermag.

Diese mehrfachen »oder« zeigen schon an: es ist nicht von vorneherein klar, worauf es nun eigentlich ankommt: auf den sichtbaren Umweltraum, auf den eigenen Körper oder nur auf bestimmte Proportionen seiner Teile; zum Unglück sind alle diese Momente beweglich und nicht in konstanter Stellung zueinander.

2 Z. B. Winterstein (1932).

Auch die Pathologie lehrt eine Vielheit möglicher Störungen. Einige Kranke vermögen die berührte Hautstelle nur mit riesigen Fehlern zu zeigen, andere verfehlen die richtige Zeigebewegung, wieder andere vermuten ihre Gliedmaßen in ganz falscher Richtung, und einige sind wieder gegen die Umwelt desorientiert. Alle diese Leistungen müssen sich auch gegenseitig beeinflussen. Mathematisch gesprochen ist nun eine Lokalisation überhaupt nur möglich, wenn wir ein festes Bezugs- oder Koordinatensystem besitzen, innerhalb dessen man die Ortsbestimmung konstruieren kann. Logischerweise müßten wir also davon ausgehen, wie sich der Mensch im Raume orientiert, und dann erst auf die Leistung, die Lokalisation auf der Haut kommen. Was lehrt nun die Analyse der sinnlichen Orientierung im Umweltraum? Nichts anderes als Relativität, Umstimmbarkeit, Labilität aller einzelnen Funktionen. Denken wir etwa an die physikalisch so durchsichtige Funktion des *Vestibularorgans.* Es reagiert ganz gesetzmäßig auf die Schwererichtung und auf die Progressiv- und Drehbeschleunigung bei Bewegungen im terrestrischen Raume. Und wie steht es mit den Reizerfolgen? Man hat lange Zeit angenommen, daß hier eine Reihe fester Reflexbewegungen wie Nystagmus, Gliedabweichungen usw. und eben solche konstante Bewegungsempfindungen dem Reize gesetzmäßig folgen. Heute müssen wir uns überzeugen lassen, daß es hier für die *Art* und *Richtung* dieser Reizerfolge im wesentlichen nur auf die *relative* Verschiebung von Körper und sichtbarer Umwelt ankommt: Bewegt man nämlich statt des Körpers die Umwelt (die etwa in einer drehbaren Kabine, einer Teufelsmühle bestehen kann) im entgegengesetzten Sinne, so kommt es zu ganz denselben Eindrücken und Bewegungen (v. Weizsäcker 1939). Nichts erwies sich so umstimmbar, so labil wie der Eindruck des Senkrechten, des Waagerechten, der Bewegung im Sehfeld, ja der Bewegung des eigenen Körpers (Kleint 1936, 1937, 1938).

Daraus folgt aber, daß von einem vorgegebenen festen Bezugssystem in der Wahrnehmung gar keine Rede sein kann. Aber weil es eine solche Festlegung nicht gibt, darum eben vermag sich die Wahrnehmung blitzartig auf immer wieder neue Lebenssituationen einzustellen. Mit anderen Worten, unsere sog. Raumwahrnehmung ist jederzeit eine frische Improvisation. Ihr Absolutheitscharakter ist lediglich fiktiv. Wir wissen nun bereits: das Ergebnis dieser Improvisationen ist so gut wie niemals eine konstante

Reizentsprechung, die immer und überall gälte. Dasselbe Grau von derselben Intensität, Sättigung und retinalen Abbildungsgröße kann einen Schatten, ein Loch, einen Radiergummi, eine Maus mir in der Wahrnehmung vergegenwärtigen helfen. Dieselbe Schraffierung einer Lithographie kann je nach ihrem Stellungswert eine dunkle Wolke oder ein helles Gewandstück darstellen.
Die *biologischen Regeln* der sinnlichen Repräsentation können aber aus dieser allgemeinsten Einsicht allein noch nicht abgeleitet werden. Die Analyse muß hier wie immer die Fundamentalgesetze aufsuchen. Man muß dabei stets in experimenteller Weise vorgehen, denn es liegt im Wesen des Improvisierens, daß das Gesetzmäßige sich hinter dem nur Augenblicklichen verbirgt. Man kann sich dabei zunächst 3 Fälle vorstellen, die sich zur Experimentalanalyse eignen. Im ersten probieren wir, wieweit das Organ fähig ist, in der Wahrnehmung zur Vergegenwärtigung eines Dinges oder eines Ereignisses Fehlendes einfach zu *ergänzen*. Daß der improvisierende Wahrnehmungsakt Fehlendes ergänzt, ist uns allen geläufig. Wir übersehen und überhören kleine Fehler im Druck, in der Melodie ohne weiteres. Auch die kleinen Fehlleistungen des Vergessens gehören dazu. Weniger bekannt sind z. B. Ergänzungen der Hemianopiker. Ein solcher Kranker sieht bekanntlich in der einen Gesichtsfeldseite nichts. Bietet man dann der sehenden Hälfte Halbfiguren, z. B. einen Halbkreis, einen halben Schmetterling, so ergänzt er im tachistoskopischen Versuch sinnvoll die Ganzfigur.
Interessant und praktisch wichtig sind die Überbrückungen des Sehens von Bild zu Bild im Film. Hier wird eine successiv gebotene Formabweichung durch das Auge in eine Bewegung verwandelt. Durch Versuche, die Prinz Auersperg und Sprockhoff (1935) und Prinz Auersperg und Buhrmester (1936) anstellten, ergab sich, daß hier tatsächlich im gleichen Zeitabschnitt und von den Teilen der gleichen retinalen Fläche sowohl objektiv richtige wie objektiv falsche Überbrückungen abstammen können. So kann, wenn man rasch bewegte Lichtpunkte mit bewegtem Auge betrachtet, *ein* Teil der Sinnesfläche die streifige Verschmelzung zeigen, die von der Sternschnuppe bekannt ist, während ein anderer Teil sich so benimmt, wie es bei der Betrachtung der Bäume und Häuser aus dem fahrenden Eisenbahnzug der Fall ist: sie bleiben feststehen. Wir haben bei diesen Versuchen von demselben Reiz her gleichzeitig *zwei* gänzlich verschiedene Wahrnehmungsbilder.

Was entscheidet aber dabei? Nach AUERSPERG entscheidet, ob der geschehende Reizsachverhalt einer *Erwartung* entspricht oder einer *Überraschung*. Im Falle der Erwartung komponiere das Auge eine Konstanz des Sehdings, im Falle der Überraschung zerfällt dasselbe in momenthafte Einzelobjekte. Ich halte diese Formulierung noch nicht für endgültig und glaube, ebenfalls mit AUERSPERG, daß wir zunächst an eine Kritik des Zeitbegriffes gehen müssen. Es zeigt sich hier, daß die erlebte Zeit überhaupt anders aufgebaut ist wie die mathematische. Die mathematische Zeit ist ein gedachtes lineares und homogenes Kontinuum; die erlebte Zeit ist Vergegenwärtigung eines aus der Vergangenheit durch die Präsenz in die Zukunft durchschwingenden Zusammenhanges.

Ein zweites Versuchsfeld ist die *kombinatorische* Leistung des Sinnesaktes. Ein Beispiel ist die sog. Fusion im binokularen Sehen. Es ist an sich merkwürdig genug, daß wir mit zwei Augen eine Welt sehen. Aber diese Vereinigung hat ihre strenggezogenen Grenzen. Im Stereoskop können wir diese Grenzen studieren. Wir finden allgemein, daß die beiden Bilder sehr willig zu *einem* Objekt verschmolzen werden, wenn es sich um die Deckung einfachster Gebilde handelt. So werden Strichfiguren durch Dekkung zu einfachen Figuren verschmolzen. Die Fusionsbewegung der Augen rastet nicht, bis eine optimale Verschmelzung eingetreten ist, bei der sich möglichst viele Striche decken. Wie aber steht es, wenn wir nicht identische Verschmelzung, sondern figürliche Zusammensetzung aus den jedem Auge einzeln gebotenen Bruchstücken fordern? Hier erweist sich die binokulare Kombination als völlig refraktär. Zum Beispiel werden die beiden Dreiviertelquadrate der Abb. 1 durch Deckung von b und c verschmelzen und durch a und d zum Ganzquadrat ergänzt. Dagegen werden die zwei Halbquadrate der Abb. 2a niemals zu einem Ganzquadrat zusammengesetzt, sondern es wird a mit c verschmolzen und dann ein Winkelhaken gesehen (Abb. 2b).

Ein gutes Beispiel für die Gleichgültigkeit der binokularen Fusion gegen Gestalten ist noch das Folgende (nach SPROCKHOFF 1938). Ein dem linken Auge gebotener Mann ohne Arm und der dem rechten Auge gebotene Arm mit Stock dazu werden nie zur »guten Gestalt« vereint gesehen (Abb. 3). Regelmäßig legte sich der fehlende Arm als eine Art Schärpe über die Brust, und wir entdeckten bald den Grund: der Stock hatte zufällig die gleiche Länge und Richtung wie das linke Hosenbein; diese Fusionsbereitschaft wirkt

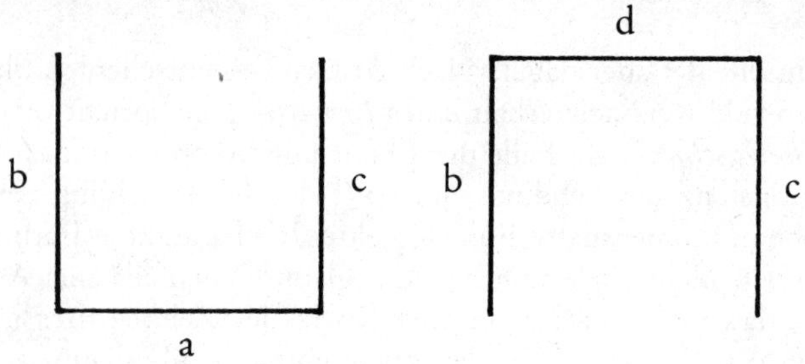

Abb. 1

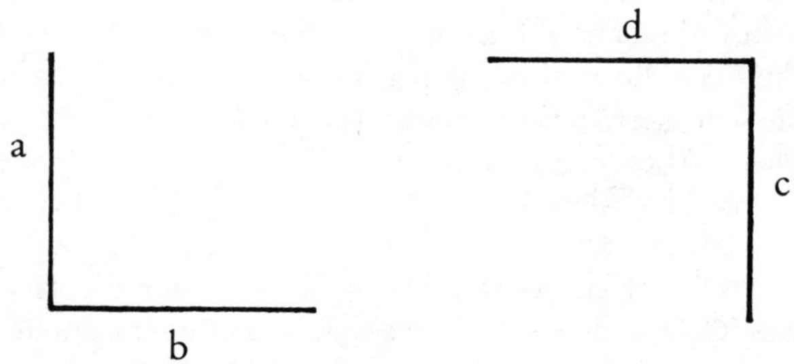

Abb. 2 a

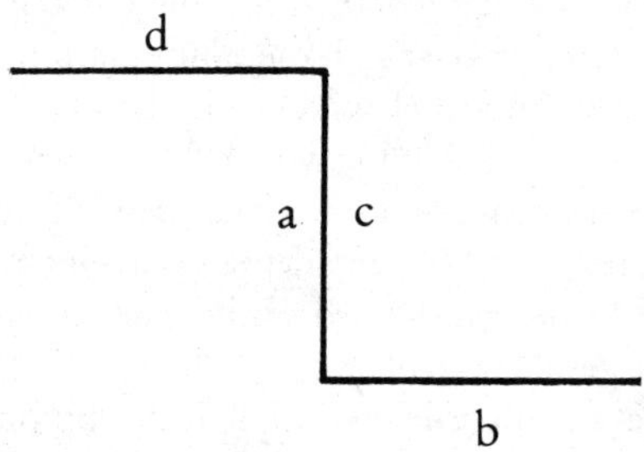

Abb. 2 b

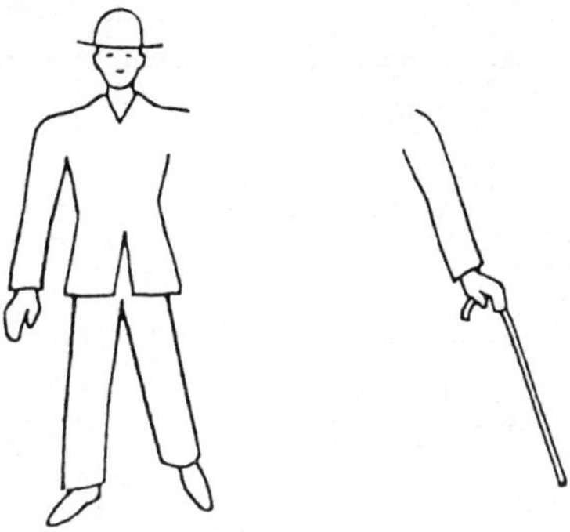

Abb. 3

so überwältigend, daß sie die Wahrnehmung in der besagten Überlagerung erzwingt. Die Fusion kümmert sich also nur um Gebilde, nicht um Gestalten. Nur das Experiment kann diesen Unterschied beweisen und die physiologischen Grenzen beider aufdecken.

Besondere Aufmerksamkeit muß dann die Kombinationsarbeit verschiedener Sinnesmodi auf sich ziehen, also z. B. von Auge und Ohr. Ich möchte hier ein erst kürzlich von CHRISTIAN (1940) bei uns gefundenes Beispiel bringen, welches die Kombination von vestibulärer und optischer Raumwahrnehmung betrifft. Wir setzen eine Versuchsperson auf einen Drehstuhl und bringen in fester Verbindung mit diesem einen Lichtpunkt in 1 m Entfernung vor ihren Augen an. Wir drehen nun zunächst in völliger Dunkelheit den Stuhl, aber so langsam, daß die Versuchsperson nicht die geringste Drehung wahrnimmt. Läßt man aber jetzt den Lichtpunkt aufleuchten, so nimmt die Versuchsperson sofort eine erhebliche und der objektiven entsprechende Seitenwanderung des Punktes wahr. Eine retinale Verschiebung kann dies nicht bewirken, denn Auge und Lichtpunkt stehen ja in fester, unveränderter Stellung zueinander. Es kann also nur der unbewußte Drehreizerfolg am Vestibularorgan sein, der, wenn er mit einer optischen Erregung kombiniert werden kann, auch als Bewegung desselben wahrgenommen wird. Wir erfahren also, daß in der intermodalen Kombination die sonst erheblich unterschwelligen Reize wirksam werden können; aber auch dieser Funktionswandel hat die Wirkung, daß wir nicht eine Unsicherheit, sondern eine verbesserte Sicherheit der Orientierung eben dadurch erzielen. Die Sicherheit

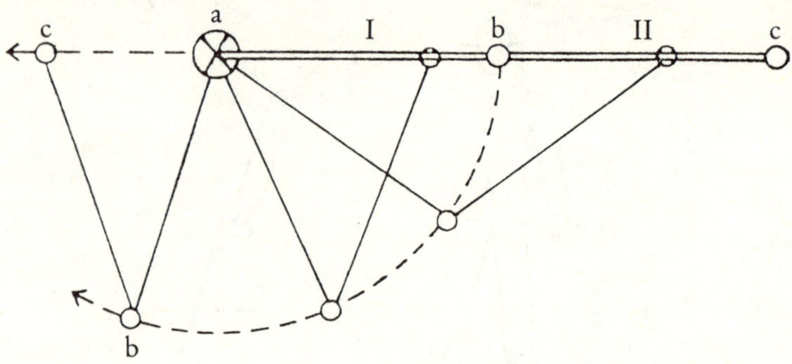

Abb. 4

wächst überhaupt nicht mit der Verfeinerung und Isolierung der elementaren Sinnesfunktion (als ob diese möglichst wenig beeinflußt werden müßte), sondern im Gegenteil mit der Mehrzahl der zusammenwirkenden Einzelerregungen. Je leerer und je unbewegter ein Sinnesfeld, um so unstabiler ist es; je zahlreicher die Möglichkeiten zu Kombinationen, um so stabiler die Wahrnehmung.

Kann man sich bei Ergänzung und Kombination noch mit einer mehr oder weniger mechanistischen Erklärung zu beruhigen suchen, so haben wir nun drittens auch Fälle von *Formbildung* zu betrachten, welche sowohl eine physiologische wie eine psychologische Deutung ausschließen. Ein Beispiel, das wir in unserem Laboratorium den Planetenversuch nennen, hat P. Christian (1940) gefunden.

Stellen wir uns (Abb. 4) einen um eine Achse (a) drehbaren Stab I und an seinem freien Ende einen Lichtpunkt vor. An diesem freien Ende befindet sich aber eine zweite Achse (b), um die wiederum ein Stab II von derselben Länge drehbar ist; auch an seinem Ende c ist ein Lichtpunkt angebracht. Wir drehen nun Stab I um a und gleichzeitig gleichschnell im Gegensinne Stab II um b. Eine einfache Überlegung zeigt, daß hierbei der Lichtpunkt c tatsächlich nur eine geradlinige Hin- und Herbewegung ausführt – auf der Diagonale in dem Kreis vom Radius zweier Stablängen. Wir lassen im Dunkelraum zunächst nur c leuchten. Das Auge sieht, der Wirklichkeit entsprechend, ein genau geradliniges Hin- und Herpendeln des Lichtes. Sobald wir aber dann auch b leuchten lassen, sieht das Auge, obwohl an den objektiven Bewegungen sich nichts verändert hat, etwas ganz Neues: c erscheint in kreisender Bewegung um das selbst kreisend gesehene b. Aus dem Irrstern ist ein kreisender Planet geworden.

Man muß demnach sagen, daß das Organ der Wahrnehmung sich ebenso benimmt und dasselbe tut wie der Astronom, welcher aus der scheinbaren Bewegung eines Planeten durch eine bestimmte mathematische Konstruktion ein einfaches Bewegungsgesetz ableitet. PTOLEMÄUS verfuhr darin nicht anders als KOPERNIKUS. Aber auch unser Auge verfährt nicht anders als diese beiden – freilich sind seine Grenzen viel enger gezogen. Sein unbewußtes Konstruktionsvermögen ist bescheidener; aber es ist nicht weniger mathematisch-physikalisch. Und das eben ist das Grundsätzliche daran. Ich wage aber die Vermutung, daß die Leistung des Mathematikers und Physikers nicht möglich wäre ohne sein anschauendes Vorstellungsvermögen; es ist die *Schau*, deren Sinnlichkeit den Sinneswahrnehmungen abgeborgt ist. »Begriffe ohne Anschauung sind blind«, sagt KANT.

Wir haben uns so – offengesagt widerstrebend – dem allgemeinen Standpunkt von HELMHOLTZ (1879, [4]1896) wieder genähert. Wenn HERING (1879, 1925) der Einsicht näher war, daß die Sinnesorgane die Einheit von biologisch sinnvollen Dingen und Ereignissen herstellen (und nicht von objektiv physischen Daten), so war HELMHOLTZ treffsicherer in der Erkenntnis des unbewußt-geistigen Schaffens der Sinne. HERING war lebensnäher, biologischer, HELMHOLTZ mit tieferem Takt für die *geistige* Bestimmtheit der Sinne begabt. Uns alle aber trennt vom Kantianismus das Begreifen: die Sinne selbst sind unbewußter Geist und bedürfen der zusätzlichen Überformung durch den bewußten Verstand zu ihrer Leistung nicht.

Beurteilt man von diesem Punkte aus nochmals die Stellung der physiologischen Funktionen, so ist als das wesentlichste hervorzuheben: nur durch den Funktionswandel sind die Improvisationen möglich, nur durch die Improvisation erhält sich das Leben. Denn was durch die wechselnden Akte der Ergänzung, Kombination und Formbildung allein ermöglicht wird, ist das Identische, das Sich-selbst-treu-Bleiben sowohl der mir gegenübergestellten Einzeldinge und Ereignisse wie auch meiner selbst. Nur dadurch bleibt mein Hund immer mein Hund, und so mein Hut, mein Nachbar für mich und ich für ihn. Ich nenne daher dies das *monogame Vermögen* der Sinnesorgane. Kraft solcher Monogamie

lebt man nach bestimmten Ordnungen, also, wenn Sie wollen, kraft einer gesetzmäßig begrenzten organischen vis formativa. Ihre schöpferische Fähigkeit ist weder grenzenlos noch willkürlich.
Der kleine Ausschnitt des heute Vorgetragenen ist ja nur eine Parallele zur Arbeit derer, die etwa in der experimentellen Morphologie die Abhängigkeit der lokalen Formbildung vom Umfelde studieren. Wenn man dort von der Methode der Gewebskulturen zur Methode der Implantation fortgeschritten ist, dann tut man ja nichts anderes als wir, wenn wir von der Analyse der Elementarfunktionen zur Analyse des Funktionsverbandes übergingen: in jedem Falle ist *Genetik* der führende Begriff.
Aber die Wahl der *Sinnes*funktion bringt doch auch ein Moment hinzu, das als etwas Besonderes abschließend hervorgehoben werden muß.
Ich glaube, daß die Biologie nicht zu einer methodischen und formalen Geschlossenheit zu bringen ist, wenn sie sich sträubt, die *Subjektivität* alles Lebenden in ihren Begriff und ihr Forschen einzuschließen. Die Sinneswahrnehmung mahnt uns daran, daß die Biologie es mit Objekten zu tun hat, denen ein Subjekt innewohnt. Dem wird aber z. B. der Begriff der Ganzheit noch nicht gerecht. Es kann nicht länger als richtig gelten, wenn man sagt: objektive Erkenntnis erlangen wir erst, wenn wir sie vom Subjektiven völlig reinigen.
Selbst die Physik ist sich darüber klar geworden, daß wir gewisse Vorgänge nicht beobachten können, ohne sie zugleich durch die Beobachtung auch schon zu verändern; und sie hat aus dieser Einsicht den größten Gewinn, eine Steigerung ihrer wissenschaftlichen Geschlossenheit gezogen. Wellenphysik und Korpuskularphysik traten durch die Unbestimmtheitsrelation in eine komplementäre Ergänzung.
Wenn nun in der Beobachtung des Physikers der äußere Vorgang durch den Beobachter verändert wird und gleichsam vor ihm zurückweicht, so ist es in der Lehre von den Sinnen umgekehrt. Hier wünschen wir, den Beobachter selbst zu erkennen, während der äußere Vorgang (Reiz) als bekannt gegeben ist. Auch hier nun kann man den Beobachter (Organ) nur erkennen, wenn man ihn gleichzeitig durch den Reiz auch schon verändert. Das gerade ist es ja, was wir vorhin den Funktionswandel genannt haben: die Abhängigkeit von der umgebenden Masse und von der Vorgeschichte des Organs. Hier also weicht der Beobachter vor dem äußeren

Vorgang zurück; insoweit ist er als nicht konstant vorauszusetzen. Genau dies aber ist ja die Bedingung, durch welche der Organismus und seine Umwelt sich zu einer biologischen Einheit der Dinge und Ereignisse zusammenschließen. Die relative Unbestimmbarkeit des Sinnesvorganges also ist die Voraussetzung dieser neuen andersartigen Einheit, die wir die biologische nennen. Zwischen der Labilität der Elementarfunktion und der synthetischen Improvisation besteht eine notwendige und analysierbare Beziehung der Unbestimmheit, welche den biologischen Akt garantiert. Was wir aber als Subjekt bezeichnen, das steckt in der Tat in dieser Unbestimmtheit, dem Spielraum für den schöpferischen Akt. Solange wir in der Wissenschaft damit beschäftigt sind, diesen Spielraum überhaupt erst aufzuzeigen und abzugrenzen, kann man nicht verlangen, ihn auch schon auszufüllen. Es muß genügen und es ist das erste Gebot, daß die Wissenschaft um diesen für sie unangreifbaren Raum weiß und in Rechnung stellt, daß er ist.

Dies also ist die Bedeutung davon, daß man das Subjekt nicht ausschließt, sondern einführt. Für die Wahrnehmung heißt das: Die Welt wird *nur meine* Welt, wenn sie mir *nur erscheint*. Ihr Schein muß mir genügen, sie selbst würde mich vernichten. Aber das, was mir so (im Schein) erscheint, ist doch sie selbst – kein Betrug, sondern das Sein selbst.

9. Februar 1939.

Über die Hirnverletzten

I.

Viele Hirnverletzte fühlen sich ziemlich wohl, solange sie nichts arbeiten, sondern schwatzen, kartenspielen, spazierengehen. Wenn sie aber in der Bäckerei arbeiten, ist ihnen die Hitze unerträglich, wenn sie im Garten arbeiten, werden sie vom Lichte geblendet, wenn sie in der Schlosserei arbeiten, vertragen sie den Lärm nicht. Außer der Überempfindlichkeit ihrer Sinne stören sie besonders vegetative Erscheinungen, zu denen man auch Kopfweh, Schwindel, Ermüdungsgefühl, Schwächegefühl, schlechten Schlaf rechnen mag. Alle diese Erscheinungen haben nichts zu tun mit den groben motorischen oder sensorischen Ausfällen wie Hemiparese, Gesichtsfelddefekt oder Aphasie. Sie sind von der Lokalisation der Verletzung unabhängig, und sie sind nicht lokalisierbar.

Wir haben unsere Aufmerksamkeit zuerst besonders den vielen Beschwerden auf dem Gebiete des Sehens zugewendet. Diese Patienten bekamen zum Beispiel bei längerem Lesen Flimmern, sie sahen nichts bei Nacht. Sie hatten aber keine optische Agnosie im neurologischen Sinn. Trotzdem hatten sie diese »asthenopischen« Störungen. Später untersuchten wir auch akustische und vestibuläre Leistungen sowie die Motorik.

Ich werde hier über einige Ergebnisse aus dem Breslauer Neurologischen Forschungsinstitut summarisch berichten[1] und dann die Frage prüfen, ob sie Schlüsse auf unsere allgemeine Vorstellung von dem Zustande und der Leistung des verletzten Gehirns zulassen. Wir bedienten uns dabei meistens der Methoden der klassischen Sinnesphysiologie, welche vorauszusetzen scheint, daß die Funktionen des Sehorgans teilbar sind und einzeln untersucht werden können, als wären sie Elemente. Obwohl wir diese Voraussetzung nicht teilen, so interessierte uns doch, was man zu Gesichte bekommt, wenn man bei einem Hirnverletzten mit Asthenopie die Sehschärfe, die Dunkeladaptation und dergleichen untersucht, so als ob dies isolierbare Funktionen wären.

1 Zusammenfassender Bericht auch bei P. Christian (1948).

a) *Untersuchung mit Periodenreizen.* Wenn man einem Gesunden eine in schwarze und weiße Felder geteilte rotierende Scheibe (Talbot-Scheibe) zeigt, so tritt bei einer gewissen Rotationsgeschwindigkeit und einer gewissen Beleuchtungsstärke eine Verschmelzung zu einem gleichmäßigen Grau ein. Diese Verschmelzungsfrequenz ist nun bei vielen Hirnverletzten bedeutend erniedrigt. Es erwies sich »das Vermögen, in der Zeiteinheit mehr Einzelperioden getrennt zu erfassen«, als gestört. Man kann die gestörte Leistung der zeitlichen Diskrimination verbessern, indem man das Feld vergrößert oder die Beleuchtungsstärke vermehrt. Beides geschieht, wenn man die Versuchsperson näher an die Scheibe heranführt. Offenbar ist also die Lichtausbeute bei der Unterscheidung zeitlich getrennter Eindrücke beim Verletzten eine schlechtere, und schon hier sieht man, daß man nicht von einer ganz einfachen Störung etwa der Zeitfunktion des Unterscheidens sprechen kann (Christian und Schmitz 1942).

b) *Adaptationsstörung bei Hirnverletzten.* In einer andern Reihe von Untersuchungen zeigte sich, daß bei mehreren Hirnverletzten die Dunkeladaptation, die Umstellung des Tages- auf den Dämmerungsapparat, enorm verlangsamt ist. Die häufige Klage der Patienten, daß sie bei Nacht nicht sehen, erklärt sich gewiß zu einem Teile daraus. Diese Umstellung erfolgt bei ihnen »unter plötzlicher und enormer Zunahme des Zeitbedarfs«. – Betrachtet man dann die Kurve, welche die Abhängigkeit der Schwellenintensität von der Zeit genauer darstellt, so erkennt man außerdem, daß ein Knick vorliegt, der bedeutet, »daß der Tages- und Dämmerungsapparat im pathologischen Fall sich nicht elegant ablösen (wie es im Normalfall die Regel und für den physiologischen Sehakt auch ersprießlich ist), sondern daß beide Organisationen hart gegeneinander abgesetzt sind, beziehungsweise auseinanderfallen« (Ullrich 1943).

c) *Sehschärfe.* Es ist schon sehr lange bekannt (König 1897), in welchem großen Maße die Fähigkeit des Auges zur räumlichen Unterscheidung von der Beleuchtungsstärke abhängt. Man kann von der Nutzungsfähigkeit des Sehorgans hinsichtlich der für die Aufgabe bereitstehenden Lichtenergie sprechen, und diese Nutzungsfähigkeit ist bei Hirnverletzten oftmals herabgesetzt. Während die absoluten Schwellen der Sehschärfe bei den untersuchten

Hirnverletzten in der Regel normal waren, benötigten sie eine 100-1000fach größere Luxhelligkeit. Besonders schlechte Werte fanden sich im Bereich kleinster Sehwinkel und im Bereich kleinster Helligkeiten. Außerdem fanden sich Störungen der Beziehung Sehschärfe: Helligkeit im Übergang von einem Grenzwert zum andern: die normalerweise stetige Kurve wird treppenförmig. – Es ist danach verständlich, daß die Störungen besonders beim feineren Zeichnen, bei Bearbeitung eines Werkstückes gespürt werden. Denn hier wird fortlaufend Erhellung und Beschattung im Blickfeld wechseln. Bei aller Präzisionsarbeit ändert sich die räumlich-zeitlich-intensive Gegebenheit in raschem Wechselspiel. Der Geschädigte versagt, weil er gerade die kleinen Differenzen nicht gebührend auszusteuern vermag (Christian und Umbach 1948).

d) *Polyphäne Farben.* Es sei noch ein von P. Christian und Schmitz (1942) bei Hirnverletzten bemerktes Farbenphänomen erwähnt, auch weil es später zu einer wichtigen selbständigen Untersuchung beim Normalen den Anstoß gab (Christian, Haas und v. Weizsäcker 1948). Wenn man eine schwarz-weiß gefelderte Scheibe in farblosem Lichte rotieren läßt, so sehen Hirnverletzte, bei denen schon bei geringerer Frequenz ein Flimmern auftritt, besonders reichliche und intensive Farben, die schon von Fechner (1838) beim Normalen entdeckt worden sind. Darauf komme ich später zurück. Diese Erscheinung ist beim Verletzten gesteigert, kann also als eine Mehrleistung von ihm betrachtet werden. Sie ist meines Wissens unter den vielen älteren Angaben über gestörten Farbensinn bei Hirnverletzten nicht erwähnt worden (Christian und Schmitz 1942).

e) *Nachbilder.* Es ist bekannt, daß am Gehirn Geschädigte auch in ihrer Fähigkeit zu den verschiedenen Arten von Nachbildern beeinträchtigt sind. Systematische Versuche mit Hirnverletzten ergaben, daß bei ihnen besonders Drehreize (labyrinthäre Reize) und optokinetische Reize zeigen, daß die Erzeugung von Nachbildern bei ihnen erschwert, die Latenzzeit verlängert, die Dauer verkürzt, die dunklen Phasen verlängert sind. Das Ergebnis ist allgemein ein »Nachbild-Verlust« (Hebel und Luther 1948).

f) *Schwindel* gehört zu den häufigen Klagen Hirnverletzter und anderer Schädeltraumatiker. Hebel (1944) zeigt in experimentellen Studien, daß allgemein diese Kranken unfähig wurden, »sich veränderten Raumbedingungen augenblickhaft einzuordnen«. Sie bekommen ein sogenanntes »Schleiersymptom«, bei dem sowohl Wahrnehmung wie Motorik gefährdet sind (HEBEL und LUTHER 1948).

Ich breche die Aufzählung dieser Untersuchungen hier ab, weil sie schon genügen wird um zu zeigen, daß es bei den Hirnverletzten vielleicht überhaupt keine spezielle Funktion gibt, die nicht in Mitleidenschaft gezogen sein kann. Aber es zeigt sich auch, daß die Art, wie dies der Fall ist, doch eine sehr präzise ist und daß die Befunde nicht nur von der Art der Untersuchungsmethode herrühren. Zum Beispiel ist der Befund, daß die absolute Sehschärfe gewöhnlich normal blieb, daß aber der Zeit- und Intensitätsbedarf dabei erhöht ist, doch etwas Spezifisches. Es ist überhaupt nicht erlaubt, die Erscheinungen auf einen unklaren Begriff wie etwa den einer allgemeinen Ermüdbarkeit zurückzuführen, den man dann nach Belieben halb psychologisch oder halb physiologisch definiert. Die Phänomene sind begrenzte und gesetzmäßige. Auch handelt es sich nicht nur um Minderung der Leistungen, sondern auch um Neuschöpfungen. Und endlich betrifft die Störung gerade die beanspruchte Funktion, keine andere, und sie ist also nicht die Folge eines allgemeinen Zustandes.

(Nebenbei erfahren wir auch zuweilen etwas über die spezielle Physiologie. Ein Beispiel ist die Störung der Dunkeladaptation Hirnverletzter. Die übliche Annahme, daß die Adaptation ein rein retinaler Vorgang sei, kann danach nicht zutreffen. Ähnlich beweisen die Befunde über die Sehschärfe, daß es sich hier nicht nur um die morphologische Feinstruktur der Netzhaut und ihre Physiologie handelt.)

Natürlich erinnerten wir uns der Phänomene, welche beim ersten Weltkriege besonders von GELB und GOLDSTEIN (1920) beschrieben wurden, wie zum Beispiel der sogenannten spiraligen Gesichtsfeldeinschränkung oder der tachistoskopischen Erkennungsverzögerung. Wie damals, so waren wir auch jetzt mit der Frankfurter Schule einig, daß eine analytische Zerlegung des Leistungsbildes in lokalisierbare Elementarfunktionen ein falscher, das Wesen der Störung verfehlender Weg ist. Aber wie damals schon, so schienen uns auch jetzt die Begriffe der Gestalt, der Ganzheit und der Kategorie zwar geeignet, das, was an den Leistungen hirngesunder und hirnkranker Menschen wesentlich ist und was im anatomisch-physiologischen Bilde nicht ausdrückbar ist, anzudeuten; aber der Gestaltbegriff schien uns nicht fähig, die neurophysiologischen Vorstellungen oder Begriffe selbst so zu reformieren, zu korrigieren, ja sogar womöglich zu zerstören, wie es nötig ist, um eine bessere Hirnpathologie aufzustellen. Die gestaltpsychologische Analyse hirnpathologischer Fälle ließ die ältere, die »klassische« Funktionenlehre sozusagen intakt stehen, wo sie stand, und sie warnte nur davor, diese zur Erklärung von Erscheinungen der Hirnverletzten als im Prinzip zulänglich heranzuziehen, wie das etwa in KLEISTS Werk (1934) noch geschah. Die Prinzipien der Erregung, Leistung und Lokalisation sind eben, das ist auch unsere Meinung, nicht geeignet, eine Hirnpathologie aufzubauen.

Um so unverständlicher mochte es darum erscheinen, daß wir damals und heute daran festhielten, die klassischen Methoden der Funktionsprüfung anzuwenden. Aber es geschah eigentlich in jedem Falle um zu beweisen, daß diese Funktionen es *nicht* sind, deren quantitative Aufhebung, Abschwächung oder Verstärkung das pathologische Verhalten ausmacht. So gelangten wir auch hier zunächst zum Begriff des »Funktionswandels«, der dem klassischen Funktionsbegriffe bereits entschieden widerspricht und eine gewisse Verwandtschaft mit der »Plastizität« von A. BETHE (1931) besaß. (Ähnlich war auch der Begriff »Gestaltfunktion« eigentlich ein hölzernes Eisen, mit dem die klassische Physiologie sich niemals befreunden kann.) Aber der Funktionswandel war nur ein erster Schritt in der Richtung eines langen Weges, der schließlich dahin führt, daß das, was im Gehirne vor sich geht, etwas ganz anderes ist, als die Lehre von Erregungsleitung, Reflex und Lokalisation behauptet. Darin liegt der Beginn einer Veränderung der Grundbegriffe, die sich nur langsam vollziehen wird. Wie weit wir damit bis 1939 gekommen waren, habe ich in dem Buche »Der Gestaltkreis« (1940) auszusprechen versucht.

Die physiologischen Methoden der Funktionsmessung bringen es mit sich, daß ein ganz bestimmter Formalismus hervorgehoben wird, nämlich die räumlichen, zeitlichen und intensiven Daten. Der Formalismus, nach dem der Reiz definiert ist, wird der nervösen Funktion gleichsam aufgezwungen. Diese Gewaltsamkeit ist aber keineswegs, wie viele wähnen, ein selbstverständliches Recht der Vernunft. Ihr Vorteil ist ein anderer als der einer Gleichschaltung. Gerade durch diese Art von Rationalismus wird aufs schärfste herausgearbeitet, in welcher Weise das organische Geschehen dem Mechanismus widerstrebt. Wir glauben dies in noch übersichtlicherer Weise mit der Analyse der sogenannten *willkürlichen Bewegungen* ermittelt zu haben, wobei das Grundsätzliche zwar auch bei Hirnverletzten, noch einfacher und allgemeingültiger aber bei gesunden Personen untersucht worden ist. Es handelt sich um experimentelle Analysen des Umganges von Arm und Hand mit verschiedenen Arten äußeren Widerstandes wie Reibung, Gewicht, Trägheit, Pendel; ferner des Umganges mit Werkzeugen wie Hammer, Säge. Einige Ergebnisse sind die folgenden:

2. Motorischer Umgang mit verschiedenartigen Widerständen

Wenn ein Mensch eine innere Reibung (zähe Flüssigkeit) oder eine äußere Reibung (Verschiebung auf einer rauhen Oberfläche) überwindet oder ein Gewicht hebt oder eine träge Masse ohne Reibung verschiebt, dann erfolgt dies jedesmal spontan in einer ziemlich bestimmten Form von Weg, Geschwindigkeit und Kraft. Man kann jede dieser drei Dimensionen registrieren und den motorischen Vorgang auch mit den Sinneswahrnehmungen zusammenhalten, welche von der Versuchsperson dabei gemacht werden können. Die genauere Analyse zeigte unter anderem folgendes:
a) Im motorischen Umgang geschieht ein einheitlicher Vorgang von Organismus und äußerem Objekt, und man kann nicht nachweisen, wie er durch eine Synthese von vorgegebenen Muskelkräften und äußeren Kräften entstanden sei. Der Gesamtvorgang ist also nicht aus gewissen Gegebenheiten konstruierbar, und es ist nur nachträglich analysierbar, was davon vom motorischen Organ, was davon unabhängig vom äußeren Objekt beigetragen worden ist. Wenn es demnach keine Methode gibt, um Eigenbewegung und Umweltvorgang zu trennen, dann ist es auch nicht möglich, den Anfang oder einen Wendepunkt im einen oder im anderen zeitlich zu lokalisieren oder kausal zu determinieren. Es ist unmöglich, eine Grenze zwischen Organismus und Umwelt räumlich zu bestimmen. Endlich ist es unmöglich, die Kraft, welche aus der Muskulatur stammt, von der Kraft, welche aus dem Objekt stammt, zu unterscheiden.
Was dann die auftretende Sinneswahrnehmung anlangt, so zeigt sich bei dieser eine Anzahl von Täuschungen. Zum Beispiel: »Bei schnellerer Bewegung erscheinen die Kräfte vergleichsweise gerin-

ger, als es den objektiven Verhältnissen entsprach, und wenn die Kraftentfaltung geringer wurde, erschien die Bewegung täuschungshaft schneller. Intensität und Zeit scheinen hier also unmittelbar aufeinander Einfluß zu gewinnen.« Man kann von einer Äquivalenzregel von Kraft und Geschwindigkeit bezüglich der Wahrnehmung sprechen (Derwort 1943).
b) Bei einigen Hirnverletzten mit *Läsion des Pyramidensystems* (Hemiparese) war der Umgang mit solchen Widerständen derart verändert (Derwort 1948), daß diese Kranken nicht imstande sind, die Arten der Widerstände (äußere oder innere Reibung, Zu- oder Abnahme des Widerstandes usw.) überhaupt und einigermaßen zutreffend durch die Wahrnehmung zu unterscheiden. Ganz entsprechend aber erfolgt die motorische Tätigkeit ohne »Anpassung« an diese. Die Formgesetze der Motorik, welchen der Gesunde je nach der Art des Gegenstandes folgt, werden hier gar nicht mehr eingehalten. Es sieht also so aus, daß Wahrnehmen und Bewegen auf die gleiche Art entdifferenziert sind, ganz als ob eine richtige, das heißt den Gegenstand zutreffend erfassende Wahrnehmung die Voraussetzung einer richtigen Bewegung wäre. Da die Gestaltung der Bewegung nicht planmäßig, sondern in allen Einzelheiten unbewußt erfolgt, kann keine Rede von einer bewußt-rationalen Verwertung der Wahrnehmungen für die Determination der Bewegungen sein. Aber völlig unbewußt verhalten sich die Versuchspersonen ebensowenig, und sie haben ein präzises »Wertbewußtsein im Tun« (Christian 1948), welches ihnen maßgeblich sagt, ob die Bewegung »gelungen« oder »mißlungen« ist. Man kann dieses Wertbewußtsein als repräsentativ für den nicht bewußten Vorgang ansehen, den die Neurophysiologie als Regulation, die Biologie als Anpassung bezeichnet hat. Aber die Vorstellung eines Regulationsvorganges ist immer noch eine Vorstellung von einem materiellen Vorgang im Nervensystem. Auch wenn man die Erfolglosigkeit der Reflexphysiologie einsieht und zu ihrer Ergänzung eine psychophysische Theorie annimmt (wobei der psychische Faktor von den einen als ein bewußt-seelischer, von den andern als unbewußt-seelischer genommen wird) – auch dann geht diese Theorie immer noch von der Voraussetzung aus, es komme darauf an, ein in sich abgerundetes Bild eines Geschehens *im Organismus* zu gewinnen. Dieses Bild soll ein wissenschaftliches sein, den Beobachtungen entsprechen und den Ansprüchen der Logik genügen.

Die weitere Erforschung der willkürlichen Motorik hat nun aber gezeigt, daß gerade eine solche Beschränkung der Theorie auf den Organismus oder den als Nervensystem bezeichneten Teil desselben *nicht* möglich ist und daß auch jene Begriffserweiterung durch psychophysische Zusammenhänge nichts hilft. Gerade bei den Störungen der Pyramidenbahnen ergab sich nämlich, daß die Kranken die Fähigkeit verlieren, das, was durch die Steifigkeit ihres Gliedes bedingt ist, und das, was etwa durch die äußere Vermehrung des Objektwiderstandes bedingt ist, überhaupt noch zu trennen und zu unterscheiden. Sie vermögen also zum Beispiel nicht wahrzunehmen, ob eine vermehrte motorische Anstrengung vom Spasmus (der Hypertension) oder von zusätzlichem Objektgewicht herrührt. Und ferner hat sich gezeigt, daß gerade diese Wahrnehmungsstörung Hand in Hand mit einer schlechten Anpassung an den Umweltgegenstand, mit einer zu großen Monotonie der Bewegung bei Variation der verlangten Leistung geht. Daraus ergibt sich aber, daß diese Trennung und Unterscheidung von Subjekt und Objekt beim Gesunden vorhanden, jedenfalls sehr viel vollkommener ist als beim Kranken und daß sie also das ausmacht, was die Anpassungsfähigkeit des Normalen ist. Trennung und Identifizierung sind also das wichtige Thema bei einer motorischen Leistung, und dieses Thema ist nur als Vorgang in einem Organismus gar nicht darstellbar. Dies hat große grundsätzliche Konsequenzen.

c) Die neue Fragestellung, nämlich das *Verhältnis* von Organismus und Umwelt (nicht: der Vorgang allein im Organismus), wird sogleich noch deutlicher, wenn wir die Befunde bei pyramidalen und *extrapyramidalen* Leistungen vergleichen (Derwort 1948). Die »extrapyramidalen« Störungen, etwa bei den Zuständen der Metenzephalitis, zeigten nämlich ebenfalls eine viel schlechtere Individuation, wenn den Kranken der Umgang mit verschiedenartigen Objekten, wie innere Reibung, äußere Reibung, Gewichts- und Trägheitswiderstand, aufgegeben wurde. Sie zeigten nicht die prompte und gleichmäßige Anpassung an den jeweils gegebenen Widerstand. Aber die Unterscheidung des im eigenen Glied gegebenen Rigor von dem Widerstand, den das äußere Objekt leistet, war, obwohl weniger gut, doch sehr viel besser als beim Pyramidenspasmus.

d) Eine besonders günstige Gelegenheit zum Studium pathologischen motorischen Verhaltens bot die analytische Untersuchung des *Hammerschlags*. Hier fand Derwort (1948), daß beim Gesunden eine fast gleichmäßige Beschleunigung des Hammers im Schlag produziert wird, die eine mathematische Ähnlichkeit mit der (geringeren) Beschleunigung des freien Falls zeigt. Die extrapyramidal Gestörten aber vermochten nicht wie die Gesunden, den Variationen des äußeren Objektes (Bretthärte, Nageltiefe, Nagelstellung usw. beim Einschlagen von Nägeln) sich anzupassen. Immer aber ist auch bei diesen Störungen der »rein« motorischen Leistungen die motorische Aktion untrennbar verschlungen mit einer sensorischen Leistung, und man kann ebensogut sagen, daß eine sensorische Störung vorliegt, auch dann, wenn Sensibilitätsstörungen im klinischen Sinne der Untersuchung nicht vorliegen. Denn wenn der motorische Umgang mit dem Objekt pathologisch in veränderter Form erfolgt, wird auch dessen sinnliche Wahrnehmung verändert.

Immer zeigte sich, daß bei einer Wahrnehmung von Widerstandsabläufen an verschiedenen mechanischen Systemen der Form des motorischen Eingriffs eine entscheidende Bedeutung zukommt. Jeder physikalischen Eigenart des Widerstandes sind charakteristische Formen des Eingriffes zugeordnet, woraus sich bestimmte, wiederum jeweils charakteristische Bewegungsformen ergeben. Der Eingriff selbst läßt den Widerstand in Erscheinung treten, wodurch dann die Dynamik des entgegenstehenden Systems zur Anschauung gebracht, diese Dynamik selbst aber allererst realisiert wird.

e) Schon vor dem Hammerschlag hat P. Christian den Umgang mit schweren, zum Teil gedämpften *Pendeln* und *Federn* untersucht (Christian und Pax 1943). Die Besonderheiten des motorischen Verhaltens beim Anschaukeln und Im-Gange-Halten von Pendeln sind bei Hirnverletzten noch nicht näher geprüft worden. Aber hier wurde besonders deutlich, wie durch die Form des Tuns ein Vierfaches ermöglicht wird: die gegenständliche Objektivität der Wahrnehmung, die Konservierung einer bestimmten Dynamik (Schwingung), die Lenkbarkeit und die Erkennbarkeit des äußeren Dinges. Mit einem Minimum von Verstimmung des schwingenden Pendels wird diese Lenkung mit kleinstmöglichem Energieaufwand in Gang gehalten, und dies immer unter Benutzung einer möglichst schwellennahen Erregung des Sinnesorgans. Es ist zu vermuten, daß gerade dieser Zusammenhang verständlich macht, wie der gestörte Umgang der Hirnverletzten beim Gebrauch von Werkzeugen und bei der Bedienung von Maschinen und Apparaten eigentlich verläuft.

II.

Die Beschwerden und Behinderungen der Hirnverletzten, ihr in der Muße und bei der Arbeit eigentümlich verschiedenes Verhalten, ihre besonderen Schwierigkeiten und ihr Versagen gerade bei der modernen, technisch genormten Industriearbeit – das alles wird nach diesen Feststellungen jetzt doch verständlicher. Beim Gesunden ist es durchaus keine Selbstverständlichkeit, daß er sich in der Muße immer besser befinde als in der Arbeit. Ein Gesunder fühlt sich bei der Arbeit sehr oft lebensvoller, glücklicher und richtiger, namentlich wenn er Sorgen oder Kummer hat oder wenn er mit seiner Freizeit nichts anzufangen weiß. Die Plagen der Langeweile, die Versuchungen, der endlose Streit und die Entfremdung vom eigenen Leibe treten in der Arbeit zurück. Nicht, als ob wir es bei den Hirnverletzten nicht auch oft sähen, daß Arbeiten wohler tut als Müßiggang. Auch bei ihnen kann es sehr wohl geschehen, daß spezifische Beschwerden und Klagen wie weggeblasen sind, sobald die Arbeit selbst sie interessiert oder wenn die Leistung ihnen Einkünfte, einen Neuaufbau ihrer wirtschaftlichen Existenz, Haus, Familie und soziale Geltung verspricht. Aber das wichtigste Ruhe- oder Glücksgefühl entsteht hier im Arbeiten selbst, und dieses kann durch andere Lustquellen außerhalb des Arbeitens nicht oder nur unvollkommen ersetzt werden. Gerade hier zeigt sich, daß die sozialpolitischen Erfindungen des »dopo lavoro« oder der »Kraft durch Freude« einen psychophysischen Fehler enthielten: man kann die Lustquanten nicht wie eine Energiemenge beliebig verschieben, so als ob die Entstehungsweise der Lust nebensächlich wäre[2]. Das »Wertbewußtsein im Tun« (CHRISTIAN (1948) ist doch unzertrennlich vom Arbeitsvorgang selbst und nicht eigentlich ersetzbar. Wir haben es deshalb (von den schwersten Fällen abgesehen) nicht so gut gefunden, die Hirnverletzten zu lange Zeit in besonderen Häusern zu sammeln oder bei eigens für sie erfundenen Beschäftigungsarten festzuhalten. Unser Hauptbestreben war vielmehr, sie möglichst bald unter die Gesellschaft gesunder Arbeitskameraden zurückzubringen. Entweder sollten sie womöglich im gelernten Berufe wieder Fuß fassen oder sie wurden auf einen jetzt für sie geeigneten Beruf umgeschult. Die Findung eines passenden Arbeitsplatzes war dabei besonders wich-

2 Vgl. v. WEIZSÄCKER (1948), Zum Begriff der Arbeit (Band 8).

tig, und wir konnten ein weit verzweigtes System entwickeln, bei dem die zuständigen Vertreter der Behörden, die Arbeitsämter, die Sachverständigen von Landwirtschaft und Industrie eifrig und verständnisvoll mitarbeiteten. Alle entscheidenden Schritte zur Wiedereingliederung in den Arbeitsprozeß wurden noch im Lazarett und vor der Entlassung getan, so daß der Hirnverletzte nach seiner Entlassung ohne Verzug eine Stelle antreten konnte, die voraussichtlich für ihn geeignet und die mit seiner Zustimmung gewählt war. Die Vorbereitungen und Beratungen über diese Wiedereingliederung bildeten geradezu das Herzstück des Lazaretts, und alle Erfahrungen, welche die Ärzte und Lehrer im Lazarett mit dem Verletzten gemacht hatten, wurden dabei verwendet.

Diese Erfahrungen und Beobachtungen bestanden aber aus drei Stücken: 1. aus der neurologischen und psychologischen Untersuchung; 2. aus den physiologischen Analysen nach Art derer, die im vorhergehenden Teil dieser kurzen Darstellung erwähnt wurden; 3. aus dem, was man bei der Arbeit im Lazarett oder auch außerhalb desselben zu sehen bekam. Zum dritten Punkte seien noch einige Bemerkungen hinzugefügt. Im Lazarett gab es Spiel, Musik, Gymnastik, Sport, Unterricht zur Fortführung oder Auffrischung der Schulbildung (zum Beispiel Geographie, Geschichte, Rechnen, kaufmännische Buchführung usw.). Im Lazarett gab es ferner Tischlerei, Schlosserei, gröbere Arbeiten und vor allem Gartenarbeit. Die Gartenarbeit ist die, zu welcher fast alle Menschen fähig sind; sie ist ausgezeichnet abstufbar; und die meisten Menschen fassen nach kurzer Zeit Zuneigung zu ihr. – Dann aber konnten auch zahlreiche Verletzte einige Monate vom Lazarett aus, in dem sie wohnten, in den verschiedensten Betrieben der Stadt arbeiten, und wir fanden Bäckereien, Schneidereien, Schlächtereien, Fabriken verschiedener Art, welche bereit und verständnisvoll genug waren, solche Lazarettinsassen bei sich arbeiten zu lassen. Sie wurden unvermutet dort von den Ärzten des Lazarettes besucht, welche durch Augenschein und Beratung helfend, korrigierend und bessernd den Schwierigkeiten entgegentreten konnten. So vorbereitet, konnte dann der Verletzte nach ½ bis 1½ Jahren entlassen werden, um die früher erwähnte Stelle, womöglich in seiner Heimat, anzutreten.

Wir dachten uns dabei, daß es am besten sei, wenn die Hirnverletzten, denen ja die öffentliche Meinung und auch manche Politiker einen besonderen Respekt, eine besonders teilnehmende Gesinnung glauben schuldig zu sein, wenn diese Hirnverletzten möglichst frühe wieder der natürlichsten Reibung und Auseinandersetzung mit den anderen Menschen ausgesetzt wurden. Sie sollten die Konflikte und Mißverständnisse, die Roheit und die beleidigende Rücksichtnahme ihrer naiven Mitlebenden ruhig erfahren, damit sie selbst und die andern etwas dabei lernten. Natürlich muß dabei manche Aufklärungs- und Erziehungsarbeit mitwirken durch den, welcher die Situation übersieht und weiß, was ein Hirnverletzter ist. Wir haben gefunden, daß überraschend viele Menschen zum Verständnis fähig sind und daß Arbeitskameraden, Vorarbeiter, Betriebsleiter, Aufsichtspersonen oft mehr Verständnis haben als bestimmte Ärzte, welche vorgefaßte Meinungen vom Wesen des Defektes mitbringen. Es war sehr nützlich, daß die Ärzte an diesen Reibungen und Konflikten zwischen dem Hirnverletzten und der Laienwelt lernten, wo dessen eigentliche Schwierigkeiten liegen. Einen der verhängnisvollsten Zusammenstöße eines Hirnverletzten sah ich bei seiner Begegnung mit einem Studenten der Medizin, welcher nicht merkte, daß der Verletzte eine aphasische Störung und eine Hemianopsie hatte, die der Student für freche Verstocktheit hielt, so daß er Wut und Beleidigung bei dem Verletzten provozierte.

Übrigens muß hier doch ein Mißverständnis abgewehrt werden. Nach der Beschreibung der Lebens- und Arbeitsgestaltung, für die wir innerhalb und außerhalb des Sonderlazaretts für Hirnverletzte Sorge trugen[3], könnte jemand meinen, wir hielten die psychischen Elemente der Gesamtsituation überhaupt für das weitaus Wichtigste bei der Therapie. Das ist aber ganz und gar nicht der Fall. Das vorhin als erstes genannte Stück, die neurologische Untersuchung, erscheint uns nur als so selbstverständlich, daß es hier nicht noch einmal ausführlich besprochen wird. Eine Unterschätzung des neurologischen Befundes kann sich freilich ebenso einschleichen wie eine Überschätzung. Wie sich eine Unterschätzung dann rächt, zeigt etwa folgendes, mir von Herrn Christian mitgeteilte Beispiel. Bei einem Hirnverletzten ergab die Erprobung, daß er bei der Aufnahme der Schusterarbeit (die sein alter Beruf war) versagte, zur Maurerarbeit aber durchaus befähigt war. Genauere Beobachtung zeigte, daß der Grund dieser Paradoxie von rein neurologi-

3 Vgl. v. Weizsäcker (1943), Arbeitstherapie von Hirnverletzten (Band 8).

scher Art war. Der Verletzte hatte nämlich eine merkliche Steigerung des rechten Patellarreflexes behalten. Beim Einschlagen nun der Holzzwecke in die Schuhsohle machen die Schuster immer zuerst einen leichten und sofort nachher einen zweiten starken Hammerschlag auf die Zwecke, wobei die Schuhsohle auf dem rechten Knie liegt. Dieser Mann nun bekam bei dem leichteren ersten Schlag einen so starken Patellarreflex, daß er den zweiten folgenden Schlag erst nach einem längeren Zeitabstand ausführen konnte. Aber dieser Zeitabstand störte die vollendete Schlagrichtigkeit, die der Schuster nur bei rascher Folge der zwei Schläge erzielt. Dieses Phänomen war so störend, daß er als Schuster nicht arbeiten konnte. Bei der Maurerarbeit war die an sich geringfügige Reflexanomalie ohne besondere Bedeutung.

Das Beispiel zeigt aber zugleich, daß es eine Spezifität der Arbeitsfähigkeit gibt, welche neurologisch zwar bedingt ist, zu deren Herausfindung aber eben jene elastische und vielseitige Erprobung gehört. Und diese spezifische Arbeit setzt eben eine Gesamtsituation voraus. Die Gesamtsituation ist nicht an sich das Wesentliche, sondern sie steht im Dienste einer spezifischen Arbeitssituation. Es genügt aber auch in den meisten anderen Fällen nicht, eine noch so sorgfältige Untersuchung der Reflexe, der Sensibilität usw. mit den klinisch-neurologischen Methoden vorzunehmen. Denn sie erlauben keinen zuverlässigen Schluß, was dieser Verletzte wird in der Arbeit leisten können, was nicht. Und das Wertbewußtsein im Tun, als Grundlage der Befriedigung, kann sich nicht bilden, wenn der motorische Ablauf durch eine unüberwindliche neurologische Störung regelmäßig unterbrochen oder deformiert wird. Um dies herauszubekommen, muß der Patient die spezifische Arbeit vollziehen; man kann es nicht durch die klinischen Untersuchungsmethoden voraussehen.

Solange nun die furchtbarsten Zerstörungen des wirtschaftlichen und des technischen Gefüges noch nicht eingetreten waren, das heißt bis etwa in die Mitte des Jahres 1944, konnte man beobachten, daß dieser Weg der Fürsorge für die Hirnverletzten gute Ergebnisse hatte. Ich habe Berichte erhalten, daß 80-90% der so Entlassenen tatsächlich die geplante Arbeit aufgenommen und auch mehrere Jahre fortgeführt hatten, normalen Verdienst ernteten und trotz mannigfacher Beschwerden bei der Arbeit blieben. Man wird also sagen dürfen, daß das Schicksal der Hirnverletzten, summarisch genommen, kein so trostloses zu sein braucht. Bei diesem relativ optimistischen Urteil vergesse ich nicht, daß die Fortschritte der Wundbehandlung, der Hirnchirurgie und der Frühoperation mitgeholfen haben. Die chirurgische Frühbehandlung und die Nachbehandlung haben gegenüber dem ersten Weltkriege eine außerordentliche Verbesserung erfahren, und ich zweifle nicht, daß dies eine der Voraussetzungen dafür ist, daß auch die weitere Behandlung, Arbeitstherapie und Arbeitsfürsorge, bessere Ergebnisse haben konnte.

Wir nähern uns den Problemen der Hirnphysiologie wieder etwas mehr, wenn wir die Frage behandeln, welche Bedeutung das Lernen, das Üben, die gelenkte Tätigkeit für die Wiederherstellung des Hirnverletzten haben. Der Begriff der Arbeitstherapie scheint ja vorauszusetzen, daß eine Funktion durch Funktionieren, eine Leistung durch Leisten allmählich verbessert werden könnte. Die hirnpathologischen Probleme der Regeneration, Restitution, Umwegsleistung und Ersatzleistung hängen damit zusammen. Ich möchte angesichts dieses weitgespannten und tiefgreifenden Problems einer prinzipiellen Stellungnahme ausweichen und vorziehen, in diesen kurzen Andeutungen nur zu bekunden, daß mein Prinzip war, keine Prinzipien zu haben. Auch das ist freilich schon eine Stellungnahme. Meine Erfahrung war jedenfalls die, daß es gar keine Methode gibt um zu beweisen, daß die Verbesserung (oder Verschlechterung) einer Leistung auf *einer* bestimmten Methode des Lernens, Übens oder Behandelns beruht. Eine ausführlichere Schilderung des Lebens im Hirnverletzten-Lazarett würde zeigen, daß wir es hier mit einem Ensemble von großer Mannigfaltigkeit zu tun hatten. Der Ausgleich von Freiheit und Disziplin, die Wirkung von Besuchen und Verwandten, Familienanschluß in der Stadt, der Theaterbesuch, die Freundschaften, die Liebschaften, die Mischung von Patienten, Personal, Ärztestab, Sekretärinnen, Lehrern in Künsten, Wissenschaften und Technik, der Briefverkehr, die politischen Einflüsse, die Kriegslage – dies alles und vieles andere ergibt jedenfalls das Bild einer größten Mannigfaltigkeit. Und ich nehme für mich in Anspruch, daß ich bemüht war, diese Mannigfaltigkeit und die darin liegende Freiheit zu steigern, nicht zu beschränken. Es scheint nun, daß meine Mitarbeiter und ich selbst von etwas wie einer Ahnung geleitet waren, daß die Lebensbereicherung für die Hirnverletzten besser sei als die Lebenseinschränkung. Und wenn es richtig ist, daß der Erfolg dieses Verfahrens kein schlechter, sondern ein relativ guter war, dann bedeutet

dies, daß *nicht die Schonung, sondern die Bereicherung der Lebensfülle* das ist, was dem Hirnverletzten gut tut. Das ist aber ebenfalls eine Art von Prinzip, welches, neurologisch formuliert, besagt, daß eine Funktion (sensorisch oder motorisch) sich nur im Verbande vieler Funktionen und deren Tätigkeit bessert. Man kann das so ausdrücken, daß es sich um ein »Ganzheitsproblem« handelt, und das trifft sich nun ganz gewiß mit dem Gedanken, dessen Vertretung wir vor allem GOLDSTEIN verdanken. Nur, daß wir dazu gelangten, den Begriff der Ganzheit von seiner hirnphysiologischen und von seiner gestaltpsychologischen Bindung zu lösen; denn Ganzheit suchten wir vor allem in die Lebensführung der Hirnverletzten zu bringen. Das Leben im Lazarett sollte ein Spiegelbild des Lebens in der Welt werden.
Insofern ist dies nun überhaupt eine gewisse Entfernung von den Vorstellungen der wissenschaftlichen Psychologie. Man mag darin sogar eine gewisse Entwertung des streng wissenschaftlichen Standpunktes in diesem kleinen Teile der medizinischen Praxis erblicken, und ich habe nichts gegen ein solches Urteil vorzubringen. Die gegenwärtige Lage des hirnpathologischen Problems erscheint mir aber danach doch in etwas anderem Lichte als früher. Ich glaube, daß damit veränderte Fragen auch der Wissenschaft heranreifen. Und damit kehren wir noch einmal zu den im I. Abschnitt berührten Untersuchungen zurück.

III.

1. Wenn wir uns nicht nur an einzelne Versuchsergebnisse halten, sondern die *Art* des Untersuchens als konstitutiv für das, was als »wirklich« gilt, begriffen haben, dann ergibt sich doch gleich ein Ertrag für die Hirnforschung. Da fällt zunächst auf, daß die Form der klassischen Physiologie (nämlich: unter äußerer Wirklichkeit den Raum-Zeit-Intensitäts-Formalismus zu verstehen) eine frappante Übereinstimmung hat mit der Form der modernen Technik und Industrie. Nun sind aber die Arbeitenden, selbst die landwirtschaftlichen, vor allem aber die Industriearbeiter und Handwerker sehr oft gerade dieser technischen und naturwissenschaftlich normierten Aufgabe gegenübergestellt. Selbst das Lesen fällt unter diesen Begriff. Der moderne Mensch ist darin eben doch etwas Besonderes. Die klassische Physiologie und Physik, der wir unsere

Untersuchungsmethoden entnahmen, ist also ein *formales Analogon* dieser modernen Arbeitswelt der Verletzten.
Dann merken wir, daß diese Hirnverletzten besonders in Ausübung dieser besondern Art von Arbeit scheitern. Das könnte an der Art dieser Arbeit oder auch an der Art der Verletzungsfolgen im Gehirn liegen. Das ist zunächst unentscheidbar, aber sicher ist: es ist so.
Schließlich erfuhren wir, daß, wenn überhaupt, dann im Zuge einer Gestaltung, einer menschlichen Erfüllung des Lebens (wozu auch die Neugewöhnung an technische Arbeit gehört) eine Verbesserung der Lage der Verletzten möglich ist. Das zeigt wenigstens so viel, daß eine Aufspaltung in isolierte Einzelfunktionen, ein Elementarismus theoretisch falsch wäre und praktisch zu falschen Folgerungen führen würde. Die ganze Verfassung eines lebenden Menschen ist das, was seine Funktionen und Leistungen vorwaltend beherrscht, und diese Lebensganzheit muß derjenige fördern, welcher zu einem ärztlichen Erfolge bei Hirnverletzten beitragen will.
2. Trotzdem handelt es sich bei den besonderen Störungen der Hirnverletzten um ganz präzise Beschwerden und ganz umschriebene Funktionsanomalien. Deren Analyse zeigt nun doch präzise umschriebene Abartungen. Ein ziemlich weitgreifender und auch oft verwickelter Gang der Untersuchungen führt dann dazu, schließlich zu verstehen, daß wir die Funktionen im Gehirn und die Vorgänge im Organismus hier gar nicht direkt beobachten können, sondern daß alles Beobachtbare sich nur auf die Weise des *Umganges* eines Menschen mit seiner ihm gegebenen Umwelt bezieht. Was wir so erhalten, ist also eigentlich keine Funktionslehre des Gehirns, sondern eine Lehre von den Umgangsarten oder -formen mit gewissen Objekten. Man könnte natürlich behaupten, daß die Art der Entsprechung zwischen Organismus und Umwelt voraussetze, daß man vorher weiß oder wenigstens definiert hat, was das Organ ist und was die Umwelt ist. Das wäre dann die Hirnanatomie und -physiologie einerseits, die Physik andererseits. Aber dann zeigt sich, daß der Begriff vom einen wie vom andern nicht nur an sich unvollkommen ist, sondern daß beide Begriffe ja eben nur durch den Umgang des einen mit dem andern gebildet worden sind, daß also der Umgang, seine Art, sein Sinn und Wesen, doch die eigentliche reale Wurzel jener Ableitungen war, und wir müßten also doch wissen, was dieser Umgang eigentlich

ist. Jetzt erscheint die Aussicht für richtige Erkenntnis ziemlich hoffnungslos.

Ein gangbarer Weg in dieser Lage ist dann doch wieder die schlichte Beschreibung dessen, was sich jedesmal ereignet. Dabei zeigt sich, daß die Umgangsformen doch verschiedene und jeweils ganz wohl zu beschreibende sind. Es kommt eigentlich nur darauf an, daß wir die Ergebnisse methodischer Versuche eben als Umgangsmodi richtig einschätzen. Und bei dieser Art der Einschätzung erfahren wir, wie die Sinne und die motorischen Bewegungen sich verhalten. Sie verhalten sich nämlich ganz genau so, wie wir uns bei der Begegnung eines Menschen mit einem Menschen verhalten. Wie verhalten wir uns dabei eigentlich? Wir verhalten uns nicht wie ein veränderliches Subjekt zu einem unveränderlichen Objekt, sondern wir befinden uns in einer Auseinandersetzung zwischen Selbstbehauptung und Hingabe an den andern, wobei zuerst ganz unentschieden ist, ob wir uns behaupten oder dem andern uns hingeben. Erst am Ende einer Auseinandersetzung ist überhaupt feststellbar, wie die Auseinandersetzung verlief. Daß ein solches Geschehen das Urbild und das erkenntnistheoretische Leitbild auch der Gehirnpathologie sei, dies ist die Behauptung, die hier aufgestellt wird.

3. Nächst dieser allgemeinen Behauptung (zu deren Begründung eine viel umfassendere Zurüstung nötig wäre) können hier doch einige greifbare Untersuchungen nochmals zusammengestellt werden. Gelb und Goldstein (1920) haben gezeigt, daß ein Hirnverletzter nicht durch einzelne Ausfälle bestimmter Elementarfunktionen zu charakterisieren ist, sondern daß man ein zutreffenderes Bild erhält, wenn man ihn einer großen Mannigfaltigkeit verschiedener Aufgaben gegenüberstellt. Erst dann erfährt man, daß er sie auch, aber anders löst wie der Gesunde und daß dies »anders« unter anderem in einer geringeren Differenzierung besteht. Die von ihm gesehenen Gegenstände sehen jetzt auch anders aus, das vorher Wesentliche wird nicht aus dem Hintergrunde herausgehoben. Er schafft sich also eine neue Umwelt und geht dabei andere Wege, benutzt andere Mittel.

Was wir dann in unseren neueren, hauptsächlich optischen Untersuchungen fanden, wie oben kurz berichtet wurde, das widerspricht diesem Begriffe der Entdifferenzierung und der Gestaltfunktionsstörung nicht. Aber in der Deutung gehen wir über die Begriffe der Differenzierung und Gestaltung insofern noch hinaus, als wir auch jede sogenannte Elementarfunktion als einen Umgangsmodus des Organismus mit seiner Umwelt verstehen, wobei das, was Organismus, und das, was Umwelt ist, sich gleichzeitig und in *einem* Akte enthüllt. Es gibt hier also kein gegebenes Material, das durch den Sinnesprozeß bearbeitet würde, keinen Reiz und keine Erregung, aus welcher Empfindungen und Wahrnehmungen fabriziert würden; sondern mit einem Schlage formiert sich Subjekt und Objekt. Die Besonderheit des Hirnverletzten ist dann die, daß er mehr Energie verbraucht, um eine bestimmte Differenzierung zu erreichen, welcher Mehrbedarf sowohl räumlich wie zeitlich wie intensiv gedeckt werden kann. Soviel wir bisher wissen, ist dieser Mehrbedarf an Energie einfach an den Verlust an Gehirnmasse, genauer, an die Minderung intakt funktionierender Gehirnmasse, aber nicht an die Läsion bestimmter Lokalitäten des Gehirnes gebunden. Dies ist natürlich eine Hypothese. Aber sie steht in Übereinstimmung mit der so auffälligen Massenzunahme des menschlichen Gehirns im Vergleich mit den Tieren und mit der erwähnten Beziehung zwischen technischer Arbeitsform und Folgen des zerebralen Substanzverlustes. Was der Mensch mit der Vergrößerung des Gehirns gewann, eben dies verliert er mit der Massenabnahme desselben.

4. Damit ist bereits angedeutet, daß wir nicht in einer Beschreibung von Gehirnvorgängen, sondern in einer Charakteristik der Leistungen im Umgang unsere Aufgabe sahen. Welche Rückwirkungen das so Erkannte auf eine Gehirnfunktionenlehre später haben wird, ist heute nicht genau zu sagen, aber es darf vermutet werden, daß sie beträchtlich sein und bis in den Kern des Funktionsbegriffes (Leitung und Erregung) dringen werden. Dagegen ist schon besser zu übersehen, daß die Auffassung als Umgang eine besonders große Veränderung in dem Verhältnis von Subjekt und Objekt, von Subjektivität und Objektivität haben muß[4]. Und zwar gilt dies sowohl für das Wahrnehmen wie für das Bewegen. Jeder biologische Akt ist nämlich sowohl Wahrnehmen wie Bewegen. Das ist das erste. Ferner ist es nicht so, daß die Wahrnehmung (und Empfindung) von einem objektiven Sinnesreiz angeregt wird und diesen dann mehr oder weniger übereinstimmend oder täuschungshaft wiedergibt; sondern in dem subjektiven Wahrnehmungsakt bildet sich auch das, was ihm als Objekt gilt. Das Objekt

4 Für das folgende vgl. v. Weizsäcker V (1940), Der Gestaltkreis (Band 4).

ist also im Subjekt bereits enthalten, und wir halten danach auch die Sinnesqualität für ebenso objektiv wie die Raum-Zeit- und Intensitätswahrnehmung.

Eine Anwendung dieser Sätze enthält eine kürzlich erschienene Untersuchung der oben erwähnten polyphänen Farben (Christian, Haas, v. Weizsäcker 1948). Wie erwähnt, sieht auch der Gesunde im Flimmerstadium der rotierend gesehenen Schwarzweiß-Scheibe Farben. Die Untersuchung ergab, daß auch bei Anwendung monochromatischer Lichter das sehende Auge aus jeder Wellenlänge (Rot, Gelb, Grün, Blau) Farben aus *allen* Gebieten des Spektrums herausholt, daß also nicht so sehr die Wellenlänge, wohl aber Wechselfrequenz, Intensität und Feldgröße determinieren, welche Farbe erscheint. Dieser Befund beweist also, daß bei einer besonderen Umgangsart des sehenden Auges mit einem besondersartigen Lichtreiz eine ganz andere Relation zwischen Licht- und Farbempfindung sich bildet, welche von der Helmholtzschen 3-Komponentenlehre völlig abweicht und mit ihr unvereinbar ist. Die entscheidende Bedeutung also der Umgangsart (die von beiden »Seiten«, der »objektiven« Reizseite und der »subjektiven« Wahrnehmungsseite, her determiniert ist) wird hier besonders offenkundig, und wir können dies der Interpretation unserer Analysen von Sehschärfe, Adaptation, Verschmelzung usw. zugrunde legen. Sie sind nämlich nicht als Testmethoden der Objektivität einer Sinnesleistung zu bewerten (dies ist etwa der Helmholtzsche Gedanke), sondern als je besondere Umgangsarten des sehenden Auges mit einer Welt, bei der je besondere Gegenstände als Objekte erscheinen.

5. Eine eigenartige neue Beleuchtung erfuhren dann die Leistungen der Hirnverletzten, aber auch der Gesunden, als wir die Analyse der motorischen Leistungen weiter entwickelten. Als das beim Hirnverletzten besonders eigenartig Gestörte ergab sich hier wiederum weniger die Kraft, die Reflexe, die Gesetzmäßigkeit der Koordination, sondern zunächst die differenzierte Anpassung an jeweils verschiedene äußere Gegenstände. Aber als die eigentliche Quelle dieses Differenzierenkönnens fand sich auch hier wieder der sensorischmotorisch verschränkte Akt des Unterscheidens von subjektiver (organismischer) Bedingung und objektiver Beschaffenheit des Widerstandes nach zeitlicher, räumlicher, intensiver

Gegebenheit. Das *Trennen* von Subjekt und Objekt, also auch seine ursprüngliche Verschmolzenheit, ist die besondere Leistung, welche beim Hirnverletzten gestört wird, so daß ihm dann dies zu erfolgreicher Arbeit so nötige Trennen nicht mehr gelingt (siehe oben).

Auch hier haben einige Untersucher neuerdings einen prinzipiell klärenden weiteren Schritt tun können (CHRISTIAN und HAAS 1949). Sie haben nämlich statt einer Versuchsperson *zwei* zusammenarbeitende eine einfache mechanische Arbeit tun lassen (doppelgriffige »Baumsäge«). Es ergab sich, daß hier der Umgang zweier Menschen mit einem Gegenstande zur spontanen Verschmelzung ihrer zwei Subjekte in *eines* gegenüber dem dritten äußeren Gegenstande führt. Die Trennung also von Subjekt und Objekt als besondere störbare Leistung beweist gleichsam durch Rückschluß die ursprüngliche Einheit von Subjekt und Objekt. Nun aber beweist die Verschmelzung zweier Subjekte auch deren numerische Labilität. Ihre hier bewiesene Labilität, Unselbständigkeit und Verschmelzbarkeit ist ein noch stärkerer Beweis, daß wir gar nicht imstande sein können, den individuellen Organismus allgemeingültig und auf sich beschränkt abzugrenzen.

Wir können jetzt sagen, daß ebenso wie in jeder subjektiven Wahrnehmung bereits das Objekt enthalten ist, ebenso in jeder objektiven Bewegung das Subjekt enthalten ist. Das Studium der Hirnverletzten hat diese grundsätzliche Umstellung der Denkweise zwar nicht hervorgerufen, aber dadurch kräftig unterstützt, daß beim Hirnverletzten gerade die *Umgangsformen* mit der äußeren Welt – sei es motorisch, sei es sensorisch – die charakteristische Veränderung erfahren. Und im Studium dieser Umgangsformen ist es nicht eine Veränderung des Subjektes und der elementar-nervösen Funktion, was die Störungen oder Ausfälle hervorruft und was wissenschaftlich faßbar wäre, sondern in der allerersten *Entstehung* von sowohl Subjekt wie Objekt, in deren Trennung und wieder Verschmelzung *selbst* findet die Abwegigkeit statt, welche ihn charakterisiert und seine Sonderstellung unter den Menschen als arbeitenden Wesen bestimmt.
Stellt man sich dann die Frage, auf welchem Gebiete die ältere Hirnpathologie dieser Erkenntnis sich am meisten angenähert hat, so muß wohl unstreitig die Aphasieforschung als dies Gebiet

bezeichnet werden. Denn die *Sprache* setzt ja einer ursprünglichen Trennung von Sensorik und Motorik, wie als ob dies zwei Elemente wären, die sich dann verbinden, den hartnäckigsten Widerstand entgegen. Und der Symbolismus der Sprache enthält ja ab origine jenen mit dem Verhältnis zweier Realitäten oder zweier Körperdinge völlig unvergleichbaren Bezug, den wir *Bedeutung* nennen; ein Bezug, der mit der substantiellen Wechselwirkung der Lokalisationslehren völlig unkenntlich werden muß. Dies ist in einer mit großem Unrecht fast ganz unbeachtet gebliebenen und vergessenen frühen Schrift von Sigmund FREUD (1891) klar ausgesprochen worden. – Nach der hier vertretenen Auffassung der Leistungsstörungen der Hirnverletzten ist also das Prinzip, nach welchem diese untersucht und behandelt werden sollen, nicht etwa im Funktionsschema der peripheren Nervenphysiologie: Erregung, Leitung, Lokalisation, sondern in dem Bedeutungscharakter der Sprachformen zu suchen. Um so gespannter dürfen wir sein auf die Ergebnisse, welche von hier aus an den aphasischen Phänomenen selbst bei Hirnverletzten gewonnen wurden (DERWORT 1950).

Es ist klar, daß danach auch die allgemeine ethische und soziologische Gepflogenheit, mit der wir als Menschen mit hirnverletzten Menschen verkehren, eine bestimmte Prägung erfährt. Es besteht nämlich eine Beziehung zwischen den hirnpathologischen Vorstellungen und der Umgangsart mit einem Hirnverletzten. Die Hauptsache ist doch das Verständnis dafür, daß der Hirnverletzte bei einer Anzahl durch genauere Analyse angehbaren Aufgaben ein anderes Objekt hat als der Gesunde. Sobald ich mich davon überzeugt habe, werde ich nicht auf den Gedanken kommen, daß er seine Minderleistung durch mehr guten Willen oder mehr Energie oder auch durch einfache Wiederholung bessern könnte. Dafür hat der unvoreingenommene Mensch ein ganz natürliches Verständnis, was aber nicht hindert, daß er ein solches verständnisvoll einfühlendes und rücksichtsvolles Verhalten sehr inkonsequent mischt mit einem unverstehenden Umgang, in dem der eine andersartige Umwelt Habende behandelt wird, als sei er so wie der mit ihm Umgehende. Man kann diese Mischung von verständnisvollem und unverständigem Umgang im Verkehr Erwachsener mit Kindern täglich beobachten. Nun hat sich aber in der Geschichte der Hirnpathologie ein Mißgeschick gerade dadurch abgespielt, daß man die Bedeutung der Untersuchungsweisen nicht genügend einsah und sich der Erkenntnis verschloß, daß es gerade auch beim Untersuchen um eine bestimmte Umgangsweise sich handelt. So erklärt sich wohl auch mancher Widerspruch, der sich gerade gegen die Folgerungen von Gelb und Goldstein (1920) erhob, zum Beispiel gegen die berühmt gewordenen Arbeiten über den Fall Schn.

Es ist wahrscheinlich, daß zu jener Zeit, als man begann, der Theorie der Funktionsausfälle und besonders den Gedanken von Wernicke eine gestaltpsychologische Auffassung oder die Lehre vom Funktionswandel entgegenzusetzen, ⟨*man*⟩ mehrfach durch Suggestion oder hysterische Psychogenie entstandene Verhaltungsweisen der Kranken verwechselte mit solchen, die im Gefolge der Hirnverletzung sich ohne ärztliche Suggestion und ohne hysterische Motivation, also »von selbst« gebildet hatten. Es ist auch klar, daß während der oft wiederholten Untersuchungen die Verhaltensweise des Kranken sich fortentwickelt und dabei eine Form annimmt, an der die Methode der Untersuchung mitwirkend teilhat. Diese Art von Symptombildung ist gerade bei hysterischen Personen sehr bekannt und durch die Vorgänge an der Klinik von Charcot schon berühmt geworden. Es ist nun aber sehr irrig, daraus ein grundsätzliches Argument gegen die neue Hirnpathologie abzuleiten. Denn wesentlich ist dabei, daß man die Leistungsdefekte der Hirnverletzten nicht einfach als Ausfälle bestimmter festliegender Funktionen erklärt, die der Gesunde besitze, der Verletzte aber nicht, sondern daß man den neuen Wegen und der veränderten Form nachspüre und folge, welchen der Verletzte bei seinen Leistungen folgt. Wenn er also zum Beispiel ein Tetraeder oder einen Korkenzieher nicht mehr als solchen erkennt, so ist das nicht als Folge davon zu erklären, daß bestimmte Engramme vernichtet sind und so sein Leistungsdefekt entsteht, sondern so, daß die Funktionen beim Tastakt oder bei der Sehleistung anders verlaufen sind und ihm einen anderen Gegenstand gezeigt haben. Ein solcher Funktionswandel kann sich nun unter den Bedingungen der Hysterie und denen des zerebralen Substanzdefektes ganz ähnlich gestalten – wesentlich ist dabei die Anwendung und Geltung des funktionellen, nicht des lokalisatorisch-anatomischen Gesichtspunktes. Hierin lehrt sogar die Gleichsetzung hysterisch-suggestiver und organischer Symptome trotz ihres Mangels noch etwas Positives, nämlich daß das Symptom funktionell und nicht als Ausfall entstanden ist. Wir verfolgen die interessanten neuen

Fragen, welche sich aus der Ausdrucksidentität psychogener und somatogener Symptome nun ergeben, hier nicht weiter, obwohl sie gerade bei Gehirnkrankheiten besonders häufig und wichtig sind.

Beschränkt ist aber diese Ausdrucksgemeinschaft der Symptome keineswegs auf die Gehirnleiden. Die Herzneurose, die Magenneurose, das Asthma und viele andere zeigen ja doch ganz dasselbe. Ihre Unterscheidung von den Organkrankheiten ist ja auch deshalb so wichtig, weil der Neurotische, wenn er vom Arzte wie ein Organiker behandelt wird, noch mehr neurotisch wird, wie auch der Organiker, der als Hysteriker behandelt wird, noch mehr in sein Verderben rennt. Beides ist klinische Tatsache. Wir geben hier nur noch dem Gedanken Raum, daß, von der Pathologie psychosomatischer Medizin aus gesehen, jeder Grund entfällt, dem Hirnverletzten eine Sonderstellung unter den Kriegsopfern und überhaupt den Kranken zu geben. Unsere Tendenz, eine solche Sonderstellung zu überwinden, ist schon im II. Abschnitt geschildert worden. Es ist moralisch, politisch, menschlich gleich wenig erwünscht, daß die Gesellschaft ihn durch eine besondere Verehrung gleichsam isoliert, ja ausstößt, wie es falsch ist, in ihm selbst die Vorstellung einer solchen Auserwähltheit oder Gezeichnetheit zu nähren.

Die allgemeinste Schwierigkeit im Zusammenleben der Menschen ist die, das Anderssein des andern in der richtigen Proportion wahrzunehmen und danach gerecht zu handeln. Der vollkommenen Toleranz gegenüber dem Andersartigen steht aber entgegen, daß es unmöglich ist, zusammenzuleben ohne eine gewisse Gleichartigkeit der Umgangsformen und der Ziele. Der Umgang mit Hirnverletzten steht hier nur als Beispiel dieser allgemeinsten Schwierigkeit der Menschenwelt. Die Schwierigkeit wäre also, die Individualität mit der Sozietät zu verbinden. Sie kann offenbar um einen kleinen Betrag besiegt werden, wenn wir uns klar werden, was hier *Gegenseitigkeit* ist und nur sein kann. Das leider neu als Massenproblem aufgerührte Problem der Hirnverletzten kann an seinem Teil etwas beitragen zur Erkenntnis dieser Gegenseitigkeit. Dies scheint gegenwärtig die wichtigste Aufgabe der Hirnpathologie zu sein.

Zusammenfassung

1. Ein Überblick über eine Reihe neuerer physiologisch-optischer Untersuchungen an Hirnverletzten zeigt die Abwandlung auch der sogenannten Elementarfunktionen: den größeren Zeit-, Flächen- und Intensitätsbedarf zur Erreichung einer normalen Leistung in Verschmelzung, Adaptation, Sehschärfe, Nachbild, Orientierung. Man kann allgemein von erhöhtem Energiebedarf bei Minderung der intaken Hirnmasse sprechen.
Die Analyse der willkürlichen Motorik im Umgang mit physikalisch verschiedenen äußeren Widerständen (Maschinen) ergab bei pyramidalen und extrapyramidalen Läsionen eine geringere Differenzierung und ein Fehlen der Unterscheidung des äußeren und des inneren Widerstandes. Gesunde gestalten im Umgang mit verschiedenen Widerstandsarten und Werkzeugen spontan ihre Bewegung nach bestimmten Formregeln, welche eine Annäherung an ein Minimum von Verlusten und ein Maximum an ideal geformter Leistung zeigen.
2. Die Beschwerden und Behinderungen der Hirnverletzten, besonders bei modern genormter (technischer) Arbeit, werden dadurch verständlich. Sie beruhen auf einer Störung des beschriebenen spezifischen Funktionswandels. Die Formen der klassisch-physiologischen Methoden und die Formen der modernen Arbeitstechnik stehen in einer bezeichnenden Analogie. – Skizze der Einrichtungen eines Sonderlazaretts für Hirnverletzte, der Arbeitstherapie, Arbeitsfürsorge und der vorwaltenden Gedanken.
3. Eine Aufgabe der gegenwärtigen Hirnpathologie, gesehen von den Erfahrungen an Hirnverletzten aus, wird in der Erkenntnis des *Umganges* des verletzten Menschen mit seiner Umwelt erblickt. Die Eigenart des Umgangsproblems nach der erkenntnistheoretischen, hirnpathologischen und ärztlichen Seite wird besprochen. Das Ziel ist eine künftig sorgfältige Bestimmung der Gegenseitigkeit in den Umgangsformen. – Beiläufiger Hinweis auf neue Experimentalforschungen über polyphäne Farben und die Subjektverschmelzung sowie Objektentstehung bei gemeinschaftlicher Handarbeit.

Funktionswandel und Gestaltkreis

Meine Damen und Herren! Funktionswandel und Gestaltkreis sind auch Bestandteile einer theoretischen Neurologie. Man kann nicht sagen, daß sie im Laufe der drei letzten Jahrzehnte als ein gebräuchliches Stück in den herkömmlichen Bestand dieser Wissenschaft eingebaut worden sind. Dies liegt nicht daran, daß diese Dinge allzu hypothetisch oder schwach begründet worden wären oder zu selten vorkämen. Auch nicht daran, daß sie besonders schwierig zu handhaben oder schwer zu verstehen wären. Der Grund ist ein anderer: im Prinzip widersprechen sie gewissen Elementarbegriffen, die die Wissenschaft in ihrem sicheren Besitze wähnte. Solange man das Prinzip der Leitung, das Prinzip der Lokalisation und den Reflexbegriff für unantastbar hielt und ihnen Alleinherrschaft zubilligte, solange konnte man abweichende Ideen tolerieren oder ignorieren; addieren konnte man sie jedoch nicht. So ging es zum Beispiel mit dem Unternehmen von Gelb und Goldstein (1920), die Gestaltlehre in die Neurologie einzubauen. Wenn dann eine Lehre überdies keine chirurgischen Operationen begründen half, dann fehlte ihr auch der Charme, den diese Tätigkeit für viele hat. – Solche nicht ganz ohne Tadel ausgesprochenen Bemerkungen kann ich nicht vermeiden, weil ich einen Grund angeben muß, daß hier auch schon vor ziemlich langer Zeit erhobene Befunde hervorgezogen werden – nicht um Geschichte zu treiben, sondern um ihre Geltung zu behaupten.

Es handelt sich also um einen Widerspruch, mindestens einen Gegensatz in den Grundlagen. Will man dies Allgemeine zuerst aussprechen, dann kann man sagen: die ältere Neurologie geht vom Reflexe aus, die neuere von der Sprache. Ich werde am Schluß erörtern, ob eine Verbindung noch möglich ist, nämlich so, daß der Reflex auch von der Sprachidee aus zu interpretieren und so beizubehalten ist. Zunächst müssen die neuen Beobachtungen vorgeführt werden; ich mußte dabei aber sogleich eine gewisse destruktive Wirkung auf die alten Grundbegriffe, die man als die klassischen bezeichnen kann, hervorheben.

Der *Funktionswandel* wurde an organisch Nervenkranken gefunden bei Rindenverletzten, bei der Tabes, der Friedreichschen Krankheit, der funikulären Myelose. Bei Patienten mit Degeneration der Hinter-(oder auch Seiten-)strangbündel also sah man, daß die sensiblen Leistungen sich bei wiederholter Beanspruchung so ändern, daß der zweite, dritte usw. Reiz einen schwächeren oder gar keinen Effekt mehr auf die bewußte Empfindung hat. Das war die von Joh. STEIN (1924) so benannte Schwellenlabilität. Das analoge Verhalten fand sich dann auch bei gewissen optischen Störungen. Nun hatte man bis dahin die Sinnesschwelle als eine feste Größe betrachtet. Die Sinnesphysiologie, die experimentell verfährt, trug Sorge, daß die Schwelle wie eine Naturkonstante auftrat. Das ist sie aber unter pathologischen Verhältnissen nicht. Man konnte vermuten, daß auch bei gesundem Organ die Schwellenkonstanz das Produkt eines funktionierenden Gesamtzustandes der Organmasse sei, der sich als Kräfte-Gleichgewicht beschreiben läßt. (Es handelt sich um eine Analogie zu dem für die Mechanik aufgestellten D'ALEMBERTschen Prinzip.)

Zwei Beobachtungen waren damit in Übereinstimmung, stützten und präzisierten die Theorie: 1. daß die Verminderung der Organmasse (also auch der Elementenmenge, wie z. B. bei einer Hirnverletzung) eben den Funktionswandel hervorruft und daß dabei die Lokalisation des Schadens oft nebensächlich ist; und 2. daß mit der Verminderung von Masse oder Menge die Elementarleistungen nicht isoliert, präzisiert und reduziert erscheinen, sondern im Gegenteil unbestimmter solidarisiert. Ein Beispiel sind die monotonen Bewegungen der Hemiparetiker und ihre Massenreflexe, ein anderes die unbestimmte Lokalisation ihrer Hautsinneseindrücke. Man sah also, daß, um die sogenannten höheren Leistungen zu ermöglichen, nicht um so mehr Sonderfunktionen lokalisiert sein müssen, sondern daß die einfache Vermehrung gleichartiger Elemente dazu genügt.

Damit aber ist nun das Problem von Leitung und Lokalisation einerseits, Leistung andererseits, neu aufgeworfen. Es ist nämlich das Rätsel der organischen Leistung, daß trotz der weitgehenden Gleichartigkeit der Organelemente eine so sinnvolle, mannigfaltige, oft auch zweckmäßig angepaßte Leistung zustande kommt. Die Bahnen des Seh- und des Hörnerves lassen entfernt nicht solchen Unterschied erkennen wie das Sehen und Hören; und die Zellen der Fuß- und der Mundregion entfernt nicht solche Differenz wie Gehen und Sprechen. Für das erste Rätsel berief man sich dann auf Joh. MÜLLERS (1838) Gesetz von den spezifischen Sinnesenergien – was eine Umbenennung, keine Erklärung des Rätsels ist –; für das zweite auf die besonderen Verbindungen, also auf die

Struktur, was aber, da diese Erklärung in der Regel nicht, wahrscheinlich niemals ausreicht, wieder nur Ersatz eines Rätsels durch ein anderes war. Außerdem konnte man die Entstehung der Strukturen allenfalls beschreiben, aber nicht erklären.

Kurzum, die Biologie behielt gegenüber der Physik etwas Unbegreifliches, und der Erfolg des Mechanismus blieb in dieser Biologie und Neurologie aus. Ich muß ihr vorwerfen, daß sie die Tragweite ihrer Grundbegriffe nicht entfernt mit derselben kritischen Schärfe durchgedacht hat wie die theoretische Physik, und infolge davon hat sie auch keine vergleichbaren umwälzenden Entwicklungen erzeugt. Denn die Bemühungen des Vitalismus, der Ganzheitslehre und Ähnliches zeigten nur, daß es mit solcher Naturphilosophie *nicht* geht. Andererseits hat dieses Ergebnis die Aufforderung enthalten, in der Revision der Grundbegriffe der Naturwissenschaft voraussichtlich noch weiter zu gehen als die Physik. Die Beobachtung des Funktionswandels aber bekam so etwas spürbar Zerstörendes für die klassischen Vorstellungen von Leitung, Lokalisation und Reflex. Während ich die Kritik des Reflexbegriffes heute zurückstellen muß (sie sieht übrigens analog aus), versuche ich die Leitung und Lokalisation am sensiblen Funktionswandel zu erörtern.

»Funktionswandel« liegt also vor, wenn auf eine Tätigkeit die ihr folgende, scheinbar gleichartig bedingte ein anderes Ergebnis hat. In der physiologischen Optik nannte Helmholtz (1856) so etwas Umstimmung. Jetzt muß also der zweite Reiz stärker sein, um zu wirken; oder der taktile Reiz erzeugt Wärmeempfindung. Ich glaube, daß wir besonders im Verständnis der Ataxien und der Agnosien auch unter Beibehaltung älterer Theorien Erfolge erzielt haben, was auch besagt, daß die neuen Beobachtungen die älteren keineswegs aus-, sondern einschlossen. Was zu ändern war, das war zunächst die Theorie. Offenbar spielt hier ein zeitliches, ein gleichsam historisches Element eine große Rolle: man muß bei jedem physiologischen Vorgang beachten, was ihm vorhergegangen ist.

Wenn ich nun beim Untersuchen eines Nervenkranken auf den Funktionswandel achte, dann fällt meine Hauptaufmerksamkeit natürlich den Gründen zu, warum er eine subjektive Beschwerde, eine objektive Störung hat. Während die klassische Neurologie – wie ich einmal diese ältere nennen will – versucht festzustellen, wo im Nervensystem die Leitungsunterbrechung ihren Sitz habe, wird der neuere Untersucher wissen wollen, welchen Leistungswert die gestörte Funktion hat. Unter Leistungswert aber ist nicht wie in der Funktionsanalyse etwa Sinnesschwelle, Erregbarkeit, Muskelkraft, Reflexbestand zu verstehen, sondern vielmehr Erkennen von Gegenständen und Vorgängen, handwerkliche Vollzüge wie Hammerarbeit oder Sägen, Gehen, Sprechen usw. Leistungen also, auf welche wir in z. B. jeder Arbeitstherapie achten müssen. Man sieht hier, daß die neurologischen alten Begriffe der Agnosie und Apraxie nicht mehr abgesondert als kompliziertere oder höhere auftreten, sondern daß sie die jede Untersuchung fundierenden Grundbegriffe wurden: Jede Untersuchung ist bereits eine auf ein Erkennen oder auf ein Handeln. Während die Funktionen als einfach oder zusammengesetzt, als simpel oder kompliziert gedacht werden, ist die Reihe der Leistungen nur von den Wünschen, Aufgaben oder Absichten der Menschen und ihrer Gesellschaft aus zu ordnen und zu schätzen.

Dabei zeigt sich dann auch, daß eine Trennung von Sensorik und Motorik nicht möglich ist. Jede Bewegung ist im Dienste einer Handlung, und diese setzt irgendeine Fühlungnahme mit dem äußeren Objekt voraus, also auch eine receptive Leistung. Und jede Wahrnehmung ist auch eine bestimmte Zuwendung, enthält also einen (meist motorischen) Akt, ist ein Tun. Indem dann die Untersuchungstechnik jeweils die gleichzeitige Beobachtung von Sinneserlebnis, Bewegungsgeschehnis und Gegenstand erfordert, wirkt sich aus, daß es keine Untersuchung ohne die Anerkennung oder Einführung des Subjektes geben kann.

Nur ein einziger Vorteil dieser Einführung des Subjektes in der Neurologie sei hier hervorgehoben: wir erlangen dadurch für die sogenannten organischen und die sogenannten hysterischen (oder psychogenen) Fälle eine einzige und gemeinsame Erklärung. Die Behauptung, es gäbe einerseits rein organische und andererseits rein psychische Fälle, wird dadurch hinfällig.

Ich habe beobachtet, daß in der Öffentlichkeit, auch in der Zunft, gegen solche allgemeinen Sätze sich wenig Widerspruch erhebt, daß aber im praktischen Verfahren sich trotzdem gar nichts ändert. Deswegen haben wir immer mehr versucht, die Methode in der Sprechstunde und in der Klinik allmählich umzugestalten und dabei das zu üben und zu fördern, was jetzt meistens Einführung der Psychotherapie oder psychosomatische Medizin genannt wird; mit schlechterem Terminus, aber doch zutreffender, anthropologische Medizin heißt. Da diese Konsequenzen aber heute nicht im Thema stehen, sei der zweite Teil meiner Ausführungen einem Versuche gewidmet, für die Theoretische Neurologie eine Formel dafür aufzustellen. Sie hat den Namen »Gestaltkreis«. Was also ist Gestaltkreis?

Gestaltkreis hieß zunächst die Struktur, welche ein biologischer Akt bekommt, wenn man das Subjekt in ihm anerkennt, wahrnimmt, einbezieht. Wenn also jemand Schwindelerscheinungen hat, wird hier nicht nur beobachtet, ob und wie sein Vestibularorgan affiziert, seine Hirnzirkulation gestört, seine motorischen Leistungen abnorm sind, sondern auch, was er dabei sinnlich wahrnimmt, wie er sich in seiner Umwelt orientiert, welche psychischen Veränderungen im Verhältnis seines Ichs zu seinem Es, seiner Person zu andern Personen und Verhältnissen vorliegen. Wenn z. B. ein Mann zwischen zwei Frauen steht, sollte er dabei nicht schwanken? Das ist das erste. Zweitens geschieht dabei regelmäßig eine Entdeckung: Die objektiv beobachtbaren Bewegungen und die subjektiven Wahrnehmungen stehen in einem solchen sehr bestimmten Verhältnis zueinander, daß sie einander vertreten können, insoferne sie für die erzielte Leistung (in unserem Beispiel das Gleichgewicht) gleichwertig sind. Das hat VOGEL (1933) gezeigt. Man kann sein Gleichgewicht dadurch erhalten, daß man Scheinbewegungen wahrnimmt, oder dadurch, daß man Bewegungen ausführt: das eine kann das andere ersetzen. Dies ist nun eben der Sachverhalt, für den die *Sprache* so bezeichnend ist. Denn ein Wort, z.B. der *Befehl* »Marsch« ist *ersetzbar* durch die Marsch*bewegung* der Beine. Dies ist also die Grundstruktur im Gestaltkreise.

Diese Struktur verlangt also vom Neurologen, dann aber von jedem Arzt oder Spezialisten, daß er die Wirksamkeit des Subjektes wahrnehme, anerkenne, erforsche und benutze.

Es ist also nicht zu schwierig, den Begriff des Gestaltskreises zu verstehen; schwerer ist, sein Verhalten in Forschen und Praxis zu vollziehen.

Ehe ich darüber noch einiges äußere, muß ich noch eine weitere Seite der Sache berühren. Das Studieren der Krankheitsfälle machte mir ein Verhalten eindringlich, dessen Eindruck mir damals wie eine Entdeckung vorkam. Es zeigte sich nämlich, daß beim Erwerb einer neuen Funktion zugleich etwas wie ein Begriff oder eine Gebotserfüllung, immer eine Art von geistiger Macht entstehe. Zum Beispiel ist der Übergang des Säuglings von der unbekümmerten Miktion und Defäkation zur geordneten, zeitlich und örtlich reglementierten Benutzung des Geschirrs ein solcher Fall. Es sieht aus, wie wenn aus einem sogenannten Reflex eine sogenannte Willkürhandlung hervorginge. Das also, was wir früher als Funktionswandel bezeichnet hatten, erwies sich jetzt als eine neue Materialisierung und *zugleich* Spiritualisierung. Aus Es wurde Ich, aber zugleich aus Ich auch Es.

Der Funktionswandel ist also, richtig erfaßt, ein Gestaltkreis. Dieses zweite Wort bezeichnet also eine Gestaltung, die eigentlich eine Umgestaltung, aber nicht nur der materiellen Funktion, sondern zugleich auch der spirituellen Macht ist. Das Wort »zugleich« aber ist nur ein Versuch, der Schwierigkeit mit einem Zeitbild gerecht zu werden. Will man nämlich den Zusammenhang darstellen, dann muß man sowohl vom Materiellen zum Spirituellen wie umgekehrt vom Spirituellen zum Materiellen gehen, und das kann nur in einer kreisartigen Bewegung geschehen, daher das Wort Gestalt*kreis*.

Dies kann an einem Akte vereinfacht gezeigt werden, der relativ wenig erforscht ist: dem des Betastens. Hier läßt sich ohne besondere Vorrichtungen erkennen, wie vom nervösen Zentrum die Innervation der tastenden Bewegungen zum Gegenstande, die vom Gegenstande kommenden Reize zum nervösen Organ zurücklaufen und beides in gegenseitiger Bedingtheit wie in einem Kreislauf fortschreitet. Dieses Beispiel ist dann vorbildlich für die verschiedensten Akte des animalischen, aber auch des vegetativen Bereiches wie überhaupt für allen Umgang von Organismus und Umwelt.

Zusammenfassend kann man sagen, daß im Funktionswandel sich das vollzieht, daß eine und dieselbe Leistung sich auf anderen Wegen und in anderen Formen vollzieht, daß dabei also die neue Form die alte stellvertretend ersetzt, daß dabei Materielles spiritualisiert, Spirituelles materialisiert wird, daß diese Gegenseitigkeit nur zyklomorph, als gestaltkreishaft darstellbar ist, und endlich, daß die Einführung oder Anerkennung des Subjektes dabei unvermeidlich und wesentlich ist. Damit ist in der Tat eine Veränderung der Wissenschaft nötig, die grundsätzlicher Art ist, und die auch dem ärztlichen Handeln einen andern Sinn erteilt. Ehe ich zu diesem ärztlichen Stilwandel einige Worte sage, möchte ich auf die geschichtlichen Vorgänge kurz eingehen.

Offenbar sind die Neuigkeiten in der Physik, namentlich Quantenphysik, Relativitätstheorie und Einführung des Beobachters der Einführung des Subjektes in die Pathologie und der Konzeption des Gestaltkreises zeitlich vorhergegangen. Aber voraufgegangen ist dieser nach-klassischen Physik auch die Psychoanalyse von Sigmund FREUD, und in ein paar Sätzen versuche ich zu umreißen, was daran so förderlich für diese Neurologie war. Gewiß ist es Vieles; aber am einfachsten aufzufassen ist der Fund, daß die bislang oft nur materiell oder gar nicht erklärten Symptome: Lähmungen und Reizerscheinungen in vielen Fällen so sinnvoll sind, als ob sie wie Spracherscheinungen entstünden. Die sogenannten organischen Phänomene haben eine solche Form, als ob sie – freilich in ihrer eigenen Sprache – mitredeten bei dem, was hier als Sinn des Lebens vor sich geht. Indem wir dieser Spur folgen, finden wir, daß nicht nur Fehlleistungen, Träume und neurotische Symptome solcher Ausdruck verborgenen Lebenssinnes und Lebensvorganges sind, sondern auch organische Prozesse sind, allerdings gleichsam fremdsprachige, Äußerungen dessen, was sich in Lebewesen, sei es als Selbsterhaltung, sei es als Selbstvernichtung, durchsetzt. So wird die blinde Natur sehend, der Zufall ein Vorsatz, das Schlafende erweckt, das dazu Unnötige aber verlassen, das zum Bewußtsein Untaugliche zurückversetzt in ein Es.

Die Psychoanalyse nun hat nur dem Bewußtseinsfähigen, dem Geistähnlichen ihre Bemühung geschenkt. Sie ist gleichsam epimetheisch und verbreitete Licht über dunkel Gebliebenes. Jetzt sind wir bis an den Horizont dieser Licht- und Geistwelt gelangt und spüren ihre Grenze. Ich weiß, daß der Prozeß der Aufklärung noch längst nicht allseitig und allgemein genug vollzogen ist. Nur ich persönlich fühle mich der Grenze nahe und kann wohl nicht mehr viel für diese aufklärende Wissenschaft tun. Im Gestaltkreis kann man sich zwar des nun möglichen Gleichgewichtes von Körper und Seele erfreuen; man kann aber auch vor ihrer ewigen Fremdheit und Verborgenheit gegeneinander stillehalten, nicht, weil man das Ignorabismus *wüßte*, sondern weil man sich dem fügt, daß hier etwas ist, wo es gar nichts zu wissen gibt. –

Auf einem medizinischen Kongresse geziemt es sich aber, des ärztlichen, des therapeutischen Handelns zu gedenken. Ich habe eingangs etwas Unfreundliches gegen eine bestimmte theoretische Einstellung gesagt. Selbstverständlich gehe ich auch zum Zahnarzt,

wenn ich Zahnweh habe, und selbstverständlich schicke ich den Hirntumor oder den Neuromkranken zum besten Chirurgen dafür.
Erlauben Sie mir also noch einige Bemerkungen darüber, welche Bedeutung Funktionswandel und Gestaltkreis für die weitere Entwicklung der Medizin im allgemeinen haben können. Wir trennen diese beiden Dinge, wiewohl sie schließlich auf dasselbe hinauslaufen; und ich habe schon gesagt, daß bei einem Funktionswandel dieselbe Leistung auf andere Art erfolgt, also ersetzt wird, also ein Gestaltkreis vollzogen wird.

Das Beispiel, an dem ich dies erläutern will, ist die jetzt oft sogenannte vegetative Neurose, die dasselbe ist wie die früher so genannte Organneurose. Wenn jemand also unter einer Erscheinung wie Atembeklemmung, Herzklopfen, Schwächegefühl usw. leidet, dann läßt sich sagen: eine psychische Wahrnehmung verhält sich zu den sonst unbemerkt bleibenden Körperfunktionen anders als zuvor, nämlich wie im Funktionswandel, das heißt, die Sinnesschwelle ist verändert. Das Verhalten in der vegetativen Neurose ist also ganz gleich wie bei einem Funktionswandel. Nun bekommt für ihn aber dieses sozusagen sinnesphysiologisch andere Verhalten zugleich einen ganz gewaltigen Bedeutungswert: der betreffende Mensch leidet, er kann auch Angst dabei haben, er wird zuweilen auch in Zweifel, z. B. über sein vielleicht verkehrtes, ja schuldhaftes Verhalten, gestürzt. Diese seine Erfahrung »ich bin krank« ist gar nicht so neutral und farblos wie der neurologische Funktionswandel. Wir nennen den Vorgang dann auch einen dynamischen und suchen nach einer Kraft, die solche Leidenserfahrung hervorruft. Es ist so, daß es eine Kraft sein muß, die Pathologisches erzeugen kann oder muß. Stellt man sich dann die Sache so vor, daß es ein materieller oder ein sogenannter organischer Ablauf sei, der dieses Leiden hervorrief, dann hat man der Materie oder ihrer Funktion die Macht erteilt, Leidenserlebnisse zu bewirken. Das ist ein Sprung in eine ganz andere Seinsweise, eine Art Metabasis oder Transzendenz. Und wenn man sich dann schließlich vorstellt, hier habe sich eine Art Umsetzung oder Verwandlung vollzogen, bei der schließlich ein materieller Vorgang durch eine Wahrnehmung, Erlebnis oder Psychisches *ersetzt* worden sei, dann ist es also so: das Psychische ist der Stellvertreter des Somatischen geworden. Das ist ein Gestaltkreis. – Jetzt haben wir also am Beispiel der vegetativen Neurose gelernt, was ein Gestaltkreis ist. Dies ist aber nur ein Beispiel für weitere Fälle, die ebenso zu begreifen sind. Es kann ja sein, daß nicht nur die vorher unempfundene Herztätigkeit jetzt wahrgenommen wird. Sondern es kann geschehen, daß das Herz wirklich statt 80 nun 160 Schläge in der Minute macht; oder daß es, statt regelmäßig zu schlagen, eine Irregularität ausführt. Es kann auch vorkommen, daß Arterien in gewissen Gebieten sich wirklich zusammenziehen und daß das Folgen hat (z. B. Schmerzen oder Neurosen). Dann ist die grundsätzliche Struktur des Gestaltkreises, nämlich Stellvertretung eines Vorganges durch einen andern, doch dieselbe.

Nun weiß ich von mir selbst, daß der Verwendung dieses Begriffes der Stellvertretung große Schwierigkeiten und Widerstände entgegenstehen. Zwei Hauptarten dieser letzteren sollen erwähnt sein. Die erste Art sind Denkgewohnheiten und bestimmte Begriffe oder Kategorien. Sie haben eine ganz ungeheure Macht. Wenn man sie durch Argumente und Belehrungen zu überwinden versucht, dann bemerkt man, wie schwer das ist und daß das intellektuelle Instrument oft ziemlich erfolglos bleibt. Forscht man dann nach dem Grunde dieser intellektuellen Fruchtlosigkeit, dann findet man schließlich, daß sie ihre Wurzel in der Beschaffenheit der Krankheit selbst hat.

Das ist das Zweite und das, was ich und viele andere aus der Psychoanalyse gelernt haben: Die Entstehung der Krankheit ist eine Art von Verdrängung gewesen, und es liegt also im Wesen der Krankheit selbst, daß der Kranke (und sein Arzt) solche Mühe hat, diese Verdrängung rückgängig zu machen.

Um aber nun zur Neurologie zurückzukehren: es sollen jetzt noch einige Dinge aufgeführt werden, bei denen diese theoretische Neurologie Erfolg hatte. Das meiste wurde bereits gestreift. Die bessere Erklärung der *Ataxien* und *Agnosien* (Lieblingsthema der älteren Neurologie) sei heute nicht nochmals aufgerollt. Man kann diese Fälle wirklich besser erklären, wenn man hinzunimmt, daß ihnen Funktionswandel zugrunde liegt, das heißt, daß die Schwellen labil sind, daß jede Funktion sich mit der Beanspruchung ändert, daß auch die Qualitäten Funktionswandel zeigen, daß das Organ nicht nur beschränkt, sondern anders arbeitet.

Ein Phänomen aber, das viel allgemeiner auftritt, ist die *Ermüdung*. Während die Ermüdung und Ermüdbarkeit vordem wie eine etwas rätselhafte Folge der Anstrengung hingenommen wird, erweist sie sich im Funktionswechsel als diejenige Leistungsform, welche bei wiederholtem Gebrauch und bei verminderter Organmasse eintreten muß. Sie ist dann oft nur spezifisch, lokal, durch andere Aufgabenstellung umgehbar, zur Änderung der Aufgabe anregend. Ich hätte gewünscht, daß darüber mehr klinisch-neurologische Untersuchungen gemacht worden wären. Herr CHRISTIAN (1950) wird über optische Beobachtungen an Hirnverletzten berichten. – Was hier von der sogenannten Ermüdung gesagt wird, gilt ebenso für Schwäche, Schwindel, Schmerzen; für die Auffassung also jener Hauptsymptome der meisten Krankheiten, die man als Syndrom der »Urkrankheit« zusammenfassen kann. Die Herren RUFFIN (1929), VOGEL (1931, 1933), CHRISTIAN (1939, 1940, 1948), DERWORT (1938, 1943, 1948), HEBEL (1943, 1944, 1948) u. a. haben solche Ergebnisse auch publiziert.

Ein eigentlich wichtigeres Thema ist dann, ob, wie gesagt, die sogenannten *hysterischen*, funktionellen, neurotischen Erscheinungen mit den sogenannten *organischen* als *Einheit* aufgefaßt und in einheitlicher Theorie dargestellt werden müssen. Ich bin ganz und gar nicht der Ansicht, daß dies eine Frage der sogenannten Weltanschauung, also wissenschaftlich nicht diskutierbar wäre. Noch erinnere ich mich gut unserer früheren Kämpfe mit der Augenklinik und anderen Kliniken, wenn Bilder, die dort als nur hysterische und eher moralische aufgefaßt wurden, von uns als Funktionswandel erklärt wurden. Dann standen ja *wir* eigentlich auf der Seite einer »materiellen« oder »physiologischen« Erklärung. Das ist keine andere (mehr oder weniger mit Toleranz zu duldende) Weltanschauungsfrage, sondern eine Sachfrage. Zum Beispiel kann der Schlaf ganz dieselben Veränderungen hervorrufen wie das Meskalin und die Hirnverletzung. Freilich ist die sozialmedizinische oder die politische Einstellung dann auch eine andere. Man wird jetzt dort ärztlich denken und handeln, wo man vorher moralisch oder politisch gedacht und gehandelt hat. Die Einheitstheorie neurotischer und organischer Störungen hat also solche Konsequenzen.

Freilich muß man dann auch die Folgerung ziehen, daß die Organismen in der anatomisch-physiologischen Darstellung nicht nur einseitig, sondern sogar falsch vorgestellt wurden. Hierauf sei etwas näher eingegangen. Die schematische ebene Figur, welche unsere Lehrbücher enthalten, vermag Leitung, Lokalisation und Reflex darzustellen, nicht dagegen die zeitliche Umstimmung im

Funktionswandel und nicht die Stellvertretung im Gestaltkreis. Es ist nicht schematisch-figural zu zeigen, daß an die Stelle einer Konfliktspannung schließlich eine arterielle Hypertension tritt, und doch ist es so, und darum nannte ich jenes Schema-Bild nicht einseitig, sondern falsch. »Falsch« heißt hier also soviel wie Illusion, Täuschung darüber, daß eine Leistungsänderung oder ein Leistungsverlust oder eine Leistungsherstellung jetzt oder doch künftig, im Effekt oder im Prinzip wenigstens, durch Unterbrechung oder Herstellung von Leitungen, Lokalisationen und Reflexen erzeugbar sei. Funktionswandel und Gestaltkreis sind hier also auch Parolen für einen Angriff auf eine physikalistische Biologie geworden. Das ist ein Punkt.

Ein zweiter ist dann die kausale Erklärung, der Gedanke der Ätiologien. Die sogenannten Systemerkrankungen und die angeborenen Krankheiten haben in der Neurologie immer einen Hort der Anerkennung dafür gebildet, daß nicht alles in der Natur durch lokalisierbare Defekte, sei es durch Infekt, sei es durch Trauma, entsteht. Es ist nun ganz und gar keine nicht weiter diskutierbare Weltanschauungsfrage, wenn ich behaupte, daß nach meiner Erfahrung in *keinem* Falle die Krankheit durch eine lokalisierte Destruktion erklärt wird. Dashalb darf ich auch nicht tolerant sein gegen solche Kritiker, welche, wie heute meist der Fall ist, hier teilen wollen, indem sie sagen: »Es gibt natürlich auch psychogene oder ganzheitlich bedingte Krankheiten; aber andere – und mich interessieren die am meisten – sind eben lokal und kausal determiniert.« So geht es eben nicht. Die lokalisierende Anschaulichkeit des Schemas ist nicht darum unzulänglich, weil es zu sehr vereinfacht und unkomplizierter ist. Sondern mit der psychophysischen Stellvertretung ändert sich auch der Wert der Leistung, und dies ist überhaupt nicht zeichnerisch darstellbar. Diesmal bin ich auch mit einigen Psychiatern einig, wenn sie an die Stelle des Wahns oder der Denkstörung einen Elektroschock und eine Leukotomie setzten. Aber hier bleibt eben zu bedenken, daß der *Wert* des Vorgangs sich ändert.

Überhaupt, und das ist der dritte Punkt, ist es nun ein Unterschied, ob man unter Therapie einen Kausalnexus oder eine buntere, vollständigere Beziehung versteht. Für den Ausdruck »kausale Therapie« habe ich nicht sehr viel übrig, und zwar *weil* ich weiß, daß ein Unterschied zwischen klarem Bewirken und unbestimmtem Beeinflussen ist. Je strenger wir die Kausalität fassen, desto kritischer werden wir gegen die Einbildung, wir hätten durch Eingriffe im kausalen Sinne *geheilt*. Aber hier ist keine Erkenntnistheorie am Platze. Die neurologische Struktur von Funktionswandel und Gestaltkreis besagt ja nicht, daß der psychische, bewußte oder unbewußte Deus ex machina in die materielle Maschinerie eingreift, sondern jene Struktur besagt, daß die Organe oder Organismen selbst keine solche Maschine sind.

Schon lange hänge ich der Ansicht an, daß die Dinge das sind, was wir aus ihnen machen. Das ist eine Überzeugung, die sehr viel weitgehende philosophische Konsequenzen hat, die in aller Strenge verantwortet werden müssen. Fürs gegenwärtige Programm darf ich nur so weit gehen, Funktionswandel und Gestaltkreis von der Therapie aus zu entwickeln. Es gibt genug Ärzte, die in der Praxis zwei Dinge erfahren haben. Erstens, daß man irreparable Schäden nicht behandeln kann noch soll, daß behandelbar nur der Teil ist, der noch veränderlich ist; daß es also darauf ankommt, Funktionen zu ändern, zu wandeln. Wenn also der rechte Arm für immer gelähmt ist, soll man den linken entwickeln. Zweitens, daß die ärztliche Hilfe kein wunderartiges Zaubern sein soll, sondern ein wissendes Hinlenken auf einen wertvolleren Zustand, als es die Krankheit ist. Von der restitutio ad integrum halte ich wenig.

Nun liegen die Verhältnisse beim Nervensystem besonders. Mitosen und Regenerationen fehlen beinah. Statt dessen ist dieses Organ besonders hoch rationalisiert und zugleich beweglich. Die Folge war, daß auch die Wissenschaft hier vielleicht den größten Erfolg in der Rationalisierung gehabt hat. Eben darum aber, daß sie am weitesten in dem Nachzeichnen der Konstruktion vorschreiten konnte, ist sie wohl auch am ehesten an die Grenzen dieses Versuches gelangt, so daß die Rationalisierung sich schließlich selbst wieder aufhebt. Einen besonders lebhaften Eindruck davon bekommt man, wenn man den ungeheuren Gegensatz von sensorisch und motorisch gegenüberstellt. Sinneswahrnehmung und Bewegungshandlung sind, so verschieden sie sind, beide dem Nervensystem anvertraut worden; und das Zusammenwirken gerade dieser so gegensätzlichen Leistungen ist hier das wichtigste Problem.

Es gibt kein größeres Beispiel dafür als beim Menschen die Sprache. Einleitend war die Rede von der Revision der Grundlagenbegriffe und davon, daß an Stelle des Reflexes die Sprache als

Prototyp des nervösen Geschehens anzusehen sei. Das wäre auch ein großes eigenes Thema, aber hier soll es nur dazu dienen auszusagen, welchen Sinn die Einführung von Funktionswandel und Gestaltkreis in die theoretische und praktische Neurologie hat.

Würdigung

Otfrid Foerster 1873-1941

Otfrid FOERSTERS ebenso vielseitige wie geschlossene Lebensarbeit soll hier objektiv dargestellt und dem Gedächtnis der Lebenden noch einmal gezeigt werden. Auf diese Weise wird auch die Gesinnung des Mannes selbst am besten zum Ausdruck gebracht, der sachlich, streng und genau war. Aber das Werk selbst kann freilich nur aus seinen Schriften, seinen unausschöpfbaren Darstellungen zur Kenntnis genommen werden.

Die Epoche der Neurologie, die man mit einem Ausdruck von CHARCOT als die nosographische bezeichnen kann, war in der Hauptsache abgeschlossen, als FOERSTER in die Klinik eintrat. Die großen Krankheitsbilder standen auf festem Grunde der Symptomatologie und der pathologischen Anatomie. Dagegen hatte die ätiologische Forschung zum Teil noch nicht eingesetzt, man mußte zufrieden sein, die wesentlichen Gruppen durch Beschreibung auseinander halten zu können. Es gab noch keine Spirochaeta pallida, keine exakte Erbforschung, keine Endokrinologie. Auch von dem sehr lebhaften Aufschwung, den die pathologische Physiologie in der Inneren Klinik genommen hatte, sah man in der Neurologie vergleichsweise wenig, ein Rückstand, der seither niemals ganz aufgeholt worden ist.

Die ersten Arbeiten von FOERSTERS Hand zeigen nun, wie so oft, bereits die Züge, welche lebenslang charakteristisch bleiben werden. FOERSTER strebt mit Macht von der nosographischen, deskriptiven Neurologie der Syndrome vorwärts zur funktionellen Betrachtungsform. Aber er bindet diese von Anfang bis zu Ende streng an die Morphologie. Für ihn ist jede Bestimmung einer Funktion eine Lokalisation. Dies scheint mir überhaupt der wichtigste Grundsatz seiner Lebensarbeit zu sein.

In Breslau spürte man noch den Geist des Physiologen HEIDENHAIN. Dieser gehörte, wie auch Carl LUDWIG und wie noch SHERRINGTON, zu jenen älteren Physiologen, welche fast ebenso gute Anatomen waren und die Physiologie in der genauesten Verbindung mit der Anatomie trieben. Zu dieser Richtung, zu diesem geistigen Typus physiologischer Anatomen gehört Otfrid FOERSTER. Und es bedeutet etwas ähnliches, daß er nun Schüler von Carl WERNICKE wurde. Diesen Lehrer hat er bewundert und verehrt; WERNICKE blieb für ihn eine Norm.

Ehe nun die Besonderheiten seiner wissenschaftlichen Persönlichkeit hervortraten, arbeitete FOERSTER im Sinne analytischer Symptomatologie. Es sind Arbeiten in WERNICKES Monatsschrift »Über den Einfluß der Opticusatrophie auf den Gang der Tabes« (1900), »Über das Lokalisationsvermögen bei Sensibilitätsstörungen« (1901), über tabische Krisen (1902), Somatopsychose (1903), Sensibilitätsstörungen bei Tabes (1900). 1903-1906 entstehen die bekannten Monographien über Mitbewegungen (1903), choreatische Bewegungen (1904) und über die Kontrakturen (1906).

Diese symptomanalytischen Jugendarbeiten zeigen alle Vorzüge FOERSTERscher Arbeit. Es ist eine äußerst genaue Krankenuntersuchung, die in Verbindung mit einer bestimmten Vorstellung von Bau und Funktion des Nervensystems gebracht wird. Soweit dafür nun nicht Anlage, sondern Schuleinflüsse bestimmend sind, handelte es sich einmal um den Einfluß der französischen neurologischen Klinik, besonders vertreten durch DUCHENNE, (DE BOULOGNE) sowie DEJERINE, und dann um die Lehren von Hughlings JACKSON, dem »prophetischen Genius«, dem Verfasser der »Bibel der Neurologie«, wie FOERSTER sagt. Er hat sich lernend 2 Jahre in Paris aufgehalten, ehe er zum eigenen Werk schritt. Die Beziehungen zur angelsächsischen Neurologie aber bedeuten geradezu Wahlverwandtschaft, weil diese so stark von JACKSONS Geist durchdrungen ist.

FOERSTERS Jugendarbeiten sind heute so anziehend, weil diese Entscheidung hier noch nicht in solcher Schärfe gefallen ist und auch andere Entwicklungen noch möglich scheinen. War doch sein Lehrer WERNICKE Psychiater und der Entdecker eines »Sprachzentrums«. Auch die Hysterien wurden damals eifrig studiert und nicht nur in der Pariser Schule. FOERSTER aber lockten die Fragestellungen, welche die klarsten Entscheidungen versprachen. Und das schienen ihm eben die der Lokalisationen zu sein. Auch hier waren verschiedene Wege möglich. Der Weg FOERSTERS wurde ein anderer als der von KLEIST oder PÖTZL; es ist, wie wir sehen werden, der des Experimentes. Er bekennt sich auch zu JACKSONS Ausspruch, die Krankheit sei ein Experiment der Natur.

Als die erste noch fast unbewußte Folge dieser methodischen Grundeinstellung ist FOERSTERS jugendliche Begeisterung für die Übungstherapie zu betrachten. Bei der Übungstherapie experimentieren wir gleichsam mit dem kranken Organismus. FRENKEL (Heiden) hatte seit Jahren sich um die systematische Bewegungsübung bei der tabischen Ataxie bemüht, und Foerster durchdrang das Verfahren nun mit seiner Arbeitsenergie und seiner theoretischen Auffassung der Koordination. Sein Grundsatz lautet: die Übungstherapie muß eine analytische sein. Hieraus entstand seine Monographie über Physiologie und Pathologie der Koordination (1901), in der er die Bell-Exner-Leydensche Lehre von der Sensomobilität mit der Auffassung Jacksons von dem hierarchischen Funktionsaufbau im Zentralnervensystem verbindet.

Das Problem der Koordination ist nun eines der tiefsten der Neurologie; es entstammt einer der Hauptfragen aller Biologie: der Frage nach der lebendigen Bewegung. Man wird niemals erwarten können, es allein mit den Mitteln der Lokalisationsforschung zu lösen. Immer bleibt ja hinter der Frage, *wo* man eine Leistung lokalisieren müsse, die andere bestehen, *was* man lokalisieren könne und müsse. Da ist es interessant, wie Foerster in einigen Jugendarbeiten besonders stark den Gedanken der Teleologie unterstreicht. Vor dem Verein ostdeutscher Irrenärzte erörtert er die Lehre Duchennes (1885), wonach bei jeder Bewegung der Antagonist des bewegten Muskels regulierend mitinnerviert werde – im Gegensatz zu Herings Standpunkt (1898), wonach der Antagonist jedesmal erschlaffe. Nach Foerster aber kommt beides vor. »Die Wahrheit liegt in der Mitte. Wir müssen uns immer als obersten Satz vor Augen halten, daß, wenn der Organismus eine Willkürbewegung auszuführen beabsichtigt, es in erster Linie und lediglich darauf ankommt, daß ein bestimmter äußerer Bewegungseffekt, welcher eben der Vorstellung bzw. Absicht entspricht, *auch tatsächlich realisiert wird. Dazu zieht der Organismus seine bewegenden Kräfte heran, er innerviert Muskeln, aber nur solche Muskeln*, durch die der äußere Effekt auch wirklich zustande kommt. Effektwidrige Innervationen sistiert er, wenn solche sich wirklich einschleichen, alsbald wieder.«

Es ist klar, daß dieser teleologische Grundsatz niemals ersetzt werden kann durch die Erklärung, daß zur spinal-reflektorischen Regulation noch cerebellare Reflexe und cerebrale Einflüsse hinzukommen. Auch durch die von Jackson angenommenen hierarchischen Überbauten von excitatorischen und inhibitorischen Elementen wird nicht verständlicher, wie der Organismus es fertigbringt, die für einen gewollten Effekt jeweils verschiedenen nötigen Koordinationen zustande zu bringen. Es unterliegt keinem

Zweifel, wie FOERSTER unter Vermeidung dieser teleologischen Sackgasse seinen Weg weiter gesucht hat. Es kommt ihm künftig nicht mehr auf den Ausbau und die Folgen jenes Effektprinzips der Bewegungen an, sondern auf die Feststellung der Lokalisation der motorischen Elemente in sämtlichen Teilen des Gesamtnervensystems. Vorübergehend folgt er noch einmal den Anregungen der Sinnesphysiologie, wenn er das Lokalisationsvermögen bei Sensibilitätsstörungen untersucht, als »Beitrag zur Psychophysiologie der Raumvorstellung« (1901). Er berührt hier das Problem der Beeinflussung der Koordination durch die Bewegungsempfindungen. Später aber liegt die ganze Energie der Untersuchung auf den zwei Fragen: Welche Bewegungen entstehen bei Reizung bestimmter Loci, und welche Bewegungen fallen aus bei Zerstörung bestimmter Loci?
Die Grundschwierigkeit jeder derartigen Betrachtungsform ist die, daß bei künstlicher Reizung andere Leistungsbedingungen gesetzt werden, als unter natürlichen Verhältnissen obwalten, und daß bei Zerstörung wir nur zu sehen bekommen, wie der nicht zerstörte Teil des Organs arbeitet, wenn ihm der zerstörte fehlt. Es ist daher weder aus der Beobachtung der Reizungsfolgen noch aus der Beobachtung der Zerstörungsfolgen ein sicherer Schluß auf die normale Funktion zu ziehen, zumal ja die nervöse Substanz fähig ist, sich neue Leistungen zu eigen zu machen. So kam es, daß viele Leistungen – von denen der Sprache angefangen – »lokalisiert« wurden, obwohl man nur sagen konnte, sie seien bei gewissen Läsionen ausgefallen. Diese Quelle der Irrtümer erstreckt sich sogar bis zur Lokalisation des Bewußtseins – sei es im Cortex, sei es im Hirnstamm. Diesen Gefahren gerade der Schule WERNICKES entging FOERSTER, indem er sich an der Lokalisationslehre nur so weit beteiligte, als er imstande war, sie als eine Experimentalwissenschaft, besonders am Menschen, aufzubauen. Nicht als ob er die Methode, welche klinisches Bild und Sektionsbefund vergleicht, nicht auch gehandhabt hätte. Ein Beispiel ist die große Studie über die striären Störungen von 1921. Aber er benutzt sie doch seltener und zurückhaltender als viele, ja die meisten Gehirnpathologen, und er zieht vor, den Locus und die Leistung *gleichzeitig* zu beobachten, und das heißt eben: zu experimentieren. Ehe darauf näher eingegangen wird, muß aber der Werdegang FOERSTERS weiter verfolgt werden, vor allem sein Weg zur Neurochirurgie.

Am Allerheiligen-Hospital zu Breslau fand der Privatdozent Foerster in Professor Tietze den Chirurgen, der wagemutig und aufgeschlossen für die Eingebungen des jüngeren Kollegen war. So entstand zunächst die nachmals als »Foerstersche Operation« bekannte Resektion ausgewählter Hinterwurzeln bei spastischen Paraparesen, besonders bei Littlescher Starre, die zuerst 1907 von Tietze ausgeführt, 1908 von Foerster in der Deutschen Gesellschaft für orthopädische Chirurgie vorgetragen wurde (vgl. auch 1910). Foerster begründete seinen Vorschlag mit dem Hinweis auf die tabische Hypotonie und besonders auf die Schlaffheit der Hemiplegie bei Tabikern sowie auf die Abnahme der Kontrakturen, wenn bei einem Spastiker die Hinterstränge erkranken. Der Erfolg war schlagend; die theoretische Erwartung wurde durch die Praxis bestätigt. Foerster und, soviel ich weiß, auch andere Chirurgen sind später von dieser Operation wieder abgekommen, weil sich zeigte, daß man selbst bei Durchschneidung sehr zahlreicher Hinterwurzeln nach einiger Zeit nicht gegen das Wiederauftreten der Spasmen geschützt ist. Aber die Operation hat Foersters Ruf begründet und über die Grenzen getragen. Der Wurf war nur ein Anfang für ihn, aber ein beispielhafter: die Theorie begründete die Neurochirurgie, und die Neurochirurgie förderte die Theorie.

Schon 1902 hatte Foerster das Wesen der tabischen Krisen in einer Trias erkannt: sensible, motorische und sekretorische Reizerscheinungen einer bestimmten »Organsphäre« gehören zusammen. Gestützt auf Henry Heads Untersuchungen (1920) vermutet er, daß die sensible Magenversorgung durch Sympathicusfasern vermittelt werde, welche im 6. bis 9. Dorsalsegment die Medulla erreichen, und daß diese Fasern es sind, deren Irritation die Magenkrisen auslöst. So ging Foerster 1909 mit Tietze und mit Küttner daran, schwerste Fälle ebenfalls durch Hinterwurzelresektion zu behandeln, und der Erfolg blieb nicht aus. Das Rückenmark selbst galt damals noch als ein Noli me tangere. Später ging man, da auch hier Rezidive vorkamen, zur hohen Chordotomie über.

Foerster ist mit diesen Vorschlägen ein Pionier eines neuen, des neurochirurgischen Arbeitsfeldes geworden; aber mit ihnen wurde auch der Neurologe selbst zum Chirurgen – ein Schritt, der vor ihm nur umgekehrt von Victor Horsley und Harvey Cushing getan wurde. Mit diesem Schritt ist ein schicksalhaftes Element in

Foersters Leben gekommen. Denn er war ein Mann, dessen Gaben einen ganzen und reinen Forscher gemacht hätten; aber er war darüber hinaus Arzt und über das Fach des Arztes hinaus wieder universell gerichteter Naturforscher. Die Wahl der Neurologie als Beruf, die in Deutschland nie eine zentrale Stellung in der akademischen Organisation besaß, hat sicher dazu beigetragen, daß der so außerordentliche, bedeutende und ehrgeizige Mann aus der Enge seiner Situation Energien und Sprengkraft entwickelte und so um so mehr in die Chirurgie und Orthopädie, die innere Medizin, die Pathologie übergreifen und in die gesamte Medizin hineinwirken mußte. Es ist das biographisch wichtigste und interessanteste Problem, wie von nun an der Naturforscher, der Pathologe und der Chirurg des Nervensystems sich miteinander auseinandersetzen, eben im Neurologen Otfrid Foerster. Denn so entsteht eben dieser nur einmal verwirklichte Begriff des modernen Neurologen.

Zahllose Vorstellungen und Vorträge in der Breslauer psychiatrisch-neurologischen Vereinigung, der schlesischen Gesellschaft für vaterländische Kultur zu Breslau, dem Verein ostdeutscher Irrenärzte u. v. a. beweisen den rastlosen klinischen Beobachter und Finder, die Freude an der Mitteilung im ärztlichen Kollegenkreis, aber auch den Ehrgeiz, der vom tätigen Manne untrennbar ist. Ein Sinn für kasuistische Klein- und Alltagsarbeit macht den Kliniker aus, denn aus ihr schöpft er die neuen Fragen. Das praktische Bedürfnis macht erfinderisch für neue Methoden. Foerster darf sich rühmen, als erster 1912 die histologische Untersuchung der Hirnrinde intra vitam durch Hirnpunktion nach Neisser geübt zu haben; er empfahl sie bei diffusen Erkrankungen; er hat sie später wieder ganz verlassen. In den Jahren vor dem Weltkrieg beginnt er mit der Operation von Hirntumoren, Cysticercus, Kleinhirncyste, Rindenepilepsie. An seinen Namen knüpfen sich neue Krankheitsbilder, wie der meningo-cerebellare Symptomenkomplex bei fieberhaften Erkrankungen (1913), die arteriosklerotische Muskelstarre (1910), das atonisch-astatische Syndrom bei cerebraler Kinderlähmung (1909). 1913 erschien die erste Arbeit im Neurologischen Zentralblatt, welche beweist, daß Foerster keine Operation am Rückenmark ungenutzt ließ, um die Grundlagen einer Topographie der spinalen Innervationen durch elektrische Reizung der Wurzeln am Menschen zu liefern (1913). Es ist hier zum erstenmal der neue Stil Foersters zu bemerken: in äußerster Zusammendrängung zahllose Einzelbeobachtungen mitzuteilen: eine experimentelle Anatomie der Segmentinnervation der Muskeln beim Menschen. Jetzt erscheinen auch jene Arbeiten, in denen er die Photographie in weitestem Umfang, gleichsam als Protokoll seiner Beobachtungen, anwendet (1913). FOERSTER wird zum Meisterphotographen der Neurologie. Das Bild des Vierzigers ist uns so vielfach aufbewahrt geblieben, wie er die Kranken festhält und lenkt, wie ein Künstler sein Cello. Nie wieder war der Eifer und die Lebensfülle in dem feingeschnittenen, noch jugendlichen Gesicht so ungebrochen glücklich zu lesen wie damals. Da kam der Weltkrieg.

Als beratender Facharzt für das schlesische Korps setzt FOERSTER, der nun Neurologe und Chirurg in einer Person geworden ist, sich in beiderlei Gestalt pro patria ein; der Lage gemäß scheint der Neurochirurg zu überwiegen. Schon 1915 kann er über seine Erfahrungen an Schußverletzungen peripherer Nerven und ihre operative Behandlung berichten. Das 1917 der »Gesellschaft deutscher Nervenärzte« erstattete Referat über 2724 eigene und 523 selbst operierte Fälle ist ein wahres kleines Lehrbuch der Klinik der Nervenverletzungen. Schon ein Jahr zuvor hatte er vor dem gleichen Forum über die Folgen von Unterbrechung der sensiblen Leitungsbahnen referiert (1917) und viel Neues über die Topographie der Ausfälle ermittelt, so die immer wiederkehrende Reihenfolge der Qualitäten am Randgebiet: am kleinsten ist das Ausfallsgebiet der Schmerzempfindlichkeit, dann folgt die taktile Zone und in geringerem Abstand die größte, die thermanästhetische Zone. Dies ist auch die Reihenfolge der Restitution. Die damals scharfe Ablehnung der HEADSCHEN Lehre von der protopathischen und epikritischen Sensibilität hat FOERSTER selbst später aufgegeben (1929). Sehr nützlich wurde FOERSTERS Methode der Sensibilitätsprüfung durch auf die Haut geschriebene Zahlen. Damals beschrieb er auch die interessante Ähnlichkeit gewisser gliedweiser, cerebraler (thalamischer) Ausfälle mit den bei der Hysterie beobachteten. Die spastischen Lähmungen nach Gehirn- und Rückenmarkschüssen gaben Gelegenheit, die FOERSTERSCHE Operation der Radikotomie neu zu erproben. FOERSTER (1910, 1911, 1912) bemüht sich jetzt, diese eingreifende Operation auf die schwersten Fälle zu beschränken, denen auf andere Weise nicht zu helfen ist. Daneben folgt er Anregungen, die LORENZ, SPITZY, STOFFEL gegeben hatten, und übt die partielle Resektion der peripheren Nerven.

Er empfiehlt vor allem: plastische Verlängerung der Achillessehne, Bündelresektion für Tibialis posticus und Flexor digitorum pedis communis im N. tibialis, Spaltung der Sehne des Tibialis anticus und partielle Überpflanzung auf den äußeren Fußrand, partielle Resektion von Quadricepsbündeln im N. cruralis-Bereich. Analog sind die Vorschläge für die spastische Armlähmung (1930). Auch FOERSTER hat die Angaben STOFFELS (1918) über den Aufbau der peripheren Nerven später nicht mehr bestätigen können. Aber er fordert doch, daß jedes Arbeiten am peripheren Nerven durch die faradische Erregung seiner Teile in situ kontrolliert werde, um so mehr, als die faradische Erregbarkeit wesentlich früher als die willkürliche Innervation eintreten kann. Neben der Nervennaht hat FOERSTER auch die freie Nervenplastik nach KÜTTNER sowie die von ihm »innere Neurolyse« genannte Auslösung und differenzierte Behandlung der einzelnen Faszikel eines Nerven geübt. Unermüdlich fordert er im Geiste seiner früheren Erkenntnisse die intensivste Nachbehandlung durch den elektrischen Strom, die Massage und die Gymnastik, die Übung (1916). Seine mitgeteilten Erfolge sind vergleichsweise glänzende, und wenige haben so wie FOERSTER damals zu Behandlung durch die Nervennaht ermutigt. Die reiche Ausbeute an klinisch-pathologischer Erkenntnis ist erst 10 Jahre später in großen Werken ausgereift (1922, 1927).

Auch in der Behandlung der damals so zahlreichen Hysterien ist FOERSTER nicht untätig. Er hält die Anwendung des faradischen Stroms für die führende Methode (1917). Aber seine ärztliche Grundeinstellung läßt ihn die Vermischung von Therapie mit militärisch-disziplinarischen Maßregeln, wie sie KAUFMANN (1916) verlangte, aber auf Mannschaften beschränkt wissen wollte, gänzlich ablehnen. FOERSTER hat gefunden, daß man viel weiter kommt, wenn man Mannschaften und Offizieren gegenüber die Maßnahme als eine rein ärztliche stempelt. Mit der hypnotischen Behandlung gesteht er, keine Erfolge gehabt zu haben, und wäre es anders gewesen, so hätte es mit seinem Wesen wenig zu tun gehabt.

Die geringere Zahl von Veröffentlichungen FOERSTERS während der Kriegsjahre beweist seine uneingeschränkte Hingabe an die kriegschirurgische Arbeit. Und so ist die Laufbahn des Neurochirurgen entschieden. Als 1920 die »Gesellschaft deutscher Nervenärzte« wieder tagt, ist es ein Ereignis dieser Tagung, daß er bei 12 Rückenmarkstumoren eine Restitutio ad integrum in 9 Fällen erzielt hat, unter denen sich auch ein intramedulläres Gliom befand (1921). Es muß offen ausgesprochen werden, daß FOERSTER oft Ungeheures gewagt hat und die Tragfähigkeit des Organismus und die Leistungsfähigkeit der chirurgischen Behandlungsart bis zur Grenze aneinander gemessen hat. Er ist ein wagender Pionier, dessen Vorstöße in unbetretenes, unerforschtes Land dringen. Die Geschichte der Chirurgie kennt die Verknüpfung ihrer Errungenschaften mit solchem Wagemut. Aber ebenso offen muß gesagt werden, welche Bedeutung es hatte, daß die FOERSTERsche Neurochirurgie einen Vorsprung vor jenen Chirurgen haben mußte, welche sich ohne *diese* glänzende Beherrschung der Anatomie und Physiologie des gesamten Nervensystems, und manchmal auch ohne den Respekt vor der unendlichen Zartheit und der Aufgabenteilung der nervösen Substanz, an diese subtilsten aller Organe gewagt hatten. Jede Leber- und jede Lungenzelle hat die gleiche Funktion; im Nervensystem hat vielleicht kein Element dieselbe Aufgabe wie ein anderes. Es konnte nicht ausbleiben, daß FOERSTERS Leistung, daß überhaupt die Notwendigkeit einer Sonderstellung der Neurochirurgie lange Zeit von vielen Chirurgen nicht erkannt wurde, aber gerade die Breslauer Chirurgen haben, das ist bezeichnend, FOERSTERS Leistung bewundert.

Er selbst aber hat bewiesen, daß er keineswegs aus dem Lager der Neurologie in das der Chirurgie übergegangen war. Überflüssig zu sagen, daß er an allen wichtigen Fragen der Nervenklinik Anteil nahm, wie besonders auch an dem vor dem Weltkrieg so aktuellen Thema der Syphilis des Nervensystems. Aber nun folgt die Epoche, in der er sich zum Führer der deutschen Neurologie überhaupt emporschwingt. Ein äußeres Moment ist dabei von großer Bedeutung, nämlich daß nach NONNE FOERSTER von 1924-1933 der 1. Vorsitzende der Gesellschaft deutscher Nervenärzte gewesen ist und als solcher in höchst persönlicher Weise einer ganzen Epoche dieses Zweiges der Medizin ihren Begriff geprägt hat. In der Zeit, in der NONNE und FOERSTER diese Gesellschaft leiteten, entstand jener einem Organismus vergleichbare Aufbau von Kongreßverhandlungen, dem nicht so leicht von ähnlichen Vereinigungen etwas Vergleichbares an die Seite zu stellen wäre. Denn in diesen beiden Männern verband sich die klinische mit der theoretischen Richtung in glücklicher Weise. Die Themen waren, beginnend mit 1920, die folgenden: Traumatische Rückenmarkschädigungen (Leipzig); Amyostatischer Symptomenkomplex (Braunschweig); Topik der Großhirnrinde (Halle); Kleinhirn (Danzig); Heredofamiliäre Erkrankungen (Innsbruck); Revision der Neurosenfrage (Kassel); Pathogenese des epileptischen Krampfanfalles (Düsseldorf); Sensibles System (Hamburg); Infektion und Nervensystem (Würzburg); Restitution im Nervensystem (Dresden); Hirntumoren (Bern); Chronaxie (Wiesbaden) (1932). Neben der glücklichen Wahl der Aufgaben und der Referenten entfaltete sich eine Meisterschaft der Repräsentation, welche im Verein mit den Leistungen wohl eine selbständigere Geltung der Neurologie in Lehre und staatlicher Förderung hätte begründen können. In welch umsichtiger und gründlicher Weise FOERSTER die Einbettung seines Faches in die Gesamtheit der Medizin begriff und wie vertraut mit deren Geschichte, besonders im 19. Jahrhundert, er war, das zeigt die empfehlenswerte Lektüre einiger seiner Eröffnungsansprachen, wie z. B. der in Wien gehaltenen (1928). In ihnen findet man zuweilen auch die Grundsätze ausgesprochen, welche nach seiner Überzeugung die medizinische Forschung leiten sollen, so auf der Hamburger Tagung (1928). Hier hat er einmal sein Glaubensbekenntnis zur rein naturwissenschaftlichen Methode abgelegt.

Von nun ab entwickelt sich FOERSTER im Mittelpunkt eines wachsenden Wirkungskreises, dessen Radius bald über die Grenzen Deutschlands sich verlängert und der auf den Charakter seiner Tätigkeit, doch kaum seiner Methode zurückwirkt. Ich kenne keinen Kliniker, der in gleichen Jahren inmitten einer anspruchsvollen klinischen, ärztlichen, operativen und repräsentativen Tätigkeit und Amtsstellung in solcher Beharrlichkeit und Leidenschaft Forscher und Verfasser unvorstellbar fleißiger und inhaltreicher Werke geworden wäre. Dies weist auf persönliche Begabungen und Eigenschaften hin, die jenseits der normalen Erfahrung liegen.

Der umfangreiche Kreis dieser Lebensarbeit zwischen 1920 und 1940 läßt sich in vier gleichzeitige Sektoren gliedern. Der erste ist nichts anderes als die Entwicklung der *Neurochirurgie*. Damit in innigem Zusammenhang entsteht dann die persönlichste Leistung, die FOERSTER überhaupt auszeichnet, die Durchführung eines, wie K. H. BAUER es mit Recht nennt, *Experimentes am Menschen*, selbstverständlich im Rahmen der Neurologie. Diese Methode führt zu einer *systematischen theoretischen Neurologie*, aber gleichzeitig zu mehreren schönen Funden oder Korrekturen bisher geltender Theorien. Endlich aber findet FOERSTER auch das *Insti-*

tut und die *Mitarbeiter*, die ihm das Programm erweitern helfen und die Aufgaben und Methoden der allgemeinen Anatomie und Physiologie jenem persönlichen Lebenswerk anzugliedern suchen. Der Neurochirurg, der Experimentalkliniker am Menschen, der Systematiker des Nervensystems und der Institutsleiter – dies sind die vier Seiten, nach denen sich das Individuelle dieses durchaus wissenschaftlichen Mediziners nun auseinanderlegt. Dies zeigt schon, daß nur eine Darstellung aus mehreren Federn dem vollen Umfang der Leistungen gerecht würde. FOERSTER selbst war der Meinung, daß eine Personalunion der Neurochirurgie mit der Gesamtneurologie mit ihm erreicht, in der Zukunft aber nicht mehr möglich sein werde. Soviel ich erkennen kann, ist die durch FOERSTER und den nur 5 Jahre älteren CUSHING bezeichnete Epoche der Neurochirurgie als die Wachstumsperiode zu betrachten, in der sich unter manchen Opfern klären mußte, was Bestand haben wird und was fallen gelassen werden muß. An die Stelle der Radicotomien trat bei Krisen- und Schmerzzuständen sowie Athetosen die Chordotomie, bei Spasmen die partielle Resektion peripherer Nerven. Einen festen Platz behauptet die Nervennaht und die operative Heilung der Rückenmarkstumoren und Cysten. Von der sogenannten Gehirnchirurgie ist die Hoffnung auf Heilung der in der eigentlichen Substanz des Gehirns entstehenden Geschwülste wohl sehr stark einzuschränken gewesen. Bei den Glioblastomen und Medulloblastomen bleibt die palliative Indikation bestimmend. Um so siegreicher steht die Operation der intracraniellen, aber nur von den Nerven und den Hüllen ausgehenden Tumoren, einschließlich Hypophyse, da, und ebenso die Behandlung der Verletzungen und Abszesse. Dies sind Resultate, die wohl FOERSTERS eigener Meinung am Schlusse seines Lebens entsprechen und über die wir vielleicht aus seinem nachgelassenen, aber leider unvollendeten Werke etwas erfahren werden. Begeistert nahm er die von CUSHING und BAILEY erzielten Fortschritte der Technik und vor allem ihre neue klinische und pathologisch-anatomische Einteilung auf, derzufolge die alleinige Lokalisationsdiagnose durch die Verlaufs- und Artdiagnose ergänzt wurde. Aber auch die neuen optischen Methoden der Lufteinfüllung und Arteriendarstellung hat er adoptiert. Die regsten Beziehungen zu den Neurochirurgen der Welt führten zu persönlichen Freundschaften und unmittelbarem Austausch, zuletzt auf einer internationalen Tagung in Berlin und Breslau im Jahre 1937. Immer wieder versuchte

Foerster, die als unbehandelbar und hoffnungslos betrachteten Fälle durch neu ersonnene Eingriffe zu besiegen, und sieht man ihn bei dieser Arbeit, so entsinnt man sich des schönen Goethe-Wortes: »Den lieb' ich, der Unmögliches begehrt.« Und viele erstaunliche, glückliche Heilungen sind ihm gelungen. Auch die Operation in der Vierhügelregion, die Behandlung des Torticollis sind zu erwähnen.

Von früh an ließ Foerster sich keine Gelegenheit entgehen, bei der Operation am Nervensystem die Funktion des autoptisch freigelegten Teiles durch den elektrischen Reiz zu ermitteln. So entsteht eine »Anatomie am Lebenden«, welche sich schließlich vom einzelnen Muskel über die Rückenmarkswurzeln, die Strangsysteme des Rükkenmarks und des Gehirns bis zur Rinde erstreckt. Was Duchenne, Brown-Séquard, Hitzig, Ferrier, Jackson und viele andere begonnen hatten, wird so zu Ende geführt, und das Bild, das im Tierversuch von den Lokalisationen entstanden war, für den Menschen ergänzt. Die myelo-architektonische Forschung seit Meynert und Flechsig, die cytoarchitektonische von Brodmann, v. Economo, O. und C. Vogt wird so vergleichbar mit den experimentellen Ergebnissen am Menschen. Diese reizphysiologische Experimentalanalyse wird nun ergänzt durch die Sammlung der pathologischen Funktionsausfälle bei allen Arten von traumatisch, operativ, durch Entzündung, Neubildung usw. entstandenen Destruktionen. Neben der Krankheit als Experimentator steht der experimentierende Untersucher und Operateur.

Auf diese Weise entstanden folgende Standardwerke: 1. Die spezielle Physiologie und spezielle funktionelle Pathologie der quergestreiften Muskeln (1937). In dem 600 Seiten starken, mit über 500 Abbildungen ausgestatteten Werk nimmt Foerster noch einmal die gesamte von Duchenne und R. Fick begründete Bewegungslehre sämtlicher einzelnen Muskeln durch und kritisiert, ergänzt und verbessert jede einzelne ihrer Angaben unter Hinzufügen der bei Ausfall entstehenden Bewegungsstörung. Allein dieses 1937 erschienene Werk ist eine kolossale Leistung von Handbuchcharakter, doch bezeichnenderweise ist es fast völlig aufgebaut auf eigene Beobachtungen. 2. Die Symptomatologie der Schußverletzungen der peripheren Nerven, bereits 1929 erschienen, deckt sich teilweise mit dem vorher genannten Werke, enthält darüber hinaus aber die spezielle Topographie der peripher bedingten Sensibilitätsstörungen und eine ausführliche Klinik, Symptomatologie,

Therapie und pathologische Histologie der peripheren Verletzungen der einzelnen gemischten Nerven. 3. Die Symptomatologie der Erkrankungen des Rückenmarks und seiner Wurzeln (1936) hat FOERSTER gelegentlich als das beste seiner systematischen Handbücher bezeichnet. In der Tat hat er wohl in keinem anderen Werke das topographische Beobachtungsmaterial so vielfältig ergänzt durch physiologische und pathologische Darstellungen. Besonders ist hervorzuheben die glänzende Darstellung der sympathischen Seitenhornkette, des Nucleus intermedio-lateralis sacralis, der efferenten Hinterwurzelfasern. Wir finden darin eine sorgfältige Beschreibung des Transversalsyndroms jedes einzelnen Segmentes, die Störungen der reflektorischen Erregbarkeit jeder Muskelgruppe und, hauptsächlich auf SHERRINGTON aufbauend, die eigentliche Reflexlehre und ihre Pathologie. (Die Symptomatologie der schlaffen und spastischen Lähmungen hatte FOERSTER auch in BETHES Handbuch der normalen und pathologischen Physiologie monographisch behandelt (1927)). Die supranuclearen vegetativen Bahnen und Reflexe (Blase, Darm, Genitalien, Schweiß, Atmung usw.) und die afferenten sensiblen Systeme bilden den Abschluß dieses 400 Seiten starken Bandes. 4. Die Darstellung der motorischen Felder und Bahnen des Gehirns gliedert sich in Anatomie, Ergebnisse der elektrischen Reizung und Feldanfälle, Ausfallfolgen bei Rinden- und Bahnzerstörung. Anschließend wird die Organisation der motorischen Rinde und das atonisch-astatische Cerebralsymptom besprochen (1909). 5. Sensible kortikale Felder. Auch dieser Band ist geteilt in die Beschreibung der künstlichen Reizerfolge und der Ausfallserscheinungen (1936).

So hat der Gelehrte auf rund 2000 Seiten mit gegen 1700 Abbildungen, die größtenteils eigene Photographien sind, ein Lebenswerk niedergelegt, das doch wieder nur ein Teil des Ganzen, freilich der wichtigste, ist. Man könnte es ebensogut eine lebende Anatomie wie eine Anatomie des Lebenden nennen, wenn man sogleich hinzufügt, daß der Begriff der Funktion hier ganz eindeutig und scharf nach zwei bestimmten Richtungen bestimmt und eingeschränkt ist: Reizerscheinung und Ausfallserscheinung. Niemals ist der JACKSONismus in der Neurologie mit solcher Konsequenz bis an seine Grenze durchgeführt worden, ebenso wie WERNICKES klinisch fundiertes Lokalisationsprinzip nie so extrem durchgeführt wurde wie in dem einzigen dem FOERSTERschen vergleichbaren Werke von KLEIST (1934). Man darf sagen, daß eine innere

Fremdheit zwischen diesen beiden Werken bisher nicht überbrückt ist. Es muß wohl immer in solchen Fällen ein Gegensatz der Grundidee sich mit einem typischen Unterschiede geistiger Art und Begabung verschmelzen, wenn so bedeutsame, fast polare Gegensätze in der Wissenschaft entstehen.

Dies heißt nicht, daß nicht auch eine Gemeinsamkeit da wäre. Sie besteht im Versuch, das Problem des nervösen Organs durch Lokalisation zu lösen. Trotz GALLS (1802) verunglückter Intention ist doch FLOURENS (1842), der meist ganz falsch für den Universalismus beschworene FLOURENS, der Begründer der experimentellen Lokalisationsforschung, und seinen Bahnen folgt mit SCHIFF, JACKSON, BROCA, FERRIER, HITZIG, WERNICKE, VOGT auch FOERSTER. Ein Versuch aber, mit wissenschaftsgeschichtlicher Methode die Wege zu rekonstruieren, auf denen die Begriffe Reizbarkeit, Erregung, Leitung, Hemmung, Reflex, Koordination, Zentrum, Peripherie entstanden und dann in FOERSTERS System der Neurologie eingegangen sind – ein solcher Versuch ist natürlich fast nicht ausführbar. Immerhin: von WERNICKE trennt sich FOERSTER da, wo er ein der Nervenphysiologie angepaßtes Experiment zur Methode erwählt und wo er auch die natürlichen pathologischen Phänomene als Experimente der Natur analysiert. Es ist ein Unterschied, ob man die klinische Erscheinung oder die experimentelle Reaktion zum Maßstabe der Theorie macht. Das letztere tat FOERSTER. Fragt man dann, ob er mehr Kliniker oder Theoretiker war, so ist man auf den ersten Blick verwirrt. Es wäre zu bequem zu sagen, daß er beides war; das ist selbstverständlich. Aber um was ging es seiner geistigen Leidenschaft am Krankenbett, im Operationsraum, im Forschungsinstitut, am Schreibtisch? Es gibt keinen Zweifel: es ging um die Funktion der Substanz, und das ist ein theoretisches Problem.

Aber sogleich kommt die Besonderheit des modernen Menschen: die Lösung des Problems ist nicht dem Denken, sondern dem Untersuchen und den Versuchen anvertraut. FOERSTER scheidet nicht, er entscheidet! Hier begegnen sich sein Charakter und seine wissenschaftliche Stellungnahme. Vielleicht kann man hieraus viele interessante Eigentümlichkeiten verstehen. Beispiele sind, daß er sich an der ätiologischen Forschung, sei es in den Fragen der Infektion, der Erblichkeit, der Psychogenie, der Entwicklungsgeschichte wenig beteiligt hat. Wie merkwürdig bei einem Manne, der einen Professor der Archäologie zum Vater hatte. Eine Ausnahme bildet die schöne Studie über die phylogenetische Verwandtschaft der infantilen Cerebrallähmung mit dem Bewegungstypus der Affen – die einzige Anwendung des Darwinismus in seiner Neurologie (1913). Ebenso charakteristisch ist aber sein Verhältnis zur Problematik, zur Diskussion überhaupt. Stets beugt er sich vor einer Erfahrungstatsache, nie vor einer entgegengesetzten Meinung. Man kann von ihm sagen, was er von JACKSON erzählt: He was, as he says, neither a fanatic localizer nor was he an universalizer. Aber in der leidenschaftlichen Praxis war FOERSTER wie JACKSON ein »localizer«. Dies kam zwar in seinen Schriften selten verbis expressis, wohl aber in der lebendigen Debatte (1930) zum Ausdruck: »Herr v. WEIZSÄCKER meint, wir könnten über die *Funktion* eines einzelnen Abschnittes des Nervensystems nichts aussagen. Wenn ich feststelle, daß bei der Reizung eines peripheren Nerven die von ihm versorgten Muskeln sich kontrahieren, und wenn ich ferner feststelle, daß nach der Durchschneidung dieses Nerven diese Muskeln vom Zentralnervensystem aus nicht mehr kontrahiert werden können, so sehe ich absolut nicht ein, warum wir nicht berechtigt sein sollen zu sagen, es sei die Funktion des peripheren Nerven, die Muskeln zu innervieren. Diese Terminologie ist doch Jahrhunderte alt, und wenn wir sie, weil erklärt wird, sie sei unhaltbar, aufgeben sollen, so bitte ich, daß an ihre Stelle etwas gesetzt wird, was wir verstehen, und worüber wir diskutieren können.«

In der Theorie des Nervensystems ist es, seitdem die Anatomie die Führung zu übernehmen unternahm, unverkennbar, daß die Peripherie die Leitidee geliefert hat. Die Anwendung des elektrischen Stroms auf die Topologie des Nervensystems – auch des zentralen – ist der Beweis dafür. Das Prinzip der Erregungsleitung ist an der Peripherie begründet und am besten bewiesen worden. Eine ähnlich anschauliche Vorstellung für die zentralen Organe gibt es nicht, obwohl die Tatsachen der Übung, der Anpassung, die ja gerade auch FOERSTER, besonders den jungen FOERSTER, so gefesselt haben, ein andersartiges Prinzip fordern. In der besonders schönen und bewegten Rede, die er aus Anlaß der Zuerkennung der Goldenen Hughlings JACKSON-Medaille (1935) hielt, beschreibt er die Inkonstanz der Reizerfolge an einem bestimmten Ort des motorischen Cortex bei wiederholter elektrischer Erregung (1936). Was er schildert, ist ein vorzügliches Beispiel des sonst als Funktionswandel bezeichneten Verhaltens. Er vergleicht:

»Die vordere Zentralwindung gleicht nicht einem Gemälde von kubistischem Stil, es zeigt vielmehr die innige Mischung sanfter Farben und weicher Formen einer Raphaelischen Madonna.« – In jener Zeit hatte man die lebhaftesten Diskussionen über das Prinzip der »Gestalt«, der »Ganzheit«, des »Funktionswandels«, schon hinter sich. Es unterliegt keinem Zweifel, daß FOERSTER diese Wege mit starker Reserve, doch nicht mit völliger Ablehnung beobachtet und daß er sich mit ihnen auseinanderzusetzen gesucht hat. Er und sein Mitarbeiter ALTENBURGER nahmen das Thema auf (1935). In einer Studie mit LOEWI (1932): »Über Beziehung von Vorstellung und Wahrnehmung bei Schädigung afferenter Leitungsbahnen« hat er die Inkonstanz der auf einen Reiz folgenden Empfindung durch die Mitwirkung eines kortikalen physischen, aber der Vorstellung entsprechenden Prozesses zu erklären versucht und so der jüngeren Entwicklung seinen Tribut entrichtet. Aber es genügte ihm, die Inkonstanz in der Wahrnehmung sich generell zurechtzulegen; eine Untersuchung der im zentralen Geschehen waltenden Ordnungen des Zusammenwirkens und des Leistungsaufbaues interessierte ihn immer nur insoweit, als darin noch die Elemente der lokalisierbaren Leitungsbahnen erkennbar sind. Nicht der Wandel, sondern die Konstanz war für ihn das Thema der Forschung. Aber er war groß genug, die Bedeutung des Gegensatzes zu erkennen und andere Wege schließlich zu tolerieren. Im Gespräch über die Folgen des Hirnschusses, kurz vor seinem Tode, äußerte er einmal mit vielsagender Miene: »Das ist ja nicht nur lokal; der Räuber sitzt ja überall.«

Für FOERSTER war das Nervensystem wirklich ein System; nicht nur der Struktur, sondern auch der Funktion. Dies mußte hier in den Mittelpunkt gestellt werden, denn von hier geht doch die stärkste, vor allem die geschichtliche Wirkung auch für die Zukunft aus. Aber es handelt sich nicht um einen ideologischen Forscher, sondern um einen Erfahrungsforscher, genauer: Experimentator. Und es wäre ein sehr unvollständiger Bericht, wenn nicht wenigstens einiger der vielen wichtigen Einzelfunde hier gedacht würde, welche im Laufe der auf den Weltkrieg folgenden 20 Jahre von FOERSTER und seinen Mitarbeitern gemacht wurden.

Die epileptischen Erkrankungen, welche bei den Kopfverletzten des Weltkrieges gehäuft auftraten, dürften der Anstoß gewesen sein, daß FOERSTER sich der Pathogenese und Therapie des

Krampfanfalles eindringlich zuwandte. Er nahm die schon früher, z.B. von TILMANNS (1916) immer wieder versuchte operative Behandlung wieder auf (1925, 1926) und suchte, sie tiefer zu begründen. Das Zusammenwirken einer irritativen Noxe mit einer Krampfbereitschaft ist wohl der grundlegende Gedanke dabei gewesen und wurde in dem Düsseldorfer Referat von 1926 durchgeführt. Die auslösende Ursache sieht er dabei in dem kurzen Stadium der Vasokonstriktion, welches er am freigelegten Gehirn dem Anfall vorhergehen sah. Er begegnet sich dabei mit SPIELMEYERS Befunden (1925, 1927) ischämischer Herde. Eine aufsehenerregende Mitteilung auf der Innsbrucker Tagung (1924, 1925) trug viel dazu bei, die Anfallauslösung chemisch-physikalisch zu unterbauen. Es war FOERSTER gelungen, bei Epileptikern durch Hyperventilation Anfälle auszulösen, ebenso wie dies schon seit längerer Zeit bei der Tetanie bekannt war. Die Häufigkeit des Befundes wurde anfangs wohl überschätzt, und FOERSTER selbst war gegen eine diagnostische Verwertung sehr kritisch. Auch lag ihm die mechanische Ursache rindentraumatischer Feldanfälle doch mehr am Herzen und wohl auch näher. Er hat, zum Teil mit PENFIELD (1941), sich immer wieder, auch experimentell, um den Nachweis bemüht, daß ein Narbenzug es ist, welcher die Anfälle auslöst, und unterstützte dies durch eingehende encephalographische Untersuchungen. Der so häufige fokale Beginn auch genuin-epileptischer Anfälle hat ihn mehrere Jahre hindurch veranlaßt, auch die Anfälle solcher Kranker operativ anzugehen. Überhaupt arbeitete seine operative Phantasie eigentlich unermüdlich. Außer den schon erwähnten Eingriffen muß hier die operative Behandlung des Torticollis durch Wurzelresektion (1926), der Tuberkulose des Atlas durch Knochenspan u. a. m. genannt werden (1930).
Im Bestreben, die Lokalisationslehre des gesamten Nervensystems überall auszubauen, wendet sich der Forscher immer wieder dahin, wo noch Fehler oder Lücken in dem überkommenen Wissen stecken. Das so selbstverständlich gewordene, aber einstmals schwer erkämpfte sogenannte Gesetz von BELL und MAGENDIE hält der Prüfung am lebenden Menschen nicht ganz stand. Schon BAYLISS (1900) hatte die vasodilatatorischen Fasern in den Hinterwurzeln entdeckt. Die segmentale Vasodilatation der Hautgefäße bei Reizung hinterer Wurzeln beim Menschen ist einer der schönsten Befunde FOERSTERscher Analyse (1928); sie ergänzt die Dermatombestimmung durch eine ganz neue Methode. Vasokonstrik-

tion, Schweißsekretion und Piloarrektion dagegen werden durch die vorderen Wurzeln dem Grenzstrang übermittelt und gestatten daher keine Dermatombestimmung. Sehr überrascht wurde die Welt ferner durch FOERSTERS Befund (1927), daß bei Reizung des zentralen Stumpfes resezierter Vorderwurzeln Schmerz auftritt. Diese Vorderwurzelafferenz ist nach ihm auch die Ursache der Restitution der Sensibilität nach Hinterwurzeldurchschneidung sowie des Rezidivs tabischer Krisen nach diesem Eingriff. Neue anatomische Belege dafür bringt FOERSTER mit GAGEL (1933).

Auch bei Reizung des peripheren Stumpfes sensibler Nerven sah FOERSTER Schmerzen, und er erklärt sie durch antidrome Leitung und Überleitung auf intakte Nervenbahnen (1927).

Zu der sensiblen Afferenz der Vorderwurzeln tritt dann die Frage der Beteiligung des Sympathicus, besonders an der Schmerzempfindung. Mit ALTENBURGER und KROLL hat FOERSTER Versuche mitgeteilt (1929), nach denen der Sympathicus nicht nur Schmerz leitet, sondern auch die Chronaxie der cerebrospinal innervierten Schmerzpunkte beeinflusse (Erniedrigung nach Sympathektomie).

Wie zu den Breslauer Chirurgen TIETZE, KÜTTNER, K. H. BAUER, so hat FOERSTER zu den Ophthalmologen dieser Universität, besonders zu UHTHOFF, BIELSCHOWSKY und LENZ rege Beziehungen unterhalten, deren neurologische Interessen und Kenntnisse wiederum bekanntlich außergewöhnliche waren. Dem verdanken wir wohl eine besonders schöne, in Forels Journal erschienene Arbeit über die Pathophysiologie der Sehbahn (1929). Er belegt darin die Richtigkeit der LENZschen Erklärung der Maculaaussparung bei Hemianopsie durch Läsion der Area striata (1914) und bringt Beiträge zur homonymen Repräsentation der Retinaperipherie sowie der somatotopen Gliederung der Striata. – Auch zur Lokalisation des Pupillenreflexes im Kerngebiet erhalten wir in Zusammenarbeit mit MAHONEY und GAGEL den neuen Beitrag (1936), daß es nicht der WESTPHAL-EDINGERsche, sondern der sog. Zentralkern ist, welcher den Lichtreflex der Pupille vermittelt.

Wenn es überhaupt eine Zeit gegeben hat, in der ein Naturforscher universell war, so ist diese Zeit jedenfalls längst vorüber. Sie liegt vor SOKRATES. Beispiele wie LEONARDO und GOETHE können diese Unmöglichkeit mehr bestätigen als widerlegen. Damit hängt zusammen, daß jeder Forscher einseitig sein muß, sonst ist er kein Forscher mehr. Ohne eine männliche Entschiedenheit für *eine*

Richtung gibt es keinen Fortschritt im berechtigten, hier dem naturwissenschaftlichen, Sinn. Man muß vieles Störende wegräumen und weglassen, um sich eine Gasse zu bahnen. Von diesem guten Rechte macht auch FOERSTER Gebrauch, und so entsteht der so entschlossene Lokalismus seiner funktionellen Auffassung. Schließlich wollen auch Tatsachen vereinigt, beleuchtet, gedeutet sein, und dabei geschieht es dann, daß der Forscher das wegläßt, was zwar nicht widerspricht, aber doch nicht zu seiner Grundidee paßt. Man findet doch vor allem zunächst das, was man sucht. In FOERSTERS Wissenschaft tritt dies in der Weise in Erscheinung, daß er neue Beobachtungen, Abweichungen vom Gewohnten und zu Erwartenden durch Anwendung des Prinzips der *isolierten* und *spezifischen Leitung* zu erklären sucht. Man muß sich dieses lokalistische Prinzip ganz klar machen, um seinem Forschungsgang mit kritischem Verständnis überhaupt folgen zu können. So hält er zum Beispiel, wo immer nur möglich, an der Spezifität der Qualitäten der Sinnesempfindung fest und geht darin weiter als der Urheber der »spezifischen Sinnesenergie«, Joh. MÜLLER. So zieht er die Möglichkeit eines Funktionswandels, einer Umstimmung, einer physiologischen Bedeutung der Nervennetze und überhaupt der Masse im Gegensatz zur Einzelfaser so wenig wie möglich zur Erklärung heran. Auch hier bewährt sich: die übersehbaren Prinzipien der peripheren Nervenphysiologie bleiben führend für die Analyse auch des Zentralorgans. Ein charakteristisches Beispiel ist seine gelegentliche Stellungnahme zum Problem des Phantomgliedes (1931). Das klassische Beispiel ist die Monographie über die Schmerzbahnen (1927). Sie ist ein für seine Gesamtpersönlichkeit besonders aufschlußreiches Buch durch seine Verbindung von Systemgedanken und Neurochirurgie, durch die Einheit des Neurologen und des Arztes. Hier folgt wie immer FOERSTER der alten Regel des HIPPOKRATES: was die Arznei nicht heilen kann, das muß das Messer heilen.

Unser aller Auslieferung an unser vorbestimmtes Grundprinzip hat dann zur Folge die Anwendung des Schemas. Wir brauchen abkürzende Formeln, um uns recht verständlich zu machen; die Gefahr dabei ist, daß das Schema mehr ausspricht, als wir wirklich schon wissen. Es ist zum Verständnis und der Würdigung FOERSTERscher Arbeiten unerläßlich, an diese Funktion des Schemas zu denken. Und wer sich mit diesen Arbeiten beschäftigt, muß unbedingt darauf achten, daß er in Mitteilungen vor Kongressen, in

Wochenschriften usw. aus didaktischen Gründen dem Schema eine Rolle zubilligt, welche man nicht wörtlich zu nehmen braucht. In seinen Stammwerken hat diese Art von Schematismus weniger Raum; dafür ist die Dämonie des Lokalisationsprinzips hier um so größer. In gewissem Sinne fing für ihn die eigentliche Wissenschaft doch erst jenseits der Öffentlichkeit der Kongresse, Vorträge, Reisen, Reden und kollegialen Verpflichtungen an.

Sein äußerer Lebensgang hat ihn nicht verwöhnt mit modernen Hilfsmitteln für anspruchsvolle Forschung. Da war doch immer alles spärlich und hart erkämpft: ein Beweis, daß ein schönes Institut allein noch keinen Forscher hervorgebracht hat, daß aber die meisten Überragenden trotz, nicht wegen der Umwelt entstanden sind. Die Gunst der äußeren Arbeitsbedingungen erlangte er, wie das so oft ist, fast zu spät, sicher später als verdient. Die Arbeit im Neurologischen Forschungsinstitut beginnt erst in dem Augenblick, in dem die letzte Epoche seiner Lebensarbeit anfängt (1934). Es ist jener Wahlverwandtschaft zur angelsächsischen Wissenschaftsform zu verdanken, daß die Rockefeller-Foundation und dann die Stadt Breslau die Notwendigkeit erkannte, helfend einzugreifen. Aber wir dürfen zugleich dankbar sein, wenn dieses Leben nichts enthält von jenem Laboratorium-Apparatismus – weder im wörtlichen noch im übertragenen Sinne –, der nun einmal die Signatur wissenschaftlicher Dekadenz vielerorten geworden ist. Foersters Sympathie für angelsächsische Wissenschaft gilt deren Realismus, nicht dem sogenannten Amerikanismus.

Foerster hatte bis dahin alles mit seinen zwei Augen und seinen zwei Händen vollbracht. Als er, mit der Eröffnung des Forschungsinstituts, dieses Instrument multiplizieren konnte, fing er an, unpersönlicher zu werden. Viele der mit unter seinem Namen nun erscheinenden Arbeiten gehören nur noch in bedingtem Sinne zu seiner eigentlichen Biographie, so unermüdlich und eindringend er sie gefördert hat. Foerster war ja, von Wernicke kommend, klinischer Neurologe; als Neurochirurg, als Anatom, als Physiologe war er fast Autodidakt. Mit Altenburger und Gagel zusammen entstehen jetzt zahlreiche wertvolle Untersuchungen, welche zwar noch in die Geschichte seiner Lebensarbeit, aber doch auch schon in die der allgemeinen Entwicklung gehören (vgl. die 32 Arbeiten zwischen 1929 und 1940; Lit. Verz.). Die Neurochirurgie konnte er den Händen Stenders anvertrauen. In dieser letzten Epoche hat er gleichsam sein Haus bestellt.

H. Altenburger war die Aufgabe gestellt, in systematischer Weise die Aktionsstrombilder der Muskeln beim Sehnen-Knochenphänomen und beim Dehnungsreflex beim Gesunden und Kranken aufzunehmen, und er hat diese Aufgabe umfassend und gewissenhaft gelöst und die Ergebnisse in einer Handbuchmonographie vereint (1937). Sein früher, schmerzlicher Tod ließ die physiologische Abteilung des Instituts verwaist zurück.

Die zunehmende Verwendung der Chordotomie zur Bekämpfung von Schmerzen und tabischen Krisen gab Gelegenheit, die Physiologie der menschlichen Rückenmarkstränge mit Gagel erneut zu überprüfen. Dies wurde durch anatomische Kontrollen ergänzt. Die Chordotomie war schon 1911 von Spiller und Martin und unabhängig davon von Tietze und Foerster ausgeführt worden (1913). Jetzt ergab sich, daß die Hinterwurzeldurchschneidung zu einer transneuronalen Degeneration der großen Hinterwurzelzellen führt und daß diese Zellen die Ursprungszellen für die Vorderseitenstrangbahn sind (nicht die Zellen der Substantia gelatinosa, wie Jacobsohn angab). Ihre Kreuzung erfolgt sofort, nicht über mehrere Segmente hin, was für die Wahl der Höhe des Eingriffes von Bedeutung ist. Sie enden in der Formatio reticularis, nur ein Teil zieht bis zum basalen Teil des lateralen Thalamuskernes. In der Frage der Trennung der thermischen und algetischen Qualitäten im Vorderseitenstrang entscheidet sich Foerster für getrennten Verlauf, hält die Frage aber nicht für völlig sicher entschieden. Bestimmter ließ sich sagen, daß auch hier eine segmentale Gliederung im Querschnitt vorliegt, und zwar im Sinne der exzentrischen Lage der von den untersten Segmenten kommenden Bahnen, wie schon Henry Head (1920) angegeben hatte. Interessante Beobachtungen ergab auch die Prüfung von Schweißsekretion, Gefäßreflexen, galvanischem Hautreflex, Pupillenreflex und Thermoregulation. Besonders der efferente Schenkel der Vasokonstriktorenreflexe geht danach durch den Vorderseitenstrang. Die zentrale topographische Neurologie der vegetativen Reflexe und Störungen hat Foerster in diesen letzten Jahren besonders stark beschäftigt, und nun hatte er ja auch die Möglichkeit, die klinische, anatomische und physiologische Beobachtung auf einen Punkt zu vereinen, endlich erhalten. Es sind dieselben Jahre, in denen er, nachdem man die »Gesellschaft deutscher Nervenärzte« mit der psychiatrischen Gesellschaft vereinigt hatte, am liebsten bei den internistischen Versammlungen vortrug und deren Interessenkreis bereicherte. Eine solche Verbindung entsprach überhaupt seinem durchaus aufs Somatische gerichteten Ingenium weitaus am meisten, und es ist schade, daß dieser Anschluß nicht schon viel früher zustande kam. Mit der ganzen Fülle seiner Befunde und im Gefühle siegreichen Erfolges zeigte er hier zusammenfassend die Bedeutung des Lokalisationsprinzips im Nervensystem. Eine besonders anziehende Gelegenheit dazu war auch das Thema, das sein Lehrer WERNICKE gestellt hatte: Herdsymptom und Allgemeinsymptom beim Gehirntumor (1938). FOERSTER zeigt erneut, daß sehr viele der sog. »Allgemeinsymptome« nur indirekt vom Tumor durch seinen Druck mit Fernwirkung erzeugte »Herdsymptome« sind, so Stauungspapille, Kopfschmerz, Schwindel, Erbrechen, Kreislauf- und Atmungsstörungen, hypothalamische und selbst psychische Symptome, epileptische Anfälle, hypophysäre Erscheinungen.

Die Freude des Klinikers an der Kasuistik und die des Naturforschers an der wissenschaftlichen Auswertung durch den Anatomen vereinigten sich noch einmal in jenen zahlreichen, meist mit GAGEL gemeinsam mitgeteilten Arbeiten über seltenere Arten von Gehirngeschwülsten. Diese Arbeiten gelten unter anderem besonders den Tumoren in Oblongata, Pons und Mesencephalon, den Ganglienzellgeschwülsten, den Ependymomen. Sie zeigen alle Vorzüge, die sich vereinigen müssen, wenn gründliche und vielseitige klinische Beobachtung und moderne makroskopische und mikroskopische Autopsie sich vereinen. So ist das Bild des neurologischen Chirurgen zuletzt doch das nach außen stärkste geworden; für die Welt war vornehmlich in ihm der Name FOERSTER zusammengefaßt, so vor allem auf der internationalen neurochirurgischen Tagung in Berlin und Breslau (1937), auf der nur wenige berühmte Namen dieses Fachkreises fehlten.

Die Uhr steht still, der Zeiger fällt. *Patriae scientiae inserviendo consumptus*. Die ersten drei dieser Worte, seit 1934 auf der Eingangseite des Otfrid-Foerster-Institutes in Breslau angebracht, sind nun durch das vierte ergänzt worden und haben ihren bisher verhaltenen Sinn voll enthüllt. Wer die Ergänzung durch dieses letzte Wort versteht, weiß genug, weiß alles, was ihm zusteht über den Menschen, von dem dieser flüchtige und umrißhafte Bericht über die Lebensarbeit gesprochen hat. Otfrid FOERSTER ist an einem Tage und in einem Grabe mit seiner Lebensgefährtin bestattet worden. Die gleiche Krankheit hat beide dahingerafft. Einem ganzen Leben gehört, seiner würdig, ein solcher Tod. Sieben Tage später brach der Krieg aus, der dem deutschen Osten ein neues Schicksal ankündigt. FOERSTER ist, landschaftlich gesehen, ein ostdeutsches Symbol harter zäher, entsagender Arbeit.

Aber die Arbeit der Hände war die verzehrende Arbeit eines Geistes. An seine Bahre gehört der Lorbeer.

Rezensionen

Ernst Kretschmer: Über Hysterie

Kretschmer hat hier die in der Hauptsache aus seinen früheren Arbeiten bekannten Anschauungen in einer für weite Kreise geeigneten – um nicht zu sagen populären – Form zusammengefaßt und abgerundet. Für ihn sind die zwei Hauptrichtungen der Gegenwart absolut kein Gegensatz und leicht miteinander zu verbinden: die Auffassung der Symptome als entwicklungsgeschichtlich vorgebildeter Reaktionsweisen des triebhaften seelischen Untergrundes und die Auffassung der Reaktion als einer Tendenz, als Wille und Flucht zur Krankheit. Er zeigt dies zuerst an den Instinkt- und Triebformen; wie »Bewegungsturm« und »Totstellreflex« beim Tier sinngemäße und zweckmäßige Schutzreaktionen sind, so sind die analogen des Menschen weniger unmittelbare, aber auch innerhalb seiner mehr intellektuellen Daseinsbedingung zum Schutz taugliche halbinstinktive Handlungen. Dem gleichen Grundgedanken folgt auch die Analyse, welche Kretschmer der psychophysischen Dynamik der Hysterie angedeihen läßt. Er sieht auch hier das Entscheidende im Rückfall aus der ungeteilten Zweckeinheit der Persönlichkeit in die phylogenetisch vorgebildete Unterschicht des Willens: in den »hypobulischen« und »hyponoischen« Zustand, welcher dem eigentlichen Reflexapparat schon viel näher und mit ihm innig »verzahnt« ist. Bemerkenswert erscheint mir als Internisten ganz besonders der hier keineswegs erfolglose Versuch, von den rein psychologischen Deutungen und Theorien in der Hysterielehre den Weg zurück zu finden zur physiologischen Grundlage und damit zu einer nicht *bloß* psychologischen, sondern auch biologischen Auffassung. Freilich überläßt Kretschmer die »Kärrnersarbeit« hier anderen; überzeugend wirkt der Wurf, nicht immer die eigentliche Beweisführung. Wer gewohnt ist, sich die Ausdrucksformen der Hysterischen grundsätzlich auch als Organfunktion, also neurophysiologisch, klar zu legen, wird Kretschmers Sympathie mit Oppenheims *Grund*tendenzen ganz gewiß teilen und begrüßen, daß es ein Psychiater ist, der diesen Weg wiederfindet. – Das Büchlein handelt nicht von der Therapie. Man kann den Autor nicht zwingen, von ihr zu sprechen, aber trotzdem die Neugierde nicht unterdrücken, seinen Standpunkt auch darin zu kennen. Einfach weil bei der Hysterielehre die Therapie nicht nur aus der Theorie folgt, sondern ebenso sehr die

Theorie aus der Therapie: wir selbst handeln in der Therapie bald »hyponoisch« und »hypobulisch«, bald zweckbewußt und logisch vermittelt, bald mit, bald ohne ethische Kategorie. Gibt man *beides* als berechtigt zu, dann ist auch die rein biologische Auffassung eben nur die eine Hälfte der Hysteriefrage; ich bin überzeugt, daß man die andere Hälfte, die ja in den extremen Tendenzlehren sich ausdrückt, nicht in einer Reflexbiologie verschwinden lassen kann und daß künftige Hysterieprobleme gerade hier einsetzen: welchen Sinn hat es denn überhaupt, beides »Wille« zu nennen: den normalen, die Gesamtpersönlichkeit ausdrückenden und den der Hypobulik, nur den Triebanteil repräsentierenden. Wie verhalten sie sich zueinander?

J. v. Kries: Allgemeine Sinnesphysiologie

In einer Einleitung und neun Kapiteln hat hier J. v. Kries die Frucht einer Lebensarbeit auf dem Gebiete der allgemeinen Sinnesphysiologie zusammengedrängt. Er behandelt einmal das, was sich bei mehreren oder allen Sinnen übereinstimmend sagen läßt, und ferner die Fragen, welche auf der Grenze der speziellen Sinnesphysiologie zu anderen Gebieten, etwa der Psychologie, liegen, sowie das Verhältnis einzelner Sinnesgebiete untereinander. Dementsprechend enthält das Werk Abschnitte über den Begriff der Sinne und des Empfindens, über Unterschied und Verhältnis der einzelnen Sinne, die Empfindungsmannigfaltigkeit der einzelnen Sinne, über Empfinden und Wahrnehmen und ihre Grenzen, über Zeitsinn, Raumsinn und endlich über »akzessorische« Bedingungen des Empfindens und Wahrnehmens, d. h. z. B. über Adaption, Kontrast, Umstimmung. Durchaus reich an Mitteilung stofflichen, tatsächlichen Inhaltes, ist doch dieses Werk in weitaus erster Linie eine Durchdenkung aller wichtigen Grundfragen; eine erschöpfende Darlegung und scharfe Formulierung der aus einem ungeheuren Stoffkreis gezogenen allgemeinen Erkenntnisse des Forschers. Sowohl der hohen Bedeutung des Werkes wegen wie angesichts des in weiteren Kreisen heute verhältnismäßig so geringen Interesses für die Sinnesphysiologie ist eine ausführlichere Besprechung wohl am Platze. Es ist ja bemerkenswert, daß eine gewisse Abwendung von diesem Problem nicht nur auf der Seite der medizinisch-biologischen Kreise, sondern ebenso auf der Seite der Physiker vorliegt; wo Helmholtz und Mach ihre Kräfte selbst forschend einsetzten, findet sich bei lebenden führenden Physikern oft ein einseitiges Bemühen, die Physik und ihr Weltbild von jedem biologischen oder »anthropomorphen« Element so vollständig wie möglich zu reinigen, unbekümmert, wie die Tatsachen des Lebens, des Menschen dabei fahren. Aber ebenso scheinen viele Naturforscher die erkenntnistheoretische Grundlegung ihrer Arbeit für ein in der Hauptsache befriedigend erledigtes Geschäft zu halten, eine Meinung, die v. Kries ganz und gar nicht teilt. Wo aber die Physiologie oder Pathologie sich von der Untersuchung der Sinnestätigkeit zurückhält, da begibt sie sich einer für eine Gesamtauffassung ihrer Aufgabe entscheidenden und unentbehrlichen Auseinandersetzung. Denn wie kann man ein zutreffendes Bild von den Verrichtungen des Organismus gewinnen, wenn man, wie z. B. auch in dem gegenwärtigen Ideenkreise der »inneren« Medizin meist geschieht, die Tatsache ignoriert, daß die Einwirkung der Umwelt unablässig durch eine sinnliche Rezeptivität aufgefangen und *zu einem Eindruck umgestaltet* wird, welcher die Tätigkeiten bestimmt – auch auf Gebieten, welche gewöhnlich nicht zu den Sinnen gerechnet werden, wie etwa im Verdauungstraktus, in den Bewegungsorganen u. dgl. Aber noch mehr in anderer Beziehung sind die Sinne ein Gebiet, auf dem die Erforschung der rein materiellen Seite des Geschehens nicht bei sich selbst verweilen kann, sondern Grenzland betreten und damit Grundfragen des Naturerkennens zu erwägen geradezu genötigt ist. Dies ist der Umstand, daß Empfinden und Wahrnehmen ebensowohl physiologische Vorgänge voraussetzen, wie auch selbst wiederum Voraussetzung, ja Bestandteil des *Erkennens selbst* sind. Physiologie und Erkenntnistheorie sind an dieser Stelle nicht mehr trennbar, denn nicht nur die Tatsache, nein auch Form und Inhalt der Erkenntnis werden von der Tätigkeit der Sinnesorgane mitbestimmt. Mit einem Wort: Sinnesphysiologie treiben heißt, eine Zentralfrage der wissenschaftlichen Philosophie aufwerfen. Ist dies nicht eine beliebige, sondern eine notwendige wissenschaftliche Situation, so erklärt es auch, daß gerade darum J. v. Kries ihr den größten Teil seiner Arbeit gewidmet und in zwei großen Werken niedergelegt hat: in seiner 1916 erschienenen »Logik« und in dem hier vorliegenden Buche. Diese beiden gehören genau zusammen, und man darf wohl behaupten, daß niemals vor v. Kries ein Einzelner diese Doppelaufgabe so scharf erkannt, erfaßt und mit so gleicher Kraft und so gleich vollständiger Übernehmung aller Verpflichtungen gelöst hat. Weder Helmholtz noch Mach vermochten dies in so gleicher Vollkommenheit zu tun, und viele andere haben zwar die Verknüpfung von Empirie und Philosophie als ein subjektives Bedürfnis empfunden und verständlich gemacht, aber dabei nicht die Entsagung und Strenge bewahrt, welche auch dann Gebot bleibt, wenn es sich nicht mehr um die Sicherung der Einzelerkenntnisse, sondern um die Abschreitung eines möglichst großen Umkreises untereinander vereinbarer Erkenntnisse handelt. Hier freilich muß gleich gesagt werden, daß v. Kries' Gesinnung eigentlich nicht auf eine wissenschaftliche Totalität, sondern auf ein Höchstmaß wissenschaftlicher Gewißheit und Allgemeingültigkeit gerichtet ist. Offenbar laufen schon seit den Anfängen der neuzeitlichen Wissenschaft ja zwei Absichten nebeneinander her: die auf Erringung möglichst gültiger und allgemeiner Gesetze und die nach einem möglichst umfassenden Weltbild. Unterscheiden wir so etwa Geschehensformel und Weltbild als die beiden großen Ziele des Erkennens, dann gehört v. KRIES unzweifelhaft zu den dem ersten Ideal anhängenden Denkern und damit zu der Gruppe, welche in der Wissenschaft der vergangenen Jahrhunderte unstreitig ein geschichtliches Übergewicht besaß. So ist es insbesondere die Grundrichtung der Philosophie KANTS, in welcher auch v. KRIES sich bewegt und in welcher es ihm viel mehr auf die kritisch einwandfreie Richtung als auf die Abrundung, bildhafte Gestaltung und Totalität seiner Erkenntnis ankommt. Sein Denken kann man daher als ein in prägnantem Sinn gerichtetes bezeichnen, und dies ist heute, wo wir im Zeichen einer höchst verstärkten Tendenz zum objektiven Welt*bild* wieder stehen, eine Stellung, die viel markanter ist, als sie es noch vor 10 oder 20 Jahren gewesen wäre. Man würde aber irren, wenn man glaubte, daß v. KRIES darum den Fragen, welche sich gerade in der Wahrnehmungslehre gegenwärtig um den Begriff der *Gestalt* bewegen, überhaupt ferne stehe. Vielfach wird klar, daß auch ihm ein additives oder einfach synthetisches Aufbauen der Wahrnehmung aus physiologischen oder psychologischen Elementen etwa im Sinne der Assoziations- oder Lokalzeichenlehren ungenügend erscheint. Aber es wird auch deutlich, daß die Sinnesphysiologie diesem Problem eigentlich von jeher schon nachging und daß die Verirrung von Psychologen vor allem es war, welche der neuen Gestaltlehre einen prinzipiellen Erfolg verschafft hat. Auf welche Weise für die Wahrnehmung nicht nur Lokalisation im Raum, sondern auch Beziehung, Form, Gestalt im Raum zustande komme – dies ist doch wirklich schon immer ein Hauptteil der physiologischen Optik gewesen; aber es waren, wie v. KRIES von jeher überzeugt war, sehr viele unglückliche Versuche vorhanden, von *rein* psychologisch ermittelten Tatsachen aus auf die physiologische Organisation zu schließen. So ist er der Überzeugung, daß die durchaus sinnesphysiologische, d. h. die den objektiven Reiz mit dem psychologischen Erfolg vergleichende Methode eben nach wie vor sicherer und fruchtbarer ist. Aber gleich fern wie der Versuch reiner Sinnes*psychologie* liegt ihm der andere der Psycho*physik*, die psychische Sphäre in dieselben methodischen Verfahren des Messens und Rechnens einzuzwängen, welche für die Erforschung der äußeren physischen Natur gelten. Dies, schon vor vielen Jahren zuerst von ihm (1882) gegenüber FECHNER abgelehnte Verfahren wird von ihm auch heute in gleicher Schärfe widerlegt: eine Messung der Empfindungsintensität gibt es nicht. Überhaupt verliert das Problem des Zusammenhangs von Körper und Seele unter der logischen Durcharbeitung v. KRIES' das meiste von seinem metaphysischen Zauber: es ist der Parallelismus dieser beiden Wirklichkeiten ein legitimes methodisches Prinzip; darüber hinaus ist das meiste Scheinfrage nach immer unlösbaren Rätseln. Daß überhaupt die Sinnesphysiologie ein Gebiet ist, welches wie kein zweites sich beständig auf *zwei* radikal verschiedenen Wirklichkeitskreisen, dem psychischen und dem physischen, hin und her bewegt, dieser Umstand gewinnt eigentlich für v. KRIES eine nur sekundäre Wichtigkeit, die weit zurücktritt hinter der zuerst hier besprochenen Duplizität der logischen und der empirischen Seite der Wahrnehmung. Immer kommt es doch auf Beziehungsgesetze, funktionelle Ordnungen und Zuordnungen der beiden Sphären, des Psychischen und des Physischen, an; müßig bleiben Betrachtungen des ontologischen Zusammenhanges – über diese in KANTS Ding-an-sich-Lehre getroffene Entscheidung wird v. KRIES nie hinausgehen. Nur ein einziges, allerdings wichtiges Prinzip kommt neben dem des psycho-physischen Parallelismus noch in Frage: es ist die in der teleologischen Betrachtungsform sich aufdrängende Zweckmäßigkeit der Sinnesorganisationen für bestimmte Ziele des wahrnehmenden Subjektes; auf diesen Punkt wird sogleich zurückzukommen sein. Auch hier tritt also jene Gerichtetheit der v. KRIESschen Denkart auf Gesetze, nicht auf Dinge selbst, auf Funktion und Relation, nicht auf Wirklichkeit an sich selbst, sehr deutlich hervor und auch hier besteht die innere Verwandtschaft zwischen einem solchen gerichteten Denken und einer teleologischen Naturbetrachtung. Denn wo das Denken mehr zielhaft als gestaltet ist, da erscheint auch sein Werkzeug – hier das Sinnesorgan – zweckhaft, nicht zwecklos nur *sich selbst* genug. Auch hier fällt eine sehr charakteristische, man darf wohl sagen weltanschauliche Entscheidung, und es handelt sich um ähnliche Zusammenhänge zwischen Erkenntnistheorie und Biologie, wie sie schon KANTS »Kritik der reinen Vernunft« (1787) mit seiner Kritik der teleologischen Urteilskraft verbanden: Teleologie und Transzendentalphilosophie hängen innerlich zusammen.

Den bedeutendsten Inhalt machen aber die in gedrängter Fülle sich folgenden sachlichen Darlegungen aus. Hier wird deutlich, daß die Gegensätze der HELMHOLTZschen und HERINGschen Lehren doch zu großen Teilen beglichen sind. Dabei wird aber bei aller Anerkennung, daß HELMHOLTZ die nativistische bildungsgesetzliche Vorbildung, d.h. die aus (phylogenetisch erworbener) Erbanlage stammende Festlegung vieler Funktionen unterschätzt hat, doch in anderem Sinne der Grundgedanke seiner empiristischen Theorie, wie mir scheint, noch viel stärker entwickelt. Denn überall zeigt sich, daß das Verhältnis von Reiz und Empfindung als konstant zu betrachten, eben fast immer nur eine erste Annäherung an das wirkliche Verhalten bedeutet; daß eigentlich immer »akzessorische« und wechselnde Bedingungen in der Nachbarschaft, in der Vorgeschichte eines Zustandes mitwirken. Je mehr wir namentlich letztere zur Erklärung einer Reizwirkung mitheranziehen müssen, je mehr wir also die im Augenblick der Reizeinwirkung erfolgenden Erregungsabläufe und Gestaltungen des Bewußtseinsinhaltes nicht nur als einfachen Erfolg des Reizes, sondern außerdem der ganzen Vorgeschichte des Gehirns ansehen, je mehr also Wahrnehmungen Resultanten aus dem aktuellen Reiz und dieser Vorgeschichte werden, um so mehr gewinnt auch die in der HELMHOLTZschen Lehre schließlich heillos gewordene Untermischung logisch-empiristischer Begriffe wie »Erfahrung«, »Urteil« usw. mit physiologischen Begriffen auch wieder einen faßbaren und physiologisch legitimen Unterbau. Offenbar setzen gerade an diesem Punkte die lockendsten und vielfach gänzlich unberührten Fragen nächster Forschungen ein. Und hier in den Einzelproblemen liegen auch die Stellen, an denen manche Leser glauben werden, über v. KRIES hinausgehen zu können. Ein oder zwei solche Stellen mögen hier angedeutet sein. Durch die vollendete Klarheit, mit der v. KRIES formuliert, wird jede Abweichung schon von ihm selbst oft viel schärfer bestimmt, als es dem gegen ihn Polemisierenden je auszudrücken gelungen war. Diese Beobachtung wird man überall dort, wo v. KRIES mit Gegnern sich ausspricht, machen können.

Eine seiner wiederum uns im ganzen seiner Wissenschaft völlig zu verstehenden Ansichten geht dahin, unsere Sinneseinrichtungen seien besonders so zu verstehen, daß ihre Leistungen zuletzt der *denkenden* Erfassung der Umwelt dienstbar sind. Was darunter gemeint sei, wird besonders klar z.B. in der Kontrastlehre, der

Schwellenphysiologie, der Raumlehre, wo überall der Eindruck sich so bildet, daß etwa unsere Sehdinge im wechselnden Flusse der Bedingungen, unter denen sie zufällig erscheinen, als identische oder konstante erkennbar werden. Sinnesfunktionen besonderer Art liegen dieser »Konstanz der Sehdinge« (HERING 1920) zugrunde; ebenso aber stützt sich die Begriffsbildung auf die Funktionen des Erinnerungsbildes, des Wiedererkennens, die Fähigkeit, Ähnlichkeit zu bemerken. Man sieht, daß logische Funktionen wie Begriff, Identität hier physiologisch unterbaut erscheinen durch sinnliche und mit den Sinnen eng verbundene cerebrale Funktionen. Diese Unterbauung ist nun in der Tat ein Verfahren, welches denn doch über die Bedingungen von KANTS Philosophie hinausgehen würde, da diese eine materielle Grundlage und damit auch eventuelle Modifizierbarkeit des a priori feststehenden Vernunftbesitzes keinesfalls zulassen würden. Offenbar treibt hier die gehirnphysiologische Auffassung des Wahrnehmungs-, Erkenntnis-, Begriffsbildungsvorganges einer Krisis des Apriorismus der logischen und der Anschauungsformen zu, die man (unter Umkehrung des Satzes von DESCARTES) zu formulieren hätte wie z. B.: »ich denke, weil ich bin (nicht umgekehrt)«, oder: »ich denke so, wie mein Gehirn es zuläßt« – Formulierungen, die durchaus nicht den einfachen psycho-physischen Materialismus bedeuten. Offenbar ist v. KRIES von solcher Konsequenz zumal in der Logik noch weit entfernt; ihm steht die logische Autonomie der Reflexionsurteile fest, und überdies geht er von der Bewußtseinsimmanenz aller Inhalte aus, so daß für ihn ein Bild materieller Vorgänge, wie etwa des Gehirns, stets eine abgeleitetere Erkenntnis im Vergleich zu unmittelbar gegebenen Bewußtseinstatsachen ist. Schon darin bleibt also die Form des Idealismus, welche stets vom Bewußtsein ausgeht (Immanenzprinzip), unverrückt. So hält er auch in der Raumlehre ganz in KANTS Sinne daran fest, daß die Raumvorstellung etwas durchaus Einheitliches und durch spezielle physiologische Bedingungen Unveränderliches sei. Damit hängt die sehr hohe Bewertung gerade der raumsinnlichen Einrichtungen eng zusammen, denn die vollkommensten und wesentlichsten Leistungen der Sinne sind eben in dieser intellektualistischen Auffassung die, welche eine objektive raumzeitliche Ordnung der Umwelt ermöglichen, während die Qualitäten demgegenüber einen sekundären und überhaupt keinen ihnen als Qualitäten eigentümlichen Erkenntniswert haben. Diese intellektualistische Zuspitzung der

Sinnesphysiologie ist nun aber ein Punkt, der dem Ref. als eine Eigenart, aber nicht eigentlich als ein zwingendes Resultat der ganzen Darstellung erscheint. Schon in der Ablehnung des Begriffs der »Gestalt*qualität*« (v. EHRENFELS 1890) zeigt sich, daß v. KRIES sich von allen Versuchen, Qualität zu *werten*, trennen will. Aber abgesehen davon, daß eine Qualität wie Schmerz eine psychophysiologisch weitgehend untersuchbare und beschreibbare eigene Dignität und für die nicht intellektuelle Lebenstätigkeit gewaltige Bedeutung hat (Reflexe, Affekte), so ist die Qualität doch auch eben wiederum dann, wenn es sich um die Gestaltung eines Welt*bildes* (s. o.) handelt, von einem auch wissenschaftlich nicht so völlig unerfaßbaren Wert, wie es hier scheint. Die neueren Forschungen z. B. phänomenologisch gerichteter Forscher bleiben – in der Tat konsequenterweise – weniger berücksichtigt, und dies ist der unübertrefflichen Geschlossenheit und Klarheit des Werkes zugute gekommen. Alles, was etwa immer wieder an die Grundgedanken GOETHES anknüpft, kann da nicht Platz finden, wo sich die Forschung streng an die Ziele und Grundsätze der neuzeitlichen exakten Naturwissenschaften gebunden erachtet und über sie hinausgehende oder anders gerichtete, vom Seelenganzen oder vom Wunsche einer Totalitätsgestaltung ausgehende Bemühungen zwar nicht als eigentlich unerwünscht, aber als vorläufig unfruchtbar und unersprießlich ansieht.

So ist diese »Allgemeine Sinnesphysiologie« eine der so wenigen Erscheinungen von erstem Rang in unserer neuesten Literatur. Sie trägt einen jetzt umstrittenen, aber, jeder wird dies zugeben, ganz außerordentlich starken Standpunkt bis mitten in die gegenwärtige wissenschaftliche Situation hinein. Niemand wird den Mut finden, diesen Standpunkt veraltet zu nennen; er ist in seiner Eigentümlichkeit fortgebildet nach allen erdenklichen Seiten, wie ein schon flüchtiger Vergleich etwa mit der physiologischen Optik von HELMHOLTZ (1856) zeigt. Ihre Besonderheit ist vor allem die zusammenhängende, einheitliche theoretische Durchdenkung des Sinnesproblems als eines Ganzen unter sorgfältigster, feinster kritischer Erwägung des Erkenntnisproblems in seiner vom Charakter der Sinneswahrnehmung geforderten Form. Gerade auch die gewissenhafte und durchaus geistvolle Erfassung und Abwägung der mannigfachen Einzelfragen hat das Werk zu einem Vorbild wissenschaftlicher Begriffsbildung gemacht und ihm den eigentümlichen stilistischen Reiz verliehen, der den Schriften seines Verf.

schon immer jene Kühle, aber glänzende Gediegenheit und Gedrängtheit gibt. In der größten persönlichen Zurückhaltung spricht hier in jedem Wort charakteristisch eine der stärksten und eigenartigsten Persönlichkeiten unserer deutschen Wissenschaft.

P. Schröder: Bauplan und Verrichtungen der Großhirnrinde des Menschen

Diese Rektoratsrede behandelt ihr Thema für einen Kreis von Nichtmedizinern. Sie gipfelt unter Berufung auf v. MONAKOWS (1905) Standpunkt in einer höchst skeptischen Beurteilung derjenigen Lokalisationslehren, welche irgendein synthetisches (meist einseitig an die Wahrnehmungsvorgänge sich anschließendes) Psychologieschema in das Hirnbauschema hineinprojizieren. Naiv schaltet man zwischen physiologische Reizvorgänge einerseits und physiologische Endeffekte andererseits seelische Leistungen ein. Auch wird übersehen, daß die Assoziationslehre ganz außerstande ist, die *Konstanz* des assoziativen Verknüpfens trotz dauerndem *Wechsel* der durch den gleichen Gegenstand erregten Elemente in den Sinnesfeldern selbst zu erklären. Trotzdem kann Anatomie in Verbindung mit Klinik den »Einblick in mancher Hinsicht über das anatomisch Feststellbare hinaus« vertiefen. »Stets handelt es sich um den Nachweis oder um die Wahrscheinlichmachung von Verknüpfungen.« »Die Frage, *was* in der Hirnrinde lokalisiert ist, können wir nur anatomisch beantworten (v. MONAKOW).« – Sichtlich war die kleine Abhandlung nicht der Ort, die Probleme nach allen Seiten aufzurollen. Aber angesichts des fast heroischen Verzichts des Anatomen und Pathologen sei doch eine Gegenfrage erlaubt: wenn schon nicht nur vom Bau, sondern auch von den Verrichtungen die Rede ist, muß dann nicht auch von dem gewaltigen Stoff, den z. B. die reine Sinnesphysiologie zutage fördert, die Rede sein? Und sollte diese Physiologie nicht auch einer Lokalisationslehre zuweilen neue und vielleicht entscheidbare Fragen stellen können? Stellt man nicht diese Fragen seit Dezennien, und fehlt nicht nur die physiologische Schulung der Kliniker, um sie rascher zu fördern? Und dann: nicht jede Psychologie braucht so unangemessen zu sein, wie die von SCHRÖDER mit Recht für die Hirnphysiologie verworfene. Es dürfte doch niemand entgehen, daß z. B. die meist als Gestaltpsychologie jetzt bezeichnete Denkweise gerade jene gerügten Fehler zu vermeiden sucht.

David Katz: Der Aufbau der Tastwelt

Nachdem der Rostocker Psychologe in einer früheren Monographie die Erscheinungsweisen der Farben phänomenologisch und experimentell nach neuen Gesichtspunkten untersucht hat (KATZ 1911), wendet er sich in ähnlicher Weise der Tastwelt zu. Mit bewußtem Gegensatz geht er, statt von den Tastorganen, von den Erscheinungsweisen der tastbaren Welt, den Tastphänomenen, aus. Es ist vielleicht in diesem Falle ein Vorteil, daß der wissenschaftliche Erkenntnisbegriff der »Phänomenologie« hier in abstrakter Weise gar nicht erst festgestellt wird, sondern mit einer gewissen Unmittelbarkeit an den Aufbau der Tasterscheinung herangegangen und ihre phänomenalen Merkmale entwickelt werden. Den Farbwerten der optischen Materie entspricht nach K. keine vergleichbare Mannigfaltigkeit der Tastmaterie: sie ist monoton. Um so größer ist die der Sehwelt gleichwertige Polymorphie der Formen in der Tastwelt. Es wird die Artung der Tasteindrücke analysiert, so beim Tasten fester Oberflächen, beim Tasten eines Luft- oder Wasserstroms (»raumfüllendes Tastquale«), das raumhafte Tastphänomen beim Durchtasten fester Körper durch weiche Bedeckungen (für die klinische Palpation wichtig!), die »Modifikationen« des harten, weichen, rauhen, glatten Eindrucks, die »Spezifikationen« des Materialeindrucks (z. B. leder-, tuch-, seiden-, papierartig), der Kontinuitäts- und der Figur-Hintergrund-Eindruck. Wie HERING (1920) von »Gedächtnisfarben« sprach, so stellt K. auch Gedächtnistastungen fest, da man eine mit den *Fingern* getastete Spezifikation (z. B. Stoffart) zur repräsentativen Tastvorstellung für Tastungen mit allen anderen Hautstellen macht. K. verteidigt sich dann gegen den Einwand, daß diese Phänomenologie statt von »einfachen« von »komplexen«, statt von anschaulichen von unanschaulichen, statt von nur subjektiv-psychischen auch von objektiv-apsychologischen Eindrücken und Begriffen ausgehe, und kann darauf hinweisen, daß die »ältere« Untersuchungsweise, z. B. über Raumschwellen, nicht minder eine gegenstandstheoretische Seite enthalten habe. Eben darum darf vielleicht gesagt werden, daß K. seinen Gegensatz gegen diese ältere Schule vielleicht zuweilen überscharf empfindet. Dies macht sich auch in der Polemik gegen die Versuche früherer Arbeiten geltend, bei denen die *bewegten* Reize vernachlässigt worden seien, die doch eigentlich allein der Natur des Organs angemessen seien. Es darf dies zugegeben und doch beachtet werden, daß es nicht nur gedankliche Enge, sondern auch methodische Schwierigkeiten sind, an welchen die exakte Physiologie der bewegten Reize bisher hängen blieb. Übrigens lehnt KATZ es ab, die Vorgänge des Figurerkennens und der Zeitgestalten durch besondere Gesamtprozesse zu *erklären*, wenn er auch mit EXNER (1887), WERTHEIMER (1912) u. a. in der Wahrnehmung von Bewegungen etwas Neues und Empfindungsartiges erblickt. Daß die grundsätzliche Differenz nun zwischen der älteren Sinnesphysiologie und der hier gemachten nicht so groß ist, zeigt sich im 2. Abschnitte, wo messende Versuche über die Leistungen des Tastsinnes mitgeteilt werden. Hier ist es vor allem die anregende Fülle von Versuchsarten und Fragestellungen, durch welche neues Licht auf die Probleme fällt. Wir finden Versuche über die Unterscheidung von verschieden rauhen Papiersorten, von verschiedenen Papierdicken, über die Wirkung der Größe der Tastfläche, der Bewegung und der Bewegungsgeschwindigkeit der Tastfläche, der verhüllenden Zwischenmedien und das Ferntasten, das Tasten mit ungewohnten Hautstellen, Umstimmung durch Frottage und Abkühlung, über Erkennungszeiten, über die natürlichen Tastbewegungen. Besonders eindrucksvoll ist das Kapitel über die »Temperaturgestalt« der Eindrücke, wo gezeigt wird, wie der Tasteindruck durch die Änderung der Temperatur in der Zeit und diese wiederum durch Wärmeleitvermögen und spezifische Wärme bzw. Wärmekapazität getasteter Objekte bestimmt wird. K. findet, daß die Reihe, in die wir verschiedene gleichwarme Körper (z. B. Aluminium, Glas, Schwefel) nach ihrem Temperatureindruck ordnen, bei verschiedenen Temperaturen zwischen − 3 Grad und + 26 Grad dieselbe bleibt (thermischer Invariantensatz), während oberhalb der Körpertemperatur sich die Reihe umkehrt. – Im 3. Abschnitt kommt K. dann zu der Frage der Vibrationsempfindung und betont energisch die Eigenart derselben gegenüber der Druckempfindung. Obwohl er mit v. FREY (1926) der Ansicht zuneigt, daß die Vibrationsempfindung an die Organe des Drucksinnes gebunden ist, polemisiert er gegen die bloß formale Verschiedenheit der beiden Leistungen und postuliert einen eigenen Vibrationssinn, der den Tastsinn zum Fernsinn mache und die Eigenschaften der Körper zu erkennen gestatte (z. B. beim Beklopfen Erkennen des Materials aus den Schwingungen). Im wesentlichen stützt sich diese Annahme darauf, daß die Feinheit des Unterscheidens von Rauhigkeiten, von Niveauunterschieden, von Vibrationen usw. sich nicht solle erklären lassen aus den Schwellenempfindlichkeiten, welche für die üblichen Bestimmungsmethoden beim Drucksinn gefunden wurden. Es darf aber nicht verschwiegen werden, daß die Beweise, die KATZ anführt, in dieser Hinsicht dem Ref. noch nicht gelungen zu sein scheinen. Es ist möglich, daß die Dinge sich so verhalten, wie er annimmt, aber die von ihm angestellten Versuche enthalten keine Messung der *Energiewerte*, welche bei den gewählten Reizen zugeführt wurden. Wenn also gewisse Niveauunterschiede oder Oszillationsfrequenzen als gegenüber den Drucksinnleistungen unterschwellig behauptet werden sollen, dann muß der Beweis quantitativ erbracht werden, daß die Energiemengen bei den gewählten Versuchsarten unterschwellig sind. Denn »Schwellen« sind physikalisch definierte Größen. Auch wenn jener Nachweis gelänge, was dem Referenten auch nach den Erwägungen von KATZ wahrscheinlich erscheint, bleibt die Einführung eines besonderen Vibrationssinnes wohl nicht notwendig, solange die Einheit des Organs nicht bestritten wird. – Indes wird trotz dieser und anderer vom Standpunkte der Sinnesphysiologie unvermeidlichen Einwendungen gegen die Beweiskraft der mitgeteilten Versuche kein Leser undankbar sein gegen die Fülle der geistreichen Anregungen und Anwendungen und die umsichtige Literaturverwertung, welche einem der physiologischen Optik so sehr nachhinkenden wichtigen Gebiet hier zugewendet wurde. Insbesondere der Kliniker und Neurologe wird empfänglich sein für den allgemeinen Standpunkt, von dem aus die Tastwelt hier betrachtet wird, und wird zugestehen, daß auch ihm der Ausgang von einer Phänomenologie voraussetzungsloser und biologischer erscheint als die Beschränkung auf die Experimentalbedingung physikalisch streng definierter, aber eben dadurch biologisch seltener und unwichtiger Reize, welche die Sinnesphysiologie zu verwenden pflegt. Denn die Leistungsbreite des Tastorgans wird durch die reine Reizphysiologie in der Tat noch nicht ausreichend definiert, dies hat KATZ mit seinem Werke in der Tat einleuchtend dartun können.

J. Hughlings Jackson: Eine Studie über Krämpfe

Es ist ein wahres, mit dem größten Dank zu begrüßendes Verdienst, daß SITTIG die berühmte Studie JACKSONS hier in der Ursprache und zugleich in deutscher Übersetzung dem deutschen Leser vorlegt. Eine solche Verbindung klinischer Beobachtung und scharfsinniger Erörterung der letzten Grundprinzipien der nervösen Funktion ist in dieser Vollendung heute sehr selten geworden. Um so stärker empfinden wir das Bedürfnis nach grundsätzlicher Orientierung der klinischen Neurophysiologie, und hierin liegt wohl auch der Grund, warum JACKSON wieder modern werden kann als ein Vorbild, wie Beobachtungen und Generalisationen so verbunden werden können, daß beide zu ihrem Recht kommen. Damit hat SITTIG nicht nur dem geschichtlichen Interesse, sondern auch den Gegenwartsaufgaben einen großen Dienst erwiesen. Er hat das Werk mit einer sehr lesenswerten und inhaltreichen Einleitung in die Arbeits- und Denkweise JACKSONS ausgestattet.

Anhang

Zur Edition

Die Schriften Viktor von Weizsäckers werden in einer Werkausgabe vorgelegt, die die meisten Publikationen enthält. Die nicht aufgenommenen Texte – fremdsprachige Aufsätze, einige Vorworte, Referate, Rezensionen, Diskussionsbeiträge u. a. – sind in der Bibliographie nachgewiesen. Die Bände sind unter Leitbegriffen geordnet, mit denen von Weizsäcker selbst »seines Lebens hauptsächliches Bemühen« formuliert hat. In den einzelnen Bänden wurden die Beiträge chronologisch zusammengestellt. Am Ende jedes Bandes steht ein biographischer Abriß. Band 1 und Band 10 enthalten eine chronologisch geordnete Bibliographie.

Editorische Notiz

Alle Texte wurden unverändert abgedruckt. Korrigierende Zusätze sind durch Kursivdruck und ⟨ ⟩ gekennzeichnet. Fehler in Zitaten wurden stillschweigend korrigiert. Mit der Ausnahme von Band 1 sind Namen – außer in den Fällen von historischen und literarischen Beispielen sowie unbekannten Personen – in Kapitälchen gesetzt; kleingedruckte Passagen sind in Normaltype gesetzt. Rechtschreibung und Interpunktion wurden behutsam heute gültigen Regeln angepaßt.
Die gewählte Textfassung ist im »Anhang« zusammen mit bibliographischen Angaben und Bemerkungen zur Entstehung des Textes aufgeführt.

Der »Anhang« enthält neben der »Literatur« erläuternde »Anmerkungen« sowie ein »Personen-« und »Sachverzeichnis«. Die Literaturangaben wurden ergänzt und für die jeweiligen Texte gesondert im Anhang zusammengestellt. Ergänzungen sind mit * gekennzeichnet. Das in Klammern hinter die Autorennamen im Text gedruckte Erscheinungsjahr verweist auf das Literaturverzeichnis.
Mehrfach aufgeführte Werkausgaben sind als WW zitiert.

Literatur, Anmerkungen

Klinische Vorstellungen

a) Klinische Vorstellungen. I.-VIII.
Hippokrates 9, 302-4, 362-4, 440-3, 643-5, 722-6, 768-70, 871-3, 1113-5 (1938)
b) Klinische Vorstellungen. IX.-XIX.
Hippokrates 10, 11-2, 131-3, 177-9, 222-4, 289-91, 343-5, 395-8, 425-7, 486-8, 775-7, 1023-5 (1939)
c) Klinische Vorstellungen. XX.-XXI.
Hippokrates 11, 251-2, 431-3 (1940)
d) Klinische Vorstellungen. XXII.-XXIII.
Hippokrates 12, 287-8, 400-2 (1941)
e) Klinische Vorstellungen.
Stuttgart: Hippokrates (1941)
f) Soziale Krankheit. Zwangsneurose und Infektion. In: Arzt und Kranker. I, 213-9, 220-9, Leipzig: Koehler & Amelang (1941), Stuttgart: Koehler (^{2}1947, ^{3}1949)
g) Klinische Vorstellungen. 2. verm. Aufl. Stuttgart: Hippokrates (1943, ^{3}1947, ^{4}1955)
h) Problemas clinicos de medicina psicosomatica. Übers v J. Solé Sagarra. Estudio preliminar sobre analogías en las ideas de Letamendi y Weizsäcker sobre antropología médica por R. Sarró. Prólogo: A. P. Pons. Barcelona: Ed. Pubul (1946)
i) Klinische und ätiologische Krankheitseinheit – sogenannte spontane Subarachnoidalblutung. Der Landarzt 32, 228-9 (1956)

e: Vorwort, Vorstellungen: I-XXIII = a, b, c, d (die Titel im Inhaltsverzeichnis sind nachträglich formuliert), hinzugefügt: Vorstellung: XXIV; f: Vorstellungen: X u XV aus e (Überschrift von XV geändert); g: Vorstellungen XXIV-XXIX hinzugefügt, Vorstellung XXIV aus e = Vorstellung XXX; h: Übersetzung von g; i: Vorstellung XVI aus e; in diesem Band: g

Literatur

*Adie W (1931)
Pseudo-Argyll Robertson pupils with absent tendon reflexes. Benign disorder simulating tabes dorsalis. Brit med J, I, 928-30

*Adie W (1932)
Tonic pupils and absent tendon reflexes: a benign disorder sui generis; its complete and incomplete forms. Brain 55, 98-113

*Ansorge I (1956)
Viktor von Weizsäcker zu seinem siebzigsten Geburtstag zum 21. April 1956. Hippokrates 27, 257–9

*Anton G (1896)
Blindheit nach beiderseitiger Gehirnerkrankung mit Verlust der Orientierung im Raume. Mitt Ver Ärzte Steiermark 33, 41-6

*Anton G (1898)
Über Herderkrankungen des Gehirns, welche von den Patienten selbst nicht wahrgenommen werden. Wien Klin Wschr 11, 227-9

*von Baeyer H (1921)
Zur Frage der mehrgelenkigen Muskeln. Anat Anz 54, 289-301

*Bethe A (1903)
Allgemeine Anatomie und Physiologie des Nervensystems. Leipzig: Thieme

*Biermer MA (1872)
Über eine eigenthümliche Form von progressiver, perniciöser Anämie. Correspondenzbl Schweiz Ärzte 2, 15-7

*Bilz R (1936)
Psychogene Angina. Epikritische Betrachtungen über eine Mandelentzündung und ihre Psychopathologie. Zbl Psychother 9, 1. Beih, Leipzig: Hirzel

*Bilz R (1940)
Pars pro toto. Ein Beitrag zur Pathologie menschlicher Affekte und Organfunktionen. Leipzig: Thieme

*Boumann L (1930)
Impfencephalitis in Holland. Zbl Neurol 57, 428-9

*Braune W, Fischer O (1889)
Über den Schwerpunkt des menschlichen Körpers mit Rücksicht auf die Ausrüstung des deutschen Infanteristen. Abh math-phys Class Kgl Sächs Ges Wissensch 15, 561-672

*Braune W, Fischer O (1895)
Der Gang des Menschen. 1. Theil: Versuche am unbelasteten und belasteten Menschen. Abh math-phys Class Kgl Sächs Ges Wissensch 21, 151-322

*Brown-Séquard CE (1889)
Expérience démontrant la puissance dynamogénique chez l'homme d'un liquide extrait de testicles d'animaux. Arch Physiol norm path, 5 sér, 1, 651-8

*Charcot JM (1892)
Poliklinische Vorträge. 1. Band. Übers von Sigm Freud. Leipzig, Wien: Deuticke

*Combe JS (1824)
History of a case of anaemia. Trans med-chir Soc Edinb 1, 193-8

*Curtius F (1935)
Die organischen und funktionellen Erbkrankheiten des Nervensystems. Stuttgart: Enke

*Du Bois-Reymond EH (1912)
Über die Grenzen des Naturerkennens. In: Reden, hrsg v E Du Bois-Reymond. Bd 1, 441-64. Leipzig: Veit

*Duchenne de Boulogne GB (1855, [2]1861)
De l'électrisation localisée et de son application à la physiologie, à la pathologie et à la thérapeutique. Paris: Ballière

* von Economo C (1929)
Die Encephalitis lethargica, ihre Nachkrankheiten und ihre Behandlung. Berlin, Wien: Urban & Schwarzenberg

*Erb W (1892)
Über die syphilitische Spinalparalyse. Neurol Centralbl 11, 161-8

*Fischer O (1899)
Der Gang des Menschen. 2. Theil: Die Bewegung des Gesamtschwerpunktes und die äußeren Kräfte. Abh math-phys Class Kgl Sächs Ges Wissensch 25, 1-130

*Fischer O (1901[a])
Der Gang des Menschen. 3. Theil: Betrachtungen über die weiteren Ziele der Untersuchung und Überblick über die Bewegungen der unteren Extremitäten. Abh math-phys Class Kgl Sächs Ges Wissensch 26, 85-170

*Fischer O (1901[b])
Der Gang des Menschen. 4. Theil: Über die Bewegung des Fußes und die auf denselben einwirkenden Kräfte. Abh math-phys Class Kgl Sächs Ges Wissensch 26, 469–556

*Fischer O (1904[a])
Der Gang des Menschen. 5. Theil: Die Kinematik des Beinschwingens. Abh math-phys Class Kgl Sächs Ges Wissensch 28, 319–418

*Fischer O (1904[b])
Der Gang des Menschen. 6. Theil: Über den Einfluß der Schwere und der Muskeln auf die Schwingbewegungen des Beins. Abh math-phys Class Kgl Sächs Ges Wissensch 28, 531-617

*Fournier A (1879)
La syphilis du cerveau. Paris: Masson

*Freud S (1908 ff)
Charakter und Analerotik. In: Gesammelte Werke, hrsg v A Freud, E Bibring, E Kris, O Isakower, Bd VII. Frankfurt/M: Fischer

*Friedreich N (1881)
Neuropathologische Beobachtungen; Paramyoklonus multiplex. Arch path Anat 86, 421-34

*Gamper E (1938)
Zum Problem der Commotio cerebri. Mschr Psychiat Neurol 99, 542-60

*von Goethe JW (1797)
In: (1978) JW von Goethe. Die Reisen. Zürich: Artemis

*von Goethe JW (1810)
Zur Farbenlehre. Didaktischer Teil. In: ([9]1982) Goethes Werke. Hamburger

Ausgabe in 14 Bänden, hrsg v E Trunz, Bd XIII: Naturwissenschaftliche Schriften I. München: Beck

*von Goethe J W (1832)
Faust. Eine Tragödie. In: ([13]1986) Goethes Werke. Hamburger Ausgabe in 14 Bänden, hrsg E Trunz, Bd III: Dramen I: Faust I. Faust II. Urfaust. München: Beck

*Hebel K (1940)
Arbeitstherapeutische Erfahrungen. Eine Studie zur Fragestellung der Leistungspathologie. Schriftenreihe zur Deutschen medizinischen Wochenschrift, H 6. Leipzig: Thieme

*von Helmholtz H (1883)
Robert Mayers Priorität. In: ([4]1896) Vorträge und Reden, Bd 1, 401-14. Braunschweig: Vieweg

*Heß WR (1944)
Das Schlafsyndrom als Folge dienzephaler Reizung. Helv physiol Acta 2, 305-44

*Heß WR (1949)
Das Zwischenhirn. Syndrome, Lokalisationen, Funktionen. Basel: Schwabe und Cie

*Hillebrand F (1920)
Die Ruhe der Objekte bei Blickbewegungen. Jahrb Psychiat Neurol 40, 213-65

*Hippokrates (1839-1861)
Œuvres complètes d'Hippocrate, hrsg v E Littré. 10 Bde, Paris: Baillière; (1961/62) Amsterdam: Hackert

*Hoesch K (1937)
Katarakt und Nebenschilddrüsenepilepsie. Dtsch med Wschr 63, 1582-5

*Hoffmann H (1845)
Lustige Geschichten und drollige Bilder mit 15 schön kolorierten Tafeln für Kinder von 3-6 Jahren... das Alles fein malte und beschrieb – der lustige Reimerisch Kinderlieb. Frankfurt/M: Rütten

*Hollmann W (1940)
Krankheit, Lebenskrise und soziales Schicksal. Leipzig: Thieme

*Kehrer F (1938)
Die Verbindung von chorea- und ticförmigen Bewegungen mit Zwangsvorstellungen und ihre Beziehungen zu Zwangsvorgängen bei Zwangsneurose und Encephalitis epidemica. Basel, Leipzig: Karger

*Kierkegaard S (1849)
Die Krankheit zum Tode. Eine christliche psychologische Erörterung zur Erbauung und Erweckung. (1957) Gesammelte Werke, 24. u 25. Abt Düsseldorf: Diederichs

*Kirschner M (1937)
Zur Neurochirurgie der Schmerzen. Nervenarzt 10, 57-69

*Klages L ([2]1937)
Der Geist als Widersacher der Seele. In: (1981) Sämtliche Werke, 1. Abt, Bd I, II, hrsg v E Frauchinger, G Funke. Bonn: Bouvier

*von Kleist H (1810)
Michael Kohlhaas. In: (1970) Sämtliche Werke und Briefe, hrsg v H Sembdner, Bd 2. Darmstadt: Wissenschaftliche Buchgesellschaft

*Kraus F (1919)
Die allgemeine und spezielle Pathologie der Person. Klinische Syzygiologie. Nach gehaltenen Vorlesungen. Allgemeiner Teil. (1926) Besonderer Teil I: Tiefenperson. Leipzig: Thieme

*von Krehl L (1893)
Grundriß der allgemeinen klinischen Pathologie. Leipzig: Vogel; ([2]1898-[12]1923) Pathologische Physiologie. Leipzig: Vogel

*von Krehl L ([13]1930)
Entstehung, Erkennung und Behandlung Innerer Krankheiten, Bd 1: Pathologische Physiologie. Leipzig, Berlin: Vogel

*Kussmaul A, Tenner A (1857)
Untersuchungen über Ursprung und Wesen der fallsuchtartigen Zuckungen bei der Verblutung. Frankfurt am Main: Meidinger

*Lichtenberg GC (1972)
Schriften und Briefe. Hrsg v W Promies. Bd 3, Aufsätze, Entwürfe, Gedichte, Erklärung der Hogarth'schen Kupferstiche. Hanser: München

*Liek E (1926)
Der Arzt und seine Sendung. München: Lehmanns

*Lottig H (1928)
Über Besserung der funikulären Myelitis bei Biermerscher Anämie durch Leberbehandlung. Dtsch Z Nervenheilk 105, 205-13

*Lundborg H (1903)
Die progressive Myoklonusepilepsie. (Unverrichts Myoklonie). Upsala: Almquist, Wiksell

*Mayer JR (1845)
Die organische Bewegung in ihrem Zusammenhang mit dem Stoffwechsel. Ein Beitrag zur Naturkunde. Heilbronn: Drechsler

*Mayer JR (1876)
Über Auslösung. Bes Beil Staatsanz Württemb Nr 7, 104-7. In: ([3]1893) Die Mechanik der Wärme in gesammelten Schriften. Hrsg v JJ Weyrauch, Stuttgart: Cotta

*Molière JB (1673)
Le malade imaginaire. In: (1946) Œuvres complètes de Molière. Nouv éd par MF Lemaistre, Tom 3, Paris: Garnier; (1967) Der eingebildete Kranke. In: Molière, Werke. Darmstadt: Wissenschaftliche Buchgesellschaft

*Morgagni GB (1761)
De sedibus et causis morborum per anatomen indagatis. Libri V. Venedig; (1827-29) Leipzig: Voss; (1771-76) Vom Sitze und den Ursachen der Krankheiten, welche durch die Anatomie sind erforscht worden. Jena: Akademische Buchhandlung

*Naunyn B (1909)
Gesammelte Abhandlungen von Prof Dr B Naunyn, 2 Bde. Würzburg: Stürtz

*Nietzsche F (1883)
Also sprach Zarathustra. Ein Buch für Alle und Keinen. (1966ff) Friedrich Nietzsche. Werke in drei Bänden, hrsg v K Schlechta, Bd II. München: Hanser

*Noguchi H, Moore JW (1913)
A demonstration of treponema pallidum in the brain of cases of general paralysis. J exper Med 17, 232-8

*Nonne M (1956)
Wilhelm Erb (1840-1921). In: Große Nervenärzte, hrsg v K Kolle, S 68-80. Stuttgart: Thieme

*Pässler HW (1909)
Über Beziehungen septischer Krankheitszustände zur chronischen Infektion der Mundhöhle. Verh Kongr Jun Med 26, 321

*Planck M (1914)
Das Prinzip der kleinsten Wirkung. In: Die Kultur der Gegenwart, T 3, Abt 3, Bd 1, S 692-702, Leipzig: Teubner; (1958) Physikalische Abhandlungen und Vorträge, Bd III, S 91-101, Braunschweig: Vieweg

*Platon (1972)
Timaios. Bearb von K Widdra, griech Text v A Rivaud u A Dies, übers v H Müller u F Schleiermacher; Platon. Werke in 8 Bänden. Griechisch und deutsch. Hrsg v G Eigler, Bd 7. Darmstadt: Wissenschaftliche Buchgesellschaft

*Plügge H (1936)
Über die Psychophysik Herzkranker. Dtsch med Wschr 62, 373-7

*Plügge H (1948/49)
Über Anfälle und Krisen. Psyche 2, 401-15

*Plügge H (1953)
Anthropologische Beobachtungen bei primär-chronischen Arthritikern. Z Rheumaforsch 12, 231-46

*Rössle R (1933)
Zum Formenkreis der rheumatischen Gewebsveränderung, mit besonderer Berücksichtigung der rheumatischen Gefäßentzündung.
Virchows Arch pathol Anat 288, 780-832

*Siebeck R (1928)
Über Beurteilung und Behandlung von Kranken. Vorträge. Berlin: Springer

*Siebeck R (1935, [3]1947)
Die Beurteilung und Behandlung Herzkranker. Berlin: Urban & Schwarzenberg

*Siebeck R (1949, [2]1953)
Medizin in Bewegung. Klinische Erkenntnisse und ärztliche Aufgabe. Stuttgart: Thieme

*Sioli F (1939)
Die Übererregbarkeits- oder tetanoide Epilepsie. Allg Z Psychiat 110, 252-80

*Spatz H (1936)
Pathologische Anatomie der gedeckten Hirnverletzungen mit besonderer Berücksichtigung der Rindenkontusion. Arch Psychiat Nervenkr 105, 80-3

*Spatz H (1937)
Über die Bedeutung der basalen Rinde. Auf Grund von Beobachtungen bei Pickscher Krankheit und bei gedeckten Hirnverletzungen. Z ges Neurol Psychiat 158, 208-32

*Trendelenburg P (1929)
Die Hormone. Ihre Physiologie und Pharmakologie. Berlin: Springer

*Unverricht H (1891)
Die Myoklonie. Leipzig: Deuticke

*Unverricht H (1895)
Über familiäre Myoklonie. Dtsch Z Nervenheilk 7, 32-67

*Virchow R (1845)
Weißes Blut. Frorieps Neue Notiz a d Geb & Natur- u Heilk 38, 151-6

*Vogel P (1932)
Über neurotische Magen- und Darmbeschwerden. Z ges Neurol Psychiat 141, 193-8

*Vogel P (1947/48)
Zur Therapie einer Krise. Psyche 1, 119-22

*Waldeyer W (1891)
Über einige neuere Forschungen im Gebiete der Anatomie des Centralnervensystems. Leipzig: Thieme

*Wassermann A, Plant F (1906)
Über das Vorhandensein syphilitischer Antistoffe in der Zerebrospinalflüssigkeit der Paralytiker. Dtsch med Wschr 32, 1769

*von Weizsäcker V (1930)
Soziale Krankheit und soziale Gesundung. Berlin: Springer (Bd 8)

*von Weizsäcker V (1934, [2]1935)
Ärztliche Fragen. Vorlesungen über allgemeine Therapie. 2. Aufl Leipzig: Thieme (Bd 5)

*von Weizsäcker V (1935, [2]1946)
Studien zur Pathogenese. Schriftenreihe zur Deutschen medizinischen Wochenschrift, H 2. Leipzig: Thieme (Bd 6)

*von Weizsäcker V (1936)
Zur Klinik der Schmerzen. Nervenarzt 9, 553-9 (in diesem Band)

*von Weizsäcker V (1940)
Der Gestaltkreis. Theorie der Einheit von Wahrnehmen und Bewegen. Leipzig: Thieme ([5]1986) Stuttgart: Thieme (Bd 4)

*von Weizsäcker V (1943)
Arbeitstherapie bei Hirnverletzten. Stuttgart: Hippokrates (Bd 8)

*von Weizsäcker V (1949, [2]1951)
Begegnungen und Entscheidungen. Stuttgart: Koehler (Bd 1)

Anmerkungen

Klinische Vorstellungen
Viktor von Weizsäcker betrachtete seine Bücher »Fälle und Probleme. Anthropologische Vorlesungen in der Medizinischen Klinik« (1947, [2]1951; Vorwort S V; Bd 9, S 11) sowie »Der kranke Mensch. Eine Einführung in die medizinische Anthropologie« (1951; Teil I enthält 23 »Klinische Vorstellungen«; Einleitung S 5; Bd 9, S 315) als Fortsetzung von »Klinische Vorstellungen«. Die Vorstellungen I-XXIII haben in dem traditionsreichen Hörsaal der Nervenabteilung der Medizinischen Klinik (Ludolf-Krehl-Klinik) stattgefunden, der vor dem Neubau (1922) Hörsaal der Medizinischen Universitätsklinik in Heidelberg gewesen ist. Die Vorstellungen XXIV-XXX fanden in Breslau statt.

35 *Ephetonin*
Handelsname für Ephedrin. S Anm zu S 545.

38 *»erbliche Fallsucht« des Gesetzes*
»Gesetz zur Verhütung erbkranken Nachwuchses« vom 14. Juli 1933, das die Sterilisation von »Erbkranken« vorschrieb. Als Erbkrankheiten im Sinne des Gesetzes galten »angeborener Schwachsinn, Schizophrenie, manisch depressives Irresein, erbliche Fallsucht, erblicher Veitstanz, erbliche Blindheit, erbliche Taubheit sowie erbliche körperliche Mißbildung« und außerdem »schwerer Alkoholismus«. Die Ausgrenzung »einer großen Reihe solcher weniger bekannter Leiden« war ebenso wie die deutlich auf das Gesetz reagierende Beschreibung von Sonderformen wie die »Nebenschilddrüsenepilepsie« von Hoesch (1937), die »Übererregbarkeitsepilepsie« von Sioli (1939), die »tetanoide Epilepsie« von Fünfgeld (1943) als Möglichkeiten zu verstehen, das Gesetz zu umgehen.

39 *Kussmaulsche »große Atmung«*
Extreme Hyperpnoe, die im diabetischen Coma gesehen wird.

41 *Diese Krankheit*
Heute auch als Epilepsie mit Blitz-Nick-Salaam-Krämpfen bezeichnet und nach ihrem Erstbeschreiber, einem englischen Arzt, West-Syndrom benannt.

41 *Kussmaul-Tennerscher Versuch*
Auslösung einer konvulsiven Synkope durch beiderseitige Subclavia- und Karotisunterbindung.

42 *»erbliche Fallsucht«*
s Anm zu S 38.

44 *Audiatur et altera pars*
Man sollte auch die andere Seite hören.

45 *In diesem Hörsaal*
Das in der Vosstr 2 stehende schon historisch gewordene Hörsaalgebäude diente ursprünglich der Medizinischen Klinik und dann, als deren Gebäude nach ihrem Umzug in die Ludolf-Krehl-Klinik die »Nervenabteilung der Medizinischen Klinik« und spätere »Neurologische Klinik« beherbergt hatte, der Neurologie.

45 *berechtigten Stolzes des alten Erb*
Max Nonne (1956) bemerkt dazu in seinem biographischen Abriß über Wilhelm Erb: »Im Jahre 1879 begann jene Fülle von Arbeiten zur Tabes dorsalis, die in bezug auf die von ihm behauptete ursächliche Beziehung zur Syphilis zu schweren, langdauernden Kämpfen ... führten. Zunächst bestätigte er Fourniers Erfahrung, daß in der Anamnese von Tabikern sehr häufig Lues zu finden sei ... 1883 lautete es: ›Die Syphilis ist unzweifelhaft die häufigste und wichtigste Schädlichkeit, die eine Tabes erzeugt‹ ... Die Zweifler wurden immer stiller, und als auch die Wassermannsche Reaktion im Liquor cerebrospinalis bei Tabikern oft gefunden wurde, war es kaum mehr nötig, daß der Japaner Noguchi die Spirochaeta pallida ... am und im Rückenmark von Tabikern darstellen konnte. Ich habe die Genugtuung Erbs über die endliche Beendigung der lange geführten Fehde erlebt und genossen.«

46 *miotisch*
eng.

46 *Luisenheilanstalt*
1864 unter dem Protektorat der Großherzogin Luise von Baden aus Stiftungsgeldern errichtete Kinderklinik der Universität Heidelberg.

47 *nach dem Gesetze*
s Anm zu S 38.

53 *Hippokrates, unheilbar Kranke nicht zu behandeln*
zB Kap 3, S 48 in: Hippokrates. Die Kunst. WW I, Teil 2; (περὶ τέχνης Littré Bd VI). – Zweites Buch, Kap 48, S 61 in: Die Krankheiten, WW III, Teil 18; (Περὶ νούσων τὸ δεύτερον Littré Bd VII). – Zweites Buch, Kap 12, S 81 in: Die Vorhersagungen. WW III, Teil 9; (Προῤῥητικὸν βιβλίον τὸ δεύτερον Littré Bd II).

53 *»soziale Krankheit«*
Bedeutung des Begriffs in: von Weizsäcker V (1930) (Bd 8).

55 *»Die Heidelberger Neckarbrücke ist nach Goethes Ansicht die schönste der Welt«*
Goethe vermerkt in seinem Tagebuch am 26. August 1797: »Die Brücke zeigt sich von hier aus in einer Schönheit, wie vielleicht keine Brücke in der Welt.« S 722 in JW von Goethe (1978).

59 *Virchow (1845) zuerst beschrieben hat*
Virchow gilt als der Erstbeschreiber der Leukämie. Die erste »Geschichte eines Falles von Anaemia«, bei der es sich sehr wahrscheinlich um eine Perniziosa gehandelt hat, trug JS Combe 1822 vor dem Royal College of Surgeons in Edinburgh vor. Biermer (1872) hat die erste umfassende Beschreibung und den Namen gegeben.

60 *Wirken ... Leber und Leberpräparate auch auf die nervöse Substanz?*
Aus der von v Weizsäcker geleiteten Nervenabteilung wurden kurz nach Einführung der Lebertherapie über die ersten Beobachtungen einer »Besserungsfähigkeit der nervösen Symptome« (Lottig 1928) berichtet.

60 *Campolon*
Campolon (Handelsname) war ein injizierbares Leberpräparat.

61 *Krehl neigte dazu ...*
Krehl vertrat die Ansicht, daß Darmparasiten oder Toxine die »perniziöse« Form der Anämie hervorrufen.
vgl S 433 ff in Krehl (1930).

64 *bulgarischer Neurologe*
nicht zu ermitteln.

65 *Urotropin*
Urotropin war der Handelsname eines Präparats (Methenamin) zur Behandlung von Harnwegsinfektionen.

65 *Prontosil*
Prontosil (Handelsname) war ein Sulfonamidpräparat zur Behandlung bakterieller Infektionen.

66 *berühmten englischen Forscher*
Sir Charles Bell (1774-1842), schottischer Chirurg und Physiologe.

69 *Bereits Charcot ... den Fall eines Knaben*
s Charcot (1892) S 355 ff.

74 *Frl Dr Ansorge*
Dr med Ingeborg Ansorge war Assistentin von V von Weizsäcker an der Medizinischen Universitätsklinik in Heidelberg.

76 *ceterum censeo*
Übrigens bin ich der Meinung, in dem Sinne von »davon kann ich – wie der ältere Cato – nicht ablassen, meine Meinung zu sagen, daß ...«.

84 *»arbeitstherapeutische Abteilungen«*
Vgl Kap »Nach 1933« S 87 ff in: V von Weizsäcker (1949) Begegnungen und

Entscheidungen. (Bd 1, S 271 ff). Auch: K Hebel (1940) Arbeitstherapeutische Erfahrungen. Und V von Weizsäcker (1943) Arbeitstherapie bei Hirnverletzten.

88 *Brown-Séquard ist durch einen fruchtbaren Irrtum*
»Erst als 1889 Brown-Séquard seine Aufsehen erregenden Versuche über die ›dynamische‹ Wirkung von Auszügen männlicher Keimdrüsen veröffentlicht hatte, begann die Epoche ernsthafter wissenschaftlicher Bearbeitungen der Frage, welche hormonalen Wirkungen von der männlichen Keimdrüse ausgehen. Die Schwäche der Brown-Séquardschen Versuche liegt in der Tatsache, daß er seine Behauptungen kaum auf exakt durchgeführte Tierversuche, sondern hauptsächlich auf Selbstversuche stützte, bei denen zweifellos suggestive Einflüsse mit im Spiele waren, wenn sie den damals 72jährigen Forscher zu dem Glauben verleiteten, daß schon die erste Einspritzung von Hodensaft bei ihm einen ›radikalen Umschwung‹ der Altersbeschwerden gebracht habe, und daß schon in 2 Wochen die Kraft, die er viele Jahre zurück besessen habe, wiedergekehrt sei.« (Trendelenburg 1929, S 1).

93 *Pyramidon*
Pyramidon (Handelsname) war ein Medikament (Aminophenazon) zur Schmerz- und Fieberbehandlung.

93 *Gynergen*
Gynergen (Handelsname) ist ein injizierbares Ergotaminpräparat zur Anfallsbehandlung der Migräne.

93 *Moloid*
Moloid (Handelsname) ist ein Mischpräparat zur Behandlung vasomotorischer Kopfschmerzen.

93 *Pervitin*
Handelsname des Metamphetamins. Wirkt erregend auf das zentrale Nervensystem, antriebssteigernd und euphorisierend. Die Wirkung auf den Kreislauf entspricht der des Adrenalins.

93 *Sympatol*
Sympatol (Handelsname) ist ein Oxedrin und Natriumdisulfit enthaltendes Präparat zur Behandlung hypotoner Kreislaufstörungen.

97 *Blendung des Apostels Paulus*
Apg 22, 6-11.

97 *Platon wie Goethe*
Bei Platon heißt es im »Timaios«: »Sobald daher das Tageslicht diese Ausströmung des Sehstrahles in sich aufnimmt, so strömt damit Gleichartiges zu Gleichartigem aus...« (übers v F Susemihl, S 45). Goethe schreibt in der Einleitung seines Entwurfs einer Farbenlehre: »Das Auge hat sein Dasein dem Licht zu danken. Aus gleichgültigen tierischen Hilfsorganen ruft sich das Licht ein Organ hervor, das seinesgleichen werde, und so bildet sich das Auge am Lichte für das Licht, damit das innere Licht dem äußeren entgegentrete.«

102 *Molière*
In: Der eingebildete Kranke.

102 *Lichtenberg*
Wahrscheinlich Anspielung auf: »Die sogenannten Leute nach der Uhr werden gewöhnlich alt«. Aus: »Hupazoli und Cornaro, oder: Tue es ihnen nach, wer kann«. (S 487)

102 *diesem Charaktertypus*
vgl Freud S (1908).

106 *Audiatur et altera pars*
s Anm zu S 44.

109 *Kampf um Arbeitsfähigkeit*
vgl V von Weizsäcker (1931) Über den Begriff der Arbeitsfähigkeit. (Bd 8)

110 *Rechtsneurose*
s auch: V von Weizsäcker (1929) Über Rechtsneurosen. (Bd 8)

110 *Michael Kohlhaas*
Erzählung von Heinrich von Kleist (1810).

110 *pars pro toto*
der Teil, der das Ganze repräsentiert.

111 *mein berühmter Vorgänger*
s den Nachruf auf: Otfried Foerster 1873-1941 (in diesem Band).

112 *Gesetz von der Erhaltung der Energie*
JR Mayer berechnete 1842 erstmals das mechanische Wärmeäquivalent. Von Helmholtz (1847) formulierte den Satz von der Erhaltung der Energie unabhängig von JR Mayer.

113 *Prinzip der kleinsten Wirkung*
Anklang an M Planck (1914).

120 *Yohimbin*
Aphrodisiacum.

121 *Ein hervorragender Chirurg...*
s M Kirschner (1937).

124 *an anderer Stelle nachlesen*
V von Weizsäcker (1936) Zur Klinik der Schmerzen. (In diesem Band)

125 *Sedes morbi*
Sitz der Krankheit. Anspielung auf GB Morgagni (1761) De sedibus et causis morborum.

132 *Der Verfasser des Struwwelpeter*
Der »Struwwelpeter-Hoffmann« Dr Heinrich Hoffmann (1809-1894), Gründer zunächst einer Armenklinik, dann Arzt an und schließlich Direktor der Anstalt für Irre und Epileptische auf dem Affenstein in Frankfurt am Main. Der »Struwwelpeter« (1847) war eine Weihnachtsgabe für sein ältestes Kind.

134 *homme aux petits papiers*
Charcot: »Es gibt eine Classe von Kranken, die ich gerne einmal vor Ihnen examinieren möchte; ich vermeide es aber, weil sie geradezu unausstehlich sind. Doch bilden sie die Majorität unter den Neuropathen, die ich draussen in der Stadt sehe. Ich meine natürlich die Neurastheniker. Sie schreiben lange Aufsätze über ihr Leiden, ziehen einen Zettel hervor, wenn sie bei Ihnen sind, sagen Ihnen, daß sie sich ein paar Notizen gemacht haben, deren Verlesung nicht lange dauern wird, und meistens nimmt dann die Verlesung kein Ende.«
In: Charcot (1892) S 26.

135 *»eine Krankheit im Geiste«*
s Kierkegaard S (1849) Die Krankheit zum Tode. S 10.

135 *Nietzsche sagt*
»Wollen befreit: das ist die wahre Lehre von Wille und Freiheit – so lehrt sie euch Zarathustra.«
Nietzsche F (1897).

138 *Ignorabimus*
(Darüber) werden wir (auch in Zukunft) nichts wissen. Wahrscheinlich eine Anspielung auf die Schlußsätze des 1872 bei der 45. Versammlung Deutscher Naturforscher und Ärzte in Leipzig gehaltenen vielfach veröffentlichten und diskutierten Vortrages von E Du Bois-Reymond (1912) Über die Grenzen des Naturerkennens. Die Schlußsätze lauten: »Gegenüber den Rätseln der Körperwelt ist der Naturforscher längst gewöhnt, mit männlicher Entsagung sein ›Ignoramus‹ auszusprechen. Im Rückblick auf die durchlaufene siegreiche Bahn trägt ihn daher das stille Bewußtsein, daß, wo er jetzt nicht weiß, er wenigstens unter Umständen wissen könnte, und dereinst vielleicht wissen wird. Gegenüber dem Rätsel aber, was Materie und Kraft seien, und wie sie zu deuten vermögen, muß er ein für allemal zu dem viel schwerer abzugebenden Wahlspruch sich entschließen: ›Ignorabimus‹«.

139 *epileptische Persönlichkeitsveränderung*
Bezieht sich auf die seinerzeit geläufige Lehrmeinung, es gebe eine für »genuine« Epilepsie typische »Wesensänderung«. S auch V von Weizsäcker (1929) Epileptische Erkrankungen, Organneurosen des Nervensystems und allgemeine Neurosenlehre (Bd 6, S 45 ff).

142 *Fabula docet*
Die Fabel lehrt, auch »die Moral von der Geschichte«.

142 *ein jetzt vielgelesener philosophierender Autor*
vielleicht E Liek (1926).

144 *Die Sterne sind tote Tiere …*
Vermutlich eine Anspielung auf die Kritik Platons an dem »Aufklärer« Anaxagoras. Dieser hatte gelehrt, »Sonne und Mond und alle Sterne sind feurige Steine« (zitiert bei Hippolytos, Refutatio I 8, 6, in: H. Diels ([3]1912) Die Fragmente der Vorsokratiker. Erster Band, Berlin: Weidmannsche Buchhandlung

S. 385). Platon kritisiert diese Auffassung im 12. Buch der »Nomoi«, ohne Anaxagoras namentlich zu nennen. Während für Platon die Gestirne beseelte Lebewesen sind, die deshalb, weil sie von einer vernünftigen Seele gelenkt werden, ihren Umlauf nach harmonischen Zahlverhältnissen geordnet vollziehen, heißt es nun (967c): »Denn dies ganze Heer von Sternen, die sich sichtbar vor ihren Augen bewegten, sei – so meinten sie (scil. Anaxagoras und Demokritos) – nur eine Masse von Steinen und Erde und vielen sonstigen seelenlosen Stoffen«.
Platons Gesetze. Übersetzt und erläutert von Otto Apelt. Philos. Bibliothek, Band 160, Leipzig: Meiner, 1916.

145 *Gang zu den Müttern*
Anspielung auf JW von Goethe (1832): Faust II, 1. Akt, Finstere Galerie (V 6213 ff)

145 *Geist zum Widersacher der Seele*
Bezieht sich auf das Buch von Ludwig Klages (1937).

145 *»künstlerische Auseinandersetzung der Tatsachen«*
von Helmholtz H (1879, S 570): »Er (Goethe) verlangte in der That von der Wissenschaft, sie solle nur eine künstlerische Anordnung der Thatsachen sein ...«

146 *Tiefenperson*
vgl F Krauss (1919). – Besprechung von V von Weizsäcker (1919) Zum Begriff der Krankheit. (Bd 1)

Über einige Täuschungen in der Raumwahrnehmung bei Erkrankung des Vestibularapparates

Deutsche Zeitschrift für Nervenheilkunde 64, 1-25 (1919)

Literatur

Allers R (1909)
Zur Pathologie des Tonuslabyrinths. Mschr Psychiat Neurol 26, 116-55

*Aubert H (1860)
Eine scheinbare bedeutende Drehung von Objekten bei Neigung des Kopfes nach rechts und links. Virchows Arch path Anat Physiol klin Med 20, 381-93

Beyer H, Lewandowsky M (1913)
Zum Báranyschen Zeigeversuch. Neurol Centralbl 32, 868-71

*Cremer M (1887)
Über das Schätzen von Distanzen bei Bewegung von Hand und Arm. Med Diss Würzburg

*von Cyon C (1902)
Beiträge zur Physiologie des Raumsinns II. Täuschungen in der Wahrnehmung der Richtungen durch das Ohrlabyrinth. Pflügers Arch ges Physiol 90, 585-90

*von Cyon C (1903)
Beiträge zur Physiologie des Raumsinns III. Täuschungen in der Wahrnehmung der Richtungen durch das Ohrlabyrinth. Pflügers Arch ges Physiol 94, 139-250

*Delabarre EB (1891)
Über Bewegungsempfindungen. Phil Diss Freiburg

Foerster O (1901)
Untersuchungen über das Localisationsvermögen bei Sensibilitätsstörungen. Ein Beitrag zur Psychophysiologie der Raumvorstellung. Mschr Psychiat Neurol 9, 31-42; 131-44

von Frey M (1914)
Beobachtung an Hautflächen mit geschädigter Innervation. Z Biol 63, 335-76

von Frey M, Metzner R (1902)
Die Raumschwelle der Haut bei Successivreizung. Z Psychol Physiol Sinnesorg 29, 161-82

*Hall, GS, Hartwell EM (1884)
Bilateral asymmetry of function. Mind 9, 93-109

*von Helmholtz H (1856-1866, [3]1910)
Handbuch der physiologischen Optik. ([3]1909-1911) hrsg v W Nagel, J von Kries, A Gullstrand. Hamburg, Leipzig: Voss

von Kries J (1910)
Die Lehre von den Gesichtswahrnehmungen. In: H von Helmholtz ([3]1910) Handbuch der physiologischen Optik, Bd 3, hrsg v A Gullstrand, J von Kries und W Nagel. Hamburg, Leipzig: Voss

*von Kries J (1923)
Allgemeine Sinnesphysiologie. Leipzig: Vogel

*Loeb J (1887)
Untersuchungen über den Fühlraum der Hand. Pflügers Arch ges Physiol 41, 107-27

*Lotze RH (1852)
Medicinische Psychologie oder Physiologie der Seele. Leipzig: Weidmann; (1966) Reprint. Amsterdam: Bonset

*Ostermann H (1888)
Symmetrie im Fühlraum der Hand. Med Diss Würzburg

Reinhold J (1914)
Die Abhängigkeit der BáránySchen Zeigereaktion von der Kopfhaltung. Dtsch Z Nervenheilk 50, 158-63

Schittenhelm A (1902)
Über einen Fall von Stichverletzung des Rückenmarks (Brown-Séquard'scher Lähmung) mit besonderer Berücksichtigung des Localisationsvermögens. Dtsch Z Nervenheilk 22, 1-14

Schittenhelm A (1902)
Über den Einfluss sensibler und motorischer Störungen auf das Lokalisationsvermögen. Dtsch Z Nervenheilk 22, 428-43

Tschermak A (1905)
Über die Grundlagen der optischen Lokalisation nach Höhe und Breite. Erg Physiol 4, 517-64

von Weizsäcker V (1924)
Über eine systematische Raumsinnstörung. (Der Fall H. B.) Dtsch Z Nervenheilk 84, 179-233 (In diesem Band)

Anmerkungen

153 *Bárány'scher Zeigeversuch*
s Anm zu S 559

164 *Aubert'sche Phänomen*
die seitliche Neigung des Kopfes führt im Dunkeln zu der Täuschung, daß ein leuchtendes Lot schief gesehen wird.
vgl. Aubert H (1860).

164 *urteilsähnlich*
der über Sinnesorgane vermittelte Eindruck eines bestimmten Sachverhaltes muß nach einem psychologischen Tatbestand als Urteil bezeichnet werden.
vgl. von Kries J (1923) S 135 und 234.

173 *»Lokalzeichen«*
Begriff stammt von Lotze, der die räumliche Wahrnehmung des Netzhautbildes durch Lokalzeichen der Empfindungen erklärt. Er führt sie nicht allein auf die Lage der gereizten Punkte der Retina, sondern auf die Verknüpfung des sensiblen Reizes mit einem motorischen Impuls zurück (unbewußte Bewegung des Auges, so daß der gereizte Punkt zur Stelle des deutlichsten Sehens verlagert wird).
In: Lotze RH (1852, 1966), S 352 ff.

Neuere Forschungen und Anschauungen über Reflexe und ihre physiologische Bedeutung

Klinische Wochenschrift 1, 2217-20 (1922)

Literatur

*Alajouanine T ([2]1970)
Joseph Babinski. In: Große Nervenärzte, Bd 2, hrsg von K Kolle. 162-71. Stuttgart: Thieme

*Babinski JFF (1917, [2]1918)
Hystérie-pithiatisme et troubles nerveux d'ordre réflexe en neurologie de guerre. Paris: Masson

*Babinski JFF (1934)
Œuvre scientifique, recueil des principaux traveaux publiés par les soins et ses élèves. Paris: Masson

*von Baeyer H (1921)
Zur Frage der mehrgelenkigen Muskeln. Anat Anz 54, 289-301

*Bell C (1830)
The nervous system of the human body. London: Longman; (1832) Physiologische und pathologische Untersuchungen des Nervensystems, übers von MH Romberg. Berlin: Stuhrs

*Böhme A (1916)
Vergleichende Untersuchungen über die reflektorischen Leistungen des menschlichen und des tierischen Rückenmarks. Dtsch Arch klin Med 121, 129-206

*Brondgeest PQ (1860)
Onderzoekingen over den tonus der willekeurige spieren. Utrecht: Proefschrift

*Brown GT (1911[a])
Studies in the physiology of the nervous system VII. Movements under narcosis in the pigeon. Movements under narcosis in the rabbit-progression-scratching-flexion. Quart J exp Physiol 4, 151-82

*Brown GT (1911[b])
Studies in the physiology of the nervous system VIII. Neural balance and reflex reversal, with a note on progression in the decerebrate Guinea-pig. Quart J exp Physiol 4, 273-88

*Brown GT (1911[c])
Studies in the physiology of the nervous system IX. Reflex terminal phenomena-rebound – rhythmic-rebound and movements of progression. Quart J exp Physiol 4, 331-97

*Brown GT (1913)
Die Reflexfunktionen des Zentralnervensystems, besonders vom Standpunkt der rhythmischen Tätigkeiten beim Säugetier betrachtet, Teil I. Erg Physiol 13, 279-433
*Charcot JM (1886)
Neue Vorlesungen über die Krankheiten des Nervensystems insbesondere über Hysterie. Autorisierte Deutsche Ausgabe von S Freud. Leipzig, Wien: Toeplitz Deuticke
*Clauss O, von Weizsäcker V (1922)
Über das Verhalten von Reflex- und Willkürbewegungen bei der Entwicklung äußerer, die Bewegung störender Kräfte. Dtsch Z Nervenheilk 75, 370-82
*Dumpert V (1922)
Kritisches zu dem nach C Mayer benannten »Finger-Daumenreflex«. J Psychol Neurol 27, 197-208
*Exner S (1891)
Über Sensomobilität. Pflügers Arch ges Physiol 48, 592-613
*Exner S (1894)
Entwurf zu einer physiologischen Erklärung der psychischen Erscheinungen. Leipzig, Wien: Deuticke
*Foerster O (1902)
Die Physiologie und Pathologie der Coordination; eine Analyse der Bewegungsstörungen bei den Erkrankungen des Centralnervensystems und ihre rationelle Therapie. Jena: Fischer
*Foerster O (1909[a])
Der atonisch-astatische Typus der infantilen Cerebrallähmung. Dtsch Arch klin Med 98, 216-44
*Foerster O (1909[b])
Über den Lähmungstypus bei cortikalen Hirnherden. Dtsch Z Nervenheilk 37, 349-414
*Foerster O (1921)
Zur Analyse und Pathophysiologie der striären Bewegungsstörungen. Z Neurol 73, 1-169
*Freud S (1893)
Charcot. In: ([3]1969) Gesammelte Werke I, 21-35. Frankfurt a M: Fischer
*Freudenberg E (1921)
Der Morosche Umklammerungsreflex und das Brudzinskische Nackenzeichen als Reflexe des Säuglingsalters. Münch med Wschr 51, 1646-7
*von Frey M (1915)
Die Vergleichung von Gewichten mit Hilfe des Kraftsinns. Z Biol 65, 203-24
*Hansen K, Hoffmann P (1922)
Über durch Vibration erzeugte Reflexreihen am Normalen und am Kranken. Z Biol 74, 229-36

*Hansen K, Hoffmann P, von Weizsäcker V (1922)
Der Tonus des quergestreiften Muskels. Z Biol 75, 121-54
*Hitzig E (1904)
Physiologische und klinische Untersuchungen über das Gehirn. Berlin: Hirschwald
*Hoffmann P (1909)
Über die Aktionsströme menschlicher Muskeln bei indirekter tetanischer Reizung. Arch Anat Physiol 430-46
*Hoffmann P (1910)
Beiträge zur Kenntnis der menschlichen Reflexe mit besonderer Berücksichtigung der elektrischen Erscheinungen. Arch Anat Physiol 223-56
*Hoffmann P (1922)
Untersuchungen über die Eigenreflexe (Sehnenreflexe) menschlicher Muskeln. Berlin: Springer
*Homburger A (1922)
Die Stellung des Moroschen Umklammerungsreflexes in der Entwicklung der menschlichen Motorik. Z Neurol, 76, 355-66
*de Kleyn A (1912)
Zur Technik der Labyrinthexstirpation und Labyrinthausschaltung bei Katzen. Pflügers Arch ges Physiol 145, 549-56
*Kretschmer E (1923, [2]1927)
Über Hysterie. Leipzig: Thieme
*Leibowitz O (1922)
Über die Prädilektion reflektorischer Erregbarkeiten im Zusammenhang mit koordinierten Reflexen, Kontrakturen und Lähmungen. Med Diss Heidelberg; (1928) Reflexmechanismus spastischer Lähmungen. Neudr Med Diss Heidelberg: Grossberger
*Léri A (1913)
Un phénomène réflexe du membre supérieur. Le »signe de l'avant-bras«. Rev Neurol 25, 277-88
*Loeb J (1890)
Der Heliotropismus der Tiere und seine Übereinstimmung mit den Pflanzen. Würzburg: Hertz
*Magnus R (1924)
Körperstellung. Monogr Gesamtgeb Physiol Pflanzen Tiere 6. Berlin: Springer
*Magnus R, de Kleyn A (1912)
Die Abhängigkeit des Tonus der Extremitätenmuskeln von der Kopfstellung. Pflügers Arch ges Physiol 145, 455-548
*Mann L (1886)
Klinische und anatomische Beiträge zur Lehre von der spinalen Hemiplegie. Dtsch Z Nervenheilk 70, 1-66

*Mann L (1898)
Über das Wesen und die Entstehung der hemiplegischen Contractur. Eine klinische Studie verbunden mit Untersuchungen über den Muskeltonus, sowie die antagonistische und separatistische Innervation. Mschr Psychiat Neurol 4, 45-50, 123-41
*Mann L (1922)
Über cerebellare Hemiplegie und Hemiataxie. Mschr Psychiat Neurol 12, 1280-314
*Marie P, Foix C (1915)
Les réflexes d'automatisme dit de défense. Rev Neurol 22, 225-36
*Mayer C (1916)
Mitteilung über ein Reflexphänomen am Daumen. Neurol Centralbl 35, 11-6
*Mayer C (1918)
Zur Kenntnis der Gelenksreflexe der oberen Extremitäten. Rektoratsschrift. Innsbruck: Wagner
*Münnich F (1915)
Über die Leitungsgeschwindigkeit in motorischen Nerven bei Warmblütern. Z Biol 66, 1-22
*Munthe A (1933)
The Story of San Michele. Hamburg: The Albatros; (1937, [8]1987) Das Buch von San Michele. Übers von G Uexküll-Schwerin. Berlin: Knaur
*Piper H (1908)
Über die Leitungsgeschwindigkeit in den markhaltigen, menschlichen Nerven. Pflügers Arch ges Physiol 124, 591-600
*Piper H (1912)
Elektrophysiologie menschlicher Muskeln. Berlin: Springer
*Sherrington CS (1900)
Cutaneous sensations. In: Textbook of physiology, ed EA Schäfer, Vol 2, 920–1001. Edinburgh, London: Pentland
*Sherrington CS (1905)
Über das Zusammenwirken der Rückenmarksreflexe und das Prinzip der gemeinsamen Strecke. Erg Physiol 4, 797-850
*Sherrington CS (1906)
The integrative action of the nervous system. London: Yale University Press; ([2]1947) Entirely reset with a new foreword by the author and a bibliography of his writings. Cambridge University Press
*Simons A (1920)
Kopfhaltung und Muskeltonus. Neurol Centralbl 39, 132-37, 256
*Simons A (1923)
Kopfhaltung und Muskeltonus. Klinische Beobachtungen. Z Neurol 80, 499-549

*von Weizsäcker V (1922)
Über Reflexbewegungen und ihre Dynamik. Verh Dtsch Ges Inn Med 34, 470-3
*Wernicke C (1881)
Lehrbuch der Gehirnkrankheiten für Ärzte und Studierende, 3 Bde. Kassel: Fischer
*Wernicke C (1889)
Zur Kenntnis der cerebralen Hemiplegie. Berl Klin Wschr 26, 969-70
*Wernicke C (1893)
Gesammelte Aufsätze und kritische Referate zur Pathologie des Nervensystems. Berlin: Fischer

Anmerkungen

177 *Babinski... auch durch die Reflexe*
Die Erforschung von genauen und sicheren klinischen Daten, das Nachweisen von Zeichen, »die man willkürlich nicht hervorrufen kann« und die das innere Gefüge der »organischen nervösen Störungen« bilden, bildet den Kern des Werkes von Joseph Babinski (1917, 1934), das vor allem einer Methodenlehre gilt: »Methodische Forschungen führten mich ab 1893 zu dem Schluß, daß die hysterischen Lähmungen und Kontrakturen nicht von Störungen der Sehnenreflexe begleitet sind und daß es leicht ist, eine Gesichtslähmung infolge einer Erkrankung des Fazialisnerven von einer Fazialislähmung hysterischen Ursprungs zu unterscheiden.« Zitiert von Alajouanine T (1959) S 169.

177 *Charcots Schule*
Jean Marie Charcot (1825-1893) war leitender Arzt an der Salpetrière in Paris, einem Versorgungshaus für alte, gebrechliche und kranke Frauen. Er hatte lange Zeit eine Professur für pathologische Anatomie inne, widmete sich aber ganz der klinisch-anatomischen Beschreibung von Krankheiten des Nervensystems, so daß die Regierung 1882 für ihn einen Lehrstuhl für Neuropathologie einrichtete. Dies war nach dem 1869 in Moskau für Kojewnikoff eingerichteten Ordinariat für Neurologie der zweite Lehrstuhl für Nervenkrankheiten überhaupt. Von seiner Arbeitsweise berichtet Sigmund Freud, sein berühmtester Schüler, folgendes: »Er pflegte sich die Dinge, die er nicht kannte, immer von neuem anzusehen, Tag für Tag den Eindruck zu verstärken, bis ihm dann plötzlich das Verständnis derselben aufging. Vor seinem geistigen Auge ordnete sich dann das Chaos, welches durch die Wiederkehr immer derselben Symptome vorgetäuscht wurde; es ergaben sich die neuen Krankheitsbilder, gekennzeichnet durch die konstante Verknüpfung gewisser Symptomgruppen... Er nannte diese Art der Geistesarbeit, in der er keinen Gleichen hatte, ›Nosographie treiben‹«. Zu der von ihm geschaffenen »zahlreichen und bedeutsamen Schule« gehören Joseph Babinski, Désiré-Magloire Bourneville, Edouard Brissaud, Pierre Janet, Pierre Marie, Axel Munthe, welch letzterer seine Zeit bei ihm ausführlich in seinem »Das Buch von San Michele« beschreibt.

Freud S (1893)
Munthe A (1933).

177 *Imitation des organisch Bedingten*
»Es gibt eine andere wichtige Tatsache in der Lehre von der Neurose im Allgemeinen und von der Hysterie im Besonderen, welche beweist, daß diese Affektionen durchaus nicht etwa in der Pathologie eine besondere Klasse bilden, welche von anderen als den gemeinen physiologischen Gesetzen beherrscht wird, nämlich die, daß ihre Symptomatologie sich immer – und häufig in innigster Weise – der Symptomatologie anschmiegt, welche an die Erkrankung mit materiellen Läsionen geknüpft ist. Und diese Ähnlichkeit geht oft soweit, daß sie die Diagnose aufs äußerste erschwert. Man hat mitunter diese Eigentümlichkeit der Affektion sine materia, organische Erkrankungen nachzuahmen, als Neuromimesis bezeichnet.«
Charcot JM (1886) S 13.

178 *Tropismenlehre*
Gemeint ist damit die Lehre der durch äußere Reize hervorgerufenen Orientierungserregungen von Pflanzen und Tieren, s Loeb (1890).

179 *anderweit bestimmten Nervenleitgeschwindigkeiten*
Gemeint ist Münnich F (1915).

179 *nach P Hoffmann*
s Hoffmann P (1922) S 45 ff.

181 *»Koppelung«*
s Hoffmann P (1922) S 69 ff.

182 *Exnersche Ideen*
»Die Bewegungsfähigkeit eines Menschen oder Thieres, soferne sie durch centripetale Nervenerregungen beeinflußt, beherrscht oder bedingt wird, möge im Folgenden mit dem Namen ›Sensomobilität‹ belegt werden.«
s Exner S (1894) S 124 ff.

187 *Magnussche Stellreflexe*
Die Untersuchungen von Magnus und de Kleyn (1912) gehen von einer Zufallsbeobachtung aus: Eine Katze in Enthirnungsstarre, bei der also der Hirnstamm zwischen vorderen und hinteren Vierhügeln durchtrennt ist, wodurch alle Strecker in höchsten Tonus kommen, die Beuger aber ganz oder fast völlig schlaff bleiben, lag beim Versuch mit horizontaler Mundspalte auf dem Rücken. Zur besseren Lage wurde die Schnauze etwas gehoben; darauf kam es nach einigen Sekunden zu deutlicher Zunahme des Strecktonus, der bei Senkung der Schnauze nachließ. Die Tonusänderung dauerte so lange wie die neue Kopfstellung. Es zeigte sich sofort, daß jede Bewegung des Kopfes bei einer anderen Lage des Tieres einen anderen Einfluß auf den Gliedertonus hatte. In die Fülle zunächst unverständlicher Erscheinungen kam Ordnung, als die nächstliegende Stelle des Muskeltonus, die Labyrinthe, durch Exstirpation oder Cocainisierung ausgeschaltet wurden. Treten dann bei Kopfbewegung gegen

den Rumpf noch Tonusänderungen ein, dann können sie nur auf sensibler Reizung vor allem der Propriozeptoren der Halsmuskeln beruhen.
Nach Magnus (1924) kann man die Reflexe in einige große Gruppen einteilen: die Reflexe der Bewegung haben einen vorübergehenden Charakter. Die Reflexe der Lage stehen ihnen als Dauerreflexe gegenüber. Aus der Gruppe der Lagerreflexe hebt Magnus die Untergruppe der Stellreflexe heraus. Ihnen ist gemeinsam, daß sie die Normalstellung des Tieres herbeiführen, wenn das Tier in eine abnorme Lage gebracht worden ist. Im Gegensatz zu ihnen stehen die Steh- oder Haltungsreflexe; sie sind Lagerreflexe primitiverer Natur, sie vermögen die einmal erreichte Normalstellung festzuhalten, ohne sie indessen sofort herbeiführen zu können.

188 *»plastischer Tonus«*
s Sherrington CS (1906) S 301 ff.

188 *Foersters Fixationsreflex oder Adaptationsreflex*
Bei der Rigidität auf Grund einer Erkrankung des striopallidären Apparates zeigen die Muskeln »die Eigenschaft, bei passiver Annäherung ihrer Insertionspunkte sich dieser Annäherung durch aktive Anspannung anzupassen (Adaptationsspannung) und in dieser Anspannung tonisch zu verharren (Fixationsspannung oder Fixationsreflex). Diese Erscheinung ist schon vor langem von Westphal als paradoxes Muskelphänomen am Tibialis anticus bei der Pseudosklerose beschrieben worden.«
s Foerster O (1921) S 26 ff.

Über das Verhalten von Reflex- und Willkürbewegungen bei der Einwirkung äußerer, die Bewegung störender Kräfte

Deutsche Zeitschrift für Nervenheilkunde 75, 370-82 (1922)

Literatur

*Dumpert V (1922)
Kritisches zu dem nach C Mayer benannten »Finger-Daumenreflex«. J Psychol Neurol 27, 197-208

*Fischer O (1896-97)
Beiträge zur Muskelstatik. I Über das Gleichgewicht zwischen Schwere und Muskeln am Zweigliedrigen System. II Über die Wirkung der Schwere und beliebiger Muskeln an dem Zweigliedrigen System. (m 11 Tafeln u 33 Fig). 2 Bde. Leipzig: Königl Sächs Akad Wissensch

Hansen K, Hoffmann P (1920)
Bedeutung der Sehnenreflexe für die Erhaltung einer Gelenkstellung. Z Biol 71, 99-106

Hansen K, Hoffmann P (1922[a])
Über durch Vibration erzeugte Reflexreihen am Normalen und am Kranken. Z Biol 74, 229-36

Hansen K, Hoffmann P (1922[b])
Weitere Untersuchungen über die Bedeutung der Eigenreflexe für unsere Bewegungen. Z Biol 75, 293-304

*Hansen K, Hoffmann P, von Weizsäcker V (1922)
Der »Tonus« des quergestreiften Muskels. Z Biol 75, 121-54

Hill AV (1922)
The maximum work and mechanical efficiency of human muscles, and their most economical speed. J Physiol 56, 19-41

Hoffmann P (1918[a])
Über die Beziehungen der Sehnenreflexe zur willkürlichen Bewegung und zum Tonus. Z Biol 63, 351-71

Hoffmann P (1918[b])
Über die Beziehungen der Sehnenreflexe zur willkürlichen Bewegung und zum Tonus. Z Biol 68, 351-70

Hoffmann P (1920)
Über die Beziehung der Hautreflexe zu den Sehnenreflexen. Eigenreflexe und Fremdreflexe der Muskeln. Z Biol 72, 101-6

Meyer E (1898)
Ueber den Einfluß der Spannungszunahme während der Zuckung auf die Arbeitsleistung des Muskels und den Verlauf der Curve. Arch ges Physiol 69, 593-612

Preisendörfer F (1920)
Versuche über die Anpassung der willkürlichen Innervation an die Bewegung. Z Biol 70, 505-14

*Sternberg M (1893)
Die Sehnenreflexe und ihre Bedeutung für die Pathologie des Nervensystems. Leipzig, Wien: Deuticke

von Weizsäcker V (1921)
Über Willkürbewegungen und Reflexe bei Erkrankungen des Zentralnervensystems. (Elektromyographische Untersuchungen.) Dtsch Z Nervenheilk 70, 115-30

Zuppinger H (1909)
Die Muskelentspannung bei der Permanentextension der Ober- und Unterschenkelfrakturen. Bruns Beitr klin Chir 64, 567-76

Anmerkungen

189 *Die Autoren sind O Clauss und V von Weizsäcker.*

193 *Zuppinger-Schiene*
Von Hermann Zuppinger entwickelter Schienenapparat zur Lagerung gebrochener Extremitäten, womit die Eigenschwere der Extremität eine Zugbehandlung ersetzt.
s Zuppinger H (1909).

Über den Funktionswandel, besonders des Drucksinnes bei organisch Nervenkranken und über Beziehungen zur Ataxie

Pflügers Archiv für die gesamte Physiologie des Menschen und der Tiere 201, 317-32 (1923) (Festgabe für Johannes von Kries zum 70. Geburtstag)

Literatur

*Broca P (1861[a])
Nouvelle observation d'aphémie produite par une lésion de la moitié postérieure des deuxième et troisième circonvolution frontales gauche. Bull Soc Anat Paris, 2[e] Série, 6, 398-407

*Broca P (1861[b])
Remarques sur le siège de la faculté du langage articulé, suivies d'une observation d'aphémie (perte de la parole). Bull Soc Anat Paris, 2[e] Série, 6, 330-57

Clauss O, von Weizsäcker V (1922)
Über das Verhalten von Reflex- und Willkürbewegungen bei der Einwirkung äußerer, die Bewegungen störender Kräfte. Dtsch Z Nervenheilk 75, 370-82 (In diesem Band)

*Franz K (1923)
Untersuchungen des Drucksinns mit Reizhaaren nach statistischer Methode. Dtsch Z Nervenheilk 78, 212-24

von Frey M (1918[a])
Einige Beobachtungen an Nervenverletzten. Sitzungsber Phys-med Ges Würzburg 1916-17, 26-35

von Frey M (1918[b])
Über Bewegungswahrnehmungen in resezierten und in anästhetischen Gelenken. Z Biol 68, 339-50

von Frey M (1918[c])
Weitere Beobachtungen über die Wahrnehmung von Bewegungen nach Gelenkresektion. Z Biol 69, 322-30

von Frey M, Meyer OB (1918)
Versuche über die Wahrnehmung geführter Bewegungen. Z Biol 68, 301-38

*Goldscheider A (1916)
Über Irradiation und Hyperästhesie im Bereich der Hautsensibilität. Pflügers Arch ges Physiol 165, 1-36

Goldstein K (1923)
Die Topik der Großhirnrinde in ihrer klinischen Bedeutung. Dtsch Z Nervenheilk 77, 7-124

Goldstein, K, Gelb A (1920)
Psychologische Analysen hirnpathologischer Fälle aufgrund von Untersuchungen Hirnverletzter. Abh 2: Über den Einfluß des vollständigen Verlustes des optischen Vorstellungsvermögens auf das taktile Erkennen. Z Psychol 83, 1-94

Hansen K (1913)
Neue Versuche über die Bedeutung der Fläche für die Wirkung von Druckreizen. Z Biol 62, 536-50

Hansen K (1921)
Die Unterschiedsschwellen des Drucksinnes bei möglichst verhinderter Reizausbreitung. Z Biol 73, 167-90

Head H (1920)
Studies in Neurology. 2 Vol. London: Oxford Univ Press

*Hoffmann P (1922)
Untersuchungen über die Eigenreflexe (Sehnenreflexe) menschlicher Muskeln. Berlin: Springer

*von Monakow C ([2]1905)
Gehirnpathologie. Wien: Hölder

Müller O (1923)
Über den Einfluß der Kopf- und Augenstellung auf die Lokalisationsbewegung des Armes. Dtsch Z Nervenheilk 78, 325-46

*Naunyn B (1889)
Über die Auslösung von Schmerzempfindung durch Summation sich zeitlich folgender sensibler Erregungen. Arch exp Path Pharmakol 25, 272-305

*Niemöller M (1923)
Untersuchungen des Drucksinnes und des Phänomens der Verstärkung bei Nervenkranken mit Flächenreizen. Med Diss Heidelberg

*Stein H (1924)
Die Labilität der Drucksinnschwelle bei Sensibilitätsstörungen. Dtsch Z Nervenheilk 80, 57-74

*Stein H, von Weizsäcker V (1927)
Der Abbau der sensiblen Funktionen. Eine sinnesphysiologische Analyse der Hypästhesie. Dtsch Z Nervenheilk 99, 1-30 (In diesem Band)

*Weber EH (1851)
Die Lehre vom Tastsinne und Gemeingefühle auf Versuche gegründet. In: Handwörterbuch der Physiologie mit Rücksicht auf pathologische Physiologie, III, 2, hrsg v R Wagner. Braunschweig: Vieweg. 481-588. In: (1905) Ostwalds Klassiker der exakten Wissenschaften, hrsg v E Hering, Nr 149. Leipzig: Engelmann

von Weizsäcker V (1919)
Über einige Täuschungen in der Raumwahrnehmung bei Erkrankung des Vestibularapparates. Dtsch Z Nervenheilk 64, 1-25 (In diesem Band)

*von Weizsäcker V (1923)
Über die Sensibilität, insbesondere vom Drucksinn, vom physiologischen Gesichtspunkt aus. Klin Wschr 2, 2109-12

*von Weizsäcker V (1924[a])
Über die Bedeutung quantitativer Sensibilitätsprüfungen auf die pathologische Physiologie der Wahrnehmung und Bewegung. Dtsch Z Nervenheilk 81, 97-9

*von Weizsäcker V (1924[b])
Untersuchung des Drucksinns mit Flächenreizen bei Nervenkranken (Phänomen der Verstärkung). Dtsch Z Nervenheilk 80, 159-67 (In diesem Band)

*von Weizsäcker V (1937)
Untersuchungen der Sensibilität. In: Handbuch der Neurologie, hrsg v O Bumke, O Foerster, Bd 3. 701-46. Berlin: Springer

Anmerkungen

203 *Brocas Entdeckung*
Seine Entdeckung, daß die Fähigkeit zur artikulierten Sprache durch eine umschriebene Gehirnschädigung (am Fuß der 3. Stirnhirnwindung der dominanten Hemisphäre) beeinträchtigt wird, hat eine Welle von Beobachtungen und Theorien zur Lokalisation psychischer Funktionen (Lokalisationslehre) ausgelöst.
s Broca P (1861).

203 *Schock*
Als (spinalen) Schock bezeichnet man die neurophysiologisch schwer verständliche Tatsache, daß der bei einer plötzlichen Querschnittschädigung des Rükkenmarks unterhalb der Läsion auftretende Lähmungszustand mit einem Reflexverlust und einer Muskelerschlaffung einhergeht und nicht, wie aufgrund der anatomisch-physiologischen Bedingungen anzunehmen und bei allmählich eintretender Schädigung auch zu beobachten, mit gesteigerter Reflexerregbarkeit und erhöhter Muskelspannung.

203 *Diaschisis*
Damit bezeichnet C von Monakow einen elektiven Schock, der sich, von einer plötzlich entstandenen umschriebenen Hirnschädigung ausgehend, in einem akuten Funktionsverlust entfernter Hirngebiete auswirkt.
s von Monakow C (1905).

204 *Webersches Gesetz*
»daß man einen Reiz, wie stark er auch sei, im allgemeinen um einen konstanten Bruchteil verändern muß, um eine merkliche Änderung der Empfindungen zu bekommen«. In: von Weizsäcker V (1926). (In diesem Band, S 367).

210 *gemeinsam mit Herrn Dr Panzel*
Diese Versuche werden noch andernorts aufgeführt (von Weizsäcker V 1923, 1924[a], 1937, Stein H und von Weizsäcker V 1927).
Protokolle sind von H Stein (1926) publiziert worden.

216 *Rombergsches Phänomen*
Der Rombergsche Versuch vergleicht die Standfestigkeit bei offenen und geschlossenen Augen. Er dient vor allem der Unterscheidung einer spinalen (durch Funktionsstörung der sensiblen Bahnen im Rückenmark) von einer cerebellären (durch Funktionsstörung im Kleinhirn bedingten) Ataxie.

219 *Die angeführten Untersuchungen*
bezieht sich auf die von K Franz (1923), H Stein (1924) und seine (1924) zusammen mit M Niemöller durchgeführten Untersuchungen, die als 2., 3. und 4. Abhandlung innerhalb einer unter der Überschrift »Neurophysiologische Untersuchungen der Nervenabteilung der medizinischen Klinik zu Heidelberg« zusammengefaßten Reihe 1923-1927 in der Deutschen Zeitschrift für Nervenheilkunde und der Zeitschrift für Biologie erschienen sind:

1. Müller O (1923) Über den Einfluß der Kopf- und Augenstellung auf die Lokalisationsbewegung des Armes. Dtsch Z Nervenheilk 78, 325-46
2. Franz K (1923) Untersuchungen des Drucksinns mit Reizhaaren nach statistischer Methode. Dtsch Z Nervenheilk 78, 212-24
3. Stein H (1924) Die Labilität der Drucksinnschwelle bei Sensibilitätsstörungen. Dtsch Z Nervenheilk 80, 57-74
4. von Weizsäcker V (1924) Untersuchung des Drucksinns mit Flächenreizen bei Nervenkranken (Phänomen der Verstärkung). Dtsch Z Nervenheilk 80, 159-67 (In diesem Band)
5. Stein H (1924) Nachempfindungen bei Sensibilitätsstörungen als Folge gestörter Umstimmung (Adaptation). Dtsch Z Nervenheilk 80, 218-36
6. Leibowitz O (1924) Zur Frage des Tonus bei geführten Bewegungen. Dtsch Z Nervenheilk 82, 314-38
7. von Weizsäcker V (1925) Über eine systematische Raumsinnstörung (der Fall H. B.) Dtsch Z Nervenheilk 84, 179-233 (In diesem Band)
8. Kronenberger F, von Weizsäcker V (1925) Über die raumsinnlichen Leistungen im Gebiete des Drucksinns der Haut (1. Mitt) Dtsch Z Nervenheilk 86, 263-73 (In diesem Band)
9. Panzel A (1925) Untersuchungen über das Vergleichen von Gewichten bei Gesunden und Kranken. Dtsch Z Nervenheilk 87, 161-206
10. Ahringsmann H, Buch A (1926) Über die Wahrnehmung von bewegten Reizen auf der Haut. Z Biol 84, 541-52
11. Stein H (1926) Die Hinterstrangstörung bei Friedreichscher Ataxie (und

Tabes dorsalis) und ihre Bedeutung für das Zustandekommen ataktischer Erscheinungen. Dtsch Z Nervenheilk 91, 77-127
12. Buch A, Malamud W (1926) Über raumsinnliche Leistungen im Gebiete des Hautsinns. Dtsch Z Nervenheilk 93, 216-27
13. Cohen G (1926) Stereognostische Störungen. Dtsch Z Nervenheilk 93, 228-44
14. Cohen G (1926) Zur Frage der tiefen Druckempfindungen. Dtsch Z Nervenheilk 93, 245-58
15. Cohen G (1927) Zur Bedeutung des Zeitfaktors für die Pathologie des Temperatursinnes. Dtsch Z Nervenheilk 96, 43-60

Untersuchung des Drucksinns mit Flächenreizen bei Nervenkranken (Phänomen der Verstärkung)

Deutsche Zeitschrift für Nervenheilkunde 80, 159-67 (1924)

Literatur

*Brückner A (1901)
Die Raumschwelle bei Simultanreizung. Z Psychol Physiol Sinnesorg 26, 33-60

*Franz K (1923)
Untersuchungen des Drucksinns mit Reizhaaren nach statistischer Methode. Dtsch Z Nervenheilk 78, 212-24

von Frey M (1904, 31920)
Vorlesungen über Physiologie. Berlin: Springer

*von Frey M, Kiesow F (1899)
Über die Function der Tastkörperchen. Z Psychol Physiol Sinnesorg 20, 126-63

von Frey M, Pauli R (1912)
Die Stärke und Deutlichkeit einer Druckempfindung unter der Wirkung von Druckreizen. Z Biol 59, 497-515

Hansen K (1913)
Neue Versuche über die Bedeutung der Fläche für die Wirkung von Druckreizen. Z Biol 62, 536-50

Head H (1920)
Studies in Neurology. 2 Vol in conjunction with WHR Rivers, G Holmes, J Sherren, T Thompson, G Riddoch. London: Frowde, Hodder and Stoughton

*Niemöller M (1923)
Untersuchung des Drucksinns und des Phänomens der Verstärkung bei Nervenkranken mit Flächenreizen. Med Diss Heidelberg

*Sherrington CS (1906)
The Integrative Action of the Nervous System. New Haven and London: Yale University Press; ([2]1947) Entirely reset with a new foreword by the author and a bibliography of his writings. Cambridge University Press

Stein H (1924)
Die Labilität der Drucksinnschwelle bei Sensibilitätsstörungen. Dtsch Z Nervenheilk 80, 57-74

Anmerkungen

221 *Untersuchung des Drucksinns...*
Im Original steht vor dem Titel eine »4«. Diese Numerierung gibt an, daß es sich hier um die 4. Abhandlung der in der Anm zu S 219 vollständig aufgeführten »Neurophysiologische(n) Untersuchungen aus der Nervenabteilung der medizinischen Klinik zu Heidelberg« handelt.
Unter dem Titel steht »nach Versuchen von Frl M Niemöller«.
s Niemöller M (1923).

221 *Arbeit von Franz*
eine Fußnote verweist darauf, daß es sich dabei um die 2. Abhandlung der in der Anm zu S 219 aufgeführten Reihe handelt.

228 *Untersuchungen von Stein*
eine Fußnote verweist darauf, daß es sich dabei um die 3. Abhandlung der in der Anm zu S 219 aufgeführten Reihe handelt.

Über eine systematische Raumsinnstörung (Der Fall H. B.)

Deutsche Zeitschrift für Nervenheilkunde. 84, 179-233 (1924)

Literatur

Allers R (1909)
Zur Pathologie des Tonuslabyrinths. Mschr Psychiat Neurol 26, 116-55

*Aubert H (1860)
Eine scheinbare bedeutende Drehung von Objekten bei Neigung des Kopfes nach rechts und links. Virchows Arch path Anat Physiol klin Med 20, 381-93

Gelb A (1921)
Grundfragen zur Wahrnehmungspsychologie. Bericht Kongr exp Psychol 7, 114-6

*Gelb A (1925)
Die psychologische Bedeutung pathologischer Störungen der Raumwahrnehmung. (Kongr Exper Psychol) Jena: Fischer

Gelb A, Goldstein K (1920)
Psychologische Analyse hirnpathologischer Fälle aufgrund von Untersuchungen Hirnverletzter. Bd 1. Leipzig: Barth

Gelb A, Granit R (1923)
Bedeutung von Figur und Grund für die Farbenschwelle. I. Z Psychol 93, 83-118

Granit R (1923)
Bedeutung von Figur und Grund für Helligkeitsschwellen bei unveränderter Schwarzinduktion.
Skand Arch Physiol 45, 43-57

Günther K (1921)
Über Vertikalempfindung. Z Ohrenheilk 81, 345-50

von Helmholtz (1856, [3]1909-1911)
Handbuch der physiologischen Optik. ([3]1909-1911) hrsg v W Nagel, J v Kries, A Gullstrand. Hamburg, Leipzig: Voss

*Hering E (1920)
Grundzüge der Lehre vom Lichtsinn. In: Handbuch der gesamten Augenheilkunde. Begr v A Graefe u T Saemisch, fortg v C von Hess, 2. neubearb Aufl, hrsg v C Adam, T Axenfeld u A Elschnig. Bd 3: Physiologische Optik. Berlin: Springer

Köllner H (1921)
Klinische Prüfungen der Richtungslokalisation im peripheren Sehen, ihre Ergebnisse bei Einäugigkeit, sowie über die phylogenetische Bedeutung des Lokalisationsgesetzes. Arch Augenheilk 88, 117-38

Kohnstamm O (1915)
Demonstration einer katatonieartigen Erscheinung beim Gesunden (Katatonusversuch). Z Neurol 34, 290-1

Lenz G (1909)
Zur Pathologie der cerebralen Sehbahn unter besonderer Berücksichtigung ihrer Ergebnisse für die Anatomie und Physiologie. Med Hab-Schr Breslau. Graefes Arch Ophthal 72, 1-85, 197-273

*Liepmann H (1900)
Erkrankungsbild der motorischen Asymbolie auf Grund eines Falles von einseitiger Apraxie. Mschr Psychiat Neurol 8, 15-45, 102-33, 182-88

*Mayer-Groß W, Stein H (1926)
Abänderungen der Sinnestätigkeit im Meskalinrausch. Z ges Neurol Psychiat 101, 354-86 (Festband für Kraepelin)

Müller GE (1916)
Über das Aubertsche Phänomen. Z Sinnesphysiol 49, 109-246

Müller O (1923)
Über den Einfluß der Kopf- und Augenstellung auf die Lokalisationsbewegung des Armes. Dtsch Z Nervenheilk 78, 325-46

*Nagel W (1905)
Die Beziehungen zwischen den Lageempfindungen und der optischen Orientierung. In: Handbuch der Physiologie des Menschen. 4 Bde. (1905-1909) hrsg v W Nagel. 3: Sinnesorgane. 741-2. Braunschweig: Vieweg

Scholl K (1925)
Sensomotorische Einstellungen. Bericht von der 14. Jahresversammlung der Gesellschaft Deutscher Nervenärzte in Innsbruck. Dtsch Z Nervenheilk 83, 318-23

von Weizsäcker V (1919)
Über einige Täuschungen in der Raumwahrnehmung bei Erkrankung des Vestibularapparates. Dtsch Z Nervenheilk 64, 1-25 (In diesem Band)

von Weizsäcker V (1923)
Das Antilogische. Psychol Fschg 3, 295-318 (Bd 2)

von Weizsäcker V (1931)
Kasuistische Beiträge zur Lehre vom Funktionswandel bei stato-opto-sensiblen Syndromen. Dtsch Z Nervenheilk 117-9, 716-36 (In diesem Band)

Anmerkungen

235 *zu erwartenden Mitteilungen*
In der Bibliographie K Goldstein (Library of Congress, Washington D. C., Document No 9498) läßt sich ein entsprechender Titel nicht nachweisen. Dafür scheint allein A Gelb die erwähnten Beobachtungen mitgeteilt zu haben (1925).

241 *Kohnstamm'scher Versuch*
Wenn man gegen Widerstand einen Muskel innerviert hat und sodann den Widerstand plötzlich aufhebt, kommt es zu einer langsamen automatischen Bewegung in der Richtung, die der Widerstandsrichtung entgegengesetzt ist.

248 *Bárány »Zeigeversuch«*
s Anm zu S 559.

249 *Weiteres O Müller (1923)*
Eine Anmerkung verweist darauf, daß es sich dabei um die 3. Abhandlung der in der Anm zu S 219 aufgeführten Reihe handelt.

265 *Aubert'sches Phänomen*
s Anm zu S 164.

265 *spätere Mitteilung*
s von Weizsäcker (1931) (In diesem Band).

269 *Pulfrich'sche Prüfungstafel Nr 1*
Dient einer quantitativ genauen Untersuchung des räumlichen Sehens. Mit Hilfe des Zeiss'schen Linsenstereoskops werden Testbilder mit parallelen Gesichtslinien unter Ausschaltung der Akkomodation betrachtet.

269 *stereoskopisches Glanzphänomen*
s H von Helmholtz (1856) S 932 ff u S 944 f.

269 *Hering'sche Glasperlenprobe*
= Herings Fallversuch. Hinter einer Röhre, in die der Untersuchte binocular hineinsieht, ist eine Perle an einen Faden gespannt. Es soll entschieden werden, ob Kugeln, die herabfallen, vor oder hinter der Perle gefallen sind.

270 *Helmholtz'sche Dreistäbchenversuch*
Beurteilung der räumlichen Zuordnung von 3 Stäbchen, die hinter einer Blende präsentiert werden.

270 *Querdisparation*
Horizontale Abweichung der Lage beider Netzhautbilder bei Konvergenz der Augenachsen; diese ermöglicht die Tiefenwahrnehmung.

271 *Stilling'sche pseudoisochromatische Tafeln*
Zur Untersuchung des Farbsinns. Aus farbigen Punkten zusammengesetzte Optotypen erscheinen auf einem Untergrund, der aus andersfarbigen oder helligkeitsgleichen grauen Punkten besteht.

272 *Anomaloskop*
A. nach Nagel: Spektralfarbenmischapparat, in dem drei gleichbleibend erzeugte Spektrallichter der Helligkeit nach verändert werden können. Dient der Untersuchung der Differenzierung einer Farbenfehlsichtigkeit.

272 *Hering'sche Nachbildapparat*
In der Originalausführung diente ein elektrischer Glühfaden in einer 30 cm langen Glasröhre zum Auslösen von Nachbildern. Die Röhre trug in der Mitte eine Fixiermarke und war so in einem Halter angebracht, daß sie um die Fixiermarke gedreht und senkrecht dem einen und waagerecht dem anderen Auge dargeboten werden konnte.

272 *Snellensche Proben*
Sehschärfen- und Astigmatismusbestimmung durch Strichfiguren, die einen vollen oder halbkreisförmigen Strahlenkranz darstellen. Es sind 15 Strahlen im Winkel von 15° angeordnet; Striche werden einfach oder als Doppel- oder Dreifachstrich dargestellt. Das astigmatische Auge nimmt einen der Striche schwärzer als die anderen wahr.

272 *Aubert'sches Phänomen*
s Anm zu S 164.

283 *Meskalinrausch*
Mayer-Groß hat mit H Stein (1926) ausführliche Versuchsergebnisse über veränderte Sinnestätigkeit im Meskalinrausch vorgelegt.

284 *Helmholtz'sche Prismenversuch*
s H von Helmholtz (1856) S 284.

Über die raumsinnlichen Leistungen im Gebiete des Drucksinnes der Haut

Deutsche Zeitschrift für Nervenheilkunde 86, 263-73 (1925)

Literatur

*Buch A, Malamud W (1926)
Über raumsinnliche Leistungen im Gebiete des Hautsinnes. Dtsch Z Nervenheilk 93, 216-27

Eisner M (1897)
Über die Beurtheilung der Größe und der Gestalt von Flächen, welche die Haut berühren. Med Diss Erlangen

*Fechner GT (1860)
Elemente der Psychophysik. Verhältnis der physischen und psychischen Erscheinungen mit Hilfe der Erfahrung der Mathematik. 2 Bde. Leipzig: Breitkopf u Härtel; (1964) Amsterdam: Bonset

von Frey M, Metzner R (1902)
Die Raumschwelle der Haut bei Successivreizung. Z Psychol Physiol Sinnesorg 29, 161-82

Gelhorn E (1922)
Untersuchungen zur Physiologie der räumlichen Tastempfindungen unter der Berücksichtigung der Beziehungen des Tastraumes zum Sehraume. Pflügers Arch ges Physiol 196, 311-30

Judd CH (1896)
Ueber Raumwahrnehmung im Gebiete des Tastsinnes. Philos Stud 12, 409-63

*Lotze RH (1852)
Medicinische Psychologie oder Physiologie der Seele. Leipzig: Weidmann; (1966) Reprint. Amsterdam: Bonset

Müller O, von Staehr H (1924)
Über die Raumwahrnehmung auf der Haut. Arch Psychiat Nervenkr 71, 324-5

Pauli R (1912)
Ein neuer Reizhebel für sukzessive und simultane Erregung von Druckpunkten. Z Biol 59, 420-5

*Weber EH (1851)
Die Lehre vom Tastsinne und Gemeingefühle auf Versuche gegründet. In: Handwörterbuch der Physiologie mit Rücksicht auf physiologische Pathologie,

III, 2, hrsg v R Wagner. Braunschweig: Vieweg. 481-588. In: (1905) Ostwalds Klassiker der exakten Wissenschaften, hrsg v E Hering, Nr 149. Leipzig: Engelmann

von Weizsäcker V (1923)
Über den Funktionswandel, besonders des Drucksinnes, bei organisch Nervenkranken und über Beziehungen zur Ataxie. Pflügers Archiv ges Physiol 201, 317-32, S 322 (In diesem Band)

*von Weizsäcker V (1924)
Untersuchungen des Drucksinnes mit Flächenreizen bei Nervenkranken (Phänomen der Verstärkung). Dtsch Z Nervenheilk 80, 159-67 (In diesem Band)

*Wundt W (1874)
Grundzüge der physiologischen Psychologie. Leipzig: Engelmann; (1923) Leipzig: Kröner

Anmerkungen

289 *Über die raumsinnlichen Leistungen...*
Die Numerierung im Titel gibt an, daß es sich um die 8. Abhandlung einer Reihe von 15 »Neurophysiologische(n) Untersuchungen aus der Nervenabteilung der medizinischen Klinik zu Heidelberg« handelt, deren Liste in der Anm zu S 219 aufgeführt ist.
Nach der Klammer am Ende des Titels handelt es sich um eine »1. Mitt.«. Die 2. Mitteilung, zugleich die 12. Abhandlung der Reihe, s Buch A, Malamud W (1926)
In einer Fußnote wird angeführt, daß dieser Arbeit eine vorläufige Mitteilung von O Müller und von H Staehr (1924) auf der 49. Wanderversammlung südwestdeutscher Neurologen und Irrenärzte in Baden-Baden vorangegangen ist.
Die Autoren sind F Kronenberger und V von Weizsäcker. Sie geben an, daß diese Arbeit »nach Versuchen mit den Herren Jacobsohn, O Müller, H von Staehr« zustandegekommen ist.

291 *Wundt'sche Schule*
Wilhelm Wundt 1832-1920, 1865 Professor der Physiologie in Heidelberg, 1874 der induktiven Philosophie in Zürich, seit 1875 in Leipzig, wo er das erste Institut für experimentelle Psychologie gründete. Zur weiteren Information vgl Wundt W (1874).

298 *anklingend an Lotze »Merkzeichen«*
Lotze sprach von »Lokalzeichen«. S 352 ff in: Lotze RH (1852, 1966). S Anm zu S 173 in diesem Band.

Randbemerkungen über Aufgabe und Begriff der Nervenheilkunde

Deutsche Zeitschrift für Nervenheilkunde 87, 1-22 (1925)

Literatur

Allers R (1924)
Charakter als Ausdruck. Ein Versuch über psychoanalytische und individualpsychologische Charakterologie. In: Jahrbuch der Charakterologie, hrsg v E Utitz, Bd I. Berlin: Pan Verlag R Heise

Beard GM (1880)
A practical treatise on nervous exhaustion (neurasthenia), its symptoms, nature, sequences, treatment. New York: Treat; ([3]1889) Die Nervenschwäche (Neurasthenia); ihre Symptome, Natur, Folgezustände und Behandlung, übers von M Neisser. Leipzig: Vogel

Berg HH (1924)
Zur differentiellen Diagnose Ulcus und Magenneurose. Verh Dtsch Ges Inn Med 36, 184-9

von Bergmann G (1924)
Die nervösen Erkrankungen des Magens. Verh Dtsch Ges Inn Med 36, 168-84

Bumke O (1919, [7]1948)
Lehrbuch der Geisteskrankheiten. München: Bergmann

Bumke O (1924)
Ueber die gegenwärtigen Strömungen in der klinischen Psychiatrie. Münch med Wschr 46, 1595-9

*Freud S (1917)
Vorlesungen zur Einführung in die Psychoanalyse. In: Gesammelte Werke, hrsg v A Freud, Bd XI. Frankfurt: Fischer

*Freud S (1925)
Sigmund Freud. In: Die medizinische Gegenwart in Selbstdarstellungen, hrsg v LR Grote, Bd IV. Leipzig: Meiner

Hansen K (1924)
Die Organdetermination der psychogenen Neurosen. Verh Dtsch Ges Inn Med 36, 189-99

Heyer GR (1925)
Das körperlich-seelische Zusammenwirken in den Lebensvorgängen. An Hand klinischer und experimenteller Tatsachen. Grenzfragen des Nerven- und Seelenlebens, H 121. München: Bergmann

*Hippokrates (1934)
Aphorismen. In: Die Werke des Hippokrates, hrsg v R Kapferer. Stuttgart: Hippokrates

Hoche A (1902)
Die Differentialdiagnose zwischen Epilepsie und Hysterie. Arch Psychiat Nervenkr 36, 315-9

*Jaspers K (1913, [9]1973)
Allgemeine Psychopathologie. Berlin, Heidelberg, New York: Springer

Magnus R (1924)
Experimentelle Grundlagen für die Beurteilung der nervösen Magenstörungen. Verh Dtsch Ges Inn Med 36, 157-68

Nissl F (1902)
Hysterische Symptome bei einfachen Seelenstörungen. Cbl Nervenheilk Psychiat, N.F. 13, 2-38

Vogt C, Vogt O (1919)
Zur Kenntnis der pathologischen Veränderung des Striatum und des Pallidum und zur Pathophysiologie der dabei auftretenden Krankheitserscheinungen. Sitzungsber Heidelberger Akad Wiss, Math-nat Kl, 14. Abh

Anmerkungen

301 *die Kürze des Lebens*
»Das Leben ist kurz, die Kunst ist lang, die Gelegenheit flüchtig, die Erfahrung unsicher, das Urteil schwierig. Nicht bloß der Arzt muß bereit sein, das Erforderliche zu leisten, sondern auch der Kranke selbst und seine Pfleger und die äußeren Lebensbedingungen.«
Aphorismen 1.1 in: Hippokrates (1934).

301 *vier Begründer*
Die Begründer der »Deutschen Zeitschrift für Nervenheilkunde« waren, auf Anregung und neben Adolf von Strümpell die Internisten Fr Schultze, L Lichtheim und W Erb (1893).

302 *tua res agitur*
Um Deine Sache geht es (paries cum proximus ardet – wenn das Haus des Nachbarn brennt). Die Formulierung stammt aus den Episteln des Horaz (Epistel 1,18,84).

308 *Asylum ignorantiae*
Zufluchtsort der Unwissenheit. »Und so werden sie (die Menschen) nicht ablassen, weiter nach den Ursachen der Ursachen zu fragen, bis man seine Zuflucht zum Willen Gottes genommen hat, das heißt, zur Freistatt der Unwissenheit«. In: Benedict de Spinoza, Ethik nach geometrischer Methode dargestellt. 1. Teil, Von Gott, Anhang. Übers v Otto Baensch, Phil Bibl, Bd 92, 44. Leipzig: Meiner, o J

313 *Homiletik*
Lehre von der christlichen Predigt und ihre Geschichte seit der Aufklärung; Teil der praktischen Theologie.

315 *was die Kritik behauptet*
vgl v Weizsäckers Rezension von B Heyer (1925) Bd I.

Einleitung zur Physiologie der Sinne

Handbuch der normalen und pathologischen Physiologie, hrsg v A Bethe, G von Bergmann, G Embden, A Ellinger. Bd II: Receptionsorgane I. 1-67. Berlin: Springer (1926)

Literatur

Avenarius R (1876)
Philosophie als Denken der Welt gemäß dem Prinzip des kleinsten Kraftmaßes. Prolegomena zu einer Kritik der reinen Erfahrung. Leipzig: Fues

Avenarius R (1891)
Der menschliche Weltbegriff. Leipzig: Reisland

Bergson H (1889)
Essai sur les données immédiates de la conscience. Thèse, Faculté des Lettres de Paris. Paris: Alcan

Bergson H (1896)
Matière et mémoire. Essai sur la relation du corps à l'esprit. Paris: Alcan; (1908) Materie und Gedächtnis. Essay zur Beziehung zwischen Körper und Geist. Mit einer Einführung v W Windelband. Jena: Diederichs

von Brentano F (1911)
Von der Klassifikation der psychischen Phänomene. Neue, durch Nachträge stark vermehrte Ausgabe der betreffenden Kapitel der Psychologie vom empirischen Standpunkt. Leipzig: Duncker und Humblot

Cassirer E (1906-1907)
Das Erkenntnisproblem in der Philosophie und Wissenschaft der neueren Zeit. 2 Bde. Berlin: Cassirer

*Copernicus N (1543)
De revolutionibus orbium coelestium libri VI. (1873) hrsg v der Societas Copernicana Thorunensis. Berlin: Weidmann. (1944 ff) Gesamtausgabe, hrsg v der Kopernikus-Kommission. München: Oldenbourg

*Driesch H ([2]1921)
Philosophie des Organischen. Gifford Vorlesungen. Leipzig: Engelmann

Ebbinghaus H (1885)
Über das Gedächtnis. Untersuchungen zur experimentellen Psychologie. Leipzig: Duncker u Humblot; Reprint (1985) Darmstadt: Wissenschaftliche Buchgesellschaft

von Ehrenfels C (1890)
Über Gestaltqualitäten. Vjschr Wiss Philos 14, 249-92

Exner S (1875)
Über Interferenzstreifen, welche durch zwei getrübte Flächen erzeugt werden. Sitzungsber Akad Wiss Wien, Math-nat Kl 3, 72, 675-9

Fechner GT (1860)
Elemente der Psychophysik. Verhältnis der physischen und psychischen Erscheinungen mit Hilfe der Erfahrung der Mathematik. 2 Bde. (1889) Neuausgabe von W Wundt. Leipzig: Breitkopf u Härtel. Reprint (1964) Amsterdam: Bonset

*von Frey M, Pauli R (1913)
Die Stärke und Deutlichkeit einer Druckempfindung unter der Wirkung eines begleitenden Reizes. Z Biol 59, 497-515

Fröbes J (1915-17)
Lehrbuch der experimentellen Psychologie. Freiburg i Br: Herder

Gerhards K (1922)
Der mathematische Kern der Außenweltshypothese. Die Naturwissenschaften 10, 423-30, 446-53

*von Goethe JW ([9]1982)
Goethes Werke. Hamburger Ausgabe in 14 Bden, hrsg v E Trunz. Bd 13: Naturwissenschaftliche Schriften I. München: Beck

*Haas W (1921)
Die psychische Dingwelt. Bonn: Cohen

von Helmholtz H (1856, [3]1909-1911)
Handbuch der physiologischen Optik. ([3]1909-1911) hrsg v W Nagel, J von Kries, A Gullstrand. Hamburg, Leipzig: Voss

von Helmholtz H (1863)
Die Lehre von den Tonempfindungen als physiologische Grundlage für die Theorie der Musik. Braunschweig: Vieweg

von Helmholtz H (1879)
Die Tatsachen in der Wahrnehmung. Berlin: Hirschwald; (1959) Darmstadt: Wissenschaftliche Buchgesellschaft

von Helmholtz H ([4]1896)
Das Denken in der Medizin. Rede, gehalten zur Feier des Stiftungstages der Militärärztlichen Anstalten in Berlin 1877. In: Vorträge und Reden. Bd 2, 165-93. Braunschweig: Vieweg

Hering E (1874[a])
Zur Lehre vom Lichtsinne IV. Über die sogenannte Intensität der Lichtempfindung und über die Empfindung des Schwarzen. Sitzungsber Akad Wiss Wien, Math-nat Kl, 3. Abtlg, 69, 85-104

Hering E (1874[b])
Zur Lehre vom Lichtsinne V. Grundzüge einer Theorie des Lichtsinnes. Sitzungsber Akad Wiss Wien, Math-nat Kl, 3. Abtlg, 69, 179-217

Hering E (1879)
Der Raumsinn und die Bewegungen des Auges. In: Handbuch der Physiologie, hrsg v L Hermann, 3. Bd: Handbuch der Physiologie der Sinnesorgane, I. Teil: Gesichtssinn. 343-601. Leipzig: Vogel

*Hering E (1925)
Grundzüge der Lehre vom Lichtsinn. In: Handbuch der gesamten Augenheilkunde. Begr v A Graefe u T Saemisch, fortgef v C Hess, 2. neubearb Aufl, hrsg v C Adam, T Axenfeld u A Elschnig. Bd 3: Physiologische Optik. Berlin: Springer

Jaensch ER (1923)
Über den Aufbau der Wahrnehmungswelt und ihre Struktur im Jugendalter. Leipzig: Barth

*James W (1890)
Principles of Psychology. 2 vol. New York: Holt

*Kant I (1781, ²1787)
Kritik der reinen Vernunft. Leipzig: Hartknoch. In: (1956 ff) Immanuel Kant. Werke in sechs Bänden. Hrsg W Weischedel. Bd 2, Darmstadt: Wissenschaftliche Buchgesellschaft

Katz D (1911)
Die Erscheinungsweisen der Farben und ihre Beeinflussung durch die individuelle Erfahrung. Z Psychol, Erg Bd 7

*Köhler W (1920)
Die physischen Gestalten in Ruhe und im stationären Zustande. Braunschweig: Vieweg

von Kries J (1878)
Beitrag zur Physiologie der Gesichtsempfindungen. Arch Anat Physiol (Physiol Abtlg) 503-24

von Kries J (1882)
Ueber die Messung intensiver Grössen und über das sogenannte psychophysische Gesetz. Vjschr Wiss Philos 6, 257-94

von Kries J (1905[a])
Die Gesichtsempfindungen. In: Handbuch der Physiologie des Menschen, Bd 3: Physiologie der Sinne, hrsg v W Nagel. 109-26. Braunschweig: Vieweg

von Kries J (1905[b])
Zur Psychologie der Sinne. In: Handbuch der Physiologie des Menschen, Bd 3: Physiologie der Sinne, hrsg v W Nagel. 16-29. Braunschweig: Vieweg

von Kries J (1910)
Die Lehre von den Gesichtswahrnehmungen. In: H von Helmholtz, (³1910) Handbuch der physiologischen Optik, Bd 3, hrsg v A Gullstrand, J von Kries und W Nagel. Hamburg, Leipzig: Voss

von Kries J (1916)
Logik. Grundzüge einer kritischen und formalen Urteilslehre. Tübingen: Mohr
*von Kries J (1923)
Allgemeine Sinnesphysiologie. Leipzig: Vogel
*von Kries J (1925)
Johannes von Kries. In: Die Medizin der Gegenwart in Selbstdarstellungen Bd IV, hrsg v LR Grote. 125-87. Leipzig: Meiner
Landmann E (1923)
Transzendenz des Erkennens. Berlin: Bondi
Lotze RH (1852)
Medicinische Psychologie oder Physiologie der Seele. Leipzig: Weidmann. (1966) Reprint. Amsterdam: Bonset
Lotze RH (1876, [2]1878, [3]1880)
Mikrokosmos – Versuch einer Anthropologie Bd I, 2, 3. Leipzig: Hirzel. (1966) Reprint. Amsterdam: Bonset
Mach E (1886, [9]1922)
Die Analyse der Empfindungen und das Verhältnis des Physischen zum Psychischen. Leipzig: Fischer (1886). Jena: Fischer (1922). (1985) Reprint. Darmstadt: Wissenschaftliche Buchgesellschaft
Müller GE (1878)
Zur Grundlegung der Psychophysik. Berlin: Hofmann
Müller GE (1903)
Die Gesichtspunkte und die Tatsachen der psychophysischen Methodik. Erg Physiol 2, 267-516
Müller J (1826)
Zur vergleichenden Physiologie des Gesichtssinnes des Menschen und der Thiere nebst einem Versuch über die Bewegungen der Augen und über den menschlichen Blick. Leipzig: Knobloch
Müller J (1838)
Handbuch der Physiologie des Menschen für Vorlesungen. Bd II, 2. Abt.: Der speciellen Physiologie V. Buch: Von den Sinnen. Coblenz: Hölscher. (1840) Handbuch der Physiologie des Menschen für Vorlesungen, Bd II. Coblenz: Hölscher
Nagel W (1905[a])
Der Geruchssinn. In: Handbuch der Physiologie des Menschen, Bd 3: Physiologie der Sinne, hrsg v W Nagel. 589-620. Braunschweig: Vieweg
Nagel W (1905[b])
Der Geschmackssinn. In: Handbuch der Physiologie des Menschen, Bd 3: Physiologie der Sinne, hrsg v W Nagel. 621-46. Braunschweig: Vieweg
Nagel W (1905[c])
Die Lage-, Bewegungs- und Widerstandsempfindung. In: Handbuch der Physiologie des Menschen, Bd 3: Physiologie der Sinne, hrsg v W Nagel. 735-806. Braunschweig: Vieweg

Nagel W (1905[d])
Die Lehre von den spezifischen Sinnesenergien. In: Handbuch der Physiologie des Menschen, Bd 3: Physiologie der Sinne, hrsg v W Nagel. 1-16. Braunschweig: Vieweg
Nagel W (1905[e])
Die Wirkung des Lichtes auf die Netzhaut. In: Handbuch der Physiologie des Menschen, Bd 3: Physiologie der Sinne, hrsg v W Nagel. 91-108. Braunschweig: Vieweg
*Ostwald W (1895)
Die Überwindung des wissenschaftlichen Materialismus. Leipzig: Veit
*Panzel A (1925)
Untersuchungen über das Vergleichen von Gewichten bei Gesunden und Kranken. Dtsch Z Nervenheilk 87, 161-206
Pauli H (1929)
Körperkonstitution und Begabung, Archiv Rassenbiol 22, 21-36
Platon (1957)
Sämtliche Werke in 6 Bden. Nach der Übersetzung von F Schleiermacher u H Müller mit der Stephanusnumerierung. Hrsg W Otto, E Grass, G Plamböck. Hamburg: Rowohlt
Plessner H (1923)
Die Einheit der Sinne. Grundlinien einer Aesthesiologie des Geistes. Bonn: Cohen
Purkinje (Purkyně) JE (1818, [2]1823)
Beiträge zur Kenntnis des Sehens in subjectiver Hinsicht. Prag: Calve
Purkinje (Purkyně) JE ([2]1823)
Beobachtungen und Versuche zur Physiologie der Sinne I. Prag: Calve
Purkinje (Purkyně) JE (1825)
Neue Beiträge zur Kenntnis des Sehens in subjectiver Hinsicht. Beobachtungen und Versuche zur Physiologie der Sinne II. Berlin: Reimer
Schlick M (1917, [3]1920)
Raum und Zeit in der gegenwärtigen Physik. Zur Einführung in das Verständnis der Relativitäts- und Gravitationstheorie. Berlin: Springer
*Schopenhauer A (1818)
Die Welt als Wille und Vorstellung. In: (1960) Sämtliche Werke, hrsg v W Frhr von Löhneysen, Bd 1.2. Stuttgart: Cotta; Frankfurt a M: Insel-Verlag
Schröder P (1924)
Bauplan und Verrichtung der Großhirnrinde des Menschen. Greifswald: Ratsbuchhandlung Bamberg
Sherrington CS (1906)
The Integrative Action of the Nervous System. London: Yale University Press; ([2]1947) Entirely reset with a new foreword by the author and a bibliography of his writings. Cambridge University Press

Speiser A (1925)
Klassische Stücke der Mathematik. Zürich: Orell Füssl

Stern W (1897)
Psychische Präsenzzeit. Z Psychol Physiol Sinnesorg 13, 325-49

Stumpf C (1906)
Erscheinungen und psychische Functionen. Abh Kgl Preuß Akad Wiss, Phil-hist Kl 4, 1-40

Stumpf C (1918)
Empfindung und Vorstellung. Abh Preuß Akad Wiss, Phil-hist Kl, Nr 1

Titchener EB (1909)
Lectures on the Experimental Psychology of the Thought Processes. London, New York: Macmillan

Weber EH (1851)
Die Lehre vom Tastsinne und Gemeingefühle auf Versuche gegründet. In: Handwörterbuch der Physiologie mit Rücksicht auf physiologische Pathologie, III, 2, hrsg v R Wagner. Braunschweig: Vieweg. 481-588. In: (1905) Ostwalds Klassiker der exakten Wissenschaften, hrsg v E Hering, Nr 149. Leipzig: Engelmann

von Weizsäcker V (1923)
Das Antilogische. Psychol Fschg 3, 295-318 (Bd 2)

von Weizsäcker V (1933)
Der Gestaltkreis, dargestellt als psychophysiologische Analyse des optischen Drehversuchs. Pflügers Archiv ges Physiol 231, 630-61 (Bd 4)

Wundt W (1863, [8]1922)
Vorlesungen über die Menschen – Tierseele. 2 Bde. Leipzig: Voss

*Wundt W (1874)
Grundzüge der physiologischen Psychologie. Leipzig: Engelmann. (1923) Leipzig: Kröner

*Xenophones (1962)
»Memorabilia«. Erinnerungen an Sokrates. Griech-deutsch, hrsg v P Jaerisch. I, 3, 5. München: Heimeran

Anmerkungen

327 *Platon*
vgl Timaios 45b-45d
vgl Theaitet 153d-154a und 156c-156d.

327 *Mensch ... das Maß aller Dinge*
»Aller Dinge Maß ist der Mensch«.
Platon (1957) Theaitetos [160 d 9], Satz stammt danach von Protagoras.

327 *»meine Vorstellung« (Schopenhauer)*
Schopenhauer A (1818, ²1844) Die Welt als Wille und Vorstellung. § 1, § 18.

328 Κατ' ἐξοχήν
Katexochen = vorzugsweise; hier: diese im strikten Sinne sinnliche Einstellung.

328 *Goethe in seinem Kampf gegen Newton*
vgl von Weizsäcker CF: Nachwort. In (⁹1982) Goethes Werke, Bd 13.

337 μετάβασις εἰς ἄλλο γένος
Übergang in eine andere Gattung, also hier Übertragung des Kausalitätsbegriffs von der Gattung »Körperliche Vorgänge« auf die Gattung »Seelische Vorgänge«.

342 *Webers Gesetz*
S Anm zu S 204.

348 *natura non facit saltus*
Die Natur macht keine Sprünge.
zB Leibniz GW (1875 ff) Nouveaux Essais, Livre 4, Ch 16, § 12. In: Die philosophischen Schriften, hrsg v CJ Gerhardt. Berlin: Weidmann Bd 5, S 455 »Alles geht schrittweise in der Natur und nicht sprungweise.«

354 *»adäquaten« Reizen*
Wie für jede Art äußerer Vorgänge nur ein Sinnesorgan empfänglich ist, so kann auch postuliert werden, daß für jedes Sinnesorgan nur eine Art äußerer Vorgänge wesentlich in Betracht kommt. In diesem Sinne sprach Johannes Müller (1938) von den adäquaten Reizen der einzelnen Sinneswerkzeuge.
Vgl auch J von Kries (1923) S 39 ff.

354 *Müllers Lehre*
S von Helmholtz H (1896) S 181 f.

365 *petitio principii*
Berufung auf die Voraussetzung.

366 *Webersche Gesetz*
s Anm zu S 204.

369 *Konstanz der Sehdinge*
»Die angenäherte Konstanz der Farben der Sehdinge trotz großen quantitativen oder qualitativen Änderungen der allgemeinen Beleuchtung des Gesichtsfeldes ist eine der merkwürdigsten und wichtigsten Thatsachen im Gebiete der physiologischen Optik. Ohne diese angenäherte Konstanz würde uns ein Stück Kreide an einem trüben Tage dieselbe Farbe zeigen, wie ein Stück Kohle an einem sonnigen Tage, und im Laufe eines Tages würde es alle möglichen zwischen schwarz und weiß liegenden Farben annehmen müssen ... Wenn sich in dieser Weise die Farben der Außendinge den Änderungen der Beleuchtung entsprechend fortwährend ändern würden, so würde es gar nicht dazu kommen, daß die einzelnen Dinge bestimmte Farben für uns haben, welche wir als wesentliche Eigenschaften derselben auffassen und als ihre wirklichen Farben bezeichnen, ... Die Gedächtnisfarben würden also gar nicht entstehen können« (Hering 1925, S. 16).

388 *Lokalisation eines Punktes*
S von Frey M, Pauli R (1913)

389 *Egozentrische Lokalisation*
»Wir haben also als eine Tatsache von grundlegender Bedeutung hervorzuheben, daß bei all unserem räumlichen Wahrnehmen die Vorstellung unseres eigenen Körpers beteiligt ist. Wir können, um dies durch eine kurze Benennung festzulegen, sagen, daß die Lokalisation, wie wir sie beim normalen Erwachsenen kennen, stets eine egozentrische ist.«
In: von Kries J (1923) S 208.
s auch von Weizsäcker V (1933) S 652: Einer im Raum wahrgenommenen Bewegung kommt ein »Bestimmtheitscharakter« zu, die »Bewegung ist bezogen auf einen ruhenden Raum, in dem sie verläuft, und diese Bezogenheit ist es, welche den Namen ›egozentrische Lokalisation‹ in der Sinnesphysiologie führt.«

400 Κατ' ἐξοχήν
Katexochen = vorzugsweise.

400 *innerer Sinn*
vgl I Kant (1787) Von der Zeit A 33 ff, B 49 ff.

400 *Raum ... ist nur ein Gleichzeitiges*
vgl I Kant (1787) »Widerlegung des Idealismus« B 274 ff.

408 *Gesetz der spezifischen Sinnesenergie*
Erstmals in: Müller J (1826) S 44 ff.
Bes in: Müller J (1840) S 249 ff.
Das »Gesetz von der spezifischen Energie der Sinnesorgane« besagt, daß die Sinnesorgane, gleichgültig auf welche Weise sie gereizt werden, immer nur die ihnen spezifische Empfindung hervorrufen können: die Netzhaut oder der Sehnerv auf elektrischem, mechanischem oder dem normalen Wege durch Licht in Erregung versetzt, vermitteln immer nur eine Lichtempfindung, die Tastnerven Tastempfindungen, der Hörnerv Gehörempfindungen.

412 *Kants Kategorie der Wechselwirkung*
vgl I Kant (1787) A 70 ff, B 95 ff.

413 *Tafel Kants*
s I Kant (1787) Kategorien-Tafel »Die transzendentale Logik« (A 70/B 95).

415 *Goethe, seine Versuche*
vor allem im didaktischen Teil der Farbenlehre, WW XIV, 314-523. S experimenteller Teil der Farbenlehre ([2]1962) Goethes Werke. Hamburger Ausgabe in 14 Bden. Hrsg E Trunz. Bd 14, S 142 ff.

416 *Tafel Kants*
s Anm z S 413.

418 *akzessorische Bedingungen*
s S 358 in diesem Band.

421 *Polarität: Sinnlichkeit und Verstand*
vgl zB I Kant (1787) »Die transzendentale Logik« (A 50ff/B 74ff).

422 *Lehre vom Schematismus*
vgl I Kant (1787) »Von dem Schematismus der reinen Verstandesbegriffe« (A 137ff/B 176ff).

422 *Ursprung der Antinomien*
vgl I Kant (1787) »Die Antinomie der reinen Vernunft« (A 405ff/B 432ff, insbesondere A 426ff/B 454ff).

422 *Die Erklärung Kants*
vgl I Kant (1787) »Die Auflösung der kosmologischen Dialektik (A 490ff/B 518ff).

Die Analyse pathologischer Bewegungen

Deutsche Zeitschrift für Nervenheilkunde 95, 108-18
Vortrag. 16. Jahresversammlung der Gesellschaft Deutscher Nervenärzte in Düsseldorf, 24.-26. 5. 1926

Literatur

*Bostroem A (1921)
Der amyostatische Symptomenkomplex. Berlin: Springer

*Braune W, Fischer O (1895)
Der Gang des Menschen. 1. Theil: Versuche am unbelasteten und belasteten Menschen. Abh math-phys Class Kgl Sächs Ges Wissensch 21, 151-322

*Foerster O (1921)
Zur Analyse und Pathophysiologie der striären Bewegungsstörungen. Z Neurol 73, 1-169

*Goldscheider A (1898)
Gesammelte Abhandlungen. Leipzig: Barth

Leibowitz O (1924)
Zur Frage des Tonus bei geführten Bewegungen. Dtsch Z Nervenheilk 82, 314-38

*Liddell EGT, Sherrington CS (1924)
Reflexes in response to stretch (myotatic reflexes). Proc Roy Soc, Ser B, 96, 212-42

*Stein H (1924)
Die Labilität der Drucksinnschwelle bei Sensibilitätsstörungen. Dtsch Z Nervenheilk 80, 57-70

*Stein H (1926)
Ergebnisse chronaximetrischer Untersuchungen. Z ges Neurol Psychiat 44, 798-9

*Stein H (1927)
Untersuchungen über Chronaxie des Muskels. Dtsch Z Nervenheilk 100, 203-20

von Weizsäcker V (1922)
Über Bewegungsstörungen, besonders bei Encephalitis (Experimentelle Untersuchungen). Zbl Neurol 29, 421-2

*von Weizsäcker V (1923)
Über den Funktionswandel, besonders des Drucksinnes bei Organisch-Nervenkranken und über Beziehungen zur Ataxie. Pflügers Arch ges Physiol 201, 317-32 (In diesem Band)

Anmerkungen

429 *Braune und Fischer*
s die zu S 28 der Klinischen Vorstellungen zitierten Arbeiten.

430 *Episkotister*
Eine Art Stroboskop.

435 *Westphals paradoxes Phänomen*
reflektorische Kontraktion eines Muskels bei maximaler passiver Verkürzung.

435 *Foersters Adaptationsspannung*
s Anm zu S 188.

Der Abbau der sensiblen Funktionen

Eine sinnesphysiologische Analyse der Hypästhesien

Deutsche Zeitschrift für Nervenheilkunde 99, 1-30 (1927)

Literatur

Adrian ED (1923)
Disorders of function in the neuron. Proc Roy Soc Med 16, Section of Neurology, 55-60

Allen F, Hollenberg A (1924)
On the tactile sensory reflex. Quart J exp Physiol 14, 351-78

Ahringsmann H, Buch A (1926)
Über die Wahrnehmung von bewegten Reizen auf der Haut. Z Biol 84, 541-52

*Anschütz G (1929)
Das Farbe-Ton-Problem im psychischen Gesamtbereich, Sonderphänomene komplexer optischer Synästhesien (»Sichtgebilde«). Deutsche Psychologie, Bd 5. Halle. Marhold

*Bleuler E (1913)
Zur Theorie der Sekundärempfindungen. Z Psychol 65, 1-39

*Brouwer B (1927)
Anatomical, Phylogenetical and Clinical Studies on the Central Nervous System. Baltimore: The Williams and Wilkins Company

*Brown-Séquard CE (1860)
Lectures on the Physiology and Pathology of the Central Nervous System. Philadelphia: Lippincott

*Brückner A (1901)
Die Raumschwelle bei Simultanreizung. Z Psychol Physiol Sinnesorg 26, 33-60

Buch A (1926)
Zur Pathologie von Gestaltwahrnehmungen an der Haut. Dtsch Z Nervenheilk 95, 169-72

Cohen G (1927)
Zur Bedeutung des Zeitfaktors für die Pathologie des Temperatursinnes. Dtsch Z Nervenheilk 96, 43-60

*Déjérine J (1914)
Semiologie des Affections du Système Nerveux. Paris: Masson

Dusser de Barenne JG (1911)
Die Strychninwirkung auf das Zentralnervensystem III. Die segmentäre Strychninvergiftung der dorsalen Rückenmarksmechanismen; ein Beitrag zur Dermatomerie der hinteren Extremität des Hundes. Fol neuro-biol 5, 342-59

Dusser de Barenne JG (1913[a])
Die Strychninwirkung auf das Zentralnervensystem. V. Mitteilung: A. Nochmals das Syndrom der Vergiftung der dorsalen Rückenmarksmechanismen. B. Die Folge der mit partieller Querdurchschneidung kombinierten lokalen, dorsalen Strychninvergiftung des Rückenmarks. Fol neuro-biol 6, 549-61

Dusser de Barenne JG (1913[b])
Zur Kenntnis der Alloästhesie. Experimente und Beobachtungen. Mschr Psychiat Neurol 34, 523-40

Ewald CA (1883)
Über den Eintritt der Reflexzuckungen nach verschieden temperierten Reizen auf Fußrücken bzw Fußsohle bei Tabeskranken mit verlangsamter Reflexerregbarkeit. Arch Anat Physiol (Physiol Abtlg) 445

*Fechner GT (1860)
Elemente der Psychophysik. Verhältnis der physischen und psychischen Erscheinungen mit Hilfe der Erfahrung der Mathematik. 2 Bde, Leipzig: Breitkopf u Härtel; (1964) Amsterdam: Bonset

Foerster O (1927)
Die Leitungsbahnen des Schmerzgefühls und die chirurgische Behandlung der Schmerzzustände. Berlin, Wien: Urban & Schwarzenberg

Franz K (1923)
Untersuchungen des Drucksinns mit Reizhaaren nach statistischer Methode. Dtsch Z Nervenheilk 78, 212-24

*von Frey M (1896)
Untersuchungen über die Sinnesfunctionen der menschlichen Haut. 1. Abhandlung: Druckempfindung und Schmerz. Abh math-phys Class Kgl Sächs Ges Wissensch 23, 169-266

*von Frey M (1904, [3]1920)
Vorlesungen über Physiologie. Berlin: Springer

*von Frey M (1911)
Die Wirkung gleichzeitiger Druckempfindungen aufeinander. Z Biol 56, 574-98

*von Frey M (1913)
Physiologie der Sinnesorgane der menschlichen Haut. II. Der Drucksinn. Erg Physiol 13, 96-124

*von Frey M (1915)
Die Vergleichung von Gewichten mit Hilfe des Kraftsinns. Z Biol 65, 203-24

von Frey M (1918)
Einige Beobachtungen an Nervenverletzten. Sitzungsber Phys-med Ges Würzburg 1916-17, 26-35

*von Frey M (1923)
Über die Beziehungen zwischen Kitzel-, Berührungs- und Druckempfindung. Skand Arch Physiol 20, 93-100

*von Frey M (1926)
Die Tangorezeptoren des Menschen. In: Handbuch der normalen und pathologischen Physiologie, hrsg v A Bethe, G von Bergmann, G Embden, A Ellinger. Bd XI: Rezeptionsorgane I. 94-130. Berlin: Springer

*Gelb A, Goldstein K (1920)
Psychologische Analysen hirnpathologischer Fälle aufgrund von Untersuchungen Hirnverletzter. Bd 1. Leipzig: Barth

Goldscheider A (1889)
Ueber den Muskelsinn und die Theorie der Ataxie. Z klin Med 15, 82-161

*Goldscheider A (1898)
Gesammelte Abhandlungen. Leipzig: Barth

Goldscheider A (1916)
Über Irradiation und Hyperästhesie im Bereich der Hautsensibilität. Pflügers Arch ges Physiol 65, 1-36

*Goldstein K (1971)
Selected Papers / Ausgewählte Schriften. Hrsg v A Gurewitsch, EM Goldstein Haudeck, WE Haudeck. The Hague: Martinus Nijhoff

Goltz F (1869)
Beiträge zur Lehre von den Funktionen der Nervenzentren des Frosches. Berlin: Hirschwald

Gruber M (1892)
International Congress of Experimental Psychology. 2. Session. London 1892. London: William & Norgate

Grund F (1925)
Über die klinische Brauchbarkeit des rotierenden Chronaximeters nach Boruttan. Zugleich vorläufige Mitteilung neuer Beobachtungen am entarteten Muskel. Dtsch Z Nervenheilk 85, 156-67

Günther H (1923)
Über Nachempfindungen, besonders sensorische Iterationen, sowie über sensorische Refraktärphasen. Dtsch Z Nervenheilk 76, 320-48

Hacker F (1914)
Ein Beitrag zum Studium der Regeneration von Hautnerven. Z Biol 65, 67-78

Head H (1910)
Sensation and the cerebral cortex. Brain 41, 57-253

Head H (1911-12)
Sensory disturbances from cerebral lesions. Brain 34, 102-254

*Head H (1920)
Studies in Neurology. In conjunction with WHR Rivers, G Holmes, J Sherren, T Thompson, G Riddoch. 2 Vol. London: Frowde, Hodder and Stoughton

Head H (1921)
Croonian Lecture: Release of function in the nervous system. Proc Roy Soc, Ser B, 92, 184-209

*von Helmholtz H (1879)
Die Tatsachen in der Wahrnehmung. Berlin: Hirschwald; (1959) Darmstadt: Wissenschaftliche Buchgesellschaft

Hoffmann FE (1916)
Vergleichende Messungen der Zeitdauer des Patellarreflexes bei Gesunden und Kranken. Dtsch Arch klin Med 120, 173-82

*Hoffmann J (1889)
Ueber progressive neurotische Muskelatrophie. Arch Psychiat Nervenkr 20, 660-713

*Hoffmann J (1891)
Weiterer Beitrag zur Lehre von den progressiven neurotischen Muskelatrophien. Dtsch Z Nervenheilk 1, 95-120

*Hoffmann J (1895)
Über einen eigenartigen Symptomenkomplex, eine Combination von angeborenem Schwachsinn mit progressiver Muskelatrophie, als weiterer Beitrag zu den erblichen Nervenkrankheiten. Dtsch Z Nervenheilk 6, 150-66

*Hoffmann J (1912)
Über progressive hypertrophische Neuritis. Dtsch Z Nervenheilk 44, 65-94

*Jackson JH (1884)
Evolution and Dissolution of the Nervous System. In: (1932) Selected Writings of John Hughlings Jackson, 2 Vol, ed by J Taylor, Vol 2, 3-118. London: Hodder and Stoughton; (1958) Reprint. New York: Basic Books

Köllner H (1912)
Die Störungen des Farbensinnes. Berlin: Karger

*Lapicque L (1926)
L'Excitabilité en Fonction du Temps. La Chronaxie, sa Signification et sa Mesure. Paris: Presses Universitaires

*Mayer-Groß W, Stein J (1926)
Veränderte Sinnestätigkeit im Meskalinrausch. Dtsch Z Nervenheilk 89, 112-8

*Müller J (1838)
Handbuch der Physiologie des Menschen für Vorlesungen. Bd II, 2. Abt: Der speciellen Physiologie fünftes Buch: Von den Sinnen, Coblenz: Hölscher; (1840) Handbuch der Physiologie des Menschen für Vorlesungen. Bd II, Coblenz: Hölscher

Naunyn B (1889)
Ueber die Auslösung von Schmerzempfindung durch Summation sich zeitlich folgender sensibler Erregungen. Arch exp Path Pharmakol 25, 272-305

Oppenheim J ([7]1923)
Lehrbuch der Nervenkrankheiten. Für Ärzte und Studierende. Bearb v R Cassirer u a, 2 Bde, Berlin: Karger

Panzel A (1923)
Über die Beziehung zwischen Drucksinnstörung und Wahrnehmung geführter Bewegung bei Ataktischen. Med Diss Heidelberg

Panzel A (1925)
Untersuchungen über das Vergleichen von Gewichten bei Gesunden und Kranken. Dtsch Z Nervenheilk 87, 161-208

Panzel A, von Weizsäcker V (1924)
Über den Kraftsinn. Dtsch Z Nervenheilk 83, 323-4

*Pawlow JP (1936)
Der bedingte Reflex; ([2]1953) Sämtliche Werke. Berlin: Akademie-Verlag

*Poppelreuter W (1917-18)
Die psychischen Schädigungen durch Kopfschuß im Kriege 1914/17 mit besonderer Berücksichtigung der pathopsychologischen, pädagogischen, gewerblichen und sozialen Beziehungen. 2 Bde, Leipzig: Voss

*Poppelreuter W (1920)
Psychologische Begutachtung der Erwerbsbeschränkten. Berlin, Wien: Urban u Schwarzenberg

*Pross Ch (1989)
Medizin im Nationalsozialismus (XIV). Die »Machtergreifung« am Krankenhaus. Dtsch Ärzteblatt – Ärztl Mitt 86: 1105-12

Rosenbach O (1889)
Ueber Empfindungen und Reflexbewegungen, welche bei Rückenmarkskranken durch die Summation schwacher sensibler Reize ausgelöst werden. Dtsch med Wschr 15, 248-9

*Schilder P (1924)
Das Körperschema. Berlin: Springer

*Sherrington CS (1906)
The Integrative Action of the Nervous System. New Haven and London: Yale University Press; ([2]1947) Entirely reset with a new foreword by the author and a bibliography of his writings. Cambridge University Press

Siebeck R (1907)
Über Minimalfeldhelligkeiten. Z Sinnesphysiol 41, 89-101

Stein H (1924[a])
Die Labilität der Drucksinnschwelle bei Sensibilitätsstörungen. Dtsch Z Nervenheilk 80, 57-74

Stein H (1924[b])
Nachempfindungen bei Sensibilitätsstörungen, als Folge gestörter Umstimmung (Adaptation). Dtsch Z Nervenheilk 80, 218-36

Stein H (1926)
Die Hinterstrangstörung bei Friedreich'scher Ataxie (und Tabes dorsalis) und ihre Bedeutung für das Zustandekommen ataktischer Erscheinungen. Dtsch Z Nervenheilk 91, 77-127

Stein H, von Weizsäcker V (1926)
Über klinische Sensibilitätsprüfungen. Dtsch Arch klin Med 151, 230-53

*Stein H, von Weizsäcker V (1928)
Zur Pathologie der Sensibilität. Erg Physiol 27, 657-708

Stern B (1886)
Über die Anomalien der Empfindung und ihre Beziehungen zur Ataxie bei Tabes dorsalis. Arch Pschiat Nervenkr 17, 405-517

Strümpell A (1918)
Die Stereognose durch den Tastsinn und ihre Störungen. Nebst Bemerkungen über die allgemeine Einteilung der Sensibilität. Dtsch Z Nervenheilk 60, 154-68

Sundberg CG (1921)
Studies on sensibility in Friedreich's disease. Upsala läkareförenings förhandlingar 26, Häft 5 och 6 no 31, 1-23

Trotter W, Davies HM (1909)
Experimental studies in the innervation of the skin. J Physiol 38, 134-246

*Urbantschitsch V (1907)
Über subjektive optische Anschauungsbilder. Wien: Deuticke

*Weber EH (1851)
Die Lehre vom Tastsinne und Gemeingefühle auf Versuche gegründet. In: Handwörterbuch der Physiologie mit Rücksicht auf physiologische Pathologie, III, 2, hrsg v R Wagner. Braunschweig: Vieweg. 481-588. In: (1905) Ostwalds Klassiker der exakten Wissenschaften, hrsg v E Hering, Nr 149. Leipzig: Engelmann

von Weizsäcker V (1923)
Über den Funktionswandel, besonders des Drucksinnes, bei organisch Nervenkranken und über Beziehungen zur Ataxie. Pflügers Arch ges Physiol 201, 317-32 (In diesem Band)

von Weizsäcker V (1924)
Untersuchungen des Drucksinnes mit Flächenreizen bei Nervenkranken (Phänomen der Verstärkung). Dtsch Z Nervenheilk 80, 159-67 (In diesem Band)

von Weizsäcker V (1925)
Die Pathologie der Oberflächen- und Tiefensensibilität. Verh Dtsch Ges Inn Med 37, 33-47

von Weizsäcker V (1926)
Die Analyse pathologischer Bewegungen. Dtsch Z Nervenheilk 95, 108-18 (In diesem Band)

von Weizsäcker V (1927)
Reflexgesetze. In: Handbuch der normalen und pathologischen Physiologie, hrsg v A Bethe, G von Bergmann, G Embden, A Ellinger, Bd X: Spezielle Physiologie des Zentralnervensystems der Wirbeltiere. 35-102. Berlin: Springer

*von Weizsäcker V (1928)
Pathophysiologie der Sensibilität. Dtsch Z Nervenheilk 101, 104-211

*Wernicke C (1893)
Gesammelte Aufsätze und kritische Referate zur Pathologie des Nervensystems. Berlin: Fischer

*Wernicke C (1895)
Zwei Fälle von Rindenläsion. Ein Beitrag zur Localisation der Vorstellungen. In: Arb Psychiat Klin Breslau. Heft 2, 33-52. Leipzig: Thieme

*Wernicke C (1906)
Der aphasische Symptomenkomplex. In: Die Deutsche Klinik am Eingange des zwanzigsten Jahrhunderts, hrsg v E von Leyden u F Klemperer. Bd VI, I. Abt: Nervenkrankheiten, 407-556. Berlin, Wien: Urban u Schwarzenberg

*van Woerkom W (1919)
Sur la notion de l'espace (le sens géometrique). Sur la notion du temps et du nombre. Une démonstration de l'influence du trouble de l'acte psychique de l'évocation sur la vie intellectuelle. Rev Neurol 1, 113-9

441 Die Autoren sind H Stein und V von Weizsäcker

441 *»protopathischen« und der »epikritischen« Sensibilität*
s Head H (1920) S 60, 63, 190-201, 278-87.

446 *jener Sitzung*
s Strümpell (1918)
S 161: »Als ich Professor in Breslau war, stellte Wernicke in einer medizinischen Gesellschaft einen neuen Fall von ›Tastlähmung‹ bei zerebraler Kinderlähmung mit angeblich gut erhaltener Einzelsensibilität vor...«.

446 *Tastagnosie*
Definition s S 580.

446 *Frankfurter Kollegen*
Kurt Goldstein (geb 1878 in Kattowitz, gest 1965 in New York) leitete von 1918-1932 in der Nachfolge von Ludwig Edinger das Neurologische Institut (Edinger-Institut) der Universität Frankfurt/Main. 1917 hatte er mit Unterstützung Frankfurter Bürger ein »Institut zur Erforschung der Folgeerscheinungen von Gehirnverletzungen« gegründet, das zunächst einem Lazarett angegliedert und dann als Abteilung des Neurologischen Instituts geführt wurde. Bald nach seiner Berufung an die Neurologische Abteilung des akademischen Lehrkrankenhauses Berlin-Moabit wurde er 1933 wegen seiner Mitgliedschaft in der SPD und im Verein Sozialistischer Ärzte verhaftet und des Landes verwiesen (Pross 1989). Über seine Frankfurter Zeit schreibt er später: »My idea was to build an institution which offered the opportunity to observe the patients' everyday behavior and to study him in all respects. Accordingly I organized in Frankfurt am Main, under the administration of the government, a hospital which consisted of a ward for medical and orthopedic treatment, a physiological and psychological laboratory for special examination of the patients and theoretical interpretation of the observed phenomena, a school for retraining on the basis of the results of this research, and finally workshops in which the patient's aptitude for special occupations was tested and he was taught an occupation suited to his ability. I was assisted in this work by younger neurologists, teachers and psychologists. Here the cooperation of my late friend, the psychologist A. Gelb, for over ten years proved to be of the greatest significance. This hospital, later called Institute for Research on the After-Effects of Brain Injuries, existed until Hitler came to power« (Goldstein 1971, S 3).

447 *Frankfurter Schule*
s Anm zu S 446

449 *älteren Psychophysik*
s Müller J (1838), Fechner GT (1860) und von Weizsäcker V (1934) Wege psychophysischer Forschung (Band 6).

455 *Webersches Gesetz*
s Anm zu S 204.

457 *»Die Fähigkeit unter normalen Verhältnissen...«*
s Stein H (1924) S 70.

457 *Und weitere demnächst erscheinende Befunde...*
Unklar, auf welche Arbeiten sich diese Bemerkung bezieht.

459 *Umstimmung*
s von Frey M (1913)... Die von v Frey als Adaptationsvorgang oder auch als Einstellung, Anpassung bezeichnete Erscheinung ist von v Kries Umstimmung genannt worden. S dazu Stein H (1924[b]).

465 *Webersches Gesetz*
s Anm zu S 204.

466 *Webersches Gesetz*
s Anm zu S 204.

Kasuistische Beiträge zur Lehre vom Funktionswandel bei stato-opto-sensiblen Syndromen

Deutsche Zeitschrift für Nervenheilkunde 117-119, 716-36 (1931) Festschrift für Max Nonne zu seinem 70. Geburtstag

Literatur

Allers R (1909)
Zur Pathologie des Tonuslabyrinths. Mschr Psychiat Neurol 26, 116-55

Bárány R (1908)
Die modernen Untersuchungsmethoden des Vestibularapparates und ihre praktische Bedeutung. Med Klin 4, 1903-5

Goldstein K, Reichmann F (1916)
Beiträge zur Symptomatologie der Kleinhirnerkrankungen. Arch Psychiat Nervenkr 56, 466-521

Günther K (1921)
Über Vertikalempfindung. Z Ohrenheilk 81, 345-50

Hering E (1925)
Grundzüge der Lehre vom Lichtsinn. In: Handbuch der gesamten Augenheilkunde. Begr v A Graefe u T Saemisch fortgef v C Hess, 2. neubearb Aufl, hrsg v C Adam, T Axenfeld u A Elschnig. Bd 3: Physiologische Optik. Berlin: Springer

Hoff H, Schilder P (1928)
Zur Kenntnis der Symptomatologie vestibulärer Erkrankungen. Dtsch Z Nervenheilk 103, 145-75

von Kries J (1923)
Allgemeine Sinnesphysiologie. Leipzig: Vogel

Lenz G (1909)
Zur Pathologie der cerebralen Sehbahn unter besonderer Berücksichtigung ihrer Ergebnisse für die Anatomie und Physiologie. Med Hab-Schr Breslau. Leipzig: Engelmann

Liepmann H, Maas O (1907)
Fall von linksseitiger Agraphie und Apraxie bei rechtsseitiger Lähmung. J Psychol Neurol 10, 214-27

Meggendorfer L (1893)
Vor dem Thore. Ein Bilderbuch. Esslingen: Schreiber; Reprint (1980) Esslingen, München: Schreiber

Ruffin H, Stein J (1930)
Über den cerebralen Abbau von Sinnesleistungen. Dtsch Z Nervenheilk 116, 56-9

Stein H, von Weizsäcker V (1928)
Zur Pathologie der Sensibilität. Erg Physiol 27, 657-708

Stein J (1928)
Pathologie der Wahrnehmung I. Über die Veränderung der Sinnesleistungen und die Entstehung von Trugwahrnehmungen. In: Handbuch der Geisteskrankheiten, hrsg. von O Bumke, O Foerster. Bd 1, I. 352-426. Berlin, Heidelberg: Springer

von Weizsäcker V (1919)
Über einige Täuschungen in der Raumwahrnehmung bei Erkrankung des Vestibularapparates. Dtsch Z Nervenheilk 64, 1-25 (In diesem Band)

von Weizsäcker V (1924)
Über eine systematische Raumsinnstörung. (Der Fall H.B.) Dtsch Z Nervenheilk 84, 179-233 (In diesem Band)

Wernicke C (1895)
2 Fälle von Rindenläsion. Ein Beitrag zur Localisation der Vorstellungen. In: Arb Psychiat Klin Breslau. H 2, 33-52. Leipzig: Thieme

Wilder J (1928)
Über Schief- und Verkehrtsehen. Dtsch Z Nervenheilk 104, 222-56

Zingerle H (1925)
Klinische Studien über Haltungs- und Stellreflexe, sowie andere automatische Körperbewegungen beim Menschen. J Psychol Neurol 31, 329-99

Anmerkungen

471 *Charcot ... Methode der Nosographie*
s Anmerkung zu S 177

471 *Erb ... Max Nonne*
Eine Charakterisierung von Leben, Werk und Methode seines Lehrers gibt Nonne in seinem biographischen Abriß: Nonne M (1956): Wilhelm Erb (1840-1932). In: Große Nervenärzte, hrsg von K Kolle, Stuttgart: Thieme. S 68-80

473 *Karell-Diät*
Eine bei Herzkranken durchgeführte Diät zur Anregung der Diurese. Dem Kranken werden 12 Tage Bettruhe verordnet, eine Flüssigkeitseinschränkung auf 800 ml/Tag und eine Schonkost mit Kalorieneinschränkung auf 550/Tag.

478 *Rotlauf*
= Erysipel; akute von einem Epitheldefekt ausgehende, flächenhafte, mit hohem Fieber einhergehende Hautinfektion durch Streptokokken. Schweinerotlauf = Erysipeloid; Infektion durch erregerhaltiges älteres Fleisch.

482 *Zingerles Tonusverlust*
Im Vorhalteversuch sinkt der leicht paretische Arm ab. S Zingerle H (1925)

Ataxie und Funktionswandel
(mit Bemerkungen zur Frage der Eigenreflexe)

Deutsche Zeitschrift für Nervenheilkunde 120, 117-30 (1931)

Literatur

Altenburger H (1928)
Untersuchungen zur Physiologie und Pathophysiologie der Koordination. I. Mitteilung. Die Bedeutung der Sensibilität für die Agonistentätigkeit. Z Neurol 116, 471-503

*Bell C (1830)
The Nervous System of the Human Body. London: Longman; (1832) Physiologische und pathologische Untersuchungen des Nervensystems, übers v MH Romberg. Berlin: Stuhrs

*Clauss O, von Weizsäcker V (1922)
Über das Verhalten von Reflex- und Willkürbewegungen bei der Einwirkung äußerer, die Bewegungen störender Kräfte. Dtsch Z Nervenheilk 75, 370-82 (In diesem Band)

Dumpert V, Flick K (1922)
Zur Frage der Periostreflexe. J Psychol Neurol 29, 153-60

Dusser de Barenne JG, Brevée JFG (1926)
The interpretation of the electromyogram of striated muscle during contractions set up by central nervous excitation. J Physiol 61, 81-97

*Eismayer G, Kurella HV (1930[a])
Untersuchungen über die Bein-Eigenreflexe der Tabiker. Dtsch Z Nervenheilk 113, 192-200

*Eismayer G, Kurella HV (1930[b])
Über die Aktionsströme der Eigenreflexe des gedehnten Muskels. Dtsch Z Nervenheilk 113, 210-5

*Eismayer G, Müller K (1930)
Über optimale Bedingungen zur Auslösung der Bein-Eigenreflexe an Gesunden und Kranken. Dtsch Z Nervenheilk 113, 201-9

*Exner S (1891)
Über Sensomobilität. Pflügers Arch ges Physiol 48, 592-613

*Exner S (1894)
Entwurf zu einer physiologischen Erklärung der psychischen Erscheinungen. Leipzig, Wien: Deuticke

Foerster O (1927)
Schlaffe und spastische Lähmung. In: Handbuch der normalen und pathologischen Physiologie, hrsg v A Bethe, G von Bergmann, G Embden, A Ellinger. Bd X: Spezielle Physiologie des Zentralnervensystems der Wirbeltiere. 893-972. Berlin: Springer

Freusberg A (1874)
Reflexbewegungen beim Hunde. Pflügers Arch ges Physiol 9, 358-91

Gregor A, Schilder P (1913)
Zur Methodik der Untersuchung der Muskelinnervation mit dem Saitengalvanometer. Z Neurol 15, 604-7

Hansen K, Hoffmann P (1922)
Weitere Untersuchungen über die Bedeutung der Eigenreflexe für unsere Bewegungen. Z Biol 75, 293-304

Hansen K, Rech W (1925)
Beziehungen des Kleinhirns zu den Eigenreflexen. Dtsch Z Nervenheilk 87, 207-22

*Head H (1920)
Studies in Neurology, 2 Vol in conjunction with WHR Rivers, G Holmes, J Sherren, T Thompson, G Riddoch. London: Frowde, Hodder and Stoughton

Hoffmann P (1922)
Untersuchungen über die Eigenreflexe (Sehnenreflexe) menschlicher Muskeln. Berlin: Springer

Hoffmann P (1927)
Das Verhalten der Eigenreflexe unter der Wirkung von Strychnin und Tetanustoxin. Z Biol 86, 39-44
Hoffmann P (1929)
Ist es möglich, die physiologischen Erfahrungen über die Sehnenreflexe (Eigenreflexe) mit den pathologischen in Einklang zu bringen? Nervenarzt 2, 641-56
Hoffmann P (1930)
Über die Ausbreitung von Reflexen und die Isolation in Reflexbahnen. Klin Wschr 9, 1793-4
*Kahn A (1930)
Willkürbewegung und mechanische Bedingung. I. Heben von Gewichten. Dtsch Z Nervenheilk 113, 161-78
*Naunyn B (1889)
Über die Auslösung von Schmerzempfindung durch Summation sich zeitlich folgender sensibler Erregungen. Arch exp Path Pharmakol 25, 272-305
*Sexauer H (1930)
Willkürbewegung und mechanische Bedingung. II. Mechanische Störungen im Bewegungsablauf. Dtsch Z Nervenheilk 113, 179-91
*Sherrington CS (1906)
The Integrative Action of the Nervous System. New Haven and London: Yale University Press; ([2]1947) Entirely reset with a new foreword by the author and a bibliography of his writings. Cambridge University Press
Stein H (1926)
Die Hinterstrangstörung bei Friedreich'scher Ataxie (und Tabes dorsalis) und ihre Bedeutung für das Zustandekommen ataktischer Erscheinungen. Dtsch Z Nervenheilk 91, 77-127
von Weizsäcker V (1921)
Über Willkürbewegungen und Reflexe bei Erkrankungen des Zentralnervensystems. (Elektromyographische Untersuchungen.) Dtsch Z Nervenheilk 70, 115-30
*von Weizsäcker V (1922[a])
Die Elastizitätsmoduln menschlicher Muskeln in normalem Zustand und bei pathologischem Rigor. Arch neerland de physiol de l'homme et des animaux 7, 547-51
*von Weizsäcker V (1922[b])
Muskelkoordination und Tonusfrage. Dtsch Z Nervenheilk 74, 262-7
von Weizsäcker V (1922[c])
Neuere Forschungen und Anschauungen über Reflexe und ihre physiologische Bedeutung. Klin Wschr 1, 2217-20 (In diesem Band)
*von Weizsäcker V (1922[d])
Über Reflexbewegungen und ihre Dynamik. Verh Dtsch Ges Inn Med 34, 470-3

*von Weizsäcker V (1923[a])
Über den Funktionswandel, besonders des Drucksinnes, bei organisch Nervenkranken und über Beziehungen zur Ataxie. Pflügers Arch ges Physiol 201, 317-32 (In diesem Band)

von Weizsäcker V (1923[b])
Über dynamische Untersuchungen zur Tonusfrage beim Menschen. Dtsch med Wschr 49, 1483-6

von Weizsäcker V (1927)
Reflexgesetze. In: Handbuch der normalen und pathologischen Physiologie, hrsg v A Bethe, G von Bergmann, G Embden, A Ellinger. Bd X: Spezielle Physiologie des Zentralnervensystems der Wirbeltiere. 35-102. Berlin: Springer

Anmerkungen

493 *die Lehre von der sogenannten Sensomobilität (Exner)*
»Die Bewegungsfähigkeit eines Menschen oder Thieres, soferne sie durch centripetale Nervenerregungen beeinflußt, beherrscht oder bedingt wird, möge im folgenden mit dem Namen ›Sensomobilität‹ belegt werden.«
s Exner (1894) S 124 ff

495 *Kontroverse*
s Foerster O (1927) S 936 ff

495 *durch unsere Untersuchungen*
s von Weizsäcker V (1923[a]) (In diesem Band)

495 *die englische Physiologenschule*
gemeint ist die Schule von Charles Scott Sherrington (1906)

496 *wiederholt zu P Hoffmannschen Ansichten bekannt habe*
s von Weizsäcker V (1921, 1922[a], 1922[b], 1922[c], 1922[d], 1923[b], 1927)

498 *reziproke Hemmung*
s Sherrington CS (1906) S 83 ff

503 *den Breslauer Untersuchern*
gemeint sind O Foerster, H Altenburger, s S 654 in diesem Band

505 *Lehre der »centripetalen Ataxie«*
s von Weizsäcker V (1940) über den Funktionswandel der Sinne. (In diesem Band) S 380 f

Leitung, Form und Menge in der Lehre von den nervösen Funktionen

Nervenarzt 4, 433-6, 526-30 (1931)

Literatur

Brown G (1927)
Die Großhirnhemisphären. In: Handbuch der normalen und pathologischen Physiologie, hrsg v A Bethe, G von Bergmann, G Embden, A Ellinger, Bd X. Berlin: Springer. 418-524

*Buytendijk FJJ (1931)
Kritik der Reflextheorie auf Grund der Erforschung der Verhaltensweisen beim Tiere. Verh Dtsch Ges Inn Med 43, 24-36

*Coghill GE (1929)
Anatomy and the Problem of Behavior. Cambridge: University Press

*Coghill GE (1930)
The structural basis of the integration of behavior. Proc Nat Acad Sci U.S.A. 16, 637-43

*Ferrier D (1892)
Vorlesungen über Hirnlokalisation. Dtsch von M Weiss. Leipzig, Wien: Deuticke

Flourens PMJ (1825)
Expériences sur le Système Nerveux. Paris: Crevot. Dtsch übers von GW Becker (1824) Versuche und Untersuchungen über die Eigenschaften und Verrichtungen des Nervensystems bei Thieren mit Rückenwirbeln. Leipzig: Rein

*Fritsch G, Hitzig E (1870)
Über die elektrische Erregbarkeit des Großhirns. Arch Anat Physiol wiss Med 300-32

*Hitzig E (1872)
Über einen interessanten Abszeß der Hirnrinde. Arch Psychiat Nervenkr 3, 231-41

*Hitzig E (1873)
Untersuchungen zur Physiologie des Gehirns. Arch Anat Physiol wiss Med 397-441

*Jackson JH (1884)
Evolution and Dissolution of the Nervous System. In: (1932) Selected Writings of John Hughlings Jackson, ed by J Taylor, Vol 2, 3-118. London: Hodder and Stoughton; (1958) Reprint. New York: Basic Books

von Kries J (1923)
Allgemeine Sinnesphysiologie. Leipzig: Vogel

*Lashley KS (1929)
Brain Mechanism and Intelligence. Chicago: University of Chicago Press

*Lashley KS (1932)
Mass action in cerebral function. Science 73, 245-54

*Lashley KS (1937)
Functional determinants of cerebral localization. Arch Neurol 38, 371-87

*von Monakow C (1897, [2]1905)
Gehirnpathologie. Wien: Hölder

*Müller J (1838)
Handbuch der Physiologie des Menschen für Vorlesungen. Bd II, 2 Abt.: Der speciellen Physiologie V. Buch: Von den Sinnen. Coblenz: Hölscher

Ranson SW (1925)
Die Variationen im Ablauf von Reflexen. Nervenarzt 4, 193-7

*Schiff JM (1894)
Beiträge zur Physiologie. Bd I. Lausanne: Benda

*Sherrington CS (1906, [2]1947)
The Integrative Action of the Nervous System. New Haven: Yale University Press

Spemann H (1936)
Experimentelle Beiträge zu einer Theorie der Entwicklung. Berlin: Springer; Reprint 1968

*Stein J, Bürger-Prinz H (1932)
Funktionswandel im Bereich des optischen Systems. Dtsch Z Nervenheilk 124, 189-214

*Weiss P (1928)
Erregungsspezifität und Erregungsresonanz. Grundzüge einer Theorie der motorischen Nerventätigkeit auf Grund spezifischer Zuordnung (»Abstimmung«) zwischen zentraler und peripherer Erregungsform. Erg Physiol 3, 1-151

Anmerkungen

513 *... auf dem Gebiete der sensorischen Leistungen gezeigt wurden ...*
vgl zB Stein J, Bürger-Prinz H (1932)

514 *Báránys Vorbeizeigen*
s Anm zu S 559

518 σ = Sigma
Die Eigenreflexzeit eines monosynaptischen Dehnungsreflexes liegt bei 20 m/sec, der heute verwendeten Maßeinheit. Diese Zeit begründet sich in der Leitungsgeschwindigkeit in den Ia-Fasern und α-Motoaxonen. Sie beträgt rund 100 m/sec. In die Reflexzeit geht auch ein die Zeit für die Erregung der Muskelspindel, elektromechanischer Kopplung und Synapsenzeit.

Was lehrt die neuere Pathologie der Sinnesorgane für die Physiologie der Sinnesleistungen?

Zeitschrift für Sinnesphysiologie 64, 79-91 (1933)

Literatur

Ahringsmann H, Buch A (1926)
Über die Wahrnehmung von bewegten Reizen auf der Haut. Z Biol 84, 541-52
*Auersperg AP, Buhrmester HC (1936)
Experimenteller Beitrag zur Frage des Bewegtsehens. Z Sinnesphysiol 66, 274-300
Beringer K, Ruffin H (1932)
Sensibilitätsstudien zur Frage des Funktionswandels bei Schizophrenen, Alkoholikern und Gesunden. Z Neurol 140, 604-40
Beringer K, Stein J (1930)
Analyse eines Falles von »reiner« Alexie. Z Neurol 123, 472-8
Bethe A (1931)
Plastizität und Zentrenlehre. In: Handbuch der normalen und pathologischen Physiologie, hrsg v A Bethe, G von Bergmann, G Embden, A Ellinger. Bd XV, 2: Correlationen 1/2: Arbeitsphysiologie II: Orientierung, Plastizität, Stimme und Sprache, 1175-220. Berlin: Springer
Buch A, Malamud W (1926)
Über raumsinnliche Leistungen im Gebiete des Hautsinns. Dtsch Z Nervenheilk 93, 216-27
*Christian P (1940)
Wirklichkeit und Erscheinung in der Wahrnehmung von Bewegung dargestellt an experimentellen Beispielen. Z Sinnesphysiol 68, 151-84
*Christian P, Pax R (1943)
Wahrnehmung und Gestaltung von Schwingungsvorgängen. Z Sinnesphysiol 70, 197-221
*Christian P, Spamer W (1940)
Experimentelle Beiträge zur Psychophysik der Drehreflexe. Z Sinnesphysiol 69, 97-116
Cohen G (1926)
Stereognostische Störungen. Dtsch Z Nervenheilk 93, 228-44
Cohen G (1927)
Zur Bedeutung des Zeitfaktors für die Pathologie des Temperatursinnes. Dtsch Z Nervenheilk 96, 43-60
*Derwort A (1943)
Über die Formen unserer Bewegungen gegen verschiedenartige Widerstände und ihre Bedeutung für die Wahrnehmung von Kräften. Z Sinnesphysiol 70, 135-83

*von Ehrenfels C (1890)
Über Gestaltqualitäten. Vjschr Wiss Philos 14, 249-92

Eismayer G, Kurella HV (1930[a])
Über die Aktionsströme der Eigenreflexe des gedehnten Muskels. Dtsch Z Nervenheilk 113, 210-5

Eismayer G, Kurella HV (1930[b])
Untersuchungen über die Bein-Eigenreflexe der Tabiker. Dtsch Z Nervenheilk 113, 192-200

Eismayer G, Müller K (1930)
Über optimale Bedingungen zur Auslösung der Bein-Eigenreflexe an Gesunden und Kranken. Dtsch Z Nervenheilk 113, 201-9

Franz K (1923)
Untersuchungen des Drucksinnes mit Reizhaaren nach statistischer Methode. Dtsch Z Nervenheilk 78, 212-24

*von Frey M (1925)
Physiologische Sensibilitätsprüfungen. Verh Dtsch Ges Inn Med 37, 19-32

*Gelb A, Goldstein K (Hrsg) (1920)
Psychologische Analysen hirnpathologischer Fälle aufgrund von Untersuchungen Hirnverletzter. Bd 1. Leipzig: Barth

*Goldstein K (1931)
Über die Plastizität des Organismus aufgrund von Erfahrungen an nervenkranken Menschen. In: Handbuch der normalen und pathologischen Physiologie, hrsg v A Bethe, G von Bergmann, G Embden, A Ellinger. Bd XV, 2: Correlationen 1/2: Arbeitsphysiologie II: Orientierung, Plastizität, Stimme und Sprache. 1131-74. Berlin: Springer

*Goldstein K, Gelb A (1918)
Psychologische Analysen hirnpathologischer Fälle auf Grund von Untersuchungen Hirnverletzter. I. Abhdlg zur Psychologie des optischen Wahrnehmungs- und Erkennungsvorganges. Z Neur 41, 1-142

*Hebel K (1943)
Die Relativität in der Wahrnehmung von Ruhe und Bewegung. Z Sinnesphysiol 70, 75-123

Jackson H (1931)
Selected Writings of John Hughlings Jackson. Ed by J Taylor, Vol 1. London: Hodder & Stoughton

Kahn A (1930)
Willkürbewegungen und mechanische Bedingung. I. Heben von Gewichten. Dtsch Z Nervenheilk 113, 161-78

Grünbaum AA (1932)
Wahrnehmung und Motorik bei der Agnosie. Zbl Neurol 6, 264-7

*von Helmholtz H (1856-1866)
Handbuch der physiologischen Optik. In: Allgemeine Encyklopädie der Physik. Hrsg v G Karsten, Bd 9; ([3]1910) Bd III: Die Lehre von den Gesichtswahrnehmungen. Hrsg v J von Kries. Hamburg, Leipzig: Voss

*Hering E (1879)
Raumsinn des Auges. Augenbewegungen. In: Handbuch der Physiologie, hrsg v L Hermann. 3. Bd, I. Theil. Leipzig: Vogel

*Köhler W (1924)
Die physischen Gestalten in Ruhe und im stationären Zustande. Braunschweig: Philosophische Akademie

*Köhler W (1933)
Psychologische Probleme. Berlin, Wien: Springer

*Koffka K (1915)
Zur Grundlegung der Wahrnehmungspsychologie. Z Psychol 73: 11-90

von Kries J (1898)
Die materiellen Grundlagen der Bewußtseinserscheinungen. Freiburg: Lehmann; (1901) Tübingen: Mohr

von Kries J (1923)
Allgemeine Sinnesphysiologie. Leipzig: Vogel

Kronenberger F, von Weizsäcker V (1925)
Über die raumsinnlichen Leistungen im Gebiete des Drucksinns der Haut. Dtsch Z Nervenheilk 86, 263-73 (In diesem Band)

*Krueger F (1926)
Über psychische Ganzheit. Neue Psychol Stud 1: 1-121

*Lapicque L (1926)
L'Excitabilité en Fonction du Temps. La Chronaxie, sa Signification et sa Mesure. Paris: Presses Universitaires

Leibowitz O (1924)
Zur Frage des Tonus bei geführten Bewegungen. Dtsch Z Nervenheilk 82, 314-38

*Lotze RH (1852)
Medicinische Psychologie oder Physiologie der Seele. Leipzig: Weidmann; (1966) Reprint. Amsterdam: Bonset

Mayer-Gross W, Stein H (1926)
Veränderte Sinnestätigkeit im Meskalinrausch. Dtsch Z Nervenheilk 89, 112-8

*Palagyi M ([2]1929)
Wahrnehmungslehre. Ausgewählte Werke in 2 Bden, Bd II eingef v L Klages. Leipzig: Barth

Panzel A (1925)
Untersuchungen über das Vergleichen von Gewichten bei Gesunden und Kranken. Dtsch Z Nervenheilk 87, 161-206

*Pötzl O (1928)
Die optisch-agnostischen Störungen. Leipzig: Deuticke

Scheler M ([2]1960)
Erkenntnis und Arbeit. In: Die Wissensformen und die Gesellschaft, Bd 8. Gesammelte Werke. Bern, München: Francke

Schilder P (1931)
Fingeragnosie, Fingerapraxie, Fingeraphasie. Nervenarzt 4, 625-29

Sexauer H (1930)
Willkürbewegung und mechanische Bedingung. II. Mechanische Störungen im Bewegungsablauf. Dtsch Z Nervenheilk 113, 179-91

Stein H (1924[a])
Die Labilität der Drucksinnschwelle bei Sensibilitätsstörungen. Dtsch Z Nervenheilk 80, 57-74

Stein H (1924[b])
Nachempfindungen bei Sensibilitätsstörungen als Folge gestörter Umstimmung (Adaptation). Dtsch Z Nervenheilk 80, 218-37

Stein H (1925)
Welche Empfindungsqualität vermittelt Hornhaut und Bindehaut des menschlichen Auges. (Ein Beitrag zur Lehre der spezifischen Sinnesenergie). Klin Wschr 4, 819-20

Stein H (1926)
Die Hinterstrangstörung bei Friedreich'scher Ataxie (und Tabes dorsalis) und ihre Bedeutung für das Zustandekommen ataktischer Erscheinungen. Dtsch Z Nervenheilk 91, 77-127

Stein J (1928)
Pathologie der Wahrnehmung. I. Über die Veränderung der Sinnesleistungen und die Entstehung von Trugwahrnehmungen. In: Handbuch der Geisteskrankheiten, hrsg v O Bumke, O Foerster. Bd 1, I. 352-426. Berlin, Heidelberg: Springer

Stein J, Bürger-Prinz H (1932)
Funktionswandel im Bereich des optischen Systems. Eine sinnesphysiologische Analyse optisch-gnostischer Störungen. Dtsch Z Nervenheilk 124, 189-214

Stein H, von Weizsäcker V (1926)
Über klinische Sensibilitätsprüfungen. Dtsch Arch klin Med 151, 230-52

Stein H, von Weizsäcker V (1927)
Der Abbau der sensiblen Funktionen. Eine sinnesphysiologische Analyse der Hypästhesie. Dtsch Z Nervenheilk 99, 1-30 (In diesem Band)

Stein H, von Weizsäcker V (1928)
Zur Pathologie der Sensibilität. Erg Physiol 27, 657-708

Tschlenoff LG (1931)
Sensibilitätsstudien an Nervenkranken. I. Über taktile Scheinbewegungswahrnehmungen. Dtsch Z Nervenheilk 121, 180-212

Vogel P (1931[a])
Über die Bedingungen des optokinetischen Schwindels. Pflügers Arch ges Physiol 228, 510-30

*Vogel P (1931[b])
Über die Regulation des Körpergleichgewichtes. Verh Dtsch Ges Inn Med 43, 51-5

Vogel P (1931[c])
Über optokinetische Reaktionsbewegungen und Scheinbewegungen. Pflügers Arch ges Physiol 228, 631-43

*Vogel P (1932[a])
Beiträge zur Physiologie des vestibulären Systems beim Menschen. Pflügers Arch ges Physiol 230, 516-32

*Vogel P (1932[b])
Über neurotische Magen- und Darmbeschwerden. Z Neurol 141, 193-8

Vogel P (1932[c])
Zur Symptomatologie und Klinik des Schwindels. Nervenarzt 5, 169-79

*Vogel P (1933)
Studien über den Schwindel. Sitzungsber Heidelberger Akad Wiss, Math-nat Kl, 5. Abh. Berlin, Leipzig: de Gruyter

*Weiss P (1931)
Das Resonanzprinzip der Nerventätigkeit, dargestellt in Funktionsprüfungen an transplantierten überzähligen Muskeln. Pflügers Arch ges Physiol 226, 600-58

von Weizsäcker V (1919)
Über einige Täuschungen in der Raumwahrnehmung bei Erkrankung des Vestibularapparates. Dtsch Z Nervenheilk 64, 1-25 (In diesem Band)

von Weizsäcker V (1923[a])
Das Antilogische. Psychol Fschg 3, 295-318 (Bd 2)

von Weizsäcker V (1923[b])
Über den Funktionswandel, besonders des Drucksinnes, bei organisch Nervenkranken und über Beziehungen zur Ataxie. Pflügers Arch ges Physiol 201, 317-32 (In diesem Band)

von Weizsäcker V (1924)
Untersuchung des Drucksinns mit Flächenreizen bei Nervenkranken (Phänomen der Verstärkung). Dtsch Z Nervenheilk 80, 159-67 (In diesem Band)

von Weizsäcker V (1925[a])
Die Pathologie der Oberflächen- und Tiefensensibilität. Verh Dtsch Ges Inn Med 37, 33-47

von Weizsäcker V (1925[b])
Über eine systematische Raumsinnstörung. (Der Fall H.B.) Dtsch Z Nervenheilk 84, 179-233 (In diesem Band)

von Weizsäcker V (1927)
Über medizinische Anthropologie. Philos Anz 2, 236-54 (Bd 5)
von Weizsäcker V (1928)
Pathophysiologie der Sensibilität. Dtsch Z Nervenheilk 101, 184-211
von Weizsäcker V (1931[a])
Kasuistische Beiträge zur Lehre vom Funktionswandel bei stato-opto-sensiblen Syndromen. Dtsch Z Nervenheilk, 117-9, 716-36 (In diesem Band)
von Weizsäcker V (1931[b])
Ataxie und Funktionswandel (mit Bemerkungen zur Frage der Eigenreflexe). Dtsch Z Nervenheilk 120, 117-30 (In diesem Band)
von Weizsäcker V (1931[c])
Leitung, Form und Menge in der Lehre von den nervösen Funktionen. Nervenarzt 4, 433-6, 526-30 (In diesem Band)
von Weizsäcker V (1931[d])
Die Neuroregulationen. Verh Dtsch Ges Inn Med 43, 13-24
von Weizsäcker V (1933)
Der Gestaltkreis, dargestellt als psycho-physiologische Analyse des optischen Drehversuchs. Pflügers Arch ges Physiol 231, 630-61 (Bd 4)
*von Weizsäcker V (1940)
Der Gestaltkreis. Theorie der Einheit von Wahrnehmen und Bewegen. Leipzig: Thieme; ([5]1986) Stuttgart: Thieme (Bd 4)
Wernicke C (1895)
Zwei Fälle von Rindenläsion. Ein Beitrag zur Localisation der Vorstellungen. In: Arb Psychiatr Klin Breslau. Heft 2, 33-52. Leipzig: Thieme
*Wertheimer M (1925)
Drei Abhandlungen über Gestalttheorie. Erlangen: Verlag der Philosophischen Akademie

Anmerkungen

525 *weitere Veröffentlichungen an dieser Stelle*
s Auersperg AP, Buhrmester HC (1936), Christian P (1940), Christian P, Spamer W (1940), Christian P, Pax R (1943), Christian P, von Weizsäcker V (1943), Derwort A (1943), Hebel K (1943)

526 *die gestaltpsychologische Schule*
Von Max Wertheimer, Wolfgang Köhler und Kurt Koffka (ab 1912) in Berlin begründet, versuchte seelisches Geschehen als »Wirkungszusammenhang« zu erfassen, der sich in gegliederten Ganzheiten (»Gestalten«) organisiert. Da jetzt Gestalten und nicht Funktionen die Fundierung der Wahrnehmungslehre darstellten, wurde die Annahme der Konstanz von elementar gedachten Funktionen theoretisch abgelehnt und experimentell widerlegt. Vgl besonders K Koffka (1915).
s auch Anm zu S 671 und V von Weizsäcker, 1940, S 11

526 *»akzessorische Bedingungen«*
s S 358 in diesem Band

527 *»... geometrisches Prinzip der Leistungen ...«*
Stein H und von Weizsäcker V (1928) S 685 ff

527 *die Lehre der »Lokalzeichen«*
Der Begriff stammt von Rudolf Hermann Lotze, der die räumliche Wahrnehmung des Netzhautbildes durch Lokalzeichen der Empfindungen erklärt. S 352 ff in: Lotze RH (1852, 1966). S auch Anm zu S 173

528 *Tastblindheit*
= Tastagnosie. Definition s S 580

529 »Die Psychologie muss die Führerin...«
S in: K Goldstein u A Gelb (1918) S 7

530 *das Weber-Fechnersche Gesetz*
Das Weber-Fechnersche Gesetz ist die mathematische Formulierung des Weberschen Gesetzes (s Anm S 204). Es besagt, daß die Empfindungsstärke (S) proportional dem Logarithmus der Reizstärke (R) wächst (S = K x log R). Vgl Kap »Empfindung und Reizstärke« S 366 ff in: von Weizsäcker V (1926) Einleitung zur Physiologie der Sinne. (In diesem Band)

531 *im pathologischen Geschehen nur eine Übertreibung normalen Verhaltens*
Anklang an Jackson: ...the epileptic process is but an exaggeration... of a normal *physiological* process«.
(Jackson 1931, S 391)

532 *Annahme urteilsähnlicher Vorgänge*
§ 26 »von den Wahrnehmungen im allgemeinen« S 4-34; »Zusätze von Kries« I,5: »Die physiologischen Substrate des Urteilens und Erlernens« S 486-96; I,8: »Historisch-kritische Bemerkungen« S 520-34 in: von Helmholtz H ([3]1910), vgl S 137 ff in: von Kries J (1923)

533 *»veränderliche Zwischenmechanismen«*
von Kries J (1923) S 134, 288

533 *Herings Aufmerksamkeitshinwendung*
Hering E (1879)
Nicht dem Begriff, aber der Sache nach mehrfach erwähnt, wie z B S 531: »... die eigentlichen Blickbewegungen, durch welche die Ortsveränderungen des Blickpunktes bewirkt werden; sie sind eine Folge davon, dass die Aufmerksamkeit ihren Ort im Raume wechselt...

533 *Palagyis »eingebildete Bewegungen«*
Palagyi M (1925) S 14 ff, 25 ff, 64

533 *Schelers »triebmotorische Bedingtheit«*
»Die triebhaft-motorische Bedingtheit«.
Scheler M ([2]1960) S 315 ff

533 *»sensorische Bewegung«*
Stein J (1928) S 385-422
»Wahrnehmung ist der Akt, der Empfindungen und Bewegungen in einem einheitlichen Erlebnis zusammenschließt. Ebensowenig wie Wahrnehmung ohne Empfindungsmaterial denkbar ist, ebensowenig kann eine Wahrnehmung ohne die beziehungsschaffende, Empfindungen verknüpfende Bewegung allein aus Empfindungen sich bilden.« (S 391)

533 *Goldstein in seinem letzten Artikel*
Die zitierte Anmerkung lautet »Daß man diese Tatsache übersieht, kommt in einem *zweideutigen Gebrauch des Wortes Funktion* zum Ausdruck. Man spricht von Funktion einerseits – und das zu Recht – als von dem Geschehen in Organismen, als deren Erscheinungen die Leistungen auftreten, andererseits – und das zu Unrecht –, wenn man die Leistungen meint. Feststellen kann man nur Leistungen, Funktionen nur erschließen.« Goldstein K (1931) S 1146. – von Weizsäcker bemerkt dazu später (1944): »Immerhin nahm Goldstein meine Unterscheidung von ›Funktion‹ und ›Leistung‹ auf.« (Band 1, S 71)

535 *»akzessorische Bedingungen«*
s S 358 in diesem Band

Zur Klinik der Schmerzen

Nervenarzt 9, 553-9 (1936)
Referat für die 61. Wanderversammlung Südwestdeutscher Neurologen und Psychiater, Baden-Baden, am 4. Juli 1936

Literatur

Achelis D (1936)
Die Physiologie der Schmerzen. Nervenarzt 9, 559-68

*Adler A (1910)
Die psychische Behandlung der Trigeminusneuralgie. Zbl Psychoanal 1, 10-29

Alajouanine T, Thurel R (1933)
Sur la pathogénie de la névralgie faciale. Rev Neurol 40, 658-61

*Charcot JM (1890)
Sur un cas de migraine ophthalmoplégique (paralysie oculo-motrice périodique). Progr med 18, 2me sér, T 12, 83-6, 99-102

*Déjérine J (1900)
Traité de Pathologie générale du Professeur Bouchard. Als 2. Aufl 1914 erschienen unter dem Titel Semiologie des Affections des Systèmes Nerveux. 3. Tirage Paris. Masson; (1977) Reprint: Paris: Masson

*Foerster O (1927)
Die Leitungsbahnen des Schmerzgefühls und die chirurgische Behandlung der Schmerzzustände. Bruns Beitr klin Chir (Sonderband)

*Foerster O (1936)
Sensible corticale Felder. In: Handbuch der Neurologie, hrsg v O Bumke, O Foerster, Bd 6, 358-448. Berlin: Springer

Frazier, Ch H (1928)
Atypical neuralgia. Arch Neurol 19, 650-9

*von Frey M, Pauli R (1913)
Die Stärke und Deutlichkeit einer Druckempfindung unter der Wirkung eines begleitenden Reizes. Z Biol 59, 497-515

*Hahnemann S (1810)
Organon der rationellen Heilkunde. Dresden: Arnold; Reprint (1921) Organon der Heilkunst. Nach der 6. Auflage hrsg v R Haehl; (1958) Ulm: Haug

Harris W (1936)
Bilateral trigeminal tic. Ann Surg 103, 161-72

Hauert D (1935)
Sozialpolitische Bemerkungen zur Frage der Kopfunfälle. Nervenarzt 8, 576-80

*Head H (1920)
Studies in Neurology. In conjunction with WHR Rivers, J Sherren, G Holmes, T Thompson, G Riddoch. 2 Vol. London: Frowde and Hodder & Stoughton

*von Helmholtz H (1879)
Die Tatsachen in der Wahrnehmung. Berlin: Hirschwald; (1959) Darmstadt: Wissenschaftliche Buchgesellschaft

*Jacobson E (1938)
Progressive Relaxation. Chicago: University of Chicago Press

*Kirschner M (1936)
Zur Behandlung der Trigeminusneuralgie. Erfahrungen an 250 Fällen. Arch klin Chir 186, 325-34

Klages L ([2]1981)
Der Geist als Widersacher der Seele. Sämtliche Werke. 1. Abt, Bd I, II. Hrsg v E Frauchiger, G Funke. Bonn: Bouvier

*Kleist K (1934)
Gehirnpathologie. Leipzig: Barth

*von Kries J (1923)
Allgemeine Sinnesphysiologie. Leipzig: Vogel

Lindstedt F (1929)
Über die Natur der muskelrheumatischen (myalgischen) Schmerzsymptome. Stockholm: Norstedt u Söner

*Mingazzini G, Pacetti G (1899)
Studio clinico sulle psicosi neuralgiche. Riv. Sper Freniatr 25, 401-44, 563-606

*Müller J (1838)
Handbuch der Physiologie des Menschen für Vorlesungen, Bd II, 2. Abt: Der speciellen Physiologie fünftes Buch: Von den Sinnen. Coblenz: Hölscher

Riley HA, Brickner RM, Soltz SE (1935)
Unusual types of migraine. Bull Neurol Inst New York 4, 403-21

*Wallenberg A (1928)
Anatomie, Physiologie und Pathologie des sensiblen Systems. Dtsch Z Nervenheilk 101, 111-55

*von Weizsäcker V (1923)
Über den Funktionswandel, besonders des Drucksinnes, bei organisch Nervenkranken und über Beziehungen zur Ataxie. Pflügers Arch ges Physiol 201, 317-32 (In diesem Band)

*von Weizsäcker V (1926)
Einleitung zur Physiologie der Sinne. In: Handbuch der normalen und pathologischen Physiologie. Hrsg v A Bethe, G von Bergmann, Bd II: Receptionsorgane 1, 1-67. Berlin: Springer (In diesem Band)

Anmerkungen

538 *spezifische Sinnesenergie*
s Anm zu S 408 (In diesem Band)

539 *sog. Entspannungstherapie*
Wahrscheinlich ist die progressive Entspannung von E Jacobson gemeint, vgl: E Jacobson (1938)

540 *Gertrud Schoenborn*
Gertrud Schoenborn (1878-1958) war Krankengymnastin in Heidelberg. Sie wollte mit ihrer Methode über bloße Krankengymnastik hinaus die Persönlichkeit des Kranken fördern und seine verbliebenen Fähigkeiten entwickeln. In ihrer Methode war sie u. a. beeinflußt von Elsa Gindler und Heinrich Jacoby (Musiker) sowie Johannes Itten (Maler). Häufige Zusammenarbeit mit Viktor von Weizsäcker.

542 *Adäquatheit des Reizes*
s Anm zu S 354

542 *räumlich distante Stiche auf der Haut*
vgl von Frey M, Pauli R (1913) und von Weizsäcker V (1926). Einleitung zur Physiologie der Sinne. S 388 (In diesem Band)

545 *Pituitrin*
Hypophysen-Hormon-Präparat

545 *Ephedrin*
Alkaloid aus Ephedra-Arten. Wirksam als Sympathicomimetikum. S Anm zu S 35

545 *Ergotamin*
Secale-Alkaloid. Wirkt kontrahierend auf glatte Muskulatur und zentral-sympathikolytisch.

547 *Schmerzen, von denen Hahnemann 72 Arten*
in: Hahnemann S (1810)

548 *Geist als Widersacher der Seele*
Anspielung auf einen Titel von Ludwig Klages (1981)

Die Tätigkeit des Zentralnervensystems

Handbuch der Inneren Medizin. Begründet von L Mohr u R Staehelin, hrsg v G von Bergmann, R Staehelin, 3. Aufl, Bd 5,1, 1-18. Berlin: Springer (1939)

Literatur

*von Apathy S (1897)
Das leitende Element des Nervensystems und seine typographischen Beziehungen zu den Zellen, 1. Mitt. Mitt Zool Stat Neapel 12, 495-748

*Bethe A (1903)
Allgemeine Anatomie und Physiologie des Nervensystems. Leipzig: Thieme

*Bethe A (1931)
Plastizität und Zentrenlehre. In: Handbuch der normalen und pathologischen Physiologie, hrsg v A Bethe, G von Bergmann, G Embden, A Ellinger, Bd XV,2: Correlationen 1/2: Arbeitsphysiologie II: Orientierung, Plastizität, Stimme und Sprache. 1175-220. Berlin: Springer

Ferrier D (1876)
The Functions of the Brain. London: Smith u Elder

Fritsch G, Hitzig EV (1870)
Über die elektrische Erregbarkeit des Großhirns. Arch Anat Physiol wiss Med 37, 300-32

*Head H (1920)
Studies in Neurology. Inconjunction with WHR Rivers, G Holmes, J Sherren, T Thompson, G Riddoch. 2 Vol. London: Frowde, Hodder and Stoughton

*von Helmholtz H (1852)
Über die Theorie der zusammengesetzten Farben. Med Habil-Schr Berlin. Ersch auch in: Poggendorfs Ann Physik Chemie 87, 45-66 (1852)

Henschen SE (1923)
40jähriger Kampf um das Sehzentrum und seine Bedeutung für die Hirnforschung. Z ges Neurol Psychiat 87, 505-35

*Hitzig E (1874)
Untersuchungen über das Gehirn. Berlin: Hirschwald. Physiologische und klinische Untersuchungen über das Gehirn. Gesammelte Abhandlungen, 2. Teil. Berlin: Hirschwald (1904)

*Jackson JH (1931, 1932)
Selected Writings of John Hughlings Jackson, 2 Vol, ed by J Taylor. London: Hodder & Stoughton; (1958) Reprint. New York: Basic Books

*von Kries J (1923)
Allgemeine Sinnesphysiologie. Leipzig: Vogel

*Lapique L (1926)
L'Excitabilité en Fonction du Temps. La Chronaxie, sa Significance et sa Mesure. Paris: Presses Universitaires

Müller J (1826)
Zur vergleichenden Physiologie des Gesichtssinnes des Menschen und der Tiere nebst einem Versuch über die Bewegungen der Augen und über den menschlichen Blick. Leipzig: Knobloch

*Müller J (1838)
Handbuch der Physiologie des Menschen für Vorlesungen, Bd II, 2. Abt: Der speciellen Physiologie fünftes Buch: Von den Sinnen. Coblenz: Hölscher; (1840) Handbuch der Physiologie des Menschen für Vorlesungen. Bd II, Coblenz: Hölscher

*Pawlow JP ([3]1926)
Die höchste Nerventätigkeit (das Verhalten) von Tieren. In: JP Pawlow (1953) Sämtliche Werke in 7 Bänden. Bd 3: Zwanzigjährige Erfahrungen mit dem objektiven Studium der höheren Nerventätigkeit des Verhaltens der Tiere. Berlin: Akademie Verlag

*Sherrington CS (1905)
On reciprocal innervation of antagonistic muscles. Proc Roy Soc 76, 160-297

*von Struwe G, Hirschfeld E (Hrsg) (1844)
Atlas zur Erläuterung der Lehre von den Verrichtungen des Gehirns (zwölf von Galls Tafeln). Heidelberg: Groos

*Waldeyer W (1891)
Über einige neuere Forschungen im Gebiete der Anatomie des Centralnervensystems. Leipzig: Thieme

*Young T (1802)
A Syllabus of a Course of Lectures on Natural and Experimental Philosophy. London: Royal Institution

Anmerkungen

554 *Phrenologie von Gall*
die von Gall begründete Lehre (»Kranioskopie«), nach der charakterliche und

intellektuelle Dispositionen eines Menschen an der Form seines Schädels durch Rückschlüsse auf die darunterliegenden Rindenfelder des Großhirns zu erkennen seien. Hierauf gründet sich die später weiter entwickelte Lokalisationslehre.

555 *akzessorische Bedingungen*
s S 358 in diesem Band

559 *Bárány'sches Symptom*
»Abweichtendenz« im Bárány'schen Zeigeversuch. Der Untersuchte hebt und senkt bei geschlossenen Augen die vorgestreckten Arme, die nach jeder Bewegung in die horizontale Ausgangslage zu bringen sind.

560 *Tara*
(italien.) Abzug; Gewicht der für eine Ware benötigten Verpackung.

561 *Young-Helmholtzsche Farbentheorie*
Dreikomponententheorie: dem Sehen aller Farben liegen nur drei einfache Bestandteile oder Vorgänge des Sehorgans zu Grunde: jeder beliebige Farbeneindruck kann durch Mischung von drei Lichtern in bestimmtem Verhältnis erzeugt werden (trichromatisches Sehen). Young und von Helmholtz nehmen in der Netzhaut drei verschiedene, den »Grundfarben« (Rot, Grün, Violett) entsprechende Endapparate an, deren Reizung den Farbeindruck vermittelt. Vgl Young T (1802) und von Helmholtz H (1852)

562 *»akzessorische Bedingungen«*
s S 358 in diesem Band

562 *Gesetz der spezifischen Sinnesenergie der Empfindungen*
s Anm zu S 408 in diesem Band

Funktionswandel der Sinne

Berichte der physikalisch-medizinischen Gesellschaft zu Würzburg, Neue Folge 62, 204-19 (1940)

Literatur

*Achelis JD (1936)
Die Physiologie der Schmerzen. Nervenarzt 9, 559-68

Auersperg AP, Buhrmester HC (1936)
Experimenteller Beitrag zur Frage des Bewegtsehens. Z Sinnesphysiol 66, 274-300

Auersperg AP, Sprockhoff H (1935)
Experimentelle Beiträge zur Konstanz der Sehdinge und ihrer Fundierung. Pflügers Arch ges Physiol 236, 301-20

*Bell C (1830)
The Nervous System of the Human Body. London: Longman; (1832) Physiologische und pathologische Untersuchungen des Nervensystems, übers v MH Romberg. Berlin: Stuhrs

Christian P (1939)
Über unbewußte Vestibulariswirkung. Z ges Neurol Psychiat 165, 214-19

*Christian P (1940)
Wirklichkeit und Erscheinung in der Wahrnehmung von Bewegung dargestellt an experimentellen Beispielen. Z Sinnesphysiol 68, 151-84

Christian P (1948)
Zur theoretischen Neurologie und medizinischen Anthropologie. In: Naturforschung und Medizin in Deutschland 1939-1946. Bd 80, Neurologie, hrsg v G Schaltenbrand, Teil 1, Grundlagen. Wiesbaden: Dieterich

*Fechner GT (1860)
Elemente der Psychophysik. Verhältnis der physischen und psychischen Erscheinungen mit Hilfe der Erfahrung der Mathematik. 2 Bde, Leipzig: Breitkopf u Härtel; (1964) Amsterdam: Bonset

*von Frey M (1896)
Untersuchungen über die Sinnesfunctionen der menschlichen Haut; Druckempfindung und Schmerz. Abh math-phys Class Kgl Sächs Ges Wissensch 23, 169-266

*von Frey M (1926)
Die Tangorezeptoren des Menschen. In: Handbuch der normalen und pathologischen Physiologie, hrsg v A Bethe, G von Bergmann, G Embden, A Ellinger. Bd XI: Rezeptionsorgane I. 94-130. Berlin: Springer

*Goldscheider A (1931)
Schmerz. In: Handbuch der normalen und pathologischen Physiologie, hrsg v A Bethe, G von Bergmann, G Embden, A Ellinger. Bd XI: Rezeptionsorgane I. 181-202. Berlin: Springer

*Head H (1920)
Studies in Neurology. In conjunction with WHR Rivers, G Holmes, J Sherren, T Thompson, G Riddoch. 2 Vol. London: Frowde, Hodder and Stoughton

*von Helmholtz H (1879)
Die Tatsachen in der Wahrnehmung. Berlin: Hirschwald; (1959) Darmstadt: Wissenschaftliche Buchgesellschaft

*von Helmholtz H ([4]1896)
Das Denken in der Medizin. Rede, gehalten zur Feier des Stiftungstages der Militärärztlichen Bildungs-Anstalten in Berlin 1877. In: Vorträge und Reden, Bd 2, 165-93. Braunschweig: Vieweg

*Hering E (1925)
Grundzüge der Lehre vom Lichtsinn. In: Handbuch der gesamten Augenheil-

kunde. Begr v A Graefe u H Saemisch, fortgef v C Hess, 2. neubearb Aufl, hrsg v H Axenfeld u A Elschnig. Bd 3: Physiologische Optik. Berlin: Springer

*Jung R (1953)
Allgemeine Neurophysiologie. In: Handbuch der Inneren Medizin, 4. Aufl, hrsg v G von Bergmann, W Frey, H Schwiegk, Bd V,1: Neurologie, 1. Teil. 1-160. Berlin, Göttingen, Heidelberg: Springer

Kant I (1781, [2]1787)
Kritik der reinen Vernunft. Leipzig: Hartknoch. In: (1956 ff) Immanuel Kant. Werke in sechs Bänden, hrsg v W Weischedel, Bd 2, Darmstadt: Wissenschaftliche Buchgesellschaft

Kleint H (1936)
Versuche über die Wahrnehmung. Z Psychol 138, 1-34

Kleint H (1937)
Versuche über die Wahrnehmung. II. Abschnitt: Über Bewegung. Z Psychol 141, 9-44

Kleint H (1938)
Versuche über die Wahrnehmung. B Isolierte Bewegung. Z Psychol 142, 259-90

*von Kries J (1923)
Allgemeine Sinnesphysiologie. Leipzig: Vogel

*von Leyden, E (1867)
Beiträge zur Lehre von den centralen Sprachstörungen. Berl Klin Wschr 4, 65-8, 77-81, 89-93

*von Leyden E (1874)
Klinik der Rückenmarkskrankheiten. Berlin: Hirschwald

*Müller J (1838)
Handbuch der Physiologie des Menschen für Vorlesungen, Bd II, 2. Abt: Der speciellen Physiologie fünftes Buch: Von den Sinnen. Coblenz: Hölscher; (1840) Handbuch der Physiologie des Menschen für Vorlesungen. Bd II, Coblenz: Hölscher

*Sprockhoff H (1938)
Studien über binokulares Sehen. Unveröffentlicht

*Stein H (1924)
Die Labilität der Drucksinnschwelle bei Sensibilitätsstörungen. Dtsch Z Nervenheilk 80, 57-70

Stein H, von Weizsäcker V (1928)
Zur Pathologie der Sensibilität. Erg Physiol 27, 657-708

*Strümpell A (1918)
Die Stereognose durch den Tastsinn und ihre Störungen. Nebst Bemerkungen über die allgemeine Einteilung der Sensibilität. Dtsch Z Nervenheilk 60, 154-68

*Weber EH (1851)
Die Lehre vom Tastsinne und Gemeingefühle auf Versuche gegründet. In:

Handwörterbuch der Physiologie mit Rücksicht auf physiologische Pathologie, III,2, hrsg v R Wagner. Braunschweig: Vieweg. 481-588. In: (1905) Ostwalds Klassiker der exakten Wissenschaften, hrsg v E Hering, Nr 149. Leipzig: Engelmann

*von Weizsäcker V (1926)
Einleitung zur Physiologie der Sinne. In: Handbuch der normalen und pathologischen Physiologie, hrsg v A Bethe, G von Bergmann, G Embden, A Ellinger. Bd II: Receptionsorgane I. 1-67. Berlin: Springer (In diesem Band)

von Weizsäcker V (1931)
Leitung, Form und Menge in der Lehre von den nervösen Funktionen. Nervenarzt 4, 433-36, 526-30 (In diesem Band)

*von Weizsäcker V (1933)
Was lehrt die neuere Pathologie der Sinnesorgane für die Physiologie der Sinnesleistungen? Z Sinnesphysiol 64, 79-91 (In diesem Band)

*von Weizsäcker V (1936)
Zur Klinik der Schmerzen. Nervenarzt 9, 553-9 (In diesem Band)

von Weizsäcker V (1937)
Untersuchung der Sensibilität. In: Handbuch der Neurologie, hrsg v O Bumke, O Foerster. Bd 3. 701-46. Berlin: Springer

von Weizsäcker V (1939)
Über Ohr und Nervensystem. Z Neurol 168, 132-48

*Wernicke C (1895)
Zwei Fälle von Rindenläsion. Ein Beitrag zur Localisation der Vorstellungen. In: Arb Psychiat Klin Breslau. Heft 2. 33-52. Leipzig: Thieme

Winterstein H (1929[a])
Der Stoffwechsel des peripheren Nervensystems. In: Handbuch der normalen und pathologischen Physiologie, hrsg v A Bethe, G von Bergmann, G Embden, A Ellinger. Bd IX: Allgemeine Physiologie der Nerven und des Zentralnervensystems, 365-412. Berlin: Springer

Winterstein H (1929[b])
Der Stoffwechsel des Zentralnervensystems. In: Handbuch der normalen und pathologischen Physiologie, hrsg v A Bethe, G von Bergmann, G Embden, A Ellinger. Bd IX: Allgemeine Physiologie der Nerven und des Zentralnervensystems, 515-611. Berlin: Springer

Winterstein H (1932)
Der Stoffwechsel des peripheren und des zentralen Nervensystems. In: Handbuch der normalen und pathologischen Physiologie, hrsg v A Bethe, G von Bergmann, G Embden, A Ellinger. Bd XVIII: Nachträge und Generalregister zu Band I-XVIII. [Nachträge zu Band IX (Winterstein 1929[a] u 1929[b]) S 365-412 u 515-611], 246-64. Berlin: Springer

578 *Streit zwischen Frey und Goldscheider*
»Durch die Jahrzehnte der sinnesphysiologischen Literatur zieht sich der historische Streit zwischen Goldscheider (1931) und von Frey (1926) über Spezifität oder Veränderlichkeit der Sinnesqualitäten. Von Frey lehrte, daß es spezifische reine Schmerzrezeptoren gäbe, während Goldscheider glaubte, daß Schmerzerregungen auch durch intensivere Reizung anderer Rezeptoren zustande kämen.« (Jung 1953, S 106)

578 *Gesetz der spezifischen Sinnesenergie der Empfindungen*
s Anm zu S 354 in diesem Band

579 *Talbot*
William Henry Fox Talbot (1800-1877), englischer Physiologe, führte eine in schwarze und weiße Felder geteilte rotierende Scheibe zur Untersuchung zentraler Sehstörungen ein. Unter einer bestimmten Beleuchtungsstärke kommt es bei einer gewissen Rotationsgeschwindigkeit zum Eindruck einer gleichmäßigen Helligkeit (Verschmelzung). Die Frequenzen, bei denen es zur Verschmelzung kommt, gelten als Maß für gesunde oder gestörte Funktion.

583 *Weber-Fechnerschen Gesetze*
s Kap »Empfindung und Reizstärke« S 366ff in: von Weizsäcker V (1926) Einleitung zur Physiologie der Sinne. (In diesem Band)

583/4 *Hering (1925) ... Konstanz der Sehdinge*
S Hering (1925) S 13-20
Vgl Anm zu S 369

587 *Sprockhoff*
Nach Christian P (1948) sind die Untersuchungen zur binocularen Fusion, die V von Weizsäcker zusammen mit H Sprockhoff durchführte, unveröffentlicht geblieben.

591 *»Begriffe ohne Anschauung sind blind«*
»Gedanken ohne Inhalt sind leer, Anschauungen ohne Begriffe blind«. I Kant (1787) Kritik der reinen Vernunft, A51-B75.

Über die Hirnverletzten

Confinia neurologica 9, 84-107 (1948) Goldstein Anniversary Number (Festgabe zum 70. Geburtstag von Kurt Goldstein)

Literatur

*Bay E (1950)
Agnosie und Funktionswandel. Eine hirnpathologische Studie. Berlin Göttingen Heidelberg: Springer

*Bay E (1982)
Sigmund Freud's contribution to the early history of aphasiology. In: Historical Aspects of Neurosciences, ed. by F Clifford Rose, WF Bynum. 103-7. New York: Raven Press

*Bay E, Lauenstein O, Cibis P (1949)
Ein Beitrag zur Frage der Seelenblindheit. Der Fall Schn. von Gelb und Goldstein. Psychiat Neurol med Psychol

*Bernary W (1922)
Studien zur Untersuchung der Intelligenz bei einem Fall von Seelenblindheit. Psychol Fschg 2: 209-297

*Bethe A (1931)
Plastizität und Zentrenlehre. In: Handbuch der normalen und pathologischen Physiologie, hrsg v A Bethe, G von Bergmann, G Embden, A Ellinger, Bd XV, 2: Correlationen 1/2: Arbeitsphysiologie II: Orientierung, Plastizität, Stimme und Sprache. 1175-220. Berlin: Springer

Christian P (1948)
Zur theoretischen Neurologie und medizinischen Anthropologie. In: Naturforschung und Medizin in Deutschland 1939-1946. Bd 80, Neurologie, hrsg von G Schaltenbrand. Teil I, Grundlagen. Wiesbaden: Dieterich

Christian P, Haas R (1949)
Wesen und Form der Bipersonalität. Grundlagen für eine medizinische Soziologie. In: Beiträge aus der Allgemeinen Medizin 7, hrsg v V von Weizsäcker. Stuttgart: Enke

Christian P, Haas R, von Weizsäcker V (1948)
Über ein Farbenphänomen (Polyphäne Farben). Pflügers Arch ges Physiol 249, 655-701 (Bd 4)

Christian P, Schmitz W (1942)
Untersuchungen von Sehhirnverletzten mit optischen Periodenreizen. Dtsch Z Nervenheilk 154, 81-131

Christian P, Umbach W (1948)
Sehschärfe, Beleuchtungshelligkeit und Riccòscher Satz bei Sehhirnverletzten. Dtsch Z Nervenheilk 158, 1-15

Christian W (1948)
Vom Wertbewußtsein im Tun. In: Beiträge aus der Allgemeinen Medizin 4, hrsg v V von Weizsäcker. 1-20. Stuttgart: Enke

Christian W, Pax R (1943)
Wahrnehmung und Gestaltung von Schwingungsvorgängen. Z Sinnesphysiol 70, 197-221

*De Morsier G (1956)
Jean Martin Charcot 1825-1893. In: Große Nervenärzte, hrsg v K Kolle. S 39-56. Stuttgart: Thieme

Derwort A (1943)
Über die Formen unserer Bewegungen gegen verschiedenartige Widerstände und ihre Bedeutung für die Wahrnehmung von Kräften. Z Sinnesphysiol 70, 135-83

Derwort A (1948)
Zur Psychophysik der handwerklichen Bewegungen bei Gesunden und Hirngeschädigten. In: Beiträge aus der Allgemeinen Medizin 4, hrsg v V von Weizsäcker. 21-77. Stuttgart: Enke

*Derwort A (1950)
Formen des Leistungsabbaus bei der Motorik. Dtsch Z Nervenheilk 164, 80-5

*Fechner GT (1838)
Über eine Scheibe zur Erzeugung subjectiver Farben. Poggendorfs Ann Physik Chemie, Folge 2, 45, 227-32

Freud S (1891)
Zur Auffassung der Aphasien. Leipzig, Wien: Deuticke

*Freud S (1940 ff)
Gesammelte Werke, hrsg v A Freud. Frankfurt/M.: Fischer

*Freud S (1943)
On Aphasia. Translated by E Stengel. London: Imago Publishing Co

*Gelb A, Goldstein K (1920)
Psychologische Analysen hirnpathologischer Fälle aufgrund von Untersuchungen Hirnverletzter. Bd 1. Leipzig: Barth

*Gelb A, Goldstein K, Mäki N (1928)
Natürliche Bewegungstendenzen der rechten und linken Hand und ihr Einfluß auf das Zeichnen und den Erkennungsvorgang. Auf Grund von Untersuchungen am seelenblinden Sch... Psychol Fschg 10: 1-19

*Goldstein K (1923)
Über die Abhängigkeit der Bewegungen von optischen Vorgängen. Bewegungsstörungen bei Seelenblinden. Mschr Psychiatr Neurol 54: 141-194

*Goldstein K (1927)
Die Lokalisation der Großhirnrinde. Nach den Erfahrungen am kranken Menschen. In: Handbuch der normalen und pathologischen Physiologie, hrsg v

A Bethe, G von Bergmann, G Embden, A Ellinger. Bd X: Spezielle Physiologie des Zentralnervensystems der Wirbeltiere. 600-842. Berlin: Springer

*Goldstein K (1931)
Über die Plastizität des Organismus aufgrund von Erfahrungen an nervenkranken Menschen. In: Handbuch der normalen und pathologischen Physiologie, hrsg v A Bethe, G von Bergmann, G Embden, A Ellinger. Bd XV,2: Correlationen 1/2: Arbeitsphysiologie II: Orientierung, Plastizität, Stimme und Sprache. 1131-74. Berlin: Springer

*Goldstein K (1934)
Der Aufbau des Organismus. Einführung in die Biologie unter besonderer Berücksichtigung der Erfahrungen am Menschen. Haag: Nijhoff

*Goldstein K (1940)
Human Nature in the Light of Psychopathology. Cambridge, Mass.: Harvard University Press

*Goldstein K (1942)
After Effects of Brain Injury in War. London: Heinemann

*Goldstein K, Gelb A (1918)
Psychologische Analysen hirnpathologischer Fälle auf Grund von Untersuchungen Hirnverletzter. I. Abhandlung. Zur Psychologie des optischen Wahrnehmungs- und Erkennungsvorganges. Z ges Neurol Psychiat 41: 1-142

*Goldstein K, Gelb A (1920)
II. Abhandlung. Über den Einfluß des vollständigen Verlustes des optischen Vorstellungsvermögens auf das taktile Erkennen. Zugleich ein Beitrag zur Psychologie der taktilen Raumwahrnehmung und der Bewegungsvorstellungen. Z Psychol 83: 1-94

*Hebel K (1944)
Experimentelle Untersuchungen zum Verständnis des zentralen Schwindels nach Schädeltrauma. Dtsch Z Nervenheilk 156, 14-63

Hebel K, Luther E (1948)
Über Nachbilduntersuchungen an Hirnverletzten unter Zugrundelegung normalphysiologischer Experimente. Dtsch Z Nervenheilk 158, 16-42

*Hochheimer W (1932)
Analyse eines Seelenblinden von der Sprache aus. Ein Beitrag zur Frage nach der Bedeutung der Sprache für das Verhalten zur Umwelt.
Psychol Fschg 16: 1-69

*Jung R (1949)
Über eine Nachuntersuchung des Falles Schn... von Goldstein und Gelb. Psychiat Neurol med Psychol 1: 353-362

*Kleist K (1934)
Gehirnpathologie. Leipzig: Barth

*König A (1897)
Die Abhängigkeit der Sehschärfe von der Beleuchtungsintensität. Sitzungsber Königl Preuß Akad Wiss, 559-75

Lange J (1936)
Agnosien und Apraxien. In: Handbuch der Neurologie, hrsg v O Bumke, O Foerster, Bd 6. Berlin: Springer

*Munthe A (1933)
The Story of San Michele. Hamburg: The Albatros; (1937, [8]1987) Das Buch von San Michele. Übers von G Uexküll-Schwerin. Berlin: Knaur

*Spehlmann R (1953)
Sigmund Freuds Neurologische Schriften. Eine Untersuchung zur Vorgeschichte der Psychoanalyse. Berlin, Göttingen, Heidelberg: Springer

Ullrich N (1943)
Adaptationsstörungen bei Sehhirnverletzten. Dtsch Z Nervenheilk 155, 1-31

von Weizsäcker V (1940)
Der Gestaltkreis. Theorie der Einheit von Wahrnehmen und Bewegen. Leipzig: Thieme; ([5]1986) Stuttgart: Thieme (Bd 4)

*von Weizsäcker V (1943)
Arbeitstherapie von Hirnverletzten. Hippokrates Bücherei, Bd 6: Schriftenreihe über ärztliche Sonderfürsorge für Schwerverwundete, Heft 1-2, 32-59. Stuttgart: Hippokrates (Bd 8)

von Weizsäcker V (1948)
Zum Begriff der Arbeit. Eine Habeas Corpus Akte der Medizin? In: Synopsis. Alfred Weber, 30. 7. 1868-30. 7. 1948. Hrsg v E Salin. Heidelberg: Schneider (Bd 8)

Anmerkungen

596 *Talbot-Scheibe*
s Anm zu S 579

598 *Frankfurter Schule*
s Anm zu S 447

615 *frühe Schrift von Sigmund Freud*
wie alle seine neurologischen Schriften (s R Spehlmann 1953) nicht in GW ([4]1964) enthalten
Neuerdings gewürdigt durch E Bay (1982)

616 *Widerspruch … gegen die Arbeiten über den Fall Schn.*
»Es ist dies der Fall Schnei. von Gelb und Goldstein (1930)« (Goldstein und Gelb 1918, 1920), »der ein für einen Einzelfall ungewöhnliches Interesse erregte und zur Grundlage einschneidender und weit in das Gebiet der Normalpsychologie reichender Theorien gemacht wurde. Die Störung, bei der ›es von vorneherein nicht zu einer gestaltlichen Organisation optischer Eindrücke

kommt‹, wird aufgefasst als apperzeptive Form der Seelenblindheit, wie sie von Lissauer (1890) postuliert, aber bisher noch nie beobachtet worden war« (Bay 1950). Die »totale Gestaltblindheit« bei erhaltenen »elementaren Empfindungen« wurde als Herdsymptom der außerhalb der Calcarina gelegenen occipitalen Rinde angesehen. Weitere psychologische Untersuchungen des Falles aus der gleichen Schule (Benary 1922, Goldstein 1923, Hochheimer 1932) schienen die ursprüngliche Auffassung zu bestätigen, wenn auch manche Widersprüche Zweifel an der Zuverlässigkeit des Falles aufkommen ließen (Lange 1936). Nachuntersuchungen durch Bay, Lauenstein und Cibis (1949) und durch Jung (1949) fanden keine Anzeichen einer Occipitalhirnverletzung oder Symptome einer Seelenblindheit, wohl aber »ein ganz grobes demonstratives Verhalten bei bestimmten Untersuchungen auf optischem und taktilen Gebiet«, das sie als »ein reines, in ungewöhnlich ausgedehnten Untersuchungen entstandenes Kunst- und Erziehungsprodukt« (Bay 1950), als eine »Rückwirkung des Untersuchers auf die Symptome« (Jung 1949) interpretieren.

616 *Vorgänge an der Klinik von Charcot*
De Morsier (1956) und Munthe (1933) berichten, daß die in den berühmten Dienstagvorlesungen von Charcot demonstrierten Symptome von Hysterischen durch Erwartung und Suggestion »erst künstlich gezüchtet worden sind«.

Funktionswandel und Gestaltkreis

Deutsche Zeitschrift für Nervenheilkunde 164, 43-53 (1950) Vortrag. Tagung der Gesellschaft Deutscher Neurologen und Psychiater in Göttingen, 22.-25.9.1949

Literatur

*d'Alembert J (Le Rond) (1789)
Esprit, Maximes et Principes de d'Alembert, éd de J Chas. Genève, Paris: Briand

*Birkmayer W (1950)
Das kritische Detail in der sinnlichen Wahrnehmung. Dtsch Z Nervenheilk 164, 76-9

*Christian P (1939)
Über unbewußte Vestibulariswirkung. Z Neurol 165, 214-9

*Christian P (1940[a])
Experimentelle Beiträge zu intermodalen vestibulo-optischen Wechselbeziehungen der Sinnesorgane. Pflügers Arch ges Physiol 243, 370-87

*Christian P (1940b)
Wirklichkeit und Erscheinung in der Wahrnehmung von Bewegung dargestellt an experimentellen Beispielen. Z Sinnesphysiol 68, 151-84

*Christian P (1948)
Vom Wertbewußtsein im Tun. In: Beiträge aus der Allgemeinen Medizin 4, hrsg v V von Weizsäcker, 1-20. Stuttgart: Enke

*Christian P (1949-50)
Zur Tagung der Gesellschaft Deutscher Neurologen und Psychiater in Göttingen vom 22. bis 25. September 1949. Psyche 3, 623-31

*Christian P (1950)
Neuere Ergebnisse der Funktionsanalyse auf dem Gebiet der Wahrnehmung und der Motorik. Dtsch Z Nervenheilk 164, 54-65

*Conrad K (1950)
Über das Prinzip der Vorgestaltung in der Hirnpathologie. Dtsch Z Nervenheilk 164, 66-70

*Derwort A (1938)
Untersuchungen über den Zeitablauf figurierter Bewegungen beim Menschen. Pflügers Arch ges Physiol 240, 661-75

*Derwort A (1943)
Über die Formen unserer Bewegungen gegen verschiedenartige Widerstände und ihre Bedeutung für die Wahrnehmung von Kräften. Z Sinnesphysiol 70, 135-83

*Derwort A (1948)
Zur Psychophysik der handwerklichen Bewegungen bei Gesunden und Hirngeschädigten. In: Beiträge aus der Allgemeinen Medizin 4, hrsg v V von Weizsäcker, 21-77. Stuttgart: Enke

*Derwort A (1950)
Formen des Leistungsabbaus bei der Motorik. Dtsch Z Nervenheilk 164, 80-5

*Gelb A, Goldstein K (1920)
Psychologische Analysen hirnpathologischer Fälle aufgrund von Untersuchungen Hirnverletzter. Bd I. Leipzig: Barth

*Hebel K (1943)
Die Relativität in der Wahrnehmung von Ruhe und Bewegung. Z Sinnesphysiol 70, 75-123

*Hebel K (1944)
Experimentelle Untersuchungen zum Verständnis des zentralen Schwindels nach Schädeltrauma. Dtsch Z Nervenheilk 156, 14-63

*Hebel K (1948)
Labyrinthär und optokinetisch ausgelöste Nachbild-Bewegungen in ihrer Abhängigkeit von Reiz, Subjekt und Umwelt. Dtsch Z Nervenheilk 159, 3-56

*von Helmholtz H (1856-66)
Handbuch der physiologischen Optik. In: Allgemeine Encyklopädie der Physik, hrsg v G Karsten, Bd 9. Leipzig: Voss; ([3]1911) erg hrsg in Gemeinschaft mit A Gullstrand, J von Kries, W Nagel, Bd II: Die Lehre von den Gesichtsempfindungen, hrsg v W Nagel, J von Kries. Hamburg, Leipzig: Voss; ([3]1910) Bd III: Die Lehre von den Gesichtswahrnehmungen, hrsg v J von Kries. Hamburg, Leipzig: Voss

*von Helmholtz H (1879)
Die Tatsachen in der Wahrnehmung. Berlin: Hirschwald; (1959) Darmstadt: Wissenschaftliche Buchgesellschaft

*Jacob H (1950)
Über die Stufen des optischen Wahrnehmungswandels bei organischen Bewegungsstörungen. Dtsch Z Nervenheilk 164, 71-5

*Müller J (1838)
Handbuch der Physiologie des Menschen für Vorlesungen. Bd II, 2. Abt: Der speciellen Physiologie fünftes Buch: Von den Sinnen. Coblenz: Hölscher; (1840) Handbuch der Physiologie des Menschen für Vorlesungen. Bd II. Coblenz: Hölscher

*Ruffin H (1929)
Über die Gewinnung von Erlebnisinhalten des epileptischen Anfalls- und Ausnahmezustandes mit Hilfe von Wachsuggestion und Hypnose. Dtsch Z Nervenheilk 107, 271-315

*Ruffin H (1950)
Über die Rückbildung corticaler Sensibilitätsstörungen. Dtsch Z Nervenheilk 164, 86-92

Stein H (1924)
Die Labilität der Drucksinnschwelle bei Sensibilitätsstörungen. Dtsch Z Nervenheilk 80, 57-74

*Vogel P (1931[a])
Über die Bedingungen des optokinetischen Schwindels. Pflügers Arch ges Physiol 228, 510-30

*Vogel P (1931[b])
Über optokinetische Reaktionsbewegungen und Scheinbewegungen. Pflügers Arch ges Physiol 228, 631-43

*Vogel P (1931[c])
Über Regulation des Körpergleichgewichtes. Verh Dtsch Ges Inn Med 43, 51-5

*Vogel P (1933)
Studien über den Schwindel. Sitzungsber Heidelberger Akad Wiss, Math-Nat Kl, 5. Abh. Berlin, Leipzig: de Gruyter

*von Weizsäcker V (1933)
Der Gestaltkreis, dargestellt als psycho-physiologische Analyse des optischen Drehversuchs. Pflügers Arch ges Physiol 231, 630-61

*von Weizsäcker V (1940)
Der Gestaltkreis. Theorie der Einheit von Wahrnehmen und Bewegen. Leipzig: Thieme; ([5]1986) Stuttgart: Thieme (Bd 4)

Anmerkungen

619 *Funktionswandel und Gestaltkreis*
Einleitungsvortrag zur Tagung, auf der mit weiteren Vorträgen von Christian (1950), Conrad (1950), Jacob (1950), Birkmayer (1950), Derwort (1950), Ruffin (1950) »ein geschlossener eindrucksvoller Aspekt der v. Weizsäckerschen Arbeitsrichtung« (Christian 1949-50) zur Darstellung kam.

620 *d'Alembertsches Prinzip*
Gestattet die Bewegung einer Anzahl von Massenpunkten unter der Einwirkung gegebener Kräfte zu berechnen.

620 *Gesetz von den spezifischen Sinnesenergien*
s Anm zu S 354 in diesem Band

623 *Gestaltkreis*
s V v Weizsäcker (1933, 1940)

624 *Ignorabimus*
s Anm zu S 138 (in diesem Band)

Otfrid Foerster 1873-1941

a) Deutsche Zeitschrift für Nervenheilkunde 153, 1-23 (1942)
b) In (1966) Zülch, KJ: Otfrid Foerster, Arzt und Naturforscher 9.11.1873-15.6.1941. Berlin, Heidelberg, New York: Springer, 19-25 (mehrfach gekürzt)

Literatur

Altenburger H (1937)
Elektrodiagnostik (einschließlich Chronaxie und Aktionsströmen). In: Handbuch der Neurologie, hrsg von O Bumke, O Foerster, Bd III, 747-1086. Berlin: Springer

Bayliss WM (1900)
On the origin in the spinal cord of the vasodilatator fibres. J Physiol 26, 173-209

Bucy PC, Foerster O, Gagel O, Mahoney W (1937)
Die Tumoren der Brücke I. Ein Fall von Astrocytom der Brücke. Z ges Neurol Psychiat 157, 136-46

Duchenne GB (1885)
Physiologie der Bewegung nach elektrischen Versuchen und klinischen Beob-

achtungen mit Anwendungen auf das Studium der Lähmungen und Entstellungen. Übers v C Wernicke. Leipzig: Thieme

Flourens P (1842)
Recherches Expérimentales sur les Propriétés et les Fonctions du Système Nerveux dans les Animaux Vertébrés. Paris: Baillière.

Foerster O (1900)
Zur Symptomatologie der Tabes dorsalis im praeataktischen Stadium und über den Einfluß der Opticusatrophie auf den Gang der Krankheit. Mschr Psychiatr Neurol 8, 1-14, 133-50

*Foerster O (1901[a])
Beiträge zur Physiologie und Pathologie der Coordination. Die Synergie der Agonisten. Mschr Psychiat Neurol 10, 334-47

Foerster O (1901[b])
Untersuchungen über das Localisationsvermögen bei Sensibilitätsstörungen. Ein Beitrag zur Psychophysiologie der Raumvorstellung. Mschr Psychiat Neurol 9, 31-42, 131-44

*Foerster O (1902[a])
Die Physiologie und Pathologie der Coordination; eine Analyse der Bewegungsstörungen bei den Erkrankungen des Centralnervensystems und ihre rationale Therapie. Jena: Fischer

*Foerster O (1902[b])
Über einige seltenere Formen von Krisen bei der Tabes dorsalis sowie über die tabischen Krisen im Allgemeinen. Mschr Psychiat Neurol 11, 259-83

*Foerster O (1903[a])
Beiträge zur Kenntnis der Mitbewegungen. Jena: Fischer

*Foerster O (1903[b])
Ein Fall von elementarer allgemeiner Somatopsychose (Afunktion der Somatopsyche). Ein Beitrag zur Frage der Bedeutung der Somatopsyche für das Wahrnehmungsvermögen. Mschr Psychiat Neurol 14, 189-205

*Foerster O (1903[c])
Die Mitbewegungen bei Gesunden, Nerven- und Geisteskranken. Jena: Fischer

*Foerster O (1904)
Das Wesen der choreatischen Bewegungsstörungen. Samml. klin. Vortr. N.F. Inn Med 9, 259-94

*Foerster O (1906)
Die Kontrakturen bei den Erkrankungen der Pyramidenbahn. Berlin: Karger

Foerster O (1908)
Über eine neue operative Methode der Behandlung spastischer Lähmungen mittels Resektion hinterer Rückenmarkswurzeln. Z orthop Chir 22, 203-23

*Foerster O (1909[a])
Die arteriosklerotische Muskelstarre. Allg Z Psychiat 66, 902-14

*Foerster O (1909[b])
Der atonisch-astatische Typus der infantilen Cerebrallähmung. Dtsch Arch klin Med 98, 216-44
*Foerster O (1909[c])
Über die Behandlung spastischer Lähmungen mittels Resektion hinterer Rükkenmarkswurzeln. Mitt Grenzgeb Med Chir 20, 493-558
Foerster O (1910)
Über die operative Behandlung spastischer Lähmungen mittels Resektion der hinteren Rückenmarkswurzeln. Berl Klin Wschr 47, 1441-44
*Foerster O (1911[a])
Die Behandlung spastischer Lähmungen durch Resektion hinterer Rückenmarkswurzeln. Erg Chir Orthop 2, 174-209
*Foerster O (1911[b])
Über die Beeinflussung spastischer Lähmungen durch die Resektion hinterer Rückenmarkswurzeln. Dtsch Z Nervenheilk 41, 146-69, 229-31
*Foerster O (1911[c])
Über die operative Behandlung spastischer Lähmungen mittels Resektion hinterer Rückenmarkswurzeln. Ther Gegenw 52, 13-8
*Foerster O (1912[a])
Die Behandlung spastischer Lähmungen mittels Resektion hinterer Rückenmarkswurzeln. Z orthop Chir 30, 269-81
*Foerster O (1912[b])
Die histologische Untersuchung der Hirnrinde intra vitam durch Hirnpunktion bei diffusen Erkrankungen des Centralnervensystems. Berl Klin Wschr 49, 973-7
*Foerster O (1912[c])
Indications and results of excision of the posterior spinal roots in man. Med Rec 82, 916-7
*Foerster O (1912[d])
Die Indikationen und Erfolge der Resektion hinterer Rückenmarkswurzeln. Wien Klin Wschr 25, 950-4
*Foerster O (1913[a])
Meningocerebellarer Symptomenkomplex bei fieberhaften Erkrankungen. Dtsch Z Nervenheilk 50, 88-9
*Foerster O (1913[b])
Der meningo-zerebellare Symptomenkomplex bei fieberhaften Erkrankungen tuberkulöser Individuen. Neurol Centralbl 32, 1414-21
*Foerster O (1913[c])
Das phylogenetische Moment in der spastischen Lähmung. Berl Klin Wschr 50, 1217-20, 1255-61
*Foerster O (1913[d])
Zur Kenntnis der spinalen Segmentinnervation der Muskeln. Neurol Centralbl 32, 1202-14

*Foerster O (1913[e])
Vorderseitenstrangdurchschneidung des Rückenmarks zur Beseitigung von Schmerzen. Berl Klin Wschr 50, 1499-1500

Foerster O (1913[f])
Zur Kenntnis der spinalen Segmentinnervation der Muskeln. Neurol Centralbl 32, 1202-14

*Foerster O (1914)
a) Kinematographische Demonstrationen (chron. progr. Torsionsspasmus, Athétose double, Chorea chron., usw.).
b) Demonstrationen zur Hirn- und Rückenmarkchirurgie. Dtsch Z Nervenheilk 50, 292-4

*Foerster O (1915)
Demonstration: Die Schußverletzungen der peripheren Nerven und ihre Behandlung. Berl Klin Wschr 52, 823-7

*Foerster O (1916[a])
Kompensatorische Übungstherapie. In: Vogts Handbuch der Therapie der Nervenkrankheiten, hrsg v H Vogt. 1, 267-325. Jena: Fischer

*Foerster O (1916[b])
Die Schußverletzungen der peripheren Nerven und ihre Behandlung. Z orthop Chir 36, 310-8

*Foerster O (1916[c])
Die Therapie der Motilitätsstörungen bei den Erkrankungen des Zentralnervensystems. In: Vogts Handbuch der Therapie der Nervenkrankheiten, hrsg v H Vogt. 2, 860-944. Jena: Fischer

Foerster O (1917)
Die Topik der Sensibilitätsstörungen bei Unterbrechung der sensiblen Leitungsbahnen. Dtsch Z Nervenheilk 56, 185-6

Foerster O (1918)
Die Symptomatologie und Therapie der Kriegsverletzungen der peripheren Nerven. Dtsch Z Nervenheilk 59, 32-172

Foerster O (1921[a])
Zur Analyse und Pathophysiologie der striären Bewegungsstörungen. Z ges Neurol Psychiat 73, 1-169

Foerster O (1921[b])
Zur Diagnostik und Therapie der Rückenmarkstumoren. Dtsch Z Nervenheilk 70, 64-74

*Foerster O (1922)
Kriegsverletzungen des Rückenmarks und der peripheren Nerven. In: Schjernigs Handbuch der ärztlichen Erfahrungen im Weltkrieg 1914-18, hrsg v O von Schjernig. Bd 4, 235-332. Leipzig: Barth

Foerster O (1924)
Hyperventilationsepilepsie. Dtsch Z Nervenheilk 83, 347-56
Foerster O (1925)
Zur Pathogenese und chirurgischen Behandlung der Epilepsie. Zbl Chir 52, 531-49
*Foerster O (1926[a])
Operative Behandlung des Torticollis spasticus. Zbl Chir 53, 2804-5
Foerster O (1926[b])
Zur operativen Behandlung der Epilepsie. Dtsch Z Nervenheilk 89, 137-47
*Foerster O (1927[a])
Die Leitungsbahnen des Schmerzgefühls und die chirurgische Behandlung der Schmerzzustände. Bruns Beitr klin Chir (Sonderband)
Foerster O (1927[b])
Schlaffe und spastische Lähmungen. In: Handbuch der normalen und pathologischen Physiologie, hrsg v A Bethe, G von Bergmann, G Embden, A Ellinger. Bd X: Spezielle Physiologie des Zentralnervensystems der Wirbeltiere. 893-972. Berlin: Springer
*Foerster O (1927[c])
Über die Vorderseitenstrangdurchschneidung. Arch Psychiat Nervenkr 81, 707-16
Foerster O (1928[a])
Ansprache. 17. Jahresversamml Ges dtsch Nervenärz. Wien, Sept. 1927. Dtsch Z Nervenheilk 101, 88-110
Foerster O (1928[b])
Ansprache. 18. Jahresversamml Ges dtsch Nervenärz. Hamburg, 1928. Dtsch Z Nervenheilk 106, 112-36
*Foerster O (1928[c])
Über die Vasodilatatoren in den peripheren Nerven und hinteren Rückenmarkswurzeln beim Menschen. Dtsch Z Nervenheilk 107, 41-56
Foerster O (1929[d])
Beiträge zur Pathophysiologie der Sehbahn und der Sehsphäre. J Psychol Neurol 39, 463-85
*Foerster O (1929[b])
Spezielle Anatomie und Physiologie der peripheren Nerven. In: Handbuch der Neurologie, hrsg v M Lewandowsky, Bd 3, 785-974. Berlin: Springer
Foerster O (1929[c])
Die Symptomatologie der Schußverletzungen der peripheren Nerven. In: Handbuch der Neurologie, hrsg v M Lewandowsky, Bd 3, 975-1508. Berlin: Springer
Foerster O (1929[d])
Die Therapie der Schußverletzungen der peripheren Nerven. In: Handbuch der Neurologie, hrsg v M Lewandowsky, Bd 3, 1509-1720. Berlin: Springer

*Foerster O (1929[e])
Die traumatischen Läsionen des Rückenmarkes auf Grund der Kriegserfahrungen (Der Mechanismus ihres Zustandekommens und die pathologisch-anatomischen Veränderungen). In: Handbuch der Neurologie, hrsg v M Lewandowsky, Bd 3, 1721-1927. Berlin: Springer

*Foerster O (1930[a])
Beitrag zur Behandlung spondylitischer Prozesse im Bereiche des Atlas und Epistropheus. Fixierung des Kopfes und der Halswirbelsäule durch Implantation eines Fibulastückes zwischen Vertebra prominens und Okziput. Festschrift SE Henschen. J Psychol Neurol 40, 215-24

*Foerster O (1930[b])
Fixierende orthopädische Operationen bei Nervenkrankheiten. Acta chir Scand (Festschrift für Haglund) 67, 351-76

Foerster O (1931)
Über das Phantomglied. Med Klin 27, 497-500

Foerster O (1936[a])
The motor cortex in man in the light of Hughlings Jackson's doctrines. Brain 59, 135-59

*Foerster O (1936[b])
Sensible corticale Felder. In: Handbuch der Neurologie, hrsg v O Bumke, O Foerster, Bd 6, 358-448. Berlin: Springer

Foerster O (1936[c])
Symptomatologie der Erkrankungen des Rückenmarks und seiner Wurzeln. In: Handbuch der Neurologie, hrsg v O Bumke, O Foerster, Bd 5, 1-403. Berlin: Springer

Foerster O (1937)
Spezielle Physiologie und spezielle funktionelle Pathologie der quergestreiften Muskeln. In: Handbuch der Neurologie, hrsg v O Bumke, O Foerster, Bd 3, 1-639. Berlin: Springer

*Foerster O (1938)
Über die Wechselbeziehungen von Herdsymptomen und Allgemeinsymptomen beim Hirntumor. Verh Dtsch Ges Inn Med 50, 458-85

Foerster O, Altenburger H (1929)
Über die Beziehungen des vegetativen Nervensystems zur Sensibilität. Med Klin 25, 519-20

Foerster O, Altenburger H (1933)
Zur Physiologie und Pathophysiologie der Sehnen- und Knochenphänomene und der Dehnungsreflexe I. Zur elektrophysiologischen Analyse der Sehnen- und Knochenphänomene bei Gesunden. Z ges Neurol Psychiat 146, 641-60

Foerster O, Altenburger H (1934[a])
Zur Physiologie und Pathophysiologie der Sehnen- und Knochenphänomene

und der Dehnungsreflexe II. Die Dehnungsreflexe bei Gesunden. Z ges Neurol Psychiat 147, 169-83

Foerster O, Altenburger H (1934[b])
Zur Physiologie und Pathophysiologie der Sehnen- und Knochenphänomene und der Dehnungsreflexe III. Die Sehnen- und Knochenphänomene beim Pyramidenbahnsyndrom. Z ges Neurol Psychiat 147, 779-90

Foerster O, Altenburger H (1934[c])
Zur Physiologie und Pathophysiologie der Sehnen- und Knochenphänomene und der Dehnungsreflexe IV. Die Dehnungs- und Annäherungsreflexe beim Pyramidenbahnsyndrom. Z ges Neurol Psychiat 148, 655-69

Foerster O, Altenburger H (1934[d])
Zur Physiologie und Pathophysiologie der Sehnen- und Knochenphänomene und der Dehnungsreflexe V. Die Reflexsynergien beim Pyramidenbahnsyndrom. Z ges Neurol Psychiat 149, 409-18

Foerster O, Altenburger H (1934[e])
Zur Physiologie und Pathophysiologie der Sehnen- und Knochenphänomene und der Dehnungs- und Adaptionsreflexe VI. Die Sehnen- und Knochenphänomene beim Pallidumsyndrom. Z ges Neurol Psychiat 150, 163-71

Foerster O, Altenburger H (1934[f])
Zur Physiologie und Pathophysiologie der Sehnen- und Knochenphänomene und der Dehnungs- und Adaptionsreflexe VII. Die Dehnungs- und Annäherungsreflexe beim Pallidumsyndrom. Z ges Neurol Psychiat 150, 588-96

*Foerster O, Altenburger H (1935)
Elektrobiologische Vorgänge an der menschlichen Hirnrinde. Dtsch Z Nervenheilk 135, 277-86

Foerster O, Altenburger H (1936)
Zur Physiologie und Pathophysiologie der Sehnen- und Knochenphänomene und der Dehnungsreflexe VIII. Die Sehnen- und Knochenphänomene und der Dehnungsreflex beim Cerebellarsyndrom. Z ges Neurol Psychiat 156, 479-83

Foerster O, Altenburger H, Kroll FW (1929)
Über die Beziehungen des vegetativen Nervensystems zur Sensibilität. Z ges Neurol Psychiat 121, 139-85

Foerster O, Gagel O (1930)
Über die efferenten Fasern in den hinteren Wurzeln. Arch Psychiat Nervenkr 91, 474-5

Foerster O, Gagel O (1931)
Ein Fall von sogenanntem Gliom des Nervus opticus- Spongioblastoma multiforme ganglioides. Z ges Neurol Psychiat 136, 335-66

Foerster O, Gagel O (1932[a])
Ein Fall von Gangliocytom der Oblongata. Z ges Neurol Psychiat 141, 797-823

Foerster O, Gagel O (1932[b])
Ein Fall von Gangliogliom der Rautengrube. Z ges Neurol Psychiat 142, 507-18

Foerster O, Gagel O (1932[c])
Ein Fall von Recklinghausenscher Krankheit mit fünf nebeneinander bestehenden verschiedenartigen Tumorbildungen. Z ges Neurol Psychiat 138, 339-60

Foerster O, Gagel O (1932[d])
Die Vorderseitenstrangdurchschneidung beim Menschen. Eine klinisch-pathophysiologisch-anatomische Studie. Z ges Neurol Psychiat 138, 1-92

Foerster O, Gagel O (1933[a])
Ein Fall von Ependymcyste des III. Ventrikels. Ein Beitrag zur Frage der Beziehungen psychischer Störungen zum Hirnstamm. Z ges Neurol Psychiat 149, 312-44

Foerster O, Gagel O (1933[b])
Ein Fall von Gangliocytoma dysplasticum des Kleinhirns. Z ges Neurol Psychiat 146, 792-803

Foerster O, Gagel O (1933[c])
Ein Fall von Gangliogliom des Bodens des dritten Ventrikels. Z ges Neurol Psychiat 145, 29-37

Foerster O, Gagel O (1934[a])
Ein Fall von Ependymoma polycysticum des Kleinhirns. Z ges Neurol Psychiat 150, 515-27

Foerster O, Gagel O (1934[b])
Zentrale diffuse Schwannose bei Recklinghausenscher Krankheit. Z ges Neurol Psychiat 151, 1-16

Foerster O, Gagel O (1935)
Klinik und Pathohistologie der intramedullären Rückenmarkstumoren. Dtsch Z Nervenheilk 136, 239

Foerster O, Gagel O (1936)
Das Ependymom des Filum terminale. Zbl Neurochir 1, 5-18

Foerster O, Gagel O (1939[a])
Die Astrocytome der Oblongata, Brücke und des Mittelhirns. Z ges Neurol Psychiat 166, 497-528

Foerster O, Gagel O (1939[b])
Das umschriebene Arachnoidealsarkom des Kleinhirns. Z ges Neurol Psychiat 164, 565-80

Foerster O, Gagel O (1940[a])
Die encephalen Tumoren der Oblongata, Pons und des Mesencephalons. III. Zbl Neurol 168, 295-331

Foerster O, Gagel O (1940[b])
Die encephalen Tumoren der Oblongata, Pons und des Mesencephalons. IV. Zbl Neurol 168, 492-518

*Foerster O, Gagel O, Mahoney W (1936)
Über die Anatomie, Physiologie und Pathologie der Pupillarinnervation. Verh Dtsch Ges Inn Med 48, 386-98

Foerster O, Gagel O, Mahoney W (1939)
Die encephalen Tumoren des verlängerten Markes, der Brücke und des Mittelhirns. Arch Psychiat Nervenkr 110, 1-74

Foerster O, Gagel O, McLean AJ (1933)
Ein Fall von Ganglienzellgeschwulst des Hirnstammes (N. caudatus). Z ges Neurol Psychiat 147, 713-45

*Foerster O, Gagel O, Sheehan D (1933)
Veränderungen an den Endösen im Rückenmark des Affen nach Hinterwurzeldurchschneidung. Z ges Anat. I: Z Anat EntwGesch 101, 553-65

*Foerster O, Goldstein K (1930)
Schlußwort zu: Goldstein K: Restitution bei Schädigung der Hirnrinde. Dtsch Z Nervenheilk 116, 42-5

Foerster O, Loewi M (1932)
Über die Beziehung von Vorstellung und Wahrnehmung bei Schädigung afferenter Leitungsbahnen. Z ges Neurol Psychiat 139, 658-93

Foerster O, McLean AJ, Gagel O (1933[a])
Ein Fall von Gangliogliom der Regio hypothalamica. Z ges Neurol Psychiat 145, 17-28

Foerster O, McLean AJ, Gagel O (1933[b])
Ein Fall von Ganglioneuroma amyelinicum des Hirnstammes. Z ges Neurol Psychiat 143, 635-50

*Frenkel HS, Foerster O (1900)
Untersuchungen über die Störungen der Sensibilität bei der Tabes dorsalis. Arch Psychiat Nervenkr 33, 108-58, 450-520

*Gall FJ (1802)
Darstellung des Gehirns als Organ der Seelenfähigkeit. Leipzig: Schieg

von Goethe JW (1832)
Faust. Eine Tragödie. In ([13]1986) Goethes Werke. Hamburger Ausgabe in 14 Bänden, hrsg v E Trunz, Bd III: Dramen I: Faust I. Faust II. Urfaust. München: Beck

Goldstein K (1930)
Restitution bei Schädigung der Hirnrinde. Dtsch Z Nervenheilk 116, 2-26

*Head H (1920)
Studies in Neurology. In conjunction with WHR Rivers, J Sherren, G Holmes, T Thompson, G Riddoch. 2 Vol. London: Hodder & Stoughton

Hering HE (1898)
Beitrag zur experimentellen Analyse coordinierter Bewegungen. Pflügers Arch ges Physiol 70, 559-623

*Jackson JH (1931, 1932)
Selected Writings of John Hughlings Jackson. 2 Vol, ed by J Taylor. London: Hodder and Stoughton; (1958) Reprint. New York: Basic Books

*Kaufmann G (1916)
Die planmäßige Heilung komplizierter psychogener Bewegungsstörungen bei Soldaten in einer Sitzung. Münch med Wschr 22, 802-4

Kleist K (1934)
Gehirnpathologie. Leipzig: Barth

Lenz G (1914)
Die hirnlokalisatorische Bedeutung der Maculaaussparung im hemianoptischen Gesichtsfeld. Klin Monatsbl Augenheilk 53, 30-63

*Mann L, Foerster O (1917)
Diskussion: Neue Methoden und Gesichtspunkte zur Behandlung der Kriegsneurosen. Berl Klin Wschr 54, 45-6

Müller J (1838)
Handbuch der Physiologie des Menschen für Vorlesungen, Bd II, 2. Abt: Der speciellen Physiologie fünftes Buch: Von den Sinnen. Coblenz: Hölscher; (1840) Handbuch der Physiologie des Menschen für Vorlesungen. Bd II, Coblenz: Hölscher

Penfield W (1922)
Histopathologie des Nervensystems. Berlin: Springer

*Penfield W, Erickson TC (1941)
Epilepsy and Cerebral Localisation. Springfield: Thomas

*Spielmeyer W (1925)
Zur Pathogenese örtlich elektiver Gehirnveränderungen. Z ges Neurol Psychiat 99, 756-76

*Spielmeyer W (1927)
Die Pathogenese des epileptischen Krampfes. Histopathologischer Teil. Z ges Neurol Psychiat 109, 501-20

*Spiller WG, Martin E (1912)
The treatment of persistent pain of organic origin in the lower part of the body by division of the anterolateral column of the spinal cord. J Amer Med Ass 58, 1489-90

*Stoffel A (1918)
Über den Mechanismus der Nervenverletzungen. Z orthop Chir 38, 93-110

Tilmann O (1916)
Die chirurgische Behandlung der Epilepsie. Bonn: Marcus u Weber

*von Weizsäcker V (1930)
Diskussionsbemerkung. Dtsch Z Nervenheilk. 116, 29-31

*von Weizsäcker V (1941)
Nachruf auf Otfrid Foerster. Nervenarzt 14, 385-6

Wernicke, C (1874)
Der aphasische Symptomenkomplex. Breslau: Cohn u Weigert; Reprint (1974) Berlin: Springer

Anmerkungen

635 *Otfrid Foerster*
Der Nachruf ist unterschrieben mit:
Breslau, Otfrid-Foerster-Institut, im Juli 1941.

v. Weizsäcker

635 *Spirochaeta pallida*
Erreger der Syphilis. 1905 von Fritz Schaudinn und Erich Hoffmann entdeckt.

636 *– Jackson – Verfasser der »Bibel der Neurologie«*
Jackson JH (1870) A study of convulsions. In: (1931) Selected Writings of John Hughlings Jackson Vol. I. London: Hodder and Stoughton. (1926) Eine Studie über Krämpfe. Übers v O Sittig. Berlin: Karger. s Rezension S 675

636 *Jacksons Ausspruch, die Krankheit sei ein Experiment der Natur*
Sinngemäß: »This is a matter of importance when symptoms are to be looked on as the results of the experiments of disease«. (Jackson JH 1931, Bd 1, S 79)

637 *Bell-Exner-Leyden'sche Lehre von der Sensomobilität*
In ihr wird eine Verbindung von sensorischen und motorischen Fasern in der Nähe der Hirnrinde postuliert.

639 *Little'sche Starre*
Diplegia spastica infantilis = doppelseitige spastische Kinderlähmung. Eine vor oder mit der Geburt entstandene Schädigung des Gehirns, die zu spastischer Lähmung vor allem der Beine bei oft normaler intellektueller Entwicklung führt.

639 *Chordotomie*
»Foerster-Operation«. Durchtrennung der kontralateralen (spinothalamischen) Schmerzbahn im Vorderseitenstrang des Hals- und Brustteils des Rückenmarks zur Ausschaltung unbeeinflußbarer Schmerzen.
vgl Foerster O (1927[a], 1927[c])

644 *KH Bauer*
KH Bauer (1890-1978) war zur Zeit Otfrid Foersters Ordinarius für Chirurgie in Breslau seit 1926 und ab 1943 in Heidelberg

646 *»Den lieb ich, der Unmögliches begehrt«*
Aus Faust II, 2. Akt, Vers 7488. JW von Goethe (1832)

648 *Galls verunglückter Intention*
vgl Gall FJ (1802)
s auch Anm zu S 554

649 *lebendige Debatte*
vgl S 71 in Bd 1, von Weizsäcker (1930) und Foerster O, K Goldstein (1930) S 43

649 *Gesetz von Bell und Magendie*
Im Reflexbogen kann der Nervenimpuls nur in einer Richtung geleitet werden.

653 *»Spezifische Sinnesenergie«*
s Anm zu S 408 in diesem Band

653 *Was die Arznei nicht heilen kann*
Der vollständige Satz heißt bei Hippokrates: »Was Arzneien nicht helfen, heilt das Eisen, was das Eisen nicht heilt, heilt das Feuer, was das Feuer nicht heilt, muß für unheilbar gelten.« Hippokrates Aphorismen T 17, Nr 87, S 608 f. In: Littré E (1844) Œuvres complètes d'Hippocrate. Bd IV. Paris: Baillière

656 *Patriae scientiae in serviendo consumptus*
In Abweichung eines Spruches von O von Bismarck (1852): »Im Dienste des Vaterlandes hat er sich verzehrt.«
Brief vom 6. 11. 1852 an L von Berlach. In: von Bismarck O (1933) Gesammelte Werke, Bd XIV, hrsg v W Windelband u W Frauendienst. Berlin: Deutsche Verlagsgesellschaft
In seinem bei der Bestattung am 19. VI. 1941 gesprochenen Nachruf paraphrasiert V v Weizsäcker diesen Spruch so: »Der außerordentliche Mann ... gehörte zu jenen, welche die irdische Substanz ihres Lebens buchstäblich verzehrt haben in einer grossartigen Gleichsetzung ihrer Person mit ihrer Sache.« In: (1941) Nachruf auf Otfried Foerster.

656 *Die Uhr steht still, der Zeiger fällt.*
Aus Faust II, 5. Akt, Vers 1590-92. JW von Goethe (1832)

Ernst Kretschmer: Über Hysterie

Leipzig: Thieme 1923

Deutsches Archiv für klinische Medizin 142, 369-70 (1923)

Literatur

*Oppenheim H ([2]1892)
Die traumatischen Neurosen. Berlin: Hirschwald

Oppenheim H (1906)
Psychotherapeutische Briefe. Berlin: Karger

Anmerkung

661 *Oppenheims Grundtendenzen ...*
Oppenheim hatte die Ansicht vertreten, daß traumatische Neurosen durch molekulare traumabedingte Hirnschädigungen zustande kommen. S die Referate von Oppenheim, Nonne und Gaupp und die große Diskussion zur Frage der Verursachung der sog traumatischen Neurose auf der 8. Jahresversammlung der Gesellschaft Deutscher Nervenärzte in München am 22. und 23.9.1916. Dtsch Z Nervenheilk 56, 3-214 (1917).

Johannes von Kries: Allgemeine Sinnesphysiologie

Leipzig: Vogel 1923

Deutsches Archiv für klinische Medizin 143, 187-92 (1924)

Literatur

Descartes R (1637)
Discours de la méthode pour bien conduire sa raison et chercher la vérité dans les sciènces. Leyden: Maire; (1898) Abhandlungen über die Methode des richtigen Vernunftgebrauchs und der wissenschaftlichen Wahrheitsforschung, übers von L Fischer. Leipzig: Reclam; (1962) Neudurchges mit einem Nachwort von M Starke. Stuttgart: Reclam. Reclams Universal-Bibliothek 3767

*von Ehrenfels C (1890)
Über Gestaltqualitäten. Vjschr Wiss Philos 14, 249-92

*Fechner GT (1860)
Elemente der Psychophysik. 2 Bde. Leipzig: Breitkopf u Härtel; (1964) Reprint. Amsterdam: Bonset

*von Helmholtz H (1856, ^{3}1909-1911)
Handbuch der physiologischen Optik. (^{3}1909-1911) hrsg v W Nagel, J von Kries, A Gullstrand. Hamburg, Leipzig: Voss

*Hering E (1920)
Grundzüge der Lehre vom Lichtsinn. In: Handbuch der gesamten Augenheilkunde. Begr von A Graefe u T Saemisch, fortgef von C von Hess, 2. neubearb Aufl, hrsg von C Adam, T Axenfeld u A Elschnig. Bd 3: Physiologische Optik. Berlin: Springer

*Kant I (1781, ^{2}1787)
Kritik der reinen Vernunft. Leipzig: Hartknoch; (1956ff) Werke in sechs Bänden, hrsg von W Weischedel, Bd 2. Darmstadt: Wissenschaftliche Buchgesellschaft

*von Kries J (1882)
Über die Messung intensiver Größen und über das sogenannte psychophysische Gesetz. Vjschr Wiss Philos 6, 257-94

von Kries J (1916)
Logik. Grundzüge einer kritischen und formalen Urteilslehre. Tübingen: Mohr

*von Weizsäcker V (1917)
Empirie und Philosophie. Die Naturwissenschaften 5, 669-73

Anmerkungen

663 *»akzessorische« Bedingungen*
s S 358 in diesem Band

664 *Verknüpfung von Empirie und Philosophie*
vgl von Weizsäcker V (1917) (Bd 2)

665 *Lokalzeichenlehre*
s Anm zu S 173

666 *gegenüber Fechner*
bezieht sich auf GT Fechner (1860)

667 *Gegensätze der Helmholtz'schen und Hering'schen Lehre*
Herings Lehre (1920) ging bei der Analyse des Farben- und Raumsinnes von den Empfindungen aus, um eine Zuordnung zwischen den Empfindungen und den Netzhautvorgängen zu erzielen. Danach wirkt der Reiz stets nur auslösend für das »Eigenleben« der Netzhaut. Er folgt damit der Lehre von Johannes Müller. Helmholtz (1909-1911) dagegen ging von den meßbaren physikalischen Reizgrößen aus und suchte nach der Zuordnung zwischen Reiz- und Empfindungsvariablen.
vgl S 11 f in: von Kries J (1923) Allgemeine Sinnesphysiologie

668 *Satz von Descartes*
»cogito ergo sum«
vgl Descartes (1637)

Paul Schröder: Bauplan und Verrichtungen der Großhirnrinde des Menschen

Greifswald: Ratsbuchhandlung Bamberg 1924

Deutsche Zeitschrift für Nervenheilkunde 85, 105 (1925)

Literatur

*von Monakow C (1897, ²1905)
Gehirnpathologie. Wien: Hölder

Anmerkungen

671 *von Monakow's Standpunkt*
von Monakow (1897) hatte als erster die Bedeutung der »Schaltzellen« oder Zwischenneurone auf Grund anatomischer Untersuchungen hervorgehoben. Danach kann das Zentralnervensystem als ein äußerst kompliziertes und spontan tätiges System von Zwischenneuronen aufgefaßt werden, in das afferente Erregungen einströmen und aus dem efferente ausgesandt werden.

671 *Gestaltpsychologie*
Betonte die Unableitbarkeit der Wahrnehmungen aus den Empfindungen und setzte anstelle der Ableitbarkeit die Annahme, daß kompletten Wahrnehmungsprozessen komplette physiologische Prozesse entsprächen.
s auch Anm zu S 526 in diesem Band

David Katz: Der Aufbau der Tastwelt

Leipzig: Barth 1925

Deutsche Zeitschrift für Nervenheilkunde 91, 151-3 (1926)

Literatur

*Exner S (1887)
Einige Beobachtungen über Bewegungsnachbilder. Zbl Physiol 1, 135-40

*von Frey M (1926)
Die Tangorezeptoren des Menschen. In: Handbuch der normalen und pathologischen Physiologie, hrsg von A Bethe, G von Bergmann, G Embden, A Ellinger. Bd XI: Rezeptionsorgane I. 94-130. Berlin: Springer

*Hering E (1920)
Grundzüge der Lehre vom Lichtsinn. In: Handbuch der gesamten Augenheil-

kunde. Begr von A Graefe u T Saemisch, fortgef von C von Hess, 2. neubearb Aufl, hrsg von C Adam, T Axenfeld u A Elschnig. Bd 3: Physiologische Optik. Berlin: Springer

Katz D (1911)
Die Erscheinungsweise der Farben und ihre Beeinflussung durch die individuelle Erfahrung. Z Psychol, Erg Bd 7

*Wertheimer M (1912)
Experimentelle Studien über das Sehen von Bewegung. Z Psychol 61, 161-265

John Hughlings Jackson: Eine Studie über Krämpfe (A study of convulsions, 1869)

Übersetzt und eingeleitet von Otto Sittig
Berlin: Karger 1926

Deutsche Zeitschrift für Nervenheilkunde 92, 155 (1926)

Literatur

*Jackson JH (1869)
A study on convulsions. Transactions St Andrews Medical Graduates' Association, Vol 3 (1870); In: (1931) Selected Writings of John Hughlings Jackson, ed by J Taylor; Vol 1: On Epilepsy and Epileptiform Convulsions, 8-36. London: Hodder and Stoughton; (1958) Reprint. New York: Basic Books

Arbeiten neurologischen Inhalts, die nicht in den Gesammelten Schriften enthalten sind

1920

Wir und der Raum. Daimler Werkzeitung 2, 65-72

1924

Über die Bedeutung quantitativer Sensibilitätsprüfungen für die pathologische Physiologie der Wahrnehmung und der Bewegung. Dtsch Z Nervenheilk 81, 97-9
(Vortrag. 13. Jahresversammlung der Gesellschaft Deutscher Nervenärzte in Danzig, 12.-16. 9. 1923.)

(Eigenbericht:) Panzel A, von Weizsäcker V: Über den Kraftsinn. Dtsch Z Nervenheilk 83, 323-4
(Vortrag. 14. Jahresversammlung der Gesellschaft Deutscher Nervenärzte in Innsbruck, 24.-27. 9. 1924.)

(Diskussionsbeitrag zu Goldsteim K: Über die Störungen des Gewichtschätzens bei Kleinhirnerkrankungen und ihre Beziehung zu den Veränderungen des Tonus.) Dtsch Z Nervenheilk 81, 87.
(13. Jahresversammlung der Gesellschaft Deutscher Nervenärzte in Danzig, 12.-16. 9. 1923.)

1925

Die Pathologie der Oberflächen- und Tiefensensibilität. Verh Dtsch Ges Inn Med 37, 33-47

(Schlußwort zur Aussprache über Müller LR: Über die Sensibilität der inneren Organe, insbesondere des Gehirns.) Verh Dtsch Ges Inn Med 37, 94
(37. Kongreß der Deutschen Gesellschaft für Innere Medizin in Wiesbaden, 20.-23. 4. 1925.)

Ludolf von Krehl. (Anläßlich seiner Ernennung zum Ritter des Ordens Pour le mérite.) Münch med Wschr 72, 1252-3

1926

Stein H, von Weizsäcker V: Über klinische Sensibilitätsprüfungen. Dtsch Arch klin Med 151, 230-53

(Diskussionsbeitrag zu: Bumke O: Zur Revision der Neurosenfrage.) Dtsch Z Nervenheilk 88, 296-7

(15. Jahresversammlung der Gesellschaft Deutscher Nervenärzte in Kassel, 3.-5.9.1925.)

1927

Reflexgesetze. Handbuch der normalen und pathologischen Physiologie, Hrsg A Bethe, G von Bergmann, Bd 10: Spezielle Physiologie des Zentralnervensystems der Wirbeltiere. Berlin: Springer, 35-102

1928

Pathophysiologie der Sensibilität. Dtsch Z Nervenheilk 101, 184-211
(Vortrag. 17. Jahresversammlung der Gesellschaft Deutscher Nervenärzte in Wien, 15.-17.9.1927.)

Stein H, von Weizsäcker V: Zur Pathologie der Sensibilität. Erg Physiol 27, 657-708

1929

Elektrodiagnostik und Elektrotherapie. Neue Dtsch Klin 3, 68-84

1930

(Diskussionsbeitrag zu mehreren Referaten.) Dtsch Z Nervenheilk 116, 29-31

(Eigenbericht:) Funktionswandel bei Störung räumlicher Leistungen in der Wahrnehmung und Bewegung. Dtsch Z Nervenheilk 116, 59-60

1931

Neurologie. Münch med Wschr 78, 189-91

Die Neuroregulationen. Verh Dtsch Ges Inn Med 43, 13-24
(Vortrag. 43. Kongreß der Deutschen Gesellschaft für Innere Medizin in Wiesbaden, 13.-16.4.1931.)

1936

(Ansprache bei der Verleihung der Erb-Medaille.) Z ges Neurol Psychiat 158, 382-4

1937

Untersuchung der Sensibilität. In: Handbuch der Neurologie, Hrsg O Bumke, O Foerster, Bd 3, 701-46, Berlin: Springer

1939

Über Ohr und Nervensystem. Z ges Neurol Psychiat 165, 132-48 (Vortrag. 4. Jahresversammlung der Gesellschaft Deutscher Nervenärzte und Psychiater in Köln, 25.-27. 9. 1938.)

Die Tätigkeit des Zentralnervensystems. In: Handbuch der Inneren Medizin, begr v L Mohr u R Staehelin, Hrsg G von Bergmann, R Staehelin, 3. Aufl, Bd 5, I, 1-18, Berlin: Springer. (Bd 3)

1941

Nachruf auf Otfrid Foerster, gesprochen bei seiner Bestattung am 19. 6. 1941. Nervenarzt 14, 385-6

1947

Adolf Wallenberg. Zu seinem 85. Geburtstag am 10. November 1947. Nervenarzt 18, 529

1948

Pette H, von Weizsäcker V: (Würdigung der Herausgebertätigkeit von Max Nonne.) Dtsch Z Nervenheilk 158 (2 S. ohne Zählung)

Biographische Stationen

1886

Viktor von Weizsäcker, Enkel und Urenkel schwäbischer Theologen, wurde am 21. April als Sohn des späteren württembergischen Ministerpräsidenten Karl Weizsäcker (1916 in den erblichen Freiherrenstand erhoben) und seiner Frau Paula, geb. von Meibom in Stuttgart geboren.

1904

Militärzeit und Beginn des Medizinstudiums in Tübingen.

1906

Fortsetzung des Studiums in Freiburg, Arbeit am Physiologischen Institut bei Johannes von Kries über die Fortpflanzung der Erregung in den Nerven. Beginn der Freundschaft mit Franz Rosenzweig.

1908

Wintersemester in Berlin, Famulatur im Krankenhaus Am Urban, verstärkte Auseinandersetzung mit sozialen Fragen.
Fortsetzung des Studiums in Heidelberg.
Begegnung mit der südwestdeutschen Philosophie, Teilnahme an den Seminaren von Wilhelm Windelband. Freundschaft mit Hans Ehrenberg.

1909

Medizinisches Staatsexamen.

1910

Dissertation: *Beitrag zur Frage der Blutgeschwindigkeit bei Anämie.*
Assistent an der Medizinischen Klinik in Heidelberg bei Ludolf von Krehl. Zunächst ein Jahr (1910) am Physiologischen Institut in Freiburg bei J. von Kries. Experimentelle Arbeiten zur Herzphysiologie.

1914

Beschäftigung mit physikalischer Chemie bei R. Zsigmondy in Göttingen und physiologische Arbeiten in Cambridge bei A. V. Hill und J. N. Langley.
Mit Beginn des Ersten Weltkrieges Truppenarzt in Frankreich und Polen.

1915

Arzt in einem Seuchenlazarett an der Maas.

1916

Kritischer und spekulativer Naturbegriff.

1917

Versetzung in ein Lazarett in Montmédy unter der Leitung von L. von Krehl.
Habilitation für Innere Medizin: *Über die Energetik der Muskeln und insbesondere des Herzmuskels sowie ihre Beziehung zur Pathologie des Herzens.*
Erste neurologische Untersuchungen zur Entwicklung einer pathologischen Physiologie der Sinne.

1918

Französische und amerikanische Kriegsgefangenschaft in Virton (Belgien).

1919

Wieder Assistent an der Medizinischen Klinik in Heidelberg.
Vorlesung: *Am Anfang schuf Gott Himmel und Erde.*
Über einige Täuschungen in der Raumwahrnehmung bei Erkrankung des Vestibularapparates.

1920

Hospitation bei M. Nonne und A. Jakob an der Nervenklinik der Universität Hamburg.
Leiter der Nervenabteilung der Medizinischen Klinik in Heidelberg.
Heirat mit Olympia Curtius, geb. am 26. 12. 1887 als Tochter von Friedrich Curtius, Jurist, Präsident der evangelischen Kirche Augsburgischer Konfession im Elsaß, und Louise, geb. Gräfin von Erlach in Thann im Elsaß.

1921

Geburt des Sohnes Robert.

1922

Außerordentlicher Professor für Neurologie.
Erste Begegnung mit Max Scheler.
Das Antilogische.

1923

Über den Funktionswandel, besonders des Drucksinnes bei organisch Nervenkranken und über Beziehungen zur Ataxie.
Geburt der Tochter Ulrike.

1924

Über eine systematische Raumsinnstörung.

1925

Randbemerkungen über Aufgabe und Begriff der Nervenheilkunde.
Geburt des Sohnes Eckhart.

1926

Besuch bei Sigmund Freud in Wien.
Über neurotischen Aufbau bei inneren Krankheiten.
Der neurotische Aufbau bei den Magen- und Darmerkrankungen.
Psychotherapie und Klinik.
Gründung der Zeitschrift »Die Kreatur« mit Martin Buber und Josef Wittig.
Darin: *Stücke einer medizinischen Anthropologie.*
Seelenbehandlung und Seelenführung.

1928

Auseinandersetzung mit sozialmedizinischen und sozialpolitischen Fragen.
Einrichtung von arbeitstherapeutischen Abteilungen in Heidelberg und Schlierbach.
Weitere Untersuchungen zur Physiologie und Pathologie der Sensibilität und Motilität.

1929

Über Rechtsneurosen.
Geburt der Tochter Cora.

1930

Persönlicher ordentlicher Professor für Neurologie.
Auseinandersetzung mit der dialektischen Theologie.
Medizin und Seelsorge.
Soziale Krankheit und soziale Gesundung.

1931

Ärztliche Gedanken zur Versicherungsreform.

1932

Der Gestaltkreis, dargestellt als psychophysiologische Analyse des optischen Drehversuchs.
Körpergeschehen und Neurose.
Was lehrt die neuere Pathologie der Sinnesorgane für die Physiologie der Sinnesleistungen?

1934

Ärztliche Fragen.

1935

Studien zur Pathogenese.

1936

Verleihung der Wilhelm-Erb-Denkmünze.

1939

Das Nervensystem und seine Korrelationen.

1940

Der Gestaltkreis. Theorie der Einheit von Wahrnehmen und Bewegen.

1941

Berufung auf das Ordinariat für Neurologie und Bestellung zum Direktor des neurologischen Forschungsinstituts in Breslau in der Nachfolge von Otfried Foerster.
Als Sanitätsoffizier Leitung und Beratung von Lazaretten während des Krieges, Einrichtung eines arbeitstherapeutischen Lazaretts für Hirnverletzte in Breslau.
Klinische Vorstellungen.
Arzt und Kranker 1.

1942

Gestalt und Zeit.

1943

Wahrheit und Wahrnehmung. Über das Nervensystem.
Sohn Robert vermißt.

1944

Niederschrift von *Natur und Geist* und *Anonyma.*

1945

Verläßt Breslau auf militärischen Befehl, kommt in amerikanische Gefangenschaft in Heiligenstadt, Göttingen, Heidelberg. Niederschrift von *Begegnungen und Entscheidungen.* Verlust seiner Stellung, seines Besitzes sowie zahlreicher wissenschaftlicher Arbeiten. Rückkehr nach Heidelberg.
Sohn Eckhart gefallen.
Im Wintersemester 1945/46 Vertretung des Lehrstuhls für Physiologie an der Universität Heidelberg mit Hauptvorlesung, physiologischem Praktikum und einer Sondervorlesung über »Sigmund Freuds Psychoanalyse«.

1946

Berufung auf ein unter Mitwirkung des Freundes Richard Siebeck (Nachfolger L. von Krehls) eingerichtetes Ordinariat für Allgemeine klinische Medizin an der Medizinischen Universitätsklinik in Heidelberg.

1947

Euthanasie und Menschenversuche.
Fälle und Probleme.
Zum Begriff der Allgemeinen Medizin.
Die Medizin im Streite der Fakultäten.

1948

Zum Begriff der Arbeit.
Tod der Tochter Ulrike.

1949

Der Widerstand bei der Behandlung von Organkranken.
Psychosomatische Medizin.

1950

Funktionswandel und Gestaltkreis.
Diesseits und jenseits der Medizin. Arzt und Kranker, Neue Folge.

1951

Medizin und Logik.
Der kranke Mensch.

1952

Emeritierung nach Parkinsonscher Erkrankung.
Ehrenmitglied der Deutschen Gesellschaft für Neurologie.

1955

Meines Lebens hauptsächliches Bemühen.

1956

Pathosophie.

1957

Am 8. Januar in Heidelberg gestorben.

Personenverzeichnis

Sachverzeichnis

Viktor von Weizsäcker
Gesammelte Schriften in 10 Bänden
Inhaltsübersicht

Band 1
Natur und Geist
Begegnungen und Entscheidungen

Band 2
Empirie und Philosophie
Herzarbeit/Naturbegriff

Herzphysiologie

Über die Energetik der Muskeln und insbesondere des Herzmuskels sowie ihre Beziehung zur Pathologie des Herzens 1917
Über das Prinzip der Beziehung zwischen Muskelmasse, Muskelform und Arbeitsform, besonders beim Herzen 1920
Die Entstehung der Herzhypertrophie 1921
Stoffwechsel und Wärmebildung des Herzens 1926
Fortschritte der Physiologie und Pathologie des Herzens 1929

Naturphilosophie

Neovitalismus 1911
Kritischer und spekulativer Naturbegriff 1916
Empirie und Philosophie 1917

Kritische Wende

Am Anfang schuf Gott Himmel und Erde. Grundfragen der Naturphilosophie 1954
Wissenschaft und Volkshochschule. Offener Brief an den Herausgeber 1922
Über Gesinnungsvitalismus 1923
Das Antilogische 1923

Rezensionen

Besprechung von: N. Ph. Tendeloo: Allgemeine Pathologie 1920
Besprechung von: E. Kretschmer: Körperbau und Charakter 1922
Besprechung von: O. Bumke: Kultur und Entartung 1923
Besprechung von: A. Strümpell: Lehrbuch der speziellen Pathologie und Therapie der inneren Krankheiten 1927

Band 3
Wahrnehmen und Bewegen
Die Tätigkeit des Nervensystems

Klinische Vorstellungen 1941

Neurologische Arbeiten

Über einige Täuschungen in der Raumwahrnehmung bei Erkrankung des Vestibularapparates 1919

Neuere Forschungen und Anschauungen über Reflexe und ihre physiologische Bedeutung 1922
Über das Verhalten von Reflex- und Willkürbewegungen bei der Einwirkung äußerer, die Bewegungen störender Kräfte (mit O. Clauss) 1922
Über den Funktionswandel, besonders des Drucksinnes, bei organisch Nervenkranken und über Beziehungen zur Ataxie 1923
Untersuchungen des Drucksinnes mit Flächenreizen bei Nervenkranken. (Phänomen der Verstärkung) 1924
Über eine systematische Raumsinnstörung. (Der Fall H. B.) 1924
Über die raumsinnlichen Leistungen im Gebiete des Drucksinnes der Haut. (mit F. Kronenberger) 1925
Randbemerkungen über Aufgabe und Begriff der Nervenheilkunde 1925
Einleitung zur Physiologie der Sinne 1926
Die Analyse pathologischer Bewegungen 1926
Der Abbau der sensiblen Funktionen. Eine sinnesphysiologische Analyse der Hypästhesie. (mit H. Stein) 1927
Kasuistische Beiträge zur Lehre vom Funktionswandel bei stato-opto-sensiblen Syndromen 1931
Ataxie und Funktionswandel. (mit Bemerkungen zur Frage der Eigenreflexe) 1931
Leitung, Form und Menge in der Lehre von den nervösen Funktionen 1931
Was lehrt die neuere Pathologie der Sinnesorgane für die Physiologie der Sinnesleistungen? 1933
Zur Klinik der Schmerzen 1936
Die Tätigkeit des Zentralnervensystems 1939
Funktionswandel der Sinne 1940
Über die Hirnverletzten 1948
Funktionswandel und Gestaltkreis 1950

Nachruf

Otfrid Foerster 1873-1941 1942

Rezensionen

Besprechungen von: E. Kretschmer: Über Hysterie 1923
Besprechung von: J. von Kries: Allgemeine Sinnesphysiologie 1924
Besprechung von: P. Schröder: Bauplan und Verrichtungen der Großhirnrinde des Menschen 1925
Besprechung von: D. Katz: Der Aufbau der Tastwelt 1926
Besprechung von: J. H. Jackson: Eine Studie über Krämpfe 1926

Band 4
Der Gestaltkreis
Theorie der Einheit von Wahrnehmen und Bewegen

Biologischer Akt, Symptom und Krankheit 1931
Der Gestaltkreis, dargestellt als psychophysiologische Analyse des optischen Drehversuchs 1933
Zum Begriffswandel der Biologie. (mit Prinz A. von Auersperg) 1935
Geleitwort zur nachstehenden Abhandlung von Ernst Marx (E. Marx: Die Entwicklung der Reflexlehre seit Albrecht von Haller bis zur 2. Hälfte des 19. Jahrhunderts.) 1939
Der Gestaltkreis. Theorie der Einheit von Wahrnehmen und Bewegen ^{4}1950
Gestalt und Zeit 1942
Über das Sehen figurierter Bewegungen von Lichtpunkten. (mit P. Christian) 1943
Wahrheit und Wahrnehmung 1943
Über das Nervensystem 1943
Über Psychophysik 1943
Über ein Farbenphänomen. (Polyphäne Farben). (mit P. Christian, R. Haas) 1948

Band 5
Der Arzt und der Kranke
Stücke einer medizinischen Anthropologie

Stücke einer medizinischen Anthropologie

Der Arzt und der Kranke 1926
Die Schmerzen 1926
Krankengeschichte 1928

Seelenbehandlung und Seelenführung. Nach ihren biologischen und metaphysischen Grundlagen betrachtet 1926
Bilden und Helfen. (Hippokrates und Paracelsus) 1926
Psychotherapie und Klinik 1926

Über medizinische Anthropologie 1927
Medizin, Klinik und Psychoanalyse 1928
Kranker und Arzt. Eine Wirklichkeit der Gemeinschaft 1929
Medizin und Seelsorge 1930
Ärztliche Fragen. Vorlesungen über allgemeine Theorie ²1935

Band 6
Körpergeschehen und Neurose
Psychosomatische Medizin

Über neurotischen Aufbau bei inneren Krankheiten 1926
Der neurotische Aufbau bei den Magen- und Darmerkrankungen 1927
Epileptische Erkrankungen, Organneurosen des Nervensystems und allgemeine Neurosenlehre 1929
Kreislauf und Herzneurose 1932
Körpergeschehen und Neurose. Analytische Studie über somatische Symptombildung ²1947
Wege psychophysischer Forschung 1934
Studien zur Pathogenese 1935
Entstehung und psychophysische Behandlung sogenannter Organneurosen 1937
Über Träume bei sogenannter endogener Magersucht 1937
Über seelische Einflüsse auf den Ablauf der Kreislaufkrankheiten 1938
Individualität und Subjektivität 1939
Der Schlaf 1942
Von den seelischen Ursachen der Krankheit 1947
Geleitwort. Zu: E. Gadow: Irrenpflege. F. Schilling: Selbstbeobachtungen im Hungerzustand 1948
Der Widerstand bei der Behandlung von Organkranken. Mit Bemerkungen über Werke von Jean-Paul Sartre 1949
Psychosomatische Medizin 1949
Umgang mit der Hysterie 1950
Zwei Arten des Widerstandes 1950
Was fangen wir mit unseren Träumen an? 1950
Das Mißliche am Schmerz 1951
Über Traumdeutung 1951
Über psychosomatische Medizin 1952

Zur Studienreform 1949
Studienreform der Medizin. Eine Reform des Studiums hat nur Sinn, wenn sie aus einer Reform der Lehre erfließt 1950

Band 7
Allgemeine Medizin
Grundfragen medizinischer Anthropologie

Die Grundlagen der Medizin 1944
Der Begriff des Lebens. Über das Erforschliche und das Unerforschliche 1946
Anonyma 1946
»Euthanasie« und Menschenversuche 1947
Der Begriff der Allgemeinen Medizin 1947
Die Medizin im Streite der Fakultäten 1947
Über das Wesen des Arzttums 1947
Zur Frage der »christlichen« Medizin 1948
Der Begriff sittlicher Wissenschaft 1948
Grundfragen medizinischer Anthropologie 1948
An Leib, Seele und Ehre krank 1949
Wert und Unwert der Psychoanalyse 1949
Der Mensch und seine Krankheiten 1949
Das Antilogische 1950
Die Bestimmtheit und Unbestimmtheit in der Medizin 1950
Medizin und Logik 1951
Das Problem des Menschen in der Medizin. »Versuch einer neuen Medizin« 1953
Meines Lebens hauptsächliches Bemühen 1955

Band 8
Soziale Krankheit und soziale Gesundung
Soziale Medizin

Über Rechtsneurosen 1929
Soziale Krankheit und soziale Gesundung 1930
Über den Begriff der Arbeitsfähigkeit 1931
Ärztliche Gedanken zur Versicherungsreform 1931
Versicherung oder Sicherung? 1932
Geleitwort zu: E. Hollmann: Die ärztliche Begutachtung in der Sozialversicherung. Beitrag zu ihrer Reform 1934
Ärztliche Aufgaben 1934

Soziologische Bedeutung der nervösen Krankheiten und der Psychotherapie 1935
Geleitwort zu: K. Hebel: Arbeitstherapeutische Erfahrungen. Eine Studie zur Fragestellung der Leistungspathologie 1940
Über sogenannte Unfallneurosen 1940
Arbeitstherapie bei Hirnverletzten 1943
Zum Begriff der Arbeit. Eine Habeas-Corpus-Akte der Medizin? 1948

Band 9
Fälle und Probleme
Klinische Vorstellungen

Fälle und Probleme. Anthropologische Vorlesungen in der medizinischen Klinik 1947
Vorwort zu: Klinische Vorstellungen 1947
Klinische Vorstellungen VII–X 1948
Der kranke Mensch. Eine Einführung in die medizinische Anthropologie 1951

Band 10
Pathosophie

Pathosophie 1956
Ontisches und Pathisches
Das Pathische
Entwurf einer allgemeinen Krankheitslehre
Entwurf einer Speziellen Krankheitslehre
Versuch einer Enzyklopädie